Fatores de conversão

Aceleração da gravidade
$g = 9,80665\ m/s^2$
$g = 980,665\ cm/s^2$
$g = 32,174\ ft/s^2$
$1\ ft/s^2 = 0,304799\ m/s^2$

Área
1 acre = $4,046856 \times 10^3\ m^2$
$1\ ft^2 = 0,0929\ m^2$
$1\ in^2 = 6,4516 \times 10^{-4} m^2$

Densidade
$1\ lb_m/ft^3 = 16,0185\ kg/m^3$
$1\ lb_m/gal = 1,198264 \times 10^2\ kg/m^3$
Densidade do ar seco a 0°C, 760 mm Hg = 1,2929 g/L
1 kg mol de gás ideal a 0°C, 760 mm Hg = $22,414\ m^3$

Difusividade térmica
$1\ ft^2/h = 2,581 \times 10^{-5}\ m^2/s$

Energia
1 Btu = 1055 J = 1,055 kJ
1 Btu = 252,16 cal
1 kcal = 4,184 kJ
1J = 1 N m = $1\ kg\ m^2/s^2$
1 kW h = $3,6 \times 10^3$ kJ

Entalpia ou Energia por unidade de massa
$1\ Btu/lb_m = 2,3258\ kJ/kg$

Força
$1\ lb_f = 4,4482\ N$
$1\ N = 1\ kg\ m/s^2$
1 dina = $1\ g\ cm/s^2 = 10^{-5}\ kg\ m/s^2$

Taxa de fluxo de calor
1 Btu/h = 0,29307 W
1 Btu/min = 17,58 W
1 kJ/h = $2,778 \times 10^{-4}$ kW
1 J/s = 1 W

Fluxo de calor
$1\ Btu/(h\ ft^2) = 3,1546\ W/m^2$

Coeficiente de transferência de calor
$1\ Btu/(h\ ft^2\ °F) = 5,6783\ W/(m^2\ K)$
$1\ Btu/(h\ ft^2\ °F) = 1,3571 \times 10^{-4}\ cal/(s\ cm^2\ °C)$

Comprimento
1 ft = 0,3048 m
1 mícron = 10^{-6} m = 1 μm
1 Å = 10^{-10} m
1 in = $2,54 \times 10^{-2}$ m
1 milha = $1,609344 \times 10^3$ m

Massa
1 quilate métrico = 2×10^{-4}kg
$1\ lb_m = 0,45359\ kg$
$1\ lb_m$ = 16 oz = 7.000 grãos
1 ton (métrica) = 1.000 kg

Coeficiente de transferência de massa
1 lb mol/(h ft^2 fração molar) = $1,3562 \times 10^{-3}$ kg mol/(s m^2 fração molar)

Potência
1 hp = 0,7457 kW
1 W = 14,34 cal/min
1 hp = 550 ft lb_f/s
1 Btu/h = 0,29307 W
1 hp = 0,7068 Btu/s
1 J/s = 1 W

Pressão
1 psia = 6,895 kPa
1 psia = $6,895 \times 10^3\ N/m^2$
1 bar = 1×10^5 Pa = $1 \times 10^5\ N/m^2$
1 Pa = $1\ N/m^2$
1 mm Hg (0°C) = $1,333224 \times 10^2\ N/m^2$
1 atm = 29,921 in. Hg a 0°C
1 atm = 33,90 ft H_2O a 4°C
1 atm = 14,696 psia = $1,01325 \times 10^5\ N/m^2$
1 atm = 1,01325 bar
1 atm = 760 mm Hg a 0°C = $1,01325 \times 10^5$ Pa
$1\ lb_f/ft^2 = 4,788 \times 10^2\ dina/cm^2 = 47,88\ N/m^2$

Calor específico
$1\ Btu/(lb_m\ °F) = 4,1865\ J/(g\ K)$
$1\ Btu/(lb_m\ °F) = 1\ cal/(g\ °C)$

Temperatura
$T_{°F} = T_{°C} \times 1,8 + 32$
$T_{°C} = (T_{°F} - 32)/ 1,8$

Condutividade térmica
1 Btu/(h ft °F) = 1,731 W/(m K)
1 Btu in/(ft^2 h °F) = $1,442279 \times 10^{-2}$ W/(m K)

Viscosidade
$1\ lb_m/(ft\ h) = 0,4134\ cp$
$1\ lb_m/(ft\ s) = 1488,16\ cp$
1 cp = 10^{-2} g/(cm s) = 10^{-2} poise
1 cp = 10^{-3} Pa s = 10^{-3} kg/(m s) = $10^{-3}\ N\ s/m^2$
$1\ lb_f s/ft^2 = 4,7879 \times 10^4\ cp$
$1\ N\ s/m^2 = 1\ Pa\ s$
1 kg/(m s) = 1 Pa s

Volume
$1\ ft^3 = 0,02832\ m^3$
1 U.S. gal = $3,785 \times 10^{-3}\ m^3$
1 L = $1000\ cm^3$
$1\ m^3 = 1000\ L$
1 U.S. gal = 4 qt
$1\ ft^3$ = 7,481 U.S. gal
1 U.K. gal = 1,20094 U.S. gal

Trabalho
1 hp h = 0,7457 kW h
1 hp h = 2544,5 Btu
$1\ ft\ lb_f = 1,35582\ J$

Ciência e Tecnologia de Alimentos

Ciência e Tecnologia de Alimentos

Editado por

Geoffrey Campbell-Platt

Professor Emeritus of Food Technology, University of Reading, United Kingdom
President of IUFoST (International Union of Food Science and Technology) 2008-2010

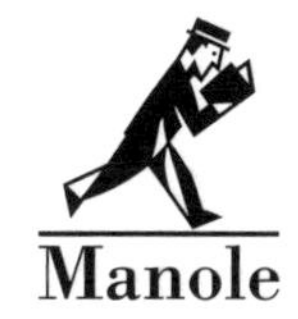

Título original em inglês: *Food Science and Technology*

Este livro contempla as regras do Novo Acordo Ortográfico da Língua Portuguesa.

Editor gestor: Walter Luiz Coutinho
Editora de traduções: Denise Yumi Chinem
Edição: Regiane da Silva Miyashiro
Produção editorial: Priscila Pereira Mota Hidaka e Cláudia Lahr Tetzlaff
Assistência editorial: Jonathan Souza de Deus

Tradução: Sueli Rodrigues Coelho (parte pré-textual, caps. 1-13, índice remissivo) e Soraya Imon de Oliveira (caps. 14-21)

Revisão científica: Kátia Nicolau Matsui
Pós-doutorado empresarial pela Quattor S.A.
Doutora em Engenharia Química pela Universidade de São Paulo (USP)
Mestre em Engenharia de Alimentos pela Universidade Federal de Santa Catarina (UFSC)
Graduada em Engenharia de Alimentos pela Universidade Federal de Santa Catarina (UFSC)

Joycellane Alline do Nascimento Campos Ribeiro
Mestre em Bioquímica e Biologia Molecular pela Universidade Federal do Rio Grande do Norte (UFRN)
Especialista em Controle de Qualidade de Alimentos pelo Instituto Federal de Educação Tecnológica do Piauí (IFPI)
Graduada em Nutrição pela Universidade Federal do Piauí (UFPI)

Revisão de tradução e revisão de prova: Depto. editorial da Editora Manole
Diagramação: Lira Editorial
Capa: Ricardo Yoshiaki Nitta Rodrigues

Dados Internacionais de Catalogação na Publicação (CIP)
(Câmara Brasileira do Livro, SP, Brasil)

Ciência e tecnologia de alimentos / editado por
Geoffrey Campbell-Platt ; [tradução Sueli
Rodrigues Coelho e Soraya Imon de Oliveira]. --
Barueri, SP : Manole, 2015.

Título original: Food science and technology.
Bibliografia.
ISBN 978-85-204-3427-7

1. Alimentos - Indústria e comércio
2. Biotecnologia 3. Fisiologia da nutrição
4. Indústria alimentar 5. Tecnologia de alimentos
I. Campbell-Platt, Geoffrey.

14-09269 CDD-664

Índices para catálogo sistemático:
1. Alimentos : Tecnologia 664
2. Tecnologia de alimentos 664

Edição brasileira – 2015

Direitos em língua portuguesa adquiridos pela:
Editora Manole Ltda.
Av. Ceci, 672 – Tamboré
06460–120 – Barueri – SP – Brasil
Fone: (11) 4196–6000
Fax: (11) 4196–6021
www.manole.com.br
info@manole.com.br

Impresso no Brasil
Printed in Brazil

Sumário

Colaboradores viii

1 **Introdução** 1
Geoffrey Campbell-Platt
1.1 Elementos do curso de Ciência e Tecnologia de Alimentos 1
1.2 Evolução do livro 1
1.3 Garantia de segurança alimentar 2
1.4 União Internacional de Ciência e Tecnologia de Alimentos (IUFoST) 2
1.5 O livro 3

2 **Química de alimentos** 5
Richard A. Frazier
2.1 Introdução 5
2.2 Carboidratos 5
2.3 Proteínas 12
2.4 Lipídios 20
2.5 Componentes menores dos alimentos 24
2.6 Água nos alimentos 25
2.7 Físico-química de sistemas dispersos 27
2.8 Aspectos químicos das propriedades organolépticas 30

3 **Análise de alimentos** 33
Heinz-Dieter Isengard e Dietmar Breithaupt
3.1 Macroanálise 33
3.2 Métodos instrumentais 45

4 **Bioquímica de alimentos** 57
Brian C. Bryksa e Rickey Y. Yada
4.1 Introdução 57
4.2 Carboidratos 58
4.3 Proteínas 68
4.4 Lipídios 74
4.5 Ácidos nucleicos 79
4.6 Enzimologia 81
4.7 Processamento e armazenagem de alimentos 83
4.8 Resumo 84

5 **Biotecnologia de alimentos** 87
Cherl-Ho Lee
5.1 História da biotecnologia de alimentos 87
5.2 Tecnologia da fermentação tradicional 88
5.3 Tecnologia enzimática 105
5.4 Biotecnologia moderna 108
5.5 Engenharia genética 111
5.6 Cultura de tecidos 114
5.7 Perspectivas para o futuro 115

6 **Microbiologia de alimentos** 117
Tim Aldsworth, Christine E.R. Dodd e Will Waites
6.1 Introdução 117
6.2 Micro-organismos importantes para a indústria alimentícia 118
6.3 Aparência microscópica dos micro-organismos 118
6.4 Cultura de micro-organismos 119
6.5 Crescimento microbiano 121
6.6 Métodos de medição do crescimento 122
6.7 Metabolismo e bioquímica microbiana 123
6.8 Agentes de doenças transmitidas por alimentos 123
6.9 Surtos 144
6.10 Um surto que não existiu 147
6.11 Incidência de doenças transmitidas por alimentos 147
6.12 Relatório Richmond sobre segurança alimentar microbiológica 148
6.13 Doenças transmitidaspela água 148
6.14 Métodos novos e tradicionais de detecção microbiana 150
6.15 Planos de amostragem microbiológica 158
6.16 Análise de Perigos e Pontos Críticos de Controle 164

6.17 *Design* higiênico de fábrica 166
6.18 Fermentação microbiana 167

7 Procedimentos numéricos 181
R. Paul Singh
7.1 Sistema Internacional de Unidades (SI) 181
7.2 Regras para o uso das unidades SI 185
7.3 Equação 187
7.4 Gráficos – lineares e exponenciais 191
7.5 Cálculo 192

8 Física de alimentos 199
Keshavan Niranjan e Gustavo Fidel Gutiérrez-López
8.1 Princípios físicos 199
8.2 Propriedades do material 208

9 Processamento de alimentos 215
Jianshe Chen e Andrew Rosenthal
9.1 Fundamentos do fluxo de fluidos 216
9.2 Princípios da transferência de calor 222
9.3 Operações unitárias 227
9.4 Conservação dos alimentos 243
9.5 Fluxogramas e processos dos alimentos 252

10 Engenharia de alimentos 257
R. Paul Singh
10.1 Aspectos de engenharia na operação e *design* higiênico 257
10.2 Limpeza e sanitização 260
10.3 Controles de processo 263
10.4 Recipientes de armazenamento 270
10.5 Manejo de alimentos sólidos em uma fábrica de processamento 271
10.6 Armazenamento de frutas e vegetais 275
10.7 Transporte refrigerado de frutas e vegetais 277
10.8 Qualidade da água e tratamento da água residual no processamento de alimentos 282

11 Embalagens de alimentos 289
Gordon L. Robertson
11.1 Requisitos dos materiais de embalagens 289
11.2 Classificação dos materiais de embalagens 290
11.3 Características de permeabilidade de embalagens plásticas 295
11.4 Interações entre os materiais de embalagens e o alimento 301
11.5 Sistemas de embalagem 302
11.6 Fechamento e integridade das embalagens 305
11.7 Impactos ambientais das embalagens 306

12 Nutrição 311
C. Jeya Henry e Lis Ahlström
12.1 Introdução 311
12.2 Necessidades humanas de energia 311
12.3 Proteínas 317
12.4 Carboidratos 325
12.5 Lipídios e densidade de energia 327
12.6 Micronutrientes – vitaminas, minerais e oligominerais 330

13 Avaliação sensorial 337
Herbert Stone e Rebecca N. Bleibaum
13.1 Introdução 337
13.2 Histórico e definição 338
13.3 Instalações 340
13.4 Sujeitos 342
13.5 Métodos 345

14 Análise estatística 355
Herbert Stone e Rebecca N. Bleibaum
14.1 Introdução 355
14.2 Estatística descritiva 356
14.3 Estatística dedutiva 357
14.4 Correlação, regressão e estatística multivariada 359

15 Garantia de qualidade e legislação 369
David Jukes
15.1 Introdução 369
15.2 Fundamentos da legislação de alimentos 370
15.3 Sistemas de gestão de qualidade de alimentos 381
15.4 Controle estatístico de processo 397

16 Toxicologia regulatória 419
Gerald G. Moy
16.1 Introdução 419
16.2 Toxicologia regulatória 420
16.3 Ameaças químicas presentes nos alimentos 424
16.4 Conclusões 430

17 Administração de negócios no ramo de alimentos: princípios e práticas 433
Michael Bourlakis, David B. Grant e Paul Weightman
17.1 Introdução 433
17.2 O ambiente de negócios no ramo alimentício 433
17.3 O sistema de cadeia de alimentos do Reino Unido 435
17.4 Características dos varejistas de alimentos no Reino Unido 437
17.5 Características dos processadores de alimentos no Reino Unido 438
17.6 *Marketing* na administração de negócios no ramo de alimentos 440
17.7 Administração operacional no ramode alimentos 440
17.8 Administração de recursos humanos 448
17.9 Finanças e contabilidade para empresas do ramo de alimentos 449
17.10 Conclusões 454

18 Mercado de alimentos 457
Takahide Yamaguchi
18.1 Introdução 457
18.2 Princípios de *marketing* 458
18.3 Pesquisa de *marketing* 460
18.4 *Marketing* estratégico e plano de *marketing* 465

19 Desenvolvimento de produto 471
Ray Winger
19.1 Introdução 471
19.2 *Background* 472
19.3 Protocolos de classe 478

20 Tecnologia da informação 489
Sue H.A. Hill e Jeremy D. Selman
20.1 Pacotes de *software* de computador 489
20.2 Informações administrativas 495
20.3 Comunicação eletrônica 498

21 Comunicação e habilidades transferíveis 505
Jeremy D. Selman e Sue H.A. Hill
21.1 Habilidades de estudo 505
21.2 Recuperação da informação 508
21.3 Comunicação e habilidades expositivas 513
21.4 A equipe e a habilidade de resolver problemas 517

Índice remissivo 522

Colaboradores

Capítulo 1

Prof. Geoffrey Campbell-Platt
Professor Emeritus of Food Technology
University of Reading; President of IUFoST 2008–2010
Whiteknights
Reading
RG6 6AP
Reino Unido

Capítulo 2

Dr. Richard A. Frazier
Senior Lecturer in Food Biochemistry
Department of Food Biosciences
University of Reading
Whiteknights
Reading
RG6 6AP
Reino Unido

Capítulo 3

Prof. Heinz-Dieter Isengard
University of Hohenheim
Institute of Food Science and Biotechnology
D-70593 Stuttgart
Alemanha

Prof. Dietmar Breithaupt
University of Hohenheim
Institute of Food Chemistry
D-70593 Stuttgart
Alemanha

Capítulo 4

Brian C. Bryksa
Department of Food Science
University of Guelph
Guelph
Ontario N1G 2W1
Canadá

Prof. Rickey Y. Yada
Canada Research Chair in Food Protein Structure
Scientific Director, Advanced Foods and Materials Network (AFMNet)
Department of Food Science
University of Guelph
Guelph
Ontario N1G 2W1
Canadá

Capítulo 5

Prof. Cherl-Ho Lee
Division of Food Bioscience and Technology
College of Life Sciences and Biotechnology
Korea University
1 Anamdong, Sungbukku, Seoul
136-701
Coréia do Sul

Capítulo 6

Dr. Tim Aldsworth
The University of Hertfordshire
College Lane Campus
Hatfield
AL10 9AB
Reino Unido

Prof. Christine E.R. Dodd e
Prof. Will Waites
Division of Food Sciences
University of Nottingham
Sutton Bonington Campus
Loughborough
Leicestershire
LE12 5RD
Reino Unido

Capítulo 7

Prof. R. Paul Singh
Distinguished Professor of Food Engineering
Department of Biological and Agricultural Engineering
Department of Food Science and Technology
University of California
One Shields Avenue Davis
CA 95616
EUA

Capítulo 8

Prof. Keshavan Niranjan
Professor of Food Bioprocessing
Editor, Journal of Food Engineering
University of Reading
Whiteknights
PO Box 226
Reading
RG6 6AP
Reino Unido

Prof. Gustavo Fidel Gutiérrez-López
Professor of Food Engineering
Head, PhD Program in Food Science and Technology
Escuela Nacional de Ciencias Biol ´ogicas
Instituto Polit´ecnico Nacional
Carpio y Plan de Ayala S/N
Santo Tom´as, 11340
Mexico, DF
México

Capítulo 9

Dr. Jianshe Chen
Department of Food Science and Nutrition
University of Leeds
Leeds
LS2 9JT
Reino Unido

Dr. Andrew Rosenthal
Nutrition and Food Science Group
School of Life Sciences
Oxford Brookes University
Gipsy Lane Campus
Oxford
OX3 0BP
Reino Unido

Capítulo 10

Prof. R. Paul Singh
Distinguished Professor of Food Engineering
Department of Biological and Agricultural Engineering
Department of Food Science and Technology
University of California
One Shields Avenue Davis
CA 95616
EUA

Capítulo 11

Prof. Gordon L. Robertson
University of Queensland and
Food • Packaging • Environment
6066 Lugano Drive
Hope Island
QLD 4212
Austrália

Capítulo 12

Prof. C. Jeya Henry
Professor of Food Science and Human Nutrition
School of Life Sciences
Oxford Brookes University
Gipsy Lane
Oxford
OX3 OBP
Reino Unido

Lis Ahlström
Researcher
School of Life Sciences
Oxford Brookes University
Gipsy Lane
Oxford
OX3 0BP
Reino Unido

Capítulos 13 e 14

Dr. Herbert Stone e Dra. Rebecca N. Bleibaum
Tragon Corporation
350 Bridge Parkway
Redwood Shores
CA 94065-1061
EUA

Capítulo 15

Dr. David Jukes
Senior Lecturer in Food Regulation
Department of Food Biosciences
University of Reading
Whiteknights
Reading
RG6 6AP
Reino Unido

Capítulo 16

Dr. Gerald G. Moy
GEMS/Food Manager
Department of Food Safety, Zoonoses and Foodborne Disease
World Health Organization
Geneva
Suíça

Capítulo 17

Dr. Michael Bourlakis
Senior Lecturer
Brunel University
Business School
Elliot Jaques Building
Uxbridge
Middlesex
UB8 3PH
Reino Unido

Prof. David B. Grant
Logistics Institute
Business School
University of Hull
Kingston upon Hull
HU6 7RX
Reino Unido

Dr. Paul Weightman
School of Agriculture, Food and Rural Development
Newcastle University
Agriculture Building
Newcastle upon Tyne
NE1 7RU
Reino Unido

Capítulo 18

Prof. Takahide Yamaguchi
Professor of Management
Graduate School of Accountancy
University of Hyogo
Kobe-Gakuentoshi Campus
Kobe, 651-2197
Japão

Capítulo 19

Prof. Ray Winger
Professor of Food Technology
Institute of Food, Nutrition and Human Health
Massey University
Private Bag 102 904
North Shore Mail Centre
Albany
Auckland
Nova Zelândia

Capítulos 20 e 21

Dr. Sue H.A. Hill e Prof. Jeremy D. Selman
Managing Editor, Head of Editorial, Production, Managing Director
International Food Information Service
(IFIS Publishing)
Lane End House
Shinfield Road
Shinfield
Reading
RG2 9BB
Reino Unido

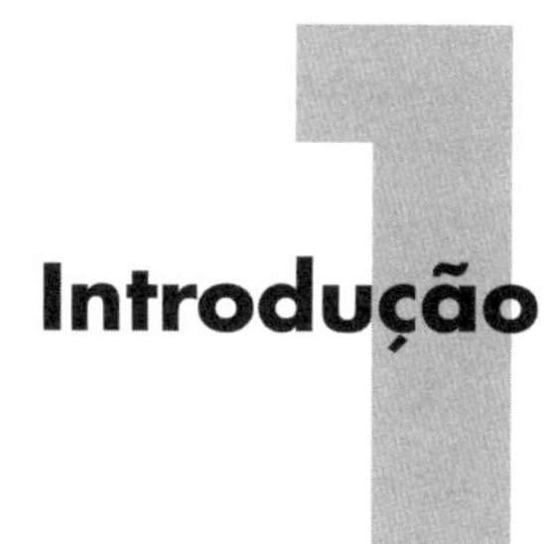

Introdução

Geoffrey Campbell-Platt

A Ciência e Tecnologia de Alimentos refere-se à compreensão e aplicação da ciência para satisfazer as necessidades da sociedade por alimentos sustentáveis com qualidade e segurança.

Em várias universidades ao redor do mundo, programas de graduação em Ciência e Tecnologia de Alimentos foram desenvolvidos nos últimos 50 anos. A isso se seguiu a liderança da Universidade de Strathclyde (então Royal College of Science and Technology), em Glasgow, Escócia, sob a liderança do primeiro professor em de Ciência de Alimentos, que também se tornou presidente da União Internacional de Ciência e Tecnologia de Alimentos (IUFoST), o falecido John Hawthorn.

O objetivo desses cursos tem sido oferecer profissionais graduados em Ciência e Tecnologia de Alimentos com a habilidade, por meio de estudos multidisciplinares, de compreender e integrar as disciplinas científicas relevantes à área de alimentos. Eles seriam então capazes de expandir seu conhecimento e compreensão dos alimentos por meio de uma abordagem científica, e de aplicar e transmitir esse conhecimento para atender às necessidades da sociedade, da indústria e do consumidor por alimentos sustentáveis com qualidade e segurança no fornecimento.

1.1 Elementos do curso de Ciência e Tecnologia de Alimentos

Estudantes de cursos superiores em Ciência e Tecnologia de Alimentos precisam ter conhecimentos científicos básicos de Química, Biologia, Matemática, Estatística e Física. Tais requisitos são desenvolvidos nos programas de graduação por elementos das disciplinas de Química de Alimentos, Análise de Alimentos, Bioquímica de Alimentos, Biotecnologia de Alimentos, Microbiologia de Alimentos, Procedimentos Numéricos e Física de Alimentos. Todos esses elementos são abordados nos capítulos deste livro, seguidos por capítulos que tratam de Processamento, Engenharia e Embalagem de Alimentos. São exigidos cursos em Nutrição, Avaliação Sensorial, Técnicas Estatísticas e Legislação e Segurança de Qualidade. Normas de Toxicologia e Segurança de Alimentos também são abordados, assim como Gestão de Negócios em Alimentos. Outros elementos do curso como *Marketing* e Desenvolvimento de Produto estão incluídos, bem como capítulos sobre Tecnologia da Informação, Habilidades de Transferência e Comunicação.

Ciência e Tecnologia de Alimentos reúne cursos de base científica, que exigem bons fundamentos em ciência e o uso de laboratórios e instalações especiais como plantas-piloto, a fim de reforçar o conhecimento teórico adquirido. Além da aquisição da prática em laboratório e habilidades de observação, os experimentos em laboratórios precisam ser descritos, desenvolvendo habilidades importantes na preparação de relatórios e interpretação. As universidades necessitam, portanto, de instalações atualizadas para exercícios em laboratórios de química, microbiologia, além de instalações como plantas-piloto de processamento para a compreensão dos princípios das operações de engenharia envolvidas nos processos, bem como uma equipe adequadamente qualificada para ensinar a variedade de disciplinas tratadas neste livro.

1.2 Evolução do livro

Esta obra foi desenvolvida a partir de um grupo de trabalho do Comitê de Professores das Universidades de Ciência e Tecnologia de Alimentos (CUPFST), do Reino Unido, que buscava estabelecer uma estrutura de elementos comuns para os vários cursos de Ciência e Tecnologia de Alimentos estabelecidos naquele país. Universidades mais recentes aconselharam que cada elemento do curso deveria estar fundamentado nos resultados que seriam atingidos com a conclusão satisfatória do curso, e são esses os resultados utilizados para definir os assuntos em cada capítulo deste livro. Essa abordagem é popular internacionalmente e utilizada por institutos profissionais, tal como o Instituto de Ciência e Tecnologia de Alimentos (IFST), no Reino Unido. Além disso, o conteúdo desta obra foi desenvolvido com a consulta das Normas de Educação para a Ciência de Alimentos recomendadas pelo Instituto de Tecnólogos de Alimentos (IFT) nos Estados Unidos.

O IFT reconhece a Ciência de Alimentos como a disciplina na qual as ciências biológica, física e de engenharia são utilizadas para estudar a natureza dos alimentos, as causas de deterioração, os princípios que fundamentam o processamento dos alimentos e a melhoria da qualidade dos alimentos para o público consumidor. A Tecnologia de Alimentos é reconhecida como a aplicação da ciência de alimentos para a seleção, conservação, processamento, embalagem, distribuição e uso de alimentos seguros, nutritivos e saudáveis. Em resumo, pode-se dizer que o cientista de alimentos analisa e separa os componentes dos alimentos, ao passo que o tecnólogo de alimentos utiliza todo esse conhecimento para produzir os alimentos seguros que se deseja obter. Na prática, do modo como são reconhecidos no mundo, os termos são frequentemente intercambiáveis, e cientistas e tecnólogos de alimentos devem compreender a natureza dos componentes alimentares e produzir alimentos seguros e nutritivos.

Entende-se, e espera-se, que os diversos cursos de Ciência e Tecnologia de Alimentos oferecidos variem de acordo com cada instituição, de modo a refletir interesses de pesquisa e especialidades diferentes, e que os alunos queiram desenvolver seus próprios interesses por meio da escolha de módulos específicos ou projetos de pesquisa individuais. No entanto, a finalidade de se estabelecer as competências principais, refletidas nos capítulos deste livro, é reconhecer o mínimo que se espera de um graduado em Ciência ou Tecnologia de Alimentos, de modo que empregadores e reguladores saibam o que esperar de um profissional graduado, que pode por sua vez, após adquirir experiência relevante e apropriada, vir a se tornar membro de um órgão profissional, tal como o IFT ou o IFST, ou um profissional credenciado.

1.3 Garantia de segurança alimentar

Em nosso mundo cada vez mais interdependente e globalizado, segurança alimentar é um termo inserido no contrato de "compra ou serviço de alimentação" do consumidor que frequentemente aparece em evidência apenas quando algo sai errado. Na verdade, as agências de controle e os varejistas de alimentos exigem que processadores e fabricantes apliquem a Análise dos Perigos em Pontos Críticos e de Controle (APPCC) em todos seus processos. Essa análise, em combinação com boas práticas, tais como as Boas Práticas de Fabricação (BPF) e a rastreabilidade, trazem qualidade e garantia de segurança para dentro da cadeia de alimentos, o que é inerentemente melhor, dado o grande número de itens alimentares produzidos e consumidos no dia-a-dia, quando um item individual ou teste destrutivo pode fornecer apenas um quadro parcial da produção total. Tanto a APPCC quanto as BPF exigem um bom trabalho em equipe de todos os envolvidos no processamento de alimentos, e geralmente o cientista ou o tecnólogo de alimentos, treinado de maneira interdisciplinar, são chamados para liderar e guiar essas operações.

No mundo moderno, em que a ética alimentar está em destaque, quando citamos práticas de produção sustentáveis, cuidados com o meio ambiente, comércio justo, embalagens recicláveis e preocupação com as mudanças climáticas, cientistas e tecnólogos de alimentos irão desempenhar um papel cada vez maior, mantendo-se atualizados sobre tais assuntos e sobre a ciência que pode ser utilizada para ajudar a lidar com eles. Para obter sucesso, cientistas de alimentos precisam ter boas habilidades interpessoais, de comunicação e apresentação, que podem ser aprendidas por meio de exemplos, tutoria e prática nas mais diferentes situações; no futuro, essas habilidades prometem ter uma demanda ainda maior, com os cientistas se envolvendo com membros do público cada vez mais exigentes.

1.4 União Internacional de Ciência e Tecnologia de Alimentos (IUFoST)

A IUFoST é um órgão internacional que representa cerca de 65 países membros e 200.000 cientistas e tecnólogos de alimentos ao redor do mundo. A

IUFoST organiza Congressos Mundiais de Ciência e Tecnologia de Alimentos em diferentes locais do planeta, em geral a cada dois anos, nos quais as mais recentes pesquisas e ideias são compartilhadas, e é dada a oportunidade para que jovens cientistas de alimentos apresentem seus trabalhos e interajam com especialistas de outras partes do mundo. Há vários anos a educação superior em Ciência e Tecnologia de Alimentos tem sido de grande interesse, com muitos países em desenvolvimento buscando orientação sobre a criação de cursos no assunto, ou sobre como alinhá-los a outros cursos de forma mais coesa, para ajudar os graduandos a terem mais sucesso trabalhando em países ou regiões diferentes. A IUFoST também colabora no desenvolvimento de projetos de Educação a Distância, para pessoas que trabalham e não podem frequentar cursos universitários presenciais. Portanto, a IUFoST considera a publicação deste livro uma parte importante de sua contribuição para a proposta de compartilhar internacionalmente conhecimentos e boas práticas no setor de alimentos.

A IUFoST também criou a Academia Internacional de Ciência e Tecnologia de Alimentos (IAFoST), para a qual cientistas eminentes da área de alimentos podem ser eleitos por seus colegas como Membros da IAFoST. Tais Membros têm trabalhado como autores e consultores em uma variedade crescente de Boletins Científicos publicados pela IUFoST, por meio de seu Conselho Científico, que ajudam a resumir os principais assuntos da área de alimentos para um público mais amplo.

1.5 O livro

Ao preparar este livro, fomos honrados em contar com 20 capítulos escritos por 30 autores eminentes de 10 países diferentes. Todos os autores são especialistas em suas respectivas áreas e, juntos, representam 15 das universidades líderes no mundo em Ciência e Tecnologia de Alimentos, bem como quatro importantes organizações internacionais. Ficamos particularmente honrados com o fato de que vários desses autores são Membros distintos da IAFoST, ajudando diretamente a inspirar jovens e potenciais cientistas e tecnólogos de alimentos por meio deste livro-texto direcionado a estudantes.

Espera-se, portanto, que este livro seja amplamente adotado, pois oferece a tutores e estudantes, além do conteúdo básico dos componentes principais da graduação em Ciência e Tecnologia de Alimentos, a orientação por meio de referências para pesquisas amplas e estudos mais avançados. Se este trabalho proporcionar a oportunidade de ajudar estudantes ao redor do mundo a compartilhar um ideal comum e a desenvolver seus próprios interesses e especialidades, o objetivo original do Professor John Hawthorn ao desenvolver esse assunto tão vital e essencial a todos nós, da Escócia para uma disciplina mundial, terá sido atingido.

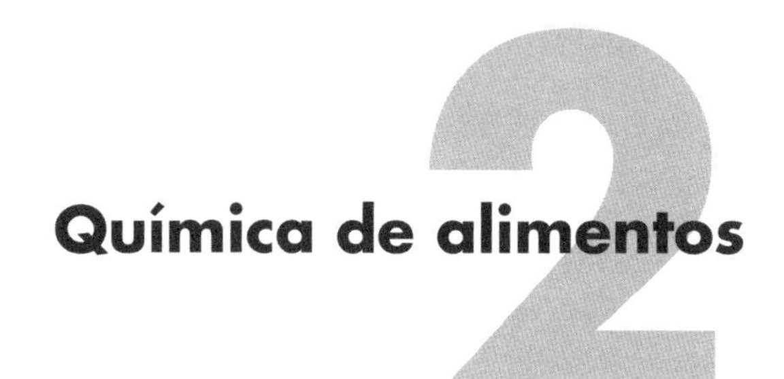

Química de alimentos

Richard A. Frazier

Pontos-chave

- Química dos carboidratos: estruturas, propriedades e reações dos principais monossacarídeos, oligossacarídeos e polissacarídeos nos alimentos.
- Proteínas: química dos aminoácidos e de seu papel na estrutura das proteínas, uma descrição das principais forças que estabilizam a estrutura da proteína e de como elas são quebradas durante a sua desnaturação.
- Lipídios: estrutura e nomenclatura, polimorfismo dos triglicerídios, processamento de óleo e gordura (hidrogenação e interesterificação), e oxidação lipídica.
- Química de componentes alimentícios menores: aditivos permitidos, vitaminas e minerais.
- Papel da água nos alimentos: atividade da água, sua determinação e importância para o crescimento microbiano, reações químicas e textura do alimento.
- Físico-química de sistemas dispersos: soluções, dispersões liófílicas e liofóbicas, interações coloidais e a teoria DLVO, espumas e emulsões.
- Aspectos químicos das propriedades organolépticas dos alimentos.

2.1 Introdução

A química de alimentos é um ramo fascinante da ciência aplicada que combina a maioria das subdisciplinas da química tradicional (orgânica, inorgânica e físico-química), junto com elementos da bioquímica e da fisiologia humana. Químicos de alimentos tentam definir a composição e as propriedades do alimento, compreender as mudanças químicas que ocorrem durante a produção, armazenamento e consumo, e como essas mudanças podem ser controladas. Os alimentos são fundamentalmente substâncias biológicas altamente variáveis e complexas, consequentemente, a química de alimentos é uma área de conhecimento em constante desenvolvimento e expansão, que serve de base para outras áreas da Ciência e Tecnologia de Alimentos. Este capítulo não espera incluir toda a complexidade e detalhes da química de alimentos, mas tenta oferecer uma visão geral das áreas fundamentais que constituem essa importante área da ciência. Para se aprofundar, o leitor é encorajado a consultar um ou mais dos ótimos textos sobre química de alimentos relacionados como leitura suplementar ao final deste capítulo.

2.2 Carboidratos

Carboidrato é o nome coletivo para poliidroxialdeídos e poliidroxicetonas, e esses compostos formam uma classe importante de biomoléculas que desempenham várias funções *in vivo*, incluindo a armazenagem e o transporte de energia. De fato, os carboidratos são a maior fonte de energia em nossa dieta. O nome carboidrato deriva de sua fórmula empírica geral, que é $(CH_2O)_n$; no entanto, o grupo dos carboidratos contém vários derivados e compostos relacionados que não se encaixam nesta fórmula empírica geral, mas que ainda assim são considerados carboidratos. Existem três classes distintas de carboidratos: *monossacarídeos* (uma unidade estrutural), *oligossacarídeos* (2-10 unidades estruturais) e *polissacarídeos* (mais de 10 unidades estruturais).

2.2.1 Monossacarídeos

Os monossacarídeos também são chamados de *açúcares simples*, recebem o sufixo *–ose* e são classificados como *aldoses* ou *cetoses* de acordo com o grupo que contêm, aldeído ou cetona. Os monossacarídeos mais comuns são as *pentoses* (que contêm uma cadeia de cinco átomos de carbono) ou as *hexoses* (que contêm uma cadeia de seis átomos de carbono). Cada átomo de carbono carrega um grupo hidroxila, com exceção do átomo que forma o grupo carbonila, também conhecido como o *grupo redutor*.

Açúcares simples são compostos *oticamente ativos* e podem conter vários átomos de carbono assimétricos. Isso leva à possibilidade de formação de múltiplos *estereoisômeros* ou *enantiômeros* com a mesma estrutura básica. Para simplificar, monossacarídeos são representados através de configurações óticas com respeito à comparação de seu átomo de carbono assimétrico de maior número com a configuração de D-gliceraldeído ou L-gliceraldeído (Fig. 2.1). Por convenção, os átomos de carbono na molécula de monossacarídeo são numerados de tal modo que o grupo redutor carrega o menor número possível; logo, nas aldoses o carbono do grupo redutor é sempre numerado como 1 e nas cetoses a numeração começa a partir do fim da cadeia de carbono mais próxima do grupo redutor. Os monossacarídeos que ocorrem mais naturalmente pertencem à série D, ou seja, seu carbono de maior número possui uma configuração ótica similar ao D-gliceraldeído.

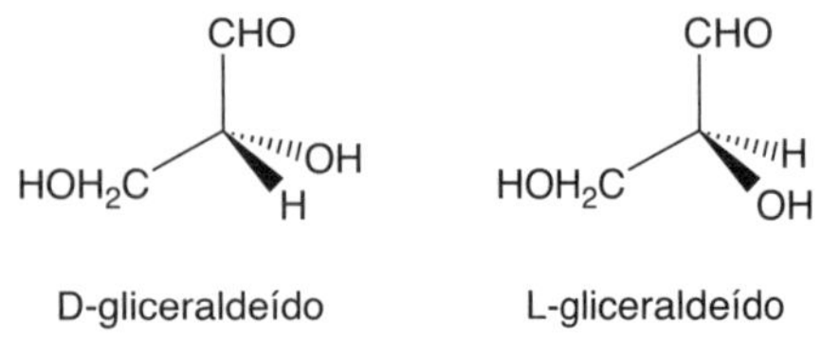

D-gliceraldeído L-gliceraldeído

Figura 2.1 Os estereoisômeros D- e L-gliceraldeído.

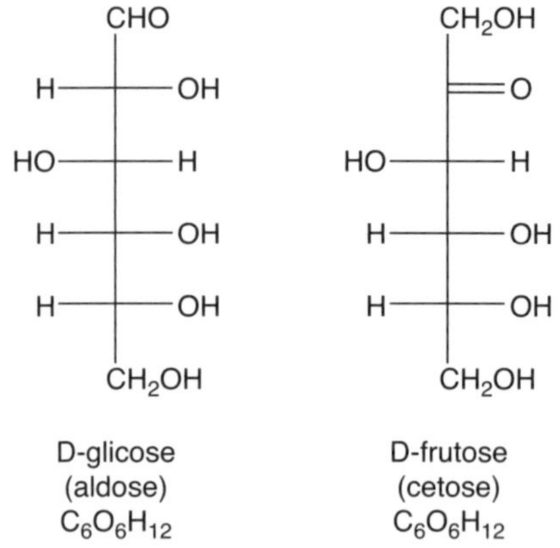

D-glicose (aldose) $C_6O_6H_{12}$ D-frutose (cetose) $C_6O_6H_{12}$

Figura 2.2 Projeções de Fischer das estruturas da D-glicose e da D-frutose.

A esteroquímica dos monossacarídeos é apresentada usando a *Projeção de Fischer*, como mostrado para a D-glicose e D-frutose na Figura 2.2. Todas as ligações surgem como linhas horizontais ou verticais; todas as ligações horizontais se projetam em direção ao observador, ao passo que as ligações verticais se projetam para longe do observador. A cadeia de carbono é mostrada verticalmente com o carbono C1 na parte superior.

Aldoses e cetoses existem comumente em equilíbrio entre sua forma de *cadeia aberta* e estruturas cíclicas em solução aquosa. Estruturas cíclicas se formam por meio de uma ligação *hemiacetal* ou *hemicetal* entre o grupo redutor e um grupo álcool do mesmo açúcar. Dessa forma, os açúcares formam um anel de *furanose* de cinco lados ou um anel de *piranose* de seis lados, como mostrado na Figura 2.3 para a D-glicose. A formação da furanose ou piranose introduz um carbono assimétrico adicional; com isso, dois *anômeros* são formados (anômero α e anômero β) a partir de cada monossacarídeo distinto de cadeia aberta. A interconversão entre esses dois anômeros é chamada de *mutarrotação*.

As estruturas cíclicas dos carboidratos são comumente apresentadas como *projeções de Haworth*, para mostrar sua estrutura tridimensional. No entanto, essa projeção não dá conta da forma de tetraedro do carbono. Isso é mais significativo no caso do anel de piranose de seis lados, que pode adotar tanto o formato de *cadeira* quanto o de *barco*, como mostrado na Figura 2.4. Entre os dois, o formato de cadeira é favorecido em razão de sua maior estabilidade termodinâmica. Dentro desse formato, o grupo maior CH_2OH é geralmente encontrado em posição equatorial para reduzir interações estéricas.

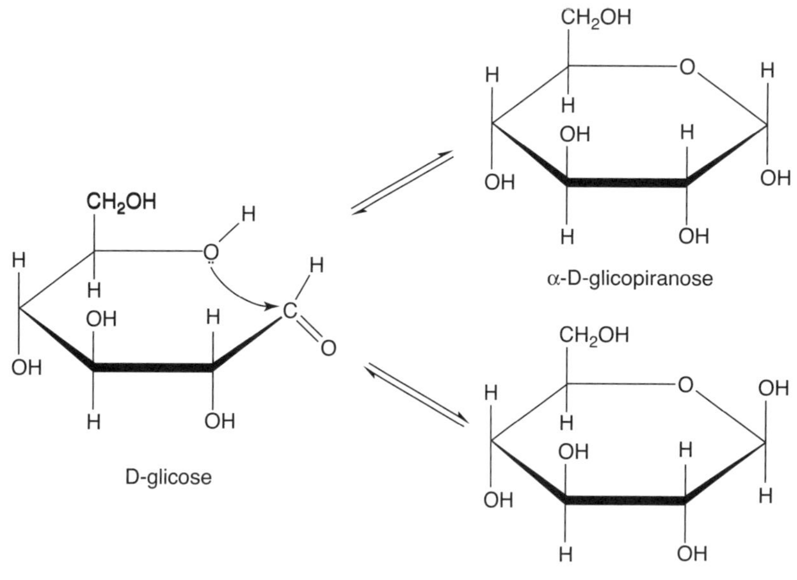

Figura 2.3 Formação de uma ligação hemiacetal entre o carbono C1 da D-glicose e o grupo hidroxila de seu carbono C5, levando a dois anômeros de D-glicopiranose. Os anéis são mostrados como projeções de Haworth.

2.2.2 Oligossacarídeos

Os oligossacarídeos contêm 2 a 10 unidades de açúcar e são solúveis em água. Os tipos mais significativos de oligossacarídeos que ocorrem nos alimentos são os dissacarídeos, formados pela condensação (i.e., eliminação da água) de duas unidades de monossacarídeos para formar uma *ligação glicosídica*. Uma ligação glicosídica é aquela que ocorre entre o grupo hemiacetal de um sacarídeo e o grupo hidroxila de outro composto, que pode ou não ser ele mesmo um sacarídeo. Dissacarídeos classificam-se em homogêneos ou heterogêneos e podem ser de dois tipos:

1 *Açúcares não redutores,* nos quais as unidades de monossacarídeos são unidas por uma ligação glicosídica formada entre seus grupos redutores (p. ex., sacarose e trealose). Isso inibe outras ligações com outras unidades de sacarídeos.

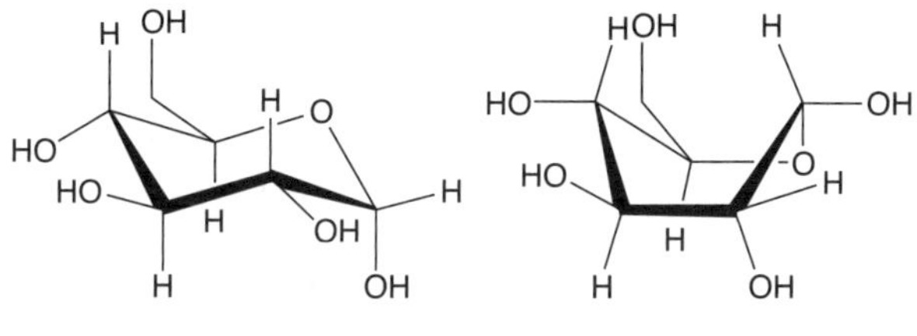

Figura 2.4 Formações da α-D-glicopiranose em cadeira e barco.

2 *Açúcares redutores,* nos quais a ligação glicosídica une o grupo redutor de uma unidade de monossacarídeo à hidroxila alcoólica não redutora da segunda unidade de monossacarídeo (p. ex., lactose e maltose). Um açúcar redutor é qualquer açúcar que, em uma solução básica, forma um aldeído ou cetona permitindo-o agir como um agente redutor e que, portanto, inclui todos os monossacarídeos.

Entre os dissacarídeos, sacarose, trealose e lactose são encontradas livres na natureza, ao passo que outros são encontrados como *glicosídeos* (nos quais um grupo de açúcar é ligado por meio de um carbono anomérico a outro grupo, p. ex., um grupo fenólico, através de uma ligação O-glicosídica) ou como os principais elementos de polissacarídeos (tais como a maltose no amido), que podem ser liberados por hidrólise. Provavelmente os três dissacarídeos mais significativos nos alimentos são sacarose, lactose e maltose, cujas estruturas são mostradas na Figura 2.5.

Sacarose é a substância popularmente conhecida como açúcar e é encontrada em muitas frutas ou seiva de plantas. Comercialmente, ela é isolada a partir da cana de açúcar ou da beterraba. A sacarose é composta de um resíduo de α-D-glicose ligado a um resíduo de β-D-frutose e é um açúcar não redutor. Seu nome sistemático é α-D-glicopiranosil-(1↔2)-β-D-fructofuranose (tendo o sufixo *–ose,* por ser um açúcar não redutor). É o dissacarídeo de sabor mais doce e uma importante fonte de energia.

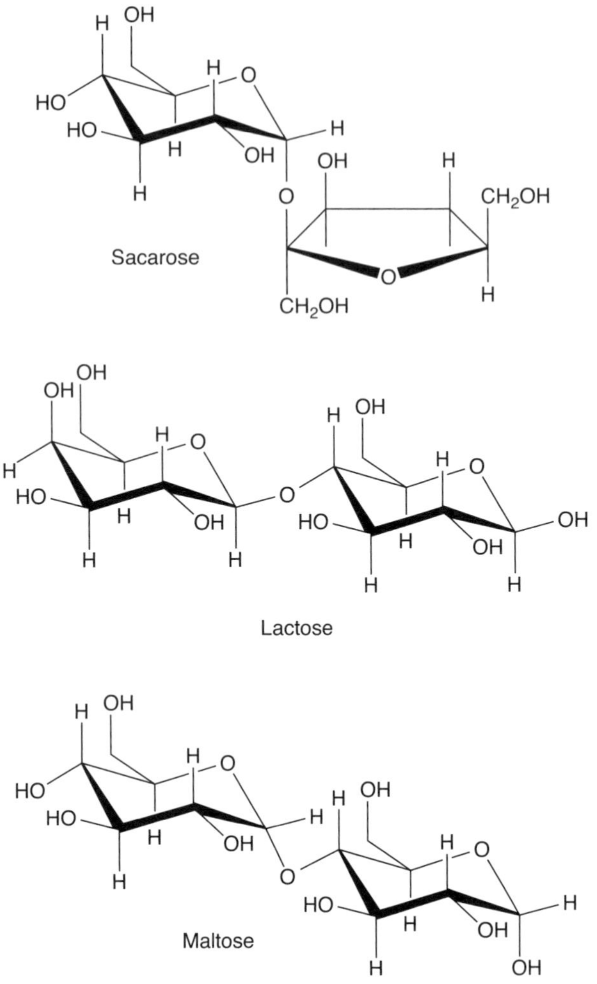

Sacarose

Lactose

Maltose

Figura 2.5 As estruturas de alguns dissacarídeos comuns: sacarose, lactose e maltose.

A *lactose* é encontrada no leite de mamíferos e seu nome sistemático é β-D-galactopiranosil-(1↔4)-β-D-glicopiranose. Para auxiliar na digestão da lactose, a vilosidade intestinal de mamíferos jovens libera uma enzima chamada lactase (β-D-galactosidase), que quebra a molécula em duas subunidades β-D-glicose e β-D-galactose. Na maioria dos mamíferos a produção de lactase diminui gradativamente com a idade, causando a inabilidade de digerir a lactose, a chamada *intolerância à lactose*. No entanto, em culturas onde leite bovino, caprino e ovino é utilizado como alimento, desenvolveu-se um gene para a produção de lactase por toda a vida.

A *maltose* é formada pela hidrólise enzimática do amido e é um componente importante do malte de cevada utilizado para fazer cerveja. É um dissacarídeo homogêneo que consiste de duas unidades de glicose unidas por uma ligação α(1→4), com o nome sistemático de 4-O-α-D-glicopiranosil-D-glicose. A maltose é um açúcar redutor e a adição de outra unidade de glicose produz uma série de oligossacarídeos conhecidos como maltodextrinas ou simplesmente dextrinas.

2.2.3 Polissacarídeos

Os polissacarídeos são formados por unidades de monossacarídeos repetidas e nomeadas sistematicamente com o sufixo *–ano*. O nome genérico dos polissacarídeos é *glicano* e podem ser *homopolissacarídeos*, formados por um tipo de monossacarídeo, ou *heteropolissacarídeos*, constituídos por dois ou mais tipos de monossacarídeos.

Os polissacarídeos têm três funções principais tanto nos animais quanto nos vegetais: são fontes de energia, componentes estruturais das células e aglutinantes de água. Células vegetais e animais armazenam energia na forma de *glicanos*, que são polímeros de glicose tais como o amido (nas plantas) e o glicogênio (nos animais). O polissacarídeo estrutural mais abundante na natureza é a celulose, que também é um glicano encontrado nas plantas. Substâncias aglutinantes de água nas plantas incluem o ágar, a pectina e o alginato.

Polissacarídeos ocorrem com tipos diversos de estrutura: *linear* (p. ex., amilose, celulose), *ramificada* (p. ex., amilopectina, glicogênio), *interrompida* (p. ex., pectina), *bloco* (p. ex., alginato), ou *repetição alternada* (p. ex., ágar, carragenina). De acordo com a geometria das ligações glicosídicas, cadeias de polissacarídeos podem ter várias configurações, tais como *zona desordenada, fitas estendidas, fitas emaranhadas* ou *hélices*. Uma das propriedades mais importantes de vários polissacarídeos nos alimentos é que eles são capazes de formar géis aquosos e, portanto, contribuir para a estrutura e as características de textura do alimento (como a sensação na boca).

2.2.3.1 Amido

O *amido* ocorre na forma de grânulos semicristalinos, cujo tamanho varia entre 2 e 100 μm, e consiste de dois tipos de glicanos: *amilose* e *amilopectina*. A amilose é um polímero linear de α-D-glucopiranose ligada por α(1→4) e constitui 20-25% da maioria dos amidos. A amilopectina é um polímero ramificado aleatório de α-D-glicopiranose, consistindo de cadeias lineares com ligações α(1→4) com 4-5% de unidades de glicose também envolvidas em ramificações ligadas por α(1→6). Na média, a extensão das cadeias lineares na amilopectina é 20-25 unidades. As estruturas químicas da amilose e da amilopectina são mostradas na Figura 2.6.

As moléculas de amilose contêm 10^3 unidades de glicose e formam estruturas em hélice que prendem

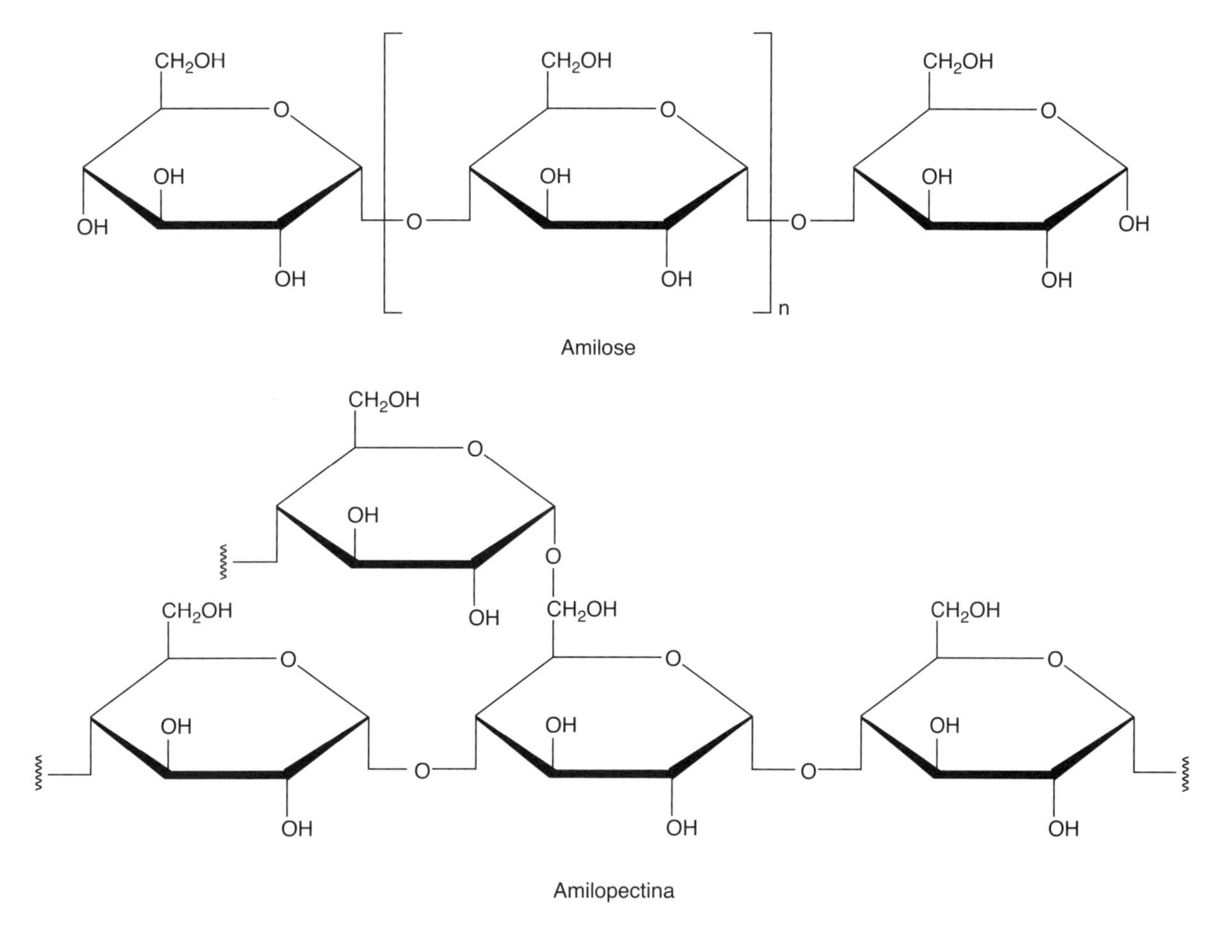

Figura 2.6 Estruturas químicas da amilose e da amilopectina.

outras moléculas, tais como álcoois orgânicos ou ácidos graxos, para formar compostos de inclusão de estrutura helicoidal ou espiral. Na verdade, acredita-se que a cor azul que aparece quando usamos solução de iodo para testar o amido se dá pela formação de um composto de inclusão.

A amilopectina é uma molécula bem maior do que a amilose, contém cerca de 10^6 unidades de glicose por molécula e forma uma estrutura complexa. Essa estrutura é descrita pelo *modelo de conglomerado* e tem três tipos de cadeias (ver Fig. 2.7): *cadeias A* que não são ramificadas e contêm apenas ligações $\alpha(1\rightarrow4)$, *cadeias B* que contêm ligações $\alpha(1\rightarrow4)$ e $\alpha(1\rightarrow6)$, e *cadeias* C que contêm ligações $\alpha(1\rightarrow4)$ e $\alpha(1\rightarrow6)$ mais um grupo redutor. Nessa estrutura, as cadeias A lineares formam conglomerados cristalinos por natureza, ao passo que as cadeias B ramificadas proporcionam regiões amorfas.

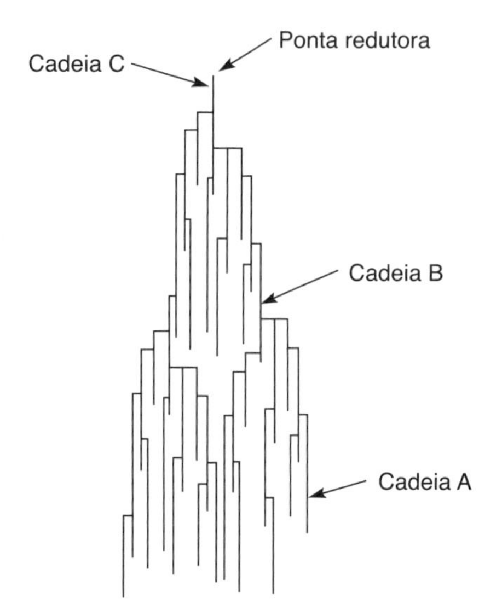

Figura 2.7 Modelo de conglomerado da amilopectina.

Os grânulos de amido sofrem um processo chamado *gelatinização* quando aquecidos acima de sua temperatura para formação do gel (55-70°C, dependendo da fonte do amido), na presença de água. Durante a gelatinização, os grânulos primeiro absorvem a água e incham e, como consequência, perdem progressivamente sua estrutura organizada (identificada como uma perda de *birrefringência*). Com o passar do tempo os grânulos se tornam cada vez mais permeáveis à água e aos solutos, inchando ainda mais e fazendo com que a viscosidade da suspensão aquosa aumente significativamente. Grânulos inchados de amido separam a amilose, o que aumenta ainda mais a viscosidade até o ponto em que uma pasta é formada. Conforme essa pasta esfria, interações do tipo ligações de hidrogênio entre a amilopectina e a amilose levam à formação de uma estrutura do tipo gel.

O armazenamento prolongado de um gel de amido causa o surgimento de um processo chamado de *retrogradação*, durante o qual as moléculas de amilose se juntam para formar conglomerados cristalinos, o gel de amido encolhe e sofre sinerese. A retrogradação pode ser vista como um retorno de um estado dissolvido, disperso e amorfo para uma condição insolúvel, agregada ou cristalina. Para evitar a retrogradação nos produtos alimentares, *amidos cerosos* que contenham apenas amilopectina podem ser utilizados. Também estão disponíveis amidos quimicamente modificados, que são despolimerizados (i. e., parcialmente hidrolisados), esterificados ou cruzados para ajustar suas propriedades a fins específicos.

2.2.3.2 Glicogênio

O polissacarídeo que os animais utilizam para armazenar a energia dos alimentos temporariamente no fígado e nos músculos é conhecido como *glicogênio*. O glicogênio tem estrutura similar à amilopectina, mas tem um peso molecular muito maior e um grau maior de ramificação. A ramificação ajuda na liberação rápida da glicose, visto que as enzimas que liberam a glicose atacam as pontas não redutoras, quebrando uma molécula de glicose de cada vez. Uma quantidade maior de ramificações resulta em mais pontas não redutoras, o que significa uma liberação mais rápida de energia. O metabolismo do glicogênio continua após a morte, o que significa que no momento em que a carne chega ao consumidor ela já perdeu todo o seu glicogênio.

2.2.3.3 Celulose

O polissacarídeo estrutural mais abundante na natureza é a *celulose*. De fato, existe tanta celulose nas paredes celulares das plantas que ela é a mais abundante de todas as moléculas biológicas. A celulose é um polímero linear de resíduos de glicopiranose ligados por $\beta(1\rightarrow4)$. Na celulose, a ligação β não é suscetível ao ataque das amilases salivares que quebram as ligações α do amido e, portanto, a celulose representa uma grande parte das *fibras na dieta*. As fibras não são digeridas por enzimas no intestino delgado e, dessa forma, são utilizadas pela microflora colônica por meio de processos de fermentação. As chamadas *hemiceluloses*, incluindo *xilanos*, que são os principais constituintes do farelo de cereal, representam outro grande grupo de componentes das fibras.

2.2.3.4 Pectinas

As *pectinas* são utilizadas principalmente nos alimentos como agentes gelificantes. Elas são heteropolissacarídeos e têm estruturas complexas que são baseadas em uma estrutura de poligalacturonano de resíduos de ácido D-galacturônico ligados por $\alpha(1\rightarrow4)$, alguns dos quais são metilados. Dentro dessa estrutura, existem regiões onde o ácido D-galacturônico é substituído por L-ramnose, unida por ligações $(1\rightarrow2)$ para fornecer uma cadeia de ramnogalacturonano geral. As pectinas são caracterizadas por *regiões lisas* que não possuem resíduos de L-ramnose e *regiões ramificadas* com resíduos de ácido D-galacturônico e de L-ramnose. As regiões ramificadas são assim chamadas porque carregam cadeias laterais de açúcares neutros incluindo principalmente D-galactose, L-arabinose e D-xilose, com os tipos e proporções dos açúcares neutros variando de acordo com a origem da pectina.

Como afirmado acima, as pectinas são aplicadas principalmente nos alimentos devido às suas propriedades gelificantes, especialmente em geleias e conservas. *Géis* consistem de uma rede polimérica tridimensional de cadeias que prendem a água. Os géis de pectina são estabilizados por *zonas de junção*, que são regiões cristalinas onde as regiões lisas se alinham e interagem. As regiões ramificadas da pectina interrompem essas zonas de junção, evitando uma agregação extensa que poderia levar à precipitação, como ocorre durante a retrogradação da amilose.

2.2.3.5 Gomas

Diferente dos polissacarídeos que formam os géis, existe um grupo de polissacarídeos chamados de *gomas*. As gomas têm grande afinidade com a água e fornecem soluções aquosas de alta viscosidade, mas não têm a capacidade de formar géis. A razão disso é que todas as gomas possuem estruturas que incorporam um alto grau de ramificação ou cadeias fortemente interrompidas. Isso evita a formação de zonas de junção (tais como nas pectinas), que são uma característica dos géis de polissacarídeos. Uma goma bastante conhecida, comumente empregada nos alimentos, é a goma xantana, secretada pela *Xanthomonas campestris* e que possui uma estrutura de glicopiranose ligada por $\beta(1\rightarrow4)$ com pontos de ramificação de trissacarídeo a cada cinco resíduos.

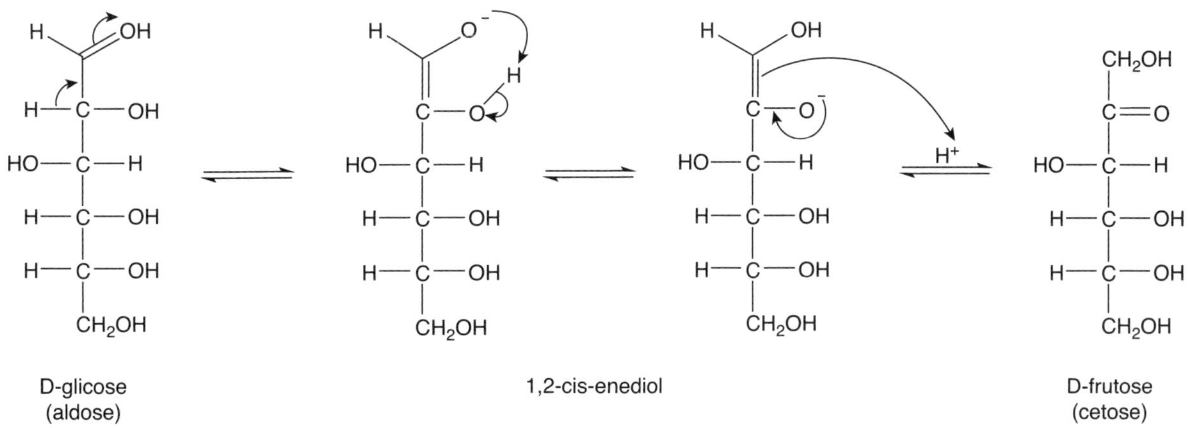

Figura 2.8 Isomerização dos açúcares para formar um intermediário enediol antes da caramelização.

2.2.4 Reações dos carboidratos

2.2.4.1 Caramelização

Quando uma solução concentrada de açúcares é aquecida a temperaturas acima de 100°C, várias reações de decomposição térmica podem ocorrer causando a formação de componentes de sabor e produtos de coloração marrom. Esse processo, que ocorre particularmente durante o derretimento dos açúcares, é chamado de *caramelização*. A caramelização é uma *reação de escurecimento não enzimática* como a reação de Maillard discutida abaixo.

Durante a caramelização, a primeira etapa da reação é a isomerização reversível de aldoses ou cetoses em suas formas de cadeia aberta para formar um intermediário *enediol* (Fig. 2.8). Esse intermediário pode então desidratar para formar uma série de produtos de degradação – no caso de hexoses, o produto principal é o *5-hidroximetil-2-furaldeído* (HMF), enquanto as pentoses produzem principalmente *2-furaldeído* (furfural). HMF e furfural são considerados indicadores úteis da temperatura exata de armazenamento de amostras de alimentos.

2.2.4.2 Escurecimento de Maillard

A *reação de Maillard* consiste em uma reação química entre um aminoácido e um açúcar redutor que, por meio da formação de uma série de intermediários reativos, leva à formação de compostos de sabor e pigmentos de melanoidina (escurecimento não enzimático). A etapa inicial nessa série e rede de reações complexas é a condensação do açúcar redutor e do aminoácido. O grupo carbonila reativo do açúcar reage com o grupo amino nucleofílico do aminoácido para formar um *composto Amadori*, como mostrado na Figura 2.9. Essa reação normalmente exige calor (em geral >100°C), é promovida pelo baixo teor

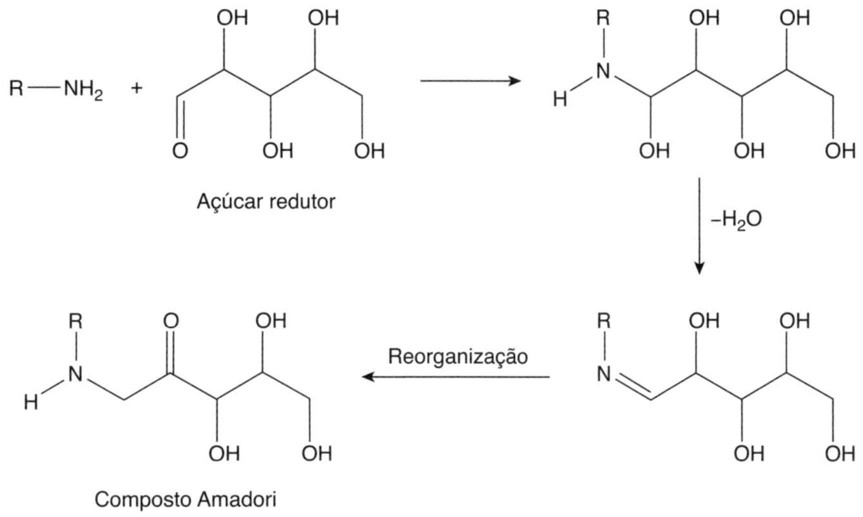

Figura 2.9 Formação de um composto Amadori durante o estágio inicial da reação Maillard.

de umidade, é acelerada em um ambiente alcalino conforme os grupos aminos são desprotonados e, desse modo, têm uma nucleofilicidade aumentada. Vários açúcares redutores possuem taxas diferentes de transformação na reação de Maillard; pentoses, tais como ribose, xilose e arabinose são mais reativas do que hexoses, como glicose, frutose e galactose. Açúcares diferentes resultam em produtos de quebra diferentes e, portanto, de sabor e cor únicos.

2.2.4.3 Derivados tóxicos do açúcar

A reação de Maillard, ainda que desejável em muitos casos, apresenta certas implicações com relação à perda de aminoácidos essenciais (cisteína e metionina), à formação de compostos mutagênicos e à formação de compostos que podem causar reticulação de proteínas, implicando no diabetes. O aspecto mais preocupante é o potencial para derivados de açúcar tóxicos com propriedades mutagênicas, principalmente o grupo de compostos chamado *aminas heterocíclicas*. Estas são particularmente associadas à carne cozida, em especial carnes que foram grelhadas em altas temperaturas por longos períodos. Recentemente, a formação da *acrilamida* tornou-se motivo de preocupação em alimentos como salgadinhos à base de batata.

2.3 Proteínas

As *proteínas* são polímeros de aminoácidos unidos por ligações peptídicas. Também podem ser chamadas de *polipeptídeos*. As proteínas são componentes-chave dos alimentos, contribuindo para suas propriedades organolépticas (particularmente textura) e valor nutritivo. As proteínas participam da formação dos tecidos, portanto, são abundantes nos tecidos vegetais e musculares.

2.3.1 Aminoácidos – blocos formadores de proteínas

2.3.1.1 A estrutura do aminoácido

A estrutura geral de um *aminoácido* é mostrada na Figura 2.10, e consiste de um grupo amino (NH_2), um grupo carboxílico (COOH), um átomo de hidrogênio e um grupo R distinto, todos eles ligados a um único átomo de carbono, chamado de *carbono* α. O grupo R é chamado de *cadeia lateral* e determina a identidade do aminoácido. Aminoácidos em solução de pH neutro são predominantemente *zwitterions*. O estado de ionização varia de acordo com o pH: com pH ácido, o grupo carboxílico não é ionizado e o grupo amino é ionizado; com pH alcalino, o grupo carboxílico é ionizado e o grupo amino não é ionizado.

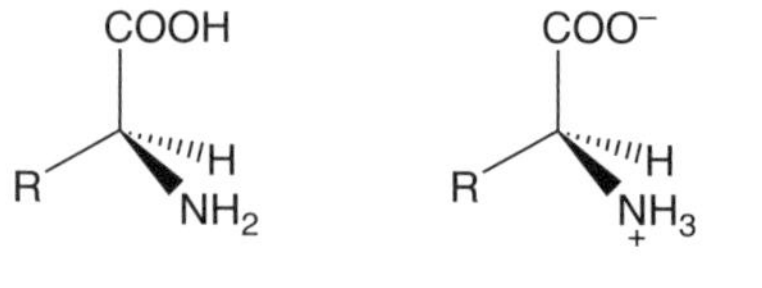

Forma não ionizada Forma zwitteriônica

Figura 2.10 Estrutura geral de um aminoácido.

Existem 20 aminoácidos diferentes comumente encontrados nas proteínas. O grupo R é diferente em cada caso e pode ser classificado de acordo com vários critérios em quatro tipos principais: *básico, apolar* (hidrofóbico), *polar* (sem carga) e *ácido*. As Tabelas 2.1, 2.2 e 2.3 classificam os aminoácidos de acordo com esses tipos. Os quatro grupos funcionais diferentes de aminoácidos são arranjados em disposição tetraédrica ao redor do átomo de carbono α, logo, todos os aminoácidos são oticamente ativos, com exceção da glicina. Dos isômeros D ou L possíveis, as proteínas contêm apenas isômeros L de aminoácidos.

Algumas proteínas contêm *aminoácidos incomuns* além dos 20 aminoácidos considerados como padrão (Fig. 2.11). Esses aminoácidos incomuns são formados pela modificação de um aminoácido padrão após sua incorporação na cadeia polipeptídica (*modificação pós-traducional)*. Dois exemplos frequentemente encontrados nas proteínas dos alimentos são a *hidroxiprolina* e a *O-fosfosserina*. A hidroxipolina ocorre no colágeno e a O-fosfosserina nas caseínas.

2.3.1.2 Ligações peptídicas

A *ligação peptídica* é a ligação covalente entre os aminoácidos, responsável pela formação de peptídeos e polipeptídeos (Fig. 2.12). Uma ligação peptídica é formada entre o grupo carboxílico α e o grupo amino α de dois aminoácidos por uma reação de condensação (ou síntese de desidratação) com a perda de água. Peptídeos são compostos formados pela ligação de pequenas quantidades de aminoácidos (até 50). Um polipeptídeo é uma cadeia de 50-100 resíduos de aminoácidos. Uma proteína é uma cadeia de polipeptídeos de mais de 100 resíduos de aminoácidos e possui um grupo amino com nitrogênio de carga positiva em uma ponta (*N terminal)* e um grupo carboxílico de carga negativa na outra ponta (*C terminal)*.

Tabela 2.1 Aminoácidos básicos e ácidos.

Aminoácido	Código de letra única	Fórmula estrutural	Aminoácido	Código de letra única	Fórmula estrutural
Básico:			**Ácido:**		
Arginina (Arg)	R	$H_2N-CH(-CH_2-CH_2-CH_2-NH-C(=NH)-NH_2)-C(=O)-OH$	Ácido aspártico (Asp)	D	$H_2N-CH(-CH_2-C(=O)-OH)-C(=O)-OH$
Histidina (His)	H	$H_2N-CH(-CH_2-\text{imidazol (N, NH)})-C(=O)-OH$	Ácido glutâmico (Glu)	E	$H_2N-CH(-CH_2-CH_2-C(=O)-OH)-C(=O)-OH$
Lisina (Lys)	K	$H_2N-CH(-CH_2-CH_2-CH_2-CH_2-NH_2)-C(=O)-OH$			

Tabela 2.2 Aminoácidos apolares.

Aminoácido	Código de letra única	Fórmula estrutural	Aminoácido	Código de letra única	Fórmula estrutural
Alanina (Ala)	A	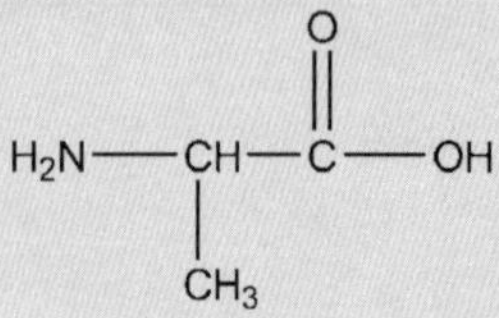 $H_2N-CH(CH_3)-C(=O)-OH$	Fenilalanina (Phe)	F	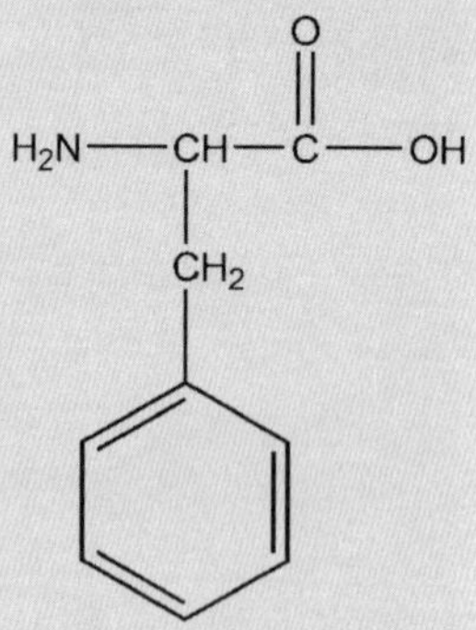 $H_2N-CH(CH_2-C_6H_5)-C(=O)-OH$
Isoleucina (Ile)	I	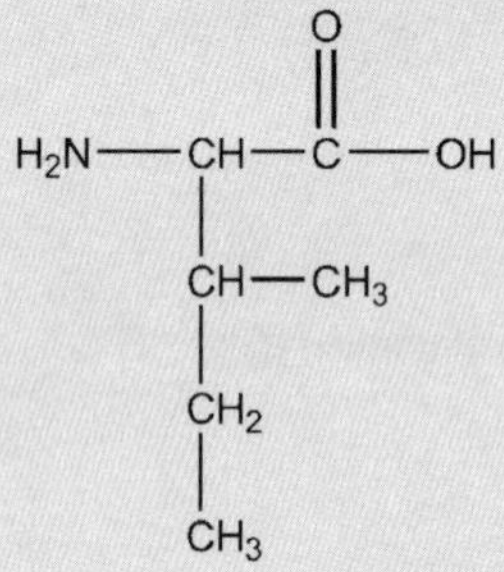 $H_2N-CH(CH(CH_3)-CH_2-CH_3)-C(=O)-OH$	Prolina (Pro)	P	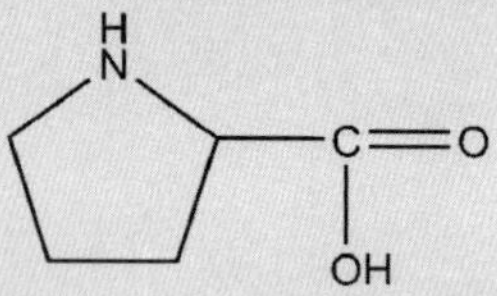 pirrolidina (NH no anel) $-C(=O)-OH$
Leucina (Leu)	L	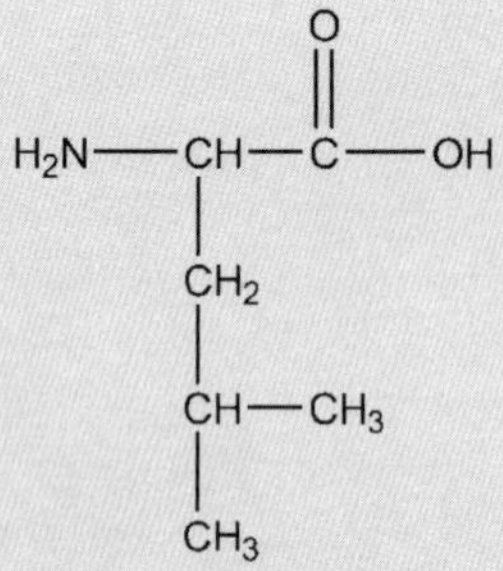 $H_2N-CH(CH_2-CH(CH_3)-CH_3)-C(=O)-OH$	Triptofano (Trp)	W	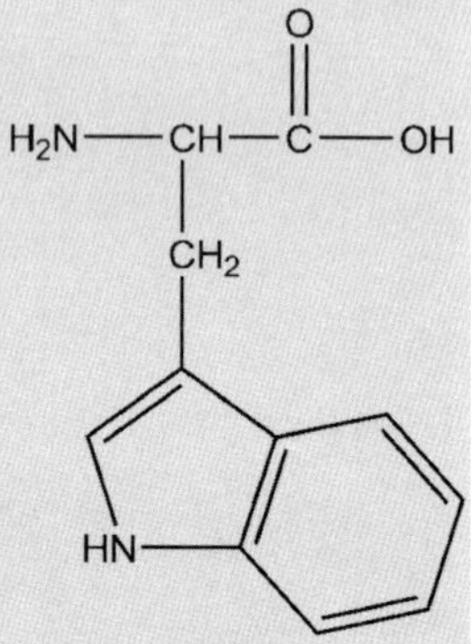 $H_2N-CH(CH_2-\text{indol})-C(=O)-OH$ (indol com HN)
Metionina (Met)	M	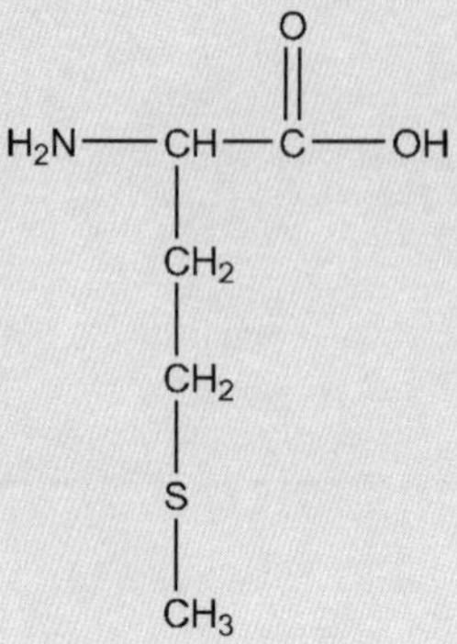 $H_2N-CH(CH_2-CH_2-S-CH_3)-C(=O)-OH$	Valina (Val)	V	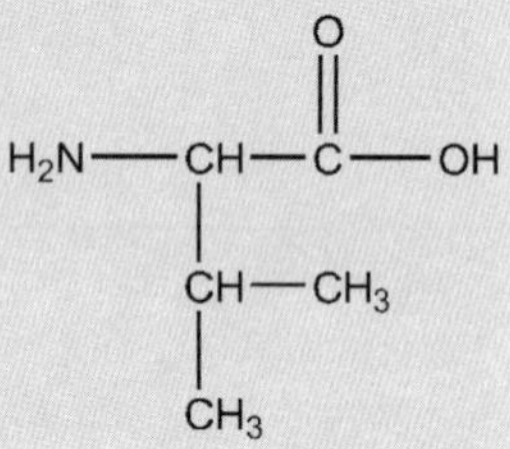 $H_2N-CH(CH(CH_3)-CH_3)-C(=O)-OH$

Tabela 2.3 Aminoácidos polares.

Aminoácido	Código de letra única	Fórmula estrutural	Aminoácido	Código de letra única	Fórmula estrutural
Asparagina (Asn)	N	O ‖ $H_2N-CH-C-OH$ | CH_2 | $C=O$ | NH_2	Serina (Ser)	S	O ‖ $H_2N-CH-C-OH$ | CH_2 | OH
Cisteína (Cys)	C	O ‖ $H_2N-CH-C-OH$ | CH_2 | SH	Treonina (Thr)	T	O ‖ $H_2N-CH-C-OH$ | $CH-OH$ | CH_3
Glutamina (Gln)	Q	O ‖ $H_2N-CH-C-OH$ | CH_2 | CH_2 | $C=O$ | NH_2	Tirosina (Tyr)	Y	O ‖ $H_2N-CH-C-OH$ | CH_2 | (anel benzênico) | OH
Glicina (Gly)	G	O ‖ $H_2N-CH-C-OH$ | H			

Uma característica especial da ligação peptídica é seu *caráter de ligação dupla parcial*. Isso ocorre porque a ligação peptídica é estabilizada por *híbrido de ressonância* entre duas estruturas, uma unida por ligação simples entre os átomos de carbono e nitrogênio, e a outra por ligação dupla. Como consequência, a ligação peptídica é plana e estável. Isso tem implicações nas possíveis formas adotadas por uma cadeia polipeptídica, já que nenhuma rotação é possível em torno de uma ligação peptídica. No entanto, a rotação é possível em torno de ligações entre os carbonos α e o nitrogênio amino e o carbono carbonila de seus resíduos.

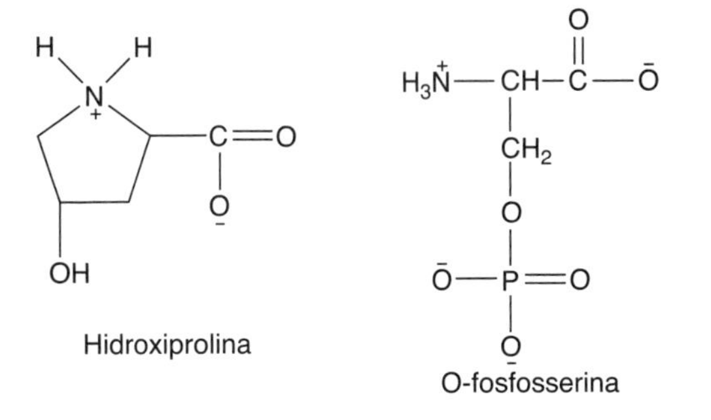

Figura 2.11 Estruturas químicas de alguns aminoácidos incomuns encontrados nas proteínas dos alimentos.

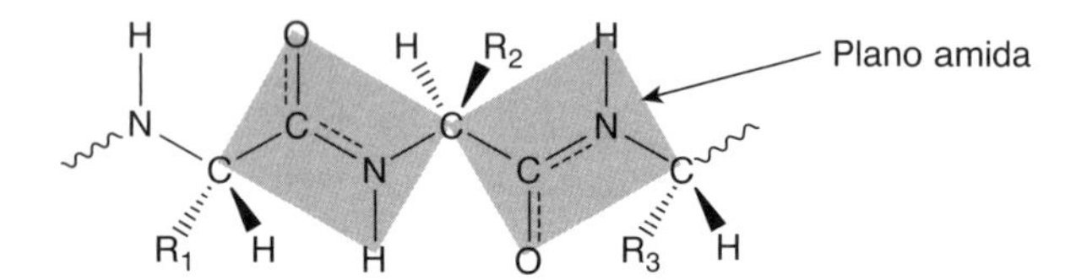

Figura 2.12 Ligações peptídicas em um polipeptídeo. A característica de ligação dupla parcial é representada pelas ligações duplas pontilhadas. Os quadrados sombreados destacam átomos que existem dentro do mesmo plano.

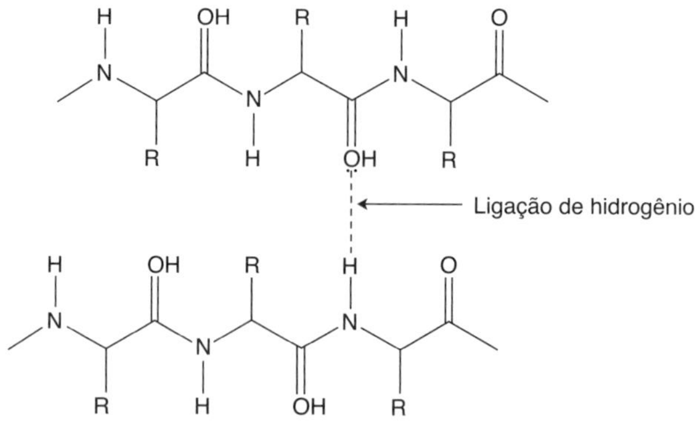

2.3.2 Estrutura molecular das proteínas

2.3.2.1 Estrutura primária

A *estrutura primária* de uma proteína é simplesmente a sequência de aminoácidos listada a partir do aminoácido N terminal. Existem mais de um bilhão de sequências possíveis dos 20 aminoácidos e cada proteína terá uma estrutura primária única que determina como a proteína se dobra em sua configuração tridimensional. Se compararmos a sequência primária Leu-Val-Phe-Gly-Arg-Cys-Glu-Leu-Ala-Ala com Gly-Leu-Arg-Phe-Cys-Val-Ala-Glu-Ala-Leu, vamos observar que esses dois peptídeos têm a mesma quantidade e os mesmos tipos de aminoácidos, mas estruturas primárias diferentes.

2.3.2.2 Estrutura secundária

A estrutura secundária de uma proteína descreve o arranjo de sua estrutura principal (cadeia polipeptídica) devido à *ligação de hidrogênio* entre seus resíduos de aminoácidos. A ligação de hidrogênio pode ocorrer entre um átomo de hidrogênio da amida e um par de elétrons livres em um átomo de oxigênio da carbonila, como mostrado na Figura 2.13.

A ligação peptídica é plana, não proporcionando rotação em torno de seu eixo. Isso deixa apenas duas ligações dentro de cada resíduo de aminoácido com rotação livre, nominalmente as ligações do carbono α para o nitrogênio amino e do carbono α para o carbono carboxílico. As rotações em torno dessas ligações são representadas pelos *ângulos diedros* ϕ (phi) e ψ (psi), como mostrado por um tripeptídeo de alanina na Figura 2.14. Ramachandran demonstrou graficamente combinações de ϕ e ψ a partir de estruturas de proteínas conhecidas e descobriu que existem certas combinações estericamente favoráveis que formam, preferencialmente, a base das estruturas secundárias. Ele também descobriu que sobreposições orbitais desfavoráveis impedem algumas combinações: $\phi = 0°$ e $\psi = 180°$; $\phi = 180°$ e $\psi = 0°$; $\phi = 0°$ e $\psi = 0°$.

Figura 2.13 Ligação de hidrogênio entre dois polipeptídeos.

Dois tipos de estruturas secundárias com ligação de hidrogênio ocorrem frequentemente com características que se repetem em intervalos regulares. Essas *estruturas periódicas* são a *hélice* α e a *folha* β *pregueada*. A *folha* β *pregueada* pode proporcionar uma disposição bidimensional e envolver mais de uma cadeia polipeptídica.

Hélice α

A hélice α é uma estrutura tipo haste espiralada e envolve uma única cadeia polipeptídica. O 'α' denota que se você observar a hélice de cima para baixo em seu eixo, verá sua espiral movendo-se no sentido horário para longe de você. A hélice α é estabilizada por ligações de hidrogênio paralelas ao eixo da hélice e o grupo carbonila de cada resíduo é ligado por hidrogênio ao grupo amida do resíduo, que está quatro resíduos à frente se contados a partir do N terminal. Existem 3,6 resíduos para cada volta da hélice e os ângulos diedros são $\phi = -57°$ e $\psi = -48°$. O grupo R de cada resíduo se projeta a partir da hélice e não tem qualquer papel na formação de ligações de hidrogênio como parte da estrutura da hélice α. Na ilustração de uma estrutura de hélice α apresentada na Figura 2.15, as ligações de hidro-

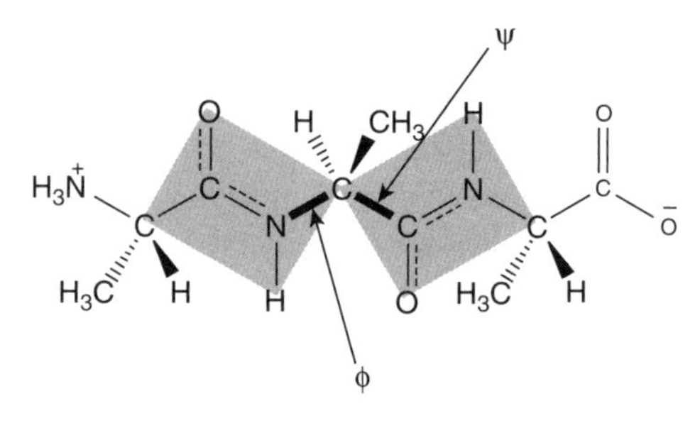

Figura 2.14 Ligações adjacentes a ligações peptídicas com rotação livre são mostradas em negrito com seus respectivos ângulos diedros *ϕ* e *ψ*.

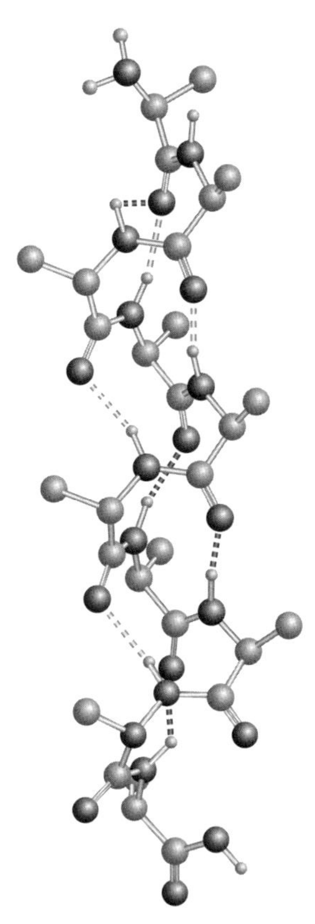

Figura 2.15 Representação com esferas e hastes de uma estrutura hélice α, mostrando a posição das ligações de hidrogênio entre os hidrogênios da amida (esferas brancas pequenas) e oxigênios da carbonila (esferas escuras maiores).

gênio são mostradas como linhas pontilhadas entre os hidrogênios principais da amida e os oxigênios principais da carbonila.

As proteínas contêm quantidades variáveis da estrutura de hélice α. As propriedades das hélices α incluem força e baixa solubilidade na água. Essas propriedades surgem porque todo o hidrogênio da amida e todo o oxigênio da carbonila estão envolvidos nas ligações de hidrogênio. Vários filamentos da hélice α podem se entrelaçar para formar uma protofibrila, tal como na proteína muscular miosina.

Todos os aminoácidos podem ser encontrados em uma estrutura de hélice α exceto pela *prolina*, que rompe a hélice α. Isso ocorre porque sua estrutura cíclica causa uma dobra na estrutura principal, resultante da restrição da rotação da ponte C-N. Isso impede que o grupo amino α participe das ligações de hidrogênio dentro da cadeia.

Folha pregueada β

Nas folhas pregueadas β, a estrutura principal do peptídeo é quase totalmente estendida (chamada *filamento* β) e a ligação de hidrogênio é perpendicular em relação à cadeia polipeptídica. Ligações de hidrogênio se formam entre partes diferentes de uma cadeia simples que se dobra para trás (*ligações intracadeia*) ou entre cadeias diferentes (*ligação intercadeia*), fazendo surgir uma estrutura repetida em zigue-zague (ver Fig. 2.16). Folhas β podem ser tanto *paralelas* (quando os filamentos β correm na mesma direção) quanto *antiparalelas* (quando os filamentos β correm em direção oposta). Os ângulos diedros são $\phi = -119°$ e $\psi = +113°$ para paralelas, e $\phi = -139°$ e $\psi = +135°$ para folhas β antiparalelas.

Alças β

As *alças* β são essencialmente alças tipo grampo na cadeia polipeptídica, que permitem a ela reverter sua direção. Em uma alça β, o oxigênio da carbonila de um resíduo é ligado por hidrogênio ao próton amida de outro resíduo, três resíduos adiante. Prolina e glicina são prevalentes em alças β. Estima-se que as alças β contenham entre um quarto a um terço de todos os resíduos nas proteínas, e normalmente ligam dois filamentos de folha β antiparalela.

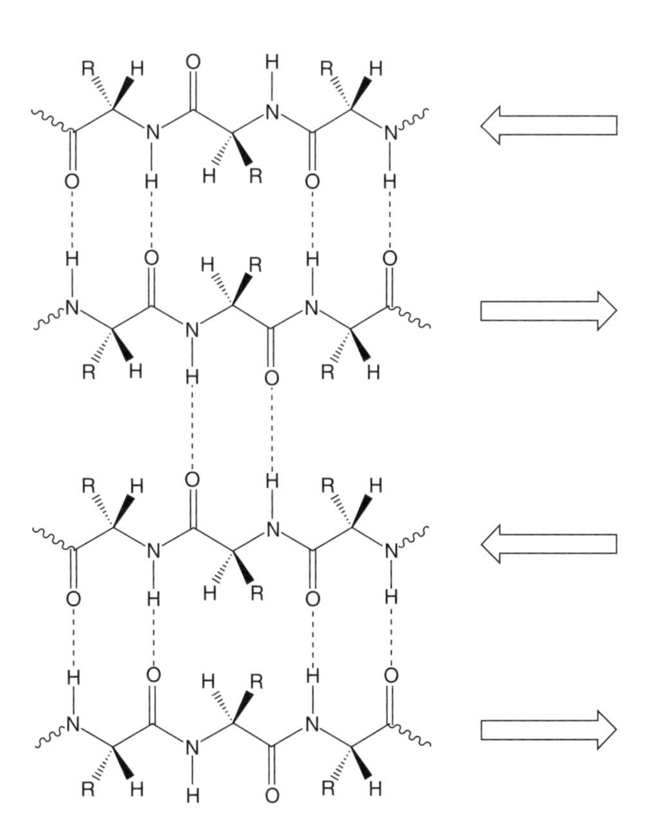

Figura 2.16 Ligações de hidrogênio dentro de uma estrutura folha *β* antiparalela. A seta mostra a direção da cadeia polipeptídica.

Tripla hélice do colágeno

O *colágeno* é um componente dos ossos e do tecido conjuntivo, e se organiza como fibras fortes e insolúveis em água. Tem uma estrutura periódica única composta de três cadeias polipeptídicas enroladas uma na outra em uma sequência repetida de X-Pro-Gly ou X-Hyp-Gly (onde X pode ser qualquer aminoácido). A prolina e a hidroxiprolina compõem até 30% dos resíduos no colágeno, e a hidroxilisina também está presente. Cada terceira posição na *hélice tripla de colágeno* é Gly porque cada terceiro resíduo deve estar dentro da hélice e apenas a Gly é pequena o suficiente para abrigá-lo.

Cadeias de colágeno individual também são hélices, e os três filamentos são mantidos juntos por ligações de hidrogênio envolvendo resíduos de hidroxiprolina e hidroxilisina. O peso molecular da disposição em filamento triplo é de aproximadamente 300.000 Daltons, envolvendo cerca de 800 resíduos de aminoácidos. A reticulação intra e intermolecular estabiliza a estrutura de tripla hélice do colágeno, especialmente as ligações covalentes entre a lisina e a histidina. A quantidade de reticulação aumenta com a idade. A vitamina C (ácido L-ascórbico), *in vivo,* apresenta um papel importante na formação do colágeno: a prolina e a lisina, no colágeno, são convertidas para 4-hidroxiprolina e 5-hidroxilisina utilizando essa vitamina. O escorbuto é uma doença causada pela deficiência de vitamina C, causando lesões na pele, sangramento das gengivas e fragilidade dos vasos sanguíneos.

2.3.2.3 Estrutura terciária

A *estrutura terciária* de uma proteína é a disposição tridimensional de todos os átomos dentro da molécula. Considera as configurações das cadeias laterais e a disposição das seções helicoidais e de folha pregueada em relação umas às outras. As proteínas *dobram* para tornar a estrutura mais estável, e essa estrutura geralmente reduz o contato do solvente com os resíduos de polaridade oposta, diminuindo, desse modo, a liberação de energia geral. Logo, em soluções aquosas, espera-se que as proteínas tenham seus resíduos hidrofóbicos voltados para o lado de dentro e seus resíduos hidrofílicos voltados para o lado de fora de sua configuração tridimensional.

Existem dois tipos de estruturas terciárias:

- *Proteínas fibrosas* – a forma geral é uma haste longa, mecanicamente resistente, e geralmente desempenha um papel estrutural na natureza. É relativamente insolúvel em água e não se deixa afetar por mudanças moderadas na temperatura e no pH.
- *Proteínas globulares* – as seções helicoidais e de folha pregueada dobram-se para trás umas sobre as outras. Há interações entre as cadeias laterais importantes para a dobra da proteína. Os resíduos polares migram para a superfície e interagem com o solvente; os resíduos apolares voltam-se para dentro e interagem uns com os outros. A estrutura não é estática; geralmente é mais sensível a mudanças na temperatura e no pH do que as proteínas fibrosas.

A estrutura terciária de uma proteína é mantida unida por interações entre as cadeias laterais. Essas podem ocorrer por meio de interações *não covalentes* ou ligações *covalentes.* As interações não covalentes mais comuns são *eletrostáticas* (ligações iônicas, pontes de sal, pareamento de íons), *ligações de hidrogênio, interações hidrofóbicas* e *interações de van der Waals.* As ligações covalentes na estrutura da proteína são principalmente *ligações dissulfeto* (pontes de sulfeto) entre resíduos de cisteína, ainda que outros tipos de ligações covalentes possam se formar entre os resíduos.

Interações eletrostáticas

Alguns aminoácidos contêm um grupo carboxílico extra (ácido aspártico e ácido glutâmico) ou um grupo amino extra (lisina, arginina, histidina). Esses grupos podem ser ionizados e, portanto, uma ligação iônica pode ser formada entre o grupo negativo e o positivo, se as cadeias dobrarem-se de modo que fiquem próximas umas das outras.

Ligações de hidrogênio

Estas ligações podem se formar entre as cadeias laterais, já que muitos aminoácidos contêm grupos em suas cadeias laterais que têm um átomo de hidrogênio ligado a um átomo de oxigênio ou nitrogênio. Essa é uma situação clássica em que uma ligação de hidrogênio pode ocorrer. Por exemplo, o aminoácido serina contém um grupo hidroxila em sua cadeia lateral, logo, uma ligação de hidrogênio poderia ocorrer entre dois resíduos serina em partes diferentes de uma cadeia dobrada.

Interações hidrofóbicas

Moléculas ou grupos apolares tendem a se aglomerar na água. Essas associações são chamadas interações hidrofóbicas. A força impulsora nas interações hidrofóbicas não é a atração das moléculas apolares umas às outras, mas sim fatores entrópicos relacionados à força da ligação de hidrogênio entre as moléculas da água.

Forças de dispersão *van der Waals*
Vários aminoácidos possuem grupos de hidrocarbonetos muito grandes em suas cadeias laterais (p. ex., leucina, isoleucina e fenilalanina). Dipolos flutuantes temporariamente em um desses grupos poderiam induzir dipolos opostos em outro grupo, em uma cadeia próxima dobrada. As forças de dispersão estabelecidas seriam suficientes para manter a estrutura dobrada unida, ainda que as forças de van der Waals sejam mais fracas e menos específicas do que as ligações de hidrogênio e a eletrostática.

Ligações dissulfeto
Se duas cadeias laterais de cisteína estiverem dispostas próximas uma da outra, em razão da dobra na cadeia peptídica, elas podem reagir para formar uma ligação covalente chamada *ligação dissulfeto* ou *ponte de sulfeto*.

2.3.2.4 Estrutura quaternária

Nem todas as proteínas possuem *estrutura quaternária*. Esta é uma propriedade apenas de proteínas formadas por mais de uma cadeia polipeptídica. Cada cadeia é uma subunidade do *oligômero* (proteína), comumente um dímero, trímero ou tetrâmero. A hemoglobina possui estrutura quaternária. Ela é um tetrâmero que consiste de duas cadeias α e duas cadeias β. As cadeias são similares à mioglobina e a hemoglobina é capaz de ligar quatro átomos de oxigênio por meio de cooperatividade positiva.

2.3.3 Desnaturação das proteínas

As forças que estabilizam as estruturas secundárias, terciárias e quaternárias das proteínas podem ser rompidas por vários tratamentos químicos ou físicos. Esse rompimento da estrutura nativa da proteína é definido como *desnaturação* da proteína, um processo importante que pode ocorrer durante o processamento dos alimentos.

A desnaturação é uma mudança que ocorre em uma proteína, responsável pela alteração de suas propriedades físicas e/ou biológicas, sem provocar quebra de suas ligações peptídicas. Em geral, caracteriza-se pelo desdobramento da molécula de proteína a partir de sua estrutura, unicamente organizada para uma cadeia peptídica aleatoriamente constituída. No caso das proteínas globulares, o processo de desnaturação é geralmente seguido pela *agregação*, visto que resíduos hidrofóbicos anteriormente escondidos ficam expostos na solução.

A desnaturação é acompanhada por uma perda da atividade biológica nativa, mas também afeta as propriedades físicas. Algumas consequências importantes da desnaturação das proteínas são:

- Perda da atividade biológica (p. ex., atividade enzimática).
- Perda da solubilidade e mudanças na capacidade de ligação de água.
- Viscosidade intrínseca aumentada.
- Aumento da suscetibilidade à proteólise.

A desnaturação pode ser reversível, mas se as ligações dissulfeto forem quebradas, o processo de desnaturação é, com frequência, considerado irreversível. Proteínas diferentes têm suscetibilidades diferentes à desnaturação, já que suas estruturas individuais são diferentes. Existem vários agentes de desnaturação que podem desestabilizar a estrutura das proteínas, classificados como agentes físicos ou químicos.

Os *agentes físicos* incluem calor, tratamento mecânico, pressão hidrostática, irradiação e adsorção nas interfaces. O *calor* é o agente físico mais comumente encontrado e é capaz de desestabilizar várias ligações dentro das proteínas, incluindo ligações eletrostáticas, ligações de hidrogênio e interações de van der Waals. A desnaturação por calor é útil no processamento dos alimentos, já que tende a melhorar as propriedades sensoriais e a digestibilidade da proteína, e pode ser usada para manipular as propriedades espumantes e emulsificantes. O aquecimento também promove a participação das proteínas na reação de Maillard, que leva à perda de resíduos de lisina disponíveis da forma nutricional.

Os *agentes químicos* que desnaturam as proteínas incluem ácidos, álcalis, metais, solventes orgânicos e vários solutos orgânicos. A exposição a *ácidos* ou *álcalis* (p. ex., mudanças no pH) afeta a carga líquida geral em uma proteína, alterando a extensão das interações eletrostáticas, tanto atrativas quanto repulsivas. A maioria das proteínas é estável dentro de uma faixa de pH próxima a seu ponto isoelétrico (carga líquida zero) e os efeitos dos ácidos ou álcalis são normalmente reversíveis.

A presença de *solventes orgânicos* enfraquece as interações hidrofóbicas, visto que cadeias laterais apolares tornam-se mais solúveis. *Solutos orgânicos* podem ter diversos efeitos. A ureia altera a estrutura da água a ponto de enfraquecer as interações hidrofóbicas e leva ao desdobramento da proteína. Dodecilsulfato de sódio (SDS) é um detergente aniônico que se liga de forma irreversível a grupos carregados dentro de uma proteína, induzindo uma grande carga negativa líquida que aumenta a repulsão eletrostática, levando ao desdobramento. Agentes redutores, tais como mercaptoetanol e ditiotreitol (DTT), quebram as ligações dissulfeto nas proteínas.

2.3.4 Modificação pós-traducional

A modificação pós-traducional de uma proteína é uma alteração química ocorrida após a proteína ser sintetizada pelo corpo. A modificação pós-traducional pode criar novas famílias funcionais de proteínas pela ligação de grupos funcionais bioquímicos a grupos reativos em cadeias laterais de aminoácidos, tais como fosfato (*fosfoproteínas*), vários lipídios (*lipoproteínas*) e carboidratos (*glicoproteínas*). Modificações mais simples de cadeias laterais de aminoácidos também são possíveis, tal como a hidroxilação da lisina e a prolina encontradas no colágeno, por conta da ação da vitamina C.

As enzimas também podem causar modificação pós-traducional, tal como a quebra da ligação peptídica por proteases específicas. Um exemplo de relevância particular na produção de alimentos é a ação da quimosina sobre a caseína. A quimosina quebra a ligação peptídica entre a fenilalanina e a metionina na k-caseína, usada para causar precipitação ampla e formação de coalho durante a fabricação de queijos.

2.3.5 Propriedades nutricionais das proteínas

As proteínas dos alimentos têm um importante papel nutricional e são aproveitadas pelo corpo principalmente para fornecer nitrogênio e aminoácidos, a partir dos quais o organismo sintetiza suas próprias proteínas. Dentro do trato gastrointestinal, enzimas hidrolíticas quebram as proteínas dos alimentos em seus aminoácidos formadores, que são então usados pelo corpo para sintetizar outras substâncias. O fígado equilibra o padrão do fornecimento de aminoácidos com a necessidade de síntese.

Em termos de valor nutritivo, as proteínas são classificadas de acordo com seu conteúdo de aminoácidos essenciais e não essenciais. *Aminoácidos não essenciais* são sintetizados pelo corpo e requerem apenas um fornecimento adequado de nitrogênio amino e carboidratos. No entanto, os seres humanos não são capazes de sintetizar alguns *aminoácidos essenciais* e estes devem ser fornecidos por nossa dieta. Os aminoácidos essenciais são: histidina, isoleucina, leucina, lisina, metionina, fenilalanina, treonina, triptofano e valina.

O *coeficiente de eficiência proteica* (PER) é usado como medida para avaliar a capacidade das fontes de proteína dos alimentos em oferecer aminoácidos essenciais. O leite materno é tratado como padrão e recebe uma pontuação PER de 100%. Em geral, alimentos com proteína animal (ovos, leite e carnes) são fontes muito eficientes, ao passo que alimentos com proteína vegetal são menos eficientes, pois em geral são deficientes em lisina ou metionina. Por essa razão, os vegetarianos precisam manter uma dieta balanceada de produtos vegetais capaz de garantir quantidades suficientes desses dois aminoácidos.

2.4 Lipídios

Lipídios estão representados por um grupo de moléculas que contribuem para a estrutura das células vivas e também são usados para auxiliar no armazenamento de energia. De modo geral, todos os lipídios são solúveis em solventes orgânicos apolares e têm baixa solubilidade na água. Na dieta, assumem papéis importantes no fornecimento de energia, como portadores de vitaminas lipossolúveis, e são comumente denominados *óleos* e *gorduras*. Óleos comestíveis são líquidos em temperatura ambiente, enquanto as gorduras são sólidas ou semissólidas em temperatura ambiente. Os lipídios encontrados nos óleos e gorduras possuem estruturas químicas bem diferentes, mas são predominantemente *ésteres de ácido graxo* de cadeia longa. Outros tipos de lipídios encontrados nos alimentos são os ácidos graxos ou derivados de ácidos graxos, e incluem *triglicerídios, fosfolipídios, esteróis* e *tocoferóis.*

Os lipídios podem ser classificados em três grupos principais:

- *Lipídios simples:* produzem duas classes de produtos quando hidrolisados, por exemplo, glicerídios (acilgliceróis), hidrolisados para fornecer glicerol, e um ácido graxo.
- *Lipídios complexos:* produzem três ou mais classes de produtos quando hidrolisados, por exemplo, fosfolipídios, hidrolisados para produzir álcoois, ácidos graxos e ácido fosfórico.
- *Lipídios derivados:* estes não são hidrolisáveis e não se encaixam em nenhuma das categorias acima. São eles o esterol, tocoferol e a vitamina A.

2.4.1 Estrutura e nomenclatura dos lipídios

2.4.1.1 Ácidos graxos

Um *ácido graxo* é um ácido carboxílico com uma cadeia ou cauda alifática longa e não ramificada, e que pode ser descrito quimicamente como um *ácido monocarboxílico alifático.* A cadeia alifática pode ser tanto

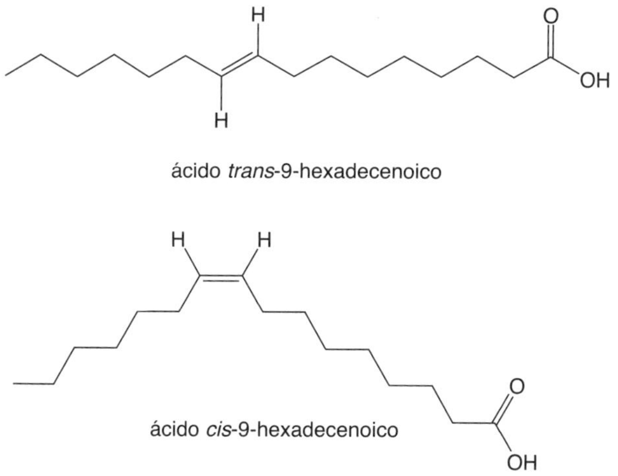

ácido *trans*-9-hexadecenoico

ácido *cis*-9-hexadecenoico

Figura 2.17 Configurações de ligação dupla *cis* e *trans* em uma cadeia de ácido graxo.

saturada (sem ligações duplas entre os carbonos) como *insaturadas* (com uma ou mais ligações duplas entre os carbonos). Ácidos graxos saturados possuem a estrutura química geral $CH_3(CH_2)_{n-2}CO_2H$, e normalmente contêm um número par de átomos de carbono de $n = 4$ a $n = 20$. Nos ácidos graxos insaturados as ligações duplas podem adotar tanto uma configuração *cis*- quanto *trans*-, como ilustrado na Figura 2.17. Os ácidos insaturados podem conter uma (*monoinsaturados*) ou várias (*poli-insaturados*) ligações duplas.

Existem várias convenções para se nomear os ácidos graxos, que podem ser referidos por seu *nome sistemático* ou *nome comum*; é importante estar familiarizados com ambos. Um sistema de abreviatura para os ácidos graxos é frequentemente empregado e consiste de um *número lipídico*, C:D, onde C é o número de átomos de carbono e D o número de ligações duplas no ácido graxo. Esse sistema pode ser geral demais para ácidos graxos insaturados, já que a posição da ligação dupla não é especificada. Por isso, o número lipídico é geralmente acompanhado de uma notação *delta-n*, de modo que cada ligação dupla é indicada por Δ^n, localizada na ligação n^{th} carbono-carbono, contada a partir da extremidade do ácido carboxílico. Cada ligação dupla é precedida por um prefixo *cis*- ou *trans*-, indicando a configuração da ligação. A Tabela 2.4 resume os nomes e notações para os ácidos graxos mais comuns presentes nos alimentos.

2.4.1.2 Triglicerídios

Ainda que os ácidos graxos sejam o componente estrutural mais comum dos lipídios, óleos e gorduras são amplamente compostos por misturas de *triglicerídios*. Os triglicerídios são conhecidos também como *triacilgliceróis* e são ésteres de três ácidos graxos com glicerol. Uma estrutura de triglicerídio típica é mostrada na Figura 2.18. Os três resíduos de ácido graxo podem ou não ser os mesmos, isto é, podem ser triglicerídios simples ou misturados. Gorduras ou óleos naturais contêm, portanto, um perfil característico de ácidos graxos diferentes, dependendo de sua fonte. Por exemplo, óleos de peixes são ricos em ácidos graxos poli-insaturados de cadeia longa (PUFAs), com até seis

Tabela 2.4 Nomenclatura dos ácidos graxos.

Nome sistemático	Nome comum	Número lipídico
Ácido butanoico	Ácido butírico	4:0
Ácido hexanoico	Ácido caproico	6:0
Ácido octanoico	Ácido caprílico	8:0
Ácido decanoico	Ácido cáprico	10:0
Ácido dodecanoico	Ácido láurico	12:0
Ácido tetradecanoico	Ácido mirístico	14:0
Ácido hexadecanoico	Ácido palmítico	16:0
Ácido *cis*-9-hexadecenoico	Ácido palmitoleico	16:1, *cis*-Δ^9
Ácido octadecanoico	Ácido esteárico	18:0
Ácido *cis*-9-octadecenoico	Ácido oleico	18:1, *cis*-Δ^9
Ácido *cis*, *cis*-9, 12-octadecadienoico	Ácido linoleico	18:2, *cis,cis*-$\Delta^{9,12}$
Ácido *all-cis*-9,12,15-octadecatrienoico	Ácido linolênico	18:3, *cis,cis,cis*-$\Delta^{9,12,15}$
Ácido eicosanoico	Ácido araquídico	20:0
Ácido *all-cis*-5,8,11,14-eicosatetraenoico	Ácido araquidônico	20:4, *cis,cis,cis,cis*-$\Delta^{5,8,11,14}$
Ácido *cis*-13-docosenoico	Ácido erúcico	22:1, *cis*-Δ^{13}

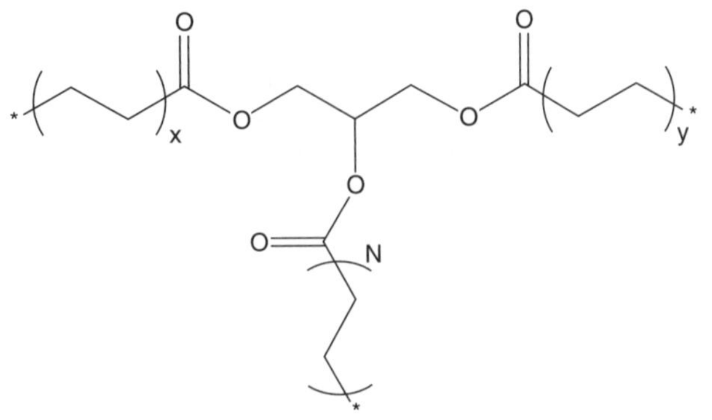

Figura 2.18 Estrutura geral de um triglicerídio.

ligações duplas, ao passo que muitos óleos vegetais são ricos em ácidos oleicos e linoleicos. Os óleos vegetais são fundamentais na dieta, já que o corpo é incapaz de sintetizar o ácido linoleico, um importante precursor das *prostaglandinas*, uma classe de hormônios envolvidos na inflamação e contração dos músculos lisos.

2.4.2 Polimorfismo

Polimorfismo é uma propriedade essencial dos triglicerídios, que possibilita a cristalização e a fusão destas moléculas de gordura. As formas polimórficas têm a mesma composição química, mas diferem em sua estrutura cristalina. Cada uma tem um ponto de fusão característico e três formas polimórficas básicas: α, β, e β'. A forma mais estável é a β e a menos estável a α, e as duas podem estar presentes dentro da mesma amostra de uma gordura. Cristais de gorduras β' tendem a ser pequenos e em forma de agulha e, por esse motivo, formam emulsões melhores do que as outras formas polimórficas.

É possível alterar a forma polimórfica de uma gordura através de sua fusão e recristalização. Se um triglicerídio for fundido e resfriado rapidamente, ele adotará a forma α. O aquecimento lento produzirá, então, uma gordura líquida que recristaliza na forma β'. A repetição desse segundo passo produz a forma β estável.

2.4.3 Processamento de óleos e gorduras

2.4.3.1 Hidrogenação de lipídios

A *hidrogenação* é um processo industrial importante para converter óleos líquidos em gorduras semissólidas, utilizadas na produção de margarinas ou banha. A hidrogenação também aumenta a estabilidade oxidativa, já que ácidos graxos insaturados são convertidos em ácidos graxos saturados. Resumidamente, durante a hidrogenação, os óleos são expostos ao gás hidrogênio sob condições de alta temperatura (150-180°C)

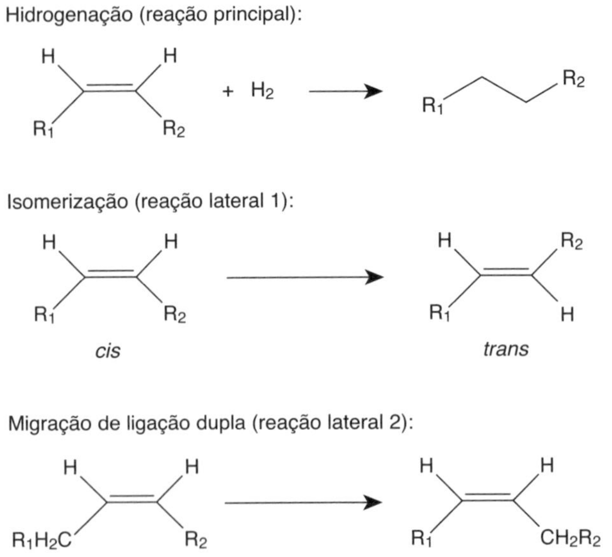

Hidrogenação (reação principal):

Isomerização (reação lateral 1):

cis *trans*

Migração de ligação dupla (reação lateral 2):

Figura 2.19 Reações que ocorrem durante a hidrogenação de óleos e gorduras.

e pressão (2-10 atm), na presença de um catalisador de níquel. A principal reação é mostrada na Figura 2.19, bem como outras duas reações laterais possíveis: *isomerização* e *migração de ligação dupla*.

A isomerização de gorduras *cis*- para *trans*- não é desejável, já que reduz a qualidade nutricional da gordura. Na verdade, o consumo de gordura *trans*, resultante de hidrogenação parcial, está ligado a um risco maior de doença cardíaca coronária. Consequentemente, há uma disposição mundial para a eliminação do consumo de gorduras *trans* na dieta. A migração de ligação dupla também está associada a uma redução da qualidade nutricional. Em razão da ocorrência de reações laterais, é importante otimizar a *seletividade* da hidrogenação com o uso de catalisadores e melhores condições para seleção.

2.4.3.2 Interesterificação

Gorduras que ocorrem naturalmente não contêm uma distribuição aleatória de ácidos graxos entre seus triglicerídios. Isso é importante, considerando que as características físicas das gorduras são afetadas pela distribuição de ácidos graxos nos triglicerídios, bem como pela natureza geral dos ácidos graxos presentes. Para melhorar a consistência física das gorduras é possível realizar a *interesterificação*, que reorganiza os ácidos graxos de modo a distribuí-los aleatoriamente entre as moléculas de triglicerídios.

A interesterificação pode ser alcançada pelo aquecimento das gorduras a altas temperaturas (<200°C) por longos períodos, mas o uso de catalisadores que aceleram o processo (30 min) e reduzem a tempera-

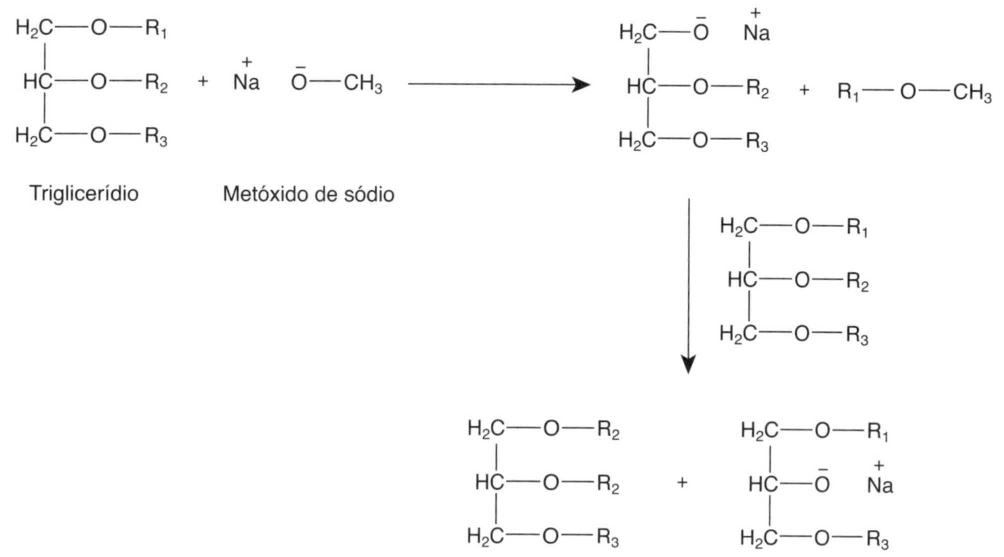

Triglicerídio   Metóxido de sódio

Figura 2.20 Interesterificação de triglicerídios catalisada por metóxido de sódio.

tura necessária (50°C) é mais eficiente. O metóxido de sódio é o catalisador mais popular para esse processo, mostrado na Figura 2.20.

Além da interesterificação quimicamente catalisada, é possível utilizar enzimas para catalisar um processo similar conhecido como *transesterificação*. Nesse caso, lipases fúngicas são usadas para modificar óleos de palma ricos em 1,3-dipalmitil, 2-oleil glicerol (POP triglicerídios), para produzir uma gordura com perfil idêntico de triglicerídios POP, POS (1-palmitil, 2-oleil, 3-estearil glicerol) e SOS (1,3-diestearil, 2-oleil glicerol), a manteiga de cacau, mais cara (daí o valor adicionado).

2.4.4 Oxidação lipídica

2.4.4.1 Mecanismo

A *oxidação lipídica* é a principal causa de deterioração dos alimentos e gera sabores e odores característicos, conhecidos como *rançosos*. O mecanismo fundamental da oxidação lipídica é a *auto-oxidação*, que inclui três etapas: *iniciação, propagação* e *terminação*, como mostrado na Figura 2.21. A etapa de iniciação envolve a geração de *radicais livres* altamente reativos (moléculas com elétrons não pareados). Estes reagem com o oxigênio atmosférico para gerar *radicais peroxilo* (ROO·), e uma reação em cadeia é disparada até terminar com a formação de produtos não radicais.

A auto-oxidação é acelerada em altas temperaturas e é mais rápida em gorduras que contêm ácidos graxos poli-insaturados. A auto-oxidação também é sensível a pequenas concentrações de *antioxidantes* ou *pró-oxidantes*. Pró-oxidantes são predominantemente íons metálicos (p. ex., ferro), que aumentam a taxa de oxidação lipídica por meio da iniciação de radical livre, aceleração da decomposição de hidroperóxido (ROOH) ou ativação do oxigênio molecular (O_2), para fornecer oxigênio reativo singleto ($^1O_2$) e radicais peroxilo.

2.4.5 Antioxidantes

Antioxidantes são substâncias que podem retardar a auto-oxidação dos lipídios. Tanto os antioxidantes naturais quanto os sintéticos estão disponíveis como aditivos alimentares permitidos, e são principalmente compostos fenólicos carregando várias substituições de anel. Os mecanismos da atividade antioxidante

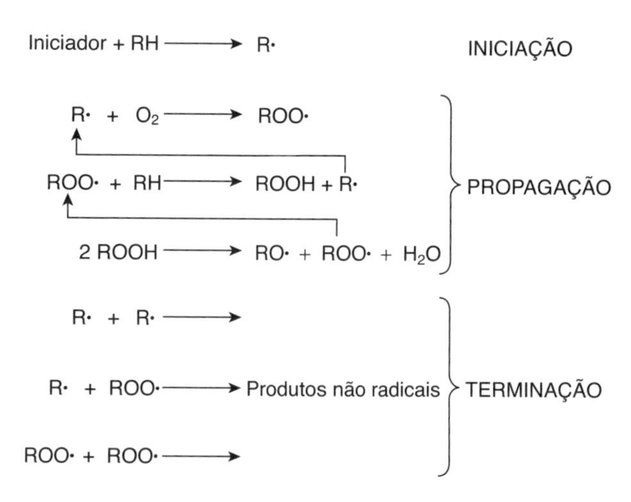

Figura 2.21 Reações que ocorrem durante a auto-oxidação dos lipídios.

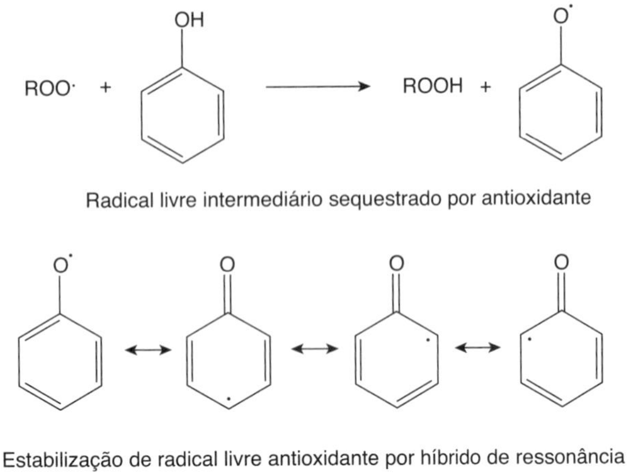

ROO· + OH ⟶ ROOH + O·

Radical livre intermediário sequestrado por antioxidante

Estabilização de radical livre antioxidante por híbrido de ressonância

Figura 2.22 Sequestro de radicais livres por um anel fenólico.

são tema de pesquisa constante, particularmente para polifenóis naturais, abundantes em muitos alimentos derivados das plantas. No caso da maioria dos antioxidantes sintéticos, o antioxidante age como um *sequestrante de radicais* para bloquear a etapa de propagação da auto-oxidação (ver Fig. 2.22).

2.5 Componentes menores dos alimentos

2.5.1 Aditivos permitidos

Os componentes naturais dos alimentos têm uma ampla gama de propriedades funcionais que contribuem para a qualidade geral do produto. Contudo, em alguns casos podemos querer utilizar um aditivo para aumentar a qualidade do alimento, seja para melhorar a aparência, textura, sabor, valor nutritivo ou até mesmo estender a vida de prateleira. O uso desses aditivos alimentares, especialmente daqueles de origem sintética, é estritamente regulamentado por lei. Listamos aqui, resumidamente, alguns dos corantes e conservantes usados como aditivos alimentares.

2.5.1.1 Corantes

A cor é um componente sensorial chave dos alimentos. Logo, muitos alimentos processados têm adição de corantes. Esses corantes podem ser pigmentos naturais ou tinturas sintéticas, mas recentemente a tendência tem sido evitar o uso de tinturas sintéticas em razão das demandas dos consumidores.

Existem vários pigmentos naturais usados nos alimentos derivados de plantas, insetos e bactérias, incluindo clorofilas, carotenoides e antocianinas. As *clorofilas* são pigmentos verdes presentes nas verduras, frutas, algas e em bactérias fotossintetizantes. As clorofilas são instáveis no calor e insolúveis em água; por isso, derivados de clorofila (p. ex., clorofilina de cobre) são utilizados como corantes adicionados.

Os pigmentos *carotenoides* conferem a cor amarela e laranja a frutas e vegetais, e podem ser subdivididos em carotenos (hidrocarbonetos) e xantofilas (contendo oxigênio). O β-caroteno é responsável pela cor laranja das cenouras, enquanto o licopeno está presente nos tomates, e a astaxantina é a molécula responsável pela cor rosada do salmão. Além da questão da cor, os carotenoides também interessam pelas propriedades antioxidantes geralmente presentes.

As *antocianinas* são compostos polifenólicos encontrados nas flores, frutas e vegetais, e produzem as cores vermelha, violeta e azul. Frutas como groselha negra, amora, mirtilo, framboesa, morangos e uvas são particularmente ricas em antocianinas. As antocianinas são a forma glicosídica das antocianidinas e, como os carotenoides, são conhecidas por suas propriedades antioxidantes. As antocianinas são amplamente utilizadas como corante alimentar em confeitaria e na composição dos refrigerantes, mas têm aplicação restrita em alguns alimentos, já que sua cor não é estável além da faixa de pH ácido.

Tinturas sintéticas ou corantes alimentares artificiais são normalmente *corantes azo* (p. ex., carmosina, amaranto), cujas cores têm origem no grupo azo (R_1-N=N-R_2). Os grupos R, nos corantes azo, são geralmente sistemas aromáticos, proporcionando um modo de ligação dupla conjugada que permite uma variedade de cores (amarelo, laranja, vermelho, marrom). Outras tinturas sintéticas são triarilmetanos (verde S, azul brilhante FCF), xantenos (eritrosina) e quinolinas (amarelo quinolina).

2.5.1.2 Conservantes

Conservantes são adicionados aos alimentos para evitar a rancidez ou o crescimento de micro-organismos. Os antioxidantes, discutidos anteriormente, podem ser naturais ou de origem sintética; antioxidantes sintéticos incluem hidroxianisol butilado (BHA), hidroxitolueno butilado (BHT) e galato de propila. Agentes antimicrobianos são usados para evitar a deterioração por bactérias, fungos e bolores, e incluem dióxido de enxofre (na forma de SO_2 gerando sulfitos), ácido benzoico (ou benzoatos), ácido sórbico (ou sorbatos), nisina (um antibiótico polipeptídico) e nitritos.

Tabela 2.5 Classificação das vitaminas de acordo com a solubilidade.

Hidrossolúveis	Lipossolúveis
Tiamina (vitamina B_1)	Retinol (vitamina A)
Riboflavina (vitamina B_2)	Colecalciferol (vitamina D)
Niacina (ácido nicotínico, nicotinamida)	α-Tocoferol (vitamina E)
Ácido pantotênico (vitamina B_5)	Filoquinona (menaquinonas, vitamina K)
Piridoxina (vitamina B_6)	
Biotina (vitamina B_7)	
Ácido fólico (vitamina B_9)	
Cobalamina (vitamina B_{12})	
Ácido L-ascórbico (vitamina C)	

2.5.2 Vitaminas

As *vitaminas* representam um grupo de nutrientes orgânicos que não podem ser sintetizados em quantidades suficientes pelo nosso corpo e, portanto, devem ser obtidas por meio de nossa dieta. É impossível classificar as vitaminas em termos estruturais, já que elas têm estruturas bastante diferentes e são definidas apenas por sua atividade química e biológica. Cada vitamina constitui um grupo de compostos *vitâmeros*, que mostram a atividade biológica de uma vitamina em particular. A única classificação química ampla das vitaminas resume-se em dois grupos, de acordo com sua solubilidade: *vitaminas hidrossolúveis* e *vitaminas lipossolúveis* (Tab. 2.5). Vitaminas hidrossolúveis são facilmente absorvidas pelo corpo e eliminadas. Vitaminas lipossolúveis são absorvidas no trato intestinal com a ajuda dos lipídios.

As vitaminas exercem muitas funções bioquímicas: podem atuar como hormônios, antioxidantes, sinalizadoras de células, no crescimento de tecidos, etc. A maioria das vitaminas funciona como agentes precursores de biomoléculas de cofatores enzimáticos (coenzimas), atuando como catalisadores e como substratos no metabolismo. Quando agem como parte de um catalisador, as vitaminas são ligadas a enzimas e são chamadas de *grupos prostéticos*.

2.5.3 Minerais

Os *minerais* incluem, nos alimentos, uma variedade de elementos inorgânicos necessários aos organismos vivos para a realização de processos bioquímicos, incluindo formação de ossos e dentes, transmissão de sinais nervosos, conversão de energia do alimento e biossíntese das vitaminas. Os minerais reúnem todos os elementos necessários como nutrientes essenciais, com exceção do carbono, hidrogênio, nitrogênio e oxigênio, presentes nas moléculas orgânicas comuns. Os minerais podem ser encontrados em diferentes quantidades em vários tipos de alimentos, como carnes, peixes, cereais, leite e lacticínios, vegetais, frutas e nozes. Existem dois tipos de minerais: os chamados *macronutrientes* (macrominerais ou minerais essenciais) e os *oligominerais*. A grande diferença entre eles fica por conta do fato de que o corpo necessita de quantidades maiores de macrominerais (>200 mg/dia), do que de oligominerais, que podem inclusive ser perigosos para a saúde se consumidos em excesso.

Os macrominerais incluem cálcio, cloro, magnésio, fósforo, potássio e sódio. Oligominerais incluem cobalto, cobre, flúor, iodo, ferro, manganês, molibdênio, níquel, selênio, enxofre e zinco. Algumas fontes alimentares importantes de certos minerais são: laticínios e verduras para o cálcio; nozes, soja e cacau para o magnésio; sal de mesa, azeitonas, leite e espinafre para o sódio; legumes, casca de batata, tomates e bananas para o potássio; sal de cozinha para o cloro; carnes, ovos e legumes para o enxofre; carne vermelha, verduras, peixes, ovos, frutas secas, feijão e grãos integrais para o ferro.

2.6 Água nos alimentos

2.6.1 Atividade da água

A *água* é o componente mais abundante dos alimentos, importante para a estabilidade química e física da maioria dos produtos alimentares, fator de controle no desenvolvimento microbiano. Por essa razão, o controle do teor de água é geralmente usado como técnica de conservação, tal como a secagem por aspersão ou liofilização.

Uma das mais importantes análises iniciais da matéria prima e dos produtos alimentares é determinar a umidade ou *teor de água*. Essa é uma análise quantitativa que determina a quantidade total de água presente no material por métodos de secagem, titulação de Karl Fischer, espectroscopia de infravermelho próximo, imagem por ressonância magnética nuclear, etc. No entanto, a resposta microbiana e as reações químicas nos alimentos não podem ser seguramente previstas através de uma relação direta apenas com o teor de água, já que alimentos distintos com o mesmo teor de água podem ter propriedades diferentes. Isso porque existem diferenças na intensidade com que a água se associa aos constituintes dos alimentos.

A água ligada quimicamente não está disponível para o crescimento microbiano, logo, é difícil avaliar, apenas com os valores de teor de umidade, a quantidade acessível aos micro-organismos ou necessária para alterar outros aspectos da qualidade do produto (p. ex., as propriedades reológicas). Por essa razão, a influência da água em certas propriedades é mais bem expressa em termos de *atividade da água* (a_w), expressão de sua reatividade em um determinado alimento, capaz de indicar o quão fortemente a água está ligada estrutural ou quimicamente. A atividade da água é um conceito termodinâmico relacionado ao seu potencial químico (ou energia livre de Gibbs) em uma solução (μ_w), o potencial químico da água pura (μ_w°), a constante de gás ($R = 8{,}314$ J mol^{-1} K^{-1}) e a temperatura (T) pela seguinte equação:

$$\mu_w = \mu_w^\circ + RT \ln a_w$$

O potencial químico da água não ligada, ou livre na solução, é igual ao potencial químico da água pura; desse modo, de acordo com a equação acima, para água livre, $a_w = 1$ (já que $\ln 1 = 0$). A amplitude total da atividade da água é $0 \leq a_w \leq 1$ e é admensional. Como se trata de um conceito termodinâmico, para medir a a_w, um sistema deve estar em equilíbrio, a temperatura deve ser definida e um estado de referência deve ser especificado (água pura).

Não existe um método disponível para medir diretamente a a_w. No entanto, esta pode ser definida de maneira mais simples, considerando a razão entre a pressão de vapor da água no alimento (p) e a pressão de vapor da água pura (p_0) na mesma temperatura:

$$a_w = \frac{p}{p_0}$$

O valor da a_w para uma amostra pode, portanto, ser determinado a partir da *umidade relativa de equilíbrio* (URE, %) do ar ao redor da amostra, em uma câmara de medição selada:

$$a_w = \frac{\text{URE}}{100}$$

Sensores de umidade relativa medem a URE por meio de alterações na resistência ou capacitância elétrica do material do sensor.

2.6.2 Crescimento microbiano, reatividade química e textura do alimento

O controle da a_w é fundamental para a indústria alimentícia, já que influencia fortemente no crescimento microbiano, na taxa de reações químicas e na textura dos alimentos. O crescimento da maioria das bactérias, incluindo os patogênicos *Salmonella*, *Escherichia* e *Clostridium*, é inibido com a_w abaixo de 0,91. A maioria dos fungos do tipo levedura é inibida abaixo de $a_w = 0{,}87$ e a maioria dos bolores é inibida abaixo de $a_w = 0{,}80$. Abaixo de $a_w = 0{,}60$ não existe praticamente qualquer possibilidade de proliferação de micro-organismos. Alimentos altamente perecíveis (frutas, vegetais, carne, peixe e leite) têm $a_w > 0{,}95$.

Em relação à *reatividade química*, a água pode agir como solvente ou reagente; alterar a mobilidade dos reagentes afetando a viscosidade. A atividade da água influencia, desse modo, o escurecimento não enzimático, a oxidação lipídica, a degradação das vitaminas, a hidrólise enzimática, a desnaturação de proteínas, a gelatinização do amido e a retrogradação. Descobriu-se que as taxas relativas de certas reações são otimizadas dentro de intervalos específicos de a_w, como mostrado na Figura 2.23 para a hidrólise enzimática, oxidação lipídica e reações de escurecimento.

As *propriedades de textura* dos alimentos sofrem grandes variações com mudanças na a_w. Alimentos com altos valores de a_w normalmente são descritos como úmidos, suculentos, macios ou consistentes.

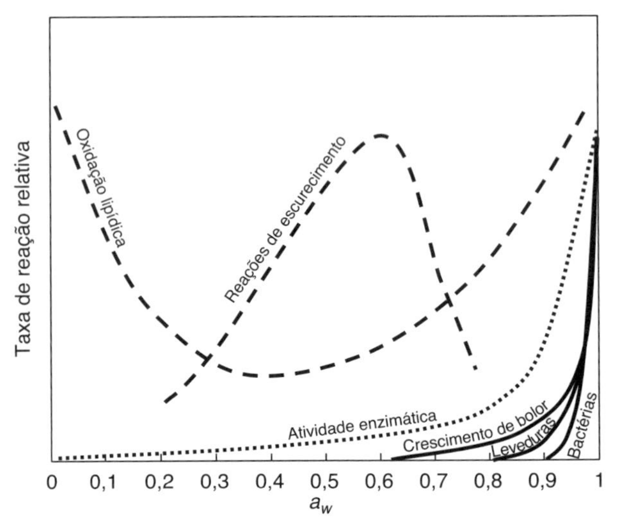

Figura 2.23 Atividade da água *versus* estabilidade.

Quando a a_w desses produtos é diminuída, observam-se características de textura indesejadas, como textura dura, seca, envelhecida e resistente. Alimentos com baixa a_w são geralmente descritos em termos de crocância e frescor, ao passo que aqueles com valores de a_w mais altos perdem esses atributos. A atividade da água é, portanto, um fator essencial para a aceitabilidade sensorial de muitos alimentos.

2.6.3 Isotermas de sorção

O processo de *sorção* inclui tanto a ação de adsorção como absorção. A *adsorção* é um fenômeno de superfície referente à aderência física ou ligação química das moléculas sobre a superfície de outra molécula ou material. A *absorção* envolve a incorporação de uma substância em um estado por outra, em um estado diferente (p. ex., um líquido pode ser absorvido por um sólido; um gás pode ser absorvido por um líquido).

Isotermas de sorção são gráficos, a uma temperatura constante, que relacionam o teor de água do alimento (expresso em g H_2O/g matéria seca) e a a_w. É importante observar que isotermas de sorção dependem da temperatura. A Figura 2.24 mostra um gráfico generalizado de uma isoterma de sorção da água, com o formato sigmoidal típico observado na maioria dos alimentos. Também pode ser observada a *histerese* entre as isotermas individuais de *dessorção* (remoção de água) e *ressorção* (adição de água), um fenômeno devido principalmente às mudanças físicas sofridas por um alimento durante a adição ou remoção da água. Na prática representa que para qualquer valor de a_w, um alimento irá conter mais água durante a dessorção do que durante a ressorção.

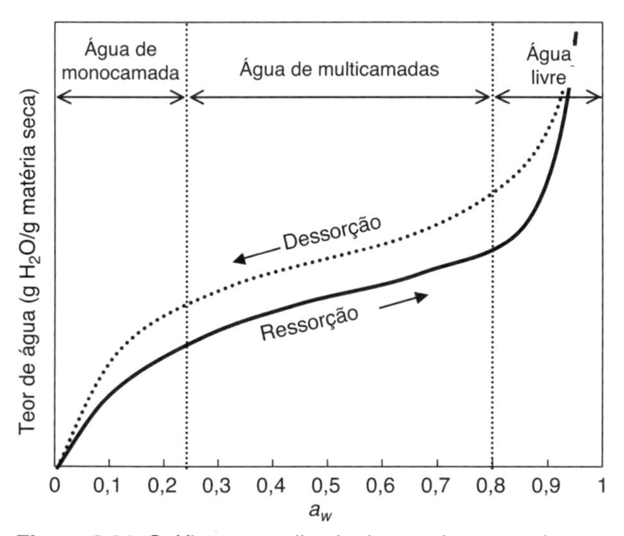

Figura 2.24 Gráfico generalizado de uma isoterma de sorção da água.

Existem três regiões, mostradas na Figura 2.24, que denotam o tipo de sorção da água: *água de monocamada* é aquela mais fortemente ligada à superfície do alimento, e representa a água ligada aos grupos polares acessíveis na superfície do alimento; *água de multicamadas* representa as camadas adicionais de adsorção ao redor dos grupos polares por meio de ligações de hidrogênio; *água livre* é aquela fracamente ligada ao substrato, portanto, a água mais móvel no alimento, ou seja, mais facilmente removida e tipicamente disponível como solvente.

2.7 Físico-química de sistemas dispersos

A aplicação da físico-química aos alimentos é ampla e de grande alcance. Ela envolve conceitos de equilíbrio termodinâmico, ligações químicas, forças de interação e cinética de reação, cujos fundamentos são tratados em textos dedicados à físico-química e à físico-química dos alimentos. Aspectos como a relação estrutura/função nas macromoléculas dos alimentos (p. ex., polissacarídeos e proteínas) são mencionados em outras seções deste capítulo. Nesta seção, discutiremos a físico-química das soluções e dos sistemas dispersos.

2.7.1 Soluções

Uma *solução* é uma mistura homogênea composta de duas ou mais substâncias. Em uma solução simples, um *soluto* é dissolvido em um *solvente*. Os tipos mais comuns de solução são aquelas em que um material sólido é dissolvido em meio líquido (p. ex., sal em água). No entanto, gases podem ser dissolvidos em líquidos (p. ex., dióxido de carbono em água) e líquidos podem ser dissolvidos em outros líquidos (p. ex., etanol em água). As soluções estão presentes em quase todos os alimentos; ou, de outra forma, o alimento em si está na forma de uma solução. A propriedade que o soluto possui em dissolver-se em um solvente é chamada *solubilidade*.

2.7.1.1 Solventes

Solventes líquidos são classificados como *polares* ou *apolares*. Solventes polares são moléculas que contêm *dipolos* (geralmente por conta de um átomo eletromagnético como o oxigênio ou nitrogênio, que atrai elétrons em sua direção). A água é o solvente polar mais comum. Já os hidrocarbonetos como *n*-hexanos são exemplos de solventes apolares. No geral, solutos polares serão mais solúveis em solventes polares e menos solúveis (ou insolúveis) em solventes apolares. Similarmente, solutos apolares têm maior solubilidade em solventes apolares.

2.7.1.2 Solvatação

A *solvatação* envolve tipos diferentes de interações intermoleculares: ligações de hidrogênio, atrações íon-dipolo, dipolo-dipolo ou interações van der Waals. Ligações de hidrogênio, interações íon-dipolo e dipolo-dipolo ocorrem apenas em solventes polares; logo, solutos iônicos (p. ex., sal) somente serão dissolvidos em solventes polares. O processo de solvatação será termodinamicamente favorecido apenas se a energia livre do sistema diminuir. Em outras palavras, o solvente deve estabilizar o soluto para a solvatação ocorrer, isto é, as moléculas de soluto são preferencialmente cercadas por moléculas de solvente e não por outras moléculas do soluto.

Se o solvente for água, o processo de solvatação é chamado de *hidratação*. Íons ou grupos iônicos geralmente são mais solúveis em água e altamente hidratados por meio de interações íon-dipolo. Grupos polares, especialmente aqueles que podem formar ligações de hidrogênio, são ditos hidrofílicos e também são altamente hidratados, ainda que não tão intensamente quanto os íons. Grupos apolares são hidrofóbicos e não podem participar em ligações de hidrogênio; sua presença na água desencadeia a quebra das ligações de hidrogênio, energeticamente desfavorável, levando à agregação do soluto para minimizar o rompimento das ligações de hidrogênio. Essa é a razão pela qual proteínas desnaturadas, que têm regiões apolares expostas, tendem à agregação e precipitação da água.

2.7.1.3 Fatores que afetam a solubilidade

Uma *solução saturada* se forma quando mais nenhum soluto pode ser dissolvido em um solvente. No entanto, a solubilidade é uma propriedade termodinâmica que se baseia em um estado de equilíbrio. Logo, a concentração na qual uma solução se torna saturada pode ser significativamente influenciada por fatores ambientais diversos, tais como temperatura e pressão, ainda que a dependência da solubilidade em relação à pressão seja insignificante para sólidos e líquidos (fases condensadas). A solubilidade também pode depender da presença de outros solutos na solução.

A solubilidade de solutos sólidos geralmente aumenta com a elevação da temperatura do solvente. Portanto, em algumas combinações de soluto-solvente, é possível a formação de uma solução *supersaturada*, aumentando a temperatura para dissolver mais soluto. A maioria dos gases é menos solúvel em temperaturas maiores, ao passo que a solubilidade de líquidos em líquidos é, em geral, menos sensível à temperatura do que a solubilidade de sólidos ou gases.

2.7.1.4 Partição

Este fenômeno está frequentemente presente nos alimentos em fases ou solventes imiscíveis (p. ex., água e óleo), nos quais um soluto pode ter solubilidade limitada ou diferenciada. Isso é muito comum para solutos de moléculas de sabor e vários aditivos alimentares. Nesses casos, o soluto se divide entre os dois solventes, de acordo com seu *coeficiente de partição* (K_D) nas duas fases:

$$K_D = \frac{c_1}{c_2}$$

onde c_1 e c_2 são as concentrações do soluto na fase 1 e na fase 2, respectivamente. Essencialmente, quanto maior a solubilidade na fase 1 em relação à fase 2, maior será o coeficiente de partição. O conceito de partição é amplamente usado em química analítica, particularmente para a separação de misturas químicas complexas utilizando a cromatografia.

2.7.2 Sistemas dispersos

A maioria dos alimentos são *sistemas dispersos*, caracterizados por misturas não homogêneas (*heterogêneas*). Sistemas heterogêneos possuem elementos estruturais que podem variar consideravelmente dentro da mesma composição química geral, dependendo de como são criadas. Os sistemas dispersos são compostos de uma ou mais fases dispersas e uma *fase contínua*. A *fase dispersa* é geralmente uma partícula, um cristal, fibra ou agregado de partículas. As dispersões são chamadas coloides se as partículas forem maiores que moléculas, mas pequenas demais para serem visíveis (10^{-8} a 10^{-5} m).

Existem dois tipos principais de sistemas dispersos: os *liofílicos* (que têm afinidade com o solvente) e os *liofóbicos* (sem afinidade com o solvente). Dispersões liofílicas estão em equilíbrio termodinâmico e se formam espontaneamente na mistura. Elas incluem *soluções macromoleculares*, sendo a macromolécula um polímero (como um polissacarídeo ou proteína nos quais as moléculas são grandes o bastante para serem consideradas partículas), e *coloides de associação*. Estes, tal como micelas surfactantes, ocorrem quando moléculas pequenas se associam para formar uma estrutura maior, otimizando a interação com o solvente.

Dispersões liofóbicas não se formam espontaneamente, ou seja, é necessária a adição de energia. Nesse tipo de dispersão, as fases dispersa e contínua são *imiscíveis*. Dispersões liofóbicas conhecidas, encontradas nos alimentos, incluem *espumas* (gás disperso em líquido ou sólido), *emulsões* (líquido disperso em líquido) e *géis* (sólido disperso em líquido). A estabilidade das dispersões liofóbicas depende das interações coloidais e da estabilização das interfaces, como discutido nas seções seguintes.

2.7.2.1 Interações coloidais

As forças de interação coloidal atuam principalmente na perpendicular em relação à superfície das partículas coloides. As partículas coloides são essencialmente partículas resistentes que não podem se sobrepor; por isso, a força de interação coloidal fundamental é a *repulsão do volume excluído*. No entanto, duas outras forças são essenciais para a compreensão da interação coloidal e da estabilidade dos coloides: são elas a *atração de van der Waals* e a *repulsão eletrostática*. Essas forças de interação são melhor discutidas em termos da *teoria DLVO*, nomeada a partir de seus criadores Deryagin, Landau, Verwey e Overbeek.

As forças de atração de van der Waals agem entre as moléculas. As forças ocorrem em razão da interação entre dois dipolos, sejam eles permanentes ou induzidos. No caso de interações dipolo induzido, flutuações na densidade dos elétrons geram um dipolo temporário em uma partícula, que por sua vez induz um dipolo nas partículas vizinhas. O dipolo temporário e os dipolos induzidos são então atraídos entre si por essas *forças de dispersão* ou *forças de London*. As forças de van der Waals são fracas e agem apenas sobre distâncias curtas.

Todas as superfícies aquosas possuem uma carga elétrica ou *potencial eletrostático de superfície* que faz com que íons de carga oposta (*contra-íons*) se acumulem na superfície para formar uma *dupla camada elétrica*. O potencial elétrico da dupla camada elétrica é geralmente descrito como *potencial zeta*. Como as superfícies de duas partículas em um meio aquoso se aproximam uma da outra, suas duplas camadas elétricas começarão a se sobrepor, e é essa sobreposição que irá gerar as forças de repulsão eletrostática.

De acordo com a teoria DLVO, a estabilidade de um sistema coloidal é determinada pela soma das forças de atração de van der Waals e de repulsão eletrostática que existem entre as partículas, conforme elas se aproximam umas das outras (ver Fig. 2.25). Uma barreira de energia resultante da repulsão eletrostática evita que duas partículas se aproximem

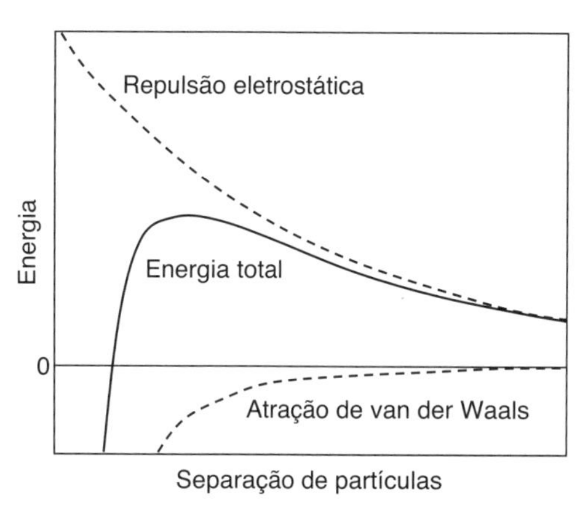

Figura 2.25 Variação da energia livre com a separação de partículas, como descrito pela teoria DLVO.

e se juntem; no entanto, se as partículas colidirem com energia suficiente para quebrar essa barreira, a força atrativa de van der Waals as colocará em contato. Logo, se partículas coloides tiverem uma repulsão eletrostática suficientemente alta, uma dispersão coloidal irá resistir à floculação e o coloide será estável, mas se a repulsão eletrostática for fraca ou não existir, então a floculação acabará ocorrendo. A repulsão eletrostática pode ser enfraquecida pela adição de um sal ao sistema ou pela alteração do pH para neutralizar os potenciais de superfície.

2.7.2.2 Espumas e emulsões

Espumas e emulsões são talvez as dispersões liofóbicas mais comumente encontradas nos alimentos. Como já mencionado, as espumas compreendem um gás disperso em um líquido. Nos alimentos, as espumas são comumente encontradas como dispersões de ar em água. As emulsões são dispersões de dois líquidos imiscíveis. Existem dois tipos comuns de emulsões nos alimentos: óleo em água (p. ex., leite, creme, maionese) e água em óleo (p. ex., manteiga, margarina).

Criar uma espuma ou emulsão exige a adição de energia, já que a área interfacial entre as duas fases imiscíveis é aumentada, o que eleva a *energia livre interfacial* ou *tensão superficial*. O aumento na energia livre interfacial torna as espumas e emulsões sistemas inerentemente instáveis, logo, alguma forma de estabilização é necessária por meio de uma redução na tensão superficial com o uso de *surfactantes*.

A tensão superficial é a força que age para minimizar a área interfacial entre duas fases imiscíveis. A existência da tensão superficial é a razão das gotículas de água apresentarem um formato esférico, já que essa é a forma geométrica que proporciona a menor área de superfície para qualquer volume. A tensão superficial também causa a coalescência de gotículas pequenas em gotículas maiores ao se colidirem. A tensão superficial é definida como uma força por unidade de comprimento e é representada pelo símbolo γ e unidade N m^{-1}. A tensão superficial age na mesma direção que a interface. Ela é equivalente à energia livre interfacial, que é o esforço necessário para aumentar a área de uma interface, e é representada pela unidade J m^{-2}. Dado que 1 J = 1 N m, a tensão superficial e a energia livre interfacial são parâmetros idênticos.

Surfactantes são essenciais para a formação de espumas e emulsões, visto que agem para reduzir a energia livre interfacial ou tensão superficial. Os surfactantes são *anfifílicos*, o que significa que contêm porções hidrofílicas e lipofílicas dentro da mesma molécula. Essa propriedade significa que os surfactantes tendem a adsorver nas interfaces, isto é, são *agentes ativos de superfície*. O termo surfactante é normalmente associado a agentes constituídos de moléculas pequenas, também chamados *detergentes* ou *emulsificantes;* no entanto, as proteínas também podem agir como surfactantes e são geralmente melhores para estabilizar espumas e emulsões já que formam associações intermoleculares que estabilizam sua película de superfície.

Os surfactantes são caracterizados por seus valores de *balanço hidrofílico-lipofílico* (HLB). Um valor HLB de 0 corresponde a uma molécula totalmente lipofílica, e um valor de 20 corresponde a uma molécula totalmente hidrofílica. O valor de HLB pode ser usado para prever as propriedades surfactantes de uma molécula; surfactantes com valores HLB de 4 a 6 são bons emulsificantes de água em óleo (p. ex., monoestearato de sorbitano); surfactantes com valores HLB de 8 a 18 são bons emulsificantes de óleo em água (p. ex., lactoil monopalmitato, monolaurato de sorbitano, lecitina, mono-oleato de sorbitano polioxietileno).

2.8 Aspectos químicos das propriedades organolépticas

2.8.1 Recepção de odor e paladar

O *paladar* é detectado na boca e é uma forma de *quimiorrecepção*, que é a transdução de um sinal químico em um potencial de ação (ou impulso nervoso). *Papilas gustativas* individuais (que contêm cerca de 100 células receptoras de sabor cada) estão concentradas na superfície da língua e respondem a cada um dos sabores primários (doce, amargo, azedo e salgado).

O paladar é apenas um componente da sensação de *sabor* na boca. O *odor* ou *aroma* do alimento é detectado pelos *receptores olfativos* na superfície da *mucosa olfatória* no nariz. Receptores olfativos detectam compostos de aroma voláteis, ao passo que compostos do paladar são normalmente polares, solúveis em água e não voláteis.

2.8.2 Sabores primários

2.8.2.1 Doce

Compostos de paladar doce são caracterizados por uma glicoproteína chamada *glicoforina*, que é capaz de se ligar aos receptores de transmembrana acoplados a proteínas-G na língua. De acordo com a teoria AH-B do sabor doce, a glicoforina deve conter uma ligação de hidrogênio doadora (AH) e uma base de Lewis separada por cerca de 0,3 nanômetros. A unidade AH-B se une a uma unidade AH-B correspondente nos receptores de sabor doce para produzir a sensação de doce. A teoria AH-B oferece uma explicação satisfatória para o sabor doce da maioria dos açúcares, no entanto, essa teoria foi refinada mais tarde para a teoria AH-B-X, a fim de explicar porque alguns grupos de compostos, particularmente aminoácidos e adoçantes sem açúcar, mostram uma relação entre hidrofobicidade e sabor doce. A teoria AH-B-X propõe, portanto, que um composto deve ter um terceiro ponto de ligação (X) que pode interagir com o ponto hidrofóbico no receptor de doce por meio das forças de dispersão de London.

2.8.2.2 Amargo

O sabor amargo é percebido por muitos como desagradável. Alguns exemplos de alimentos e bebidas amargos incluem café, chocolate (puro – 100% cacau), cerveja, casca de frutas cítricas e muitas plantas da família das Brassicaceae (repolho). O quinino é um exemplo bem conhecido de composto de sabor amargo usado na água tônica. O quinino é um alcaloide, como a nicotina, a cafeína e a teobromina, que também proporcionam um sabor amargo. Muitos alcaloides têm efeitos tóxicos nos animais, e é provável que a habilidade de perceber o amargor evoluiu como um mecanismo de defesa. Pesquisas mostraram que receptores TAS2Rs (receptores de paladar, tipo 2), acoplados à proteína-G gustducina, são responsáveis pela habilidade humana de reconhecer o sabor de substâncias amargas.

2.8.2.3 Azedo

O sabor azedo está relacionado à acidez e é percebido por canais de íon de hidrogênio na língua, que detectam a concentração de íons de hidrônio (íons H_3O^+), formados a partir de ácidos e água na boca.

2.8.2.4 Salgado

O salgado é um sabor produzido principalmente pela presença de íons de sódio, ainda que outros íons metálicos álcalis também tenham um sabor salgado. No entanto, quanto maior os íons, menos salgado é o sabor. O íons de potássio são os que têm o tamanho mais próximo do tamanho dos íons de sódio e, portanto, têm um sabor salgado bem parecido. Logo, o cloreto de potássio é o principal ingrediente em substitutos do sal. O sabor salgado é detectado pela passagem dos íons através de canais iônicos localizados na língua.

2.8.3 Sabores secundários

2.8.3.1 Sabor de carne (umami)

Sabor de carne ou *umami* é o nome dado ao sabor produzido por compostos como o *glutamato*, encontrados nas carnes, queijos e molho de soja. A sensação umami ocorre por conta da ligação com os receptores de glutamato na língua. O aditivo alimentar *glutamato monossódico* (MSG) produz um sabor umami forte. O sabor umami também é causado pelos nucleotedeos 5'-*inosina monofosfato* (IMP) e 5'-*monofosfato de guanosina* (GMP). Esses compostos estão naturalmente presentes em muitos alimentos ricos em proteínas.

2.8.3.2 Adstringência

A adstringência é uma sensação de boca seca na cavidade oral associada, na maioria das vezes, a compostos polifenólicos. Acredita-se que a adstringência ocorra por conta da ligação de polifenóis com as proteínas salivares ricas em prolina, levando à precipitação. O vinho tinto e o chá estão associados à adstringência.

2.8.3.3 Pungência

Substâncias como o etanol e a capsaicina causam uma sensação de queimação pela indução de uma reação nervosa associada à recepção de sabor normal. A pungência é essencialmente uma resposta à irritação química.

Referências bibliográficas e sugestões de leitura

Belitz, H.-D. and Grosch, W. (1999) *Food Chemistry*, 2nd edn. Springer, Berlin.

Coultate, T.P. (2002) *Food: The Chemistry of its Components*, 4th edn. The Royal Society of Chemistry, Cambridge.

Damodaran, S., Parkin, K.L. and Fennema, O.R. (2007) *Fennema's Food Chemistry*, 4th edn. CRC Press, Boca Raton.

Walstra, P. (2003) *Physical Chemistry of Foods*. Marcel Dekker, New York.

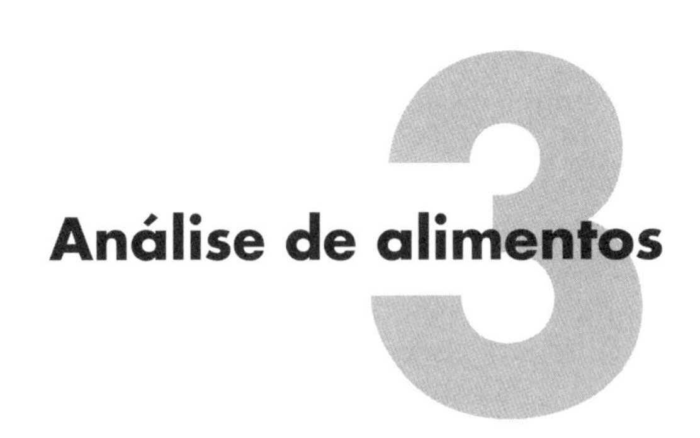

Análise de alimentos

Heinz-Dieter Isengard e Dietmar Breithaupt

Pontos-chave

- Este capítulo determina as propriedades básicas de produtos alimentares e define os métodos instrumentais mais importantes na área de análise dos alimentos.
- O nitrogênio é particularmente determinado para estimar o teor de proteína. As análises podem ser realizadas pelos métodos Kjeldahl e Dumas. O teor de gordura é determinado após sua extração da matriz. Um método clássico é a extração pelo extrator Soxhlet. O teor de água e a matéria seca são especialmente importantes nos alim 0entos. Os métodos para determinar essa propriedade são amplamente discutidos.
- Uma ênfase maior é dada aos diversos tipos de titulação, nominalmente ácido-base, redox, de complexação e técnicas de precipitação. Nesse contexto, é abordada a mensuração de pH. A análise enzimática também é mencionada.
- Técnicas de cromatografia objetivam a separação de misturas em componentes usando a diferença de afinidade dos componentes com uma fase estacionária ou móvel. As principais técnicas de cromatografia descritas são cromatografia em camada delgada (CCD) e em papel (CP), cromatografia líquida de alta eficiência (HPLC), cromatografia iônica (CI), cromatografia gasosa (GC) e eletroforese capilar (CE).
- A espectrometria usa a interação da luz com o material. Técnicas que usam essa interação são descritas nas seções sobre espectroscopia de luz visível e ultravioleta (UV/vis), espectroscopia de fluorescência, espectroscopia de infravermelho (IR) e de infravermelho próximo (NIR), espectroscopia de ressonância por micro-ondas, espectroscopia de absorção atômica (AAS), e espectroscopia de ressonância magnética nuclear (NMR). A diferenciação entre isótopos de um elemento é abordada na seção sobre espectrometria de massas por razão isotópica.
- Também há uma seção dedicada à mensuração do valor calórico dos alimentos (calorimetria).

3.1 Macroanálise

3.1.1 Técnicas de amostragem

Quando um material precisa ser analisado, na maioria dos casos a quantidade total não é submetida a esse processo, especialmente se ele for alterado pela(s) medição(ões) e, consequentemente, não estiver mais disponível para outros fins após a análise. Em geral, retiram-se amostras do material para análise. O resultado das análises deve ser válido para a totalidade do material. É importante, portanto, que a amostra seja representativa do material. Isso não é um problema para materiais homogêneos, visto que a coleta da amostra em si não altera a composição do material. Muitos alimentos, porém, são heterogêneos, e a "amostragem" é, portanto, um primeiro passo importante da análise. Mesmo se a precisão e a acurácia da análise forem satisfatórias, o resultado pode estar equivocado e impreciso quando a amostra testada não representar o material.

Como o alimento tem formas muito diferentes, não é possível dar conselhos sobre como proceder em cada situação. Apenas dicas gerais, como as discritas a seguir, podem ser dadas.

O material para teste deve ser o mais homogêneo possível. Líquidos devem ser homogeneizados antes da retirada de amostras. O tamanho da partícula de sólidos deve ser o menor possível, por exemplo, obtido pela trituração, e o material deve então ser completamente misturado. Essas operações não devem, no entanto, mudar a composição do material. Desse modo, a trituração ou a moagem podem causar a perda de componentes voláteis. Além disso, o teor de água pode ser alterado, e mesmo se este teor em si não for parte da análise, o resultado de outros parâmetros estará incorreto, pois as concentrações ou concentrações de massa são frequentemente referidas em comparação com a massa original (alterada pela preparação da amostra). Alguns componentes podem reagir com o material que acondiciona a amostra ou serem absorvidos em sua superfície.

As amostras devem ser retiradas a partir de posições diferentes dentro do material de teste. O tamanho da amostra deve ser suficiente para todas as determinações pretendidas, incluindo réplicas e possíveis repetições dos testes. Se uma amostra não for analisada imediatamente, deve ser armazenada de modo que sua composição não se altere. Se for mantida como prova, ela deve ser lacrada.

Uma certa indicação de que as amostras são representativas do todo pode ser obtida a partir de desvios-padrão. Se o desvio-padrão dos resultados da réplica de amostras individuais for da mesma ordem do desvio-padrão da média dos valores de amostras diferentes, os resultados da amostra podem ser considerados representativos. Quando a heterogeneidade do material for muito significativa, o valor médio de mais amostras deve ser considerado para esse fim.

3.1.2 O método Kjeldahl para determinação de nitrogênio

O método Kjeldahl permite a determinação da "proteína crua". "Crua" significa que o resultado é apenas aproximado e não reflete o teor exato de proteína da amostra. O método é baseado na digestão da amostra. O nitrogênio contido nas proteínas é convertido em íons amônio que são então determinados. A partir desse resultado, o teor de proteína da amostra é recalculado.

A digestão é realizada em um aparelho especial (Lâmina colorida 1), com ácido sulfúrico concentrado a cerca de 400°C, e na presença de sulfato de potássio para elevar o ponto de ebulição. Para uma reação mais rápida, adiciona-se um catalisador como sulfato de cobre ou dióxido de titânio. Esses catalisadores são geralmente adicionados à amostra em uma mistura com sulfato de potássio, por exemplo, 3 g TiO_2 + 3 g $CuSO_4$ + 100 g K_2SO_4. O carbono e o hidrogênio são oxidados, enquanto a maior parte do nitrogênio na amostra é reduzido à amônia. Este é particularmente o caso para o nitrogênio em ligações peptídicas, grupos amida e amino.

Ao final da digestão – quando a solução deve ser clara e apresentar uma coloração azulada ou esverdeada – a solução é esfriada até a temperatura ambiente e cuidadosamente diluída em água. Toda a solução ou uma fração dela é transferida para uma unidade de destilação e uma solução de hidróxido de sódio (aproximadamente 50%) é adicionada. A amônia formada é transferida por destilação a vapor para um frasco com excesso de ácido para neutralização, que pode ser uma quantidade específica de uma solução-padrão de um ácido forte, como HCl. A fração não neutralizada pela NH_3 é então titulada com uma solução-padrão de uma base. A quantidade de amônia é calculada a partir desta diferença. Outra possibilidade é o uso de ácido bórico fraco para absorver a amônia:

$$NH_3 + H_3BO_3 \rightarrow NH_4^+ + H_2BO_3^- \quad (3.1)$$

É feita, então, a quantificação pela titulação com uma solução-padrão de um ácido forte como HCl:

$$H_2BO_3^- + H_3O^+ + Cl^- \rightarrow H_3BO_3 + H_2O + Cl^- \quad (3.2)$$

A soma das equações (3.1) e (3.2) resulta em:

$$NH_3 + H_3O^+ \rightarrow NH_4^+ + H_2O \quad (3.3)$$

A quantidade de amônia pode então ser calculada a partir do consumo da solução ácida padrão utilizada.

Como a finalidade da análise é determinar o teor de proteína da amostra, deve-se estabelecer uma relação entre a quantidade medida de amônia (produzida a partir da amostra) e o teor de proteína da amostra.

A porcentagem em massa de nitrogênio é muito similar em proteínas diferentes e é cerca de 16%. Para calcular o teor de proteína de uma amostra a partir do teor de nitrogênio, o valor de nitrogênio deve ser multiplicado por um fator de conversão de 6,25. Essa é uma boa média para muitas proteínas, como as da carne, do peixe e dos ovos. No entanto, se a proteína tiver aminoácidos com uma porcentagem significativamente maior de nitrogênio – em comparação com a média – como a lisina, arginina ou asparagina, ou uma porcentagem menor de nitrogênio, como a leucina, tirosina ou ácido glutâmico, o fator de conversão deve ser menor ou maior, respectivamente. Por exemplo, o fator de conversão para a gelatina é 5,55 e para o leite e laticínios 6,38.

A escolha do fator de conversão "correto" não é a única incerteza do método Kjeldahl. Além do nitrogênio das proteínas, o nitrogênio de outros compostos também pode ser convertido em íons de amônio pela digestão. Isso envolve sais de amônio, aminoácidos livres, ácidos nucleicos, nucleotídeos, vitaminas e outros. Em vez da "proteína crua", o resultado de uma análise de Kjeldahl é, portanto, frequentemente apresentado como "nitrogênio total, calculado como proteína", e o fator de conversão aplicado é informado. Isso, porém, pode também não estar correto, já que alguns compostos de nitrogênio na amostra não serão convertidos em amônia. Isso envolve, por exemplo, aqueles com grupos nitro ou azo. Como tais compostos são normalmente raros, o erro não será muito significativo.

Outra técnica para a determinação do teor de proteína é o método de Dumas (ver Seção 3.2.11).

3.1.3 Os métodos Soxhlet e Gerber para determinação de lipídios

3.1.3.1 O método Soxhlet

O método Soxhlet determina o teor de lipídio cru por meio da extração dos lipídios da amostra, seguida pela medição gravimétrica.

Uma quantidade de amostra é pesada e colocada em um cartucho poroso ("cartucho Soxhlet"), que é inserido dentro de um balão de um aparelho para extração contínua, o extrator Soxhlet (Lâmina colorida 2). O frasco de destilação seco é pesado antes do solvente extrator ser acrescentado. O solvente é um líquido apolar, geralmente éter de petróleo ou éter dietílico. O frasco com o solvente é aquecido e o vapor condensado em um condensador de refluxo. O líquido então goteja dentro do cartucho, extraindo os lipídios da amostra. O cartucho é conectado ao frasco de destilação por um sifão. Quando o líquido no cartucho alcança um certo nível, o solvente, que agora contém lipídios da amostra, retorna para o frasco de destilação. Lá os lipídios são mantidos enquanto o solvente é continuamente destilado para dentro do cartucho. O processo de extração é então repetido várias vezes. Quando a extração é considerada encerrada, o frasco de destilação, que agora contém os lipídios dissolvidos no líquido de extração, é removido. O solvente também, é removido, geralmente em um evaporador rotativo. O frasco que retém os lipídios como resíduo deve passar por secagem, para eliminar os últimos traços de solvente, e então resfriado e pesado. A diferença entre o peso seco e o peso original é a quantidade de lipídios extraída da amostra. O quociente dessa massa e da massa da amostra é o teor de lipídio cru relativo; multiplicado por 100% é o teor de lipídio cru em porcentagem por massa.

O método supra-citado identifica os lipídios que estão livres e diretamente acessíveis para extração. Se, no entanto, lipídios ligados a proteínas ou carboidratos também precisarem ser detectados, eles devem ser digeridos antes da extração. No método Weibull-Stoldt isso é realizado fervendo a amostra com ácido clorídrico (12-14%). O ensaio, ainda quente, é filtrado por meio de um filtro de plissado úmido e, então, passa pelo processo de extração de acordo com o método Soxhlet. É importante mencionar que os lipídios, muito provavelmente, sofrerão alterações, tais como hidrólise, durante o processo de digestão. A fração de lipídio obtida por meio da extração Soxhlet, portanto, não é idêntica à composição original na amostra.

3.1.3.2 O método Gerber

Existe um método específico para a determinação de lipídios em laticínios: é o método Gerber. Uma amostra de ácido sulfúrico concentrado é colocada em um tubo especialmente desenhado e calibrado, conhecido como tubo Gerber ou butirômetro, que apresenta uma graduação. A amostra é adicionada e a mistura é cuidadosamente agitada. Isso aumenta a temperatura e faz com que os lipídios se liquefaçam. Se necessário, é possível um aquecimento adicional. Para uma melhor separação das fases, pode-se adicionar 1-pentanol ou álcool isoamílico. A mistura é centrifugada e o tubo trazido a uma temperatura padronizada (65°C ± 2°C). Os lipídios formam a camada superior. O volume dos lipídios é lido na escala de graduação. Por causa da calibração do tubo, a escala indica diretamente o teor de lipídio relativo.

3.1.4 Peso seco e teor de água

A água está presente em todos os alimentos, variando desde valores extremamente baixos em produtos secos, até extremamente altos nas bebidas. O teor de água é de extrema importância em vários aspectos. Propriedades físicas como a condutividade ao calor e corrente elétrica, densidade e particularmente o comportamento reológico dependem do teor de água de um produto. Esta propriedade tem influência sobre o desenvolvimento de processos tecnológicos. Como a umidade de uma substância pode mudar ao longo do tempo, a informação sobre os teores de umidade geralmente é expressa em base seca. É óbvio que a informação correta sobre a composição relacionada à matéria seca depende fortemente da precisão com a qual a umidade é analisada. É necessário água livre para a vida microbiológica e para a maior parte das atividades enzimáticas e, desse modo, o teor de água influencia – por meio da atividade da água – a estabilidade e a vida de prateleira dos produtos alimentares. A massa e o volume de armazenamento dependem da quantidade de água no produto, assim como o custo do transporte. Como a água possui custo relativamente baixo, sua presença em produtos caros, em particular, é interessante do ponto de vista comercial, e por essa e outras razões existem limites e regulamentos. Materiais de referência certificados contêm determinados componentes em quantidades ou concentrações garantidas. Esses valores dependem do teor de água do material, que deve, portanto, ser determinado com alta precisão e acurácia. Esta determinação é, como consequência, a análise certamente realizada com mais frequência nos produtos alimentares.

Existem vários métodos para determinar o teor de água dos produtos alimentares e eles podem ser classificados em grupos diferentes. Os métodos diretos são aqueles que objetivam uma determinação quantitativa da água em si. Entre eles, as técnicas físicas medem a quantidade de água obtida ou a perda de massa observada após a separação da água dos outros componentes de um produto. Os métodos químicos são baseados em uma reação seletiva da água na amostra. Métodos indiretos podem tanto determinar uma propriedade macroscópica da amostra que dependa de seu teor de água, quanto medir a resposta das moléculas de água na amostra sob influência física.

3.1.4.1 Métodos diretos baseados na separação física da água

Uma possibilidade para separar a água de outros componentes no produto é colocar a amostra em um dessecador próximo a uma substância altamente higroscópica, como pentóxido de difósforo, ou utilizar uma peneira molecular. A diferença na massa, antes e depois da transferência da água, é medida. Esse processo, é claro, leva, principalmente, apenas a uma distribuição da água em um equilíbrio que depende da diferença na higroscopicidade dos dois produtos que competem pela água e pelo volume de ar no aparelho. Uma parte da água permanecerá, portanto, na amostra.

A água também pode ser separada por destilação. Compostos que formam uma mistura azeotrópica com água, como tolueno ou xileno, que se separam novamente após a condensação, são usados com frequência. A água obtida é, em geral, medida pelo volume.

O método comumente aplicado é baseado na perda de massa que o produto sofre por um processo de aquecimento. Essas técnicas de secagem, com um princípio de aquecimento por convecção, incluem secagem em forno comum e secagem em forno a vácuo. É importante estar ciente que as técnicas de secagem não medem o teor de água como tal. O resultado é uma perda de massa sob as condições aplicadas. Essas condições podem ser livremente escolhidas e os resultados são, em consequência, variáveis. Mesmo os resultados de métodos oficiais, com um certo parâmetro definido, são apenas uma convenção por definição e não refletem necessariamente o teor de água verdadeiro. Em geral se requer a secagem a uma massa constante, mas a constância real só é atingida em casos raros. Água fortemente ligada escapa à detecção, e a distinção entre água "livre" e "ligada", no entanto, nem sempre é possível. A perda de massa é causada não apenas pela água, mas também por todas as substâncias voláteis sob condição de secagem, como as já contidas na amostra original ou as produzidas pelo processo de aquecimento. A aplicação de baixa pressão em fornos a vácuo reduz o risco de serem produzidos compostos de decomposição voláteis, mas não permite a distinção entre a água e outras substâncias voláteis já presentes no produto. Os resultados dos métodos de secagem não devem, portanto, ser nomeados como teor de água. O termo mais adequado é perda de massa na secagem (mencionando as condições de secagem), mas a expressão umidade ou teor de umidade é uma concessão comum.

Para reduzir os longos períodos de determinação nos fornos de secagem com aquecimento por convecção, foram introduzidas fontes de calor mais eficientes. Em tais secadores, a amostra é disposta, sobre a bandeja de uma balança medidora de umidade por radiação infravermelha (ou "halógena") ou de micro-ondas, e a perda de massa é registrada. A forma de aquecimento mais intensa nesses secadores, em comparação com os fornos de secagem comuns, torna as amostras ainda mais suscetíveis a reações de decomposição, que resultam na produção de material volátil, demonstrando um teor de água maior que o real na amostra. Os resultados podem variar bastante, dependendo dos parâmetros de secagem aplicados.

Resultados de perda de massa podem, porém, ser combinados com os resultados de outro método, particularmente um método de referência, ajustando-se os parâmetros de forma apropriada. Nesses casos, os dois erros, deixar uma parte da água não detectada e considerar outras substâncias voláteis como água, acabam sendo compensados entre eles. Tais calibragens são especialmente relevantes no caso das técnicas rápidas mencionadas, e devem ser estabelecidas para cada tipo de produto de modo específico. Todos os parâmetros, como modo ou programa de secagem, incluindo temperatura e tempo, critério de parada, tamanho da amostra, distribuição da amostra na bandeja da balança e, em algumas situações, até mesmo o intervalo de tempo entre medições consecutivas, devem ser considerados.

3.1.4.2 Titulação de Karl Fischer como método direto baseado em uma reação química

De longe, o método de determinação química mais importante é a titulação de Karl Fischer. Ela é baseada em uma reação de duas etapas. Na primeira, um álcool ROH (normalmente metanol) é esterificado com dióxido de enxofre; para se obter uma reação quantitativa, o éster é neutralizado por uma base Z para produzir alquil sulfito (Eq. 3.4). Nos reagentes modernos, a piridina "clássica" foi substituída por outras bases, como imidazol. Na segunda etapa, o alquil sulfito é oxidado por iodo para produzir alquil sulfato, em uma reação que requer água; a base, mais uma vez, proporciona uma reação quantitativa (Eq. 3.5):

$$ROH + SO_2 + Z \rightarrow ZH^+ + ROSO_2^- \quad (3.4)$$

$$ZH^+ + ROSO_2^- + I_2 + H_2O + 2\,Z \rightarrow 3\,ZH^+ + ROSO_3^- + 2\,I^- \quad (3.5)$$

A reação geral é:

$$3\,Z + ROH + I_2 + H_2O \rightarrow 3\,ZH^+ + ROSO_3^- + 2\,I^- \quad (3.6)$$

Mede-se o consumo de iodo. Na variação coulométrica da titulação de Karl Fischer, o iodo é formado a partir do iodeto na célula de titulação por oxidação anódica. Na variação volumétrica, que é mais relevante na análise de alimentos, o iodo é adicionado em uma solução. A amostra é colocada na célula de titulação que contém o meio de trabalho titulado para secagem antes da adição da amostra. Na chamada técnica de componente único, esse meio de trabalho consiste em metanol e a solução de titulação terá, então, todos os outros componentes químicos, iodo, dióxido de enxofre e a base, dissolvidos em um solvente apropriado. Na técnica de dois componentes, o meio de trabalho contém dióxido de enxofre e a base dissolvida em metanol; o agente de titulação é uma solução metanólica de iodo. A água equivalente da respectiva solução de titulação é determinada por parâmetros de titulação com teor de água conhecido. A indicação do ponto final, tanto nas variações coulométricas quanto volumétricas, é baseada no efeito eletroquímico. Dois eletrodos de platina, submersos no meio de trabalho na célula de titulação (Lâminas coloridas 3 e 4), são polarizados por uma corrente constante (técnica voltamétrica ou bipotenciométrica) ou por uma voltagem constante (técnica biamperométrica), e a voltagem ou corrente, respectivamente, para manter essa situação, é monitorada. Após a água da amostra ser consumida, o iodo não pode mais reagir e o par redox iodo/iodeto torna-se presente, fornecendo a respectiva oxidação e redução possíveis. Isso faz com que a voltagem necessária para manter a corrente constante caia abruptamente (técnica voltamétrica), ou faz a corrente resultante da voltagem constante subir, também abruptamente (técnica biamperométrica). Essa mudança repentina é usada para indicar o ponto final da titulação. Quando a voltagem permanecer abaixo (e a corrente, respectivamente, acima) de um certo valor definido por um período preestabelecido, a determinação completa-se (ver Fig. 3.1). Esse chamado tempo de parada é importante para permitir a detecção de água que pode não estar disponível de imediato, especialmente na análise de amostras que não são, ou pelo menos não por completo, solúveis no meio de trabalho. Nesses casos, a água só alcança o meio de trabalho por processos de extração e difusão com um certo atraso.

Um aspecto principal da titulação de Karl Fischer é que a água precisa estar em contato direto com os reagentes, um fato que pode causar problemas com amostras insolúveis. Existem várias medidas, no entanto, para obter uma detecção praticamente completa da água. Elas incluem:

- um tempo longo de parada;
- extração externa da água e titulação de uma fração dessa solução;

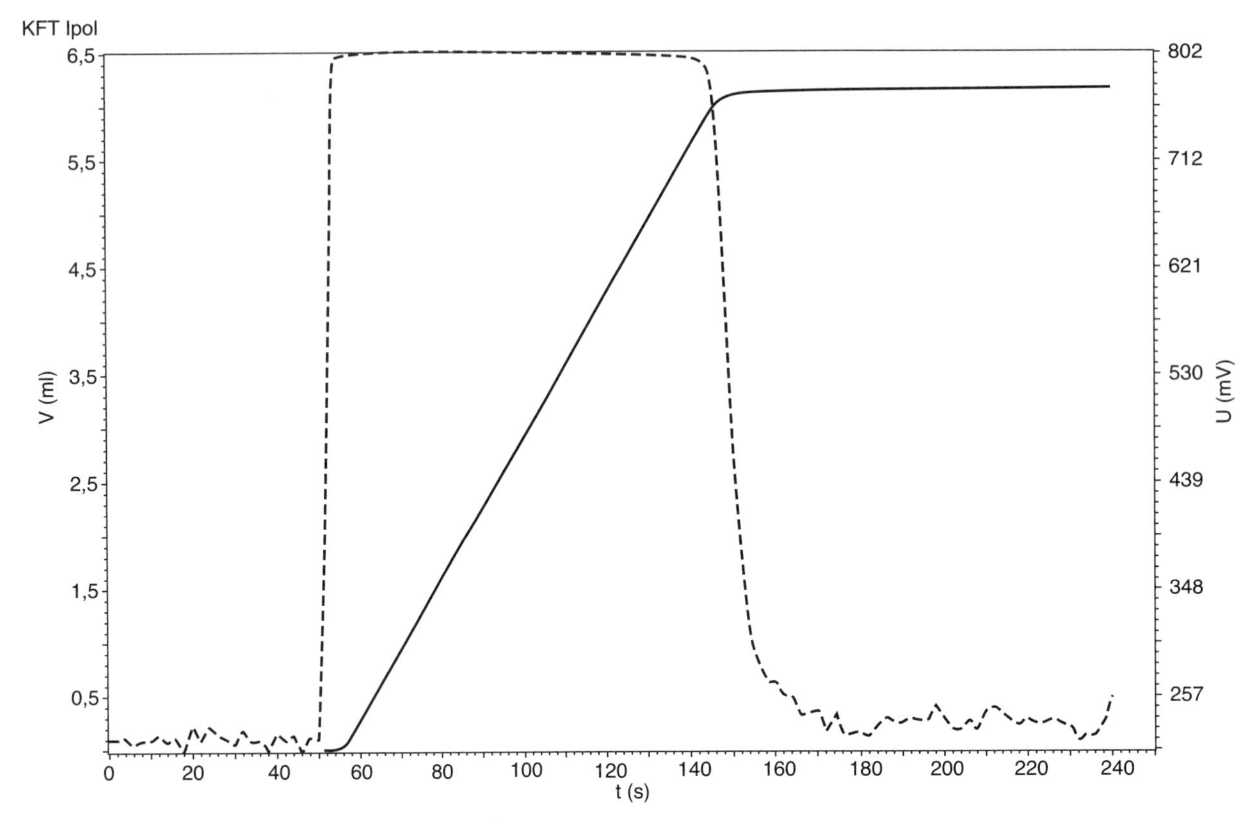

Figura 3.1 Curvas de titulação de Karl Fischer (utilizando a técnica voltamétrica), mostrando a relação voltagem/tempo (U/t) (linha pontilhada) e volume/tempo (V/t) (linha contínua).

- extração interna no recipiente de titulação antes do início da titulação;
- redução do tamanho da partícula pela preparação da amostra externa ou pelo uso de um homogeneizador na célula de titulação (ver Lâmina colorida 3);
- trabalho em temperatura elevada, até mesmo acima do ponto de ebulição do meio de trabalho;
- adição de solventes ao meio de trabalho;
- substituição do metanol por outros álcoois a fim de alterar a polaridade.

Quando puderem ser encontrados parâmetros para evitar que a amostra seja dissolvida no meio de trabalho, a água da superfície pode ser determinada seletivamente. Quando, em um segundo ensaio, são aplicadas condições para dissolver a amostra completamente ou para determinar a água livre por meio das técnicas apropriadas, o teor de água total pode ser estabelecido. A diferença entre os resultados é a água "interior" ou "ligada" da amostra.

Titulações automáticas, em série, são possíveis com o uso de um aparelho capaz de trocar as amostras automaticamente.

3.1.4.3 Métodos indiretos baseados na medição de uma propriedade de amostra macroscópica que depende de seu teor de água

O teor de água afeta várias propriedades da amostra, como por exemplo, a densidade. Se apenas resultados aproximados forem necessários e se a composição do produto for simples e diferir apenas no teor de água, é possível estabelecer uma calibragem do teor de água em comparação com a densidade. De modo similar, a polarimetria e a refratometria também podem servir como métodos de determinação do teor de água para soluções que diferem apenas nesse aspecto. Um campo amplo é a aplicação de propriedades elétricas das amostras para medir seu teor de água. Essas técnicas incluem a determinação da condutividade, resistência, capacitância ou permissividade. No entanto, como essas propriedades não dependem exclusivamente do teor de água do produto, uma calibragem é inevitável.

O teor e a atividade da água estão correlacionados por meio de isotermas de sorção, bastante específicas de acordo com o produto. Se a isoterma for conhecida para o produto em questão e se a atividade da água for medida, o teor de água pode ser lido na isoterma.

3.1.4.4 Métodos indiretos baseados na medição da resposta das moléculas de água a uma influência física

Esses métodos extremamente rápidos, que podem ser até mesmo adaptados para uso como técnicas em linha, incluem ressonância magnética nuclear de baixa resolução (ou de domínio do tempo) (LR-NMR ou TD-NMR) (ver Seção 3.2.8), espectroscopia de infravermelho próximo (NIR) (ver Seção 3.2.1.4) e de espectroscopia de micro-ondas (MW) (ver Seção 3.2.1.5). A resposta de cada molécula de água pode, porém, ser diferente dependendo do estado da ligação dentro de um determinado produto. Como a distribuição desses estados de ligação também é diferente de um produto para outro, é necessária uma calibragem específica para o produto em relação ao método de referência. Na espectroscopia NIR os espectros são bastante complexos e, por isso, requerem técnicas quimiométricas para serem avaliados.

3.1.5 Determinação do teor de cinzas

As cinzas são determinadas para se obter informações sobre o teor mineral do alimento. São utilizados dois princípios: cinzas secas e cinzas úmidas.

3.1.5.1 Cinzas secas

A amostra é pesada dentro de cadinhos de quartzo, porcelana ou platina. O quartzo é frágil e não resistente aos álcalis, ácido fluorídrico e ácido fosfórico, além de ter baixa condutibilidade térmica. A porcelana tem propriedades similares, mas maior sensibilidade a mudanças bruscas de temperatura e pode liberar compostos de silício. A platina é mecanicamente estável e quimicamente inerte a quase todo tipo de influência. Alguns metais elementares podem, no entanto, causar corrosão. Logo, cadinhos de platina não devem entrar em contato com superfícies de metal, particularmente no calor, e devem ser manuseados utilizando-se apenas pinças com ponta de platina.

Amostras líquidas podem ser aquecidas a cerca de 100°C para concentrá-las e reduzir seu volume. Os cadinhos com as amostras são aquecidos a cerca de 550°C em um forno de mufla por várias horas. A matéria orgânica é incinerada e elementos inorgânicos, particularmente os metais, são transformados em óxidos e sais como carbonatos ou fosfatos. Depois de resfriados, os cadinhos são pesados novamente. A perda de massa é a cinza ou "teor mineral". É claro que os compostos formados durante a calcinação não existiam como tal na amostra. A perda de massa é relacionada algumas vezes à matéria seca. Nesse caso, o teor de água (ver Seção 3.1.4) também deve ser determinado e considerado. A calcinação pode ser acelerada e melhorada pela adição de etanol ou solução de peróxido de hidrogênio à amostra. Para amostras de carne, a adição de acetato de magnésio provou ser vantajosa. Como isso leva à formação de óxido de magnésio, um ciclo neutro com a mesma quantia de acetato de magnésio deve ser analisado em paralelo e o resultado considerado.

Existem aplicações especiais. Logo, o grau de pureza do pó é determinado pela calcinação a 900°C. O chamado tipo pó é definido como miligramas de cinza por 100 g de matéria seca.

Em algumas situações é vantajoso produzir a chamada cinza de sulfato, por exemplo, se o chumbo não puder ser perdido na forma de cloreto de chumbo (que pode ser formado no procedimento-padrão). Nesse caso são adicionados à amostra 5 mL de ácido sulfúrico a 10% por 5 g. Após resfriar as cinzas, 2-3 mL de ácido de sulfúrico a 10% são adicionados e o aquecimento a 550°C é repetido até uma massa constante ser alcançada.

Várias categorias de cinzas podem ser distinguidas. A cinza solúvel (em água) é a parte solúvel em água quente. A cinza insolúvel (em água) é a parte restante. A cinza insolúvel ácida é o resíduo após o aquecimento da cinza com ácido clorídrico diluído. Visto que contém muito dióxido de silício, é frequentemente chamada de "areia".

A cinza pode ser caracterizada por sua "alcalinidade". Isso pode ser relevante para sucos de frutas ou vinhos. O valor permite estimar o teor da fruta. Um determinado volume de uma solução ácida padrão, por exemplo, 0,1 M HCl, é acrescentado à cinza, a mistura é aquecida até a ebulição, resfriada e titulada com uma solução-padrão de hidróxido. A alcalinidade da cinza é definida como a quantidade de hidróxido de sódio em milimoles que corresponde aos componentes básicos na cinza dissolvida ou dispersa em 1 L de ácido 0,1 N.

As cinzas são geralmente material de partida para análises elementares.

3.1.5.2 Cinzas úmidas ou digestão úmida

Essa técnica costuma ser usada para a digestão de material orgânico e não tanto para a determinação do teor mineral ou de cinzas.

A amostra é aquecida com um agente oxidante volátil sob refluxo ou em um recipiente fechado sob pressão. Os reagentes adicionados devem ser considerados no cálculo do resultado, que pode ser feito pela análise de um ciclo neutro sem amostra. Por causa da agressividade química dos reagentes, são utilizados geralmente recipientes de tetrafluoretileno, e é necessário um cuidadoso manuseio para evitar explosões. Agentes oxidantes comuns são: misturas de ácido sulfúrico concentrado e ácido nítrico concentrado, algumas vezes com a adição de permanganato de potássio ou solução de peróxido de hidrogênio (50%), misturas de ácido clorídrico concentrado e ácido nítrico concentrado, misturas de ácido perclórico a 60% e ácido nítrico concentrado, e misturas de ácido clórico e ácido perclórico, ácido clórico e ácido nítrico concentrado. Em alguns casos, radiação ultravioleta na presença de peróxido de hidrogênio é suficiente. A aplicação de micro-ondas também é bastante eficaz. Para a determinação das cinzas, o líquido obtido deve ser concentrado até secar. Os valores obtidos de cinzas diferem daqueles obtidos com a calcinação seca, já que as reações químicas durante o processo são diferentes.

3.1.6 pH e eletrodos de pH

3.1.6.1 O valor de pH

O valor de pH ou pH é definido como

$$pH = -\log [H_3O^+]. \quad (3.7)$$

É uma medida da acidez ou alcalinidade de um sistema aquoso. Em todo sistema aquoso, o equilíbrio existe e concentra-se mais no lado direito.

$$2\,H_2O \rightleftarrows H_3O^+ + OH^- \quad (3.8)$$

Aplicando a lei da ação das massas e considerando a concentração da água, $[H_2O]$, em um sistema aquoso como constante, determinamos o produto iônico como sendo

$$[H_3O^+] \cdot [OH^-] = 10^{-14}\ mol^2/L^2 \quad (3.9)$$

Em água neutra, a concentração de íons de hidrônio e hidróxido é igual a

$$[H_3O^+] = [OH^-] = 10^{-7}\ mol/L. \quad (3.10)$$

O valor de pH de um sistema aquoso neutro é portanto 7. Soluções ácidas são caracterizadas por $[H_3O^+] > [OH^-]$ e, portanto, $pH < 7$; soluções básicas são alcalinas e caracterizadas por $[H_3O^+] < [OH^-]$ e, portanto, $pH > 7$.

3.1.6.2 Medição do pH

A medição do pH é realizada com os chamados eletrodos de vidro, considerando-se a diferença potencial entre dois deles: um tem um potencial constante e conhecido; o outro é o eletrodo de vidro no sentido verdadeiro (ver a seguir). Seu potencial depende da concentração dos íons de hidrônio e, portanto, do pH no meio que o circunda. Em geral, ambos eletrodos são combinados em um instrumento, que é normalmente chamado (não corretamente) de "eletrodo de vidro" (ver Lâmina colorida 5). Esse dispositivo contém dois eletrodos e é submerso no meio que deve ter o pH analisado. O eletrodo com potencial constante, o de referência, pode ser um fio de prata em uma célula contendo uma solução de cloreto de potássio altamente concentrada ou saturada, e um resíduo de cloreto de prata. O fio de prata é conectado a um potenciômetro. O eletrodo de vidro contém o mesmo metal (prata) e a mesma solução de eletrólitos do eletrodo de referência. O fio de metal, junção de referência, também está conectado ao potenciômetro. A superfície do eletrodo de vidro é uma membrana de vidro esférica muito fina que se expande no meio aquoso para formar um gel. Existem potenciais diferentes entre as várias camadas (solução interna, camada interna de gel hidratado, vidro, camada externa de gel hidratado, solução externa). O potencial E da junção de referência depende do pH a ser medido:

$$E = E_0 + \frac{R\,.\,T}{n\,.\,F} \cdot (pH_i - pH)$$

$$= E_0 + 0{,}059 \cdot (pH_i - pH) \text{ (em temperatura ambiente)} \quad (3.11)$$

em que:

- E_0 é a soma dos potenciais das várias camadas
- R é a constante universal dos gases (8,314 J/K · mol)
- T é a temperatura (com $T = 298$ K, o fator obtido é 0,059)
- F é a constante de Faraday (96.485 A·s/mol)

n é o número de elétrons envolvidos na reação molecular (nesse caso, oxidação ou redução de hidrogênio)

pH_i é o pH da solução no eletrodo de vidro

E_0 é constante para um dado instrumento (e geralmente próximo a 0 V). O pH_i também é constante e o potencial *E* é, portanto, dependente apenas do pH. A correlação entre E_0 e pH pode ser estabelecida pela medição de soluções com pH conhecido (solução tampão padrão). Essa é a calibragem dos eletrodos de vidro necessária antes das medições.

3.1.7 Titulações

As titulações são técnicas para determinar a quantidade ou a concentração de um analito, neste contexto também chamado de titulado, pela adição de soluções-padrão de um reagente à amostra, conhecidas como titulantes (ver Lâmina colorida 6). Mede-se, assim, o volume de reagente. Por isso, a técnica é também conhecida como análise volumétrica e pode ser aplicada nas seguintes condições: quando a reação do reagente com o analito for conhecida estequiometricamente; quando a reação for praticamente quantitativa; quando a taxa de reação for alta; e quando o ponto final puder ser indicado claramente. De acordo com o tipo de reação entre o reagente e o analito, distinguem-se diferentes tipos de titulação.

Com o uso de um aparelho de troca de amostras, várias delas podem ser tituladas automaticamente em série (ver Lâmina colorida 7).

3.1.7.1 Titulações ácido-base ou de neutralização

A quantidade ou a concentração de um ácido ou de uma base pode ser analisada. Durante a titulação, o valor de pH (ver Seção 3.1.6) muda com o volume de reagente adicionado. A chamada curva de neutralização (pH em relação ao volume) tem uma inflexão no ponto de equivalência. O valor de pH altera-se mais rapidamente com a adição de reagente no ponto de equivalência e com a curvatura mais acentuada. O pH pode ser monitorado com um eletrodo pH (ver Seção 3.1.6).

Também é possível a indicação do ponto final com um indicador ácido-base. Tais indicadores mudam sua estrutura dependendo do pH. Por exemplo, um indicador HX pode ser capaz de dissociar um próton para produzir X^-, quando um rearranjo dos sistemas de efeito mesomérico dá a X^- uma cor diferente ao do HX, o que torna as duas formas do indicador visualmente distinguíveis. Dessa forma, HX e X^- estão em um equilíbrio dependente do pH, um com o outro. Assim:

$$HX\ (\text{cor I}) + H_2O \rightleftarrows H_3O^+ + X^-\ (\text{cor II}) \quad (3.12)$$

Em uma solução com alta concentração de hidrônio (pH baixo), a cor I prevalece, ao passo que a cor II é visível em soluções com baixa concentração de hidrônio. O pH, onde a cor se altera, depende da constante de dissociação K_{Ind} do indicador, também chamada de constante do indicador:

$$K_{Ind} = \frac{[H_3O^+] \cdot [X^-]}{[HX]} \quad (3.13)$$

Para valores altos de $[H_3O^+]$, $[X^-]$ deve ser baixo e [HX] deve ser alto. A cor I será, então, visível. Para valores baixos de $[H_3O^+]$ a cor II é visível. O ponto de mudança da cor, ou ponto de transição, t.p., onde $[X^-] = [HX]$, fixa-se na concentração de hidrônio $[H_3O^+]_{t.p.}$, que corresponde numericamente à constante do indicador. O valor de pH no ponto de transição $pH_{t.p.}$ corresponde ao valor pK do indicador pK_{Ind} ($pK_{Ind} = -\log K_{Ind}$). Para tornar a distinção entre as duas cores realmente visível para o olho humano, uma das concentrações deve ser aproximadamente dez vezes maior do que a outra. Isso significa que a cor se altera dentro de um intervalo de transição de aproximadamente duas unidades de pH, geralmente suficiente, porque a angulação da curva de pH (pH em relação ao volume de reagente adicionado) é bastante acentuada próximo ao ponto de equivalência (como mencionado acima). O indicador deve, no entanto, ser escolhido de modo que sua constante fique próxima da concentração de hidrônio do ponto de equivalência.

Quando ácidos fortes são titulados com soluções de hidróxido e vice-versa, a curva de neutralização é extremamente acentuada próximo ao ponto de equivalência (inflexão), que corresponde, então, a um valor de pH = 7, porque a reação química em todos esses casos é a mesma:

$$H_3O^+ + OH^- \rightarrow 2\,H_2O \quad (3.14)$$

Qualquer indicador ácido-base, com um valor de pH entre 4 e 10, pode ser utilizado. A escolha do indicador pode se tornar mais importante quando ácidos fracos forem titulados com soluções de hidróxido, ou quando bases fracas forem tituladas com ácidos fortes. O valor de pH de equivalência não será 7 e a curva de neutralização será, então, menos acentuada neste ponto. Isso se deve à capacidade de tamponamento dos ácidos (bases) fracos e de seus ânions (cátions) correspondentes, como CH_3COOH/CH_3COO^- ou NH_3/NH_4^+. O indicador deve ser então melhor adaptado à situação específica. Quando um ácido fraco é titulado com uma solução de hidróxido, o ponto de equivalência é alterado para um pH básico.

Alguns exemplos da aplicação de titulações ácido-base na área de alimentos são:

- determinação de proteína crua de acordo com o método Kjeldahl (ver Seção 3.1.2);
- teste para acidez de farinha, leite, massa e mosto;
- determinação do índice de saponificação de gorduras e óleos;
- determinação do valor ácido de gorduras e óleos.

3.1.7.2 Titulações redox

Titulações redox permitem a determinação de substâncias oxidáveis ou redutíveis. A indicação é possível:

- se o reagente ou o analito mudar de cor após a reação redox;
- por medição potencial em relação a um eletrodo de referência; ou
- por meio de um indicador redox com um potencial redox entre aqueles dos sistemas envolvidos e que apresente cores diferentes na forma reduzida e oxidada.

Para reações redox, a equação de Nernst é de importância fundamental:

$$E = E_0' + \frac{R \cdot T}{n \cdot F} \cdot \ln \frac{\prod_i c_i^{vi}\,(\text{ox})}{\prod_j c_j^{vj}\,(\text{red})} \quad (3.15)$$

ou na forma logarítmica (decimal) comum:

$$E = E_0 + \frac{R \cdot T}{n \cdot F} \cdot \log \frac{\prod_i c_i^{vi}\,(\text{ox})}{\prod_j c_j^{vj}\,(\text{red})} \quad (3.16)$$

em que:

E é o potencial de um condutor submerso em uma solução na qual uma reação redox é realizada (o condutor pode ele mesmo estar envolvido na reação)

E_0' é o chamado potencial normal (natural) do sistema (o potencial para o caso do argumento da função logarítmica ser 1, o que é alcançado quando todos c_i e c_j são 1 mol/L)

E_0 é o potencial normal (decimal) correspondente quando o logaritmo comum (decimal), contendo o fator de recálculo de ln para log, é usado,

R é a constante universal dos gases (8,314 J/K · mol)

T é a temperatura (em K)

F é a constante de Faraday (96.485 A.s/mol)

n é o número de elétrons trocados entre os reagentes no nível molecular

c_i é a concentração (ou mais exatamente a atividade) do reagente i no "lado oxidado" da equação de reação

c_j é a concentração (ou mais exatamente a atividade) do reagente j no "lado reduzido" da equação de reação

v_i é o número estequiométrico do reagente i no "lado oxidado" da equação de reação

v_j é o número estequiométrico do reagente j no "lado reduzido" da equação de reação

O exemplo a seguir demonstra uma aplicação.

Íons de permanganato podem ser reduzidos para íons de manganês (II) em solução acídica:

$$MnO_4^- + 8\,H_3O^+ + 5\,e^- \leftrightarrows Mn^{2+} + 12\,H_2O \quad (3.17)$$

A equação de Nernst para esse sistema é:

$$E_{MnO_4^-} = E_{0,MnO_4^-} + \frac{R \cdot T}{5 \cdot F} \cdot \log \frac{[MnO_4^-] \cdot [H_3O^+]^8}{[Mn^{2+}]} \quad (3.18)$$

Normalmente, o denominador do argumento logarítmico deveria conter o fator $[H_2O]^{12}$. No entanto, a concentração de água em um sistema aquoso diluído é considerada como constante, e esse valor é incluído no potencial normal, E_{0,MnO_4^-}, que tem o valor de 1,51V. A partir da equação, é óbvio que o potencial redox do permanganato depende muito do valor de pH da solução.

O iodeto pode ser oxidado para iodo:

$$2\,I^- \rightleftarrows I_2 + 2e^- \quad (3.19)$$

A equação de Nernst para esse sistema é:

$$E_{I_2} = E_{0,\,I_2} + \frac{R \cdot T}{2 \cdot F} \cdot \log \frac{[I_2]}{[I^-]^2} \qquad (3.20)$$

$E_{0,\,I_2}$ tem o valor de 0,58V. O potencial redox do sistema de permanganato é maior do que o do sistema de iodo, visto que as concentrações estão na faixa "normal".

$$2\,MnO_4^- + 16\,H_3O^+ + 10\,I^- \rightleftarrows 2\,Mn^{2+} + 5\,I_2 + 24\,H_2O \qquad (3.21)$$

Isso significa que a posição de equilíbrio fica claramente do lado direito e que o iodeto pode ser oxidado por permanganato em solução ácida. A reação inversa é praticamente impossível. O iodeto, no entanto, pode oxidar tiossulfato para produzir tetrationato de acordo com a equação:

$$I_2 + 2\,S_2O_3^{2-} \rightleftarrows 2\,I^- + S_4O_6^{2-}, \qquad (3.22)$$

já que $E_{0,S_4O_6^{2-}}$ é apenas 0,08 V.

A seguir alguns exemplos da aplicação das titulações redox na área de alimentos:

- na determinação do índice de iodo de gorduras e óleos;
- na determinação do valor de peróxido de gorduras e óleos;
- na determinação dos açúcares redutores.

3.1.7.3 Titulações de complexação

Com esse tipo de titulação, geralmente são determinados íons metálicos em soluções aquosas. A técnica é baseada na diferente estabilidade de complexos de metal.

Antes de iniciar a titulação, um agente complexante, por exemplo X, é adicionado à solução a ser titulada. Ele formará um complexo com o íon metálico, por exemplo, Me^{2+}. O agente e o complexo devem ter cores diferentes:

$$Me^{2+} + X\ (\text{cor I}) \rightleftarrows [MeX]^{2+}\ (\text{cor II}) \qquad (3.23)$$

Neste arranjo, X pode ter uma carga elétrica e mais de um agente complexante pode ser coordenado ao íon metálico. O complexo terá, então, uma outra carga além da indicada na Equação 3.23. O equilíbrio está no lado direito e a solução tem, portanto, a cor II antes do início da titulação.

Essa solução é titulada com uma solução-padrão de outro agente complexante, incolor, e forma portanto um complexo incolor com o íon metálico, que é mais estável do que o complexo metálico X. Geralmente, um sal de ácido etilenodiaminotetracético é utilizado, principalmente o sal dissódico Na_2H_2EDTA:

$$Me^{2+} + H_2EDTA^{2-}\ (\text{incolor}) + 2\,H_2O \rightleftarrows [MeEDTA]^{2-}\ (\text{incolor}) + 2\,H_3O^+ \qquad (3.24)$$

Desta forma, o equilíbrio está praticamente em todo o lado direito. Como os íons metálicos estão, dessa forma, ligados ao complexo, íons metálicos complexados por X, de acordo com a Equação 3.23, são agora liberados para manter esse equilíbrio e complexados de acordo com a Equação 3.24. Por meio desse processo contínuo, o MeX^{2+} acaba desaparecendo e o X, liberado. Isso leva a uma mudança na coloração da solução, da cor II para a I, o que indica que todos os íons metálicos foram complexados pelo EDTA.

Essa técnica pode ser usada para medir a dureza da água, definida por meio da concentração de íons de magnésio e cálcio.

3.1.7.4 Titulações de precipitação

Nesta técnica, os íons são determinados pela adição de soluções-padrão de um íon que forma um precipitado com o analito, acrescentando-se um indicador que também reage com o reagente após o analito ter sido praticamente todo precipitado.

Dessa forma, o cloreto pode ser titulado com uma solução-padrão de nitrato de prata. Algumas gotas de solução de cromato de sódio são adicionadas como indicador, caracterizando o método segundo Mohr. Primeiro, o cloreto forma o praticamente insolúvel e incolor cloreto de prata:

$$Cl^- + Ag^+ \rightarrow AgCl \downarrow \qquad (3.25)$$

Quando praticamente todos os íons de cloreto estiverem precipitados, íons de prata adicionais reagirão com o cromato para formar o cromato de prata marrom avermelhado:

$$Ag^+ + CrO_4^{2-} \rightarrow Ag_2CrO_4 \downarrow \qquad (3.26)$$

Outra possibilidade é o método de Volhard. Neste, acrescenta-se o excesso de uma solução-padrão de nitrato de prata. O excesso é determinado pela titulação com uma solução-padrão de um álcali ou tiocianato de amônio, que produz um precipitado de tiocianato de prata:

$$Ag^+ + SCN^- \rightarrow AgSCN \downarrow \quad (3.27)$$

Algumas gotas de solução de cloreto de ferro(III) são acrescentadas como indicador. Quando a prata estiver quase completamente precipitada, o primeiro excesso de tiocianato levará à cor vermelha de um complexo de ferro(III):

$$[Fe(H_2O)_6]^{3+} + 3\ SCN^- \rightarrow [Fe(H_2O)_3(SCN)_3] + 3\ H_2O \quad (3.28)$$

3.1.8 Ensaios colorimétricos

A colorimetria é baseada na comparação de soluções. Toma-se como padrão uma solução com concentração conhecida, em uma cubeta, comparando-a a uma solução com concentração desconhecida. A espessura ou o comprimento do caminho ótico da última solução são alterados até a cor corresponder visualmente à cor da solução-padrão. Essa variação pode ser feita usando-se cubetas cuneiformes ou pela introdução de objetos de vidro dentro da cubeta, capazes de encurtar o caminho. Quando a cor da solução-padrão e da amostra corresponderem entre si, a concentração pode ser calculada a partir da concentração conhecida e dos dois comprimentos de caminho, utilizando a lei de Lambert e Beer (ver espectroscopia UV/vis, Seção 3.2.1.1).

A técnica visual da colorimetria já foi quase completamente substituída pela fotometria, que utiliza fotômetros para medir a absorção da luz quantitativamente. Essa técnica é descrita na Seção 3.2.1.1.

3.1.9 Análise enzimática

As enzimas são catalisadores específicos para certas reações e podem ser usadas, por essa razão, para análises específicas de determinadas substâncias. As enzimas não alteram o equilíbrio constante de uma reação, apenas aceleram o alcance do equilíbrio, seja de qual lado for. Esse fato tem consequências na nomenclatura. Apenas um nome (e para só uma enzima!) é dado para ambas as direções da reação, mesmo quando o equilíbrio permanece quase exclusivamente em um dos lados. Isso é feito a partir de um certo princípio. Todas as reações (e equilíbrios) e, consequentemente, as enzimas, são classificadas em seis grupos, e apenas uma direção de reação é considerada para a nomenclatura, independente de onde está o equilíbrio em um caso específico. Isso leva a situações nas quais uma enzima é nomeada a partir de uma reação que não acontece de fato ou acontece apenas minimamente, mas, na verdade, ocorre a reação reversa. Exemplos dessa situação são mostrados a seguir.

Um princípio usado frequentemente na análise enzimática é a determinação de substâncias redutíveis ou oxidáveis que reagem com nicotinamida-adenina dinucleotídeo ou com o fosfato correspondente na forma oxidada (NAD^+, $NADP^+$) ou reduzida ($NADH + H^+$, $NADPH + H^+$). As formas oxidadas e reduzidas podem ser facilmente distinguidas e determinadas quantitativamente por fotometria (ver Seção 3.2.1.1). Ambas têm um máximo de absorção a 260 nm, e as formas reduzidas NADH e NADPH têm um máximo adicional em 340 nm devido ao elemento estrutural quinoide, formado a partir da nicotinamida por redução.

Um exemplo é a determinação de etanol usando a enzima álcool desidrogenase (ADH):

$$CH_3CH_2OH + NAD^+ \rightarrow CH_3CHO + NADH + H^+ \quad \text{(catalisado por ADH)} \quad (3.29)$$

Como o índice molecular do etanol e do NADH é conhecido (1:1), a concentração original do etanol na amostra pode ser facilmente calculada a partir da concentração formada de NADH. Para esse fim, a curva de calibração (absorção em 340 nm em relação à concentração de NADH) deve ser estabelecida.

Esse princípio também pode ser usado para análises indiretas. Um exemplo é a determinação de citrato. O citrato é primeiramente quebrado em oxaloacetato e piruvato usando citrato liase (CL) como catalisador (Eq. 3.30). O oxaloacetato é então reduzido para formar malato na presença de malato desidrogenase (MDH) (Eq. 3.31). Uma parte do oxaloacetato é descarboxilada e produz piruvato (Eq. 3.32). Ela também é reduzida para formar lactato com lactato desidrogenase (LDH) como catalisador (Eq. 3.33).

$$^-OOC\text{–}CH_2\text{–}C(OH)(COO^-)\text{–}CH2\text{–}COO^- \rightarrow {}^-OOC\text{–}CH_2\text{–}CO\text{–}COO^- + CH_3\text{–}COO^- \text{ (catalisado por CL)} \quad (3.30)$$

$$^-OOC\text{–}CH_2\text{–}CO\text{–}COO^- + NADH + H^+ \rightarrow {}^-OOC\text{–}CH_2\text{–}CHOH\text{–}COO^- + NAD^+ \text{ (catalisado por MDH)} \quad (3.31)$$

$^{-}OOC-CH_2-C(OH)(COO^-)-CH2-COO^- + H^+ \rightarrow CH_3-CO-COO^-$ (3.32)

$CH_3-CO-COO^- + NADH + H^+ \rightarrow CH_3-CHOH-COO^- + NAD^+$
(catalisado por LDH) (3.33)

A partir da redução da absorção em 340 nm devido à perda de NADH, que foi adicionada antes da análise, a concentração de citrato original pode ser calculada.

MDH e LDH são chamados após a reação reversa. Geralmente, NAD^+ é considerado receptor, e o (outro) substrato, doador de prótons e elétrons em reações catalisadas por oxidorredutases (ver também ADH acima), mesmo se a direção da reação for essencialmente oposta (ver acima). As oxidorredutases são um dos seis grupos de enzimas mencionados anteriormente.

3.2 Métodos instrumentais

3.2.1 Espectroscopia

Métodos espectroscópicos usam interações físico-químicas entre radiação eletromagnética e moléculas ou átomos. Para os métodos espectroscópicos apenas comprimentos de onda específicos são importantes. Comprimentos de onda (λ) geralmente são dados em nanômetros, que é 10^{-9} m. A partir de 200 a 780 nm, a absorção de energia causa a transição de elétrons em uma molécula (espectroscópio UV/vis). A absorção de radiação com comprimentos de onda de 800 a 10^6 nm, região de infravermelho (IR), faz com que a molécula vibre. Os espectros característicos resultantes da vibração molecular são usados na espectroscopia IR para identificar certos grupos funcionais. Comprimentos de onda entre 10^6 e 10^9 nm (micro-ondas) provocam rotações moleculares. Logo, a energia total de uma molécula orgânica é composta das energias eletrônicas, de vibração e rotação.

3.2.1.1 Espectroscopia UV/vis (fotometria)

A espectroscopia UV/vis é baseada na transição dos elétrons externos das moléculas, induzida pela absorção de luz UV (200-400 nm) ou luz visível (400-780 nm). A luz UV possui energia suficiente para levar os σ^- ou n-elétrons livres aos níveis de excitação (p. ex., transição σ–σ^* (130 nm) ou n–σ^* (200 nm)), ao passo que a luz visível é responsável pela transição de n- ou ∏-elétrons pertencentes aos sistemas conjugados (p. ex., transições ∏–∏* ou n–∏*). Como consequência, moléculas que não contêm elétrons livres (p. ex., com ausência de átomos de oxigênio, nitrogênio ou halogênio) ou ligações duplas (p. ex., alcanos) são na maioria inadequadas para identificação ou detecção por espectroscopia UV/vis.

A quantificação é baseada na lei de Lambert-Beer (Eq. 3.34) que conecta a leitura de um espectrômetro (absorbância, A) com as características físico-químicas de um composto (ε_λ = coeficiente de extinção molar, determinado em um comprimento de onda específico λ) com a concentração (c):

$$A = \log I_0/I = \varepsilon_\lambda(\mathrm{L \cdot mol^{-1} \cdot cm^{-1}}) \cdot c[\mathrm{mol \cdot L^{-1}}] \cdot d[\mathrm{cm}] \quad (3.34)$$

em que:
d é o comprimento da célula fotométrica (cubeta)
I_0 é a intensidade da luz incidente
I é a intensidade da luz transmitida

Em cada caso, a absorção de um fóton de luz com energia apropriada causa a elevação de uma molécula do estado básico para um nível elevado. Esses fenômenos de transição eletrônica das moléculas proporcionam espectros de absorção típicos, incluindo uma ou mais faixas de absorção. Eles são obtidos relacionando-se a respectiva absorbância com λ (ver Fig. 3.2). Suas máximas características, bem como seus formatos, são úteis para identificação de compostos por comparação com bibliotecas de espectros. Eles também servem para encontrar um comprimento de onda adequado para um detector fotométrico usado na cromatografia.

A espectrofotometria UV/vis é uma das técnicas mais amplamente utilizadas na análise de alimentos. Por exemplo, aminoácidos podem ser detectados como derivados azuis após a reação com ninidrina. Glicose, frutose e sacarose são detectáveis após a separação por cromatografia em camada delgada e derivatização com difenilamina/anilina como manchas amarronzadas ou azuladas. Reações altamente sensíveis são descritas para minerais: o ferro, um componente típico na maioria das águas naturais, pode ser detectado fotometricamente como 1,10-fenantrolina-complexo de Fe(II) em 510 nm. A espectroscopia UV/vis é usada para detecção de NADH (340 nm), um produto típico de medições enzimáticas dos componentes de alimentos, tais como ácidos orgânicos, etanol, açúcares e outros (ver Seção 3.1.9).

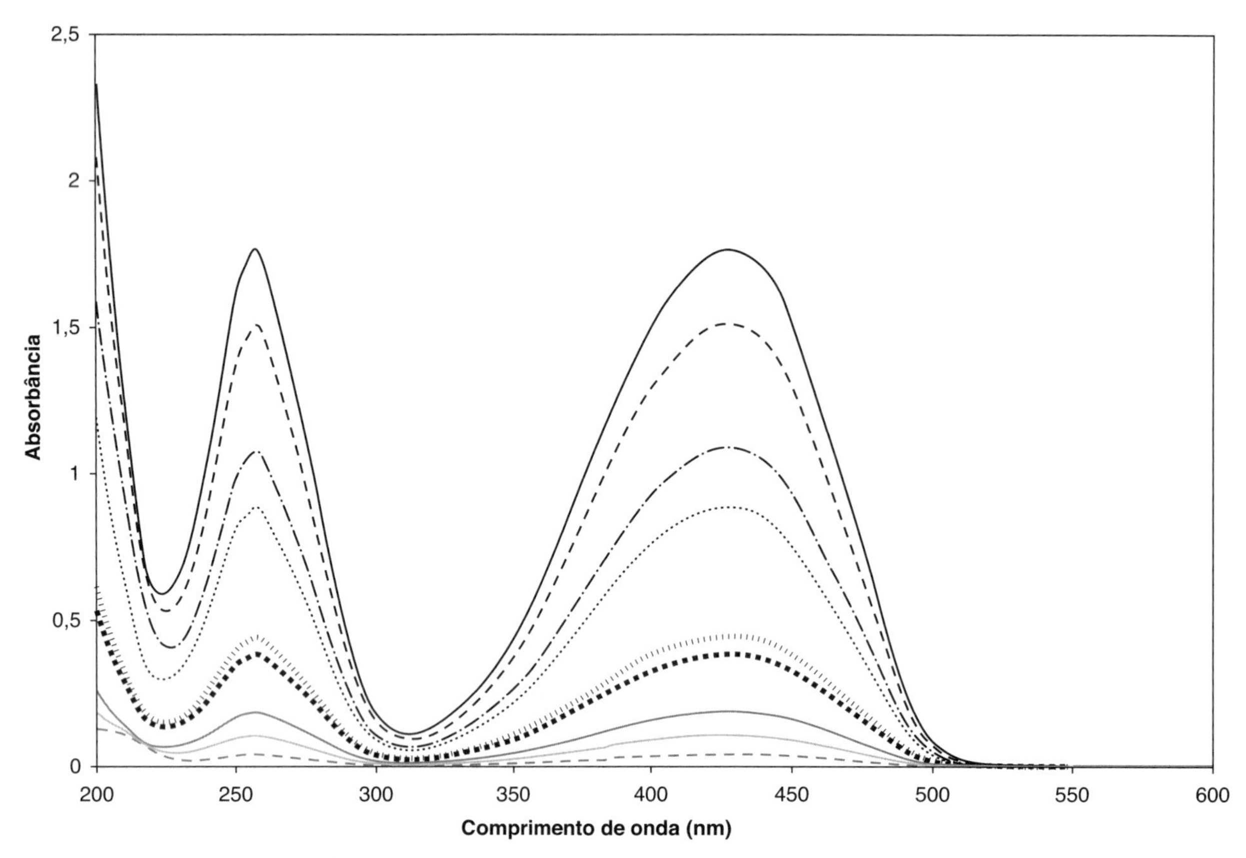

Figura 3.2 Espectro de absorbância de soluções de tartrazina em concentrações diferentes.

3.2.1.2 Fluorescência

A fluorescência é um fenômeno que ocorre quando a luz é emitida a partir de uma molécula que está em um estado de energia elevado. Elétrons no nível elevado devem estar no estado singlete (S_1), isto é, um elétron de um par de elétrons livres está girando na direção oposta do outro. A relaxação do elétron do nível de excitação para o nível básico (S_0) ocorre com a emissão de luz fluorescente. Em geral, o comprimento de onda da luz emitida é maior (correspondendo a uma energia menor) do que aquela que causou a excitação dos elétrons.

Em geral, as moléculas que fluorescem são inelásticas e não têm possibilidade de alcançar o nível básico por meio de relaxação vibracional ("efeito do parafuso solto"). Elas contêm, na maioria, ou um grupo doador de elétrons ou múltiplas ligações duplas conjugadas (p. ex., PAKs). A presença de grupos que tendem a remover elétrons (grupos nitro) geralmente destrói a fluorescência.

A espectroscopia de fluorescência proporciona uma sensibilidade impressionante, já que apenas o componente fluorescente é considerado. A comparação da sensibilidade alcançável pela detecção UV/vis ou fluorimétrica, respectivamente, revela um aumento por fator 1000. Logo, a conversão de compostos não fluorescentes para derivados fluorescentes é um procedimento comum na determinação de componentes de alimentos (p. ex., a conversão de vitamina B_1 em tiocromo fluorescente por oxidação). Típicos compostos que apresentam fluorescência intensa sem derivatização são a quinina, riboflavina (vitamina B_2) e várias aflatoxinas produzidas pelo *Aspergillus* ssp. e outros fungos encontrados em nozes e cereais.

3.2.1.3 Espectroscopia IR

A radiação infravermelha (IR) não fornece energia suficiente para causar a transição de elétrons, mas resulta em transições nos estados de vibração e rotação do estado eletrônico básico de uma molécula. A absorção da radiação IR resulta principalmente no estiramento ou contração das ligações e na mudança dos ângulos de ligação das moléculas. A região de IR do espectro eletromagnético pode ser dividida em três partes: infravermelho próximo (NIR, 800-2500 nm), infravermelho médio (MIR, $2{,}5.10^3$–50.10^3 nm) e infravermelho distante (FIR, 50.10^3–10^6 nm). Com exceção das moléculas diatômicas homonucleares (p. ex., O_2), todas as moléculas absorvem radiação infravermelha. Sendo assim, a espectroscopia IR é um dos métodos mais aplicados em química analítica.

O MIR é uma ferramenta para a análise estrutural de moléculas. Ele também pode, contudo, ser utilizado para verificar a identidade e, consequentemente, também a autenticidade de substâncias pela comparação do espectro de uma amostra com o espectro de uma substância de referência (ver Lâmina colorida 8).

3.2.1.4 Espectroscopia de infravermelho próximo

Na espectroscopia NIR, a absorbância de luz é medida ou em um modo de transmissão para soluções ou em um modo de reflectância para sólidos, ou mesmo por meio de uma combinação dos dois (transflectância) para dispersões. As medições são possíveis em cubetas, através das paredes de recipientes (como garrafas de vidro, fundos de pratos – ver Lâmina colorida 9 – ou sacolas plásticas), ou mesmo longe do espectrômetro por meio de sondas conectadas por um feixe de fibra ótica (ver Lâmina colorida 10). Isso permite medições *online* ou em ambientes perigosos. Enquanto a espectroscopia IR "clássica" baseia-se nas primeiras oscilações harmônicas das ligações químicas nas moléculas, a espectroscopia NIR registra sobretons dessas oscilações de combinação. Essas oscilações são muito mais fracas e, portanto, não necessitam de camadas muito delgadas ou de altos índices de diluição como exigido pela espectroscopia IR. A desvantagem é o grande número de faixas de comprimento de onda nessa área, que não podem ser separadas em picos únicos. Praticamente toda substância em uma amostra contribui para o espectro NIR, que se torna mais ou menos um contínuo, consistindo em uma sobreposição de um número enorme de picos que não podem ser atribuídos com precisão a um determinado componente, ainda que a água produza sinais entre 1450 e 1940 nm. As medições também são influenciadas pela temperatura, pela cor e pelo tamanho da partícula da amostra. Logo, as análises precisam de uma calibragem em relação ao método de referência bastante específica para o produto, baseada em um grande número de medições individuais dentro da faixa total do teor de água esperado.

Originalmente, os espectrômetros NIR trabalhavam com vários filtros de comprimento de onda, uma técnica ainda amplamente utilizada em muitas aplicações, em particular na determinação da quantidade de água nos alimentos. Os valores obtidos para cada comprimento de onda recebem um fator matemático com um peso estatístico, calculado por aproximação matemática empírica para chegar ao resultado (a soma desses valores, mais um fator constante), obtido por um método de referência. A qualidade da avaliação aumenta com a quantidade de filtros usados. Um importante passo adiante foi a exploração de toda a faixa de comprimento de onda NIR pela aplicação de NIR com transformada de Fourier (FT-NIR) e pelo uso de métodos de avaliação quimiométrica. A espectroscopia NIR tem a vantagem de medir, simultaneamente, componentes e propriedades diferentes da amostra (após a respectiva calibragem).

A técnica de espectroscopia NIR pode ser usada para análises qualitativas, por exemplo, para o controle da qualidade ou autenticidade de matérias-primas (ver Lâmina colorida 11), e para análises quantitativas para medir o conteúdo de certos componentes ou propriedades de uma amostra.

3.2.1.5 Espectroscopia por micro-ondas

A velocidade das micro-ondas depende das propriedades dielétricas do material que elas atravessam. Conforme a constante dielétrica aumenta, a taxa de propagação torna-se menor e, com ela, o comprimento de onda. Os pequenos dipolos das moléculas de água podem facilmente ser orientados no oscilante campo eletromagnético. Isso resulta em uma constante dielétrica extraordinariamente alta e explica o forte efeito da água no comprimento de onda das micro-ondas. As moléculas de água não conseguem, porém, seguir exatamente as oscilações do campo; ocorre um pequeno atraso, que resulta na conversão parcial da energia do campo em energia translacional, e então em uma queda gradual da amplitude das micro-ondas.

A amostra é colocada entre o emissor e o receptor de micro-ondas. Por razões físicas, nenhuma substância metálica ou altamente condutora deve estar presente entre essas antenas de micro-ondas. A medição da mudança do comprimento de onda e da atenuação da amplitude das ondas (e, portanto, da energia das micro-ondas), após a passagem pela amostra, pode ser usada para determinar a quantidade de água presente. Vários comprimentos de onda podem ser usados em sucessão rápida para a mesma amostra. A média dessas medições é mais confiável do que o resultado obtido com um único comprimento de onda. O efeito depende da interação das ondas com as moléculas de água e, desse modo, com seu número. Isso significa que a medição depende da concentração de água, bem como da espessura e densidade da camada do produto. Essas outras propriedades devem, portanto, ser mantidas constantes (como parâmetros da calibragem) ou medidas e contabilizadas.

Apenas a água que se move livremente pode ser medida com precisão, visto que moléculas de água cristalizada, ou fortemente ligadas, não podem ser orientadas no campo da mesma maneira. Existem estados intermediários diferentes, um aspecto que deve ser coberto pela calibragem, que por sua vez deve ser específica para o produto.

O princípio do método ressonador de micro-ondas é basicamente o mesmo descrito para a espectroscopia por micro-ondas. Aqui, a mudança no comprimento de onda e a atenuação da energia da micro-onda são também monitoradas. A diferença é que a medição é feita em uma câmara de ressonância, na qual são produzidas micro-ondas estacionárias. A frequência dessas se iguala à frequência de ressonância da câmara. O gráfico do sinal do diodo medido em relação à frequência tem a forma de um pico estreito com o máximo na frequência de ressonância. Essa frequência se altera assim que a amostra é trazida para dentro da câmara de ressonância, e a mudança depende da quantidade de água no produto. Ao mesmo tempo, o pico se torna mais baixo e mais largo. Essas quantidades são avaliadas matematicamente, permitindo o cálculo do teor de água e a densidade da embalagem, independente um do outro. Uma calibragem específica para o produto também é necessária (ver Lâmina colorida 12).

3.2.2 Cromatografia

3.2.2.1 Observações gerais

A cromatografia objetiva a separação dos componentes de uma mistura. Ela utiliza a afinidade desses diferentes componentes com duas fases distintas. Uma dessas fases é estacionária (sólida ou líquida) e a outra, móvel (líquida ou gasosa). A fase móvel se move através ou para além da fase estacionária, e também transporta a amostra a ser separada em componentes e, assim, pode ser analisada. Existem várias técnicas. O tipo de afinidade dos componentes com as duas fases pode ser diferente. Componentes de alta afinidade com a fase estacionária serão mais retidos e, portanto, se moverão mais lentamente. Durante a análise, eles irão percorrer um caminho menor ou levar mais tempo para passar pela fase estacionária, dependendo se a análise for encerrada após certo tempo (como na cromatografia em camada delgada – ver Seção 3.2.2.2) ou após todos os componentes terem passado pela fase estacionária (como na cromatografia líquida rápida de proteínas – ver Seção 3.2.2.3, e na cromatografia gasosa – ver Seção 3.2.4). Respectivamente, os componentes com uma "preferência" maior pela fase móvel terão uma velocidade de fluxo maior dentro do dispositivo de análise.

Vários critérios podem servir para classificar as técnicas cromatográficas diferentes. Por exemplo, de acordo com a natureza da fase estacionária, temos cromatografia em papel (CP) ou cromatografia em camada delgada (CCD). O termo cromatografia gasosa (GC) indica que a fase móvel é um gás. Cromatografia em coluna (CC) significa que o processo de separação ocorre em uma coluna. O estado de agregação das duas fases usadas também pode servir para distinguir as técnicas. Mencionando a fase móvel primeiro, temos cromatografia líquida-sólida (LSC), líquida-líquida (LLC), gasosa-sólida (GSC) e gasosa-líquida (GLC). A razão para a diferença na afinidade dos componentes com as duas fases também pode ser mencionada. Assim, temos cromatografia de adsorção (o critério de separação é a adsorção diferente para a fase estacionária), cromatografia de partição (os analitos são divididos de modo diferente entre a fase móvel e uma fase estacionária líquida), cromatografia iônica (a distribuição entre as fases inclui interações iônicas), cromatografia quiral (isômeros ópticos são retidos de modo diferente pela fase estacionária) e cromatografia de afinidade (são utilizadas interações específicas, como as interações das enzimas com substratos ou antígenos com anticorpos). Todos esses critérios se sobrepõem. Uma determinada técnica cromatográfica gasosa pode envolver uma cromatografia em coluna, uma GLC e uma cromatografia de partição.

Ao final do processo de separação, os componentes precisam ser identificados. A identificação qualitativa é possível comparando-se o tempo que a substância necessita para passar pelo aparelho, chamado tempo de retenção, com o tempo já determinado por uma substância conhecida. Isso se aplica a técnicas nas quais todos os componentes devem passar pelo aparelho de cromatografia. Se, no entanto, a análise for interrompida após um certo tempo, a distância que o componente em questão percorreu é comparada com a distância percorrida por uma substância conhecida. Quando o tempo de retenção ou a distância percorrida pela substância a ser identificada for idêntica à da substância conhecida, há uma grande probabilidade de as substâncias serem as mesmas. A análise quantitativa é realizada utilizando-se um detector colocado ao final do sistema cromatográfico. Ele produz um sinal proporcional à quantidade ou concentração do componente que passa pelo detector. A relação entre sinal e concentração deve ser estabelecida com concentrações conhecidas do analito. Desse modo, a curva de calibração (geralmente uma linha reta) é obtida.

3.2.2.2 *Cromatografia em camada delgada (CCD) e cromatografia em papel (CP)*

A fase estacionária na CP é um papel especial; na CCD é uma camada fina sobre um suporte de uma placa de vidro ou folha metálica (em geral alumínio), com tamanho na faixa de 20 por 20 cm. O material da camada fina (com espessura de cerca de 0,25 mm) frequentemente é um pó (com partículas de tamanho aproximado de 12 μm, tamanho do poro de aproximadamente 6 nm) de celulose, óxido de alumínio ou sílica-gel. As superfícies desses materiais são relativamente polares e a fase móvel será, portanto, um líquido menos polar ou apolar. Essa combinação é a chamada técnica de fase normal. A superfície da fase estacionária pode, porém, ser modificada pela reação dos grupos OH na superfície com halógeno alquil-silanos. Por condensação (liberação de haloides de hidrogênio) a superfície é coberta com cadeias alquil e torna-se, assim, apolar. A fase móvel será, então, um líquido mais polar. Essa é a técnica de fase reversa (RP). Dependendo da extensão das cadeias alquil, são usados termos como RP8 ou RP18.

As soluções a serem analisadas (cerca de 1 μL) são aplicadas na fase estacionária, como pequenas manchas, por capilares ao longo de uma linha de partida a cerca de 1-2 cm da base. Algumas dessas soluções podem ser soluções de substâncias conhecidas. Papel, placa ou folha são então conduzidos para dentro de uma câmara que contém a fase móvel. Esta pode ser uma mistura de vários componentes. Esse sistema solvente se move através da fase móvel de camada delgada por forças capilares. Ele alcança a linha de partida com os pontos de aplicação e, então, transporta os componentes com uma velocidade que depende da afinidade relativa dos compostos individuais com a fase estacionária e móvel. Quando a frente do solvente quase alcança a extremidade superior da placa ou folha, a análise é interrompida com a remoção da fase estacionária da câmara e marcação da frente do solvente. As manchas originais terão agora se movido a uma certa distância. Se a solução incluir várias substâncias, surgirão várias manchas em uma linha vertical.

Para caracterizar uma substância específica X, é possível utilizar a distância da mancha até a linha de partida, d_x, em relação à distância percorrida pelo sistema solvente, d_s. Esse é o fator de retenção, R_f (ver Eq. 3.35):

$$R_f(X) = \frac{d_x}{d_s} \tag{3.35}$$

onde:

$R_f(X)$ é o fator de retenção de X
d_x é a distância percorrida por X
d_s é a distância percorrida pelo sistema solvente

Os valores de R_f dependem muito, é claro, da fase estacionária e da fase móvel utilizadas. Apenas de acordo com essas condições eles são característicos para um determinado composto. Os valores de R_f ficam na faixa entre 0 (a substância é absolutamente insolúvel no sistema solvente) e 1 (a substância é idealmente solúvel e não tem afinidade com a fase estacionária). Para se obter uma boa separação, as fases devem ser escolhidas de modo que os valores de R_f sejam claramente diferentes de 0 e 1. Os valores de R_f servem para análises qualitativas.

Na maioria das situações, os compostos a serem separados não serão visíveis. Em alguns casos, eles podem ser fluorescentes e observados sob uma lâmpada de luz ultravioleta. Em outros casos, uma derivatização das substâncias é necessária para se obter derivados coloridos. Isso pode ser feito borrifando uma solução reagente sobre o papel, placa ou folha seca. Um exemplo é a reação de aminoácidos com ninidrina para produzir manchas azuis (no caso da prolina e hidroxiprolina são produzidos derivados amarelos). Uma outra possibilidade é a derivatização prévia dos analitos. Os aminoácidos produzem derivados fluorescentes com cloreto de dansila, que podem ser observados após a cromatografia sob uma lâmpada ultravioleta. Obviamente, os derivados têm valores de R_f diferentes dos valores dos analitos originais.

Para análises quantitativas, a profundidade da cor das manchas pode ser medida por densitômetros. Esse método deve ser calibrado por meio das manchas obtidas com quantidades conhecidas da substância. Outra possibilidade é remover as manchas da placa e analisá-las quantitativamente por um método clássico.

3.2.2.3 Cromatografia líquida de alta eficiência (HPLC)

Esta técnica serve para a separação das misturas que são líquidas ou que podem ser dissolvidas completamente.

A fase estacionária é similar à usada na cromatografia em camada delgada. O tamanho da partícula é geralmente entre 3-10 µm. Ela é colocada em uma coluna (de vidro ou metal) com diâmetro interno de cerca de 5 mm e comprimento de 10-75 cm (normalmente cerca de 25 cm) (ver Lâminas coloridas 13 e 14). A fase móvel, que nesta técnica é chamada de eluente, é bombeada através da coluna. Devido ao tamanho pequeno das partículas da fase estacionária, é necessária alta pressão (3-40 MPa ou 30-400 bar). A solução da amostra é injetada por meio de uma válvula para dentro do fluxo de eluente. A amostra injetada deve ser uma solução limpa para evitar a obstrução do material da coluna por partículas dispersas. Ela deve, portanto, passar por um filtro de membrana antes de ser injetada.

A cromatografia líquida tem um papel importante na análise moderna dos alimentos, já que muitos compostos visados são pouco voláteis (lipídios, vitaminas, antioxidantes), logo inacessíveis pelas técnicas GC. Na HPLC atual, a alta pressão é usada para forçar o fluxo de um solvente através de uma coluna preenchida com material de adsorção. A princípio, dois sistemas diferentes podem ser caracterizados por fases estacionárias (coluna) e móveis (solvente) diferentes: a cromatografia de fase normal utiliza fases estacionárias polares (SiO_2 ou Al_2O_3) e fases móveis apolares (hexano, acetato de etila), ao passo que a cromatografia de fase reversa (RP) utiliza fases estacionárias apolares (RP-8, RP-18, RP-30) e fases móveis relativamente polares (metanol, acetonitrilo, água). Na verdade, a maioria das aplicações para componentes alimentares é realizada com sistemas RP.

O tipo de detector usado depende do analito que se pretende investigar (Fig. 3.3). Se o analito absorve luz na região de UV/vis, um detector UV ou um detector de arranjo de diodo (DAD) pode ser utilizado. Se o analito apresentar fluorescência – com ou sem derivatização – uma detecção sensível é possível por meio de um detector de fluorescência. Além disso, o detector de índice de refração (RI) é aplicável a todos os compostos que alteram o índice de refração do solvente. A sensibilidade desse detector, porém, é um tanto baixa. A HPLC é, na verdade, utilizada para a determinação de açúcares (detector de RI), conservantes (detector UV), corantes alimentares (detector UV/vis), adoçantes (detector UV) e outros aditivos alimentares não voláteis.

Métodos de cromatografia úteis para o isolamento e limpeza de proteínas são resumidos sob a designação "cromatografia líquida e rápida de proteínas" (FPLC). As seguintes técnicas especiais de FPLC são utilizadas:

- A cromatografia de exclusão molecular (SEC) é aplicada para a separação de proteínas de formato e peso molecular diferentes. Moléculas pequenas penetram nos poros de uma resina e são retidos, enquanto moléculas maiores não são retidas e são extraídas da coluna logo no início.
- A cromatografia de interação hidrofóbica (HIC) é baseada na interação hidrofóbica entre a fase estacionária e as proteínas. Geralmente, a proteína é dissolvida em um tampão contendo altas concentrações de sulfato de amônio. As proteínas são extraídas conforme ocorre redução da concentração de sal no tampão.
- A cromatografia por troca iônica (CTI) separa as proteínas com base nas diferenças entre suas cargas totais dependentes do pH. A proteína respectiva deve ter uma carga oposta àquela do grupo funcional ligado à fase estacionária. A eluição é alcançada pelo aumento da força iônica do eluente para quebrar a interação iônica.

3.2.2.4 Cromatografia iônica

A cromatografia iônica (CI) é um tipo especial de cromatografia líquida que utiliza uma coluna preenchida com um material de troca de cátion ou ânion: grupos iônicos são ligados a um material inerte, por exemplo, poliestireno, celulose ou sílica-gel (ver Lâmina colorida 15). Os grupos típicos são as carboxilas ou sulfonilas para a troca de cátions e aminas quaternárias para ânions. Analitos iônicos que passam pela coluna interagem com os grupos ligados à fase estacionária e são retidos de acordo com a força da interação eletrostática, alcançando, assim, a sepa-

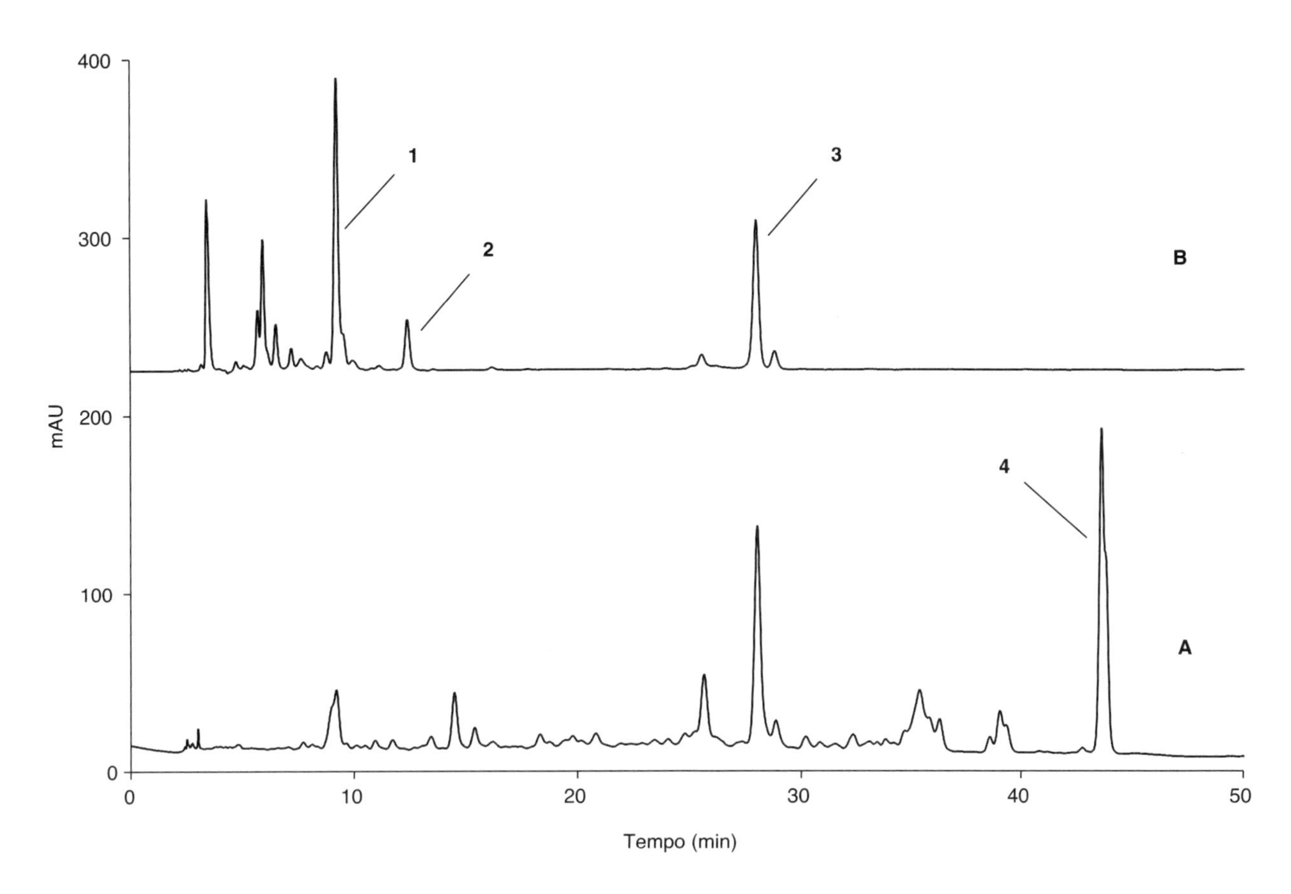

Figura 3.3 Exemplo de uma separação de fitonutrientes por HPLC. Cromatograma HPLC representativo (detector de arranjo de diodo, DAD, 450 nm) de extrato de tomate (**A**) e espinafre (**B**), usando uma coluna RP-C30 para a separação, e um gradiente consistindo em metanol, éter metílico butílico terciário e água para separação. A designação de pico dos carotenoides principais é como segue: luteína (**1**), zeaxantina (**2**), β-caroteno (**3**), licopeno (**4**).

ração dos íons. A condutividade inicial do eluente é diminuída pela neutralização com a aplicação de uma coluna supressora. A CI é usada na química dos alimentos principalmente para determinação quantitativa de íons, tais como Na^+, K^+, Mg^{2+}, Ca^{2+}, Cl^-, NO_2^-, NO_3^- ou SO_4^{2-} na água potável ou como uma etapa de limpeza eficaz na preparação da amostra.

3.2.3 Eletroforese capilar

Técnicas eletroforéticas são baseadas no fato das moléculas carregadas serem atraídas por um eletrodo de carga oposta em um campo elétrico. Os ânions (–) se movem em direção ao ânodo, enquanto os cátions (+) se movem em direção ao cátodo. Moléculas carregadas como proteínas, peptídeos, ácidos nucleicos e outros biopolímeros migram para o respectivo eletrodo e formam uma faixa que pode ser visualizada com marcação por tinturas (p. ex., Azul de Coomassie) ou íons de prata. A transferência dos princípios da separação eletroforética para a escala micro resulta no desenvolvimento da eletroforese capilar (CE), que utiliza capilares de sílica fundida – sem revestimento ou revestidos – preenchidos com uma solução tampão ou um gel apropriado e um detector adequado baseado em espectroscopia UV, fluorescência ou eletrocondutividade. Por exemplo, fragmentos de DNA podem ser separados em um tampão de borato e são detectados em 260 nm. Recentemente, moléculas neutras também puderam ser separadas por CE. A adição de um surfactante como dodecil sulfato de sódio (SDS) resulta na formação de micelas, enterrando o analito neutro hidrofóbico em seu núcleo e exibindo as moléculas de surfactante hidrofílico carregadas negativamente na superfície exterior. Essas micelas são separadas de acordo com princípios eletroforéticos. Essa técnica foi chamada de cromatografia capilar eletrocinética micelar (MECC).

3.2.4 Cromatografia gasosa e espectrometria de massa (análise estrutural e detecção)

As técnicas de cromatografia gasosa (GC) usam um gás inerte (hidrogênio, hélio, nitrogênio, argônio) para o transporte de analitos voláteis através de uma coluna, que é colocada em um forno. Tipicamente, os programas de temperatura variam de 50 a 300°C. Dois tipos de colunas são utilizados na análise de alimentos: colunas empacotadas e colunas capilares. Por causa da melhor eficiência na separação, a maior parte das aplicações utiliza, na verdade, o último sistema. A fase estacionária de uma coluna capilar comum é um filme fino polar ou apolar (0,3–2 μm) de vários materiais, espalhados sobre o lado interno de uma coluna de sílica estreita.

Foram desenvolvidos vários sistemas para detecção. O detector mais versátil é o de ionização de chama (FID), capaz de detectar todos os compostos que incluem ligações C–H ou C–C. O fluxo de gás transportador que sai da coluna é queimado em uma chama de H_2/ar. Esse processo gera elétrons, que são detectados por um eletrodo de contagem, colocado em um campo elétrico. Outro detector bastante comum é o detector de captura de elétrons (ECD), aplicado na detecção sensível de compostos que incluem halogênios, enxofre ou grupos nitro (especialmente pesticidas). O princípio de detecção é baseado na captura de elétrons emitidos a partir de uma fonte radioativa como Ni^{63} (emissor de radiação beta). Recentemente, a combinação de GC com espectrometria de massa (GC-MS) tornou-se uma ferramenta valiosa tanto para a análise estrutural quanto para a detecção seletiva de compostos. Interfaces especiais foram desenvolvidas para remover o excesso do gás portador da eluição da coluna de GC. Vários tipos de espectrômetros de massa estão disponíveis (p. ex., MS quádruplo ou MS de "tempo de voo") (ver Lâmina colorida 16). O bombardeamento dos analitos que saem da coluna de GC com elétrons (70 eV) na fonte de íons, resulta na formação de cátions radicais ($M^{+\bullet}$), que mais adiante decaem e revelam íons derivados. Esse padrão de fragmentação permite a elucidação estrutural. Selecionar uma massa definida também permite determinações quantitativas.

Uma das principais aplicações da GC na análise de alimentos é a determinação dos ácidos graxos, convertidos em ésteres metílicos de ácidos graxos (FAMEs) por hidrólise de triacilglicerídios e subsequente derivatização com BF_3/MeOH. O padrão do ácido graxo permite a identificação de gorduras e óleos, e de adulterações. Análises de pesticidas e compostos de aroma são outras aplicações ambiciosas para a GC.

3.2.5 Espectrometria de massa de razão isotópica

A espectrometria de massa de razão isotópica (IRMS) é uma técnica que mede a abundância isotópica estável relativa de um número pequeno de elementos. Visto que as amostras são queimadas em uma interface por pirólise, a IRMS analisa na verdade pequenas variações na composição isotópica de uma variedade de moléculas gasosas. Em geral, a razão de $^{13}C/^{12}C$ é medida como CO_2, $^{15}N/^{14}N$ como N_2, D/H como D_2/H_2, e $^{18}O/^{16}O$ como CO_2 ou CO. Os resultados são expressos como valores δ em relação a um material de referência disponível comercialmente (p. ex., PDB, Pee Dee Belemnita, um $CaCO_3$ fóssil). Para a determinação da razão $^{13}C/^{12}C$ é utilizada a seguinte equação:

$$\delta^{13}C_{PDB} = ((R_S/R_{SD}) - 1) \times 1000\ (‰) \quad (3.36)$$

O símbolo "R" define a respectiva razão isotópica de uma amostra desconhecida (S) e de uma amostra-padrão (SD). A IRMS pode ser usada para determinar isótopos em seu nível de abundância natural ou para detectar a razão isotópica estável de moléculas artificialmente enriquecidas em um isótopo. Essa última técnica é mais utilizada em pesquisa bioquímica.

Na química dos alimentos, a IRMS é aplicada para determinar a origem geográfica do alimento (vinho, leite, manteiga, queijo), para diferenciar compostos artificiais de naturais (sabores) ou para determinar a fonte possível de contaminações ambientais no solo e na água residual. Por exemplo, as razões isotópicas determinadas no suco de maçã podem indicar uma alteração no xarope de milho. O etanol originado a partir da cana de açúcar pode ser diferenciado do etanol sintético e do etanol europeu produzido a partir da beterraba, o que permite a verificação da procedência do rum. As razões de $^{13}C/^{12}C$, $^{15}N/^{14}N$ e outras foram usadas para indicar a origem geográfica de material biológico como marfim. Determinações de isótopos estáveis foram incorporadas recentemente em regulamentos internacionais, como nos requisitos da União Europeia para produtos alimentícios.

3.2.6 Espectroscopia de absorção atômica

A espectroscopia de absorção atômica (AAS) oferece a possibilidade de determinar traços de metais na maioria das matrizes de amostras líquidas (ver Lâmina colorida 17). A AAS baseia-se no fato de os átomos absorverem apenas radiação com energia característica. Se um elemento presente em uma amostra é vaporizado, comprimentos de onda específicos – emitidos por uma lâmpada – causam a excitação dos elétrons para um estado elevado, resultando na redução da intensidade da luz inicial. Essa redução é proporcional à concentração do elemento na amostra e é usada para determinações quantitativas. São utilizados dois tipos de lâmpadas como fonte de radiação: lâmpadas de cátodo oco (LCO) e lâmpadas de descarga sem eletrodos (EDL). Geralmente, para a determinação de cada elemento, é necessária uma outra lâmpada. Lâmpadas de cátodo oco de vários fabricantes estão disponíveis, como lâmpadas de elemento único ou múltiplo. Ambos os tipos de lâmpadas emitem linhas características das respectivas espécies atômicas. Para a determinação de metais alcalinos, não é necessária nenhuma lâmpada para a excitação dos elétrons. A atomização por chama proporciona energia suficiente para iniciar a emissão de luz visível durante o retorno dos elétrons do estado excitado para o básico. Essa é a base da fotometria de chama simples (espectroscopia de emissão atômica, AES), atualmente aplicada para a determinação de metais alcalinos (sódio: 589,6 nm e potássio: 766,5 nm) na água potável.

Para a determinação de elementos que formam hidretos facilmente (arsênico, antimônio, selênio, telúrio, estanho) foi desenvolvida a técnica de hidreto: após redução com $NaBH_4$, hidretos voláteis são purgados com um gás inerte em uma cubeta aquecida e analisados com base nos princípios da AAS. Devido à alta pressão de seu vapor, o mercúrio é o único elemento detectável em sua forma metálica.

3.2.7 "Métodos hifenados"

A combinação de duas ou mais técnicas analíticas, separadas por meio de interfaces apropriadas, cria métodos hifenados, tais como GC-MS (cromatografia gasosa e espectrometria de massas), LC-MS (cromatografia líquida e espectrometria de massas), LC-IR (cromatografia líquida e espectroscopia de infravermelho) e LC-NMR (cromatografia líquida e espectroscopia de ressonância magnética nuclear). O objetivo da combinação é a necessidade de uma detecção não ambígua dos compostos separados por cada uma das técnicas cromatográficas. Além disso, é possível determinar informações adicionais sobre um analito. Atualmente, a GC-MS é a técnica mais popular entre os métodos hifenados, já que combina a eficiência da separação da GC com o alto grau de informação estrutural proporcionado pela MS. O uso da MS como um detector de GC oferece a vantagem do uso de compostos de marcação por isótopos como padrões internos, um método que facilita a análise moderna de diluição isotópica. GC-MS e LC-MS são técnicas indispensáveis para a determinação de contaminações ambientais ou por pesticidas (PCBs, PAKs) em matrizes complexas.

3.2.8 Ressonância magnética nuclear (NMR) (análise estrutural, estado da água e gorduras)

Os núcleos de hidrogênio dos compostos contidos em uma amostra têm um *spin* nuclear. Colocados em um campo magnético, eles iniciam um movimento de precessão ao redor do eixo do campo, na chamada frequência de Larmor, que depende da natureza do núcleo e que é proporcional à força do campo magnético. Esses *spins* podem ser excitados e sincronizados com o uso de um pulso de radiofrequência forte e curto, resultando em um campo magnético oscilante que induz uma tensão alternada, o sinal NMR (ressonância magnética nuclear). A magnitude dessas oscilações, proporcional ao número de átomos de hidrogênio na amostra, pode ser medida. Após desligar o pulso de radiofrequência de alinhamento, observa-se uma relaxação conforme os *spins* nucleares voltam ao seu estado original, resultando numa queda do sinal NMR. A taxa dessa queda depende muito do que cerca os átomos de hidrogênio. Em um ambiente sólido, as oscilações são fortemente amortecidas, e a queda é muito rápida. Após cerca de 70 µs, o sinal NMR desaparece. Em um ambiente líquido, porém, a amplitude do sinal NMR pode ainda ter 99% de seu valor original nesse momento. Isso permite fazer a distinção entre sólidos, óleos e água com base nos tempos diferentes de queda, bem como medir a quantidade desses diferentes componentes na amostra (ver Lâmina colorida 18).

A presença de água nas amostras de alimentos não é determinada como tal, mas como átomos de hidrogênio em um determinado ambiente. A água livre é facilmente detectada, ao passo que a água fortemente ligada não entra nessa categoria. Como podem ocorrer todos os estados transitórios, a calibragem específica por produto torna-se necessária para relacionar os resultados de NMR com aqueles de um método de referência. Por razões práticas, o teor de água deve ser abaixo de 15%, devido ao longo tempo de relaxação dos núcleos de hidrogênio na água livre.

Também foram desenvolvidos espectrômetros NMR unilaterais. Eles não usam campos magnéticos homogêneos e são colocados diretamente sobre a amostra (grande).

3.2.9 Imunoensaios e técnicas de ELISA

Métodos imunoquímicos são baseados na ligação não covalente de um antígeno com um anticorpo. Anticorpos (imunoglobulinas) são produzidos comercialmente em organismos vivos (ratos, coelhos, cavalos, cabras) para combater uma molécula estranha (o analito, quimicamente ligado a uma proteína), que é injetada no músculo. O anticorpo no plasma bruto, ou o anticorpo isolado, irá reconhecer o analito e pode ser usado como um detector bastante específico para o respectivo analito.

Devido aos diferentes princípios de detecção, vários sistemas imunoquímicos podem ser distinguidos: imunoensaios de fluorescência (FIA), radioimunoensaios (RIA) e imunoensaios enzimáticos (EIA). Nos sistemas anteriores, moléculas radiomarcadas eram usadas para detectar o complexo antígeno-anticorpo (radioimunoensaio). No entanto, a exposição a marcadores radioativos interfere negativamente nesse sistema. No competitivo ELISA (ensaio imunoabsorvente ligado à enzima), os anticorpos são imobilizados em um portador sólido. Em uma segunda etapa, são adicionados antígenos ligados a enzimas e antígenos livres de uma amostra. Os antígenos livres e os ligados às enzimas competem por pontos de ligação livres. Quanto maior a concentração de antígenos na amostra, menos antígenos ligados a enzimas conseguem se conectar aos anticorpos presos no portador. A quantificação é baseada em uma reação enzimática subsequente (p. ex., peroxidase do rábano silvestre, fosfatase alcalina), onde apenas o complexo enzimático antígeno-anticorpo ligado converte o substrato adicionado em um corante, que é medido fotometricamente.

Inúmeras variantes do ELISA foram desenvolvidas e são aplicadas na análise de alimentos. Técnicas imunoquímicas são usadas atualmente para detectar traços de proteínas de nozes não identificadas na embalagem dos alimentos. Devido à presença de proteínas estranhas, adulterações nos alimentos podem ser identificadas de modo qualitativo e quantitativo (p. ex., proteínas de leite bovino em queijo de leite de cabra). Além disso, kits prontos para uso, para a detecção de aflatoxinas, pesticidas (atrazina) e vitaminas (ácido fólico) estão disponíveis no mercado.

3.2.10 Análise térmica (calorimetria de bomba, calorimetria diferencial de varredura)

A energia total do alimento pode ser determinada de dois modos diferentes. O primeiro é pelo cálculo matemático da energia, com base na análise quantitativa dos principais componentes do alimento (gordura, proteína, carboidratos, ácidos orgânicos, etanol). O segundo proporciona um método direto para determinar experimentalmente a energia total: uma fração do alimento é oxidada (queimada) em um tubo de metal vedável, ou em uma chamada bomba calorimétrica (ver Lâmina colorida 19), sob alta pressão de oxigênio, resultando na formação de dióxido de carbono, água e outros gases de baixo peso molecular. O aumento na temperatura da água ao redor do tubo é usado para calcular a energia total (calorimetria de bomba). No entanto, esse método pode oxidar os componentes dos alimentos que não estejam biodisponíveis durante a digestão humana (p. ex., fibras). Logo, deve-se distinguir entre o poder calorífico bruto ou físico e o poder calorífico fisiológico do alimento. Consequentemente, esse método não é aceito em todos os países.

Técnicas diferentes de calorimetria de bomba são comuns, como os métodos isotérmico e adiabático. Foi desenvolvida uma técnica especial que funciona sem água ao redor. É o chamado método isoperibólico (ou "duplo seco") (ver Lâmina colorida 19).

A calorimetria diferencial de varredura (DSC) mede a diferença entre o poder de aquecimento necessário para aquecer uma amostra de alimento e um composto de referência em um forno, enquanto as temperaturas de ambos são mantidas idênticas. A temperatura é alterada continuamente e mede-se o efeito do calor. Para conseguir uma temperatura igual são necessários dois aquecedores. Um dos usos mais frequentes da DSC é a análise de pureza de produtos farmacêuticos. Por causa das temperaturas diferentes de transição ou fusão, a DSC é usada para caracterizar misturas de resíduos de plástico. Esse método também serve para medir temperaturas e energias de transição entre estados diferentes, por exemplo, estados de agregação, formas cristalinas, hidratos diferentes, transição vítrea, descarboxilação ou outras reações de degradação.

A técnica pode ser combinada com medições de massa (análise termogravimétrica, TGA) e também espectroscopia de massa (TGA/MS).

3.2.11 Método de combustão para nitrogênio (Dumas)

A determinação da concentração de nitrogênio permite o cálculo do teor de proteína no alimento. O método de Dumas é baseado na determinação do nitrogênio gerado pela combustão em alta temperatura de compostos alimentícios contendo nitrogênio. A amostra toda é queimada em um vapor de oxigênio a 900°C, produzindo óxidos de nitrogênio (NO_x), água, dióxido de enxofre e dióxido de carbono. O hélio é usado como um gás carreador para transportar todos os produtos da combustão. Os óxidos de nitrogênio são detectados por um detector de condutividade térmica após a redução para nitrogênio em um catalisador de cobre aquecido. Coprodutos da combustão são removidos por adsorção. Atualmente, estão disponíveis vários sistemas automáticos. Acredita-se que o método substitui o tradicional método de Kjeldahl para determinação de proteína, e já é utilizado para a determinação de nitrogênio em ração animal.

Referências bibliográficas e sugestões de leitura

Baltes, W. (ed.) (1990) *Rapid Methods for Food and Food Raw Material*. Behr 's, Hamburg.

Barker, P.J. (1990) Low-resolution NMR. In: *Rapid Methods for Food and Food Raw Material* (ed. W. Baltes). Behr 's, Hamburg.

Burns, D.A. and Ciurczak, E.W. (eds) (1992) *Handbook of Near-Infrared Analysis*. Marcel Dekker, New York.

Engelhardt, H. (ed.) (1986) *Practice of High Performance Liquid Chromatography, Applications, Equipment and Quantitative Analysis*. Springer, Berlin.

Field, L.D. (1989) *Analytical NMR*. John Wiley, New York.

Fried, B. and Sherma, J. (1999) *Thin-Layer Chromatography*, 4th edn. Marcel Dekker, New York.

Fritz, J.S. and Gjerde, D.T. (2000) *Ion Chromatography*. Wiley-VCH, Weinheim.

Fung, D.Y.C. and Matthews, R.F. (1991) *Instrumental Methods for Quality Assurance in Foods*. Marcel Dekker, New York.

Goldsby, R.A., Kindt, T.J., Osborne, B.A. and Kuby, J. (2004) *Immunology*. W.H. Freeman, New York.

Gordon, M.H. (ed.) (1990) *Principles and Applications of Gas Chromatography in Food Analysis*. Ellis Horwood, New York.

Gruenwedel, D.W. and Whitaker, J.R. (1984–1987) *Food Analysis, Principles and Techniques* (8 volumes). Marcel Dekker, New York.

Grünke, S. and Wünsch, G. (2000) Kinetics and stoichiometry in the Karl Fischer solution. *Fresenius' Journal of Analytical Chemistry*, **368**, 139–47.

Guthausen, G., Todt, H., Burk, W., Schmalbein, D., Guthausen, A. and Kamlowski, A. (2006a) Singlesided NMR in foods. In: *Modern Magnetic Resonance* (ed. G.A. Webb), pp. 1873–5. Springer, Berlin.

Guthausen, G., Todt, H., Burk, W., Schmalbein, D. and Kamlowski, A. (2006b) Time-domain NMR in quality control: more advanced methods. In: *Modern Magnetic Resonance* (ed. G.A. Webb), pp. 1713–16. Springer, Berlin.

Handley, A.J. and Adland, E.R. (2001) *Gas Chromatographic Techniques and Applications*. Sheffield Academic Press, Sheffield.

Hauschild, T. (2005) Density and moisture measurements using microwave resonators. In: *Electromagnetic Aquametry, Electromagnetic Wave Interaction with Water and Moist Substances* (ed. K. Kupfer). Springer, Heidelberg.

Heinze, P. and Isengard, H.-D. (2001) Determination of the water content in different sugar syrups by halogen drying. *Food Control*, **12**, 483–6.

Hirschfeld, T.B. and Stark, E.W. (1984) *Near Infrared Analysis of Foodstuffs – Analysis of Food and Beverages*. Academic Press, New York.

International Union of Biochemistry and Molecular Biology (IUBMB) (1992) *Enzyme Nomenclature 1992*. Academic Press, New York.

Isengard, H.-D. (1995) Rapid water determination in foodstuffs. *Trends in Food Science and Technology*, **6**, 155–62.

Isengard, H.-D. (2001) Water content, one of the most important properties of food. *Food Control*, **12**, 395–400.

Isengard, H.-D. (2008) Water determination – scientific and economic dimensions. *Food Chemistry*, **106**, 1379–84.

Isengard, H.-D. (2008) The influence of reference methods on the calibration of indirect methods. In: *Nondestructive Testing of Food Quality* (eds J. Irudayaraj and C. Reh), pp. 33–43. Blackwell Publishing, Oxford, and the Institute of Food Technologists (IFT Press), Ames, Iowa.

Isengard, H.-D. and Färber, J.-M. (1999) Hidden parameters of infrared drying for determining low water contents in instant powders. *Talanta*, **50**, 239–46.

Isengard, H.-D. and Heinze, P. (2003) Determination of total water and surface water in sugars. *Food Chemistry*, **82**, 169–72.

Isengard, H.-D. and Nowotny, M. (1991) Dispergierung als Vorbereitung für die Karl-Fischer-Titration. *Deutsche Lebensmittel-Rundschau*, **87**, 176–80.

Isengard, H.-D. and Präger, H. (2003) Water determination in products with high sugar content by infrared drying. *Food Chemistry*, **82**, 161–7.

Isengard, H.-D. and Schmitt, K. (1995) Karl Fischer titration at elevated temperatures. *Mikrochimica Acta*, **120**, 329–37.

Isengard, H.-D. and Striffler, U. (1992) Karl Fischer titration in boiling methanol. *Fresenius' Journal of Analytical Chemistry*, **342**, 287–91.

Isengard, H.-D. and Walter, M. (1998) Can the true water content in dairy products be determined accurately by microwave drying? *Zeitschrift für LebensmittelUntersuchung und -Forschung*, **207**, 377–80.

Isengard, H.-D., Kling, R. and Reh, C.T. (2006) Proposal of a new reference method to determine the water content of dried dairy products. *Food Chemistry*, **96**, 418–22.

James, C.S. (1995) *Analytical Chemistry of Foods*. Chapman & Hall, Glasgow.

Kellner, R., Mermet, J.-M., Otto, M. and Widmer, H.M. (1998) *Analytical Chemistry*. Wiley-VCH, Weinheim.

Ko¨stler, M. and Isengard, H.-D. (2001) Quality control of raw materials using NIR spectroscopy in the food industry. *G.I.T. Laboratory Journal*, **5**, 162–4.

Kraszewski, A. (1980) Microwave aquametry. *Journal of Microwave Power*, **15**, 207–310.

Kress-Rogers, E. and Kent, M. (1987) Microwave measurement of powder moisture and density. *Journal of Food Engineering*, **6**, 345–76.

Lough, W.J. and Wainer, I.W. (1995) *High Performance Liquid Chromatography, Fundamental Principles and Practice*. Blackie Academic & Professional, Glasgow.

Matissek, R. and Wittkowski, R. (eds) (1992) *High Performance Liquid Chromatography in Food Control and Research*. Behr 's, Hamburg.

Matissek, R., Schnepel, F.-M. and Steiner, G. (2006) *Lebensmittelanalytik*, 3rd edn. Springer, Berlin.

Meyer, W. and Schilz, W. (1980) A microwave method for density-independent determination of moisture content of solids. *Journal of Physics D: Applied Physics*, **13**, 1823–30.

Nielsen, S.S. (1998) *Food Analysis*, 2nd edn. Aspen, Gaithersburg, Maryland.

Osborne, B.G. and Fearn, T. (1988) *Near Infrared Spectroscopy in Food Analysis*. Longman Scientific & Technical, New York.

Paré, J.R.C. and Bélanger, J.M.R. (eds) (1997) *Instrumental Methods in Food Analysis*. Elsevier, Amsterdam.

Pomeranz, Y. and Meloan, C.E. (1994) *Food Analysis, Theory and Practice*, 3rd edn. Chapman & Hall, New York.

Rückold, S., Grobecker, K.H. and Isengard, H.-D. (2000) Determination of the contents of water and moisture in milk powder. *Fresenius' Journal of Analytical Chemistry*, **368**, 522–7.

Rückold, S., Grobecker, K.H. and Isengard, H.-D. (2001a) Water as a source of errors in reference materials. *Fresenius' Journal of Analytical Chemistry*, **370**, 189–93.

Rückold, S., Grobecker, K.H. and Isengard, H.-D. (2001b) The effects of drying on biological matrices and the consequences for reference materials. *Food Control*, **12**, 401–407.

Rückold, S., Isengard, H.-D., Hanss, J. and Grobecker, K.H. (2003) The energy of interaction between water and surfaces of biological reference materials. *Food Chemistry*, **82**, 51–9.

Rudi, T., Guthausen, G., Burk, W., Reh, C.T. and Isengard, H.-D. (2008) Simultaneous determination of fat and water content in caramel using time-domain NMR. *Food Chemistry*, **106**, 1379–84.

Sandra, P. and Bicchi, C. (eds) (1987) *Capillary Gas Chromatography in Essential Oil Analysis*. Dr. Alfred Huethig, Heidelberg.

Schmitt, K. and Isengard, H.-D. (1998) Karl Fischer titration – a method for determining the true water content of cereals. *Fresenius Journal of Analytical Chemistry*, **360**, 465–9.

Scholz, E. (1984) *Karl Fischer Titration*. Springer, Berlin. Schwedt, G. (2007) *Taschenatlas der Analytik*, 3rd edn. Wiley-VCH, Weinheim.

Sherma, J. and Fried, B. (eds) (2003) *Handbook of Thin-Layer Chromatography*, 3rd edn. Marcel Dekker, New York.

Skoog, D.A., West, D.M. , Holler, F.J. and Crouch, S.R. (2000) *Analytical Chemistry, an Introduction*, 7th edn. Saunders College Publishing, Philadelphia. Tanai, T. (1999) *HPLC, a Practical Guide*. The Royal Society of Chemistry, Cambridge.

Todt, H., Guthausen, G., Burk, W., Schmalbein, D., and Kamlowski, A. (2006) *Time-Domain NMR in Quality Control: Standard Applications in Food*. Springer Netherlands, Dordrecht.

Todt, H., Burk, W., Guthausen, G., Guthausen, A., Kamlowski, A. and Schmalbein, D. (2001) Quality control with time-domain NMR. *European Journal of Lipid Science and Technology*, **103**, 835–40.

Weaver, C.M. and Daniel, J.R. (2003) *The Food Chemistry Laboratory, a Manual for Experimental Foods, Dietetics, and Food Scientists*. CRC Press, Boca Raton.

Weston, A. and Brown, P.R. (1997) *HPLC and CE, Principles and Practice*. Academic Press, San Diego.

Wrolstad, R.E., Acree, T.E., Decker, E.A., *et al.* (2005) *Handbook of Food Analytical Chemistry – Water, Proteins, Enzymes, Lipids, and Carbohydrates*. John Wiley, Hoboken, New Jersey

Yazgan, S., Bernreuther, A., Ulberth, F. and Isengard, H.-D. (2006) Water – an important parameter for the preparation and proper use of certified reference materials. *Food Chemistry*, **96**, 411–17.

4 Bioquímica de alimentos

Brian C. Bryksa e Rickey Y. Yada

Pontos-chave

- Este capítulo foca em conceitos bioquímicos básicos relevantes para os alimentos em seis categorias principais: carboidratos, proteínas, lipídios, ácidos nucleicos, enzimas, processamento e armazenagem de alimentos.
- Além do poder adoçante, os carboidratos são importantes em processos como geleificação, emulsificação, encapsulamento e ligação de sabor, coloração e produção de sabor por meio de reações de escurecimento, controle da umidade e atividade da água.
- A informação genética codificada pelo DNA tem como finalidade única a construção de proteínas, que são de dois tipos: proteínas globulares e fibrosas.
- As proteínas globulares incluem enzimas, proteínas de transporte e receptoras, ao passo que as proteínas estruturais e de motilidade (músculo) são fibrosas.
- Os triglicerídios incluem 98% dos lipídios dos alimentos, desempenhando um papel crítico como fonte de energia, bem como contribuindo para a sensação de saciedade na boca.
- O advento da engenharia e da identificação genética permitiu o desenvolvimento de características específicas no alimento, assim como a verificação de autenticidade.
- O processamento e a armazenagem dos alimentos servem para proporcionar ou conservar propriedades como cor, textura, sabor e valor nutricional, bem como para estabelecer barreiras de segurança microbianas e químicas, e para ampliar a estabilidade.

4.1 Introdução

Por sua natureza, a Ciência de Alimentos é uma área interdisciplinar que requer conhecimentos de microbiologia, química, biologia, bioquímica e engenharia, pois todas mantêm uma relação direta com os sistemas alimentares. Ainda que se espere que as excitantes e sedutoras áreas de desenvolvimento de produto e análise sensorial sejam as mais cobiçadas pelos estudantes de Ciência de Alimentos, uma compreensão dos processos bioquímicos fundamenta a habilidade de controlar muitos aspectos referentes a características e estabilidades dos alimentos. Este capítulo concentra-se nos componentes fundamentais que formam a maioria dos alimentos, e nos princípios básicos ou processos bioquímicos pertinentes a eles. Como vários livros já foram escritos sobre Bioquímica de Alimentos, este capítulo pretende apresentar uma compilação resumida dos conceitos bioquímicos básicos relevantes aos alimentos, reunidos em seis categorias principais: carboidratos, proteínas, lipídios, ácidos nucleicos, enzimas, e processamento e armazenagem de alimentos.

4.2 Carboidratos

Os carboidratos representam uma das quatro principais classes de biomoléculas e compõem a maioria das massas orgânicas do planeta. O termo carboidrato significa literalmente 'hidrato de carbono', o que se reflete na unidade formadora básica dos carboidratos simples, isto é, $(CH_2O)_n$. Seus importantes papéis biológicos são: armazenamento de energia (p. ex. amido vegetal, glicogênio animal), transmissão de energia (p. ex., ATP, vários intermediários metabólicos), formação de componentes estruturais (p. ex., celulose vegetal, quitina artrópode) e comunicação intra e extracelular (p. ex., ligação esperma-óvulo, reconhecimento do sistema imunológico). Essenciais para a indústria alimentícia, os carboidratos correspondem a três quartos do peso seco de todas as plantas terrestres e algas marinhas, servindo, portanto, como fonte primária de energia nutritiva de alimentos como grãos, frutas e vegetais, e como ingrediente importante de muitos alimentos formulados ou processados. Além de agentes adoçantes, os carboidratos estão envolvidos em funções como geleificação e emulsificação; encapsulamento, ligação, coloração e produção de sabor por meio de reações de escurecimento, além do controle da umidade e da atividade da água.

4.2.1 Nomenclatura e estruturas

A unidade básica de um carboidrato é chamada de *monossacarídeo*. Dois monossacarídeos ligados são chamados *dissacarídeos*; três são chamados *trissacarídeos*, e assim por diante. Dois a dez monossacarídeos em cadeia são coletivamente conhecidos como *oligossacarídeos*, ao passo que dez ou mais são chamados *polissacarídeos*.

Os carboidratos mais simples, os monossacarídeos, são aldeídos ou cetonas com dois ou mais grupos hidroxila (-OH) e pelo menos três carbonos (*trioses*). As duas trioses de carboidrato são o gliceraldeído (uma *aldose*) e a di-hidroxiacetona (uma *cetose*). O termo aldose indica a presença de um grupo aldeído, ao passo que cetose indica a inclusão de um grupo cetona (ver Fig. 4.1).

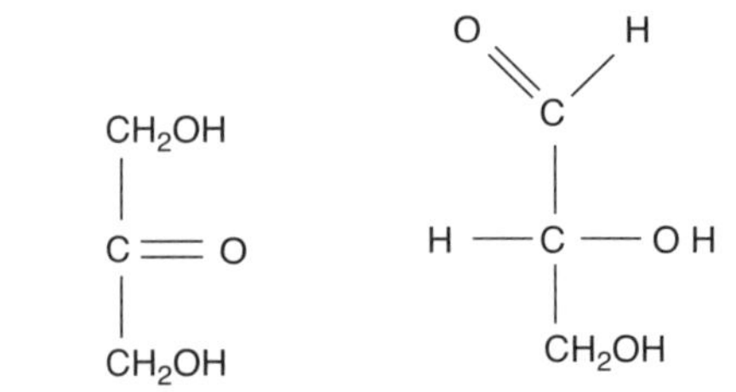

Na nomenclatura, os carbonos são numerados a partir da presença de carbono da carbonila. O gliceraldeído contém um carbono assimétrico; logo, ambos os *estereoisômeros* D e L existem para esse bloco formador de carboidrato, com D e L se referindo à configuração do carbono assimétrico mais distante do grupo carbonila (cetona ou aldeído). As formas

Di-hidroxiacetona D-gliceraldeído

Figura 4.1 As estruturas da di-hidroxiacetona e do D-gliceraldeído.

D e L de gliceraldeído são chamadas de *enantiômeros* – imagens em espelho uma da outra. Açúcares com configuração diferente em um único carbono assimétrico, como a D-manose e D-glicose, são chamados *epímeros* (Fig. 4.2).

Os monossacarídeos comumente relacionados a alimentos – glicose, manose e galactose – são aldoses, pois contêm um grupo aldeído, ao passo que a frutose é uma cetose que contém um grupo cetona. A Figura 4.2 mostra estruturas de cadeia aberta; no entanto, açúcares em solução, como a glicose e a frutose, existem como estruturas em anel fechado. Açúcares aldoses, como a glicose, formam por ciclização um anel de seis lados chamado piranose, um termo que faz referência à sua similaridade estrutural a um pirano. Os açúcares cetoses, como

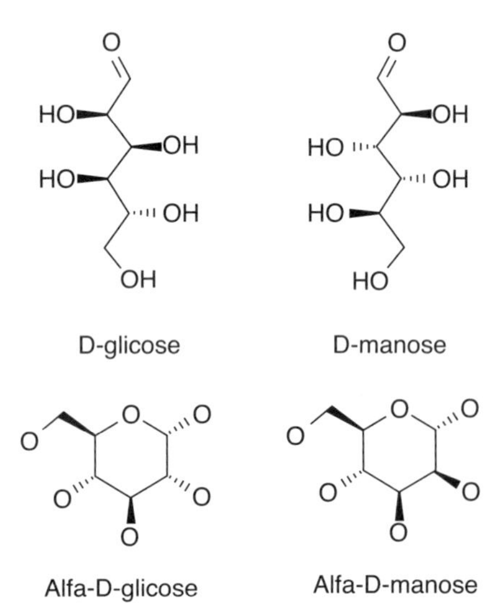

Figura 4.2 As estruturas de D-glicose e de D-manose, epímeros um do outro. As estruturas de açúcar lineares (no alto) são mostradas de modo a destacar que a glicose e a manose são praticamente imagens em espelho. Observe, porém, que os dois açúcares têm configurações opostas no centro assimétrico C2.

a frutose, formam por ciclização *furanoses*, anéis de cinco lados estruturalmente relacionados ao *furano* (Fig. 4.3).

O aldeído de uma aldose pode reagir com um álcool para formar um *hemiacetal*. Os resultados da ciclização de tais reações ocorrem de forma intramolecular. De forma similar, a cetona de uma cetose também pode reagir com um álcool para formar um hemiacetal.

Com a formação de uma estrutura cíclica, pentoses e hexoses contêm um carbono assimétrico adicional. Na glicose, o carbono da carbonila da cadeia aberta C-1 torna-se um carbono assimétrico na configuração em anel, permitindo, assim, duas formas estruturais distintas chamadas anômeros; α- e β-glicopiranose. As convenções α e β referem-se à configuração do grupo hidroxila ligado ao carbono da carbonila, onde α indica que a hidroxila está abaixo do plano da estrutura em anel e β indica que ela está acima do plano de anel, respectivamente demonstrados como 'para baixo' e 'para cima'.

Ao carbono da carbonila é designado o átomo de carbono anomérico correspondente ao C-1 na glicose e C-2 na frutose. A interconversão entre as formas α e β ocorre por um processo conhecido como *mutarrotação*. A troca entre os anômeros ocorre por meio da forma de cadeia aberta. Como exemplo, sabe-se que 100% de β-D-glicose, ou 100% de α-D-glicose, dissolvidos em água, entrarão em equilíbrio após poucas horas como 36% de α-D-glicose, 64% de β-D-glicose, e bem menos que 1% como cadeia aberta. Tais mudanças podem ser detectadas pela medição de alterações na absorção de luz polarizada opticamente.

As estruturas de carboidratos contêm vários grupos hidroxila (-OH) em cada molécula, característica estrutural que confere alta capacidade de ligação de hidrogênio. Isso, por sua vez, torna os carboidratos bastante hidrofílicos, propriedade que permite a eles servirem como meio de controle de umidade nos alimentos. A habilidade de uma substância de ligar água é chamada de *umectância*, uma das propriedades mais importantes dos carboidratos nos alimentos. Algumas vezes é desejável controlar a habilidade da água de entrar e sair dos alimentos. Por exemplo, para evitar que glacês ou coberturas fiquem grudentos é necessário limitar a entrada de água. A maltose e a lactose (discutidas abaixo) têm baixa umectância, logo, possibilitam o sabor doce, bem como a textura desejada. Açúcares higroscópicos como xarope de milho e açúcar invertido (discutidos a seguir) são mais adequados para o uso em alimentos nos quais a perda de água deve ser evitada, por exemplo, em produtos assados. Além da presença de grupos hidroxila, a umectância também depende da estrutura geral dos carboidratos. A glicose e a frutose contêm o mesmo número de unidades de hidroxila, no entanto, a frutose liga mais água do que a glicose.

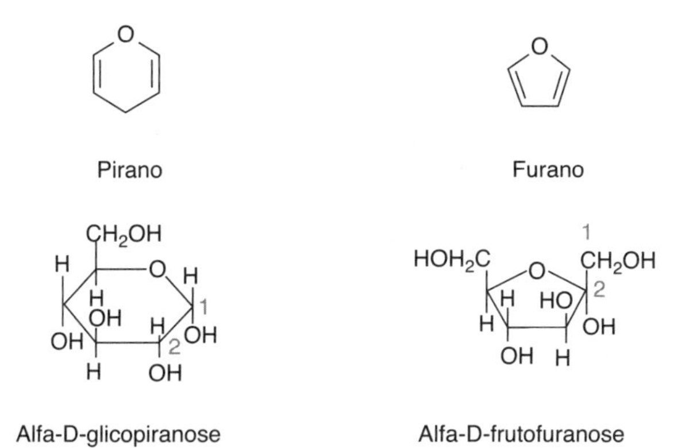

Figura 4.3 As estruturas em anel de cinco e seis lados de furanoses e piranoses, respectivamente, representadas aqui pela frutose e pela glicose.

4.2.2 Derivados de açúcar–glicosídeos

A maioria das reações químicas dos carboidratos ocorre por meio de seus grupos carbonila e hidroxila. Sob condições acídicas, o carbono da carbonila de um açúcar pode reagir com a hidroxila de um álcool, como o metanol (álcool de madeira), para formar α- e β-glicopiranosídio (ver a seguir). No caso do metanol (CH_3-OH), o grupo R (grupo metila, CH_3^-) é referido como uma *aglicona*. Tais ligações carbono, da carbonila-oxigênio, são chamadas de ligações *O*-glicosídicas. Os resíduos individuais de açúcar de polissacarídeos tais como amido e glicogênio são unidos por *ligações O-glicosídicas* entre o carbono da carbonila de um açúcar e o álcool de outro.

Dois outros exemplos importantes de ligações glicosídicas são aqueles observados entre grupos carbonila do açúcar e aminas (p. ex., os blocos formadores de DNA e RNA), bem como as ligações carbonila do açúcar e fosfato (p. ex., intermediários metabólicos fosforilados). Uma ligação glicosídica entre um carbono da carbonila e o nitrogênio de um grupo amina (R-NH) é chamada ligação N-glicosídica, e o composto é um aminoglicosídeo (Fig. 4.4). Similarmente, reações de carbonos da carbonila com tióis (R-SH) produzem tioglicosídeos.

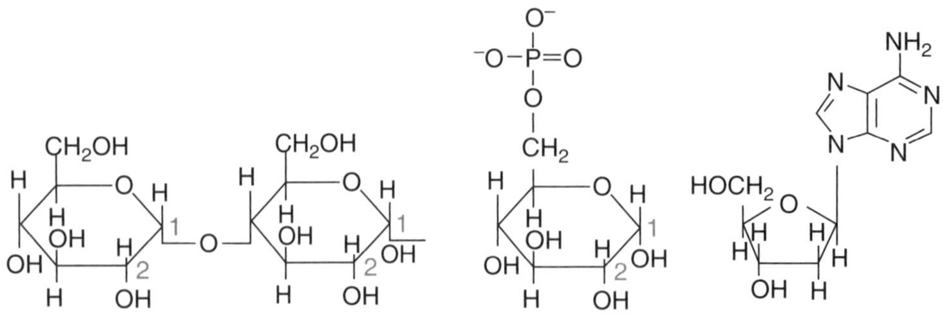

Figura 4.4 À esquerda está a estrutura da maltose, duas unidades de glicose unidas por uma ligação α-1,4-glicosídica, um tipo de ligação *O*-glicosídica. No meio está outro exemplo de uma ligação *O*-glicosídica, a ligação entre o C6 da glicose e o fosfato inorgânico na glicose 6-fosfato. À direita está a desoxiadenosina, um componente do DNA que contém uma ligação N-glicosídica entre a desoxirribofuranose e a base adenina.

4.2.3 Dissacarídeos dos alimentos

Os carboidratos encontrados nos alimentos sacarose, lactose e maltose são todos dissacarídeos, logo consistem de dois monossacarídeos unidos por ligações *O*-glicosídicas. Esses açúcares comuns são os três principais dissacarídeos da indústria alimentícia. Ainda que a sacarose seja extremamente importante do ponto de vista econômico para uso direto como agente adoçante e, indiretamente, como fonte de carbono em fermentações, ela somente é encontrada em baixas concentrações na maior parte do reino vegetal, com exceção da cana de açúcar e da beterraba, as principais fontes de sacarose para a indústria alimentícia. A sacarose é composta por uma glicose e uma frutose unidas entre a glicose C1 e a frutose C2. A ligação glicosil é a para a glicose e β para a frutose, logo, é escrita como a-glicopiranosil-(1-2)-β-frutofuranosídeo. Diferente da maioria das moléculas de carboidrato, a configuração da ligação α para β da sacarose possui ambos os carbonos da carbonila envolvidos na ligação glicosil. Normalmente, aldeídos e cetonas podem agir como agentes redutores, portanto, a sacarose é um *açúcar não redutor*, já que a sacarose não contém aldeídos livres. A enzima responsável por catalisar a hidrólise da sacarose para glicose e frutose é a *sacarase*. A sacarose tratada com sacarase é chamada algumas vezes de açúcar invertido, já que os produtos têm uma atividade óptica oposta, ou invertida. Por essa razão a sacarase também é chamada de *invertase*.

O dissacarídeo lactose é formado por galactose e glicose unidas por uma ligação β-1,4-glicosídica. Geralmente referida como açúcar do leite, seu nome completo é β-galactopiranosil-(1-4)-α-glicopiranose, e a presença de um grupo hemiacetal livre, isto é, não parte de uma ligação glicosil, no C1 da metade glicose, a torna um açúcar redutor. A lactose é a principal fonte de carboidratos de mamíferos bebês e é particularmente importante entre os dissacarídeos em relação à sua hidrólise. A lactose é hidrolisada pela lactase nos mamíferos e pela β-galactosidase nas bactérias. Todos os mamíferos jovens, normais, produzem lactase para a digestão do açúcar do leite, no entanto, a maioria dos seres humanos perde a capacidade de produzir lactase na idade adulta. Todos os laticínios que contêm leite ou ingredientes do leite contêm lactose, a menos que ela tenha sido consumida por lactase, adicionada para esse fim em laticínios não fermentados, ou por bactérias de ácido láctico durante a fermentação. Leites com valor agregado, que tiveram a maior parte de sua lactose hidrolisada por tratamento com lactase, estão amplamente disponíveis no mercado. Além disso, laticínios fermentados como iogurtes e queijos contêm menos lactose pós-fermentação comparados com os materiais de partida, já que a lactose é convertida em ácido láctico pelas bactérias. Queijo cheddar envelhecido, por exemplo, não contém praticamente nenhuma lactose remanescente. A deficiência de lactase nos seres humanos resulta na intolerância à lactose, uma condição clínica importante em sociedades que consomem grandes quantidades de laticínios. Normalmente, a lactose seria digerida em glicose e galactose pela lactase no intestino delgado, onde os açúcares são quebrados em monossacarídeos, os únicos açúcares que são absorvidos. Um acúmulo de açúcar no intestino delgado causa um influxo de fluido devido ao aumento da osmolaridade (Lomer et al., 2008). Quando o açúcar, incluindo a lactose, alcança a parte inferior do tubo digestivo, ele é anaerobicamente fermentado por bactérias, produzindo gases e ácidos de cadeia curta, que acabam irritando a superfície intestinal. O resultado inclui quadros como inchaço intestinal, cólicas e diarreias, proporcional ao nível de deficiência de lactase ou à quantidade de lactose ingerida. Em relação à saúde, tais condições são prejudiciais quanto à eficiência da absorção de nutrientes e hidratação. Acredita-se que os seres humanos tenham desenvolvido a habilidade de digerir a lactose durante a idade adulta há centenas de anos desde o início das práticas da indústria de laticínios.

A maltose é composta simplesmente por duas unidades de glicose, unidas por uma ligação a-1,4 glicosídica. A maltose é derivada do amido pelo tratamento com β-amilase que libera unidades de maltose do terminal não redutor (C4-presente) da cadeia poliglicose. Conforme a β-amilase libera a maltose, o doce da mistura de reação aumenta, ainda que a maltose tenha aplicações limitadas como adoçante em alimentos. O termo malte, no contexto da fabricação de cerveja, deriva da cevada ou outros grãos mergulhados na água. Com a germinação, β-amilase é produzida, resultando na hidrólise do amido para maltose. A maltose em si é um açúcar redutor, devido ao grupo hemiacetal livre, e com a liberação pela β-amilase ela pode ser ainda mais hidrolisada pela α-amilase, produzindo glicose livre.

4.2.4 Reações de escurecimento dos carboidratos

Com frequência, os alimentos são afetados por reações de escurecimento, algumas vezes prejudiciais e outras vezes com o propósito de conferir um sabor específico e/ou a cor desejada. Em geral, essas reações podem ser classificadas em três categorias: escurecimento oxidativo/enzimático, caramelização e escurecimento não oxidativo/não enzimático/ de Maillard. O *escurecimento oxidativo*, ou escurecimento enzimático, será abordado na Seção 4.3.8. Os últimos dois tipos de escurecimento envolvem reações de carboidratos.

A *caramelização* envolve um grupo complexo de reações resultantes do aquecimento direto dos carboidratos, em particular açúcares e xaropes de açúcar. As reações de desidratação resultam essencialmente na formação de ligações duplas que absorvem comprimentos de onda de luz diferentes. Além disso, mudanças anoméricas, alterações no tamanho dos anéis e quebra de ligações glicosídicas resultam da *termólise*, que causa desidratação para formar anéis anidros ou a introdução de ligações duplas em anéis de açúcar que produzem furanos (Eskin, 1990). A formação de ligações duplas conjugadas resulta na absorção da luz e produção da cor. A condensação ocorrerá com anéis insaturados para polimerizar sistemas em anel, o que por sua vez resulta em cores e sabores úteis. Dois papéis importantes da caramelização na indústria alimentícia são a produção do sabor e da cor de caramelo, processos nos quais a sacarose é aquecida em solução com ácido ou sais de amônio ácido para produzir uma variedade de produtos alimentares, balas e bebidas. Existem três tipos comerciais de corante caramelo: (1) o caramelo ácido, usado em bebidas tipo cola, feito com catalisador bissulfito de amônio; (2) a cor de cerveja, encontrada nesta bebida, feita a partir da sacarose, na presença de íons de amônio; (3) a cor de panificação, conferida a produtos assados, resultante da pirólise direta da sacarose para proporcionar a cor de açúcar queimado. Certas reações pirolíticas resultam na produção de sistemas de anéis insaturados com sabores únicos, além de fragrâncias como, por exemplo, o maltol, que contribui com o aroma de 'algodão doce' e é um composto de sabor utilizado em pães assados, café, chocolate etc., ao passo que o furaneol confere um sabor de 'morango' e contribui para o aroma de produtos assados, incluindo carnes e café, entre outros (Ko et al., 2006) (Fig. 4.5).

A *reação de Maillard* é uma das mais importantes reações encontradas nos sistemas alimentares, também chamada de escurecimento não enzimático ou não oxidativo. De modo geral, esse tipo de escurecimento de carboidratos envolve açúcares redutores e aminoácidos, ou outros compostos contendo nitrogênio, que reagem para produzir N-glicosídeos, apresentando cores do marrom avermelhado ao marrom bem escuro, aromas tipo caramelo, melanoidinas insolúveis e coloidais. Há uma série complexa de reações possíveis que podem ocorrer por meio da química de Maillard e os aromas, sabores e cores podem ser desejáveis ou não (BeMiller e Whistler, 1996).

Inicialmente, o carbono da carbonila de um açúcar redutor de cadeia aberta reage com um composto amino não ionizado (geralmente um aminoácido livre ou uma cadeia lateral de lisina). Em seguida, ocorre perda de água e o fechamento do anel para formar uma glicosilamina. A glicosilamina passa então pelo rearranjo de Amadori para produzir um açúcar 1-amino-2-ceto (ver Fig. 4.6). Se o açúcar

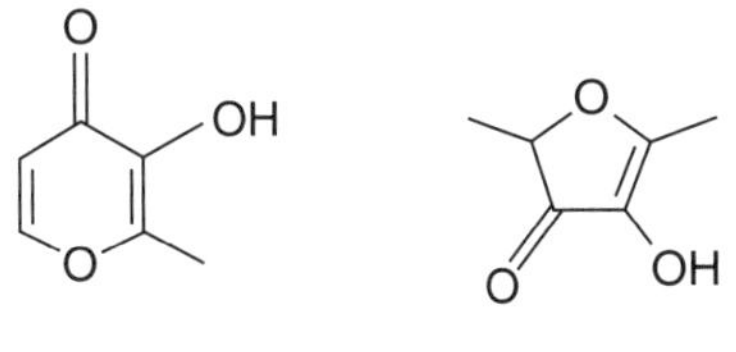

Figura 4.5 As estruturas do maltol (à esquerda) e furaneol (à direita).

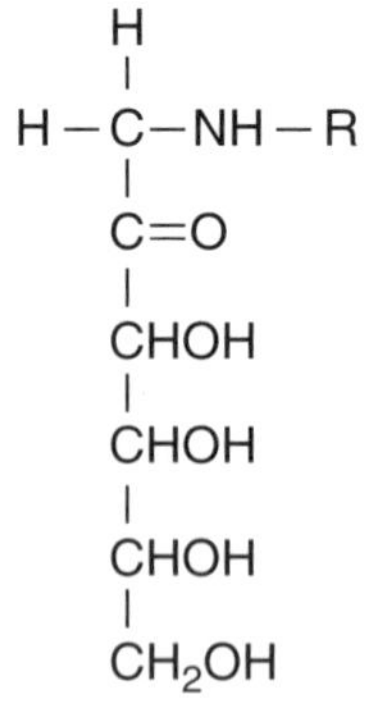

```
    H
    |
H – C – NH – R
    |
    C=O
    |
    CHOH
    |
    CHOH
    |
    CHOH
    |
    CH2OH
```

Figura 4.6 O produto da reação de Amadori, 1-amino-1-desoxicetose, que pode ainda se rearranjar, desidratar e deaminar, resultando em vários compostos possíveis de aldeído.

inicial for uma cetose, a glicosilamina passa por um rearranjo de Amadori reverso (Heyns) para formar uma 2-amino-aldose. Compostos de Amadori podem ser degradados de duas formas, por meio de 3-deoxi-hexosona ou de metil a-dicarbonila, ambas produzindo pigmentos melanoidinas.

Reações de glicosídeos desse tipo com aminoácidos são irreversíveis, logo, os reagentes são 'perdidos', um fato importante do ponto de vista nutricional, já que a lisina é um aminoácido essencial, e sua cadeia lateral pode estar livre para reagir na reação de Maillard, mesmo quando parte de um polipeptídeo/proteína. Outros aminoácidos que podem ser perdidos durante a reação de Maillard incluem os aminoácidos básicos L-arginina e L-histidina.

4.2.5 Glicanos

Polissacarídeos, ou glicanos, são feitos de unidades de glicosil em uma estrutura linear ou ramificada. Os três principais glicanos relacionados aos alimentos são amilose, amilopectina e celulose. Todas são cadeias de D-glicose, no entanto, são estruturalmente distintas, com base nos tipos de ligações glicosídicas que unem as unidades de glicose e no número de ramificações em suas respectivas estruturas. Tanto a amilose quanto a amilopectina constituem o amido, fonte de armazenamento de energia das plantas, e a celulose é o carboidrato estrutural que proporciona a rigidez estrutural das plantas.

A maior parte da energia derivada de fontes de carboidratos vem do *amido* que é essencial, tanto do ponto de vista estrutural quanto nutricional, para muitos alimentos, especialmente aqueles à base de farinha, tubérculos, cereais, milho e arroz. O amido pode ser linear (amilose) ou ramificado (amilopectina). As unidades de glicose da amilose são unidas por ligações α-1,4 e geralmente somam 200-300 unidades. As cadeias formam hélices de tal forma que o interior é lipofílico e o exterior, hidrofílico – os grupos hidroxila hidrofílicos (-OH) das unidades de glicose se voltam para o exterior. A amilopectina também contém ligações α-1,4, com pontos de ramificação em ligações α-1,6. Pontos de ramificação ocorrem aproximadamente a cada 20-30 ligações α. As moléculas ramificadas da amilopectina produzem estruturas mais volumosas que a amilose. Amidos normais contêm aproximadamente 25% de amilose, ainda que teores de amilose de até 85% sejam possíveis. Em contraste, amidos contendo apenas amilopectina podem ocorrer e são chamados de amidos cerosos.

A síntese do amido (e do glicogênio nos animais) não é energeticamente favorável (Stryer, 1996). Logo, moléculas de glicose devem ser convertidas, primeiro, em um precursor ativado antes de serem adicionadas aos terminais das moléculas de amido. A *ADP-glicose pirofosforilase* (AG-Pase) catalisa a reação da glicose-1-fosfato com ATP para formar ADP-glicose (glicose ativada). A ADP-glicose é usada, então, como substrato pelas *enzimas participantes da síntese do amido*, que acrescentam unidades de glicose ao final de uma cadeia de polímero crescente, liberando ADP no processo. Ramificações na amilopectina são introduzidas por enzimas de ramificação do amido, que hidrolisam ligações 1,4-glicosídicas, substituindo-as por ligações 1,6-glicosídicas usando outras unidades de glicose. A sacarose, a outra molécula de armazenamento de energia das plantas, também é sintetizada usando uma glicose ativada, exceto pelo fato de que ela é unida a uma frutose-6-fosfato, em vez de unir-se a um terminal de amido, produzindo dissacarídeo. A síntese é catalisada pela sacarose 6-fosfato sintase.

Na digestão do amido, três enzimas que hidrolisam o amido são a α-amilase, β-amilase e glicoamilase. A α-amilase quebra as moléculas de amido internamente e, desse modo, é uma *endo*enzima. Como discutido anteriormente, ela hidrolisa ligações a-1,4 glicano aleatoriamente, mas não ligações a-1,6, o que causa uma queda rápida na viscosidade; por isso, a amilase é também conhecida como enzima de liquefação. O *poder redutor* de soluções de amido aumenta com o tratamento com a α-amilase, já que terminais redutores adicionais são expostos mediante eventos de clivagem. A β-amilase é uma *exo*enzima, ou seja, a hidrólise ocorre sequencialmente a partir das unidades do terminal, removendo unidades de maltose do terminal não redutor. Visto que a maltose aumenta o sabor doce, a β-amilase é conhecida como enzima sacarificante. A β-amilase não hidrolisa ligações α-1,6 da amilopectina e a quebra é interrompida duas a três unidades de glicose a partir do ponto de ramificação, resultando em resíduos referidos como *dextrina limite*. A *glicoamilase* (amiloglucosidase) pode hidrolisar tanto ligações α-1,4 quanto α-1,6 para produzir glicose. As funções mais importantes das enzimas hidrolisantes de amido nos alimentos são: fornecer açúcar para fermentação, reduzir açúcares no escurecimento não enzimático, e alterar textura, sensação na boca, umidade, e o doce dos alimentos afetados.

O amido é encontrado em bolsas chamadas grânulos, depositados nas organelas conhecidas como amiloplastos. O tamanho e o formato dos grânulos de amido variam de acordo com a planta fonte, e são propriedades que podem ser usadas para identificar fontes de amido. Todos os grânulos contêm uma fissura chamada de hilo, que serve como um ponto de nucleação ao redor do qual o grânulo se desenvolve como parte do armazenamento de energia da planta. Os grânulos variam de tamanho entre 2 e 130 μm e possuem uma estrutura cristalina, de modo que as moléculas de amido se alinham radialmente dentro dos cristais. Estruturas esféricas cristalinas, como grânulos de amido arranjadas em configurações diferentes, produzem padrões diferenciais quando expostas à luz polarizada, uma propriedade ótica conhecida como *birrefringência*.

Grânulos de amido intactos são insolúveis em água fria. Os grânulos podem, no entanto, absorver água de forma reversível, inchando levemente e voltando ao tamanho original se novamente secos. Se a temperatura do sistema/suspensão é aumentada, aumentam também as vibrações da molécula de amido, o que causa a quebra das ligações intermoleculares do amido e resulta em mais ligações de hidrogênio com a água. Essa penetração da água aumenta a separação dos segmentos e diminui as regiões cristalinas. Continuar o aquecimento causa a perda completa da cristalinidade e uma perda de birrefringência que torna a absorção de água irreversível; esse é o chamado *ponto de gelatinização* ou *temperatura de gelatinização*. Moléculas de amilose, devido à sua linearidade, podem se dispersar a partir do grânulo durante os primeiros estágios da gelatinização e emergir na solução extragranular, a solução aquosa entre os grânulos de amido.

A gelatinização geralmente ocorre dentro de uma faixa estreita de temperatura e depende da fonte e da composição do amido (Zobel e Steven, 1995). Durante a gelatinização, os grânulos incham consideravelmente para formar uma pasta grossa, demonstrando que quase toda a água foi absorvida pelos grânulos. As extensas ligações de hidrogênio com a água causam o inchaço e os grânulos se espremem uns contra os outros. Grânulos muito inchados podem ser facilmente rompidos e desintegrados se mexidos levemente, causando uma queda significativa na viscosidade da pasta. Ao resfriar uma solução de amido aquecida, os polímeros de amido se reassociam sob condições de energia cinética molecular mais baixa. A reassociação de cadeias de amido com uma estrutura mais ordenada, chamada de *retrogradação*, resulta na formação de conglomerados cristalinos e em uma textura tipo gel, emborrachada. A amilose tende a formar um gel melhor, devido à sua estrutura linear que permite a formação de mais ligações de hidrogênio do que a amilopectina. Com a retrogradação, uma certa quantidade de água pode ser excluída da estrutura em gel, um processo conhecido como *sinerese* ou *exsudação*.

A gelatinização do amido, a viscosidade da solução de amido, e as características do gel dependem não apenas da temperatura, mas também dos tipos e quantidades de outros componentes. Ainda que a água controle as reações e o comportamento físico nos alimentos, não é a quantidade total de água que é importante, mas sim a sua disponibilidade para participar nessas reações/interações, chamada de *atividade da água*. Esta atividade é influenciada pelos sais, açúcares e outros agentes de forte ligação com a água que, se presentes em grande quantidade, diminuirão a atividade da água, limitando ou evitando a gelatinização devido ao aumento na competição pela água. Uma alta concentração de açúcar irá diminuir a taxa de gelatinização do amido, a viscosidade de pico e a força do gel. Os dissacarídeos são mais efetivos do que os monossacarídeos em reduzir a gelatinização e diminuir a viscosidade (Gunaratne et al., 2007). O açúcar diminui a força do gel ao interferir com a formação das junções. Lipídios (mono, di e triglicerídios) também afetam a gelatinização do amido, já que as gorduras formam complexos com a amilose, o que retarda o inchaço dos grânulos. Ácidos graxos, ou componentes de ácidos graxos de monoglicerídios, podem formar complexos de inclusão com estruturas helicoidais da amilose e porções externas de amilopectina. Esses complexos são drenados dos grânulos com menos facilidade, interferem com zonas de junção, e também evitam o envelhecimento (basicamente a retrogradação). Condições acídicas afetam soluções de amido por meio da hidrólise ácida do amido. O amido hidrolisado não consegue se ligar à água tão bem; logo, a adição de ácido resulta na redução de viscosidade, como por exemplo, nos molhos para salada e nos recheios de tortas de frutas. Para evitar a hidrólise do amido, normalmente são usados amidos cruzados.

Amidos modificados são amidos que foram química ou fisicamente alterados para obter a propriedade desejada. A seguir, alguns exemplos comuns de tais modificações. Para se obter um amido que disperse em água fria, são produzidos amidos pré-gelatinizados aquecendo-os até temperaturas logo abaixo do ponto de gelatinização, de forma que os grânulos incham sem se romper. A pasta é então seca em tambor e o produto resultante desenvolve viscosidade com pouco aquecimento ou em pouco tempo quando disperso em água fria. Molhos instantâneos e pudins são exemplos de alimentos que dependem de amidos pré-gelatinizados. A modificação química também pode afetar as propriedades funcionais dos amidos. Por exemplo, a retrogradação dos amidos pode ser inibida com a adição de grupos substituintes às moléculas de amido, reduzindo assim as ligações de hidrogênio entre polímeros. Amidos modificados por ácido, através da manutenção dos grânulos de amido abaixo da temperatura de gelatinização em um meio acídico (o ácido hidrolisa as ligações glicosídicas no amido sem quebrar os grânulos), seguido pela secagem, são usados na fabricação de doces, pois são produzidos fluidos de baixa viscosidade e fáceis de manipular. Estes fluidos podem ser despejados em moldes, mas se transformam um gel firme com o resfriamento ou com o passar do tempo (p. ex., balas de goma). Já os amidos cruzados são produzidos pela formação de uma ponte química entre cadeias de amido adjacentes, através de ligações covalentes. Os cruzamentos evitam que os grânulos de amido inchem normalmente e proporcionam maior estabilidade ao calor, agitação e dano decorrente da hidrólise, reduzindo a ruptura dos grânulos. O PO_4 é utilizado para ligar grupos hidroxila (-OH) de cadeias diferentes de amido. Esses amidos estão presentes em produtos para bebês, molhos de saladas, recheios de tortas de frutas e cremes de milho, em que atuam como espessantes e estabilizantes. Eles também proporcionam resistência à geleificação e retrogradação, apresentam boa estabilidade ao congelamento/descongelamento e não sofrem sinerese ou exsudação em repouso.

4.2.6 Celulose

A celulose é o polissacarídeo mais abundante no planeta, responsável por quase metade de todo o carbono presente na biosfera. Ainda que o amido seja o carboidrato alimentar mais importante em termos de nutrição e funcionalidade, a celulose também é importante, já que é o componente estrutural principal das paredes das células vegetais e, portanto, onipresente em ingredientes e alimentos não refinados à base de plantas. A celulose é uma *homoglicana* composta de cadeias lineares de β-D-glicose, unidas por ligações glicosídicas β-(1,4). Um alto nível de ligações de hidrogênio entre as unidades de glicose adjacentes, giradas em 180 graus em relação uma à outra em resíduos alternados, dentro da cadeia linear de glicosil, confere rigidez e força estrutural (Fig. 4.7).

Regiões cristalinas de cadeias ordenadas e fortemente associadas são formadas devido às extensas ligações de hidrogênio. Regiões menos ordenadas (amorfas) também são conectadas às regiões cristalinas. As fibras de celulose são cruzadas por outros polissacarídeos, aumentando assim a força das fibras, por exemplo, lignina na madeira. Várias modificações na celulose produzem ingredientes alimentares à base de celulose, com funções específicas. A região amorfa da celulose é facilmente penetrada e alterada com solventes e reagentes químicos. A celulose microcristalina é produzida por hidrólise ácida das regiões amorfas, deixando minúsculas regiões cristalinas resistentes ao ácido. Esse tipo de celulose não é metabolizável e atua como um agente de controle reológico e de volume em alimentos de baixa caloria.

Derivados da celulose podem ser produzidos por meio de modificações químicas sob condições básicas fortes onde substituintes, por exemplo, metil ou propileno, reagem e se ligam aos grupos hidroxila do açúcar. Os derivados resultantes são éteres (pontes de oxigênio) ligando resíduos de açúcar e o substituinte (Coffee et al., 1995):

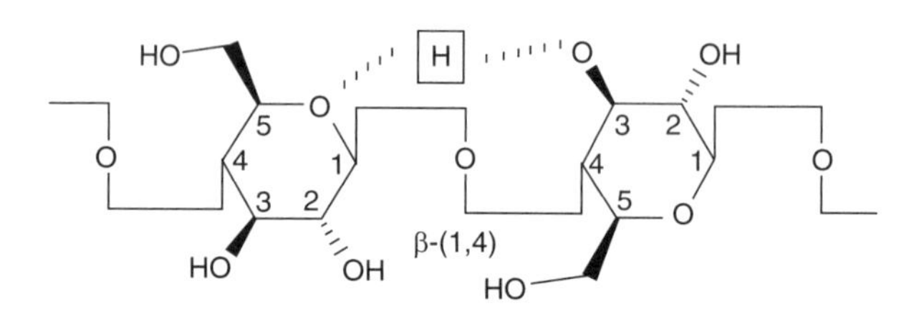

Figura 4.7 A celulose é unida por ligações beta-1,4 com todos os outros resíduos alternados de glicose dobrados em 180 graus. A rigidez estrutural é conferida pelas ligações de hidrogênio entre o anel O e C3 OH.

celulose-OH + CH_3Cl → celulose-O-CH_3 + NaCl + H_2O (na presença de NaOH)

A razão principal para o uso de derivados de celulose é dar volume aos produtos alimentícios. Dois derivados da celulose importantes, relacionados aos alimentos, são a carboximetilcelulose (CMC) e a metilcelulose (MC). A CMC age como uma goma, ajudando a solubilizar proteínas comuns dos alimentos como a gelatina, caseína e proteínas da soja. Os complexos de proteína-CMC contribuem para um aumento na viscosidade. A CMC age como um aglutinante e espessante em recheios de tortas, pudins, cremes e requeijão. A capacidade de ligação da água da CMC é útil em sorvetes e outras sobremesas congeladas para evitar a formação de cristais de gelo. A CMC também retarda a formação de cristais de açúcar em produtos de confeitaria, glacês e xaropes. Ela ajuda a estabilizar emulsões em molhos para salada e é usada em alimentos dietéticos para dar volume, corpo e a sensação normalmente conferida pela sacarose ao paladar. Em bebidas gaseificadas de baixa caloria, a CMC retém o CO_2. A CMC é usada principalmente para aumentar a viscosidade, no entanto, esta diminui com o aumento da temperatura. Ela é estável com pH entre 5 e 10, e apresenta estabilidade máxima quando o pH está entre 7 e 9.

A metilcelulose, outro éter derivado da celulose, apresenta geleificação térmica: quando aquecida forma um gel que reverte, ou derrete, com o resfriamento (Coffee et al., 1995). Observa-se também que, quando aquecida, a sua viscosidade inicialmente diminui, para depois aumentar rapidamente; o gel se desenvolve, assim, devido às ligações hidrofóbicas entre polímeros. A metilcelulose não é digerível e, portanto, não possui valor calórico. Nos alimentos assados, a metilcelulose aumenta a absorção e retenção de água; em alimentos fritos por imersão, ela aumenta a absorção de óleo; em alimentos dietéticos, age como inibidor da sinerese e agente de volume; em alimentos congelados, evita a sinerese; e, em molhos para salada, atua como espessante e estabilizante de emulsões.

As hemiceluloses incluem uma classe de polímeros que produzem pentoses, ácidos glicurônicos e alguns desoxiaçúcares mediante a hidrólise da celulose. A hemicelulose é utilizada em produtos assados para melhorar as ligações de água da farinha, e retarda bastante o envelhecimento. É também uma fonte de fibras, ainda que a absorção de algumas vitaminas e minerais possa diminuir como resultado da ligação.

4.2.7 Pectina

Substâncias pécticas incluem polímeros compostos principalmente de unidades α-(1,4)-D-galacturonopiranosil, e constituem a lamela média das células vegetais. A natureza dos compostos de pectina é responsável pela textura em frutas e vegetais. Mudanças na textura durante o amadurecimento estão associadas à quebra enzimática das substâncias da lamela média, incluindo as pectinas que agem como cimento intercelular (Eskin, 1990). A importância comercial das pectinas refere-se em grande parte à sua capacidade de formar géis na presença de sacarose em meio ácido, ou de sacarose em meio que contenha cálcio. Existem várias substâncias pécticas e suas diferenças estruturais devem-se ao teor de éster metil ou grau de esterificação (DE), definido como o coeficiente de resíduos esterificados em relação aos resíduos totais de ácido D-galacturônico. Ácidos pectínicos são substâncias pécticas fracamente metiladas, derivadas da ação enzimática por protopectinase e metilesterase em protopectina, a substância péctica encontrada na polpa de frutas e vegetais não maduros. Grupos de ácido carboxílico de resíduos de ácido galacturônico não esterificado passam pela repulsão entre cargas devido a seus estados de carga negativa em pH fisiológico. Com a acidificação (como na fabricação de geléias de frutas), os grupos ácidos se tornam protonados (carga neutra), diminuindo assim as forças repulsivas da cadeia interpectina. Se a hidratação das cadeias de pectina for reduzida pela adição de sacarose (açúcar higroscópico), formam-se então zonas de junção entre cadeias de pectina não ramificadas (BeMiller e Whistler, 1996) na formação de um gel. Pectinas de baixo DE (baixo metoxi) podem se tornar géis na ausência de açúcares, mas exigem o íon bivalente cálcio para ligar as cadeias de ácido pectínico. Tais pectinas são usadas em geléias e gelatinas dietéticas de baixo açúcar.

4.2.8 Gomas

Uma goma é definida como um polissacarídeo solúvel em água extraída de plantas ou micro-organismos terrestres/marinhos, que pode conferir viscosidade ou capacidade de geleificação em sua dispersão. Por exemplo, a *goma guar* é uma galactomanana com unidades estruturais de β-(1,4)-D-manosil, metade das quais têm pontos de ramificação de unidades α-1,6-D-galactosil únicas. A goma guar hidratada em água fria forma uma mistura viscosa, tixotrópica. Ela tem a maior viscosidade entre todas as gomas naturais, é degradada em altas temperaturas e é geralmente usada em concentrações de 1% ou menos. Quando utilizada em queijos, a goma guar promove a sinérese (i. e., a exsudação de água); em sorvetes confere corpo, em produtos assados prolonga a vida de prateleira, em produtos à base de carne melhora o embutimento em tripas, e em molhos aumenta a viscosidade e proporciona uma sensação agradável no paladar.

A carragena, outra goma, é formada por uma cadeia linear de unidades de D-galactopiranosil unidas por ligações de α-1,3- e β-1,4-glicosídicas alternadas. A maioria das unidades de galactosil contém ésteres de sulfato no C2 ou C6 (BeMiller e Whistler, 1996). Carragenas de importância comercial consistem de três tipos de polímeros incluindo iota, kappa e lambda, sendo os dois últimos os mais importantes na indústria alimentícia. Eles são extraídos com álcali de algas marinhas, que produzem uma mistura de carragenas cujas propriedades de geleificação dependem dos cátions associados. Por exemplo, o potássio produz um gel firme, ao passo que o sódio resulta em solubilidade na água. A carragena é usada em sistemas à base de água e de leite para estabilizar suspensões, e age sinergisticamente com outras gomas, como, por exemplo, a goma jataí, para aumentar a viscosidade, força e elasticidade do gel. A estrutura da carragena lambda é mostrada na Figura 4.8 e ilustra as combinações de ligação relativamente complexas, características de muitas gomas alimentícias.

4.2.9 Metabolismo dos carboidratos

Como supra-dito, as características dos carboidratos tanto em seu estado natural quanto como ingredientes de alimentos processados, determinam as propriedades de muitos alimentos. Compreender as relações que levam a produtos alimentícios melhores e como o corpo integra essa fonte de energia essencial, também é importante do ponto de vista da nutrição. A *glicólise* é uma via fundamental do metabolismo e consiste de uma série de reações em que a glicose é convertida em piruvato por meio de nove reações catalisadas enzimaticamente. O processo glicolítico de cada molécula de glicose resulta em um ganho modesto de apenas duas *ATP* (a unidade de energia universal). Como será visto abaixo, esse ganho é pequeno, mas a criação do piruvato alimenta outra via metabólica chamada de ciclo do ácido tricarboxílico (ciclo TCA), que produz outras duas ATPs. A glicólise e o ciclo TCA também geram formas reduzidas completas de nicotinamida-adenina dinucleotídeo (NAD^+; NADH) e flavina-adenina dinucleotídeo (FAD; $FADH_2$), que levam à fosforilação oxidativa da ADP, de modo que 30 ATPs líquidas são geradas para cada glicose, entrando em glicólise inicialmente.

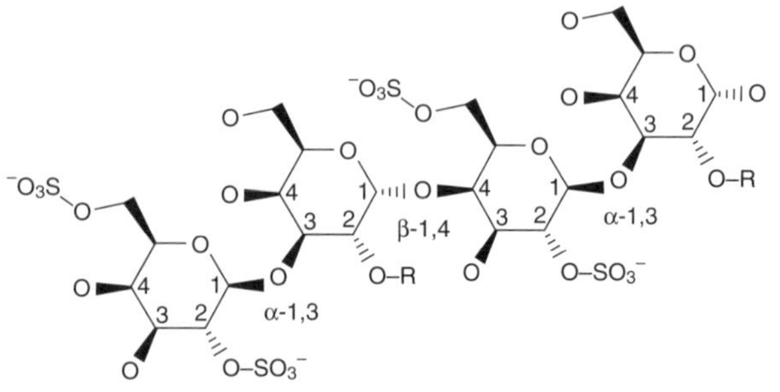

Figura 4.8 As carrageninas têm resíduos de *β*- e *α*-galactose alternados, unidos por ligações glicosídicas *α*-1,3 e *β*-1,4 alternadas. A carragenina lambda é mostrada acima, onde R é H ou SO3-.

4.2.10 Glicólise

Intermediários da glicólise contêm seis ou três carbonos. As moléculas C6 da glicólise são inicialmente glicose, seguidas por glicose fosforilada, frutose fosforilada e frutose duplo-fosforilada. As moléculas C3 são todas derivadas de di-hidroxiacetona, gliceraldeído, glicerato ou piruvato (Fig. 4.9).

A glicólise ocorre no citossol e a via glicolítica completa é apresentada na Figura 4.10.

A etapa inicial da derivação de energia à base de glicose é a fosforilação da glicose pela enzima *hexoquinase*, com o uso de uma ATP produtora de glicose-6-fosfato (G6P). Em seguida, a *fosfoglicose isomerase* converte G6P em frutose-6-fosfato (F6P). A F6P passa pelo segundo evento de fosforilação por meio da *fosfofrutoquinase*, produzindo frutose-1,6-bifosfato (FBP) com o uso de uma segunda ATP. O ponto de controle crítico da glicólise é nesta segunda etapa de fosforilação, já que a fosfofrutoquinase é inibida por níveis altos de ATP, acidez (H^+) e citrato (do ciclo TCA). Até esse ponto, a glicólise consumiu -2 ATPs líquidas. No entanto, a aldose ativada FBP é então quebrada pela *aldolase*, gerando duas trioses fosforiladas: fosfato de di-hidroxiacetona (DHAP) e gliceraldeído-3--fosfato (GAP). O DHAP é convertido em uma segunda molécula de GAP por *triose-fosfato isomerase* e, desse modo, outras reações glicolíticas ocorrem duas vezes para cada glicose, entrando

Di-hidroxiacetona	D-gliceraldeído	Glicerato	Piruvato
$CH_2OH-C(=O)-CH_2OH$	$O=CH-CH(OH)-CH_2OH$	$^-O-C(=O)-CH(OH)-CH_2OH$	$^-O-C(=O)-C(=O)-CH_3$

Figura 4.9 Os quatro intermediários de carbono da glicólise são derivados de quatro moléculas 3-C: di-hidroxiacetona, gliceraldeído, glicerato e piruvato. A glicose e a frutose são as móleculas-base para os intermediários 6-C.

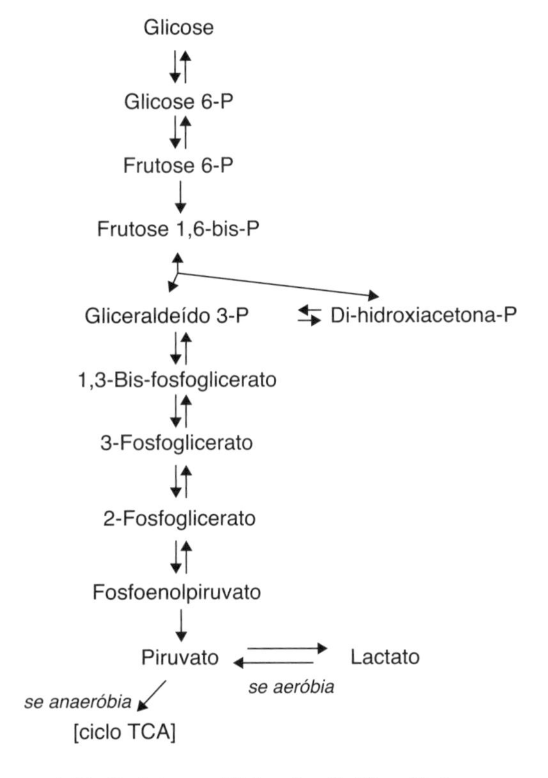

Figura 4.10 Os intermediários da glicólise. Todos os intermediários glicolíticos são fosforilados. As reações 3-C, começando com gliceraldeído 3-P, ocorrem duas vezes por glicose, entrando em glicólise.

em glicólise. As etapas subsequentes da glicólise resultam em algum ganho de energia líquida. A *gliceraldeído-3-fosfato desidrogenase* catalisa reações acopladas onde o GAP é ainda fosforilado com fosfato inorgânico (P_i) e a NAD^+ é reduzida tendo como produtos NADH, H^+, e 1,3-bifosfoglicerato (1,3-BPG). Catalisada por fosfoglicerato quinase, a 1,3-BPG é defosforilada por ADP, produzindo ATP e 3-fosfoglicerato (3PG), que é então convertida em 2PG por fosfoglicerato mutase. A *enolase* catalisa a desidratação da 2PG, produzindo fosfoenolpiruvato (PEP), que transfere seu fosfato para a ADP, produzindo ATP e piruvato, uma reação catalisada por *piruvato quinase*. Como observado anteriormente, o piruvato – em seguida – alimenta o ciclo TCA para mais produção de energia.

4.2.11 O ciclo TCA

Sob condições aeróbias, o piruvato resultante da glicólise no citossol sofre descarboxilação oxidativa por piruvato desidrogenase dentro da mitocôndria. A oxidação do piruvato resulta na transferência de elétrons para NAD^+, acetilação (2C) da coenzima A (CoA) e oxidação do piruvato C3, produzindo assim acetil-CoA, CO_2 e NADH. Muitas outras biomoléculas, fontes de energia, também são convertidas em acetil-CoA, e é esse intermediário que entra no ciclo do ácido tricarboxílico (TCA) para completar a oxidação do carbono combustível. Segue uma visão geral do ciclo TCA, com o esqueleto do ciclo mostrado na Figura 4.11.

A etapa inicial desse ciclo oxidativo envolve a reciclagem do oxaloacetato (OAA) (C4) pela reação catalisada por *citrato sintase* com acetil-CoA (C2), produzindo citrato (C6) que contém três grupos de ácido carboxílico. A isomerização em isocitrato por aconitase ocorre em seguida, permitindo assim a primeira de duas descarboxilações. O isocitrato reduz a NAD^+ e é então descarboxilada para α-cetoglutarato por *isocitrato desidrogenase*. Em seguida, o *complexo de α-cetoglutarato desidrogenase* catalisa uma reação similar para a reação piruvato $\rightarrow$ acetil-CoA, levando ao ciclo TCA; a NAD^+ é reduzida e a α-cetoglutarato é descarboxilada, produzindo succinil CoA, CO_2 e NADH. A succinil CoA é então quebrada pela succinil CoA sintetase em uma reação acoplada à fosforilação de GDP, produzindo GTP a qual, entre outras funções, pode transferir seu grupo fosforila para ADP. As três etapas finais do ciclo envolvem duas reações redox pelo caminho para retornar ao oxaloacetato. A *succinato desidrogenase* catalisa a redução de FAD para $FADH_2$ na oxidação de succinato para produzir fumarato. O fumarato é então hidratado produzindo malato por *fumarase*. Finalmente, a *malato desidrogenase* catalisa a oxidação do malato para oxaloacetato e a redução concomitante de NAD^+ para NADH, completando assim o ciclo. A NADH e $FADH_2$ geradas por glicólise, e o ciclo TCA, participam em seguida da fosforilação oxidativa, onde transferem seus elétrons para O_2 em uma série de reações de transferência de elétrons, cujo alto potencial energético é usado para guiar a fosforilação produzindo ATP.

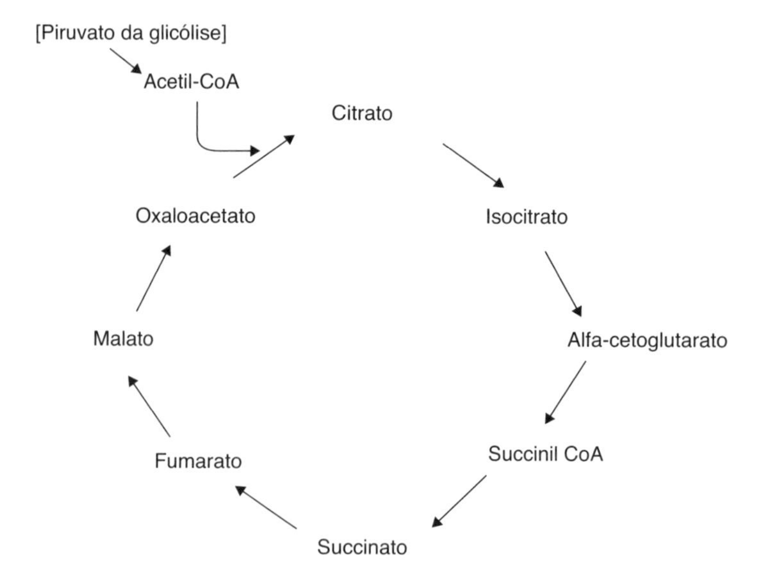

Figura 4.11 As etapas do ciclo do ácido tricarboxílico.

4.3 Proteínas

A informação genética codificada pelo DNA dentro dos cromossomos contém todos os dados necessários para os bioprocessos de um organismo, com a função exclusiva de construir apenas um tipo de biomolécula: proteínas. As proteínas são polímeros de *aminoácidos*, estes num total de 20, unidos por *ligações peptídicas* de uma maneira não sobreponível – ou seja, X-Y-Z não é sobreponível a Z-Y-X por qualquer rotação ou tradução. Logo, existe um número enorme de proteínas potenciais diferentes, considerando a extensão da proteína, a ordem dos aminoácidos e a composição/teor de ácido amino.

4.3.1 Aminoácidos

Os aminoácidos, unidades estruturais das proteínas, compartilham uma estrutura principal N-C_α-C, consistindo de um átomo de carbono (C_α) ligado covalentemente a um grupo amino, um grupo ácido carboxílico, um átomo de hidrogênio, e um dos 20 substituintes chamados *grupos R* ou *cadeias laterais*, portanto, com a fórmula geral de $^+NH_3$-CHR-COO^-, que descreve 19 dos 20 aminoácidos, com exceção da prolina. Devido às diferenças do grupo R, os 20 aminoácidos podem ser divididos em três categorias: apolares, polares e ionizáveis, listados na Tabela 4.1. Observe que a prolina é uma exceção, já que sua cadeia lateral é ligada covalentemente ao carbono α e à estrutura principal do nitrogênio. Em pH neutro, a maioria dos aminoácidos são *zwitteriônicos*, isto é, são íons dipolares.

Aminoácidos (aa) podem ser unidos por ligações covalentes entre a estrutura principal de carbono da carboxílico do aa_1 e o nitrogênio amino do aa_2 (...-*N*-*C*-C-N-C-C-...). Essa ligação é chamada de *ligação peptídica*. Dois ou mais aminoácidos ligados são chamados de *polipeptídeo*, ao passo que as moléculas que consistem de um ou mais polipeptídeos são chamadas de *proteínas*. Ainda que os grupos amino e carboxílico de aminoácidos livres sejam ionizáveis, resíduos dentro de uma proteína são ligados covalentemente e, portanto, não são disponíveis para a troca de prótons. Logo, a carga de uma proteína é determinada pelos estados de carga dos grupos R dos aminoácidos ionizáveis que formam o polipeptídeo, nominalmente Asp, Glu, His, Lys, Arg, Cys e Tyr. O estado de carga de uma molécula ionizável é ditado por seu valor *pK*, o pH no qual um número igual de espécies protonadas e desprotonadas existe resultando em uma carga líquida de zero. Se o pH estiver acima do pK de uma espécie molecular em particular, as moléculas serão desprotonadas, e se o pH for menor que o pK, então as moléculas serão protonadas. A Tabela 4.1 mostra os valores pK da cadeia lateral de cada aminoácido contendo cadeias laterais ionizáveis.

Se um determinado polipeptídeo estiver em pH maior que os valores pK da cadeia lateral para Tyr, Cys, Asp e Glu, então as cadeias laterais serão desprotonadas e terão uma carga negativa líquida, já que esses são aminoácidos acídicos (observação: Tyr e Cys exigem um pH acima do pH fisiológico para agirem como ácidos). Esses resíduos acídicos têm cargas neutras abaixo de seus respectivos valores

Tabela 4.1 Classificação dos 20 aminoácidos e seus valores pK da cadeia lateral.

Aminoácido	Abreviatura de três letras	pK da cadeia lateral	Grupo ionizável
Aminoácido apolar			
Glicina	Gly	–	–
Alanina	Ala	–	–
Valina	Val	–	–
Leucina	Leu	–	–
Isoleucina	Ile	–	–
Fenilalanina	Phe	–	–
Triptofano	Trp	–	–
Metionina	Met	–	–
Prolina	Pro	–	–
Aminoácido polar			
Serina	Ser	–	–
Treonina	Thr	–	–
Asparagina	Asn	–	–
Glutamina	Gln	–	–
Aminoácido ionizável			
Ácido aspártico	Asp	3,9	-COOH
Ácido glutâmico	Glu	4,4	-COOH
Histidina	His	6	Imidazole –C=N-
Lisina	Lys	10,5	$-NH_2$
Arginina	Arg	12,5	C=NH
Tirosina	Tyr*	10,1	Fenil-OH
Cisteína	Cys*	8,3	-SH

*Tyr e Cys são ácidos fracos e não são carregados sob condições normais.

pK. Contrariamente, Lys, Arg e His são aminoácidos básicos e, portanto, neutros acima de seus respectivos valores pK, e positivamente carregados abaixo de seus pKs. O pH no qual uma proteína tem carga líquida de zero é chamado de *pI* ou *ponto isoelétrico*.

O interior das estruturas de proteína é frequentemente hidrofóbico. Em tais microambientes não aquosos, a troca de prótons é inibida, o que resulta em valores pK da cadeia lateral que podem diferir bastante daqueles para aminoácidos livres em solução. De forma importante, uma cadeia lateral carregada positivamente pode formar uma ponte de sal com uma cadeia lateral carregada negativamente. Por exemplo, a lisina e o aspartato têm tipicamente cargas opostas sob as mesmas condições, e se as cadeias laterais estiverem próximas, o carboxilato carregado negativamente do Asp pode se ligar por um sal ao amônio carregado positivamente do Lys.

Outra importante interação entre resíduos é a ligação covalente entre as cadeias laterais da cisteína. Sob condições de oxidação, os grupos sulfidrilo das cadeias laterais da cisteína (-S-H) podem formar uma ligação covalente tiol (-S-S-), também conhecida como *ligação dissulfeto*.

4.3.2 Nutrição

A digestão da proteína, especialmente de fontes animais, começa com o cozimento, já que o calor faz com ela se desdobre, permitindo uma digestibilidade maior. A mastigação proporciona a quebra mecânica das proteínas. No estômago e na parte superior do intestino dois tipos de *proteases* (enzimas que hidrolisam ligações peptídicas) agem nas proteínas ingeridas. As *endopeptidases* são proteases que quebram o interior das ligações peptídicas de cadeias polipeptídicas, ao passo que as *exopeptidases* são proteases que quebram exclusivamente os terminais das proteínas. A digestão da proteína seria bastante ineficiente na ausência de um tipo de protease, já que as ligações interiores ficariam presas dentro das proteínas e, portanto, não disponíveis para as exopeptidases na ausência da endopeptidase, e as exopeptidases são necessárias para a liberação de aminoácidos individuais. No estômago, a pepsina, uma protease ácida, funciona em pH extremamente baixo para liberar peptídeos a partir das proteínas musculares e colágeno, enquanto na parte superior do intestino as serina-proteases tripsina e quimotripsina continuam a digerir peptídeos, produzindo aminoácidos livres para absorção pelo sangue (Champe et al., 2005).

Em relação à dieta, a ingestão de proteínas fornece ao corpo os aminoácidos usados para a formação dos músculos, bem como para a produção direta de energia por meio do ciclo TCA, ou por meio da gliconeogênese para aminoácidos glicogênicos (aminoácidos capazes de se converter em glicose). Oito aminoácidos são importantes na manutenção e no crescimento da fibra muscular: lisina, metionina, fenilalanina, treonina, triptofano, valina, leucina e isoleucina, todos chamados de *aminoácidos essenciais*, pois os seres humanos não os sintetizam em quantidades suficientes, ou em nenhuma quantidade, para a manutenção de uma boa saúde. Os bebês também necessitam de uma fonte de histidina na dieta, acrescida dos aminoácidos listados acima. Além da presença dos aminoácidos essenciais, a sua quantidade relativa também é importante, já que nossos corpos requerem quantidades variáveis de cada um. O aminoácido essencial presente em menor quantidade é chamado de *aminoácido limitante*. Fontes de proteína animal fornecem todos os aminoácidos essenciais para a dieta humana. A proteína do ovo é classificada como a proteína ideal, ou perfeita, já que seu perfil de aminoácidos (as quantidades relativas de aminoácidos) é ótimo para suprir as necessidades da dieta humana. Contrariamente, a maioria dos cereais é deficiente em lisina, ao passo que oleaginosas e nozes são deficientes em lisina e metionina.

4.3.3 Síntese da proteína

Apesar do código genético utilizar apenas quatro bases (A, T, G, C), combinações de três bases diferentes formam 64 códons distintos que codificam os 20 aminoácidos, bem como o sinal de 'parada'. Esse número inclui códons degenerados: códons diferentes que codificam o mesmo aminoácido ou a mensagem de 'parada'. Quando o corpo sinaliza que a síntese de uma proteína é necessária, ele 'liga' o gene correspondente (DNA) ao transcrevê-lo dentro de um RNA mensageiro (*mRNA)*, essencialmente uma cópia do gene. O mRNA é usado, então, como um molde para a síntese de proteína no ribossomo pelo processo conhecido como *tradução*, e o número de cópias do mRNA disponíveis determinará a quantidade de proteína que será produzida. Uma fonte de RNAs de transferência (*tRNA*) está disponível no ribossomo, cada um carregando um aminoácido específico em seu terminal hidroxila livre (3'). Cada tRNA também contém uma alça do anticódon, específica para a ligação com os códons mRNA. Conforme os tRNAs se ligam ao *ribossomo* sequencialmente, a cadeia polipeptídica é formada. O estado do grupo carboxílico da estrutura principal do aminoácido é essencial: a ligação do aminoácido ao tRNA por várias sintetases envolve a ativação da carboxila do aminoácido pela ATP, para que ele seja capaz de se ligar ao terminal amino dos aminoácidos anteriores, vizinhos na cadeia.

Visto que a estrutura primária é o principal determinante das propriedades físico-químicas de uma proteína, mudanças nos resíduos de aminoácidos podem alterar o funcionamento da molécula maior. Logo, é necessário estar ciente do excesso de modificações da proteína coletivamente conhecidas como *modificações pós-traducionais*. As proteínas podem ser alteradas de muitas formas, tanto química quanto estruturalmente. Exemplos de modificações químicas comuns pós-traducionais incluem a desaminação da Arg produzindo citrulina, desaminação da Gln → Glu e Asn → Asp, aminação do terminal C, fosforilação da Ser, His, Tyr ou Thr, e glicosilação (adição de resíduos de açúcar) da Asn, Ser, ou Thr. Em termos nutricionais, as modificações dos aminoácidos são importantes, já que resultam em menor biodisponibilidade dos aminoácidos afetados. Mudanças estruturais incluem a quebra em um ponto específico de uma proteína e a formação de ligação dissulfeto entre resíduos de Cys.

4.3.4 Estrutura da proteína

Polipeptídeos se dobram e, assim, a *energia livre* é minimizada. Resíduos hidrofóbicos estarão em um estado de energia mais baixo quando sequestrados de ambientes aquosos, próximos a outras cadeias laterais hidrofóbicas no interior das proteínas. Grupos aromáticos e alifáticos atraem, por meio de interações hidrofóbicas, forças particulares de relativamente baixa energia.

As estruturas das proteínas são conceitualizadas em quatro categorias: estruturas primária, secundária, terciária e quaternária. As estruturas primárias se referem à sequência de aminoácidos, ao passo que as secundárias são formadas por grupos diferentes de uma mesma cadeia de aminoácidos, por exemplo, α-hélice , folha β, e zona desordenada. A estrutura terciária de uma proteína se refere ao modo no qual as estruturas secundárias, por exemplo, hélices, folhas e zonas desordenadas, agrupam-se tridimensionalmente. A estrutura quaternária se refere à associação da estrutura terciária, por exemplo, duas subunidades associadas, cada uma formando uma cadeia polipeptídica separada.

O modo como a cadeia polipeptídica se dobra é determinado pelos aminoácidos que a constituem. Por exemplo, a formação hélice α requer que a cadeia polipeptídica 'gire', e assim as ligações peptídicas entre os resíduos devem permitir ângulos de acomodação entre os resíduos. Nos casos de folhas β, filamentos individuais de ligações de hidrogênio se juntam e cadeias laterais de resíduos aptas para ligações de hidrogênio devem se alinhar para formar a folha de filamentos β. A composição e a ordem dos aminoácidos também influenciam as estruturas terciárias e quaternárias por meio de pontes de sal e ligações dissulfeto. Tais interações podem ocorrer entre resíduos de regiões diferentes da estrutura primária influenciando, dessa forma, o dobramento geral das estruturas terciária e quaternária.

O formato geral de uma proteína se encaixa dentro de uma das duas categorias gerais de proteínas: *globular* e *fibrosa*. As proteínas globulares incluem enzimas, proteínas de transporte, e receptoras (Voet e Voet, 1995). Elas têm um formato esférico geral, já que sua estrutura compacta tem uma razão comprimento-largura relativamente baixa. As proteínas globulares contêm uma mistura de tipos de estrutura secundária que se dobram em estruturas compactas de proteína, geralmente bastante solúveis. As proteínas fibrosas, de forma inversa, são estruturas alongadas e simples, quando comparadas às proteínas globulares. Elas incluem funções de proteínas estruturais (p. ex., queratina do cabelo) e móveis (p. ex., miosina dos músculos).

Não surpreende que as proteínas existentes em ambientes aquosos possuam o exterior hidrofílico. No entanto, existem proteínas que devem exibir um caráter tanto hidrofílico quanto hidrofóbico: são as proteínas de membrana. As membranas dos sistemas vivos são feitas de uma bicamada lipídica e, portanto, proteínas localizadas ou ancoradas em membranas devem ser estáveis e ativas sob condições não aquosas. Além da função separadora em si, processos da membrana são realizados por proteínas de membrana. As membranas são formadas por 18-75% de proteínas (Strycer, 1996). Tais proteínas podem tanto estender a largura da membrana, quanto ancorar na membrana. A extração de proteínas da membrana geralmente requer o uso de detergentes leves para ajudar a manter a solubilidade, evitando que as regiões hidrofóbicas se agreguem.

4.3.5 Desnaturação, agregação e precipitação da proteína

A forma 3D assumida por uma proteína sob condições naturais é conhecida como sua *estrutura nativa*. Quando a estrutura nativa de uma proteína é alterada (sem a quebra de ligações peptídicas), sua nova estrutura, ou configuração, é chamada de *desnaturada*. Se não for possível retornar à estrutura nativa a partir da forma desnaturada, então a proteína é considerada *irreversivelmente desnaturada*. Geralmente o desdobramento da proteína resulta na perda de solubilidade em graus variados para proteínas diferentes, devido à exposição do núcleo hidrofóbico. Regiões hidrofóbicas expostas tendem a se associar por meio de interações hidrofóbicas, causando a agregação e subsequente precipitação da proteína. Além disso, existe uma quantidade crítica de água associada ao exterior de uma determinada proteína e que mantém sua solubilidade. Quando a necessidade de água de uma proteína é atendida, isto é, as *conchas de hidratação* (ou camadas de solvatação) contêm água ligada, a solubilidade é mantida, pois as forças atrativas entre as proteínas permanecem amortecidas. Quando uma proteína solúvel é introduzida em solvente orgânico, a água é removida de suas camadas de solvatação. Com a reintrodução em um ambiente aquoso, a solubilidade pode não ser retomada se a camada de 'água permanente' tiver sido removida, e a proteína permaneceria como precipitada.

A desnaturação frequentemente surge a partir do aquecimento da proteína além de sua temperatura de fusão (T_m), ou da alteração do pH para um valor onde uma proteína em particular for instável. O aquecimento fornece a energia do calor, que resulta na quebra de ligações de baixa energia (de hidrogênio e interações de van der Waals) necessárias para a configuração nativa, permitindo que a proteína se desdobre. O calor também pode causar a quebra de certos grupos R de aminoácidos. Ligações dissulfeto podem ser quebradas pela liberação de sulfeto de hidrogênio, a serina pode desidratar e a glutamina e asparagina podem desamidar.

A exposição de uma proteína a valores de pH que resultem na ionização de cadeias laterais próximas, de carga similar, causará uma repulsão entre cargas (um estado de energia alta), disparando a mudança de configuração para um estado de energia mais baixa (separação das cargas similares). Esse processo é chamado de *desnaturação de pH*. Por exemplo, a enzima digestiva pepsina só é estável sob condições acídicas. Sua estrutura contém vários resíduos de aspartato que se tornam ionizados (desprotonados) em pH neutro, resultando em uma mudança de configuração irreversível. A reversão para a forma nativa não é possível em sua essência porque a reprotonação das cadeias laterais ionizáveis não é, em si, uma força que leve à retomada da forma nativa. Outro cenário de desnaturação surge quando ligações dissulfeto são reduzidas (quebradas) pela diminuição do pH (-S-S- → -SH) ou pela exposição a agentes redutores. Proteínas cujas formas nativas envolvem ligações dissulfeto são com frequência desnaturadas de forma irreversível com a redução dessas ligações.

Outro método importante de desnaturação de proteínas refere-se aos tratamentos mecânicos, particularmente importantes na indústria alimentícia. Proteínas com regiões hidrofóbicas sequestradas em direção ao centro da estrutura podem ser desnaturadas quando expostas a *forças de cisalhamento*. Sovar e amassar massas para produtos assados, assim como bater ingredientes para produzir espumas, resulta na exposição de proteínas a forças de cisalhamento, causando a desnaturação, principalmente pelo rompimento da hélice α.

As proteínas também desnaturam em interfaces onde limites de alta energia entre duas fases levam ao desdobramento de uma molécula de proteína que baixa a energia geral do sistema. Por exemplo, espumas consistem de fases de água e ar, e emulsões contêm fases de água e óleo. As interfaces onde essas respectivas fases se encontram não são estáveis, já que ar/óleo são hidrofóbicos. A Figura 4.12 mostra a adsorção de proteínas emulsificantes em um glóbulo de gordura láctea. As proteínas presentes tendem a migrar para as interfaces de modo que as porções hidrofílicas se voltam para a fase da água e as porções hidrofóbicas entram em contato com o ar/óleo, o que resulta na queda de energia do sistema e estabiliza a espuma ou emulsão.

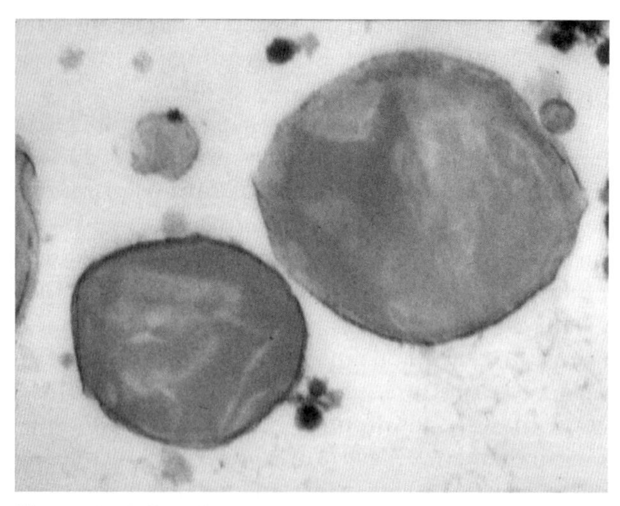

Figura 4.12 Secção transversal de um glóbulo de gordura em uma emulsão visualizada por microscopia eletrônica de transmissão, mostrando a membrana proteinácea de mancha escura que se forma na região periférica, conforme as porções hidrofóbicas das proteínas adsorvem em interfaces de gordura durante a emulsificação. Os glóbulos de gordura têm cerca de 1 μm de diâmetro, a espessura da membrana é de cerca de 10 nm (Imagem cortesia do Prof. H. D. Goff, Universidade de Guelph).

Outras fontes de desnaturação incluem irradiação, solventes orgânicos, e introdução ou exclusão de metais. Além disso, algumas proteínas, especialmente enzimas, requerem íons para funcionarem perfeitamente.

4.3.6 Purificação da proteína

A habilidade de purificar a proteína é essencial no estudo da estrutura e função da proteína alimentar. A separação de uma proteína a partir de uma mistura complexa de várias proteínas, frequentemente centenas ou milhares, é realizada aproveitando-se de características bioquímicas diferentes, tais como carga, pI, massa, formato e tamanho molecular, hidrofobicidade, afinidade ligante e atividade enzimática, entre outras.

Dois tipos essenciais de técnicas de purificação normalmente empregadas em esquemas de purificação de proteínas são a *troca iônica* e a *exclusão molecular*. Em termos práticos de purificação, a *cromatografia* é a técnica utilizada mais importante. A *cromatografia preparativa* envolve a separação de proteínas (ou outras substâncias), dissolvidas em uma fase móvel, com base em suas diferentes interações com uma fase estacionária. A fase móvel pode ser hidrofóbica (solvente orgânico) ou hidrofílica (tampão aquoso). A fase estacionária pode ser hidrofóbica ou hidrofílica e/ou carregada, ou neutra e/ou com um ligante imobilizado ou molécula com afinidade específica por proteínas.

O exemplo mais simples de cromatografia é baseado na troca iônica, onde a fase estacionária consiste de moléculas imobilizadas carregadas sobre um polímero sólido colocado em uma coluna. Se uma proteína-alvo for aniônica em um determinado pH, então, passar uma mistura de proteínas através de uma fase estacionária com cargas positivas causará a ligação e retenção da proteína-alvo, enquanto as proteínas catiônicas e neutras fluirão através da coluna de troca de ânions. As proteínas aniônicas ligadas podem ser extraídas da coluna pela introdução de concentrações crescentes de ânions (eluente) que competem pelas cargas positivas da fase estacionária. Proteínas ligadas fracamente eluirão em concentrações menores de eluente; já as proteínas fortemente ligadas eluirão em concentrações maiores do eluente com o qual competem, separando as proteínas com base em suas respectivas afinidades de ligação com a fase estacionária. Quantidades enormes até minúsculas quantias de proteína podem ser separadas em uma única passagem de troca iônica, dependendo da escala do equipamento escolhido.

No caso da *cromatografia de exclusão molecular*, a coluna é preenchida com material inerte, esférico (grânulos), com tamanhos específicos de poros. A maior massa molecular de proteína capaz de passar pelos poros é chamada de *limite de exclusão*. As proteínas com massa superior a esse limite só podem passar ao redor do material dentro da coluna, realizando o caminho mais curto através da coluna. As proteínas menores, que entram e saem dos grânulos, fazem um caminho mais complicado e mais longo. Desse modo, na cromatografia de exclusão molecular as proteínas maiores eluem antes das proteínas menores, permitindo a separação de muitas proteínas dentro de uma mistura com base no tamanho. A resolução para a separação das massas varia com a qualidade do conjunto adquirido e da extensão da coluna. Geralmente, apenas miligramas são separados por essa técnica cromatográfica. No entanto, dispositivos de filtragem com tamanhos de poros específicos, por exemplo, ultrafiltração, podem ser usados para separações brutas de proteínas, onde apenas duas frações são obtidas, fluídas e retidas, ainda com a vantagem de empregar quantidades relativamente grandes de proteína por processo.

4.3.7 Técnicas de análise da proteína

O tipo mais básico de análise de proteína é a determinação do teor de *proteína total* das substâncias. Essa medição é baseada na média do teor de nitrogênio das proteínas, ou seja, 16%. O nitrogênio orgânico, incluindo o da proteína, reage com ácido sulfúrico quando aquecido, produzindo sulfato de amônio. Esse produto é então convertido em hidróxido de amônio que pode ser quantificado por titulação, indicando a quantidade de nitrogênio presente e, por consequência, a quantidade aproximada de proteína em um alimento.

Para determinar o tamanho das proteínas, é empregada a desnaturação em *eletroforese*. Resumidamente, quando proteínas são passadas através de um gel polimerizado de acrilamida, as menores se movem mais rápido que as proteínas maiores, permitindo um meio para sua separação. A força que motiva as proteínas a passarem pelo gel é proporcionada pela aplicação de uma tensão através do gel, de forma que as moléculas negativas migram para baixo do gel em direção ao ânodo. Essa técnica é chamada de eletroforese em gel de poliacrilamida (PAGE). Se as quantidades de carga e o tamanho das proteínas forem variáveis, seria impossível determinar o peso molecular de uma proteína pelo PAGE. Para isolar a massa como a única variável entre as proteínas em uma amostra, é adicionado o forte detergente dodecil sulfato de sódio (SDS), capaz de desdobrar completamente as proteínas e normalizar a razão carga/massa. O agente redutor β-mercaptoetanol também é acrescentado para reduzir ligações dissulfeto e ajudar a desdobrar completamente as proteínas. Isso garante que tanto as proteínas de estrutura compacta quanto as de estrutura volumosa migrem através do gel em uma velocidade apenas proporcional a suas massas, não afetadas pelo formato molecular nativo ou pela carga nativa. O gel SDS-PAGE na Figura 4.13 é original e não publicado. As faixas 1, 2, 4-8 representam as frações de HPLC da purificação de protease aspártica.

Uma curva padrão para proteínas de peso molecular conhecido, consistindo de mobilidade relativa em relação ao log (peso molecular), é usada para calcular a massa de qualquer proteína distinta em uma amostra. Em seguida, faixas individuais podem ser removidas e identificadas por sequenciamento de aminoácidos (Edman, 1970) ou espectrometria de massa (Nesvizhskii, 2007).

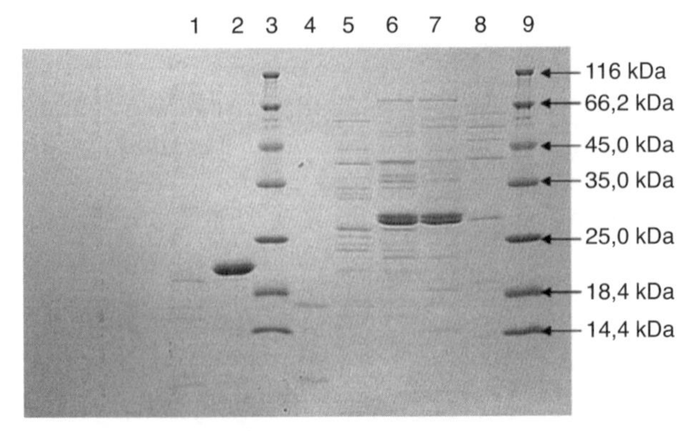

Figura 4.13 SDS-PAGE de acrilamida a 12% marcada com azul de Coomassie R-250, uma tintura de ligação de proteína. As faixas 3 e 9 contêm padrões de peso molecular para a determinação das massas das bandas da amostra desconhecida.

4.3.8 Escurecimento oxidativo

O *escurecimento oxidativo*, ou escurecimento enzimático, é o escurecimento associado a alfaces, maçãs, bananas e pêras cortadas ou batidas. A oxidação envolve a fenolase, também chamada de polifenoloxidase (PPO), uma enzima normalmente compartimentada que facilita o sequestro de oxigênio da PPO. Com a batida ou corte de tais produtos, a PPO age principalmente sobre os resíduos de tirosina na presença de oxigênio por meio de uma reação inicial de hidroxilação do anel fenólico, seguida pela oxidação em si. O escurecimento oxidativo é de importância comercial particularmente em frutas e vegetais, devido à indesejada cor marrom associada a batidas e à decomposição resultante de tais reações (Kays, 1991). Outros compostos fenólicos também podem ser oxidados por fenolase para produzir uma pigmentação marrom desejável em produtos como passas, ameixas secas, tâmaras, sidras e chás.

4.4 Lipídios

Os lipídios são uma das três principais classes de biomoléculas, representando um grupo diverso de compostos. Caracterizam-se por apresentar insolubilidade total ou baixa solubilidade. Incluem unidades formadoras das membranas biológicas de todos os organismos vivos (substituintes de lipoproteínas) e de armazenamento de energia de todos os animais. A insolubilidade resulta na compartimentalização dos lipídios em membranas ou em adipócitos (células de gordura), na necessidade de conjugação com portadores de proteína solúveis para o transporte por meio de ambientes aquosos, ou na necessidade de ligação com compostos polares para aumentar a solubilidade geral.

4.4.1 Ácidos graxos

A estrutura de um *ácido graxo* simples (AG) é uma cadeia de hidrocarbonetos com um grupo ácido carboxílico em uma extremidade: CH_3-$[CH_2]_n$-COOH. Os ácidos graxos são nomeados de acordo com a extensão da cadeia de hidrocarbonetos. Por exemplo, um AG de quatro carbonos é ácido butanoico; um AG de 5 carbonos é ácido pentanoico; um AG de seis carbonos é ácido hexanoico, e assim por diante. Eles terão as designações 4:0, 5:0 e 6:0, respectivamente, indicando o número de carbonos à esquerda dos dois pontos e o número de ligações duplas à direita. A presença de uma ligação dupla (insaturada) em um ácido graxo é indicada pela terminação –enoico, no lugar de –anoico. Por exemplo, o ácido hexadecanoico (16:0) se torna ácido hexadec*enoico* (16:1), o 16:2 é chamado de ácido hexadeca*dienoico* com duas ligações duplas, e o 16:3 é o ácido hexadeca*trienoico*. Se o AG 16:1 tiver sua ligação dupla entre C7 e C8, então ele é identificado como ácido 7-hexadecenoico, sendo que o número do carbono é contado a partir do carbono do ácido carboxílico (C1).

A extremidade metil do ácido graxo é chamada de *carbono ômega* (ω); logo, ao designar ácidos graxos insaturados usando a convenção ômega, o ácido 9,12-octadecadienoico (18:2) se torna 18:2 ω-6, já que a primeira ligação dupla está a seis carbonos do carbono ω. A Tabela 4.2 mostra alguns ácidos graxos comuns, sua extensão e características de ligação dupla.

Ligações duplas separadas por um ou mais grupos metileno são chamadas de ligações duplas não conjugadas, ao passo que ligações não separadas por um grupo metileno, ou seja (...-CH=CH-CH=CH-...), são chamadas de *ligações duplas conjugadas*. Por último, a configuração de ligações duplas pode ser *cis* ou *trans* (Fig. 4.14). Geometricamente, a configuração cis é a forma que ocorre naturalmente e é muito mais volumosa do que a forma trans, bem como suscetível à oxidação. A forma trans tem uma configuração que é mais linear em três dimensões, apresentando propriedades de uma cadeia saturada, e não é encontrada na natureza.

Os seres humanos são incapazes de sintetizar dois ácidos graxos devido à falta das enzimas responsáveis pela criação de ligações duplas além do C9 de uma cadeia de AG. São eles o ácido linoleico ω-3 (18:2) e o ácido linolênico ω-6 (18:3).

Tabela 4.2 Alguns nomes, extensões e ligações duplas de ácidos graxos de alimentos (Adaptado de Nawar, 1996).

Nome do ácido graxo	Nome sistemático	Número de carbonos	Abreviatura
Butírico	Butanoico	4	4:0
Láurico	Dodecanoico	12	12:0
Mirístico	Tetradecanoico	14	14:0
Palmítico	Hexadecanoico	16	16:0
Esteárico	Octadecanoico	18	18:0
Oleico	9-Octadecenoico	18	18:1 (n-9)
Linoleico	9,12-Octadecadienoico	18	18:2 (n-6)
Linolênico	9,12,15-Octadecatrienoico	18	18:3 (n-3)
Araquídico	Eicosanoico	20	20:0
Araquidônico	5,8,11,15-Eicosatetraenoico	20	20:4 (n-6)
EPA	5,8,11,14,17-Eicosapentaenoico	20	20:5 (n-3)
DHA	4,7,10,13,16,19-Docosahexaenoico	22	22:6 (n-6)

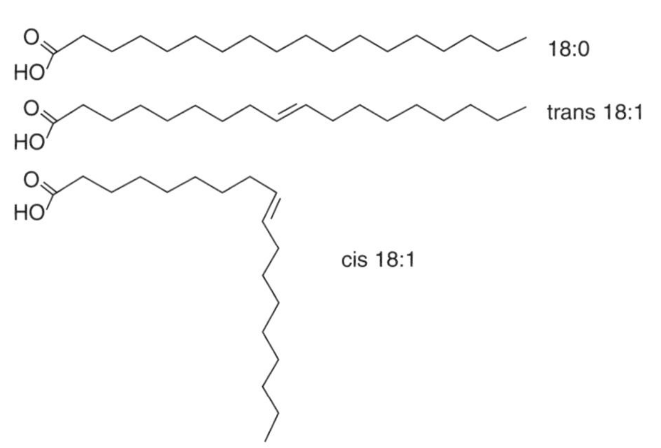

Figura 4.14 Representação do ácido esteárico, ácido cis-oleico e ácido trans-oleico. Ácidos graxos trans, produzidos inadvertidamente durante a hidrogenação de óleos insaturados, têm baixa interferência estérica em relação à embalagem, em comparação com ligações duplas cis.

A extensão da cadeia e o grau de insaturação (número de ligações duplas) dita o ponto de fusão e a estabilidade dos AGs, duas propriedades críticas dos lipídios nos alimentos. O ponto de fusão, a temperatura na qual um lipídio é convertido de sólido para líquido, é geralmente mais baixa para AGs de menor extensão e/ou mais ligações duplas. Por exemplo, o ácido esteárico, 18:0, funde-se a uma temperatura maior (70ºC) do que o ácido oleico, 18:1 (13ºC). Além disso, a presença de AGs trans aumenta a temperatura de fusão, já que eles sofrem menos impedimento estérico em comparação com os AGs cis. Em termos de estabilidade, ligações duplas são suscetíveis a reações de oxidação, logo, a estabilidade diminui com o aumento no grau de insaturação.

4.4.2 Triglicerídios e fosfolipídios

Triglicerídios (TG) representam a forma de lipídio comumente chamada de gordura (sólida em temperatura ambiente) e óleo (líquido em temperatura ambiente). Os TGs compreendem 98% dos lipídios dos alimentos, já que são a principal forma de armazenamento de energia em animais e sementes, e em determinadas frutas, como abacate e oliva. Os TGs contêm cerca de seis vezes mais energia do que o glicogênio ou amido por peso, e são armazenados em forma de gotículas no citoplasma das células adiposas. Em relação aos alimentos, os TGs são fontes de energia importantes e contribuem para a sensação do paladar e saciedade. As vitaminas lipossolúveis A, D, E e K requerem o consumo de gorduras em níveis adequados para serem absorvidas. Os TGs também desempenham papéis importantes nas estruturas de emulsões alimentares com alto teor de gorduras, como sorvete e chocolate. Por exemplo, na fabricação de sorvete, glóbulos de gordura líquida se agregam parcialmente até a formação de uma rede contínua (coalescência parcial), gerando um produto 'sólido'. Os glóbulos individuais de TG não se agregam totalmente e são cimentados uns aos outros nas interfaces dos glóbulos devido à interação das redes de cristais de gordura (Goff, 1997).

Os TGs são moléculas feitas de uma estrutura principal de glicerol na qual três ácidos graxos se ligam por meio de ligações ésteres, logo, eles também são chamados de *triacilglicerois*. Os TGs podem ter dois ou três AGs idênticos, ou três AGs diferentes, o que possibilita a existência de uma grande variedade de propriedades entre os TGs. A ordem na qual diferentes AGs estão ligados na estrutura principal de glicerol também varia. Por exemplo, sementes oleaginosas costumam ter preferencialmente AGs insaturados na posição sn-2 e AGs saturados ocorrendo quase exclusivamente nas posições externas. Gorduras animais contêm mais frequentemente AGs saturados em sn-2, e geralmente contêm 16:0 em sn-1 e 14:0 em sn-2 (Nawar, 1996). Como mostrado na Figura 4.15, AGs dentro de TGs são numerados de acordo com suas posições estereoespecíficas em relação à estrutura principal de glicerol e cada um recebe um número estereoespecífico, sn-1, sn-2 e sn-3. A posição sn-2 é convencionalmente mostrada do lado esquerdo.

Outra classe de lipídios são os *fosfolipídios* (PL), que se dividem em dois tipos: *glicerofosfolipídios* (GPL) e *esfingofosfolipídios* (SPL). A maioria dos fosfolipídios é do tipo glicero-, isto é, contém uma estrutura principal de glicerol como os TGs. Os SPLs contêm uma estrutura principal de esfinganina, um aminoálcool, em vez do glicerol. Os fosfolipídios são estrutural e funcionalmente diferentes dos TGs pelo fato de conter em apenas duas cadeias de AGs (diacilglicerídio), com a terceira posição estrutural contendo uma ponte fosfodiéster (ligada por PO_4^-) para vários substituintes como a serina, colina e etanolamina. A Figura 4.16 mostra as estruturas básicas de dois tipos representativos de PL.

Os substituintes, incluindo a ponte de fosfato, são altamente polares, conferindo um caráter anfipático aos PLs, propriedade principal que permite, e causa, a formação das estruturas de membranas como *bicamadas fosfolipídicas*. Observe que as 'caudas' dos PLs, o componente AG, são altamente hidrofóbicas e, assim, orientam-se em direção a outros AGs em ambientes aquosos, ao passo que a extremidade fosfodiéster interage favoravelmente com a água, em cada lado da bicamada, reduzindo a energia do

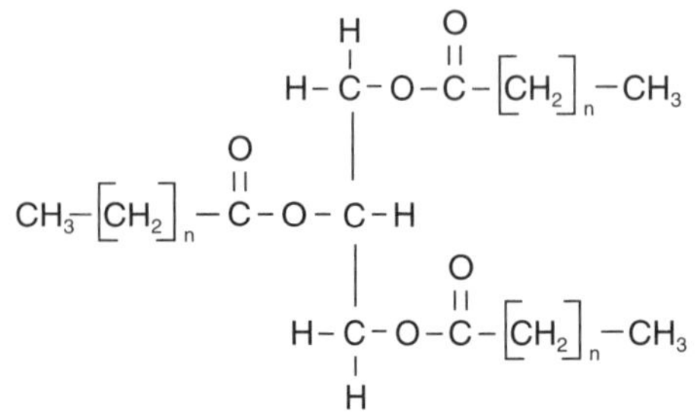

sn-1 $H-C(H)-O-C(=O)-[CH_2]_n-CH_3$

sn-2 $CH_3-[CH_2]_n-C(=O)-O-C-H$

sn-3 $H-C(H)-O-C(=O)-[CH_2]_n-CH_3$

Figura 4.15 A estrutura geral de um triglicerídio, onde n indica o número de grupos metileno entre o carbono da carbonila e o carbono ômega de uma cadeia de AG.

sistema. Forças hidrofóbicas e interações de van der Waals entre cadeias de hidrocarbonetos dentro do interior da bicamada estabilizam a estrutura. O fenômeno da formação da bicamada é um requisito básico para todas as formas de vida conhecidas, pois é a base para as estruturas de membrana de todos os organismos. A exclusão da água do contato com as porções hidrofóbicas dos PLs, ainda que energeticamente favorável, faz com que as bicamadas formem vesículas de lipídios chamadas *lipossomas*. Vesículas de lipídios se formam espontaneamente e a formação *in vitro* é auxiliada pela agitação em alta frequência dos PLs na água. Os lipossomas podem ser usados no estudo das propriedades das membranas e da permeabilidade de substâncias, da liberação de drogas e, em termos de alimentos, para o microencapsulamento de vários ingredientes alimentares. Por exemplo, o encapsulamento da vitamina C aumenta significativamente a vida de prateleira em cerca de dois meses, quando componentes deteriorantes como cobre, lisina e ascorbato oxidase estão presentes, ao fornecer uma barreira física evitando assim reações. Além disso, a liberação de ingredientes encapsulados pelos lipossomas pode ser controlada para uma determinada temperatura – a temperatura na qual a bicamada do lipossoma se quebra (o ponto de fusão dos PLs), liberando seu conteúdo (Gouin, 2004).

4.4.3 Degradação de lipídios nos alimentos

Lise e oxidação são as principais formas pelas quais os TGs são degradados nos alimentos. *Lipólise* refere-se à hidrólise da ligação éster entre a estrutura principal de glicerol e os AGs, liberando assim AGs livres. As lipases quebram os AGs na posição externa (sn-1 e sn-3) da estrutura principal de glicerol dos TGs. AGs livres são mais suscetíveis à oxidação e mais voláteis depois de liberados da estrutura de glicerol do que como parte dos TGs. Ainda que AGs livres sejam essencialmente ausentes na musculatura de animais vivos, eles são liberados pela atividade das *lipases* (enzima lipolítica) após o abate. Para reduzir a atividade das lipases, a temperatura é controlada e o processamento deve ser feito imediatamente. De modo contrário, sementes oleaginosas sofrem lipólise antes de colhidas como um processo normal e, portanto, contêm uma quantidade significativa de AGs livres. A acidez resultante é neutralizada com hidróxido de sódio após a extração do óleo das sementes. Em relação a pães e laticínios, como quei-

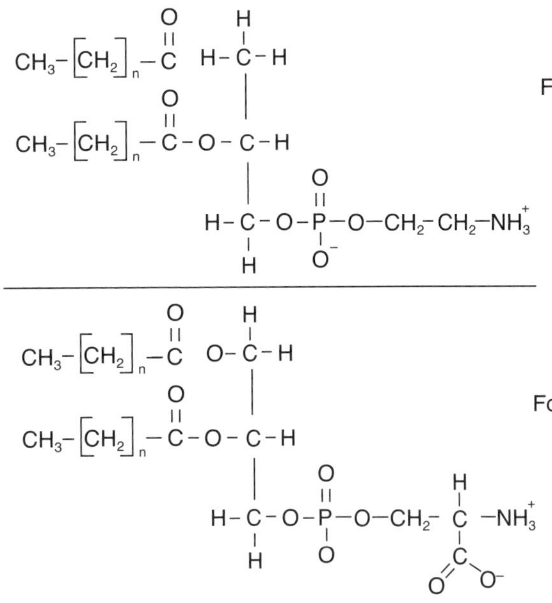

Fosfatidiletanolamina

Fosfatidilserina

Figura 4.16 As estruturas de dois tipos comuns de fosfolipídios, onde n é variável.

jos e iogurtes, a lipólise controlada é usada como uma forma de produzir aromas e sabores desejados por meio de lipases endógenas e microbianas. No entanto, a lipólise também é responsável pelo desenvolvimento do sabor rançoso no leite, resultante da liberação de AGs de cadeia curta. Frituras de imersão também produzem lipólise indesejada devido ao calor excessivo e à introdução de água vinda de alimentos cozidos no meio óleo.

Os fosfolipídios são referidos como lecitina, um emulsificante e surfactante natural amplamente usado numa variedade de produtos alimentares processados. A fonte de determinada lecitina influencia a proporção de PLs e, consequentemente, suas propriedades. Os fosfolipídios estão sujeitos às atividades lipolíticas das *fosfolipases*. Existem quatro locais de quebra de fosfolipase: sn-1, sn-2, sn-3 e sn-4, em cada lado do fosfodiéster. Fosfolipases diferentes têm especificidades para um dos quatro locais de quebra, podendo assim liberar um AG ou os PLs substituintes. Diferentemente das lipases, as fosfolipases podem quebrar a posição média da estrutura principal de glicerol, liberando o AG sn-2. Por exemplo, a atividade da fosfolipase A_2 resulta na produção de lisoleticina (hidroxila em sn-2) por meio da liberação do AG sn-2, que pode ser oxidado em seguida.

A oxidação lipídica, uma causa importante da deterioração dos alimentos, ocorre principalmente de duas formas: pela auto-oxidação e pela atividade da lipoxigenase. Os subprodutos oxidados da oxidação lipídica resultam na liberação de sabores e aromas associados especialmente com a rancidez. Além disso, a oxidação de ácidos graxos essenciais diminui o valor nutritivo do alimento. De modo contrário, no caso de queijos e alimentos secos, certos produtos resultantes da oxidação dos lipídios são desejáveis.

A *autoxidação* ocorre em três etapas. Inicia com a remoção de um átomo de hidrogênio de uma cadeia de AG produzindo um radical livre, processo termodinamicamente desfavorável e que requer a iniciação por um radical livre existente, catálise por um metal ou exposição à luz (oxigênio singleto). Em seguida, o radical livre de AG reage com o oxigênio molecular, produzindo um radical peroxilo (ROO•). Esta segunda etapa se autopropaga, já que os radicais peroxilo reagem com outros AGs formando mais radicais livres como parte de uma reação em cadeia. O término das reações individuais ocorre por meio da reação com outros radicais livres, o que resulta em compostos estáveis. AGs insaturados são mais suscetíveis à auto-oxidação, pois a formação de radicais livres é auxiliada pela presença de ligações duplas. Como exemplo temos o ácido linoleico (18:2), 20 vezes mais suscetível à oxidação do que o ácido oleico (18:1).

Para evitar ou atrasar a oxidação de lipídios, são acrescentados antioxidantes aos produtos alimentícios. Os antioxidantes funcionam, essencialmente, por meio de reações com radicais livres, transformando-se a si mesmos em radicais livres. Os antioxidantes são suprimidos pela reação com outros radicais livres e não pela reação com o oxigênio molecular, evitando a propagação da reação em cadeia dos radicais livres. Um longo estudo sobre a eficácia e os modos de ação dos antioxidantes nos alimentos foi publicado recentemente por Laguerre e cols. (Laguerre et al., 2007).

A oxidação lipídica por ação enzimática é catalisada por um grupo de enzimas chamadas *lipoxigenases* (LOX), cujas atividades são mais importantes em legumes e cereais. Da mesma forma que na oxidação não enzimática, a primeira etapa na oxidação lipídica é a formação de um radical livre de AG. A segunda etapa considerada fundamental neste mecanismo geral é a reação do radical livre com o O_2, gerando um produto hidroperóxido (Klinman, 2007). No caso da LOX da soja, a reação catalisada pela LOX é específica para a posição 11 do ácido linoleico (ligação dupla), resultando nos produtos 9- e 13-hidroperóxido. Além do sabor rançoso, a LOX também pode causar efeitos prejudiciais em vitaminas e compostos de cor.

4.4.4 Metabolismo do triglicerídio

A derivação de energia proveniente dos triglicerídios armazenados nos adipócitos ocorre por um processo chamado de β-oxidação. No entanto, os ácidos graxos precisam primeiro ser liberados da estrutura principal de glicerol pela lipase das células adiposas nos adipócitos, que liberam todos os três ácidos graxos, deixando o glicerol para ser convertido em um dos vários intermediários glicolíticos. Os TGs no trato digestivo são afetados pelas lipases pancreáticas, que liberam AGs nas posições sn-1 e sn-3; AGs livres e o monoacilglicerol restante são absorvidos pelas células da mucosa intestinal onde os triglicerídios são ressintetizados e então envolvidos como quilomícrons e liberados na corrente sanguínea. Uma vez nos tecidos, onde a energia se deriva dos quilomícrons, a lipase lipoproteica libera todos os três AGs, de modo similar ao cenário dos adipócitos descrito acima. AGs livres são ativados pela ligação com CoA, e catalisados pela sintase acil-CoA usando ATP. Na membrana mitocondrial, o AG passa então de AG-CoA para carnitina, um derivado da lisina, e o novo complexo (acil-carnitina) é transportado através da membrana para dentro da mitocôndria, onde o AG é religado à CoA (gerando acil-CoA). Uma série de etapas oxidativas sucessivas que resultam na transferência de elétrons (redução) para portadores de elétrons (p. ex., NADH, $FADH_2$), que em seguida entram na cadeia de transporte de elétrons gerando muitas ATPs (p. ex., ácido palmítico), produz um total líquido de 109 ATPs.

4.4.5 Colesterol

O colesterol é uma das mais importantes estruturas lipídicas, já que controla a fluidez das membranas e é o precursor de todos os hormônios esteroides. Ele é sintetizado em todos os eucariotos, no entanto, está presente apenas em quantidades perceptíveis nos animais. As plantas contêm fitosterol, moléculas muito similares estruturalmente e que possuem muitas aplicações nutracêuticas (Kritchevsky e Chen, 2005). A estrutura do carbono é formada por anéis de carbono adjacentes, ou seja, uma estrutura de 27 carbonos sintetizada por uma via hepática, com reações de polimerização e ciclização sucessivas, começando com o material inicial acetil-CoA de um ou dois carbonos. Considerando que o colesterol é insolúvel em ambientes aquosos, deve ser transportado através do sangue como uma lipoproteína dentro de estruturas lipídicas heterogêneas chamadas quilomícrons, que possuem camadas lipídicas polares para manter a solubilidade. A densidade das lipoproteínas varia bastante, e o desequilíbrio no metabolismo de lipoproteínas de baixa densidade é um fator de risco importante no desenvolvimento de doenças cardíacas.

4.4.6 Hormônios esteroides e prostaglandinas

Um tipo importante de lipídio não necessariamente associado à ciência de alimentos são os hormônios. Hormônios são moléculas mensageiras na forma de peptídeos ou lipídios, encontrados em todas as plantas e animais que controlam uma quantidade enorme de processos celulares e dos órgãos. Especificamente, os *hormônios esteroides* e as *prostaglandinas* são hormônios lipídicos lipossolúveis e alguns são usados artificialmente para gerar aumento na cadeia alimentar animal. Além disso, essas moléculas são liberadas no ambiente por meio de usos não alimentares e podem ser ingeridas por organismos que servem de alimento. Se estáveis, as moléculas lipossolúveis podem se acumular no tecido adiposo, possibilitando a biomagnificação. Este fenômeno pode envolver uma rota direta, como o acúmulo de compostos esteroides tipo estrogênio, em animais para consumo (Moutsatsou, 2007), ou um efeito indireto nos níveis de hormônio dos organismos por meio do acúmulo de compostos orgânicos que alteram a produção de hormônios (Verreault et al., 2004).

As prostaglandinas (PGs) são moléculas de lipídios de 20 carbonos, que contêm um anel de cinco lados, de meia-vida relativamente curta, cujas funções incluem controle das inflamações e da pressão sanguínea. Ácidos graxos essenciais são críticos na biossíntese das PGs. Por exemplo, o araquidonato (20:4) é um precursor direto das PGs contendo duas ligações duplas não em anel, isto é, PG tipo PGE_2, afetada pela ciclo-oxigenase (COX). O papel das PGs na manutenção da boa saúde destaca a importância da inclusão de ácidos graxos essenciais na dieta, bem como a importância da proteção conferida por eles (Moreno et al., 2001) e pelos antioxidantes (Boehme e Branen, 1977) contra a degradação nos produtos alimentícios.

4.4.7 Terpenoides

Um tipo importante de lipídio para o sabor e aroma de temperos, ervas e frutas são os *terpenoides*, um grupo químico complexo e diverso. Como os esteroides, a maioria dos terpenoides são compostos multicíclicos criados por meio de reações sucessivas de polimerização e ciclização. Todos os terpenoides são derivados do isopreno, um hidrocarboneto de cinco carbonos contendo duas ligações duplas. Os terpenoides, especialmente C10 (monoterpenos) e C15 (sesquiterpenos), são componentes dos perfis de sabor da maioria das frutas macias e em concentrações variadas (Maarse, 1991). Em algumas espécies de frutas, são de grande importância para conferir sabor e aroma característicos. Por exemplo, frutas cítricas têm um alto teor de terpenoides, assim como a manga (Aharoni et al., 2004).

4.5 Ácidos nucleicos

4.5.1 Estrutura do DNA

O DNA (ácido desoxirribonucleico) e o RNA (ácido ribonucleico) são compostos por uma base nitrogenada, açúcar e fosfato. As bases, das quais existem apenas quatro, constituem a base de todo o código de informação da vida, ao passo que o açúcar (ribose ou desoxirribose) e o fosfato desempenham um papel estrutural. As quatro bases são derivadas de duas bases nitrogenadas relacionadas: a adenina (A) e a guanina (G) são purinas, ao passo que a timina (T) e a citosina (C) são pirimidinas. Um *nucleosídeo* é uma molécula feita de uma purina ou pirimidina ligada a um açúcar. Desse modo, o DNA é feito de polímeros de desoxiadenosina, desoxiguanosina, desoxitimidina e desoxicitidina (Fig. 4.17). Adicionar um ou mais grupos fosfatos a um nucleosídeo produz um *nucleotídeo*, por exemplo, desoxiadenosina 5′-trifosfato (dATP). Os quatro blocos formadores do DNA são, portanto, dATP, dGTP, dTTP e dCTP, ligados por *DNA polimerase*, resultando em uma ponte fosfodiéster (e liberação de PP_i) entre a posição 3′ de um nucleotídeo e a posição 5′ do nucleotídeo seguinte (o apóstrofo demonstra um carbono dentro da porção açúcar do nucleotídeo).

As moléculas de DNA existem como complexos de filamento duplo, unidos por ligações de hidrogênio entre as bases dos filamentos opostos purina e pirimidina, com pareamento de ligações H – *pares de bases* (pb). Especificamente, formam-se de maneira exclusiva pares de ligações de hidrogênio A-T e G-C, chamados de *complementares*. O DNA de filamento duplo forma espontaneamente uma hélice, daí o termo '*dupla hélice*'. As moléculas de DNA podem ser extremamente longas, com milhares de pares de bases e com pesos moleculares entre milhões, ou bilhões, de Daltons, em comparação com a maior proteína conhecida, que possui 3 milhões de Daltons.

Dentro dos longos filamentos de DNA estão regiões que codificam as proteínas chamadas *genes*, pedaços de DNA que codificam proteínas específicas. Dentro dos genes estão unidades de três nucleotídeos, chamadas *códons*, que codificam cada uma em um aminoácido específico; logo, os genes

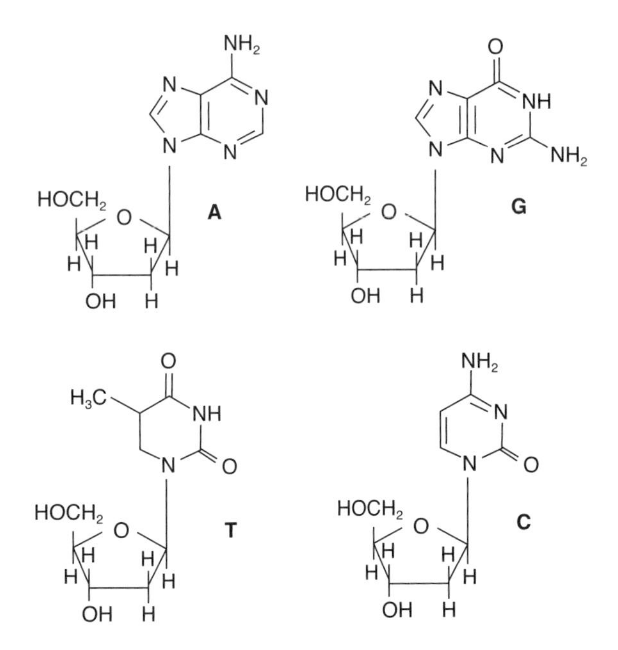

Figura 4.17 Desoxiadenosina (A), desoxiguanosina (G), desoxitimidina (T) e desoxicitidina (C) são as quatro bases de açúcar do DNA; as quatro estruturas que codificam cada gene na natureza. 'Desoxi' se refere à falta de uma hidroxila no C2 do anel de açúcar (desoxirribose).

constituem uma sequência de códons. Quando um organismo requer mais de uma proteína em particular, a *transcrição* é iniciada, por meio da qual o DNA é copiado na forma de RNA mensageiro (mRNA), usado então como um molde para a *tradução* do que foi transcrito no ribossomo em um polipeptídeo baseado na sequência de códons do DNA original.

4.5.2 Manipulação do DNA dos alimentos

Na última metade do século XX, avanços extraordinários foram alcançados na compreensão sobre como as proteínas são codificadas na forma de DNA, como foram feitas, como regulam os processos naturais, e sobre como manipular a informação codificada. Isso culminou no desenvolvimento de características específicas, ou engenharia genética, para atender melhor as necessidades alimentares dos seres humanos. Com a solução da estrutura do DNA e a habilidade para sequenciar o código genético, a possibilidade de se alterar códons específicos e de amplificar o DNA tornaram-se avanços essenciais em direção à engenharia genética. Além disso, o isolamento e a comercialização de enzimas que podem ser usadas para fracionar o DNA em pontos específicos (nucleases) ou para unir trechos de DNA (ligases) ampliaram duas áreas da ciência de alimentos moderna: a engenharia de proteínas e a autenticação de alimentos com base no DNA.

A engenharia de proteínas permitiu o estudo das relações entre a estrutura e a função das proteínas no isolamento de experimentos controlados. A criação da reação em cadeia da polimerase (PCR) também foi importante, pois permitiu a amplificação de qualquer região específica de DNA simplesmente pela ciclização da temperatura na presença da enzima polimerase e de dois pedaços pequenos de DNA chamados *primers*, que hibridizam (ligam-se em sequência) com duas extremidades do filamento de DNA de interesse. Essencialmente, cópias do filamento de DNA são feitas pela polimerase de um *primer* para o outro, em sequências sucessivas de cópia. Obtém-se a amplificação em razão do número cada vez maior de cópias disponíveis para a continuação do processo de cópia subsequente em cada ciclo da PCR, resultando em um crescimento exponencial das cópias. Atualmente, *primers* são sintetizados comercialmente a baixo custo.

Se uma mutação (i. e., um nucleotídeo alternativo) for introduzida em um *primer* da PCR, de modo que um códon codifique um aminoácido alternativo, a cópia resultante da sequência de DNA codificará uma proteína com um aminoácido diferente na posição especificada. O DNA cópia (cDNA) pode ser manipulado pela engenharia de pontos de corte de nuclease em cada extremidade do cDNA e que combinem com pontos de corte idênticos em *vetores* comercialmente disponíveis, ou seja, DNA usado para transferir um gene recombinante de um organismo para outro. A cópia (mutante) de DNA é ligada a um vetor de expressão e o DNA construído, resultante, é chamado de *recombinante*. Vetores de expressão são frequentemente *plasmídeos*, vetores de DNA circulares capazes de se replicar em bactérias e eucariotos simples, como fungos. Com a expressão *recombinante* (tradução) no organismo escolhido, em pequenas ou grandes quantidades, a proteína-alvo pode ser isolada para outros estudos sobre sua função e estrutura.

Além do estudo das relações entre estrutura e função das proteínas, plantas para alimentação geneticamente modificadas têm sido criadas e um exemplo clássico é o do tomate Flavr Savr^{tm}, originalmente disponível para consumo em 1994 (Martineau, 2001). De forma particular, o tomate modificado geneticamente foi concebido para incluir o chamado gene antisenso, que codifica o mRNA que iria parear com mRNA natural do gene para a poligalacturonase, uma enzima responsável pela quebra de um componente das paredes celulares durante o amadurecimento. O mRNA da poligalacturonase natural e o mRNA recombinante, antisenso, são expressos e se ligam um ao outro, o que evitaria fisicamente a tradução do mRNA da poligalacturonase no ribossomo. O resultado foi uma deterioração mais lenta do tomate modificado, permitindo ao produtor o amadurecimento do Flavr Savr^{tm} no pé, sem deterioração durante o transporte para o mercado, resultando em sabor e aparência superiores em relação aos tomates naturais colhidos verdes. As modificações genéticas realizadas no tomate não resultaram em nenhuma mudança significativa nos micro ou macronutrientes, pH, acidez ou teor de açúcar em comparação com os tomates não transgênicos.

Outra área da ciência de alimentos melhorada pela tecnologia de DNA é a da *autenticação de alimentos*. Fragmentos de DNA podem ser identificados pelo uso de *sondas DNA*, pedaços pequenos de DNA complementares à região de interesse, que contenham uma característica detectável. A detecção da sonda pode ser conseguida pela ligação de um grupo fluorescente ou de outro grupo especificamente reativo à sonda, ou pela sintetização da sonda a partir de DNA radioativo (^{32}P). Quando o DNA de teste de uma plantação, ou ingrediente alimentar, é imobilizado sobre um pedaço de nitrocelulose (*blotting*), ele pode ser testado em relação à presença de um fragmento de DNA de interesse pelo tratamento do *blot* com uma sonda complementar. O fragmento de interesse poderia ser um fragmento característico de amostras conhecidas, isto é, um fragmento de DNA que só está presente em padrões de plantações confirmados.

Um exemplo passado de autenticação usando tecnologia de DNA envolveu uma tentativa de diferenciar as carnes cozidas de frango, suína, caprina, ovina e bovina por sondas de DNA de cada respectivo animal (Chicuni et al., 1990). Os resultados foram que o DNA de frangos e porcos foram específicos para suas próprias espécies, ao passo que o DNA dos ruminantes apresentou reação cruzada. Isso confirmou que a tecnologia de DNA poderia ser usada, pelo menos dentro de certos limites, para distinguir produtos de carne tratados pelo calor e excluir a possibilidade da presença de ingredientes específicos. Uma limitação da metodologia acima foi que as sequências de DNA combinadas estavam presentes nas espécies ruminantes como um todo, diminuindo assim a resolução do ensaio.

Uma forma mais moderna de melhorar a resolução em relação à identificação de espécies tem sido amplificar por PCR e sequenciar o DNA de um gene altamente conservado como a proteína metabólica citocromo b, e então comparar a variabilidade de sequências testadas de amostra com os índices conhecidos da variação entre as espécies. A avaliação da 'distância genética' é comum e um exemplo atual é o da identificação das espécies de atum (Michelini et al., 2007). Tais testes podem ser feitos para amostras processadas em altas temperaturas, a um custo baixo, e podem ser significativamente automatizados nas etapas pós-coleta de amostra. As informações geradas a partir desses tipos de testes de autenticação podem ajudar no controle de qualidade de operações de processamento.

4.6 Enzimologia

4.6.1 Introdução às reações enzimáticas

Uma definição básica de enzima poderia ser *'uma proteína dobrada de tal forma que a interação entre ela e os reagentes resulta em uma reação específica a uma taxa relativamente rápida'*. A maioria das reações químicas nos sistemas vivos é catalisada por proteínas chamadas *enzimas*. As enzimas causam um aumento expressivo nas taxas de reação ao diminuir as barreiras de energia das reações por meio da orientação melhorada dos reagentes, frequentemente utilizando a formação de ligações temporárias entre substrato e enzima. As enzimas trabalham tanto em ambientes polares (citoplasma, espaço extracelular) quanto apolares (adipócitos, membranas), e sua configuração estrutural varia de acordo com esses ambientes. O potencial para inativação por alteração no pH, aumento na temperatura, branqueamento por UV etc. segue os mesmos princípios da desnaturação descritos na seção 4.3.

4.6.2 Informações básicas sobre a energia da reação enzimática

Sob pressão constante, a energia livre é uma função da mudança na energia interna do sistema e de mudanças na entropia. As reações podem ser espontâneas, mesmo quando a energia dos produtos for maior que a energia dos reagentes, já que o calor pode ser absorvido do ambiente ao redor. Desse modo, a energia do sistema não pode prever o comportamento da reação. Além disso, a entropia não é fácil ou diretamente medida. Reações bioquímicas são, em vez disso, descritas energeticamente em termos da mudança na energia livre. Reações que não ocorrem espontaneamente são inibidas por uma barreira de energia livre grande demais para ser facilmente sobreposta e o equilíbrio, expresso como K_{eq} = [produtos]/[reagentes], favorecerá os reagentes ou será zero. O *estado de transição* (TS) é o estado de energia livre mais alta que ocorre dos reagentes para os produtos. É nessa etapa que as enzimas são capazes de acelerar uma determinada reação, já que essa é a barreira mais importante, restringindo a taxa de reação. Reações com uma diminuição líquida na energia livre são espontâneas, e a mudança na energia livre depende apenas da diferença entre a energia livre do produto e a energia livre do reagente. É importante lembrar que a energia livre independe das etapas de reação intermediárias ou das mudanças decorrentes.

Para a maioria das reações, a etapa inicial de uma reação catalisada por enzima é a ligação de um substrato para formar um complexo enzima-substrato (ES), onde E e S estão em equilíbrio com ES e a reação é reversível. O substrato liga-se ao *sítio ativo*, a parte da enzima onde os resíduos de aminoácidos diretamente envolvidos no posicionamento e na quebra/formação de ligações estão localizados;

esses aminoácidos do sítio ativo, em particular, são chamados de *resíduos catalíticos*. A segunda etapa geral da catálise da enzima é a da formação do produto (P) e liberação da enzima, uma etapa irreversível a qual o suprimento do complexo ES não se limita. De modo geral temos:

$$E + S \leftrightarrow ES \rightarrow E + P$$

4.6.3 Taxas de reação

A taxa é determinada pela mensuração da velocidade em que o reagente desaparece ou a velocidade em que o produto aparece, geralmente por espectroscopia, em várias concentrações de substrato. A taxa de uma reação é dada pela equação de Michaelis-Menten:

$$V = [V_{max}][s]/[s] + [K_m]$$

onde

V_{max} é definido como a velocidade máxima teórica conseguida com a concentração do substrato próxima do infinito,

K_m é a concentração de substrato na qual metade da V_{max} é obtida.

K_m é frequentemente referida como a constante de ligação, pois é um indicador da afinidade relativa da enzima com o substrato, ou seja, um K_m baixo indica alta afinidade. Em um gráfico 'V' em relação à 's' a taxa pode ser calculada por regressão não linear do gráfico direto ou, alternativamente, várias transformações lineares são possíveis. As enzimas seguem o comportamento Michaelis-Menten apenas se a enzima for saturada com o substrato. Logo, a velocidade (v) deve ser medida próximo ao início das reações para cada concentração de substrato, e $[E] \ll [S]$, garantindo que a etapa irreversível $ES \rightarrow E + S$ seja a etapa limitante da taxa sendo medida.

4.6.4 Inibição

Os fatores que afetam as taxas de reação catalisada por enzimas incluem a presença de *inibidores competitivos*, moléculas que se ligam ao sítio ativo de uma enzima, mas não são convertidas em produtos, competindo diretamente com o substrato pelo sítio ativo e diminuindo ou interrompendo a catálise. Um exemplo de inibidor irreversível é o das proteinases aspárticas (PA), uma classe de enzimas que hidrolisa peptídeos e proteínas no estômago dos animais, e também é usada na produção de queijos, entre outras funções. O inibidor pepstatina liga-se a sítios ativos PA do tipo pepsina, com uma constante de ligação bastante favorecida em direção ao complexo ES, devido à formação de um complexo altamente estável, não hidrolisável, com os resíduos catalíticos (Tanaka e Yada, 2004). Diferentemente dos inibidores competitivos, inibidores não competitivos reduzem as taxas de reação pela supressão da $V_{máx}$, devido a uma distorção da estrutura ideal da enzima. Um terceiro modo de inibição é o da inibição alostérica, quando o substrato se liga a um sítio ativo em uma enzima com vários sítios ativos, ou uma molécula regulatória separada se liga a um sítio que não seja o ativo, causando uma mudança na afinidade da enzima com o substrato. Enzimas alostéricas não seguem o comportamento Michaelis-Menten (Stryer, 1996).

4.6.5 Catálise em solventes

Muitas enzimas que podem ser isoladas em uma forma ativa para uso *in vitro*, ou para estudo, tendem a ser proteínas aquosas simplesmente porque permanecem solúveis durante a purificação sem o uso de detergentes. Algumas enzimas de alimentos, como as lipases, foram encontradas ativas em concentrações altas de solvente orgânico. O interesse em testar a atividade enzimática em ambientes não aquosos deve-se em parte pela descoberta de novas especificações ou atividades não associadas normalmente com uma enzima em particular, sob condições nativas. Como um passo a mais em direção a esse objetivo, modificações químicas no exterior da lipase para alterar sua hidrofobicidade mostraram melhorar a atividade e a estabilidade da lipase, além de alterar a especificidade em solventes orgânicos (Salleh et al., 2002). Um exemplo de aplicação prática nos alimentos é o da fabricação de emulsificantes a partir de triglicerídios e propilenoglicol usando lipase como um catalisador em solventes orgânicos, bem como a melhora na taxa catalítica pela imobilização da enzima (Liu et al., 1998). Tais tecnologias podem contribuir para a fabricação de ingredientes de alimentos como emulsificantes, para gerar propriedades de alta consistência.

4.6.6 Biossensores

Biossensores referem-se a uma tecnologia que combina o uso de um componente biológico/bioquímico com um dispositivo de detecção. O componente biológico pode ser um tecido, um micro-organismo, uma organela, um receptor celular, uma enzima, um anticorpo, o ácido nucleico ou o produto natural. A natureza do sensor pode ser eletroquímica, termométrica, piezoelétrica/indução de tensão, magnética ou micromecânica. As três classes principais de elementos biológicos usados em biossensores são enzimas, anticorpos e ácidos nucleicos (Lazcka et al., 2007). A detecção de resíduos de pesticidas em misturas complexas é aplicável à área de alimentos. A organo-fósforo hidrolase (OPL) imobilizada é uma enzima que catalisa a hidrólise do organofosfato (encontrado em inseticidas e pesticidas). A OPL tem sido usada para detecção de organofosfato pela sua ligação cruzada com a superfície do eletrodo de pH. O resultado foi um biossensor baseado em enzima que detecta o organofosfato pela indução de uma mudança na tensão de modo reproduzível (Mulchandani et al., 1998).

Algo a se considerar no uso de biossensores de enzima é o uso de enzimas de baixa disponibilidade, difíceis de preparar em quantidades suficientes, o que torna o tempo e o custo proibitivos. Como solução para tal situação, um biossensor de enzima poderia ser recombinantemente expresso, purificado e, em seguida, imobilizado a partir de um micro-organismo apropriado, fornecendo a quantidade necessária do biossensor de enzima com base em uma fonte confiável (Lei et al., 2006).

4.7 Processamento e armazenagem de alimentos

Os efeitos bioquímicos do calor, pH, oxigênio e luz sobre os componentes dos alimentos foram discutidos nas respectivas seções supracitadas, por isso o foco desta seção será nos tópicos selecionados referentes aos efeitos do processamento e armazenagem. O processamento e a armazenagem dos alimentos têm como principal objetivo garantir que os produtos ou ingredientes alimentícios apresentem as propriedades desejadas, como por exemplo, o branqueamento de farinhas, a garantia da segurança do produto processado e a obtenção da vida de prateleira esperada para aquele produto. O processamento, a embalagem e a armazenagem também devem proteger a aceitação do alimento pela preservação, quando possível, de propriedades como cor, textura e sabor, além de seu valor nutricional.

4.7.1 Irradiação

A irradiação dos alimentos resulta em uma redução significativa na contaminação microbiana e pragas de insetos, causando pequenas mudanças nos componentes nutricionais importantes dos alimentos. Existe alguma controvérsia e ceticismo em relação a esse método de processamento. Assim, para garantir a aceitação e a confiança do consumidor, métodos de detecção sensíveis e confiáveis vêm sendo pesquisados. Alimentos irradiados são distinguíveis dos não irradiados para fins de validação, permitindo a confirmação da precisão na identificação. Tais testes de validação podem envolver espectroscopia eletrônica de ressonância de *spin*, luminescência, fluorescência, cromatografia gasosa e métodos fundamentados no DNA, dependendo do produto alimentício em questão. Por exemplo, carnes de frango, suína e bovina podem ser testadas quanto ao tratamento de irradiação pela análise de fragmentos de ácidos graxos formados como subprodutos durante o processo de irradiação (Delincee, 2002). Pentadecano e 1-tetradeceno são produzidos pela quebra da cadeia de hidrocarbonetos do ácido palmítico, ao passo que 1-hexadecadieno e heptadeceno se originam do ácido oleico (Rahman et al., 1995). Esses compostos podem ser identificados por cromatografia gasosa (GC). A GC é uma poderosa técnica de análise para a separação de compostos de misturas simples a muito complexas. A GC envolve a injeção de uma amostra líquida ou gasosa através de uma coluna (fase estacionária) por um gás transportador inerte (fase móvel). Existem vários tipos de colunas que podem ser usadas na GC, mas o ponto importante é que a fase estacionária interage de modo diferente com os componentes da amostra, causando a separação destes conforme eles a atravessam. Entre as opções de detecção da GC, a detecção de ionização de chama (FID) é bastante adequada para a identificação de hidrocarbonetos, pois é sensível a quantidades em nanogramas e os hidrocarbonetos são bem ionizados por esse método de detecção.

4.7.2 Embalagens ativas

Embalagem ativa (EA) é um termo usado para descrever embalagens que desempenham funções específicas além da barreira passiva das embalagens tradicionais. Os papéis desempenhados pelas EAs incluem absorção de oxigênio, controle de umidade, geração de dióxido de carbono e etanol, e funções antimicrobianas (Suppakul et al., 2003). A prevenção do crescimento de patógenos é essencial para se evitar o *recall* de alimentos, a maioria dos quais resultante de práticas pós-processamento. Embalagens que auxiliam ativamente na redução da carga microbiana / patógena têm sido o foco principal. Um novo filme para embalagem foi criado para ser tanto comestível quanto antipatogênico no uso em produtos como carnes. O filme comestível em questão era uma película à base de proteína de soro de leite isolada, com baixo pH, contendo entre 0,5% e 1,5% de ácido para-aminobenzoico (PABA) ou ácido sórbico (SA). O pH foi reduzido para 5,2 pela adição dos ácidos orgânicos ácido acético e ácido láctico. Películas de proteína de soro de leite se formam devido a ligações dissulfeto, ligações de hidrogênio e interações hidrofóbicas, que ocorrem entre as moléculas de proteína de soro de leite com a desnaturação por calor, que expõe os grupos hidrofóbicos e SH interno (Cagri et al., 2001). Todas as concentrações de PABA e AS mostraram atividade antimicrobiana, com ação mais forte em concentrações maiores.

4.8 Resumo

Compreender os elementos que compõem os alimentos e sua bioquímica é essencial para o estudo dos processos dos alimentos. A codificação dos processos vitais ocorre por meio de reações mediadas por proteínas. Tanto a conservação do produto fresco quanto a incubação de produtos fermentados dependem do controle da respiração. Certos aminoácidos, ácidos graxos, são chamados 'essenciais' porque o corpo não é capaz de sintetizá-los nas quantidades apropriadas, e precisam, portanto, ser ingeridos por meio da dieta. Sabores e cores únicas resultam de reações químicas ou enzimáticas em carboidratos, sob outra circunstância, comuns. A fonte alimentar mais importante para a produção de energia a partir dos carboidratos ocorre por meio da glicólise, ao passo que nas fontes de energia derivadas da soma de lipídios e aminoácidos, o ciclo do ácido cítrico e a fosforilação oxidativa são responsáveis pela maior parte da produção de energia. Estudos baseados na estrutura e função têm sido importantes na identificação de aminoácidos e de genes inteiros, nas funcionalidades das proteínas dos alimentos. Proteínas funcionais podem ser utilizadas como biossensores e as embalagens auxiliam no objetivo de estender a vida de prateleira e a qualidade do produto alimentício. Logo, os processos bioquímicos são essenciais nas aplicações alimentares, e suas causas e efeitos são onipresentes entre os sistemas alimentares.

Referências bibliográficas e sugestões de leitura

Aharoni, A., Giri, A.P., Verstappen, F.W.A., *et al.* (2004) Gain and loss of fruit flavor compounds produced by wild and cultivated strawberry species. *The Plant Cell*, **16**, 3110–31.

BeMiller, J.N. and Whistler, R.L. (1996) Carbohydrates. In: *Food Chemistry*, 3rd edn (ed. O.R. Fennema), pp. 216–17. Marcel Dekker, New York.

Boehme, M.A. and Branen, A.L. (1977) Effects of food antioxidants on prostaglandin biosynthesis. *Journal of Food Science*, **42**, 1243–6.

Cagri, A., Ustunol, Z. and Ryser, E.T. (2001) Antimicrobial, mechanical, and moisture barrier properties of low pH whey protein-based edible films containing p-aminobenzoic or sorbic acids. *Journal of Food Science*, **66**, 865–70.

Champe, P.C., Harvey, R.A. and Ferrier, D.R. (2005) *Biochemistry*, 3rd edn, pp. 243–51. Lippincott Williams and Wilkins, Baltimore.

Chicuni, K., Ozutzumi, K., Koishikawa, T. and Kato, S. (1990) Species identification of cooked meats by DNA hybridization assay. *Meat Science*, **27**, 119–28.

Coffee, D.G., Bell, D.A. and Henderson, A. (1995) Cellulose and cellulose derivatives. In: *Food Polysaccharides and their Applications* (ed. A.M. Steven), pp. 127–39. Marcel Dekker, New York.

Delincee, H. (2002) Analytical methods to identify irradiated food – a review. *Radiation Physics and Chemistry*, **63**, 455–8.

Edman, P. (1970) Sequence determination. *Molecular Biology, Biochemistry, and Biophysics*, **8**, 211–55.

Eskin, N. (1990) *Biochemistry of Foods*, 2nd edn, pp. 268–72. Academic Press, San Diego.

Goff, H.D. (1997) Partial coalescence and structure formation in dairy emulsions. In: *Food Proteins and Lipids* (ed. S. Damodran), pp. 137–47. Plenum Press, New York.

Gouin, S. (2004) Microencapsulation: industrial appraisal of existing technologies and trends. *Trends in Food Science and Technology*, **15**, 330–47.

Gunaratne, A., Ranaweera, S. and Corke, H. (2007) Thermal, pasting, and gelling properties of wheat and potato starches in the presence of sucrose, glucose, glycerol, and hydroxypropyl beta-cyclodextrin. *Carbohydrate Polymers*, **70**, 112–22.

Kays, S.J. (1991) *Postharvest Physiology of Perishable Plant Products*. Van Nostrand Reinhold, New York. Klinman, J. (2007) How do enzymes activate oxygen without inactivating themselves? *Accounts of Chemical Research*, **40**, 325–33.

Ko, H.S., Kim, T.H., Cho, I.H., Yang, J., Kim, Y. and Lee, H.J. (2006) Aroma active compounds of bulgogi. *Journal of Food Science*, **70**, 517–22.

Kritchevsky, D. and Chen, S.C. (2005) Phytosterols – health benefits and potential concerns: a review. *Nutrition Research*, **25**, 413–28.

Laguerre, M., Lecomte, J. and Villeneuve, P. (2007) Evaluation of the ability of antioxidants to counteract lipid oxidation: existing methods, new trends and challenges. *Progress in Lipid Research*, **46**, 244–82.

Lazcka, O., Del Campo, F.J. and Munoz, F.X. (2007) Pathogen detection: a perspective of traditional methods and biosensors. *Biosensors and Bioelectronics*, **22**, 1205–17.

Lei, Y., Chen W. and Mulchandani, A. (2006) Microbial biosensors. *Analytica Chimica Acta*, **568**, 200–210.

Liu, K., Chen, S. and Shaw, J. (1998) Lipase-catalyzed transesterification of propylene glycol with triglyceride in organic solvents. *Journal of Agriculture and Food Chemistry*, **46**, 3835–8.

Lomer, M., Parkes, G. and Sanderson, J. (2008) Review article: lactose intolerance in clinical practice – myths and realities. *Alimentary Pharmacology and Therapeutics*, **27**(2), 93–103.

Maarse, H. (1991) *Volatile Compounds in Foods and Beverages*. Marcel Dekker, New York.

Martineau, B. (2001) *First Fruit: The Creation of the FlavrsavrTM Tomato and the Birth of Genetically Engineered Food*. McGraw-Hill, New York.

Michelini, E., Cevenini, L., Mezzanotte, L., *et al.* (2007) One-step triplex-polymerase chain reaction assay for the authentication of yellowfin (*Thunnus albacares*), bigeye (*Thunnus obesus*), and skipjack (*Katsuwonus pelamis*) tuna DNA from fresh, frozen, and canned tuna samples. *Journal of Agriculture and Food Chemistry*, **55**, 7638–47.

Moreno, J.J., Carbonell, T., Sánchez, T., Miret, S. and Mitjavila, M.T. (2001) Olive oil decreases both oxidative stress and the production of arachidonic acid metabolites by the prostaglandin G/H synthase pathway in rat macrophages. *Journal of Nutrition*, **131**, 2145–9.

Moutsatsou, P. (2007) The spectrum of phytoestrogens in nature: our knowledge is expanding. *Hormones (Athens)*, **6**, 173–93.

Mulchandani, A., Mulchandani, P. and Chen, W. (1998) Enzyme biosensor for determination of organophosphates. *Field Analytical Chemistry and Technology*, **2**, 363–9.

Nawar, W.W. (1996) Lipids. In: *Food Chemistry*, 3rd edn (ed. O.R. Fennema), pp. 237–43. Marcel Dekker, New York.

Nesvizhskii, A.I. (2007) Protein identification by tandem mass spectrometry and sequence database searching. *Methods in Molecular Biology*, **367**, 87–119.

Rahman, R., Haque, A.K.M.M. and Sumar, S. (1995) Chemical and biological methods for the identification of irradiated foodstuffs. *Nutrition and Food Science*, **95**, 4–11.

Salleh, A.B., Basri, M., Taib, M., *et al.* (2002) Modified enzymes for reactions in organic solvents. *Applied Biochemistry and Biotechnology*, **102**, 349–57.

Steven, A.M. (1995) *Food Polysaccharides and their Applications*. Marcel Dekker, New York.

Stryer, L. (1996) *Biochemistry*, 4th edn. W.H. Freeman, New York.

Suppakul, P., Miltz, J., Sonneveld, K. and Bigger, S.W. (2003) Active packaging technologies with an emphasis on antimicrobial packaging and its applications. *Journal of Food Science*, **68**, 408–20.

Tanaka, T. and Yada, R.Y. (2004) Redesign of catalytic center of an enzyme: aspartic to serine proteinase. *Biochemical Biophysical Research Communications*, **323**, 947–53.

Verreault, J., Skaare, J.U., Jenssen, B.M. and Gabrielsen, G.W. (2004) Effects of organochlorine contaminants on thyroid hormone levels in Arctic breeding glaucous gulls, *Larus hyperboreus*. *Environmental Health Perspectives*, **112**, 532–7.

Voet, D. and Voet, J.G. (1995) *Biochemistry*, 3rd edn. John Wiley, Hoboken.

Zobel, H.F. and Steven, A.M. (1995) Starch: structure, analysis, and application. In: *Food Polysaccharides and their Applications* (ed. A.M. Steven), pp. 27–31. Marcel Dekker, New York.

5 Biotecnologia de alimentos

Cherl-Ho Lee

Pontos-chave

- A história da biotecnologia de alimentos incluindo fermentação alcoólica, fermentação ácida, fermentação de pães e fermentação de aminoácidos/peptídeos pelo mundo.
- Desenvolvimentos recentes na tecnologia enzimática e na produção industrial de aminoácidos, ácidos nucléicos e ácidos orgânicos.
- A base da engenharia genética e da cultura de tecidos utilizada na moderna biotecnologia de alimentos.

5.1 História da biotecnologia de alimentos

A biotecnologia tem sido amplamente definida como o uso de moléculas, estruturas, células ou organismos derivados biologicamente para realizar um processo específico (Wasserman et al., 1988). Muitas técnicas convencionais de processamento de alimentos usam organismos vivos e moléculas bioativas, especialmente nas indústrias de fermentação e cervejeira. Alimentos e bebidas alcoólicas, queijos, iogurtes, vegetais fermentados por ácido láctico, molho de soja e molho de peixe foram feitos por milhares de anos utilizando micro-organismos que surgem naturalmente e que crescem em condições ambientais específicas. Enzimas de plantas, como o malte, foram usadas na indústria cervejeira bem antes do homem adquirir conhecimento sobre a química das enzimas.

Tecnologias tradicionais de fermentação dos alimentos baseiam-se no processo natural de degradação microbiana sofrida por produtos alimentares úmidos. Quando comestível, chamamos o alimento de fermentado, quando não, chamamos de deteriorado ou putrefado. O homem adquiriu habilidades de fermentação com o passar do tempo e desenvolveu tecnologias únicas adequadas ao ambiente específico e às matérias-primas disponíveis em diferentes regiões do mundo. O primeiro produto de fermentação descoberto pelo homem foi a fermentação alcoólica de frutas, que contêm açúcar fermentado por uma levedura natural para gerar álcool. Habilidades de fermentação mais sofisticadas, utilizando cereais para fazer álcool, foram desenvolvidas mais tarde: a cerveja no Egito e o vinho de arroz no nordeste da Ásia, ambos por volta de 4000 a.C. (Owades, 1992; Lee, 2001). A mais antiga receita escrita, conhecida, foi encontrada em uma tábua de argila da Mesopotâmia de 4 mil anos com uma receita de cerveja (Owades, 1992). Os babilônios faziam dezesseis tipos de cervejas, usando cevada, trigo e mel. O livro chinês *Shijing* (1100-600 a.C.) tem um poema descrevendo os "milhares de vinhos de Yao", uma nação lendária da China, por volta de 2300 a.C. Parece que a tecnologia de fermentação no nordeste da Ásia deve ter sido criada pelos coletores litorâneos da primitiva Idade da Pedra Polida (8000-3000 a.C.) antes do início da agricultura (Lee, 2001).

Secagem e fermentação foram as tecnologias de conservação de alimentos mais importantes até a revolução industrial no século XVII, na maioria das regiões do globo, entre as zonas temperada e tropical. O universo dos micro-organismos foi aberto aos seres humanos com a invenção do microscópico por Antonie van Leeuwenhoek (1632-1723), e o controle científico da fermentação começou com os estudos de Louis Pasteur (1822-1895). Pasteur mostrou que bons lotes de vinho continham certos tipos de fermento (micro-organismos) e lotes ruins tinham outros tipos. Aquecendo os sucos a 63°C por 30 minutos ele podia eliminar os fermentos ruins e, após resfriar os sucos, podia produzir um vinho satisfatório inoculando os fermentos de bons lotes de vinho ao suco. Essa ideia também foi aplicada no processo de pasteurização do leite, o que contribuiu enormemente na melhoria da higiene dos alimentos.

As enzimas (ou biocatalisadores) são conhecidas desde o início do século XVII pela observação de seu papel na digestão e nos processos de fermentação. No entanto, o isolamento da forma cristalina da enzima foi conseguido pela primeira vez com a urease em 1926. Mais tarde, amilase, carboxipeptidase, papaína e pepsina foram isoladas de plantas, animais e micro-organismos. Com o desenvolvimento da tecnologia enzimática, as enzimas industriais convencionais originadas de plantas e animais foram substituídas por enzimas microbianas. A quimotripsina de micro-organismos contendo quimosina, enzima coaguladora do leite, substituiu parcialmente o coalho retirado do interior do estômago de bezerros. Com o desenvolvimento das técnicas de engenharia genética nos anos 1970, a primeira aplicação de organismos geneticamente modificados (OGM) nos alimentos foi na produção de enzimas alimentares.

Com o uso de micro-organismos GM, várias enzimas alimentares foram desenvolvidas com maior atividade e mais tolerância a condições de funcionamento extremas como alta temperatura. A produção de safras com biotecnologia, especialmente de milho e soja, cresceu rapidamente desde sua primeira comercialização em 1995. A área de cultivo de safras GM alcançou mais de 120 milhões de hectares em um total de 23 países em 2007. A Tabela 5.1 resume os eventos marcantes da biotecnologia na história.

5.2 Tecnologia da fermentação tradicional

Os alimentos fermentados tradicionais no mundo podem ser classificados pelos materiais obtidos a partir da bioconversão, tais como fermentação alcoólica, fermentação ácida, fermentação de dióxido de carbono (pães) e fermentação de aminoácidos/peptídeos (Steinkraus, 1993; Lee, 2001). Dependendo das matérias-primas usadas, grandes variedades de alimentos fermentados são produzidas em cada tipo de fermentação (Steinkraus, 1983). Por exemplo, na fermentação alcoólica, são fabricados vinho a partir de uvas, sidra de maçãs, vinho de seiva de palmeiras, cerveja de cevada ou de milho, *chongju* de arroz e até mesmo *mayuchu* de leite equino. Além disso, por destilação são produzidos conhaque, rum, vodca, uísque e soju. A Figura 5.1 mostra um mapa mundial dos alimentos fermentados tradicionais.

As sociedades tradicionais podem ser divididas de acordo com os alimentos fermentados nativos que produzem, por exemplo, a cultura do queijo/iogurte do Oriente Médio, norte da África e Europa; a cultura do molho de peixe do sudeste da Ásia; e a cultura do molho de soja no nordeste da Ásia. Esses produtos são produzidos a partir da quebra de proteínas para produzir o sabor umami (de carne) de aminoácidos e peptídeos, e para formar o sabor básico das refeições e condimentos que caracterizam a cultura alimentar dessas diferentes regiões.

5.2.1 Fermentação alcoólica

Bebidas alcoólicas têm desempenhado um papel importante na vida cultural e espiritual dos seres humanos, tanto nas sociedades ocidentais quanto orientais. Ao contrário do que ocorre na Europa e no Oriente Médio, onde a maioria das bebidas alcoólicas nativas é produzida a partir de frutas, na região da Ásia-Pacífico as bebidas alcoólicas são produzidas a partir de cereais e servem como fonte importante de nutrientes. A cerveja europeia usa malte de cevada como matéria-prima principal, ao passo que as bebidas alcoólicas asiáticas utilizam fungos *nuruk* feitos a partir do arroz ou trigo, como cultura *starter* da fermentação.

O álcool é produzido a partir da glicose pela ação da levedura *Saccharomyces cerevisiae*. Em 1810, Gay-Lussac estabeleceu a seguinte fórmula para a fermentação:

$$C_6H_{12}O_6 \rightarrow 2C_2H_5OH + 2\,CO_2$$

Os processos gerais da fermentação alcoólica de vinho, cerveja e vinho de arroz são apresentados a seguir:

Tabela 5.1 Marcos na biotecnologia de alimentos.

Data	Marcos na biotecnologia de alimentos
6000 a.C.	Uso de utensílios de barro para cozinhar e armazenar alimentos no nordeste da Ásia. Leveduras empregadas para fazer vinho e cerveja no Oriente Médio.
4000 a.C.	Pão fermentado produzido com o uso de leveduras no Egito. Fermentação de cereais por fungos em potes de barro no nordeste da Ásia. Fermentação de produtos marinhos e plantas por sal em potes de barro. Coalho de leite em bolsas feitas de pele para fabricação de queijo no Oriente Médio.
2000 a.C.	Iniciador de fermentação *nuruk* usado para fazer vinho de arroz. Descrição dos "milhares de vinhos de arroz em Yao" na China. Uso da soja como alimento no sul da Manchúria e na península coreana.
200 a.C.	*Bacillus subtilis* empregado para fermentar a soja *shi*.
1680	Antoni van Leeuwenhoek inventa o microscópio e descobre os micróbios.
1857	Louis Pasteur descobre a fermentação anaeróbia. Começa o processo de pasteurização.
1876	Pasteur prova a ação microbiana na fermentação da cerveja.
1897	Buchner descobre que as enzimas na solução de levedura convertem açúcar em álcool.
1904	O iniciador de fermentação puro cultivado, *koji*, é desenvolvido no Japão.
1912	Produtos químicos industriais (acetona, butanol, glicerol) obtidos a partir de bactérias.
1928	Alexander Fleming descobre a penicilina.
1953	Produção industrial de glutamato por bactérias do solo. Estrutura em hélice dupla do DNA revelada por Watson e Crick.
1960	Produção de enzimas industriais a partir de micro-organismos.
1965	Revolução verde de Borlaug.
1973	Recombinação de DNA por Cohen e Boyer.
1975	Hibridomas que produzem anticorpos monoclonais criados pela primeira vez.
1976	Diretrizes do Instituto Nacional de Saúde Norte-Americano (US NIH) sobre engenharia genética.
1982	Insulina produzida por engenharia genética aprovada para uso em diabéticos nos Estados Unidos e Reino Unido. Primeira aprovação para a liberação de micróbios geneticamente modificados (GM) no ambiente.
1994	Introdução do tomate GM Flavr Savr no mercado pela Calgene, Inc. Soja GM Round-Up Ready, tolerante a herbicidas, produzida pela Monsanto Co.
1996	Milho GM YieldGard, resistente a insetos e tolerante a herbicidas, colocado no mercado.
2000	Desenvolvimento do Golden Rice™.

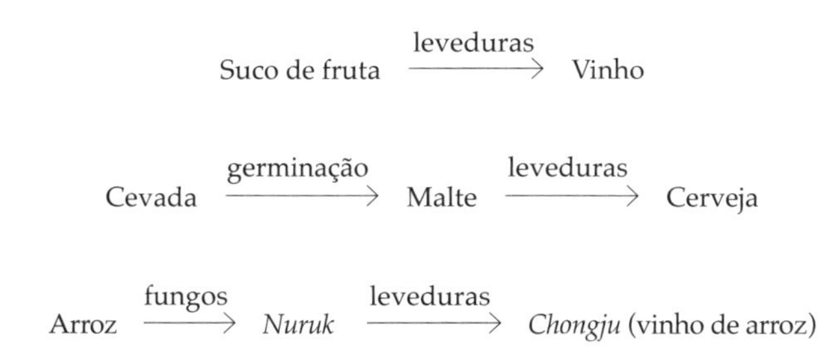

O malte contém amilases e é capaz de quebrar o amido em açúcares fermentáveis. A cultura *starter* da fermentação, *nuruk* na Coreia, é feita pelo crescimento de fungos em cereais crus ou cozidos, para digerir o amido em açúcares, que são consumidos então pelas leveduras para produzir o álcool. Por esse motivo, a fermentação do vinho de arroz é chamada de processo de fermentação de duas etapas.

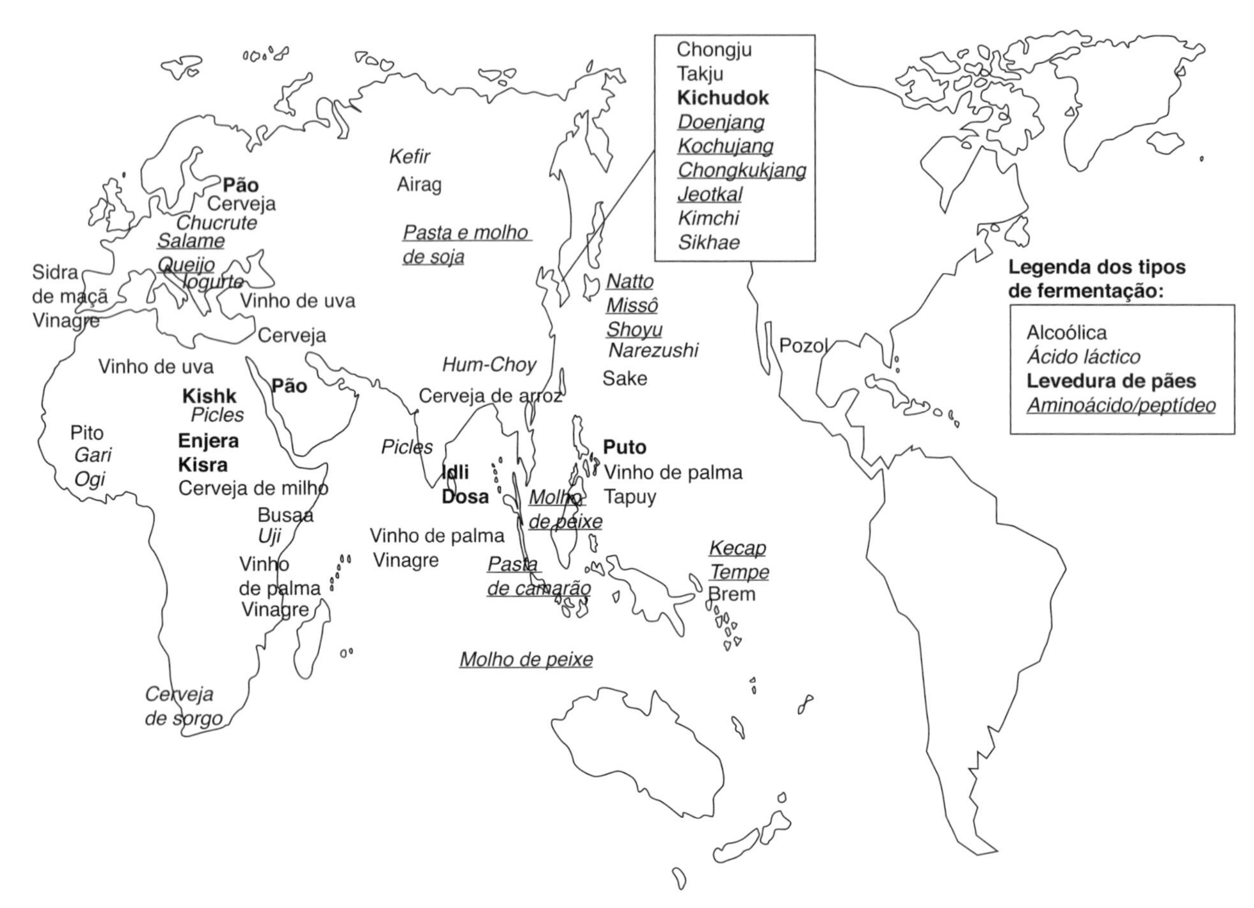

Figura 5.1 Mapa dos alimentos fermentados tradicionais no mundo.

A Tabela 5.2 resume os nomes dos iniciadores da fermentação de cereais usados nas regiões da Ásia-Pacífico, seus ingredientes e os micro-organismos envolvidos.

5.2.1.1 Vinho

Vinho é o produto fermentado da uva, principalmente de cultivos de *Vitis vinifera*. Sucos fermentados de muitas outras frutas, por exemplo maçãs, frutas silvestres, pêssegos e até mesmo ervas, também são chamados de vinho. O caráter distinto de diversos vinhos depende da composição da matéria-prima, da natureza do processo de fermentação, e dos tratamentos de envelhecimento e processamento. Vinhos de mesa com excesso de dióxido de carbono incluem vinhos gaseificados dos tipos branco, rosé e tinto, com ou sem aroma moscatel (champanhe, espumante, Sekt, etc.). Vinhos brancos de mesa não gaseificados são secos ou doces com nomes próprios, regionais e varietais (Riesling, Chardonnay, Chablis, Sauternes, etc.). Vinhos de mesa rosé e tinto estão entre os mais importantes em termos de volume ou demanda do consumidor e têm nomes próprios, regionais e varietais (Cabernet Sauvignon, Pinot Noir, Burgundy, Bordeaux, etc.). Existem também diversos vinhos de sobremesa nomeados de acordo com a variedade de uva da qual são produzidos, os processos, os sabores e as ervas adicionados (Amerine et al., 1980).

Os vinhos são produzidos de muitas formas diferentes. Em geral, as uvas são lavadas, removidas do cacho e maceradas. O mosto é armazenado em um tanque de fermentação. A flora normal de uvas maduras e a vinícola contêm levedura suficiente para iniciar a fermentação. No entanto, a adição de culturas de leveduras puras, cultivadas ativamente, ou de levedura prensada é comum e desejável. Várias cepas de levedura para a fabricação de vinho estão disponíveis no mercado. Para evitar o crescimento de micro-organismos indesejáveis, são adicionados ao mosto 25-100 mg/L de dióxido de enxofre (na forma de metabissulfito de potássio), cerca de duas horas antes das leveduras. O dióxido de enxofre age como

Tabela 5.2 Nomes dos iniciadores de fermentação em diferentes países e os principais ingredientes utilizados (Lee, 1998).

País	Nome	Ingredientes comumente usados	Formato	Micro-organismos
China	*Chu*	Trigo, cevada, painço, arroz (grão integral, triturado, farinha ou borra)	Granular	*Rhizopus* *Amylomyces*
Coreia	*Nuruk*	Trigo, arroz, cevada (grão integral, triturado ou farinha)	Bolo grande	*Aspergillus* *Rhizopus* *Leveduras*
Japão	*Koji*	Trigo, arroz (grão integral, triturado ou farinha)	Granular	*Aspergillus*
Indonésia	*Ragi*	Arroz (farinha)	Bolo pequeno	*Amylomyces* *Endomycopsis*
Malásia	*Ragi*	Arroz (farinha)	Bolo pequeno	Sem dados disponíveis
Filipinas	*Bubod*	Arroz, arroz glutinoso (farinha)	Bolo pequeno	*Mucor* *Rhizopus* *Saccharomyces*
Tailândia	*Loogpang*	Farelo	Pó	*Amylomyces* *Aspergillus*
Índia	*Marchaa*	Arroz	Bolo plano	*Hansenula* *Mucor* *Rhizopus*

um antisséptico seletivo contra bactérias e fungos selvagens, permitindo o crescimento mais rápido da levedura adicionada.

A temperatura ideal para a fermentação difere nos vinhos tinto e branco. Os mostos de vinhos tintos devem ser fermentados a até 26,7°C e de vinhos brancos a até 15°C. Mostos tintos são fermentados na casca até o máximo da cor ser extraída, geralmente entre 5-10 dias. O material sólido, agora chamado de bagaço ou vinhaço, é transferido para a prensa. A fermentação dos mostos brancos, em temperatura mais baixa, pode durar várias semanas. Uma prensa de vinho ou Willmes em vinícolas maiores é geralmente usada para a filtragem. Para clarificar o produto filtrado, uma solução de gelatina ou clara de ovo é acrescentada para se ligar aos taninos e compostos relacionados, e precipitar. Para remover o excesso de tartarato ácido de potássio, os vinhos são armazenados em temperaturas baixas de cerca de -2°C. Os vinhos clarificados são engarrafados e armazenados em um local fresco para o envelhecimento.

O açúcar máximo acumulado pelas uvas durante o amadurecimento depende da variedade da uva e do clima da região onde as uvas são cultivadas. Para a maioria das variedades, cerca de 15 a 25% de açúcar é obtido, mas frutas de colheita tardia podem ter 30 a 40% de açúcar. A porcentagem real de álcool no vinho pronto depende não apenas do teor de açúcar do mosto (uvas esmagadas), mas também da totalidade da fermentação, e no caso dos vinhos de sobremesa, da quantidade de álcool adicionada durante ou após a fermentação. Pelo menos 9% de álcool, em volume, é necessário para prevenir a acetificação rápida do produto acabado. Quando o teor de açúcar das uvas é muito baixo para obter essa porcentagem de álcool (1% de açúcar produz 0,55% de álcool de acordo com a reação de fermentação), açúcar ou uva concentrada podem ser adicionados. O processo, chamado de chaptalização, é normal em regiões de clima frio (leste dos Estados Unidos, Alemanha, França/ Burgundy, etc.), mas é proibido em outras áreas (Califórnia, Espanha, Itália, etc.).

5.2.1.2 Cerveja

Cerveja é uma bebida alcoólica derivada do malte da cevada, com ou sem outros grãos de cereais (arroz, milho, sorgo e trigo), e aromatizada com lúpulo. O malte é feito em três etapas: embebição da cevada, germinação e secagem. Mantendo a cevada macerada (45% de umidade) em um local úmido e escuro por 4 a 6 dias, ela começa a germinar e produzir amido, liberar enzimas de quebra, α-amilase e β-amilase, e também protease e celulase. Quando a modificação esta completa, o malte é seco. A secagem estabiliza o malte e permite que a cerveja seja produzida durante o ano todo, em qualquer lugar, mesmo onde a cevada não é cultivada. Isso a difere do vinho, que só é produzido sazonalmente e próximo a áreas produtoras de uvas.

A produção de cerveja envolve três estágios distintos: preparação do mosto, fermentação e finalização. Um extrato do malte triturado e dos grãos selecionados é preparado para fazer o mosto. Essa etapa leva por volta de 4 a 10 horas, com temperatura perto dos 50°C, e é geralmente referida como *brewing*. A temperatura e a duração da maceração variam de acordo com os sistemas de maceração. Esta converte o amido insolúvel em açúcares fermentáveis, maltose e glicose, e as proteínas em peptídeos e aminoácidos. O produto macerado é separado em líquido (mosto) e bagaço de malte ou *dreche* por filtração. O mosto clarificado é fervido em uma caldeira. Durante o aquecimento o lúpulo é adicionado. As humulonas insolúveis no lúpulo passam por uma reorganização química durante esse processo para formar iso-humulonas, solúveis em água e que conferem à cerveja amargor e a propriedade de limpeza do palato, características incomuns para algo bebível (Owades, 1992).

O estágio seguinte é a fermentação, a conversão do mosto por leveduras em cerveja. A levedura é adicionada a um mosto resfriado contendo oxigênio, açúcares fermentáveis e vários nutrientes, incluindo aminoácidos. Os dois principais tipos de cerveja, *lager* e *ale*, são fermentados com cepas diferentes de levedura. A *lager* é produzida pela *Saccharomyces uvarum* (*carlbergensis*), de fermentação baixa, com temperaturas de fermentação entre 7 e 15°C; ao final desse processo, as leveduras floculam e se acumulam na base do tanque. Para a produção da *ale*, a levedura de fermentação alta, *Saccharomyces cerevisiae*, é usada para fermentação em temperaturas entre 18 e 22°C. A *Saccharomyces cerevisiae*, menos floculenta, é coletada na superfície do mosto em fermentação para reutilização (Russell e Stewart, 1995). A diferença entre *lagers* e *ales*, com base no acúmulo das leveduras na base ou superfície, tornou-se menos distinta com o advento de fermentadores cônicos verticais e centrífugas.

A cerveja fermentada pode ser obtida de várias formas. O método mais simples e mais amplamente utilizado consiste na transferência da cerveja para outro tanque, com o resfriamento contínuo, e a sua manutenção por 7 a 14 dias, chamada "maturação". Durante esse período, uma boa parte da levedura ainda em suspensão se assenta, e algumas notas sulfúricas, ácidas e compostos de sabor indesejáveis, notadamente o diacetil, são removidos. Após a finalização, a cerveja é filtrada, sempre em baixas temperaturas, utilizando terra diatomácea como meio filtrante. Para a filtração estéril remover todas as leveduras e lactobacilos, empregam-se barreiras de retenção com terra diatomácea, fibras de algodão, uma camada de plástico poroso ou filtro de cerâmica. Se a cerveja envasada não tiver passado por filtração estéril, deverá ser pasteurizada, já que representa um meio adequado para o desenvolvimento de muitos micro-organismos. A pasteurização pode ser feita momentos antes do envase (pasteurização a granel) ou após o envase em longos túneis com pulverização de água quente (pasteurização em túnel). A pasteurização a granel leva cerca de um minuto; a pasteurização em túnel, cerca de uma hora.

5.2.1.3 Vinho de arroz

Vinho de arroz é um nome genérico para bebidas alcoólicas feitas a partir de cereais, principalmente arroz, no leste da Ásia. As bebidas alcoólicas tradicionais variam de produtos transparentes a líquidos turvos ou pastas, ou ainda mingaus grossos. Os produtos claros, geralmente conhecidos como *shaosingjiu* na China, *chongju* na Coreia e *sake* no Japão, contêm cerca de 15% de álcool e são chamados de vinho de arroz. Já as bebidas turvas, *takju* na Coreia e *tapuy* nas Filipinas, contêm menos de 8% de álcool, junto de outros sólidos insolúveis suspensos e leveduras vivas, e são chamadas de cerveja de arroz. Exemplos de bebidas alcoólicas preparadas a partir de cereais na região da Ásia-Pacífico estão listados na Tabela 5.3 (Lee, 2001).

O processo de fermentação do álcool de cereais usando o *nuruk* envolve a fermentação em duas etapas: uma fermentação em estado sólido de fungos gerados em cereais crus ou cozidos, chamada *nuruk*, e a maceração do *nuruk* com outros cereais para produzir álcool usando a levedura. O *nuruk* seco e em pó é misturado com água e armazenado em um local

Tabela 5.3 Exemplos de bebidas alcoólicas de cereais na região da Ásia-Pacífico (Lee, 2001).

Produto	País	Ingredientes principais	Micro-organismos	Aparência e uso
Vinho de arroz				
Shaosingjiu	China	Arroz	*Sac. cerevisiae*	Líquido claro
Chongju	Coreia	Arroz	*Sac. cerevisiae*	Líquido claro
Sake	Japão	Arroz	*Sac. sake*	Líquido claro
Cerveja de arroz				
Takju	Coreia	Arroz, trigo	Bactérias do ácido láctico *Sac. cerevisiae*	Líquido turvo
Tapuy	Filipinas	Arroz, arroz glutinoso	*Saccharomyces* *Mucor* *Rhizopus* *Aspergillus* *Leuconostoc* *Lb. plantarum*	Pasta, líquido doce, azedo
Brem bali	Indonésia	Arroz glutinoso	*Mucor indicus* *Candida*	Líquido marrom-escuro, alcoólico
Pasta de arroz alcoólica				
Khaomak	Tailândia	Arroz glutinoso	*Rhizopus* *Mucor* *Saccharomyces*	Semissólido, doce, alcoólico
Tapai pulut	Malásia	Arroz glutinoso	*Chlamydomucor* *Hansenula*	Semissólido, doce, alcoólico
Tape-ketan	Indonésia	Arroz glutinoso	*Asp. rouxii* *Saccharomycopsis burtonii*	Pasta alcoólica, doce/azeda
Lao-chao	China	Arroz	*Rhizopus* *Asp. rouxii*	Pasta
Tempero de arroz alcoólico				
Mirin	Japão	Arroz, álcool	*Asp. oryzae* *Asp. usamii*	Tempero líquido claro

frio por vários dias para fazer o mosto-mãe. Durante esse período, as amilases e proteases microbianas são ativadas e convertem os amidos em açúcares. A bactéria formadora de ácido no *nuruk* produz ácidos orgânicos que abaixam o pH para menos de 4,5. Cerca de dois a três volumes de grãos cozidos e água são acrescentados ao mosto-mãe para preparar um primeiro macerado de fermentação. Com a adição de novos grãos cozidos e água ao macerado, o volume de produção aumenta, e a concentração de álcool e a qualidade do produto final melhoram. Vários mostos preparados com a adição de novos grãos cozidos, duas, três, quatro ou até nove vezes, ao macerado de fermentação já foram descritos na antiga literatura (Yoon, 1993).

Novos cereais cozidos são acrescentados ao final de cada etapa do processo de fermentação. O período de incubação de cada etapa do processo de fabricação varia de dois dias a um mês, dependendo da temperatura de fermentação. Baixas temperaturas (cerca de 10°C) são indicadas para melhorar o sabor e manter a qualidade do vinho de arroz. Tradicionalmente, os vinhos de arroz são preparados no final do outono ou início da primavera, quando a temperatura ambiente fica abaixo dos 10°C no extremo Oriente. O volume de vinho produzido é aproximadamente o mesmo do grão cru utilizado (Rhee et al., 2003).

O método tradicional de fabricação do vinho de arroz foi industrializado pelos produtores japoneses no início do século XX, que adotaram a cultura iniciadora pura, *koji* de arroz e a tecnologia de fabricação europeia, transferindo em seguida o processo para a Coreia e a China. A produção industrial de vinho de arroz usa cultura iniciadora pura, *koji*, pelo cozimento no vapor de arroz polido, inoculação do fungo, *Aspergillus orizae* ou *kawachii*, e incubação a 25-30°C por dois a três dias. O mosto-mãe é feito misturando *koji*, macerado de sementes de levedura e água, seguido de incubação por três a quatro dias a 20°C. O mosto principal é feito misturando-se cerca de 10 vezes o volume de arroz cozido e água ao mosto-mãe, e fermentando a mistura por duas a três semanas. O macerado fermentado é filtrado para se obter um líquido claro, que é envelhecido em local fresco por uma a duas semanas. Ele é filtrado novamente e então engarrafado e pasteurizado (Rhee et al., 2003).

Cervejas de arroz são produzidas em temperaturas mais altas de fermentação (cerca de 20°C). O pó iniciador da fermentação é misturado aos cereais cozidos (arroz, trigo, cevada ou milho) e à água, incubado por dois a três dias a aproximadamente 20°C, e filtrado em seguida através de um tecido ou peneira de malha fina. Essas cervejas são geralmente preparadas por fermentação simples ou dupla. As cervejas de cereais são ricas em micronutrientes, tais como grupos de vitamina B formados durante a fermentação, e fornecem suplementos rápidos de energia com álcool etílico e polissacarídeos parcialmente hidrolisados (Lee, 1998).

5.2.2 Fermentação ácida

A fermentação do ácido láctico é provavelmente um dos primeiros processos biológicos com o qual os seres humanos descobriram os benefícios da fermentação (Lee, 1998). Os fermentos azedos da massa de farinha, leite, cereais e vegetais vêm sendo utilizados para melhorar a qualidade e a palatabilidade dos alimentos desde tempos pré-históricos. A fermentação de laticínios na Europa foi amplamente estudada durante o século passado, e os processos altamente padronizados e industrializados para assegurar a produção eficiente de produtos alimentícios nutritivos e seguros. O iogurte do mar Cáspio e o queijo do Oriente Médio tornaram-se alimentos do dia a dia para pessoas na Europa, América e Oceania, e são considerados alimentos gourmet para pessoas abastadas na Ásia e na África. No entanto, poucas pesquisas científicas foram feitas sobre outros tipos de alimentos fermentados, que contribuem enormemente nas dietas do leste da Ásia e da África (Lee et al., 1994).

Os micro-organismos mais importantes para os alimentos de fermentação ácida são as bactérias do ácido láctico, diferenciadas em quatro gêneros: *Streptococcus, Pediococcus, Lactobacillus* e *Leuconostoc*. Além disso, a *Bifidobacterium*, pertencente à ordem *Actinomycetales*, também é importante para os laticínios. O *Streptococcus, Pediococcus* e alguns *Lactobacillus* são homolácticos, ao passo que o *Leuconostoc* e o *Bifidobacterium* são heterolácticos. As vias metabólicas da glicose nas bactérias do ácido láctico variam e podem estar representadas pela glicólise, pelas bifidobactérias e pelo 6-P-gliconato.

Glicólise:

$$C_6H_{12}O_6 \xrightarrow{\text{Bactérias homolácticas}} 2CH_3\text{-CHOH-COOH}$$

Via das bifidobactérias:

$$\text{Glicose} \xrightarrow{\text{Bifidobactérias}} \text{Ácido láctico} + \text{Ácido acético}$$

Via 6-P-gliconato:

$$\text{Glicose} \xrightarrow{\text{Bactérias heterolácticas}} \text{Ácido láctico} + \text{Ácido acético (etanol)} + \text{Dióxido de carbono}$$

5.2.2.1 Produtos de leite fermentado por ácido láctico

Produtos de leite fermentado são produzidos pela fermentação do ácido láctico do leite usando várias culturas de bactérias. Produtos de leite fermentado originaram-se no Oriente e então se espalharam para partes do sul e leste europeu. Hoje, produtos de leite fermentado em várias formas foram introduzidos no mundo todo, até mesmo em regiões onde o leite não é um alimento tradicional, como na Coreia e no Japão. Existem grandes diferenças nos produtos cultivados, dependendo das variações nas culturas iniciadoras utilizadas e nos princípios de fabricação. No entanto, a maioria dos produtos cultivados utiliza as seguintes etapas básicas de fabricação:

1 preparação da cultura iniciadora;
2 tratamento do produto, tal como pasteurização, separação e homogeneização;
3 inoculação com culturas de bactérias;

4 incubação;
5 agitação e resfriamento;
6 embalagem.

A Tabela 5.4 lista os principais produtos de leite fermentado no mundo, incluindo tipo, local e cultura de bactérias utilizadas (McGregor, 1992).

5.2.2.2 Tubérculos e cereais fermentados por ácido láctico

A fermentação do ácido láctico da massa de pão melhora a qualidade e o sabor dos produtos assados. Também melhora a palatabilidade do pão feito com farinhas de tipo inferior e cereais subutilizados. Pães e panquecas de fermentação ácida são um alimento básico, importante para países como a África e algumas partes da Europa e da Ásia (Lee, 1994). O pão azedo é um alimento típico alemão e o pão de centeio escandinavo é bastante consumido pelo povo nórdico. Os pães indianos tipo *idli* (*idli, dosa, dhoka, khaman*) são alimentos básicos importantes do povo da Índia e do Sri Lanka e são consumidos três ou quatro vezes por semana no café da manhã ou na ceia. O *idli* é um bolinho branco, de levedura ácida e cozido no vapor, feito por meio da fermentação bacteriana de uma massa grossa

Tabela 5.4 Exemplos de produtos de leite fermentado (McGregor, 1992).

Produto	Local	Bactérias
Acidophilus	Europa, América do Norte	*Lactobacillus acidophilus,Bifidobacterium bifidum*
Leitelho búlgaro	Europa	*Lactobacillus bulgaricus*
Leitelho	América do Norte, Europa, Oriente Médio, norte da África, subcontinente indiano, Oceania	*Lac. lactis* subesp. *cremoris, Lac. lactis* subesp. *diacetylactis, Leuconostoc cremoris*
Filmjolk	Europa	*Lactococcus lactis* subesp. *cremoris, Lac. lactis, Lac. lactis* subesp. *diacetylactis, Leuc. cremoris, Alcaligenes viscosus, Geotrichum candidum*
Flummery	Europa, sul da África	Bactérias lácticas naturalmente presentes
Ghee	Subcontinente indiano, Oriente Médio, sul da África, sudeste da Ásia	*Streptococcus, Lactobacillus* e *Leuconostoc* sp.
Junket	Europa	*Lactococcus* e *Lactobacillus* sp.
Kefir	Oriente Médio, Europa, norte da África	*Streptococcus, Lactobacillus* e *Leuconostoc* sp., *Candida kefyr, Kluyveromyces fragilis*
Kishk	Norte da África, Oriente Médio, Europa, subcontinente indiano, leste da Ásia	*Streptococcus, Lactobacillus* e *Leuconostoc* sp.
Kolatchen	Oriente Médio, Europa	*Lac. lactis, Lac. lactis* subesp. *diacetylactis, Lactococcus lactis* subesp. *cremoris, Saccharomyces cerevisiae*
Koumiss	Europa, Oriente Médio, leste da Ásia	*Lac. lactis, Lb. bulgaricus, Candida kefyr, Torulopsis*
Kurut	Norte da África, Oriente Médio, subcontinente indiano, leste da Ásia	*Lactobacillus* e *Lactococcus* sp., *Saccharomyces lactis, Penicillium*
Lassi	Subcontinente indiano, leste da Ásia, Oriente Médio, norte da África, sul da África, Europa	*S. thermophilus, Lb. bulgaricus, algumas vezes levedura*
Prokllada	Europa	*Streptococcus* e *Lactobacillus* sp.
Creme azedo	Europa, América do Norte, subcontinente indiano, Oriente Médio	*Lactococcus lactis* subesp. *cremoris, Lac. lactis* subesp. *diacetylactis*
Yakult	Leste da Ásia	*Lactobacillus casei*
Iogurte	No mundo todo	*S. thermophilus, Lb. bulgaricus*

preparada com arroz e lentilha preta descascada. Produtos similares são feitos de arroz nas Filipinas (*puto*) e na Coreia (*kichudok*). O *puto* é feito com arroz envelhecido e a massa é neutralizada no curso da fermentação. No Sri Lanka, o *hopper* é preparado a partir de uma massa ácido-fermentada feita com arroz (ou trigo) e água de coco. Na fermentação do *hopper*, uma grande quantidade de levedura de pão ou vinho de seiva de coco, que incluem bactérias produtoras de ácido, é adicionada. A Tabela 5.5 lista vários tipos de pães, panquecas, bolos e matérias de amido ácido-fermentados utilizados em diferentes regiões (Lee, 1994).

Mingaus ácidos, preparados a partir de cereais, são consumidos em várias regiões do mundo, particularmente na África, onde os mingaus podem representar a dieta básica (Tab. 5.6). O nigeriano *ogi*, o queniano *uji* e o ganês *kenkey* são exemplos de mingaus preparados pela fermentação ácida do milho, sorgo, painço ou mandioca, seguidos pela moagem e filtração, ambas úmidas, e fervura.

A fermentação ácida também é usada para produzir amidos alimentares com vida de prateleira estendida, resistência a micro-organismos infecciosos e sabor palatável em diferentes regiões do mundo. O *Gari* nigeriano, o *Kocho* etíope, o amido de feijão-mungo chinês e o *pozol* mexicano são ingredientes importantes de amido ácido-fermentado usados na preparação de mingaus, bolos cozidos no vapor, pastas, macarrão, sopas e bebidas (Tab. 5.7).

A maioria dos países asiáticos produz amido de feijão-mungo, e o macarrão de amido de feijão-mungo é uma das bases da dieta chinesa. O processo de fabricação do amido de feijão-mungo envolve fermentação bacteriana ácida. Os grãos de feijão-mungo são hidratados ao serem mergulhados em água embebida, por 12 horas, de fermentação anterior, para garantir a acidificação dos grãos. Os principais micro-organismos encontrados na água embebida são *Leuconostoc mesenteroides, Lactobacillus casei, Lb. cellobiosus* e *Lb. fermentum*. A fermentação láctica, que reduz o pH para cerca de 4,0, protege os grãos da

Tabela 5.5 Exemplos de pães e panquecas de levedura ácida.

Produto	País	Ingredientes principais	Micro-organismos	Uso
Pão azedo *(sourbread)*	Alemanha	Trigo	Bactérias do ácido láctico Levedura	Pão de sanduíche
Pão de centeio	Dinamarca	Centeio	Bactérias do ácido láctico	Pão de sanduíche
Idli	Índia Sri Lanka	Arroz Lentilha preta	*Leuc. mesenteroides* *Enterococcus faecalis*	Bolo cozido no vapor
Puto	Filipinas	Arroz	*Leuc. mesenteroides* *E. faecalis*	Bolo cozido no vapor
Kichudok	Coreia	Arroz	Levedura	Bolo cozido no vapor
Enjera	Etiópia	*Tef* ou outros cereais	*Leuc. mesenteroides* *P. cerevisiae* *Lb. plantarum* *Sac. cerevisiae*	Panqueca
Kisra	Sudão	Sorgo Painço	*Lactobacillus* sp. *Acetobacter* sp. *Sac. cerevisiae*	Panqueca
Kishk	Egito	Trigo + leite	*Lb. casei* *Lb. brevis* *Lb. plantarum* *Sac. cerevisiae*	
Hopper	Sri Lanka	Arroz + água de coco	Levedura Bactérias do ácido láctico	Panqueca assada no vapor

Tabela 5.6 Exemplos de bebidas não alcoólicas e mingaus de cereais ácido-fermentados.

Produto	País	Ingredientes principais	Micro-organismos	Uso
Ogi	Nigéria	Milho, sorgo ou painço	*Lb. plantarum* *Corynebacterium* sp. *Acetobacter* Levedura	Mingau azedo Alimento de bebê Prato principal
Uji	Quênia Uganda Tanzânia	Milho, sorgo, painço ou farinha de mandioca	*Leuc. mesenteroides* *Lb. plantarum*	Mingau azedo Prato principal
Mahewu	África do Sul	Milho + farinha de trigo	*Lac. lactis* *Lactobacillus* sp.	Bebida azeda 8-10% DM
Hulumur	Sudão	Sorgo vermelho	*Lactobacillus* sp.	Bebida clara
Busa	Turquia	Arroz, painço	*Lactobacillus* sp.	

Tabela 5.7 Exemplos de ingredientes de amido ácido-fermentados.

Produto	País	Ingredientes principais	Micro-organismos	Uso
Gari	Nigéria	Mandioca	*Leuconostoc* *Alcaligenes* *Corynebacterium* *Lactobacillus*	Alimento básico Bolo Mingau
Amido de feijão-mungo	China Tailândia Coreia Japão	Feijão-mungo	*Leuc. mesenteroides* *Lb. casei* *Lb. cellobiosus* *Lb. fermenti*	Macarrão
Khanom-jeen	Tailândia	Arroz	*Lactobacillus* sp. *Streptococcus* sp.	Macarrão
Pozol	México	Milho	Bactérias do ácido láctico *Candida*	Mingau
Me	Vietnã	Arroz	Bactérias do ácido láctico	Ingrediente de alimento azedo

deterioração e putrefação que de outro modo ocorreria na pasta do feijão moído (Steinkraus, 1983).

O macarrão de arroz tailandês, *Khanom Jeen*, também é feito a partir de arroz cru fermentado. O arroz embebido é drenado e fermentado por no mínimo três dias antes da moagem, e o *Lactobacillus* sp. e o *Streptococcus* sp. estão envolvidos na fermentação ácida.

5.2.2.3 Vegetais ácido-fermentados

Vegetais ácido-fermentados são fontes importantes de vitaminas e minerais. Descobriu-se que a *Leuconostoc mesenteroides* é importante no início da fermentação de muitos vegetais, ou seja, repolho, beterraba, nabo, couve-flor, vagem, tomate verde fatiado, pepino, azeitona e silagem de beterraba sacarina. Nos vegetais, a *Leuconostoc mesenteroides* cresce mais rapidamente e dentro de uma faixa mais ampla de temperaturas e concentrações de sal do que qualquer outra bactéria do ácido láctico. A *Leuconostoc mesenteroides* produz dióxido de carbono e ácidos que rapidamente baixam o pH, inibindo assim o desenvolvimento de micro-organismos indesejáveis e a atividade de suas enzimas, que podem amolecer os vegetais. O dióxido de carbono produzido substitui o ar e proporciona condições anaeróbias favoráveis para a estabilização do ácido ascórbico e da cor natural dos vegetais. O crescimento dessas espécies modifica o ambiente, tornando-o favorável para o crescimento de outras bactérias do ácido láctico. A alta acidez produzida pelas espécies e pelas outras bactérias do ácido láctico, na sequência, inibe o crescimento da *Leuconostoc mesenteroides*. A *Leuconostoc mesenteroides* converte a glicose em cerca de 45% de D-ácido láctico levorotatório, 25% de dióxido de carbono e 25% de ácido acético e álcool etílico. A frutose é parcialmente reduzida em manitol e é imediatamente fermentada para produzir quantidades equimolares de ácido láctico e ácido acético. A combinação dos ácidos e do álcool conduz à formação de ésteres que conferem sabores desejáveis.

A Tabela 5.8 mostra exemplos de vegetais ácido-fermentados produzidos em diferentes regiões do mundo. A diferença entre o chucrute e o *kimchi* é o momento escolhido para encerrar a fermentação. O *kimchi* de melhor sabor é conseguido antes do crescimento em excesso da *Lb. brevis* e da *Lb. plantarum* com um pH ideal de 4,5. O crescimento em excesso da *Lb. brevis* e da *Lb. plantarum* diminui a qualidade do produto, mas a produção do chucrute depende desses organismos. A fermentação é manipulada pela concentração de sal e pela temperatura. O índice ideal de concentração de sal do chucrute é 0,7, aproximadamente 3%, ao passo que no *kimchi* é 3,0, aproximadamente 5% (Lee, 1994).

5.2.2.4 Peixes e carnes ácido-fermentados

O período de armazenamento de peixes e carnes perecíveis pode ser estendido pela fermentação ácida com a adição de carboidratos e sal. Nos países escandinavos, a maioria dos tradicionais produtos de peixe fermentados com pouco sal é transformada em produtos em conserva no vinagre. Esses produtos geralmente requerem armazenagem em baixas temperaturas. Por outro lado, a maioria dos produtos asiáticos é fermentado com ácido láctico com a adição de cereais, como mostrado na Tabela 5.9.

Arroz, cozido ou assado, é a fonte de carboidratos mais frequentemente utilizada, mas outras fontes, como o painço no *sikhae*, também são usadas. Em alguns casos, frutas e vegetais, como o tamarindo no *Bekasam* para a redução do pH, e o alho e a pimenta no *sikhae*, são acrescentados. O efeito antimicrobiano do alho para alguns micro-organismos de putrefação, como *Bacillus* nos produtos de peixe fermentados com ácido láctico, já foi demonstrado (Souane et al., 1987).

Linguiças fermentadas e salame na Europa, *nham* na Tailândia e *nem-chua* no Vietnã também são feitos por um processo que envolve bactérias do ácido láctico. Culturas iniciadoras para a fermentação do salame são isoladas a partir de produtos de peixe fermentado na Coreia, bem como em outros países asiáticos (Lee, 2001).

5.2.2.5 Vinagre

A fermentação do vinagre é tão antiga quanto a fermentação alcoólica, já que o ácido acético é produzido em qualquer fermentação alcoólica natural mediante a exposição ao ar.

Tabela 5.8 Exemplos de vegetais ácido-fermentados produzidos em diferentes regiões do mundo.

Produto	País	Ingredientes principais	Micro-organismos	Uso
Chucrute	Alemanha	Repolho, sal	*Leuc. mesenteroides* *Lb. brevis*	Salada Acompanhamento
Kimchi	Coreia	Repolho coreano, rabanete, diversos vegetais, sal	*Leuc. mesenteroides* *Lb. brevis* *Lb. plantarum*	Salada Acompanhamento
Dhamuoi	Vietnã	Repolho, diversos vegetais	*Leuc. mesenteroides* *Lb. plantarum*	Salada Acompanhamento
Dakguadong	Tailândia	Folha de mostarda	*Lb. plantarum*	Salada Acompanhamento
Burong mustala	Filipinas	Mostarda	*Lb. brevis* *P. cerevisiae*	Salada Acompanhamento

Tabela 5.9 Exemplos de frutos do mar e produtos de carne ácido-fermentados (Lee, 1994).

Produto	País	Ingredientes principais	Micro-organismos	Uso
Sikhae	Coreia	Peixe de água salgada, painço cozido, sal	*Leuc. mesenteroides* *Lb. plantarum*	Acompanhamento
Narezushi	Japão	Peixe de água salgada, painço cozido, sal	*Leuc. mesenteroides* *Lb. plantarum*	Acompanhamento
Burong-isda	Filipinas	Peixe de água doce, arroz, sal	*Leuc. brevis* *Streptococcus* sp.	Acompanhamento
Pla-ra	Tailândia	Peixe de água doce, sal, arroz assado	*Pediococcus* sp.	Acompanhamento
Balao-balao	Filipinas	Camarão, arroz, sal	*Leuc. mesenteroides* *P. cerevisiae*	Condimento
Kungchao	Tailândia	Camarão, sal, arroz doce	*P. cerevisiae*	Acompanhamento
Nham	Tailândia	Carne de porco, alho, sal, arroz	*P. cerevisiae* *Lb. plantarum* *Lb. brevis*	Carne de porco em folhas de bananeira
Sai-krok-prieo	Tailândia	Carne de porco, arroz, alho, sal	*Lb. plantarum* *Lb. salivarius* *P. pentosaccus*	Linguiça
Nem-chua	Vietnã	Carne de porco, sal, arroz cozido	*Pediococcus* sp. *Lactobacillus* sp.	Linguiça

Etanol nas frutas, vinho, vinho de palma, vinho de arroz $\xrightarrow{\textit{Acetobacter aceti}}$ Ácido acético

Os vinagres são produzidos a partir de frutas na Europa, a partir de frutas tropicais, como coco, cana-de-açúcar e abacaxi na região da Ásia-Pacífico, e a partir de cereais no nordeste da Ásia. Vinagres de cereais podem ser divididos em três tipos: vinagre de arroz, vinagre da borra do vinho de arroz e vinagre de malte. Os processos nativos são a fermentação natural ou espontânea causada pelo crescimento da *Acetobacter aceti* em substratos alcoólicos sob condições aeróbias. Tradicionalmente, vinhos degradados ou de pouca qualidade são usados para a produção de vinagres de grau inferior para uso doméstico. Hoje em dia, vinagres com padrões de alta qualidade são produzidos pela indústria.

O vinagre comercial é preparado a partir da borra do vinho de arroz nos países do extremo leste. As borras das fábricas de vinho de arroz são coletadas e acondicionadas em tanques de armazenamento por 1-2 anos. A borra contém grandes quantidades de carboidratos e proteínas não utilizadas, hidrolisadas por micro-organismos e enzimas inerentes durante o armazenamento, convertendo-os em álcool e outros nutrientes, e em substâncias aromáticas. A borra é amolecida em 2-3 volumes de água antes da filtração. O filtro é aquecido até 70°C e resfriado pela mistura com macerado de vinagre fresco a uma temperatura de 36-38°C. Então, é fermentado com *Acetobacter* por 1-3 meses e filtrado até se obter o vinagre claro (Lee, 2001).

5.2.3 Fermentação de pães

A panificação, a fabricação da cerveja e a enologia dependem, todas, da habilidade das leveduras em realizar a fermentação anaeróbia dos açúcares, gerando CO_2 e etanol. Na fabricação da cerveja e dos vinhos, o álcool é o principal produto de interesse, ao passo que na panificação o efeito de crescimento do CO_2 é o mais importante. Os pães são divididos em dois grandes grupos: pães fermentados e pães ázimo. Tradicionalmente, o crescimento se deve aos produtos da fermentação, dióxido de carbono e etanol produzidos pelas leveduras. Ainda que agentes de fermentação químicos que produzem CO_2, tais como ácido alimentar e bicarbonato de sódio, possam substituir a levedura, a fermentação biológica confere uma modificação físico-química dos componentes da massa e o desenvolvimento de sabor.

Originalmente, massas azedas eram usadas para a produção de todos os tipos de pães, já que o fermento biológico comercial não estava disponível. O fermento biológico foi introduzido no mercado no início do século XX. Leveduras produzidas industrialmente são cepas da espécie *Saccharomyces cerevisiae*, de fermentação superior, cultivadas em melaço, em lotes de fermentação aeróbia. A temperatura ideal para o crescimento e a fermentação do fermento biológico é entre 28 e 32°C, e o pH ideal é 4-5. A fermentação da massa requer a adição de 1-6% de levedura com base no peso da farinha. A porcentagem exata depende da receita, do processo e da qualidade da farinha e da levedura, bem como das condições de operação (Spicher e Brummer, 1995).

A produção de produtos de panificação consiste na preparação das matérias-primas, formação da massa (sova, maturação), processamento da massa (fermentação e crescimento, divisão, modelagem), cozimento no forno e preparação final (fatiar, embalar, etc.). A massa de pão é fermentada por um tempo suficientemente longo para permitir à levedura agir nos carboidratos assimiláveis e convertê-los em álcool e dióxido de carbono como produto final principal. Ao final do período de ativação, a fase aquosa do pão está saturada com CO_2 e o volume quase dobrou em virtude da pressão do CO_2 que se espalhou em bolhas de ar. Quando começa a ser assado, o pão se expande ainda mais (crescimento de forno) pela expansão do ar e do vapor durante o aquecimento, e então, em determinada temperatura a matriz se ajusta, a expansão para, e a gelatinização do amido, coloração da crosta e surgimento do sabor tomam lugar. A magnitude do crescimento de forno depende de dois fatores: (1) a geração e a expansão dos gases, e (2) o tempo disponível para crescimento antes da estrutura se ajustar. O primeiro fator é principalmente uma função da fermentação da levedura; o segundo é afetado pelos componentes da massa, tais como redutores, surfactantes, proteína de glúten e lipídios da farinha (Stauffer, 1992).

5.2.4 Fermentação de aminoácidos/peptídeos

Alimentos de proteína fermentada são usados principalmente em condimentos realçadores de sabor e ingredientes de comidas gourmet por seu sabor estimulante de apetite, tipo carne do hidrolisado de proteína, formado durante a fermentação. O tipo de alimento de proteína fermentada nativo é decidido principalmente pela disponibilidade da matéria-prima em condições geográficas e climáticas específicas. Queijos são produzidos no Oriente Médio e Europa, onde os animais são a principal fonte de alimento. Produtos de soja fermentada, por exemplo, molho e pasta de soja, são usados em países do nordeste asiático, e produtos de peixe fermentado na região da Ásia-Pacífico.

5.2.4.1 Queijo

A quantidade de tipos de queijo encontrada no mundo foi estimada em 500, e existem diversos métodos de classificação. Os queijos podem ser divididos por sua textura: muito duros (Parmesão, Romano), duros (Cheddar, Suíço), semimacios (Brick, Muenster, Azul, Harvarti), macios (Brie, Camembert, Feta) e ácidos (Cottage, cremoso, ricota). Uma ampla observação nos queijos poderia dividi-los em duas grandes categorias: maduros e frescos. Também são utilizadas classificações mais técnicas, por exemplo, os baseados em agente de coagulação: queijos de coalho (Cheddar, Brick, Muenster), queijos ácidos (Cottage, Quarg, cremoso), queijos produzidos por ácido e calor (ricota, Sapsago), e por concentração-cristalização (Mysost) (Nuath et al., 1992).

O queijo é fabricado pela coagulação ou coalhadura do leite, mistura e aquecimento do coalho, drenagem do soro, e recolhimento ou prensagem do coalho. O sabor e a textura característicos são formados de acordo com o tipo de cultura iniciadora e micro-organismos envolvidos, bem como do agente coagulante e métodos de salga. Dependendo da variedade, o leite é pasteurizado (geralmente a cerca de 72°C por 16 segundos), e uma cultura de bactérias iniciadora é acrescentada ao leite, que está em 30-36°C. O leite inoculado é geralmente maturado na temperatura por 30-60 minutos para permitir que as bactérias do ácido láctico se multipliquem o suficiente para seu sistema enzimático converter a lactose em ácido láctico. Após a maturação, um agente de coagulação do leite é acrescentado. No caso dos queijos azuis, o fungo (*Penicillium* sp.) é adicionado ao leite inicial ou ao coalho drenado.

As culturas iniciadoras são organismos que fermentam a lactose em ácido láctico e outros produtos. Incluem as *Streptococci, Leuconostocs, Lactobacilli* e *Streptococcus thermophilus*. Culturas iniciadoras também incluem *Propionibacteria, Brevibacteria* e fungos da espécie *Penicillium*. Estes últimos organismos são usados juntamente das bactérias do ácido láctico para conferir uma característica particular ao queijo. Por exemplo, os buracos no queijo Suíço são devidos à *Propionibacteria*, e a cor amarela e sabor típico do queijo Brick são devidos aos *Brevibacterium linens*.

A coagulação do leite é essencial à fabricação do queijo. A maioria das enzimas proteolíticas pode fazer com que o leite coagule. A renina (ou quimosina, EC 3.4.23.4) é amplamente utilizada na coagulação do leite para a fabricação de queijo. No entanto, em razão da pouca disponibilidade de quimosina de bezerros, a renina comercial pode incluir misturas de quimosina e pepsina extraídas do estômago de outros animais, como o porco. Reninas microbianas com funcionalidade similar também são preparadas a partir de *Mucor miehei*, *Mucor pusillus* e *Endothia parasiticus*. Proteases de plantas são conhecidas por coagular o leite, mas não são usadas na fabricação de queijos comerciais.

5.2.4.2 Pasta e molho de peixe

A fermentação do peixe é uma tecnologia antiga usada para a conservação de animais de água doce e salgada, que são altamente perecíveis, localizados na produção e sazonalmente flutuantes na extração (Ruddle, 1993). Essa tecnologia parece ter se desenvolvido com a disponibilidade do sal e de um modo de vida não pastoril. Há uma forte relação ao redor do mundo entre o uso de produtos de peixe fermentado e o uso de cereais, especialmente do arroz, e vegetais (Ishige, 1993). Apesar do uso de produtos de peixe fermentado hoje em dia estar restrito ao leste e sudeste da Ásia, traços dessa tecnologia podem ser encontrados em antigas civilizações.

O envelhecimento de peixe salgado (curado) em um recipiente ou jarro de barro por períodos mais longos produz o molho de peixe. As enzimas do estômago e dos micro-organismos halofílicos que crescem no sistema decompõem a carne do peixe, e o líquido liberado (hidrolisado de proteína) é o molho de peixe. O hidrolisado é composto principalmente de aminoácidos e peptídeos, que formam o sabor de carne característico do molho de peixe. No caso da fermentação do *jeotkal* coreano com 20% de sal, o número total de células viáveis aumenta nos primeiros 40 dias, principalmente pelo crescimento da *Pediococcus* e *Halobacterium*. As concentrações de N-solúvel e N-amino aumentam de modo estável durante os primeiros 60 dias, o que coincide com o desenvolvimento do sabor ideal. O teor de N-básico volátil aumenta em duas etapas, e o aumento na segunda etapa causa a deterioração do sabor, que está relacionada ao crescimento máximo da levedura (Lee et al., 1993).

Dependendo da quantidade de sal adicionada, os produtos são classificados como produtos com alto teor de sal (>20% de sal do peso total), baixo teor de sal (6-18% de sal) e sem sal, como mostrado na Figura 5.2. Quando a concentração de sal é maior que 20% do peso total, micro-organismos patogênicos e de putrefação não conseguem crescer e o produto não precisa de outro meio de conservação. O primeiro critério para a subdivisão desse grupo é o grau de hidrólise, que é influenciado pelo tempo de fermentação e temperatura, fontes de enzimas adicionadas e teor de água. O líquido totalmente hidrolisado é o molho de peixe. O nome peixe curado se restringe a produtos de peixe parcialmente hidrolisado, que mantêm o formato original do peixe imerso no líquido liberado, e é essa forma que costuma ser usada como acompanhamento em refeições com arroz. A pasta de peixe se caracteriza pelo peixe salgado parcialmente seco para restringir o grau de hidrólise e triturado para produzir um condimento sólido e homogêneo. Cada classe pode ser ainda subdividida pelo tipo de matéria-prima, como espécies de peixe ou partes do peixe, e, desse modo, existe uma variedade enorme de produtos (Lee, 1989).

Muitos países asiáticos produzem produtos de peixe curados e secos no sal, por exemplo, o *plakem* na Tailândia, *jambalroti* na Indonésia, peixe *maldive* no Sri Lanka e *gulbi* na Coreia, mas o papel da fermentação nesses produtos não é totalmente compreendido. A fermentação do peixe sem a adição do sal não é uma prática comum. Em algumas especialidades locais utiliza-se o peixe parcialmente deteriorado ou a fermentação alcalina em freixo. A

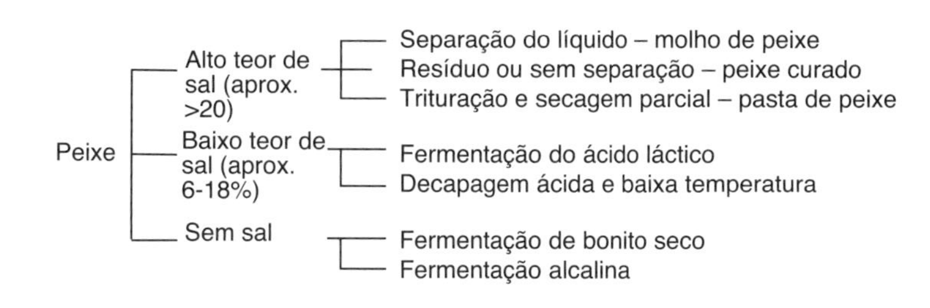

Figura 5.2 Classificação dos produtos de peixe fermentados.

propagação do processamento de fungos no bonito seco (*katsuobushi*) no Japão é outro exemplo de fermentação de peixe não salgada.

A maioria dos países no leste e sudeste da Ásia possui molhos de peixe, mas o sabor, as características físicas e as matérias-primas utilizadas variam enormemente. Dependendo do grau de hidrólise ou tempo de fermentação, e do método de separação, dois tipos de molhos são produzidos, nominalmente, o claro e o turvo. *Ngan-pya-ye, nuoc-man, nampla, shottsuru* e *yu-lu* são molhos de peixe claros, ao passo que o *budu, patis, ketjapikan* e *jeoth-kuk* são turvos. Alguns molhos turvos são obtidos a partir do líquido exsudado do peixe curado, como o *patis* a partir da produção de *bagoong* nas Filipinas e o *jeotkuk* a partir da produção de *jeotkal* na Coreia. No nordeste da Ásia, produtos de peixe curado são mais importantes que as pastas de peixe. Pastas de peixe, especialmente aquelas feitas a partir de camarão e animais planctônicos, tais como *Seinsa ngapy, belacan, trassi, prahoc* e *kapi*, são importantes nas dietas do sudeste da Ásia.

5.2.4.3 Produtos de soja fermentada

Nos primórdios da utilização da soja, o povo *Dong-yi* – do nordeste da Ásia – provavelmente inventou primeiro o *shi*, antigo termo chinês para o *meju* coreano, ao deixar grãos de soja cozidos em um jarro de barro. Os grãos de soja cozidos com fungos e bactérias desenvolvidos, chamado *meju*, são imersos em salmoura para remover o hidrolisado de proteína; a parte líquida é o molho de soja (*kanjang*) e o resíduo, a pasta de soja (*doenjang*).

Os produtos de soja fermentada, tradicionais, são divididos em três grupos de acordo com o tipo de iniciador de fermentação utilizado: *shi* feito a partir do *meju* com a soja solta, *maljang* feito a partir do *meju* da borra da soja, e *jang* feito a partir da soja misturada com outros cereais. A propagação desses produtos na região nordeste, nominalmente China, Coreia e Japão, e suas variações, são mostradas na Figura 5.3. De acordo com S.W. Lee (1990), os produtos de soja fermentada foram introduzidos primeiro na China no século I a.C. e depois no Japão, no século VI d.C. Diversos produtos foram desenvolvidos e desapareceram no decorrer da história.

O kanjang e doenjang *coreanos*

O *meju* é preparado a partir da soja cozida. Os grãos de soja são mergulhados em água durante a noite, cozidos por 2-3 horas e socados. O macerado é então moldado em formato de tijolo ou bola, secado ao sol e mantido em uma pilha coberta durante a noite por vários dias. Durante esse período, fungos crescem na superfície, especialmente o *Aspergillus oryzae*, e bactérias no interior, geralmente a *Bacillus subtilis*. As enzi-

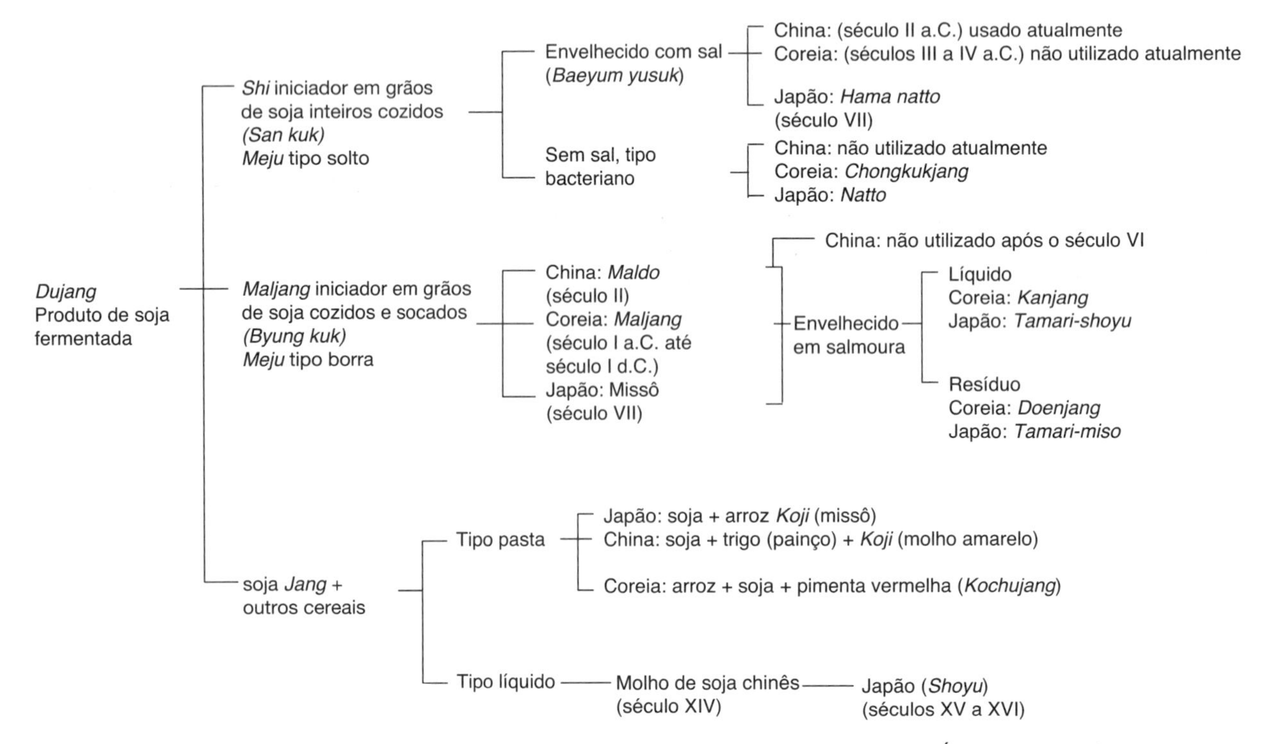

Figura 5.3 A origem e as mudanças dos *Dujang* (produtos de soja fermentada) no leste da Ásia (Lee, 1990).

mas dos fungos e bactérias hidrolisam as proteínas da soja em aminoácidos, e os carboidratos em açúcares e ácidos orgânicos. Os aminoácidos e os açúcares interagem durante a reação de escurecimento, resultando na cor marrom-escuro característica e no sabor de carne. O *meju* devidamente fermentado é imerso em salmoura em um pote de barro e maturado por vários meses. A cor marrom e o sabor de carne são liberados na salmoura. Durante esse período, leveduras tolerantes ao sal crescem no macerado, especialmente a *Saccharomyces rouxii*, que produz o aroma de molho de soja. A parte líquida é o molho de soja e a parte sólida, a pasta de soja. O molho de soja produzido dessa forma é fervido uma vez e armazenado em potes de barro por anos. O sabor do molho de soja fica mais forte quanto maior o tempo de armazenagem, assim como o sabor do vinho se torna mais suave conforme ele envelhece. Na Coreia, costuma-se dizer que o sabor da comida em uma casa é definido pelo sabor dos produtos de soja fermentada que lá existem.

O missô e o shoyu *japoneses*

O povo japonês modificou o método de preparação do *meju* no início do século XX pela tecnologia de fermentação controlada, usando uma cultura pura de fungos isolada a partir do iniciador tradicional (Shettleff e Aoyaki, 1976). O fungo, normalmente o *Aspergillus oryzae*, é cultivado em arroz cozido ou grãos de trigo triturados cozidos para fazer o *koji*. Ele é misturado com a soja cozida para continuar a fermentação e, então, maturado na salmoura. A pasta de soja (missô) e o molho de soja (*shoyu*) são feitos separadamente; para o *shoyu*, o *koji* é feito com flocos de soja sem gordura e grãos triturados de trigo cozidos e, então, misturado na salmoura para envelhecer. Após 4-6 meses de envelhecimento, ele é filtrado para se obter o shoyu, a parte líquida. A parte sólida é descartada. O missô é preparado usando *koji* feito a partir de arroz cozido ou outros cereais, misturado com soja cozida e sal, e então esmagado até formar uma pasta e maturado. Esses processos são fáceis para a industrialização dos produtos. O sabor do *shoyu* e do missô japoneses é suave e doce quando comparados com seus equivalentes coreanos. O povo coreano prefere o sabor forte do molho e da pasta de soja tradicionais, da mesma forma que os europeus fazem distinção entre o roquefort e o queijo cheddar processado.

O chongkukjang *coreano e o* natto *japonês*

A soja é cozida e coberta com um tecido ou esteira de palha, e colocada sobre um piso de pedra aquecida, o *ondol*, por 3-4 dias até que uma película mucosa se forme. Ela é misturada com gengibre picado, alho picado e sal, e socada levemente até os grãos quebrarem ao meio, e então é armazenada em um pote de barro. O cheiro forte da soja fermentada é parcialmente mascarado pelo cheiro do gengibre e do alho, e assim surge o aroma característico do *chongkukjang*. Desse modo, o tempero picante é preparado em 3-4 dias, ao passo que a pasta de soja comum, o *doenjang*, que utiliza *meju* como iniciador da fermentação, leva mais de 6 meses para o amadurecimento completo. Sob esse aspecto, o *chongkukjang* é um método de fermentação rápido. A substância mucosa no *chongkukjang* é um polissacarídeo-peptídeo produzido pelo *Bacillus subtilis*.

O *natto* japonês é uma forma modificada do *chongkukjang*. O *natto* é a soja fermentada com o *Bacillus subtilis* cultivado em soja cozida. A soja fermentada com a película mucosa é consumida diretamente sem qualquer outro processamento, logo, é um produto fermentado sem sal. No entanto, o *natto* não costuma ser aceito pelo povo coreano. Ele é sempre misturado com temperos e usado para a preparação de um ensopado de vegetais como um condimento com sabor de carne. A quantidade de *chongkukjang* adicionada ao ensopado é suficiente para servir como suplemento significativo de proteína na dieta. O *chongkukjang* também era chamado de *Jeonkukjang* antigamente. "Chongkuk" se refere à dinastia chinesa de "Qing", ao passo que "Jeonkuk" significa "um país em guerra" ou uma zona de combate. O que todos esses nomes implicam é que esse produto era feito em situações extraordinárias, por exemplo, durante os tempos de guerra ou períodos de escassez, para o suprimento imediato de um ingrediente alimentar salgado e nutritivo.

O kochujang *coreano*

Os sabores básicos para o povo europeu são doce, azedo, amargo e salgado, e o povo japonês acrescentou a esses o sabor umami, o sabor de carne. O povo coreano acrescentou ainda um outro: o sabor pungente ou quente. A diferença mais marcante da comida coreana, em comparação com a comida dos países vizinhos Japão e China, é o sabor pungente forte da pimenta vermelha na maioria dos pratos coreanos.

O *kochujang* é um tempero único popular na Coreia feito de pasta de feijão picante. Ele é feito a partir do iniciador da soja fermentada, *meju* e malte, feito a partir da cevada. O pó de malte é misturado com um mingau de cereal feito a partir de arroz, arroz glutinoso ou cevada. As enzimas no malte hidrolisam o amido em açúcares e reduzem a consistência da mistura. Pó de *meju*, pimenta vermelha em pó e sal são acrescentados ao mingau parcialmente sacarificado, completamente misturados até formar uma pasta, e colocados em um pote de barro. A superfície é coberta com sal para evitar o crescimento de fungos. O pote é colocado em um local ensolarado para continuar a fermentação. As proteínas, na soja e nos cereais, se degradam em aminoácidos para produzir o sabor de carne. Durante a fermentação ocorre uma harmonia excepcional entre o sabor de carne produzido pelas proteínas hidrolisadas e o sabor doce dos amidos hidrolisados, junto do sabor pungente da pimenta vermelha e o salgado, formando então um aroma característico novo e estimulante do apetite para os coreanos.

Tempe

O *tempe* é encontrado em todas as partes da Indonésia, mas é particularmente importante em Java e Bali. Ele também é produzido em algumas vilas na Malásia e em Cingapura. O *tempe* é um bolo branco coberto de mofo, produzido pela fermentação fúngica de cotilédones de soja descascada, embebida em água e parcialmente cozida (Steinkraus, 1983). É embalado em folhas murchas de bananeira e vendido nos mercados. As etapas essenciais na preparação do *tempe* incluem limpar os grãos, embebê-los em água, descascá-los e cozinhar parcialmente esses grãos descascados. Descascar os grãos é importante para o crescimento do fungo na superfície dos cotilédones. A soja não é necessariamente cozida até o fim, já que o crescimento subsequente dos fungos é capaz de amolecer sua textura. Sob condições naturais nos trópicos, a produção do *tempe* envolve duas fermentações distintas: a acidificação bacteriana dos grãos durante a embebição, e a fermentação fúngica do cotilédone do grão cozido pelo micélio do fungo. Um lote anterior de *tempe* esporulado ou pó de *tempe* pulverizado e seco ao sol (1-3 g) é espalhado sobre o cotilédone da soja cozida e drenada (1 kg), e bem misturado para distribuir os esporos do fungo sobre a superfície de todos os grãos. O *Rhizopus oligosporus* é um fungo de *tempe* conhecido, e a cultura pura de cepa NRRL2710, ou CBS338.62, pode ser usada para inoculação.

Uma porção de grãos inoculados é colocada sobre folhas de bananeira murchas ou outras folhas grandes e, então, embalada. A folha mantém o cotilédone da soja úmido durante a fermentação, e permite a troca de gases. A incubação pode ser em temperaturas de 25 a 37°C. Quanto maior a temperatura de incubação, mais rápido o crescimento dos fungos do *tempe*. Por exemplo, são necessárias 80 horas de incubação a 25°C, 26 horas a 28°C e 22 horas a 37°C. O *tempe* deve ser coletado assim que os cotilédones do grão tiverem crescido completamente e moldado em um bolo compacto. Os cotilédones devem estar macios e pastosos (não borrachentos). O pH deve ter subido para cerca de 6,5.

O *tempe* deve ser consumido imediatamente depois de coletado. Ele pode ser armazenado por 1 ou 2 dias sem refrigeração. Se o *tempe* não for consumido imediatamente, deve ser frito em imersão. Dessa forma ele permanecerá estável por um tempo considerável, ou deverá ser escaldado no vapor e refrigerado. Ele pode ser armazenado após desidratado, seja por secagem ao sol ou por ar quente, e mantido em sacos plásticos. A manutenção da qualidade subsequente é excelente, porque o *tempe* contém um antioxidante forte produzido pelo fungo e é resistente ao surgimento da rancidez. O *tempe* é consumido fresco ou na forma frita.

O sufu *chinês*

O *sufu* chinês (*tosufu, toufuru, fuyu* ou *tauhuyi*) é uma pasta de grãos cremosa, bastante aromatizada, feita pelo cultivo – na soja coalhada – de um fungo do gênero *Actinomucor, Rhizopus* ou *Mucor,* e fermentando-se o coalho em uma mistura de salmoura/vinho de arroz (Lee e Lee, 2002). No ocidente, o *sufu* é chamado de queijo chinês. O *sufu* é geralmente vendido em blocos vermelhos ou brancos de 2-4 cm^2 por 1-2 cm de espessura. O *sufu* branco não é tratado, ao passo que a variedade vermelha é colorida com o arroz vermelho chinês, *hung chu*. O procedimento para a fabricação do *sufu* consiste de cinco etapas: a preparação da soja coalhada (*tofu*), a preparação do *tofu* com fungos (*pehtze*), a salga, a fermentação em salmoura/vinho de arroz, o processamento e a embalagem.

Os grãos de soja são limpos, embebidos em água e moídos para fazer a pasta do leite de soja. A pasta é aquecida até a fervura, filtrada em um tecido, e o resíduo é descartado. Os coagulantes (uma mistura de cloreto de cálcio/sulfato de cálcio ou salmoura de sal marinho) são adicionados ao leite de soja filtrado para provocar o coalho. A quantidade de coagulante utilizada para produzir o *tofu* para a fabricação do *sufu* é 20% maior do que a quantidade usada no *tofu* comum. Além disso, após os coágulos serem misturados ao leite de soja, a mistura precisa ser agitada vigorosamente para quebrar a proteína coagulada em pedaços menores. Depois, ela é deixada de lado por 10 minutos para completar o processo de coagulação. Esse processo reduz o teor de água do coalho e torna a textura mais firme. Se o teor de água for maior que 60%, a inoculação dos fungos é adiada até a água restante na superfície do coalho ser reduzida com a secagem.

O *pehtze* é o coalho da soja onde houve o crescimento de micélio acinzentado de fungos pertencentes aos gêneros *Actinomucor, Rhizopus* ou *Mucor*. Esses fungos são contaminantes normais na palha do arroz. Tradicionalmente, a inoculação era realizada colocando o *tofu* sobre a palha do arroz, mas esse método nem sempre gera um produto de boa qualidade, por causa da contaminação por micro-organismos indesejados. Na primavera ou outono, quando a temperatura ambiente é de 10-20°C, o micélio fúngico branco é visível na superfície dos cubos após 3-7 dias, ponto em que os cubos são recolhidos e imediatamente salgados em enormes potes de barro. Cada camada de *pehtze* é pulverizada com uma camada de sal e após 3-4 dias, quando o sal é absorvido, o *pehtze* é removido, lavado com água e colocado em outro pote para processamento.

Para o processamento, uma mistura de temperos, que varia para cada tipo de *sufu*, é colocada no pote. Para fazer o *sufu* vermelho são adicionados *anka koji* e macerado de soja; para fazer o *sufu* de arroz fermentado (*tsao*), acrescenta-se o macerado de arroz fermentado; para fazer o *sufu* Kwantung são acrescentadas pimenta vermelha e erva-doce, além do sal e *koji* vermelho. Camadas alternadas de *pehtze* e da mistura de temperos são colocadas no pote até preencher 80% de seu volume, e em seguida adiciona-se uma salmoura com concentração de cerca de 20% de NaCl. Por fim, a boca do pote é coberta com folhas bainhas de brotos de bambu e seladas com argila. Após 3-6 meses fermentando e envelhecendo, o *sufu* está pronto para o consumo (Steinkraus, 1983).

5.2.5 Outros produtos fermentados

5.2.5.1 Arroz vermelho chinês (Anka)

O *Anka*, também conhecido como *ang-kak, beni-koji* e arroz vermelho, é usado na China, Taiwan, Filipinas, Tailândia e Indonésia para colorir alimentos, o que inclui peixes, vinho de arroz, queijo de soja vermelho, vegetais em conserva e carnes salgadas (Lee e Lee, 2002). Ele é um produto da fermentação do arroz com diversas cepas de *Monascus purpureus*. Vários países foram aos poucos adotando esse pigmento natural para substituir corantes de alcatrão, já que estes últimos têm sido considerados carcinógenos. Entre as vantagens para o uso do *Anka*, pode-se destacar: suas matérias-primas estão prontamente disponíveis, a produção é satisfatória, a cor do pigmento produzida é consistente e estável, o pigmento é solúvel em água, e não há qualquer evidência de toxicidade ou carcinogenicidade.

O *anka* é produzido em escala industrial em Taiwan. O arroz não glutinoso (1.450 kg) é lavado e cozido no vapor por 1 hora; em seguida, é pulverizado com água (1,8 hL), e volta ao vapor por 30 minutos. O arroz cozido no vapor é misturado com 32 L de *chu chong tsaw*, um tipo especial de inóculo de arroz vermelho característico de Taiwan. Após esfriar até 36°C é empilhado em uma câmara de bambu. Quando a temperatura do arroz sobe para 42°C, ele é espalhado em bandejas e colocado em prateleiras. O *anka* é produzido pela umidificação do arroz por três vezes durante a incubação, seguida pela secagem final. São produzidos 700 kg de *Anka* a partir de 1.450 kg de arroz.

Um fenômeno incomum do fungo *Monascus purpureus* é a exsudação de um fluido granular através das pontas das hifas. Quando a cultura ainda é jovem, o fluido recentemente exsudado é incolor, mas gradualmente altera-se para amarelo-avermelhado e vermelho-arroxeado. A produção da matéria de cor vermelha é observada não apenas no fluido granular exsudado, mas também no conteúdo das hifas. A matéria de cor vermelha se difunde no substrato. A cor vermelho-escuro consiste de dois pigmentos, o monascorubrin vermelho ($C_{22}H_{24}O_5$) e o monascoflavin amarelo ($C_{17}H_{22}O_4$). As cepas do *Monascus purpureus* adotadas na produção do arroz vermelho são apenas aquelas capazes de impregnar o arroz com uma cor vermelho-escuro na presença de concentrações de água suficientemente baixas para não gerar distorção nos grãos hidratados.

5.3 Tecnologia enzimática

A aplicação de enzimas no processamento dos alimentos é um ramo importante da biotecnologia. Enzimas são proteínas que catalisam virtualmente todas as reações químicas que ocorrem nos sistemas biológicos. Milhares de enzimas foram identificadas e caracterizadas. Algumas enzimas importantes para a indústria alimentícia incluem a produção de xaropes de milho com alto teor de frutose usando glicose isomerase, sacarificação do amido por amilases na panificação e na fabricação de cerveja, clarificação de sucos pelo uso de celulases e pectinases, produção de leite de baixo teor de lactose pelo uso da lactase, fabricação de queijo por meio de renina e o amaciamento de carnes por meio de proteases, como a papaína, bromelina e ficina. Enzimas que degradam a parede celular (hemicelulase e celulase) são usadas para extrair óleo vegetal (de oliva e semente de colza/canola) em um processo aquoso,

Tabela 5.10 Algumas enzimas alimentares importantes e seus usos.

Nome	Fonte	Modo de ação	Aplicações
α-Amilase	Malte, *Aspergillus*, *Bacillus* spp.	Ligação glicosídica α-1,4 da amilase, amilopectina	Modificação do amido Auxiliar a fabricação de cerveja Reduzir a viscosidade de massas Evitar o envelhecimento
β-Amilase	Malte, fungos, bactérias	Quebra da β-maltose a partir da extremidade não redutora do amido	Produção do xarope de maltose Auxiliar na panificação e na fabricação de cerveja
Glicoamilase	*Aspergillus*, *Rhizopus* spp.	Hidrólise gradual das ligações α-1,4 no amido	Produção de glicose Análise do teor de amido nos alimentos
Glicose isomerase	*Streptomyces*, *Actinoplanes*, *Bacillus* spp.	Conversão da glicose em frutose	Produção de xarope de milho com alto teor de frutose A forma imobilizada é utilizada
Pululanase	*Klebsiella pneumoniae*	Ligação α-1,6 da amilopectina	Produção de maltose e maltotrios Remoção de dextrinas-limite para produzir cerveja de alto teor alcoólico
Invertase (β-fruto--furanosidase)	*Saccharomyces*, *Candida* spp.	Hidrolisa a sacarose em glicose e frutose	Xarope de açúcar invertido Doce de sacarose coberto com chocolate Recuperação de refugos de doce Mel artificial Umectantes
β-Glucanase	*Bacillus subtilis*, *Asp. niger*	Ligações β-1,3 ou β-1,4 de β-D-glucanos	Solubilizar gomas de cevada na fabricação de cerveja Reduzir a viscosidade do mosto de malte
Celulase	*Trichoderma reesei*	Endocelulases para quebrar ligações β-1,4, exocelulases, celobiases	Transformar o resíduo de celulose em glicose para fazer etanol Hidrolisar a celulose em β-dextrinas e glicose
Pectinases (PG, PL, PE)	*Aspergillus* spp.	Quebra das ligações glicosídicas da pectina, endo/exo	Extração e clarificação de sucos de fruta
Lactase (β-galactosidase)	*Kluyveromyces marxianus*, *Asp. niger*	Hidrolisa a lactose em glicose e galactose	Laticínios de baixa lactose Evitar a cristalização da lactose em concentrados de leite
Renina (quimosina, pepsina)	Estômago de bezerros, *Endothia parasitica*, *Mucor meihei*	Catalisa a k-caseína, desestabiliza micelas de caseína	Coagulação do leite na fabricação do queijo
Proteases	Plantas (papaína, ficina) Animais (tripsina) *Aspergillus niger*, *Bacillus* spp.	Hidrolisa a atividade de esterase da ligação peptídica	Amaciar carnes Evitar o congelamento da cerveja Recuperação de refugos de carne e peixe Modificador de glúten Descoloração das células vermelhas do sangue
Lipases	*Mucor*, *Rhizopus*, *Aspergillus* spp.	Hidrolisa ligações ésteres de triglicerídios	Acelerar o amadurecimento do queijo Produção do sabor do queijo

liquefazendo os componentes estruturais da parede celular de plantas que contém óleo. A Tabela 5.10 resume algumas enzimas alimentares importantes, suas fontes, especificidade da reação e aplicações no processamento de alimentos.

Neste capítulo, a modificação enzimática do amido e a hidrólise da proteína serão discutidas em detalhes.

5.3.1 Modificação enzimática do amido

As etapas principais na conversão do amido são liquefação, sacarificação e isomerização. Durante a liquefação as ligações α-1,4 da amilose e amilopectina são hidrolisadas aleatoriamente por endo-α-amilase. Isso reduz a viscosidade do amido gelatinizado e aumenta a dextrose equivalente (DE), uma medida do grau de hidrólise do amido. Para a sacarificação da dextrose, utiliza-se geralmente uma DE de 8-12, e a DE máxima que se pode obter é 40 (Olsen, 1995).

As β-amilases são exoenzimas que atacam as cadeias de amilase, resultando na produção de maltose a partir da extremidade não redutora. No caso da amilopectina, a clivagem para nas unidades de glicose 2–3 a partir dos pontos de ramificação α-1,6. A isoamilase e a pululanase hidrolisam as ligações glicosídicas α-1,6 do amido. Quando a amilopectina é tratada com pululanase, obtém-se fragmentos de amilose lineares.

A maltodextrina (DE 15–25) produzida a partir do amido liquefeito tem valor comercial por suas propriedades reológicas. As maltodextrinas são usadas na indústria alimentícia para dar volume, como estabilizantes, espessantes, pastas e colas. Quando sacarificada para hidrólise posterior usando amiloglicosidase ou α-amilase fúngica, uma variedade de adoçantes pode ser produzida com DE na faixa de 40-45 (maltose, 50-55, alta maltose (e 55-70); xarope de alta conversão).

5.3.2 Modificação enzimática das proteínas

A modificação enzimática das proteínas é um modo atraente de se obter propriedades funcionais e nutricionais melhores das proteínas dos alimentos. A conversão do leite em queijo é um efeito da ação da protease de micro-organismos que habitam o sistema. A hidrólise enzimática das proteínas do leite é utilizada para criar produtos à base de leite de vaca antialérgicos ou pouco alérgicos para alimentos de bebês, e alimentos com proteínas altamente digeríveis para pacientes hospitalizados.

A estrutura da proteína é modificada para melhorar a solubilidade, as propriedades de emulsificação e a formação de espuma, além de suas propriedades de geleificação e textura. Os processos enzimáticos oferecem diversas vantagens quando comparados aos tratamentos químicos, incluindo altas taxas de reação em condições amenas com grande especificidade.

As proteases são classificadas de acordo com sua origem (animal, vegetal ou microbiana), sua ação catalítica (endopeptidase ou exopeptidase) e a natureza do sítio catalítico. Com base em uma comparação de sítios ativos, resíduos catalíticos e estruturas tridimensionais, quatro famílias principais de proteases foram reconhecidas até agora: serina, tiol, aspártica, e as metaloproteases. A família da serina protease se divide em dois subgrupos: as proteases tipo quimotripsina e as do tipo subtilisina. Muitas proteases importantes industrialmente são misturas de tipos diferentes de proteases. Esse é o caso particular da pancreatina, papaína (bruta) e algumas proteases de *Bacillus amyloliquefaciens, Aspergillus oryzae, Streptomyces* e *Penicillium duponti* (Olsen, 1995).

O grau de hidrólise (DH) das proteínas tratadas por enzimas determina as propriedades de relevância para aplicação nos alimentos. O DH é medido pela técnica pH-stat (Adler-Nissen, 1986). Ela é baseada no princípio de que o pH é mantido constante durante a hidrólise por meio de titulação automática com a base, quando as hidrólises são realizadas sob condições neutras a alcalinas. O DH é calculado com base nas equações de titulação a seguir:

$$DH = (h / h_{tot}) \times 100\%$$

$$DH = B \times Nb \times 1 / a \times 1 / MP \times 1 / h_{tot} \times 100\%$$

em que

B é o consumo da base,
Nb é a normalidade da base,
a é a média da dissociação dos grupos α-NH_2,
MP é a massa da proteína,
h são as ligações peptídicas equivalentes quebradas por quilograma de proteína (ou miliequivalentes por gramas de proteína),
h_{tot} é o número total de ligações peptídicas no substrato de proteína.

As proteases catalisam a degradação hidrolítica da cadeia peptídica. Quando uma protease age em um substrato de proteína, a reação catalítica consiste de três reações consecutivas:

1 formação do complexo de Michaelis entre a cadeia peptídica original (o substrato) e a enzima;
2 quebra da ligação peptídica para titular um dos dois peptídeos resultantes;
3 ataque nucleofílico no restante do complexo para quebrar o outro peptídeo e reconstituir a enzima livre.

A etapa de determinação da taxa é a etapa de acilação caracterizada pela constante da velocidade de reação k_{+2}.

A hidrólise enzimática das proteínas do leite e das proteínas da soja geralmente produz peptídeos amargos (Kim et al., 2003). O amargor desagradável pode ser administrado pela seleção apropriada dos parâmetros de reação e das enzimas utilizadas. O amargor é um problema complexo, que pode ser influenciado por muitas variáveis, por exemplo, a hidrofobicidade do substrato, já que as cadeias laterais de aminoácidos contendo grupos hidrofóbicos ficam expostas por causa da hidrólise. O DH está fortemente relacionado ao amargor dos hidrolisados de proteína.

5.3.3 Cinética da reação enzimática

A atividade de uma enzima é determinada por muitos fatores, incluindo a própria enzima, o substrato, e concentrações de cofatores, força iônica, pH e temperatura. Para a conversão do substrato (S) em produto (P) por uma enzima (E), o esquema de reação pode ser representado simplesmente como:

$$E + S \overset{ks}{\longleftrightarrow} ES \overset{kcat}{\longrightarrow} E + P$$

A velocidade da reação (V) é dada, então, pela equação de Michaelis-Menten:

$$V = \frac{k_{cat}\,[E][S]}{K_m + [S]}$$

em que K_m é a concentração do substrato na qual o V é igual à metade da velocidade máxima (V_{max}), como mostrado na Figura 5.4.

A integração dessa equação, em relação ao tempo, resulta em:

$$V_{max} = K_m \ln\left(\frac{[S]}{[St]}\right) + ([S] - [S_t])$$

em que S e S_t são as concentrações do substrato no tempo zero e tempo t, respectivamente. Essa

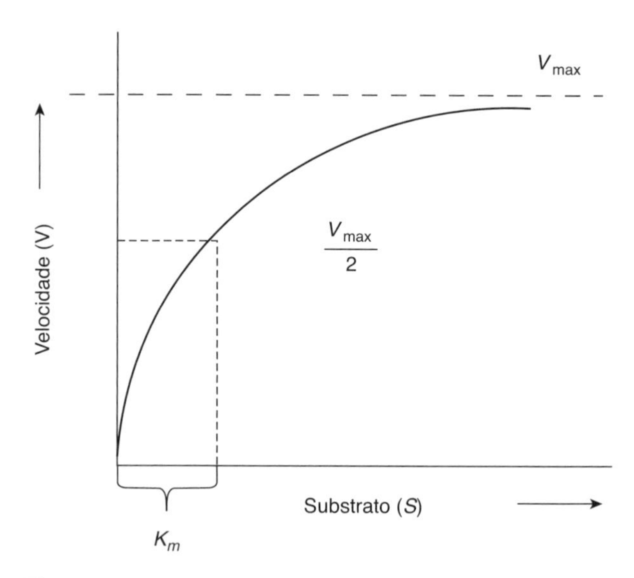

Figura 5.4 Reação catalisada por enzima.

equação é particularmente útil em situações industriais nas quais se permite que uma reação aconteça até próximo de seu término ou equilíbrio. K_m e V_{max} podem ser determinadas pela linearização da equação acima como segue, resultando em um gráfico de Lineweaver-Burk (Karel e Lund, 2003):

$$\frac{1}{V} = \frac{1}{V_{max}} + \frac{K_m}{V_{max}[S]}$$

5.4 Biotecnologia moderna

O desenvolvimento da tecnologia de fermentação tradicional e da tecnologia enzimática pavimentou o caminho para a biotecnologia moderna para chegarmos à produção industrial em massa de aminoácidos, ácidos nucleicos, ácidos orgânicos e antibióticos no século XX. A produção de substâncias químicas finas por métodos de fermentação tem grandes vantagens sobre processos químicos sintéticos. Ela exige condições de reação mais amenas, seguras e benéficas ao meio ambiente, e proporciona uma produtividade maior e maior variedade de substâncias fisiologicamente ativas. A biotecnologia moderna foi aplicada inicialmente para a produção em massa do glutamato, a matéria-prima do realçador de sabor glutamato monossódico (MSG), nos anos 1950 no Japão, seguida pela produção comercial de outros aminoácidos, substâncias relacionadas aos ácidos nucleicos e antibióticos. O processo moderno de fermentação é realizado assepticamente em fermentadores fechados para formar substâncias úteis utilizando cepas microbianas, e pela conversão dessas em produtos químicos de maior valor agregado, seja por modificação enzimática ou química, por necessidade (Fig. 5.5). Essa tecnologia chamada híbrida, biotecnologia combinada entre fermentação e modificação química/enzimática, é reconhecida tanto na indústria alimentícia quanto na indústria química fina (Lim, 1999).

5.4.1 Produção de aminoácidos

Os aminoácidos têm muitas funções úteis, não apenas como nutrientes, mas também como produtos farmacêuticos preventivos. O mercado mundial para L-aminoácidos naturais é liderado por glutamato (MSG), lisina, fenilalanina, metionina e glicina. O MSG e os aminoácidos que servem como aditivos alimentares (lys, met, thr, trp) representam 98% do mercado. A fenilalanina é uma matéria-prima importante para a produção de aspartame, um adoçante sintético.

O glutamato é produzido a partir da glicose (açúcar bruto industrial) por meio da Via de Embden Meyerhoff (EMP) e do ciclo TCA nas células de *Corynebacterium glutamicum* ou *Brevibacterium lactofermentum* (ou *flavum*, ou *thiogenitalis*), como mostrado na Figura 5.6.

Para converter a glicose em uma fonte de nitrogênio de aminoácidos (NH_4^+), energia (NADP) e oxigênio, são necessários:

$$C_{12}H_{12}O_6 + NH_3 + O_2 \rightarrow C_5H_9O_4N + CO_2 + 3H_2O$$

Um mol de glicose produz 1 mol de glutamato, mas em fermentadores de grande porte a produção de glutamato é 60-67%.

A produção de MSG envolve fermentação, recuperação, purificação, cristalização, secagem e embalagem (Fig. 5.7).

A lisina é produzida pela *Corynebacterium glutamicum* ou *Brevibacterium flavum* e suas mutações. Aminoácidos aromáticos, principalmente a fenilalanina, são produzidos pela *Escherichia coli, Bacillus subtilis* e *B. flavum*.

5.4.2 Produção de ácido nucleico

O ácido nucleico é um polinucleotídeo composto de uma pentose (ribose ou desoxirribose), fósforo e uma unidade-base. As unidades-base são purinas (adenina, guanina e hipoxantina) e pirimidinas (tiamina, citosina e uracila). Entre as substâncias relacionadas ao ácido nucleico, a 5'-IMP (inosina monofosfato) e a 5'-GMP (guanina monofosfato) são importantes por suas propriedades realçadoras de sabor, especialmente por seu efeito sinérgico com o MSG. Para realçar o sabor, podem ser produzidos ácidos nucleicos de vários modos diferentes. O RNA é extraído da massa celular de leveduras e decomposto quimicamente ou por método enzimático, e então por desaminação ou fosforilação, para produzir IMP, GMP e AMP. Outro método é

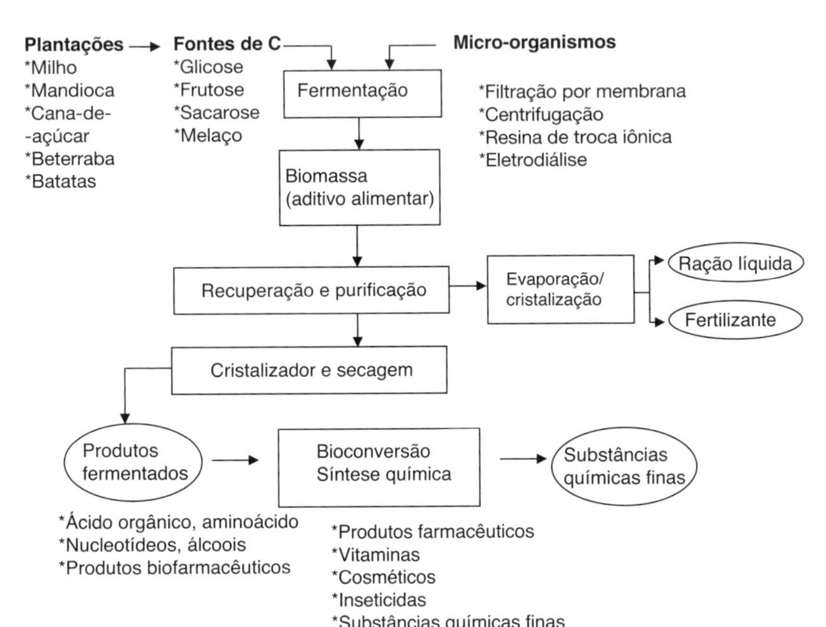

Figura 5.5 Fluxograma esquemático da bioindústria de fermentação.

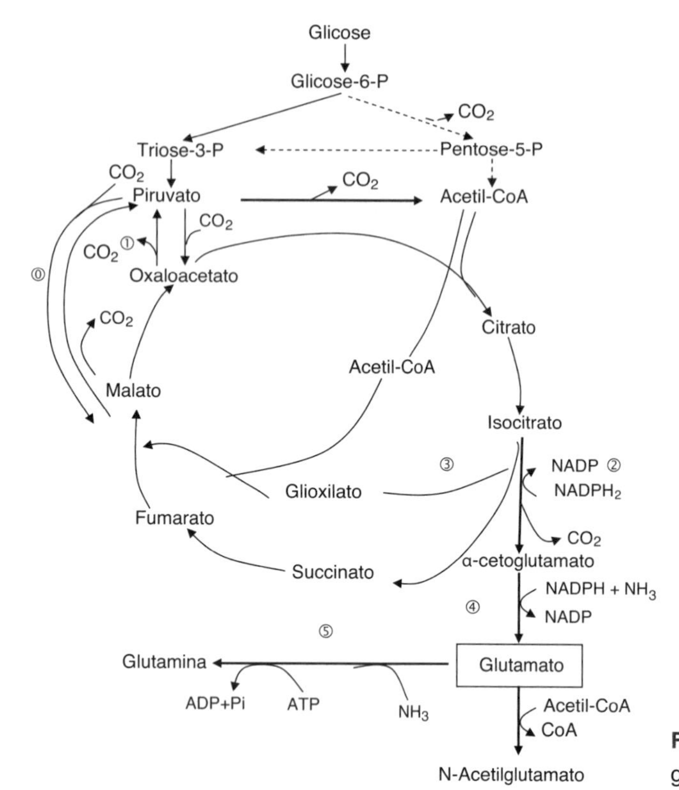

Figura 5.6 Vias biossintéticas da produção do glutamato.

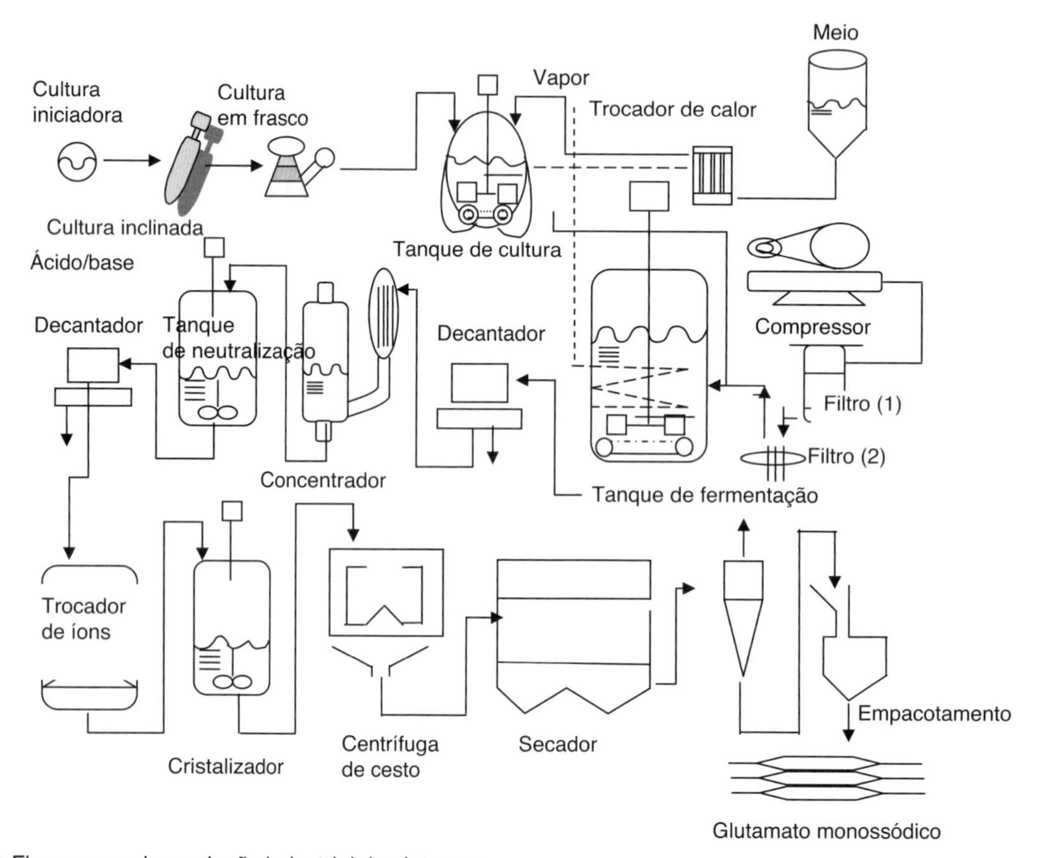

Figura 5.7 Fluxograma da produção industrial de glutamato.

produzir inosina e guanina a partir de substrato de carboidratos pelo *Bacillus subtilis* e então fosforilação para produzir IMP e GMP. O processo de fermentação direta envolve a fermentação da *Brevibacterium aminogenesis* em fontes de carboidratos. A Figura 5.8 mostra os diferentes métodos de produção industrial do ácido nucleico.

5.4.3 Produção de ácidos orgânicos

Ácidos orgânicos também são produzidos por processo de fermentação industrial ou métodos químicos sintéticos. Mais de setenta ácidos orgânicos diferentes são produzidos pelo processo de fermentação. A Tabela 5.11 resume as cepas microbianas usadas para a produção de ácidos orgânicos e suas taxas de produção a partir de carboidratos.

A tecnologia enzimática é um campo voltado para a produção e a melhoria de enzimas de interesse para a indústria alimentícia. A biotecnologia moderna oferece os meios para selecionar, de modo eficiente, enzimas úteis a partir de processos de fermentação convencionais.

Utilizando técnicas de PCR, as enzimas desenvolvidas recentemente são facilmente identificadas. As funções fisiológicas de ingredientes alimentares novos são testadas e confirmadas rapidamente por técnicas de cultura de células.

5.5 Engenharia genética

A biotecnologia moderna é representada pela produção de organismos geneticamente modificados e pelo seu uso na bioindústria. Desde que os alimentos GM foram introduzidos pela primeira vez nos anos 1980, uma revolução silenciosa no sistema de suprimento de alimentos vem ocorrendo. Em 2001, 46% das terras cultivadas com soja e 7% das plantações de milho, em todo o planeta, foram semeadas com plantas transgênicas (Serviço Internacional para Aquisição de Aplicações em Agrobiotecnologia, 2002). Entre os 150 tipos de enzimas microbianas em uso na produção de alimentos, mais de quarenta enzimas alimentares são agora produzidas a partir de micro-organismos geneticamente modificados.

5.5.1 Transcrição de DNA

Cada proteína é codificada por um pedaço de desoxirribonucleotídeo (DNA), comumente conhecido como gene. Na maioria dos casos, o DNA está localizado no cromossomo, ainda que em algumas bactérias importantes o DNA possa ser encontrado em elementos extracromossômicos chamados plasmídeos. Nas plantas, o DNA mitocondrial e os cloroplastos, assim como o DNA nuclear, são fundamentais. O DNA é composto de cadeias lineares

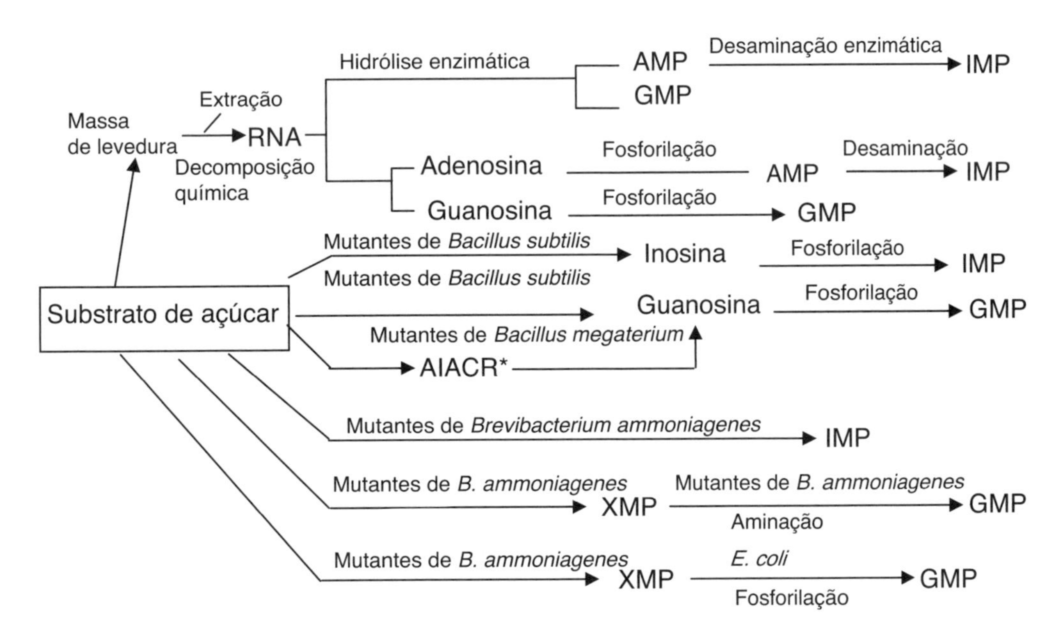

Figura 5.8 Métodos de produção de ácidos nucleicos realçadores de sabor.

Tabela 5.11 Cepas microbianas e taxa de produção da fabricação de ácido orgânico industrial.

Ácidos	Micro-organismos	Produção (%) (fonte de C)
Ácido acético	*Acetobacter aceti*	95 (Etanol)
Ácido propiônico	*Proprionibacterium shermanii*	69 (Glicose)
Ácido pirúvico	*Pseudomonas aeruginosa*	50 (Glicose)
Ácido láctico	*Lactobacillus delbrueckii*	90 (Glicose)
Ácido succínico	*Cytophaga succinicans*	57 (Ácido málico)
Ácido tartárico	*Gluconobacter suboxydans*	27 (Glicose)
Ácido fumárico	*Rhizopus delemar*	58 (Glicose)
Ácido málico	*Lactobacillus brevis*	100 (Glicose)
Ácido itacônico	*Aspergillus terreus*	60 (Glicose)
Ácido α-cetoglutárico	*Candida hydrocarbofumarica*	84 (N-parafina)
Ácido cítrico	*Aspergillus niger*	85 (Glicose)
	Candida lipolytica	140 (N-parafina)
Ácido L(+)-isocítrico	*Candida brumptii*	28 (Glicose)
Ácido L(-)-aloisocítrico	*Penicillium purpurogenum*	40 (Glicose)
Ácido glucônico	*Aspergillus niger*	95 (Glicose)
Ácido 2-cetoglucônico	*Pseudomonas fluorescens*	90 (Glicose)
Ácido D-araboascórbico	*Penicillium notatum*	45 (Glicose)
Ácido kójico	*Aspergillus oryzae*	50 (Glicose)

de bases de nucleotídeos; a adenina forma par com a timina (A-T) e a guanina com a citosina (G-C). Na dupla hélice do DNA, dois filamentos de nucleotídeos se torcem um com o outro e os filamentos são unidos por ligações entre as bases em cada filamento composto de seções alternadas de açúcar e fosfato.

A cópia de DNA é feita pela quebra de ligações entre as bases em cada filamento e pela união com novos nucleotídeos de bases livres a partir de uma reserva de tais moléculas fornecida pela célula. Esse processo ocorre com os dois filamentos originais e, desse modo, duas moléculas de DNA idênticas são criadas a partir de uma molécula original. O pareamento específico das bases garante a reprodução fiel. Os filamentos de DNA se separam e a molécula de RNA mensageiro é formada de acordo com as instruções contidas no filamento de DNA. Assim como no DNA, as bases C e G formam pares, mas no mRNA uma base diferente, a uracila (U), substitui a base T como o par da adenina (A). Quando a molécula de mRNA está completa, ela se solta do molde de DNA e se move em direção à unidade de montagem de proteína, o ribossomo. Os ribossomos são formados a partir de vários tipos de proteínas, mais um tipo de RNA chamado de RNA ribossômico. Com o mRNA já nos ribossomos, um terceiro tipo de RNA, o RNA de transferência (tRNA) passa a agir.

Existem muitos tipos de tRNA e cada um é capaz de reconhecer determinados códons no mRNA. Além disso, cada tipo de tRNA carrega com ele só um tipo específico de aminoácido. A tradução do código genético depende do fato de que uma extremidade da molécula tRNA reconhece códons específicos, ao passo que a outra extremidade da mesma molécula tRNA carrega um aminoácido específico. O tRNA deposita o aminoácido trazido após o último aminoácido na cadeia de proteína crescente. O mRNA move-se, então, para o próximo receptor *notch* no ribossomo, expondo o códon seguinte, e assim por diante. Esse processo é conhecido como transcrição e tradução.

A Figura 5.9 mostra a tradução do mRNA para a síntese de proteína (Prentis, 1984).

5.5.2 Técnica de DNA recombinante

O DNA recombinante é feito pela excisão de um gene específico de um organismo e sua inserção em outro organismo. O desenvolvimento das técnicas de transferência de genes exige um meio cirurgicamente preciso para cortar e reunir pedaços de DNA. A descoberta de enzimas de restrição e ligases, ambas derivadas de bactérias no início dos anos 1970, tornou isso possível. Enzimas de restrição são

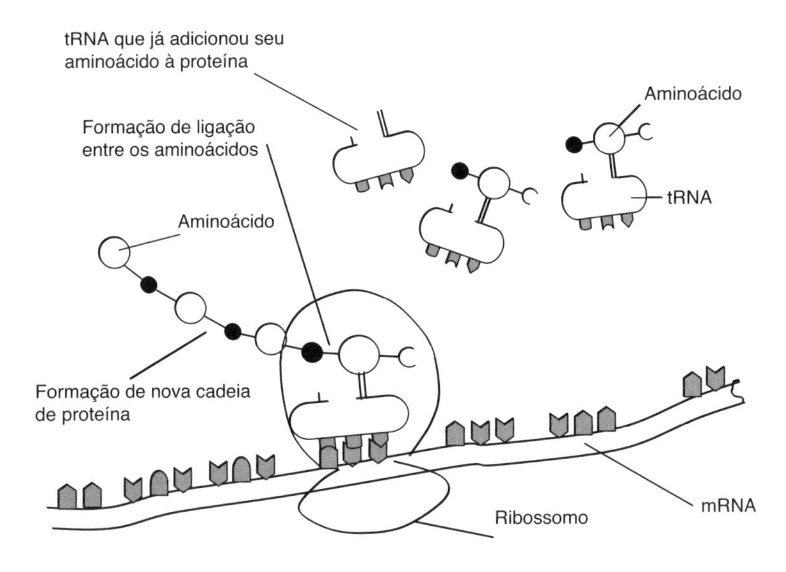

Figura 5.9 Diagrama esquemático da transcrição de DNA para síntese de proteína.

capazes de cortar o DNA em pontos específicos, e as ligases são enzimas que unem fragmentos de DNA.

A Figura 5.10 mostra a clonagem de genes em um sistema bacteriano simples (Harlander, 1987). O processo de introdução de um gene em uma célula hospedeira é conhecido como transformação. As expressões ou funções apropriadas dos genes transferidos são testadas quanto à sua conformação. Os procedimentos para a transformação e a expressão em algumas bactérias simples e fungos unicelulares, como a *Escherichia coli* e leveduras, estão atualmente bem estabelecidos. Plantas e fungos filamentosos são mais difíceis de transformar do que bactérias ou leveduras. Isso se deve em parte a um aumento no número de cromossomos e na quantidade de DNA, e a mecanismos melhor regulados de transcrição e tradução.

A engenharia genética tem sido amplamente aplicada, entre outras coisas, para a melhoria de plantações, gerando mais produção, resistência a doenças, tolerância a herbicidas e melhoria na qualidade do armazenamento, como mostrado na Tabela 5.12.

As aplicações imediatas da engenharia genética na tecnologia de alimentos têm sido nas indústrias de laticínios, panificação e fabricação de cerveja. O gene da renina de bezerro foi isolado e clonado em leveduras e fungos para produzir renina de bezerro a partir de micro-organismos. Os genes de utilização da lactose da *E. coli* foram clonados para a *Sac. cerevisiae, Xanthomonas campestris* e outros micro-organismos, para que a lactose no permeado de soro de leite possa ser convertida em etanol, proteína unicelular ou goma xantana. A transferência de genes entre espécies e a engenharia de proteínas vêm sendo aplicadas na modificação enzimática microbiana, tal como na produção de amilase termotolerante.

Tabela 5.12 Aplicação de engenharia genética no setor de suprimentos de alimentos.

Aplicação agronômica	Aplicação na tecnologia de alimentos
Proteção contra insetos	Melhora na cepa microbiana para a produção de enzima
Resistência a doenças	Modificação do amadurecimento de frutas e vegetais
Tolerância a herbicidas	Níveis maiores de modificação do amido
Resistência a vírus	Níveis maiores de modificação dos óleos
Resistência a doenças fúngicas	Melhora no teor e na qualidade da proteína
Resistência a pestes durante o armazenamento	Teor maior de vitaminas e minerais
Resistência ao frio e à seca	Glicosídeos cianogênicos reduzidos
Capacidade de fixação de nitrogênio	Traços de processamento/qualidade melhorados

A Tabela 5.13 lista as enzimas produzidas por micro-organismos GM no mercado (Robinson, 2001). No entanto, nenhum micro-organismo GM foi utilizado diretamente ainda na produção de alimentos.

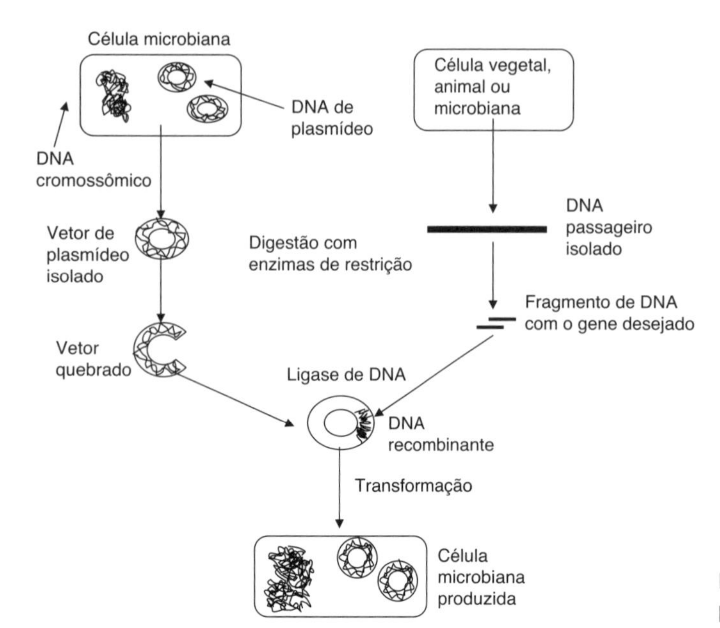

Figura 5.10 Clonagem de genes em um sistema bacteriano simples.

Tabela 5.13 Exemplos de enzimas alimentares comerciais a partir de micro-organismos GM.

Enzima	Organismo de produção	Aplicação nos alimentos
Alfa-acetolactato descarboxilase	*Bacillus amyloliquefaciens* ou *subtilis*	Bebidas
Alfa-amilase	*Bacillus amyloliquefaciens* ou *subtilis*	Panificação, bebidas
Aminopeptidase	*Trichoderma reesei* ou *longibrachiatum*	Queijo, laticínios
Arabinofuranosidase	*Aspergillus niger*	Bebidas
β-glucanase	*Bacillus amyloliquefaciens* ou *subtilis*	Bebidas
Catalase	*Aspergillus niger*	Produtos à base de ovos
Quimosina	*Aspergillus niger*	Queijo
Ciclodextrina-glicosiltransferase	*Bacillus licheniformis*	Amido
Glicoamilase	*Aspergillus niger*	Bebidas, panificação
Glicose isomerase	*Streptomyces lividans*	Amido
Glicose oxidase	*Aspergillus niger*	Panificação
Hemicelulase	*Bacillus amyloliquefaciens* ou *subtilis*	Panificação, amido
Lipase, triacilglicerol	*Aspergillus oryzae*	Gorduras
Amilase maltogênica	*Bacillus amyloliquefaciens* ou *subtilis*	Panificação, amido
Pectina liase	*Aspergillus niger*	Bebidas
Pectinesterase	*Trichoderma reesei* ou *longibrachiatum*	Bebidas
Fosfolipase A	*Trichoderma reesei* ou *longibrachiatum*	Panificação, gorduras
Fosfolipase B	*Trichoderma reesei* ou *longibrachiatum*	Panificação, amido
Poligalacturonase	*Trichoderma reesei* ou *longibrachiatum*	Bebidas
Protease	*Aspergillus oryzae*	Queijo
Pululanase	*Bacillus licheniformis*	Amido
Xilanase	*Aspergillus niger*	Panificação, bebidas

5.6 Cultura de tecidos

A cultura de tecido vegetal, ou seja, a propagação de tecido vegetal em um meio nutriente asséptico, tem aplicações amplas na produção de alimentos e ingredientes (Wasserman et al., 1988). A Figura 5.11 mostra o processo de cultura de tecidos (Harlander, 1987). A cultura de tecido vegetal desempenha um papel importante na pesquisa de vegetais, particularmente na engenharia genética pela economia de tempo. A introdução de novos genes no tecido vegetal exige a geração de células vegetais individuais, ou protoplastos. Depois que o material genético é introduzido, os protoplastos crescem na cultura

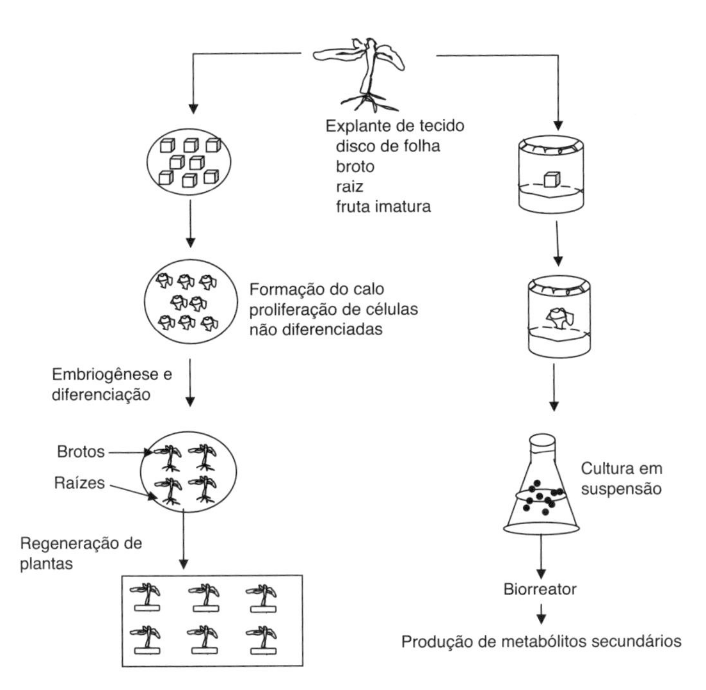

Figura 5.11 Diagrama esquemático da cultura de tecidos.

de tecido e, no final, plantas inteiras são geradas a partir de células individuais. A fusão de dois protoplastos geneticamente diferentes, seguida pela regeneração, frequentemente resulta em vegetais com propriedades desejáveis.

Produtos naturais altamente valorizados, como aromatizantes, corantes, conservantes e suplementos nutricionais, são eficientemente biossintetizados utilizando essa tecnologia. Por exemplo, a produção mundial de baunilha não supre a demanda por aroma de baunilha. A biossíntese *in vitro* do aroma natural de baunilha aliviaria esse problema (Moshy, 1986). A quantidade de produto gerada por meio da cultura de tecido vegetal é várias vezes maior do que aquela encontrada na planta nativa. As tecnologias usadas para isso incluem mutação, ajuste dos níveis de nutrientes e hormonais, adição de precursores metabólicos apropriados e imobilização da célula vegetal (Knorr e Sinskey, 1985).

5.7 Perspectivas para o futuro

A revolução biotecnológica que testemunhamos no último século abriu a possibilidade do processamento de alimentos por meio de reações específicas e da produção de alimentos com funções especiais. A aplicação inicial da engenharia genética para proporcionar benefícios agronômicos, tais como a resistência a herbicidas e pesticidas, um tempo menor entre a semeadura e a colheita, e uma produção maior, está agora mudando aos poucos seu foco para traços de qualidade, para a produção com um valor nutricional melhor e para a manutenção da excelência. Mesmo que o uso direto de micro-organismos GM nos alimentos ainda não tenha ocorrido no mercado, enzimas novas e poderosas, derivadas de micro-organismos GM, são amplamente utilizadas no processamento de alimentos. Conhecendo o mapa genético dos principais alimentos cultivados e a sequência de aminoácidos das proteínas, a fabricação especializada de ingredientes alimentares com funções específicas é agora possível por meio da biotransformação e biocatálise (Lee, 2003).

A biotecnologia moderna oferece os meios para a seleção eficiente de enzimas úteis a partir de processos de fermentação convencionais. Com o uso da técnica de PCR, enzimas recentemente desenvolvidas são facilmente identificadas e as funções fisiológicas dos novos ingredientes alimentares são testadas e confirmadas rapidamente por meio da técnica de cultura de tecidos.

Referências bibliográficas e sugestões de leitura

Adler-Nissen, J. (1986) *Enzymic Hydrolysis of Food Proteins*. Applied Science, London.

Amerine, M.A., Kunkee, R.E. and Singleton, V.L. (1980) *The Technology of Wine Making*. AVI Publishing, Westport, Connecticut.

Barnes, G.L. (1993) *China, Korea and Japan. The Riseof Civilization in East Asia*. Thames and Hudson, London.

Harlander, S.K. (1987) Biotechnology; emerging and expanding opportunities for the food industry. *Nutrition Today*, **22**(4), 21.

Huang, H.T. (2001) *Science and Civilization in China, Vol. VI:5, Fermentations and Food Science*. Cambridge University Press, Cambridge.

International Service for the Acquisition of Agribiotech Applications (2002) *Global Review of Commercialized Transgenic Crops: 2001*. ISAAA, Metro Manila.

Ishige, N. (1993) Cultural aspect of fermented fish products in Asia. In: *Fish Fermentation Technology* (eds C.H. Lee, K.H. Steinkraus and P.J.A. Reilly). UNU Press, Tokyo.

James, C. (2007) *Global Status of Commercialized Biotech/ GM Crops*. ISAAA Brief No.37. ISAAA, Ithaca, New York.

Karel, M. and Lund, D.B. (2003) *Physical Principles of Food Preservation*. Marcel Dekker, New York.

Kim, M.-R., Kawamura, Y. and Lee, C.H. (2003) Isolation and identification of bitter peptides of tryptic hydrolysate of soybean 11S glycinin by reverse-phase HPLC. *Journal of Food Science*, **68**(8), 2416–22.

Knochel, S. (1993) Processing and properties of North European pickled fish products. In: *Fish Fermentation Technology* (eds C.H. Lee, K.H. Steinkraus and P.J.A. Reilly). UNU Press, Tokyo.

Knorr, D. and Sinskey, A.J. (1985) Biotechnology in food production and processing. *Science*, **229**, 1224.

Lee, C.H. (1989) Fish fermentation technology. *Korean Journal of Applied Microbiology and Bioengineering*, **17**, 645.

Lee, C.H. (1994) Importance of lactic acid bacteria in non-dairy food fermentation. In: *Lactic Acid Fermentation of Non-dairy Food and Beverages* (eds C.H. Lee, J. Adler-Nissen and G. Barwald). Harnlimwon, Seoul, pp. 8–25.

Lee, C.H. (1997) Lactic acid fermented foods and their benefits in Asia. *Food Control*, **9**(5/6), 259–69.

Lee, C.H. (1998) Cereal fermentations in the countries of the Asia-Pacific region. In: *Fermented Cereals – A Global Perspective* (eds N.F. Haard, S.A. Odunfa, C.H.
Lee and R. Quintero-Ramirez). *FAO Agricultural Service Bulletin*, **138**, 63–97.

Lee, C.H. (2001) *Fermentation Technology in Korea*. Korea University Press, Seoul.

Lee, C.H. (2003) *The role of biotechnology in modern food production*. Proceedings 12th IUFoSTWorld Congress, 16–20 July, Chicago.

Lee, C.H. and Kim, K.M. (1993) Korean rice-wine, the types and processing methods in old Korean literatures. *Bioindustry*, **6**(4), 6–23.

Lee, C.H. and Lee, S.S. (2002) Cereal fermentation by fungi. *Applied Mycology and Biotechnology*, **2**, 151–70.

Lee, C.H., Adler-Nissen, J. and Barwald, G. (1994) *Lactic Acid Fermentation of Non-Dairy Food and Beverages*. Harnlimwon, Seoul.

Lee, S.W. (1990) A study on the origin and interchange of Dujang (also known as soybean sauce) in ancient Asia. *Korean Journal of Dietary Culture*, **5**(3), 313.

Lim, B.S. (1999) *Present status and prospect of Korean bioindustry*. Symposium of 3rd Inauguration Anniversary for Institute of Bioscience and Biotechnology, Korea University.

McGregor, J.A. (1992) Cultured milk products. In: *Encyclopedia of Food Science and Technology* (ed. Y.H. Hui). John Wiley, New York.

Moshy, R. (1986) Biotechnology; its potential impact on traditional food processing. In: *Biotechnology in Food Processing* (eds S.K. Harlander and T.P. Labuza). Noyes Publications, Park Ridge, New Jersey.

Nuath, K.R., Hynes, J.T. and Harris, R.D. (1992) Cheese. In: *Encyclopedia of Food Science and Technology* (ed. Y.H. Hui). JohnWiley, New York.

Olsen, H.S. (1995) Enzymes in food processing. In: *Biotechnology, Vol. 9* (eds H.-J. Rehm and G. Reed). VCM,Weinheim.

Owades, J.L. (1992) Beer. In: *Encyclopedia of Food Science and Technology, Vol. 1* (ed. Y.H. Hui). John Wiley, New York.

Prentis, S. (1984) *Biotechnology: A New Industrial Revolution*. G. Braziller, New York.

Rhee, S.J., Lee, C.Y.J., Kim, K.K. and Lee, C.H. (2003) Comparison of the traditional (Samhaeju) and industrial (Chongju) rice-wine brewing in Korea. *Food Science Biotechnology*, **12**(3), 242–7.

Robinson, C. (2001) *Genetic Modification Technology and Food*. ILSI Europe, Brussels.

Ruddle, K. (1993) The availability and supply of fish for fermentation in Southeast Asia. In: *Fish Fermentation Technology* (eds C.H. Lee, K.H. Steinkraus and P.J.A. Reilly). UNU Press, Tokyo.

Russell, J. and Stewart, G.G. (1995) Brewing. In: *Biotechnology, Vol. 9* (eds H.-J. Rehm and G. Reed). VCM, Weinheim.

Shettleff, W. and Aoyaki, A. (1976) *The Book of Miso*. Autumn Press, Berkeley, California.

Souane, M., Kim, Y.B. and Lee, C.H. (1987) Microbial characterization of *gajami sikhae* fermentation. *Korean Journal of Applied Microbiology Bioengineering*, **15**(3), 150.

Spicher, G. and Brummer, J.-M. (1995) Baked goods. In: *Biotechnology, Vol. 9* (eds H.-J. Rehm and G. Reed). VCM,Weinheim. Stauffer, C.E. (1992) Bakery leavening agents. In: *Encyclopedia of Food Science and Technology* (ed. Y.H. Hui). JohnWiley, New York.

Steinkraus, K.H. (1983) *Handbook of Indigenous Fermented Foods*. Marcel Dekker, New York.

Steinkraus, K.H. (1993) Comparison of fermented foods of the East and West. In: *Fish Fermentation Technology* (eds C.H. Lee, K.H. Steinkrause and P.J.A. Reilly). UNU Press, Tokyo, pp. 1–12.

Wasserman, B.P., Montville, T.J. and Korwek, E.L. (1988) Food biotechnology, a scientific status summary by IFT. *Food Technology*, January.

Yoon, S.S. (1993) *Cheminyosul*. A translation of *Chiminyaosu* in Korean. Mineumsa, Seoul.

6 Microbiologia de alimentos

Tim Aldsworth, Christine E.R. Dodd e Will Waites

Pontos-chave

- Este capítulo discute os diferentes micro-organismos importantes para a indústria alimentícia, incluindo vírus, bactérias, leveduras, protozoários e vermes.
- Examina o crescimento microbiano e discute os métodos de medição.
- Descreve os agentes bacterianos de doenças transmitidas por alimentos, incluindo o *Clostridium botulinum*, *Staphylococcus aureus*, *Bacillus cereus*, espécies *Vibrio*, *Yersinia enterocolitica*, *Clostridium perfringens*, *Salmonella*, *Shigella*, *Escherichia coli*, *Campylobacter*, *Mycobacterium* e *Listeria monocytogenes*.
- Examina agentes não bacterianos de doenças transmitidas por alimentos, incluindo micotoxinas, protozoários, helmintos, *Taenia*, *Trichinella*, *Toxoplasma*, *scrapie*, encefalopatia espongiforme bovina, *kuru* e doença de Creutzfeldt-Jacob.
- Discute epidemias específicas de doenças transmitidas por alimentos, bem como sua incidência, a fim de compreender melhor suas causas.
- Discute a água como fonte de doenças.
- Compara métodos novos e tradicionais de detecção microbiana, associados a planos de amostragem. O sistema de análise de perigos e pontos críticos de controle também é introduzido.
- Discute a produção de alimentos por fermentação microbiana, incluindo *tempeh*, cerveja, vinho, saquê, pão, queijo, iogurte, *kefir*, peixe, vegetais, molho de soja, missô e *natto*.

6.1 Introdução

Bactérias, leveduras, fungos e alguns protozoários são os micro-organismos mais encontrados em alimentos. Especialmente as bactérias, mas também as leveduras e os fungos, são onipresentes. Espécies diferentes de bactérias são encontradas em todos os ambientes naturais e também produzidas pelo homem – da Antártida, passando por refrigeração de 1-5°C, fontes de água em seu ponto de ebulição (100°C), fendas hidrotérmicas onde a alta pressão promove temperatura de 160°C e até mesmo em temperaturas mais elevadas, como nas profundezas do solo oceânico, ainda assim há o crescimento de bactérias. Além disso, algumas delas formam células de repouso chamadas endósporos ou, mais simplesmente, esporos (Lâmina colorida 20). Os esporos não têm metabolismo mensurável e algumas espécies podem sobreviver a uma temperatura de 132°C com pressão de 1 atmosfera. Também resistem à luz ultravioleta (Warriner et al., 2000; Waites e Warriner, 2005), produtos químicos, incluindo desinfetantes, e enzimas (Setlow e Johnson, 2007). Alega-se que esporos tenham sobrevivido por 25 milhões de anos (Cano e Borucki, 1995) ou mesmo por 250 milhões de anos (Wreeland et al., 2000). Ainda assim, quando colocados em contato com alguma substância química específica, mas simples, como a L-alanina, exceto D-alanina (que é um inibidor competitivo da L-alanina), os esporos irão germinar e começar a metabolizar em um intervalo de tempo de 1 ou 2 min.

Já que uma variedade de micro-organismos, incluindo alguns formadores de esporos, produz toxinas, e outros micro-organismos são capazes de causar doenças quando ingeridos, fica claro que sua presença nos alimentos é um problema importante. Alguns causam deterioração, ao passo que outros, especialmente as bactérias (frequentemente as do gênero *Lactobacillus*), podem evitar o crescimento de organismos capazes de causar doenças transmitidas por alimentos e a deterioração destes por um processo de fermentação, por exemplo quando o leite é fermentado para produzir queijo (ver Seção 6.18.4.1). Isso resulta em grandes mudanças no alimento e também pode melhorar o sabor, a textura e sua digestibilidade. Da mesma forma, a concentração de substâncias químicas tóxicas, como o cianeto na mandioca, importante fonte de alimento, pode ser reduzida para níveis não tóxicos (Campbell-Platt, 1987).

6.2 Micro-organismos importantes para a indústria alimentícia

Os micro-organismos de interesse para os cientistas de alimentos incluem em sua maioria bactérias, leveduras e os fungos, mas também alguns protozoários e até mesmo vermes e vírus. É óbvio, pelo título, que esses organismos são todos muito pequenos (Tab. 6.1), e isso dificulta sua detecção e enumeração. Como em muitos outros aspectos da vida, seu tamanho é de grande importância.

Tabela 6.1 Tamanho dos micro-organismos.

Micro-organismo	Tamanho
Vírus	0,065 μm (ou 65 nm)
Bactéria em formato de bastonete	1-5 μm
Levedura	8-8 μm
Protozoário	5-20 μm
Trichinella	0,1-4 mm

As bactérias consistem em parede celular, membrana e citoplasma e não possuem qualquer organela dentro das células, ao passo que as leveduras e os fungos, além dos animais unicelulares, incluindo os protozoários, possuem mitocôndrias, descritas como as unidades de produção de energia das células. Leveduras e fungos, assim como as bactérias, têm paredes celulares rígidas. Os vírus são muito menores, possuem uma camada exterior de proteína (um capsídeo) e podem conter DNA ou RNA como meio para transmitir suas características. É interessante o fato de as bactérias também poderem ser infectadas por vírus, os chamados bacteriófagos (fagos). Como aqueles que atacam animais e plantas, esses fagos são específicos, infectando geralmente apenas algumas cepas dentro de uma espécie. Isso permite seu uso na diferenciação de cepas e espécies (tipagem de bacteriófagos). Além disso, têm sido feitos esforços para desenvolvê-los como um método novo e rápido de detecção (ver Rees e Loessner, 2005). Um dos problemas dos micro-organismos é o resultado de sua habilidade de crescimento extremamente rápido. Uma espécie de bactéria, *Clostridium perfringens*, capaz de formar esporos e de produzir doenças transmitidas por alimentos, foi encontrada na ausência de oxigênio, isto é, anaerobiamente, duplicando-se a cada 7,1 min. Ainda pior para seus competidores, na presença dos nutrientes adequados essa taxa de duplicação continua até o metabolismo das células produzirem substâncias químicas capazes de inibir a continuação do crescimento. Ainda que uma bactéria pese apenas 1×10^{-12} g, se elas se duplicassem a cada 30 min e tivessem nutrientes ilimitados, o peso total resultante em bactérias seria igual ao peso da Terra em menos de 48 h. Obviamente, isso não é possível, mas é uma indicação da velocidade em que os micro-organismos podem se desenvolver se não controlados.

6.3 Aparência microscópica dos micro-organismos

Fica claro em um microscópio que as células de uma espécie de bactéria podem parecer diferentes das células de outras espécies. E seu crescimento pode ser diferente também. Por exemplo, as bactérias da família *Enterobacteriaceae*, como a *Escherichia coli* (Lâmina colorida 21) e a *Salmonella enterica*, crescem como bacilos curtos; a *Bacillus megaterium* (Lâmina colorida 22), a *Clostridium perfringens* (Lâmina colorida 25) e a *Clostridium botulinum*, como bacilos grandes; células de *Streptococcus* crescem em cadeias de células esféricas chamadas cocos, ao passo que a *Staphylococcus aureus* cresce como amontoados de células esféricas (Lâmina colorida 26). As células da bactéria de deterioração da carne *Brochothrix thermosphacta* podem ser mais bem descritas como similares a uma bola de lã depois de um gato brincar com ela.

O método mais fácil de visualizar os micro-organismos é marcar as células com azul de metileno. Isso possibilita que as células sejam vistas sob um microscópio de luz normal. Uma alternativa é o uso da coloração de Gram (Tab. 6.2) em células fixadas por calor em uma lâmina; ao contrário da marcação com azul de metileno, não é acrescentada outra lâmina para cobri-las. Geralmente o melhor método é utilizar um microscópio de contraste de fase. Isso permite a determinação da mobilidade das células, já que elas podem ser vistas sem marcação e, portanto, não é necessário fixá-las na lâmina por aquecimento. No entanto, uma vantagem da coloração de Gram é que ela permite a divisão das células bacterianas em Gram-positivas – azul-escuro / roxo; gêneros como *Bacillus* (Lâmina colorida 24), *Clostridium* (Lâmina colorida 25) e *Staphylococcus* (Lâmina colorida 26) – ou Gram-negativas (vermelho; gêneros como *Escherichia, Salmonella* e *Pseudomonas*). Essa distinção é importante, já que esse é geralmente o primeiro passo nos métodos tradicionais de identificação de bactérias.

Tabela 6.2 Coloração de Gram de células bacterianas.

Gram-positivas	Gram-negativas
Bacillus	*E. coli*
Clostridium	*Salmonella*
Staphylococcus	*Pseudomonas*
Lactococcus	*Campylobacter*
Streptococcus	*Actinobacter*
Listeria	*Shigella*
Lactobacillus	*Vibrio*
Enterococcus	*Yersinia*

6.4 Cultura de micro-organismos

6.4.1 Cultura de bactérias

Micro-organismos como as bactérias podem ser cultivados em placas de ágar ricas em nutrientes ou meios líquidos, que devem ter o oxigênio removido para anaeróbios ou oxigenado para aeróbios. Existem duas formas de crescimento em meio líquido: cultura descontínua ou contínua. A cultura descontínua geralmente envolve o crescimento em meio líquido, em frasco ou tubo de ensaio esterilizado, que é agitado até atingir as condições ideais de temperatura, pH e nutrientes, não apenas para propiciar a entrada de oxigênio mas também para igualar o crescimento das células em todo o recipiente. As taxas de crescimento podem ser extremamente altas no caso da *C. perfringens*, como mencionado anteriormente (ver Seção 6.2), que tem a taxa recorde, sendo capaz de se duplicar a cada 7,1 min. Na cultura descontínua, nenhum outro nutriente é adicionado e, ainda que amostras possam ser removidas para testes, qualquer amostra removida deveria ser exatamente igual ao restante da cultura. No entanto, assim que o crescimento se inicia, o meio se altera e, em seguida, os nutrientes são consumidos e são produzidos metabólitos. Alguns dos metabólitos são expelidos no meio de crescimento, de forma que, por exemplo, o pH pode ter um decréscimo devido à produção de ácido.

Se as amostras devem ser iguais, então é particularmente importante que os testes realizados sejam reprodutíveis e que o tempo e as condições da cultura e da amostragem sejam exatamente os mesmos de um dia para o outro. A cultura contínua fornece essas condições e será discutida em detalhes mais adiante.

De modo a projetar o crescimento futuro, parâmetros de crescimento, como a turbidez, podem ser calculados em relação ao tempo. Porém, a natureza exponencial do crescimento bacteriano significa que, em vez de um gráfico aritmético dos resultados, utiliza-se um gráfico exponencial ou semilog. Para uma cultura microbiana que se duplica ao mesmo tempo, o resultado é uma linha reta. Tal gráfico oferece a vantagem adicional, desde que o crescimento exponencial continue, de possibilitar o cálculo da taxa de crescimento, bem como de projetar quando um ponto de crescimento em particular será alcançado. E, talvez mais importante para o pesquisador de laboratório, ele permite calcular o tempo disponível para o almoço. Um gráfico aritmético não permite nenhuma dessas possibilidades.

O uso de um gráfico semilogarítmico e uma cultura descontínua também mostra o estágio de crescimento em que há uma parada inicial seguida por crescimento, que pode se tornar exponencial pelo menos no crescimento axênico (uma espécie crescendo de forma isolada) em laboratório, antes de os nutrientes ou outras condições, como mudanças no pH, começarem a limitar o crescimento. Ao final, a fase estacionária é alcançada, na qual qualquer novo crescimento e divisão correspondem à taxa de morte celular. No entanto, é particularmente importante, para possibilitar essas comparações, assegurar-se de que as medições sejam feitas pelo mesmo método em cada experimento.

Isso pode parecer óbvio, mas vale a pena pensar nos detalhes. Se um componente da célula é usado como um indicador de crescimento, então uma maior quantidade dele pode ser sintetizada ou perdida em momentos diferentes durante o ciclo de crescimento. Da mesma forma, ao final do crescimento, cadeias de células podem se separar em células individuais, causando um aumento aparente nas unidades formadoras da colônia, e as medições de um componente como o ATP mostrarão uma queda, apesar das medições de turbidez por meio de um espectrofotômetro não diminuírem até a quebra das células (lise) começar. No momento da lise, é bem provável que as células já não sejam viáveis há algum tempo. É comum encontrar curvas de crescimento com uma queda exponencial no número de células após o final da fase estacionária, mas é muito importante reconhecer que a fase estacionária pode continuar por algum tempo (meses, p. ex., no caso da *Salmonella* no chocolate, que tem a atividade da água (a_w) apropriada para a sobrevivência, mas não para o crescimento e a divisão) e que após uma queda no número de células outra fase de crescimento pode ocorrer, já que algumas células perdem a viabilidade, e sua lise libera nutrientes que permitem ao pequeno número de células viáveis crescer e se dividir (Vulic e Kolter, 2001). Expressar as mudanças ao final de uma fase estacionária exponencial como uma queda, em gráfico semilogarítmico, no número de células é, portanto, uma simplificação exagerada. Por fim, na cultura descontínua, é importante reconhecer que em ambientes naturais, como o solo, é possível que a duplicação ocorra apenas quatro vezes por ano, como resultado da falta de nutrientes e/ou baixa a_w.

Um gráfico semilogarítmico também é importante na produção das curvas de destruição. Isso permite que o tempo de redução decimal seja determinado. O tempo de redução decimal é o tempo necessário para reduzir a quantidade de micro-organismos viáveis em 90% e é dado em minutos com a temperatura em graus Celsius indicada por um valor sobrescrito. Como resultado, o valor D_{121} de esporos da *C. botulinum* é 0,21 min, mas o *Clostridium sporogenes*, um organismo de deterioração cujos esporos são mais resistentes ao calor úmido do que os da *C. botulinum*, é usado como indicador. Desse modo, ainda que a taxa de deterioração seja menor que 1 em 10^6 latas, o tempo de sobrevivência dos esporos do *C. botulinum* é cerca de 24 ou até mais reduções decimais. Como discutido anteriormente, os esporos bacterianos são, de modo geral, as entidades mais resistentes descobertas até hoje. São tão resistentes que já se sugeriu que eles foram os primeiros organismos a povoar o planeta. No entanto, os esporos parecem ser uma forma de vida evoluída e bem distribuída, que já teria se desenvolvido consideravelmente desde seu surgimento; eles também são particularmente resistentes ao calor: os esporos de termófilos, como o *B. stearothermophilus*, apresentam um valor de D_{121} de 5,0, e o *C. botulinum*, tipos A e B de 0,2, ao passo que células somáticas da *E. coli* não formadora de esporos têm um valor D_{65} de 0,1 min, e a *Campylobacter jejuni* tem um valor D_{55} de 1,1 min. As células somáticas de algumas espécies de *Micrococcus* podem agir como organismos de deterioração, porém, são capazes de sobreviver a temperaturas de 75°C, com valores D de 1-2 h em 65°C. A Tabela 6.3 mostra a resistência ao calor de algumas células somáticas e esporos.

Tabela 6.3 Resistência ao calor de células somáticas e esporos.

Esporos	D_{121} min
B. stearothermophilus	5,0
C. sporogenes	1,5
C. botulinum tipo A	0,2
B. coagulans	0,1
células somáticas	D_{65} min
Staphylococcus aureus	2,0
Salmonella Seftenberg	1,0
Escherichia coli	0,1
Campylobacter jejuni	D_{55} 1,1 min

Curiosamente, a resistência ao calor dos esporos do *B. stearothermophilus* é tão alta que a maioria dos alimentos enlatados possui níveis baixos de esporos de termófilos viáveis que irão germinar e crescer em temperaturas de 45°C ou aproximada. Por essa razão, a comida enlatada é armazenada sob refrigeração em vários países onde a temperatura ambiente é de 40°C ou mais. Será que os enlatados teriam tido sucesso se o desenvolvimento inicial do processo tivesse ocorrido em países com alta temperatura ambiente, como em partes da Austrália, Arábia Saudita, ou mesmo no sul da Espanha?

Como mencionado anteriormente, um método alternativo de cultivo de micro-organismos é a cultura contínua que utiliza um quimiostato. Industrialmente isso pode ser extremamente complexo, mas em sua forma mais simples ele envolve um recipiente de crescimento com um tubo de entrada e um de saída. O meio de cultura líquido, com um nutriente como limitação, entra no recipiente a partir de um reservatório e, por causa do posicionamento do líquido e do tubo de saída, um volume equivalente de líquido flui para fora do frasco de fermentação e pode ser coletado e utilizado para testes. Se nenhum organismo contaminante entrar no recipiente ou no reservatório de crescimento, então uma cultura contínua será exatamente isso – contínua – e irá produzir células no mesmo estágio de crescimento e com a mesma fisiologia e bioquímica do dia anterior, de uma semana atrás, ou mesmo de um ano atrás. Poderia se esperar que um sistema de cultura contínua, que é agitado para deixar todas as partes da cultura iguais, tem seu pH controlado e geralmente recebe substâncias químicas para evitar a formação de espuma, fosse usado frequentemente na indústria para fermentações. Porém, o contrário é verdade, e a cultura descontínua é usada com muito mais frequência. Também leva alguns dias para uma cultura contínua alcançar um estado estável. Além disso, se ela for montada muito próxima da inanição, o crescimento será lento demais para manter uma presença microbiana no recipiente de cultura. Na outra extremidade do sistema, se o fluxo a partir do reservatório do meio for grande demais, o organismo não será capaz de se dividir rapidamente o bastante e será escoado para fora do recipiente.

6.4.2 Cultura de leveduras e fungos

Células de leveduras são muito maiores (cerca de 10 ×) do que as células bacterianas descritas até agora. Além disso, apesar de algumas leveduras se dividirem por fissão binária e, portanto, produzirem duas células-filhas de tamanho igual, da mesma forma que as bactérias fazem, outras leveduras se reproduzem por brotamento. Este último grupo pode ser facilmente diferenciado em uma cultura axênica, porque aparecem células de tamanhos muito diferentes na mesma cultura. Comparativamente, os fungos geralmente crescem como longas hifas e podem produzir grandes carpóforos. Os cogumelos são um exemplo óbvio. No outro extremo, vírus de plantas e animais, assim como fagos, são tão pequenos que só podem ser vistos por meio de um microscópio eletrônico e, portanto, estão sempre inativos quando vistos. É importante lembrar que os vírus só crescerão em seu hospedeiro específico.

6.5 Crescimento microbiano

6.5.1 O crescimento microbiano e seus efeitos nos alimentos

Em ambientes naturais, os micro-organismos geralmente crescem como culturas mistas em biofilmes (Lappin-Scott e Costerton, 2003). Isso significa que eles aderem a uma superfície e não são facilmente movidos por fluxo de líquidos ou, no caso de ambientes criados pelo homem, por líquidos ou sistemas de limpeza mecânicos, como escovas. Nos laboratórios, ainda que o estudo dos biofilmes esteja avançando rapidamente, o crescimento de uma cultura axênica planctônica tem sido usado tradicionalmente com as células em um meio de cultura líquido. Isso permite que os requisitos de crescimento, a bioquímica, a fisiologia e a taxa de crescimento sejam determinados por um sistema na verdade simples, apesar de nossa falta de conhecimento. Geralmente o meio líquido é solidificado pela adição de ágar, uma abordagem que permite que as células individuais sejam enumeradas pela contagem do número de colônias produzidas com o crescimento. No entanto, tendo em mente os amontoados de células produzidas, por exemplo, pelo *S. aureus* (Lâmina colorida 26), isso é na verdade uma aproximação, e métodos alternativos de medição do crescimento podem dar resultados diferentes, mas tão precisos quanto.

Uma das dificuldades que o *Homo sapiens* tem na competição com os micro-organismos é que muitos deles utilizam os mesmos nutrientes que nós. Logo, a deterioração dos alimentos assim como as doenças transmitidas por alimentos, podem ser um grande problema. Porém, se os micro-organismos fossem menos capazes de utilizar tais materiais, os restos de plantas e animais mortos não seriam quebrados, e o carbono, enxofre, nitrogênio e outros sistemas de reciclagem natural cessariam. Além disso, a deterioração e, às vezes, a produção de toxinas podem ser detectadas diretamente por mudanças na aparência física, sabor e/ou odor, ou quando novas substâncias químicas voláteis são produzidas. Infelizmente, alguns organismos capazes de transmitir doenças, como o *Clostridium botulinum*, não produzem compostos de deterioração e não podem ser detectados por mudanças no gosto ou odor. Em algumas doenças, como na doença neurológica progressiva conhecida como mal de Parkinson, as pessoas afetadas não conseguem detectar mudanças no gosto ou odor dos alimentos, e seria interessante comparar os riscos de doenças transmitidas por alimentos em pacientes com mal de Parkinson com os riscos para um grupo controle. Ocasionalmente, a deterioração dos alimentos pode produzir mudanças que o consumidor aceita e busca. Iogurte, queijo, cerveja, vinho e linguiça fermentada são exemplos (ver sobre alimentos fermentados na Seção 6.18). Uma ocorrência diferente (Seção 6.8.1.3) envolveu alguns casos menores de doença causada por pão contaminado com o *Bacillus subtilis*, nos quais os comentários dos consumidores incluíram falas como "É, eu percebi que tinha um gosto diferente do pão normal, mas achei que fosse um tipo novo de pão – tinha gosto de *grapefruit*!".

6.6 Métodos de medição do crescimento

6.6.1 Microscopia

O método mais comum de medição do crescimento bacteriano é o uso de um microscópio de luz. Para bactérias, o grau de aumento geral exigido é de no mínimo 200 ×, e mais frequentemente 1000-1200 × seria o grau usado para diferenciar facilmente os diversos formatos dos organismos. Um hemocitômetro com uma grade-padrão permite a contagem do número de organismos em um volume medido. Ainda que alguns corantes sejam usados para diferenciar células vivas e mortas, existem algumas dúvidas sobre a capacidade dos corantes de diferenciar as células com a mesma precisão da contagem viável. Outros problemas referentes às contagens por microscópio incluem o tempo exigido para se conseguir um número estatisticamente preciso, a fadiga do processo para o operador (cerca de 20 amostras podem ser processadas em um dia de trabalho de 8 h) e a baixa sensibilidade, exigindo 5×10^6 para 1×10^7 mL^{-1} em uma suspensão antes que células suficientes possam ser vistas sob o microscópio para fornecer uma contagem estatisticamente significativa.

6.6.2 Contagem viável

Considerando que geralmente o número de células viáveis (ou seja, aquelas que podem crescer e se multiplicar), ou em alguns casos a toxina produzida, é o que importa, fica aparente que a contagem de células viáveis é provavelmente o método preferido para o entendimento do crescimento. Frequentemente no passado, e ocasionalmente ainda hoje, o termo contagem viável total (CVT) era usado para descrever os resultados de colônias em duplicação em placas de ágar. Pensando um pouco, percebe-se que isso não é necessariamente correto. Por exemplo, se as placas foram incubadas no ar, então os organismos que cresceriam apenas na ausência de oxigênio não crescerão. A contagem de aeróbios totais (CAT) é usada aqui. No entanto, os organismos que cresceriam melhor a 70°C não crescerão a 37°C, e as bactérias capazes de crescer a 1°C não crescerão a 45°C. Além disso, alguns micro-organismos exigem nutrientes específicos que podem não ser encontrados em alguns meios. O melhor método é usar o termo contagem viável (CV) e indicar as condições da incubação, e a melhor forma de descrever os resultados é como unidades formadoras de colônia (UFC g^{-1}, mL^{-1}). Por fim, existem casos de bactérias, como a *E. coli* O157:H7, em que apenas dez células são suficientes para causar doença e elas podem estar presentes entre 10^6 células por mL de outros micro-organismos. Fica claro que não é possível detectar as células de *E. coli* com uma simples contagem viável. Existem células demais de outros organismos que cresceriam e esconderiam a presença da *E. coli*, mesmo se as colônias parecessem diferentes.

Uma forma de resolver o problema é pelo uso de um enriquecimento seletivo. Nessa abordagem, substâncias químicas que irão evitar o crescimento da maioria das outras espécies, mas não da *E. coli*, são adicionadas ao meio. Isso envolve a incubação em um meio líquido antes do plaqueamento em um meio de ágar seletivo.

Geralmente há uma incubação preliminar em um meio não seletivo, pois a presença dos agentes seletivos pode evitar o crescimento (ou mesmo destruir) de células danificadas do organismo que eles pretendem enumerar. Já que o dano inclui o efeito de desinfetantes químicos, tratamento por calor e secagem, fica claro que muitas células encontradas na indústria alimentícia, seja nos alimentos, seja nas unidades de seu processamento, estarão danificadas e poderão, portanto, ser sensíveis aos agentes seletivos.

Outro ponto importante sobre as contagens viáveis é o número exigido de colônias em uma placa para produzir um resultado estatisticamente significativo. Na literatura mais antiga, mencionava-se em geral um valor entre 30 e 300 colônias. Mais recentemente, sugeriu-se que 25-250 colônias é um valor mais realista. De qualquer modo, alguns micro-organismos, como o *Bacillus cereus* (Lâmina colorida 23) e especialmente os fungos, irão se espalhar pela superfície de ágar e crescer uns sobre os outros; por essa razão, é difícil encontrar uma placa com colônias contáveis. Quando o objetivo é a contagem de bolores, substâncias químicas que previnem que eles se espalhem podem ser utilizadas. De outro modo, usar uma temperatura de incubação de 37°C reduzirá o crescimento da maioria dos bolores e ajudará a encorajar o crescimento das bactérias. A temperatura abaixo de 30°C será geralmente usada para permitir o crescimento rápido de patógenos humanos, assim como reduzir o efeito de agentes seletivos contra os organismos que se pretende contar. No caso de organismos de deterioração, uma temperatura de cerca de 15°C pode ser uma alternativa, especialmente em países de clima temperado ou quando a amostra vem de um ambiente refrigerado.

Para a contagem de anaeróbios, várias combinações de gases, tais como nitrogênio, dióxido de carbono e hidrogênio, são usadas para excluir o oxigênio. Por exemplo, para a *Campylobacter jejuni* e espécies de *Lactobacillus* o dióxido de carbono está presente junto com níveis reduzidos de oxigênio. Por fim, geralmente se presume que uma célula pode gerar uma colônia. Obviamente, considerando as longas cadeias e amontoados de células discutidos anteriormente, isso não faz sentido, mas irá gerar uma aproximação que será diferente daquela obtida por métodos alternativos que medem a bioquímica das células (p. ex., métodos baseados em ATP ou DNA).

6.7 Metabolismo e bioquímica microbiana

6.7.1 Paredes celulares

Diferentemente das células animais, que possuem superfícies flexíveis, as bactérias, fungos, leveduras e algas possuem paredes celulares rígidas em volta do citoplasma e da membrana citoplasmática. As paredes protegem o citoplasma de danos mecânicos, mas organismos diferentes possuem estruturas de parede celular muito diferentes. As paredes celulares de bactérias Gram-positivas são mais grossas (30-50 nm) do que as paredes celulares de bactérias Gram-negativas (20-25 nm). Paredes celulares Gram-positivas são na maioria peptidoglicanos que correspondem a 20-40 nm da espessura da parede. As cadeias de peptidoglicanos se estendem paralelamente à superfície da célula. Paredes celulares Gram-positivas consistem em peptidoglicanos e outros polímeros, como ácido teicoico, ao passo que as paredes celulares de bactérias Gram-negativas são em grande parte lipopolissacarídeos. Paredes Gram-negativas possuem uma estrutura em camadas, com peptidoglicanos formando 6% da parede celular e a parte mais interna da parede celular com uma membrana externa covalentemente ligada ao peptidoglicano. As paredes celulares de fungos consistem principalmente em polissacarídeos, como a quitina e a celulose. Micro-organismos diferentes possuem uma variedade tão grande de habilidades para a utilização de nutrientes que até mesmo desinfetantes podem ser degradados se armazenados em diluição de uso. É claro que está além da proposta deste capítulo discutir todas as habilidades dos micro-organismos em crescer e metabolizar, e apenas aqueles importantes como agentes de doenças transmitidas por alimentos, deterioração de alimentos e para a produção de alimentos por fermentação microbiana serão considerados.

6.8 Agentes de doenças transmitidas por alimentos

Os micro-organismos a seguir são os agentes de doenças transmitidas por alimentos mais comuns (ver também Relatório de Zoonoses do Reino Unido, 2007). Essa lista, no entanto, não é exaustiva.

Vale a pena notar que, mesmo em um país altamente desenvolvido como o Reino Unido, apenas 10% das amostras examinadas para a detecção de organismos causadores de doenças transmitidas por alimentos têm resultado positivo. Logo, ou os métodos de detecção ainda são fracos, ou outros agentes que não os buscados são os responsáveis.

6.8.1 Bactérias

As bactérias estão envolvidas em duas formas de doenças transmitidas por alimentos. O primeiro tipo é o resultado do consumo de toxinas previamente formadas por *Clostridium botulinum*, *S. aureus* e *B. cereus* (que é um caso especial, já que também tem a capacidade de causar infecção além da intoxicação). O segundo tipo são aquelas que produzem infecção. Este último grupo inclui *Campylobacter jejuni*, *Salmonella* spp., *E. coli* (especialmente a O157:H7), *Listeria monocytogenes*, *C. perfringens*, *Vibrio* spp., *Yersinia enterocolitica* e *B. cereus*. Outros organismos importantes, incluindo protozoários e vermes, são gerados em alimentos e serão abordados em seguida. As primeiras cinco bactérias não intoxicantes são atualmente as cinco mais importantes, pelo menos de acordo com a Agência de Normas Alimentares do Reino Unido. Isso se baseia em parte na gravidade da doença causada mas também na quantidade de epidemias e casos reportados.

Os organismos intoxicantes serão discutidos primeiro, já que de certo modo seus efeitos são mais fáceis de entender.

6.8.1.1 *Clostridium botulinum*

Clostridium botulinum produz oito tipos diferentes de neurotoxinas: A, B, C_1, C_2, D, E, F e G. Apesar de ser uma causa rara de doença, a toxina é geralmente considerada a mais potente conhecida, já que uma dose letal para o ser humano é de cerca de 10^{-8} g. Ela causa uma doença caracterizada por neuropatia craniana e paralisia flácida descendente. A bactéria é móvel com flagelos perítricos, forma esporos e é estritamente anaeróbia, com bastonetes retos ou levemente curvos, com 210 μm de comprimento. As oito toxinas são diferenciadas por sorologia. A toxina C_2 é incomum, por não ser uma neurotoxina. As toxinas têm sido utilizadas como armas e são caracterizadas como agente biológico categoria A pelo CCDC, o Centro de Controle e Prevenção de Doenças nos EUA. Os tipos A, B e E causam a maioria dos casos de botulismo (Gupta et al., 2005). Em comparação, pouco se sabe sobre o tipo F. Entre os anos de 1922 e 2005, apenas 62 casos foram reconhecidos no Reino Unido (McLauchlin et al., 2006), ao passo que, de 1981 a 2002, 1.269 casos de botulismo nos EUA foram reportados ao CCDC. Desses, apenas 13 (1%) eram do tipo F, nenhum deles parte de uma epidemia. A situação é complicada, porque o *Clostridium barati* toxigênico foi identificado em nove casos e o *Clostridium butyricum* também foi detectado.

C. botulinum encontra-se dividido em quatro grupos com base em diferenças fisiológicas, as quais foram confirmadas por homologia de DNA e sequência de RNA ribossômico.

Diferenças fisiológicas do C. botulinum

Algumas diferenças fisiológicas do *C. botulinum* são mostradas na Tabela 6.4.

As cepas do Grupo I são similares ao *Clostridium sporogenes*, um organismo que não produz toxina, e, apesar de serem muito proteolíticas e produzirem um odor leve de rancidez, a toxina é tão ativa que apenas provar o alimento e cuspi-lo pode ser suficiente para causar a doença. As cepas do Grupo I produzem mais esporos resistentes ao calor, de modo que todo processamento por calor é desenvolvido para destruí-los (ver os tempos de destruição térmica, Seção 6.4.1), mas tais cepas não são capazes de crescer em temperaturas de refrigeração. Cepas do Grupo II podem crescer em alimentos refrigerados e, portanto, podem se desenvolver e produzir toxinas em temperaturas tão baixas quanto 3°C. No entanto, seus esporos são muito menos resistentes ao calor do que os do Grupo I. Como indicado na Tabela 6.4, as cepas do Grupo III são geralmente responsáveis por doenças em aves e outros animais, ao passo que as cepas do Grupo IV não foram encontradas em alimentos. A temperatura, a atividade da água e o ácido presente (ou acrescentado para baixar o pH) determinam o pH mínimo para o crescimento. Pesquisas mostraram que o crescimento e a produção de toxina podem ocorrer em pH = 4,0, mas isso em meio com alto grau de proteína. A maioria dos pesquisadores aceitaria que um pH = 4,5 é baixo o suficiente para evitar tanto o crescimento quanto a formação de toxinas.

Os sintomas iniciais do botulismo ocorrem mais frequentemente entre 12 e 48 h após a ingestão, mas

Tabela 6.4 Diferenças fisiológicas do *C. botulinum*.

Grupo	Toxina	Patogenicidade	Resistência ao calor	Temperaturas mínimas de crescimento (°C)	Proteolítico	Sacarolítico e lipolítico	a_w mínima para crescimento
I	A, B ou F	Humanos	D_{121} 0,1-0,24 min	10-12	+	+	0,94
II	B, E ou F	Humanos	D_{80} 0,6-3,3 min	3-5	–	+	0,975
III	C_1, C_2 ou D	Aves e outros animais	Alta ou baixa	15	–	+	3%
IV	G	Humanos	?	12	+	–	> 3%

podem ocorrer até 8 h após, ou levar cerca de oito dias para aparecer. Os sintomas incluem visão dupla, vômito, constipação, boca seca e dificuldades na fala. Após um a sete dias pode ocorrer morte devido a falha respiratória ou cardíaca, e os pacientes que sobrevivem podem levar até 12 meses para se recuperar completamente.

As toxinas agem ligando-se aos terminais dos nervos nas junções neuromusculares. Isso bloqueia a liberação da acetilcolina, responsável pela transmissão de estímulos, e causa paralisia.

Mesmo com o tratamento rápido atualmente disponível em um hospital moderno e bem aparelhado, as taxas de mortalidade podem chegar a 20%, ainda que o tipo de alimento, a dose e o tipo de toxina sejam importantes, já que o tipo A parece causar uma porcentagem maior de morte que as outras toxinas. As toxinas podem ser inativadas quando aquecidas a 80°C por 10 min.

Além da intoxicação típica, também há uma forma da doença conhecida como botulismo infantil, em que a toxina é produzida por células que crescem no sistema digestivo de crianças (Johnson et al., 2005). Nesse caso, o crescimento das crianças é interrompido e elas têm dificuldade para se alimentar ou manter a cabeça reta. Essa forma de doença parece ser mais comum nos EUA e afeta mais frequentemente bebês entre duas semanas e seis meses após o nascimento. Acredita-se que a flora intestinal não esteja totalmente desenvolvida e por essa razão não seja capaz de excluir o *C. botulinum* e evitar seu crescimento. A ingestão de esporos, talvez a partir do mel (que também pode ser um problema em algumas partes da Europa fora do Reino Unido) ou de fontes não alimentícias, como contato com o solo, pode ser responsável pela doença. Essa forma de botulismo tem uma taxa de mortalidade baixa, especialmente se for tratada rapidamente, apesar de nos EUA ter sido sugerido que o botulismo infantil pode ser responsável por uma pequena porcentagem (cerca de 4%) dos casos de síndrome da morte súbita na infância.

Ainda que se esperasse que o botulismo fosse um problema grave, devido à alta atividade da toxina, a indústria alimentícia é bastante eficiente em lidar com o organismo e a maioria dos casos resulta de produtos preparados não comercialmente. Exemplos de epidemias geradas comercialmente são apresentados na seção sobre epidemias (Seção 6.9). Desde 1988, quase não houve casos de botulismo na Inglaterra e no País de Gales (McLauchlin et al., 2006). A exceção foi em 1989, quando 27 pessoas adoeceram e uma morreu como resultado de consumo de iogurte no qual foi adicionado um purê de avelãs inadequadamente aquecido, permitindo que a toxina tipo B do *C. botulinum* fosse produzida (O'Mahony et al., 1990). De modo diferente, nesse caso, havia gás suficiente presente, presumivelmente como resultado do metabolismo de outras espécies de *Clostridium*, para permitir que a deterioração fosse detectada. Outros países têm um problema mais significativo. A Itália registrou mais de 12 casos por ano desde 1987 e 50 casos em 1988, 1989 e 1996. Além disso, a Alemanha teve entre quatro e 39 casos em 11 anos de 1988 a 1998 (Therre, 1999), e os EUA reportaram uma média de 59 casos/ano durante 22 anos, de 1981 a 2002.

Só para demonstrar que o *H. sapiens* é capaz de encontrar utilidade para quase tudo, a toxina foi desenvolvida para aplicação estética. Nesse caso, quantidades muito pequenas da toxina são injetadas no rosto para remoção de rugas. Ainda que isso pareça trivial, o mesmo procedimento pode ser usado para auxiliar o movimento de crianças que sofrem de doenças como distrofia muscular. Infelizmente, já ocorreram casos de botulismo de ferida como resultado da injeção de drogas, especialmente nos EUA (Hunter e Poxton, 2002). Além disso, nesse país, em 2004, quatro casos de botulismo grave foram associados a tratamentos cosméticos não licenciados de rugas faciais.

O alimento que mais comumente causa essa forma de intoxicação depende muito do país. Como o organismo ocorre no solo e forma esporos resistentes ao calor, não surpreende que enlatados caseiros nos EUA sejam um problema, particularmente porque, no início do século XX, foram publicadas diretrizes de aquecimento incorretas, de modo que entre 1899 e 1981 ocorreram 522 epidemias associadas à produção de enlatados em ambiente doméstico e 432 delas envolviam problemas com vegetais. Na Europa, produtos de carne foram um problema no passado. Além disso, nos EUA, em 1985 e 1989 ocorreram duas epidemias causadas por alimentos nativos do Alasca; em 1994 a causa esteve associada a batatas assadas e, em 2001, ao molho de chili, aumentando os números para 49, 28, 49 e 38, respectivamente.

O isolamento e a identificação são carregados de dificuldades, parcialmente por causa da diversidade metabólica das bactérias que carregam os genes da toxina (Hatheway, 1990) e também porque ela representa uma proporção pequena da flora. Uma abordagem é o enriquecimento em molho de carne cozido a 30°C por sete dias antes de riscá-lo em ágar com gema de ovo ou sangue de cavalo fresco e incubá-lo na ausência de oxigênio por três dias. As colônias são lisas, de 2-3 mm de diâmetro, com uma borda irregular, e, exceto pelo tipo G, mostram atividade lipolítica no ágar de gema de ovo. Colônias suspeitas são transferidas para um caldo para testar a toxina, por imunoensaio ou teste em ratos (com uma dose letal de picogramas, em vez de microgramas), que deve incluir um teste com um anticorpo específico mostrado para neutralizar a toxina.

6.8.1.2 Staphylococcus aureus

O *Staphylococcus aureus* é um patógeno humano importante e pode ser causa significativa de doença e morte em humanos, especialmente em sua forma resistente a antibióticos, o *Staphylococcus aureus* resistente à meticilina ou MRSA. No entanto, ele é mais comum como um agente infeccioso e patógeno importante. Nos alimentos, causa uma condição bem menos séria.

O gênero *Staphylococcus* contém mais de 20 espécies. Todas partem da flora da pele e do trato respiratório superior de animais de sangue quente, incluindo o homem. São Gram-positivos, cocos anaeróbios facultativos, positivos para catalase, uma característica que os distingue de outros gêneros cocos Gram-positivos importantes, tais como *Streptococcus, Enterococcus* e *Lactococcus.* Em relação aos alimentos, o *S. aureus* é o único patógeno significativo e é geralmente reconhecido por sua habilidade de coagular plasma sanguíneo. É chamado de coagulase positivo, e os outros tipos, como o *S. epidermidis, S. chromogenes* e *S. xylosus,* são coletivamente chamados de espécies de coagulase negativo (CNS). O *S. aureus* não é a única espécie com capacidade de coagulação do plasma, mas essa é uma espécie animal raramente isolada a partir de alimentos. No entanto, ao examinar ambientes isolados, deve-se sempre considerar essa possibilidade, especialmente quando há suspeita da presença de parasitas.

O isolamento do *S. aureus* é geralmente feito em ágar Baird-Parker sem a necessidade de enriquecimento. Ele contém glicina, lítio e telurito como agentes seletivos. O telurito, com emulsão de gema de ovo, é o agente diagnóstico que permite a produção de colônias características. Os estafilococos produzem colônias pretas devido à redução do telurito, mas o *S. aureus* produz uma zona de clareamento na gema do ovo, ao redor das colônias, em 24 h, devido à proteólise; um halo opaco interno também se forma devido à ação da lipase. O cálculo do tempo é importante, já que outras espécies podem produzir halos se incubadas por mais tempo, e a confirmação de qualquer isolado como *S. aureus* usando um teste de coagulase pode ser aconselhável nos casos em que uma indicação precisa é necessária.

Como já indicado, o *S. aureus* é um patógeno importante, e grande parte dessa capacidade patogênica ocorre por meio de infecção. Vários fatores de virulência, como proteases e lipases, medeiam a capacidade dessa doença, mas certas síndromes são mediadas por toxinas. A síndrome do choque tóxico é mediada pela toxina 1 da síndrome do choque tóxico (TSST-1), previamente descrita como enterotoxina F. Nos anos 80, essa síndrome causou sérios problemas, particularmente nos EUA, associados a mulheres saudáveis no período menstrual que utilizavam determinado tipo de absorvente interno. No entanto, ela também afetou pessoas no pós-cirúrgico (especialmente com curativo interno) ou como resultado de infecção cutânea. Os sintomas incluem febre alta, dor de cabeça, erupções cutâneas como queimaduras de sol, garganta inflamada, diarreia e vômito, e são seguidos por choque hipotensivo e falência dos órgãos, que pode ser fatal. A descamação de áreas afetadas, especialmente da palma das mãos e da sola dos pés, é típica de uma a duas semanas após o início da doença. Cerca de 40 casos ocorrem por ano no Reino Unido, com de duas a três (5%) mortes.

A síndrome da pele escaldada é causada pela toxina esfoliativa. Ela resulta em lesões ulcerativas da pele e é vista especialmente em bebês e crianças jovens. Em casos extremos, camadas da epiderme (camada córnea) esfoliam, deixando uma superfície úmida brilhante. A taxa de mortalidade em crianças é de 1-5%, mas muito maior (de 20% a mais de 50%) em adultos.

A intoxicação alimentar, como já mostrado, deve-se a uma toxina pré-formada no alimento durante o crescimento do organismo. Descreveu-se uma família estruturalmente relacionada de enterotoxinas (tipos A, B, C1, C2, C3, D, E, G-I), as quais podem ser diferenciadas por sorologia, ainda que a maioria dos kits tenha sido desenvolvida apenas para distinguir as toxinas mais bem descritas A-D; a toxina E tem reação cruzada com o antissoro para a A. A identificação por PCR, utilizando *primers*, tende a ser usada para as enterotoxinas descritas mais recentemente e os métodos de classificação tradicional e molecular foram comparados (Tenover et al., 1994, 1997). As enterotoxinas são proteínas de cadeia simples, globulares, muito estáveis no calor (destruídas a 126°C em 90 min), de pH estável e resistentes às enzimas proteolíticas renina, tripsina e pepsina. Isso significa que, quando presentes nos alimentos, a toxina não é destruída pelos procedimentos normais de cozimento e irá resistir ao pH e às enzimas digestivas, permitindo que ela passe pelas defesas do intestino. Uma dose tóxica mínima de > 90 ng (1 μg para a toxina A) é geralmente citada como causa da doença, o que corresponde a cerca de 10^5 células. Os sintomas são o aparecimento rápido (dentro de 2-6 h após o consumo) de náusea, vômito, cólica abdominal e diarreia, que duram cerca de 24 h. A doença é autolimitante e raramente fatal. Apesar de descrita como uma enterotoxina, seu modo de ação não é o de uma enterotoxina clássica (ver *Vibrio*) (Seção 6.8.1.4), já que as toxinas não agem nas células intestinais diretamente. Na verdade, elas são neurotoxinas que ativam receptores nas vísceras abdominais. O estímulo alcança o centro do vômito pelo nervo vago e pelo sistema nervoso simpático, produzindo a resposta.

A temperatura mínima para o crescimento da bactéria é 6°C, e a atividade da água, de 0,85 – a mais baixa para uma bactéria não especializada. No entanto, a produção da toxina não ocorre durante todo o período de crescimento, sendo necessários um mínimo de 10°C e a_w de 0,9 para a produção da toxina. Logo, a produção da toxina é prontamente evitada por boa refrigeração. Os veículos de transmissão da doença são tipicamente alimentos de origem animal e alimentos cozidos contaminados pelo manuseio e inadequadamente refrigerados em seguida.

Um exemplo clássico de intoxicação alimentar causada pela *S. aureus* ocorreu em junho de 1988 e envolveu particularmente um grupo de executivos japoneses. Ele ocorreu em uma área empresarial de Londres e envolveu vários hospitais. Quarenta e duas pessoas foram atendidas com diarreia, vômito e dor abdominal, com início 2-6 h após o almoço; a duração dos sintomas foi de 3-6 h, mas para alguns pacientes eles duraram 12-24 h. Todas as pessoas envolvidas haviam comido uma refeição japonesa pré-embalada que incluía ovos mexidos, torta de ervilha, ovas de arenque salgadas e arroz cozido. Das 61 pessoas que ingeriram a comida, 44 ficaram doentes – uma taxa de 72%, sugerindo uma forte associação da doença com essa fonte de alimento. Vinte e duas amostras foram recolhidas e testadas (tanto ingredientes individuais quanto misturados). Todos continham a enterotoxina estafilocócica A, uma cepa produtora da enterotoxina A da *S. aureus* de 7×10^6 a 5×10^9/g junto com a *B. cereus* de 1×10^6 a $1,5 \times 10^8$/g. Investigações sobre a produção da comida revelaram que o local de produção era o porão de um albergue alugado por noite e foi descrito como tendo "padrões muito baixos de higiene". Cinco pessoas manuseavam os alimentos, todas não treinadas, e uma cepa produtora da enterotoxina A da *S. aureus* foi isolada no nariz de um dos funcionários. Os alimentos como o arroz, os ovos e a carne foram cozidos em grande quantidade e deixados em temperatura ambiente até serem embalados. Os alimentos foram embalados em bandejas de metal com tampa e armazenados em temperatura ambiente até serem entregues ~5 h mais tarde. A entrega era feita em bolsas não térmicas, com a primeira entrega às 9h30 da manhã, cerca de 6 h após a produção, e a última por volta de 12h30, cerca de 9 h após a produção. Todos os elementos necessários para a contaminação cruzada de uma pessoa infectada para os alimentos cozidos não refrigerados estavam presentes, permitindo assim que o organismo crescesse e produzisse a toxina que levou aos casos de intoxicação.

6.8.1.3 Bacillus cereus

A Tabela 6.5 descreve as características do *Bacillus cereus* e de espécies relacionadas. O *B. cereus* é um bacilo Gram-positivo formador de esporo (as células têm entre 1 e 5 μm de comprimento). A bactéria cresce em cadeias e é anaeróbia facultativa, cuja faixa de temperatura para crescimento é de 8-55°C, sendo a ideal entre 28 e 35°C. Ela cresce com uma atividade da água de cerca de 0,95 e possui pH = 5,0. O organismo é talvez o mais comumente encontrado em ambientes naturais, e seus esporos têm valores de $D_{95°C}$ variando entre 1 e 36 min. Como discutido anteriormente, ele é capaz de causar dois tipos de doenças transmitidas por alimentos. Originalmente, foi sugerido que os dois tipos eram causados por cepas diferentes, mas parece que pelo menos algumas cepas podem produzir ambos os tipos de doença. Ocorre uma intoxicação emética de início rápido, com um período de incubação entre 0,5 e 5 h, em que a dose infecciosa é de 10^5-10^8 células por grama, com náusea e vômitos, e um estado que dura entre 6 e 24 h. Ela é bastante similar à intoxicação por *Staphylococcus aureus*. O organismo também pode causar diarreia, com período de incubação de 8-16 h e um estado que dura entre 12 e 24 h, com dor abdominal, diarreia aquosa profusa e tenesmo retal. Essa doença é descrita como do tipo *C. perfringens*. A toxina emética é um peptídeo cíclico 1,2-kDa, cereulida, produzido no alimento na fase exponencial tardia

Tabela 6.5 Características do *Bacillus cereus* e espécies relacionadas.

Característica	*B. cereus*	*B. thuringiensis*	*B. mycoides*	*B. anthracis*	*B. megaterium*
Coloração de Gram	1	1	1	1	1
Catalase	1	1	1	1	1
Motilidade	2	2	4	4	2
Redução do nitrito	4	1	1	1	4
Decomposição da tirosina	1	1	2	4	2
Resistência à lisozima	1	1	1	1	4
Reação a gema de ovo	1	1	1	1	4
Utilização anaeróbia de glicose	1	1	1	1	4
Reação VP	1	1	1	1	4
Ácido de manitol	4	4	4	4	4
Hemólise de células sanguíneas vermelhas de ovinos	–	–	–	–	–
Características diferenciadas	Enterotoxinas	Cristais de entotoxina. Patogênico para insetos	Crescimento rizoide	Patogênico para animais, incluindo o *H. sapiens*	–

1 90-100% de células positivas
2 50% de células positivas
3 90-100% de células negativas
4 A maioria das cepas é negativa
Dados de Rhodelamel e Harmon (1998)

e estacionária precoce do crescimento, e pode agir estimulando-se o nervo vago. Essa toxina só é inativada pelo calor a 126ºC por 90 min e, portanto, extremamente resistente ao calor dos procedimentos de cozimento, e sobrevive a valores de pH entre 2 e 11; também é resistente à protease.

A doença diarreica ocorre como resultado da produção da toxina no intestino delgado após o consumo de 10^5-10^6 células. Existem pelo menos duas enterotoxinas (uma das quais hemolítica) que se ligam às células epiteliais e rompem a membrana após a produção nas fases exponencial tardia/estacionária precoce do crescimento bacteriano e são sensíveis a enzimas proteolíticas, assim como inativadas pelo calor a 56ºC por 5 min.

A doença emética é frequentemente relacionada ao consumo de macarrão ou arroz cozido. No Reino Unido é chamada de "síndrome do restaurante chinês" – na qual o arroz é aquecido o suficiente para ativar os esporos que germinam tornando-se células somáticas. Essas células crescem se o arroz não for resfriado rapidamente. Em seguida, o arroz é aquecido totalmente, mas geralmente não alcança a temperatura de 126ºC, necessária para inativar a toxina. No caso da doença diarreica, uma variedade de alimentos, incluindo carnes, vegetais, sopas, leite e molhos, já foram implicados.

Considerando-se o número de células envolvidas na doença, uma técnica de enriquecimento não costuma ser necessária, e um meio de ágar de sangue com polimixina para evitar o crescimento de bactérias Gram-negativas é suficiente para a detecção. Após 24 h a 37ºC, o *B. cereus* forma colônias do tipo verde-acinzentado, planas e grandes (3-7 mm de diâmetro), com uma textura de vidro fosco, que são cercadas por hemólise. Em geral utiliza-se um meio seletivo que contenha polimixina/piruvato/gema de ovo/manitol/ágar azul de bromotimol (PEMBA), algumas vezes com actidiona para reduzir o crescimento de bolores e leveduras. O *B. cereus* apresenta colônias de bordas arredondadas azul-turquesa (a cor do azul de bromotimol) que não conseguem fermentar o manitol para produzir uma cor amarela, mas são cercadas pela precipitação de gema de ovo causada pela lecitinase. O piruvato melhora essa precipitação enquanto uma concentração baixa de peptídeos aumenta a formação de esporos. A confirmação é feita testando-se o crescimento em meio com glicose, manitol, xilose e arabinose, já que apenas o *B. cereus* pode produzir ácido a partir da glicose, mas não o manitol, xilose ou arabinose. Um ensaio diagnóstico de PCR em tempo real foi desenvolvido para a detecção das cepas eméticas (Fricker et al., 2007).

Ainda que o *B. cereus* possa deteriorar o leite, produzindo o leite fermentado quando armazenado em temperaturas altas demais, nenhum caso de intoxicação alimentar pelo seu consumo foi relatado em países desenvolvidos (Mabbit et al., 1987), possivelmente porque o leite não é apropriado para a formação da toxina, ou simplesmente porque o produto está obviamente deteriorado e ninguém irá consumi-lo.

Outras espécies de *Bacillus*, incluindo o *B. subtilis*, são conhecidas por causar doenças transmitidas por alimentos. O *B. subtilis* é capaz de deteriorar pães deixando o miolo grudento. Se ingerido, pode provocar uma doença leve.

6.8.1.4 Vibrio

O gênero *Vibrio* (ver Kaysner e DePaola, 2004, como revisão) inclui uma variedade de espécies patogênicas para o homem, especialmente onde ocorre infecção de feridas. Além disso, o *V. cholerae* (responsável pelo cólera) e o *V. parahaemolyticus* são causas de preocupação para a indústria alimentícia e a da água. Descritos como bacilos móveis curtos, pleomórficos (curvos/retos), Gram-negativos com único flagelo polar (no final da célula), eles são anaeróbios facultativos, oxidase e catalase positivos. O NaCl estimula o crescimento e o *V. parahaemolyticus* cresce melhor em 3% (m/v) de NaCl, mas tem uma abrangência de 0,5-8% e uma a_w mínima entre 0,937 e 0,986. O crescimento ocorre em uma temperatura tão baixa quanto 5°C e tão alta quanto 43°C, com uma temperatura ideal de 37°C. O *V. parahaemolyticus* cresce idealmente em valores de pH de 7,5-8,5, mas é capaz de crescer em pH de até 11,0 e abaixo de 4,5. O *V. cholerae* é um organismo marinho, ao passo que o *V. parahaemolyticus* é em geral associado com águas litorâneas, mas aparentemente é capaz de sobreviver durante o inverno na lama, quando as temperaturas ficam abaixo de 15°C. A maioria dos isolados não é patogênica.

O cólera tem um período de incubação entre um e três dias e pode levar à morte. A dose infecciosa é de cerca de 10^3-10^4 células. As células crescem no lúmen do intestino e produzem uma enterotoxina que causa hipersecreção de Na^+, K^+, Cl^- e bicarbonato. Isso, por sua vez, resulta em uma diarreia aquosa, pálida e profusa, com flocos de muco, descrita como água de arroz, que pode chegar a 20 litros em um dia e conter até 10^8 células bacterianas por mL, com vômito, mas sem febre ou náusea. Sem tratamento não ocorre a reposição de líquidos e eletrólitos, promovendo-se uma diminuição desses elementos no sangue, que leva a um aumento na sua viscosidade, falência renal, colapso circulatório e, dentro de vários dias, ao óbito. O tratamento rápido com uma solução de eletrólito/glicose reduz a taxa de mortalidade de 50% para 1%. No subcontinente indiano, o cólera matou mais de 20 milhões de pessoas no século XX e, durante o século XIX, movendo-se cerca de 8 km por dia, espalhou-se pela Europa, alcançando a Inglaterra em 1831, com a chegada iminente de uma segunda epidemia em 1848, alcançando Nova York em 1866. Como resultado, as autoridades foram persuadidas a iniciar melhorias nos sistemas de água e esgoto.

Em comparação, o *V. parahaemolyticus* teve um papel menos importante na história do homem, apesar de ser capaz de se duplicar a cada 11 min quando as condições permitem. A doença geralmente tem um período de incubação de 9-20 h, mas pode ter um alcance de dois a quatro dias, durando por até oito dias, mais uma vez com diarreia aquosa profusa, mas sem sangue ou muco, dor abdominal, vômito ou febre. Esse organismo é, porém, mais enteroinvasivo do que o *V. cholerae*. O *V. parahaemolyticus* produz uma hemolisina resistente ao calor, que age como cardiotoxina, citotoxina e enterotoxina.

O ágar seletivo de preferência é o TCBS (ágar de tiossulfato/citrato/sais biliares/sacarose), no qual o *V. cholerae* fermenta a sacarose e produz colônias amarelas, ao passo que outros *Vibrio*, incluindo o *V. parahaemolyticus*, são incapazes de fermentar a sacarose e geram colônias verdes. Métodos de PCR em tempo real estão sendo validados para a detecção, e o gene da toxina do cólera também pode ser detectado por PCR (Koch et al., 1995).

O *V. cholerae* se origina na água, de modo que alimentos lavados com água contaminada são um problema óbvio. No caso do *V. parahaemolyticus*, a doença é o resultado do consumo de frutos do mar e outros peixes e, devido ao grande consumo de peixe cru, o Japão apresenta um problema significativo, com 45-70% dos casos de epidemias de gastroenterite causada por alimentos ou alimentos com contaminação cruzada pelo *V. parahaemolyticus* pela ingestão de peixe. Além disso, também ocorreram epidemias nos EUA causadas pelo consumo de peixe.

6.8.1.5 Yersinia enterocolitica

A *Yersinia enterocolitica* é um membro das Enterobacteriaceae e é um bacilo Gram-negativo curto (0,5-1,0 × 1-2 μm). É anaeróbia facultativa e catalase positiva, mas oxidase negativa, e é um psicrotrófico capaz de crescer lentamente a partir de uma temperatura de -1°C até acima de 40°C, apesar de a temperatura ideal ser 29°C. Abaixo de 30°C ela é móvel com flagelos perítricos, mas não é móvel a 37°C. Os valores $D_{62,8}$ variam de 0,7 a 56,7 s. Sua faixa de pH para crescimento fica entre 4,1 e 8, com o ideal entre 7 e 8.

O organismo pode ser isolado a partir da água fresca, solo e intestino dos animais, e pesquisas no Reino Unido mostraram que uma grande quantidade de gado, rebanhos de ovinos e suínos foram colonizados. A partir disso, ele foi isolado em alimentos incluindo carnes (particularmente carne de porco), aves, peixes, frutos do mar, leite, frutas e vegetais.

A maioria dos isolados originários de alimentos não é patogênica e, quando a doença ocorre, geralmente afeta crianças com menos de sete anos. O período de incubação é entre 1 e 11 dias e costuma durar de 5 a 14 dias, com dor abdominal, diarreia e febre moderada. A dor pode ser localizada e leva ao diagnóstico errado de apendicite. Nos adultos, especialmente em mulheres, podem ocorrer complicações (artrite e vermelhidão na pele), mas são mais frequentemente encontradas em sorotipos isolados na Europa. As células bacterianas aderem às células mucosas do tecido linfoide do intestino. Um caso grave da doença é raro, mas em pacientes imunocomprometidos pode ocorrer septicemia e morte.

Todas as cepas patogênicas possuem um plasmídeo de 40 a 48-MDa que codifica as proteínas da membrana externa bacteriana, apesar de a invasão ser controlada por genes cromossômicos. O isolamento seletivo é geralmente pelo uso de ágar CIN (cefsulodina/irgasan/novobiocina). Ele contém manitol como fonte de carbono, desoxicolato e cristal violeta (agentes seletivos), bem como os antibióticos. A incubação é por 24 h a 28°C e colônias típicas possuem um centro vermelho-escuro com uma borda transparente. Cerca de 300 casos são relatados na Inglaterra e no País de Gales por ano, mas é provável que esse número seja maior, devido ao diagnóstico difícil. Apenas os porcos carregam os biotipos patogênicos principais (McNally et al., 2004).

O organismo é isolado mais frequentemente a partir da língua e amídalas de porcos saudáveis, mas epidemias da doença não são frequentemente relacionadas aos porcos. Apesar disso, se você possui um porco de estimação e quer mostrar seu carinho, evite os beijos, especialmente de língua!

Curiosamente, um organismo relacionado, a *Yersinia pestis*, é a causadora da peste bubônica que matou 25% da população da Europa no século XIV e, por um período, fez com que as classes trabalhadoras tivessem o controle da relação entre camponeses e senhores de terra, já que a mão de obra era bem escassa.

6.8.1.6 Clostridium perfringens

A bactéria *Clostridium perfringens* não só é um agente e a terceira maior causa de doenças transmitidas por alimentos nos EUA como também é responsável por gangrena gasosa, associada com mais frequência a ferimentos ocorridos em campos de batalha durante a Primeira Guerra Mundial, assim como à doença do rim pulposo em ovelhas. É Gram-positiva, anaeróbia, em forma de bastonetes com esporos ovais subterminais. Os bastonetes são grandes (1 μm a 3-9 μm de comprimento) e são invariavelmente descritas como não móveis. No entanto, pesquisas recentes mostraram que as células são capazes de lançar fios com os quais podem se arrastar sobre superfícies da mesma forma que as células de várias espécies Gram-negativas. Curiosamente, o uso da biologia molecular mostrou que outras clostridiaceae, como *C. botulinum, C. difficile* e *C. tetani*, também carregam esses genes, sugerindo que as células dessas espécies também podem ser capazes de deslizar sobre uma superfície de ágar (Varga et al., 2006). Isso proporcionaria células sobre uma superfície com uma clara vantagem evolucionária. Ainda que catalase-negativas, as células da *C. perfringens* são capazes de crescer suficientemente para produzir colônias visíveis sobre meios de ágar apropriados aerobiamente. O crescimento ocorrerá em temperaturas tão baixas quanto 12°C (mas muito lentamente abaixo dos 20°C) e tão altas quanto 50°C, com a temperatura ideal entre 43°C e 47°C. Surpreendentemente, o crescimento a 41°C foi medido com um tempo de geração (tempo de duplicação) de 7,1 min. As células crescerão em pH = 5,0, mas o pH ideal é de 6,0-7,5 com a_w para crescimento de 0,95-0,97. O crescimento, porém, é evitado com 6% de cloreto de sódio.

As células somáticas são relativamente resistentes ao calor e possuem valores de D_{60} de vários minutos. Os esporos de algumas cepas são inesperadamente pouco resistentes ao calor, com valores D_{100} de 0,31-38 min. O organismo produz quatro exotoxinas principais, bem como oito outras, e estas são usadas para dividir a espécie em cinco tipos (A a E). O tipo A causa intoxicação alimentar e gangrena gasosa e produz uma lecitinase (a toxina α principal), que tem relação com a gangrena gasosa, mas não com doenças transmitidas por alimentos.

O tipo C, que produz toxinas α e β, é responsável por uma doença grave (enterite necrótica), em que a toxina β causa necrose da mucosa intestinal. Esse problema, conhecido como *pig-bel*, ocorreu especialmente na Papua Nova Guiné. Adolescentes participaram pela primeira vez de uma celebração e comeram carne de porcos criados em chiqueiros lamacentos e cozidos sobre fogo aberto. Havia uma grande quantidade de esporos da *C. perfringens* e os adolescentes foram expostos a grandes doses do organismo, o que não havia acontecido anteriormente. O problema foi ainda maior por causa da dieta principalmente vegetariana da população, que contém altos níveis de inibidores de protease, já que as enzimas protease teriam quebrado as toxinas se estivessem presentes em quantidades suficientes. Sob essas condições, o organismo produz dor abdominal, diarreia hemorrágica e pode resultar em morte. Os genes que codificam a toxina α ou a fosfolipase C, e a toxina Ø ou perfringolisina, estão localizados no cromossomo, mas muitos outros genes que codificam outras toxinas extracelulares estão localizados em grandes plasmídeos (Rood, 1998).

Acredita-se que os tipos B, C, D e E são cepas que causam a doença em animais, mas o tipo A está bem espalhado e é geralmente considerado causa tanto da doença transmitida por alimentos quanto da gangrena gasosa e pode estar presente no solo na quantidade de 10^3-10^4 g^{-1}, assim como ser isolado a partir de alimentos crus ou processados, junto com lama de córregos e rios. Esse tipo também pode ser encontrado nas fezes de humanos saudáveis na quantidade de 10^3-10^4 g^{-1}.

Geralmente a doença transmitida por alimentos é caracterizada por náusea, dor abdominal e diarreia 8-24 h após o consumo do alimento com 7×10^5 g^{-1}. A doença leva de um a dois dias para seguir seu curso em pessoas imunocompetentes. Parece que as células somáticas que entram no intestino delgado crescem e formam esporos, produzindo a enterotoxina que é liberada por lise da célula-mãe. A proteína enterotoxina é inativada pelo aquecimento a 60°C por 10 min, assim como destruída por proteases. Age na membrana da célula humana, revertendo o fluxo da água e permitindo que Na^+ e Cl^- atravessem o epitélio do intestino, resultando em secreção, ao invés de absorção, e matando a célula ao produzir poros na membrana.

Para a detecção é utilizado meio de plaqueamento com antibióticos como agentes seletivos (p. ex., triptose/sulfito/ciclosserina-TSC ou oleandomicina/polimixina/sulfadiazina/perfringens (OPSP)). As placas são incubadas a 37°C por 24 h para gerar colônias pretas em plaqueamento por profundidade, como resultado da redução do sulfito. Com a técnica de espalhamento, as colônias podem ser brancas. A confirmação é por fermentação da lactose, liquefação de gelatina, redução de nitrato para nitrito, técnicas moleculares (Keto-Timonen et al., 2006) e pela ausência de flagelos que proporcionam mobilidade (mas veja a discussão anterior sobre mobilidade na *C. perfringens*, Seção 6.8.1.6). Os problemas geralmente ocorrem após o consumo de carne, geralmente quando um prato é preparado com antecedência e não refrigerado adequadamente. Carnes curadas não costumam ser um problema, por causa do sal e do nitrito junto com o processo de aquecimento. Muitas epidemias ocorrem em estabelecimentos fornecedores de refeições em larga escala, incluindo, infelizmente, hospitais e abrigos, nos quais os residentes têm maior probabilidade de ser imunodeficientes e suscetíveis. Um trabalho recente financiado pela Agência de Normas Alimentares do Reino Unido (FSA) mostrou que o crescimento durante o resfriamento das carnes pode ser previsto sob diferentes temperaturas, valores de pH, a_w e níveis de sal e nitrito (Peck e Baranyi et al., 2007); essa informação está disponível como *The Perfringens Predictor* pelo *Institute of Food Research*, Colney Lane, Norwich, UK (http://www.ifr.ac.uk/safety/growthpredictor/perfrigens/predictor.zip).

6.8.1.7 Salmonella

A *Salmonella* é um membro da família Enterobacteriaceae, como a *Escherichia* e a *Yersinia*, e é um bacilo Gram-negativo, anaeróbio facultativo. Tem um crescimento ideal a 37°C e é tolerante a sais biliares. É encontrada principalmente no sistema gastrointestinal de humanos infectados e de outros animais e, portanto, presente em suas fezes, que são a rota de transmissão para os produtos alimentares, particularmente os de origem animal. Diferentemente da *E. coli*, o organismo não fermenta a lactose e, logo, não é um coliforme. A tolerância aos sais biliares e o uso da lactose são as características-chave utilizadas para o meio seletivo, que distingue os membros da Enterobacteriaceae (ver o ágar de MacConkey a seguir). Uma característica incomum da taxonomia da *Salmonella* é a grande quantidade de espécies nomeadas (~2.200). Isso surgiu a partir do esquema de classificação de Kauffman-White, que utilizava sorotipagem para definir cada espécie.

Um sorotipo (ou sorovar) é definido como um membro diferenciável antigenicamente de uma espécie bacteriana. Nas Enterobacteriaceae, vários antígenos são usados para definir o sorotipo: o antígeno principal é o lipopolissacarídeo da parede celular (o antígeno somático ou O); as variações no componente do polissacarídeo geram antígenos O diferentes. Um segundo componente antigênico é o antígeno flagelar (antígeno H); a maioria dos isolados de *Salmonella* possui duas alternativas, que são chamadas de fases 1 e 2. Um terceiro antígeno, encontrado apenas na *Salmonella*, é o antígeno capsular ou Vi. Ainda que os antígenos O e H sejam usados para a sorotipagem na *E. coli* e em outras Enterobacteriaceae, eles não receberam nomes específicos, mas uma designação sorovar: logo, a *E. coli* O157:H7 é um sorovar específico de *E. coli* com o antígeno O157, antígeno H7. No esquema de classificação de Kauffman-White para a *Salmonella*, a combinação desses antígenos distinguiu um sorotipo particular, ao qual foi dado um nome de espécie. Isso levou a diferenças muito sutis entre as espécies de *Salmonella*, logo:

Salmonella typhimurium	O1, 4, (5), 12:Hi;1,2
Salmonella lagos	O1, 4, (5), 12:Hi;1,5

Isso não era consistente com as ideias da taxonomia moderna, e a taxonomia da *Salmonella* foi reconsiderada. Nessa reavaliação, a maioria das *Salmonellas* que causam doenças transmitidas por alimentos é sorovar da espécie *S. enterica* e membro de uma subespécie específica *enterica*. Logo, o nome completo para a *Salmonella typhimurium* deveria ser *S. enterica* subespécie *enterica*, sorovar *Typhimurium*. Esse nome é aceitavelmente abreviado para *S. typhimurium*.

Patogenicidade da Salmonella

Os sorovares da *Salmonella* apresentam variações importantes em sua patogenicidade para o homem e outros animais. Particularmente, algumas delas apresentam adaptações específicas que permitem que causem doenças sérias em um determinado hospedeiro. Acredita-se que eventos independentes de transferência genética horizontal tenham permitido a aquisição de todos os fatores de virulência necessários para a doença, e a aquisição de certos genes de virulência explica as variações de adaptação ao hospedeiro.

Os sorovares adaptados aos humanos são o *S. typhi* e o *S. paratyphi* A, B, e C; é esse grupo que expressa o antígeno Vi. Esses sorovares causam a febre tifoide e paratifoide, uma febre entérica sistêmica caracterizada por dor de cabeça, perda do apetite, dor abdominal, diarreia (mas não com o *S. typhi*, em que a constipação é mais característica) e febre contínua. A doença é causada pela ingestão de células bacterianas que invadem os linfonodos a partir do intestino; de lá elas são liberadas a partir de macrófagos no sangue e se espalham pelos órgãos (incluindo o fígado e, especialmente, a vesícula biliar, baço, rins e medula óssea), onde há nova multiplicação e derrame. Após 24-72 h ocorre a reinfestação do intestino pela bile e pode surgir ulceração 8-15 dias após a infecção. Pacientes não tratados podem resultar em uma mortalidade de 10-15%.

Espécies adaptadas ao hospedeiro também existem para os animais, por exemplo, *S. gallinarum*, *S. pullorum* (aves), *S. abortus-ovis* (ovinos), *S. choleraesuis* (porcos) e *S. dublin* (gado). As duas últimas também podem ser patógenos humanos e, no caso da *S. choleraesuis*, podem causar sintomas de septicemia, pneumonia, osteomielite e meningite em um hospedeiro humano. Outros sorovares *Salmonella* são considerados não adaptados e constituem a maioria dos sorovares causadores de doenças no homem, incluindo os tipos comuns *S. typhimurium* e *S. enteritidis*.

A gastroenterite é causada pelas bactérias ingeridas que aderem e invadem o epitélio do intestino delgado, matando as células epiteliais e induzindo ao acúmulo de fluidos (diarreia). No entanto, mesmo com esses sorovares não adaptados ao hospedeiro, pode ocorrer infecção sistêmica. A doença gastrointestinal não sistêmica causada por esses sorovares é chamada de salmonelose e consiste em diarreia, vômitos e febre baixa; a incubação leva geralmente 12-48 h, mas pode ocorrer em até 8 h ou 4 dias. A doença persiste normalmente de um a sete dias e é em geral autolimitante, com uma mortalidade baixa de ~0,1%. O único tratamento necessário é a reposição de fluidos e eletrólitos, com a aplicação de antibióticos apenas quando ocorre a doença sistêmica.

A dose infecciosa necessária para causar a doença gastrointestinal é geralmente alta, > 10^5 células, mas exames das epidemias mostraram que isso depende de uma série de fatores. O hospedeiro é importante, sendo necessárias poucas células em indivíduos suscetíveis (tais como idosos e crianças muito novas). O tipo de veículo alimentar também tem influência, com alimentos como o chocolate causando a doença com cerca de 1 célula/g e o queijo com cerca de 1,5-9,1 células/100 g. Algumas cepas de sorotipos particulares também são mais patogênicas: *S. typhimurium* DT (fagotipo definitivo) 104 é um isolado resistente a multiantibióticos, tipicamente resistente à ampicilina, cloranfenicol, estreptomicina, sulfonamidas e tetraciclina. Ainda que normalmente isso não seja um problema, já que o tratamento não exige antibióticos, essa cepa é altamente virulenta, torna-se sistemática mais rapidamente e, portanto, requer tratamento com antibióticos. A taxa de mortalidade associada a essa cepa é, consequentemente, de ~5%.

Bactérias vivas são propagadas nas fezes enquanto os sintomas persistem, mas, mesmo quando eles cessam, a transmissão assintomática de espécies não adaptadas ao hospedeiro pode ocorrer após a infecção por cerca de 5 semanas. Raramente isso pode persistir por até um ano e permanece mais em crianças com menos de 5 anos. São necessárias três amostras de fezes com resultados negativos para a pessoa ser considerada livre do organismo; isso é particularmente essencial para os que manipulam alimentos. Essa transmissão assintomática também é importante em rebanhos, já que os animais podem carregar e transmitir o organismo sem sintomas.

A *S. typhi* pode ser carregada por bastante tempo, sendo o período mais longo já conhecido de 52 anos. Tipicamente o organismo é carregado na vesícula biliar e propagado intermitentemente para o intestino pela bile. O tratamento é problemático, já que se entende que, se realizado com antibióticos, piora a situação.

Fontes alimentares da Salmonella

As células de *Salmonella* são sensíveis ao calor (ver, porém, Barrile e Cone, 1970) e, portanto, a contaminação do alimento frequentemente se deve a falha no cozimento ou contaminação de produtos crus para cozidos. Os veículos alimentares para a salmonelose são aves e produtos das aves, como ovos, carnes e produtos de carne malcozidos. Leite cru e seus produtos, como queijos de leite cru, podem conter o organismo, mas o leite e queijos pasteurizados são seguros, a menos que ocorra uma falha na produção. Vegetais de saladas, incluindo verduras e brotos de grãos, têm cada vez mais se tornado uma causa de salmonelose; isso porque esses produtos são consumidos crus e em geral preparados rapidamente; logo, quaisquer organismos presentes não serão removidos. O problema da internalização do organismo dentro de tais produtos foi revisto e não será mais discutido. Outro produto que pode apresentar problemas é o chocolate.

Isolamento da Salmonella

A *Salmonella* normalmente está presente nos alimentos em números baixos, mas existe uma necessidade, em alimentos de preparo rápido, de ser possível detectar 1 célula em 25 g do produto alimentar. Consequentemente, procedimentos de enriquecimento são usados para o isolamento. Isso envolve o pré-enriquecimento da amostra em um meio de baixo nutriente, tal como água peptonada tamponada, seguido pelo enriquecimento seletivo e então pelo plaqueamento e pela confirmação dos isolados por sorotipagem. O processo todo leva até quatro dias. O meio seletivo pode incluir sais biliares e lactose como duas características seletivas e diagnósticos importantes. O meio clássico é o ágar de MacConkey, no qual os sais biliares e o cristal violeta são os agentes seletivos, e os agentes diagnósticos são o vermelho neutro (indicador de pH) e a lactose. As Enterobacteriaceae que possuem a habilidade de fermentar a lactose com a produção de ácido (coliformes) aparecem em vermelho nesse meio, ao passo que aquelas que não usam a lactose (p. ex., *Salmonella, Shigella, Yersinia*) aparecem sem cor. Outros meios mais específicos para a salmonela foram desenvolvidos (p. ex., ágar xilose lisina desoxicolato (XLD), ágar verde brilhante), mas eles ainda se baseiam, em parte, em sais biliares e no uso da lactose na composição. Também foi desenvolvida hibridização de DNA (D'Aoust, 1998).

6.8.1.8 Escherichia

A *Escherichia,* como a *Salmonella,* é um membro das Enterobacteriaceae e, portanto, um bacilo Gram-negativo facultativamente anaeróbio, associado às fezes de animais de sangue quente. Diferentemente da *Salmonella,* a *Escherichia* é fermentadora de lactose e, portanto, um coliforme. A *E. coli* é o principal membro do gênero; esse organismo faz parte da flora normal do trato alimentar do homem, de animais de criação e domésticos, e, consequentemente, sua presença nos alimentos e na comida é usada como um indicador de contaminação fecal.

Ainda que considerada um comensal intestinal, a *E. coli* foi reconhecida como um patógeno. As cepas que causam doenças (cepas diarreiogênicas) possuem várias características que as tornam mais similares ao gênero mais próximo da *Escherichia*, o gênero *Shigella*. Como a *Shigella*, as cepas diarreiogênicas da *E. coli* têm uma grande proporção de cepas lactose negativas ou são fermentadoras tardias de lactose, apresentando utilização de lactose após 14 dias. Algumas cepas, como as enteroinvasivas (ECEI), costumam ser imóveis e algumas vezes não produzem gás a partir da fermentação de carboidratos (não produtoras de gás) e, desse modo, lembram ainda mais isolados de *Shigella*. Também existem similaridades nos mecanismos de patogenicidade e rotas de transmissão.

6.8.1.9 Shigella

Todos os membros do gênero *Shigella* causam disenteria bacilar (shigelose) no homem. A gravidade varia de diarreia moderada, geralmente associada à única espécie endêmica no Reino Unido, a *S. sonnei*, à disenteria clássica; os sintomas desta última ocorrem 12-50 h após a infecção, com febre, cólica abdominal e fezes líquidas e frequentes, geralmente sanguinolentas. Isso dura 3-4 dias ou 10-14 dias em casos graves, mas raramente é fatal, desde que a reposição de fluidos e eletrólitos esteja disponível. A transmissão é realizada pela água ou de pessoa para pessoa, já que não existem reservatórios para animais; epidemias causadas por alimentos são conhecidas, mas a fonte original é sempre um manipulador contaminado ou uma fonte de água contaminada. A dose infecciosa é de $10\text{-}10^4$ células, dependendo da espécie. O mecanismo da doença causada pela *Shigella* é a invasão das células epiteliais do cólon e essa habilidade é uma característica determinada por plasmídeo (120-140 MDa). A entrada nas células epiteliais e a propagação intracelular ocorrem por meio de mecanismos similares aos utilizados pela *Listeria monocytogenes*, apesar de os determinantes genéticos serem bastante diferentes.

Algumas cepas *Shigella* também produzem uma toxina, a toxina Shiga, que é uma exotoxina proteica potente produzida no intestino. Ela possui habilidades citotóxicas e seu principal método de ação é se ligar e inativar ribossomos 60S da célula hospedeira, interrompendo assim a síntese da proteína e matando as células. A toxina Shiga é encontrada em grande quantidade nas cepas da espécie *S. dysenteriae* tipo 1. Outros sorotipos e espécies produzem uma citotoxina do tipo da toxina Shiga em níveis menores. Outras toxinas também podem estar envolvidas, mas seu papel não está bem estabelecido.

6.8.1.10 E. coli *patogênica*

A doença causada pela *E. coli* ocorre por uma série de mecanismos diferentes, que recebem designações com a seguinte base: *E. coli* enteroinvasiva (ECEI), *E. coli* enterotoxigênica (ECET), *E. coli* enteroagregativa (ECEA), *E. coli* de aderência difusa (ECAD), *E. coli* enteropatogênica (ECEP) e *E. coli* entero-hemorrágica (ECEH). Essas habilidades foram obtidas pela aquisição de uma série de genes, plasmídeos ou fagos, ou determinadas por ilhas de patogenicidade. Com exceção da ECEH, todas estão associadas principalmente à transmissão pela água e de pessoa para pessoa, mas a ECEH tornou-se um patógeno transmitido principalmente por alimentos.

6.8.1.11 E. coli *enteroinvasiva*

Há bastante similaridade entre o mecanismo de patogenicidade da *E. coli* enteroinvasiva (ECEI) e o da *Shigella*, e, como exposto anteriormente, as duas se parecem no que se refere a características fenotípicas particulares. A ECEI invade e destrói células epiteliais que revestem o cólon pelo mesmo mecanismo de invasão da *Shigella*. Ela também produz os mesmos sintomas da shigelose, da forma moderada à grave, sintomas típicos de disenteria clássica, e faz isso pela presença de genes plasmidiais em um plasmídeo 140-MDa relacionado ao plasmídeo das shigellas. Uma diferença importante, porém, é a quantidade de células necessárias para causar a doença: é preciso 10^9 células para que a ECEI seja infecciosa.

6.8.1.12 E. coli *enterotoxigênica*

A *E. coli* enterotoxigênica (ECET) causa a doença pela colonização da superfície do intestino delgado e formação de toxinas no local. Isso resulta em diarreia que varia de moderada a severa; de forma característica, causa fezes aquosas sem sangue ou muco. O acometimento repentino é comum e pode ser acompanhado de cólica abdominal e vômito. É a causa típica de diarreia em crianças e viajantes. Nesse caso, também é necessária uma dose infecciosa alta. A ECET produz uma enterotoxina estável (ST) ou lábil (LT) ao calor, ou ambas ao mesmo tempo;

mais uma vez essa é uma particularidade determinada por plasmídeos. A toxina LT está relacionada à toxina do cólera no fato de o alvo celular ser a adenilato ciclase. A superestimulação leva a uma secreção líquida de íons de Cl^- e à inibição da absorção de NaCl; a água passa para o lúmen, causando a diarreia. O mecanismo da toxina ST é similar, mas o alvo é um local diferente, o do sistema guanilato ciclase. Além disso, as cepas também podem produzir adesinas fimbriais que são codificadas nos mesmos plasmídeos que as toxinas. Essas adesinas são específicas para cada hospedeiro: K88 para porcos, K99 para novilhos e cordeiros e CFAI e II para humanos. Elas permitem a adesão das bactérias na célula hospedeira e encorajam a retenção e a secreção da toxina perto dessa célula; a presença das adesinas gera uma doença mais grave, e em animais mais jovens como leitões, que são suscetíveis à ECET na fase de desmame, a diarreia neonatal pode surgir e se espalhar rapidamente, levando à morte se não tratada.

6.8.1.13 E. coli *enteropatogênica*

A *E. coli* enteropatogênica causa uma diarreia aquosa geralmente com vômito e febre baixa. A doença pode variar de moderada a grave, prolongada e fatal, e é característica da diarreia infantil. Aqui também são necessárias 10^8-10^9 células para causar a doença em adultos. O mecanismo da patogenicidade é complexo, com uma habilidade de ligação e destruição característica. A aderência inicial é controlada por plasmídeos e um resultado da produção de fímbrias aderentes, pili formadores de feixe. Em seguida, ocorre a aderência íntima e a formação de pedestais, que é determinada por uma ilha de patogenicidade cromossômica (*eae*) que codifica, entre outras coisas, a adesina intimina e as vias de sinalização. Essas produzem mudanças citoesqueléticas na célula, resultando no acúmulo de actina polimerizada abaixo das bactérias ligadas e a formação de pedestais. Lesões características das microvilosidades se desenvolvem.

6.8.1.14 E. coli *entero-hemorrágica*

As *E. coli* entero-hemorrágicas fazem parte de um grupo conhecido como *E. coli* produtora de verotoxina (VTEC) e são associadas a certos sorotipos da *E. coli*, especialmente a O157:H7. A *E. coli* O157:H7 causa uma variedade de síndromes de natureza geralmente mais grave do que a das causadas por outras *E. coli* patogênicas. A colite hemorrágica é uma doença gastrointestinal caracterizada por dor abdominal grave e diarreia aquosa seguida por diarreia sanguinolenta. Há pouca ou nenhuma febre e a síndrome é geralmente autolimitante, resolvendo-se em oito dias, mas pode ser fatal em adultos, principalmente em idosos, nos quais AVCs e ataques cardíacos são causas comuns de morte. O organismo se propaga por ~29 dias após a infecção, mas isso pode variar de 11 a 57 dias em cada indivíduo e geralmente persiste por mais tempo em crianças mais novas. Em razão da baixa dose infecciosa do organismo (ver a seguir), a transmissão de pessoa para pessoa é um risco sério.

Cerca de 7% dos casos de colite hemorrágica evoluem para síndrome hemolítico-urêmica (SHU). Os sintomas típicos incluem falência renal aguda, trombocitopenia (redução no número de plaquetas) e anemia hemolítica (redução no número de glóbulos vermelhos) e estão associados principalmente a crianças. Os níveis podem subir inesperadamente por meio de tratamento com antibióticos. Os níveis de fatalidade, associados a epidemias em particular, variam de 6 a 31%, sendo possível a ocorrência de dano renal crônico. Curiosamente, a *Shigella dysenteriae* 1 também pode causar a SHU e isso oferece uma pista da causa da doença.

Outra síndrome que pode evoluir é a púrpura trombocitopênica trombótica, que está relacionada à SHU, mas também pode causar febre e sintomas neurológicos como agitação, dor de cabeça e desorientação, os quais podem evoluir rapidamente para paralisia parcial, convulsões, coma e morte. Uma característica-chave é a aglutinação das plaquetas, e taxas de mortalidade de cerca de 90% eram evidentes até a terapia de troca plasmática estar disponível.

A ECEH tem uma habilidade similar à das cepas ECEP de produzir lesões de ligação e destruição. Além disso, elas (e todas as cepas VTEC) produzem uma citotoxina chamada verotoxina. A verotoxina 1 (VTI) e a verotoxina II (VTII) demonstram uma forte relação com a toxina Shiga produzida pela *Shigella* e também são conhecidas como toxinas tipos Shiga I e II (SLTI e SLTII). A VTI é quase idêntica à toxina Shiga, com um aminoácido diferente em sua sequência; a sequência de aminoácidos da VTII é 60% similar à da Shiga toxina. Ambas as verotoxinas são codificadas por fagos lisogênicos inseridos cromossomicamente e a toxina circulante é a responsável pela SHU, almejando e destruindo as células nos rins. Acredita-se que os fagos sejam induzidos por terapia antibiótica aumentando a expressão gênica da toxina, razão para o resultado fraco em pacientes tratados com antibióticos. Uma dose infecciosa muito baixa, de ~10 células, sugerida para os organismos, e a probabilidade de a bactéria ser transmitida por inalação fizeram com que ela fosse classificada como um patógeno ACDP (Comitê Consultivo sobre Patógenos Perigosos) 3 a partir de 1998.

O surgimento da ECEH O157:H7 como um patógeno importante nos anos 80 levou as pessoas a buscar a origem nas cepas ECEP, já que efetivamente foi uma ECEP que obteve um fago lisogênico. A cepa ECEP O55:H7 possui alta aderência intestinal e outros fatores virulentos em comum com a *E. coli* O157:H7, e parece ser uma forma ancestral dela.

Inicialmente, a *E. coli* O157:H7 era associada principalmente ao gado e a produtos relacionados (carne bovina, leite), mas hoje ela está mais espalhada e associa-se a outros animais e tipos de alimentos. As verduras, particularmente, tornaram-se um veículo importante, com várias epidemias tendo sido causadas por espinafre ou alface. No entanto, os alimentos dão conta de cerca de 50% dos casos, e a transmissão zoonótica direta, a partir do manuseio de animais e do contato com fezes de animais, é a principal responsável pelos outros casos.

A *E. coli* O157:H7 não fermenta sorbitol e isso é usado como característica diagnóstica no meio ágar sorbitol MacConkey (SMAC). Essa variação de ágar MacConkey ainda contém sais biliares e cristal violeta para inibir a flora Gram-positiva, mas com um suplemento de cefixima e telurito de potássio (CT) para aumentar a seletividade para a *E. coli* O157:H7. O sorbitol é usado como uma fonte de carboidrato e isso, com o indicador de pH vermelho neutro, torna as colônias sorbitol-positivas vermelhas. As cepas sorbitol-negativas formam colônias sem cor. Métodos moleculares também estão disponíveis (p. ex., ver Zhao et al., 2000).

6.8.1.15 *E. coli* produtora de verocitotoxina não O157

Ainda que a O157:H7 seja a ECEH de maior relevância na Europa e nos EUA, a importância de sorogrupos particulares varia conforme o país. Em alguns países esse sorotipo é desconhecido e outros sorotipos predominam; esses outros sorogrupos são em alguns casos também causas de doenças na Europa e nos EUA. Os sorogrupos mais relevantes são O26, O103 e O111; O26 e O111 também produzem lesões de ligação e destruição como a O157:H7 e, portanto, são considerados ECEHs, apesar de o local da inserção *eae* não ser o mesmo da O157 e do surgimento por um evento de transferência independente. A principal fonte de isolamento desses sorogrupos são as fezes de gado bovino, mas ovinos e caprinos também mostraram carregá-los. A frequência de isolamento das VTEC não O157 a partir dessas fontes é muito maior do que a da própria O157. Estudos no Canadá mostraram a presença das VTEC não O157 em 17% e 45% das fezes de gado bovino, respectivamente, mas a O157 estava presente em < 1% em ambos os casos. Estudos similares na Alemanha mostraram que VTEC não O157 foram isoladas com uma frequência dez vezes maior que a O157. Apesar disso, a frequência das VTEC não O157 como causadoras de doença (que pode provocar diarreia sanguinolenta e não sanguinolenta e SHU) é muito menor do que a da O157. Isso pode refletir uma diferença real na virulência entre a O157:H7 e esses sorogrupos VTEC, ou pode ser que os métodos de detecção utilizados sejam menos bem desenvolvidos e, portanto, a doença seja atribuída com menos frequência. A toxina Shiga está presente em um fago nas VTEC não O157:H7, mas a toxina isolada parece não ser suficiente para causar uma doença significativa sem o apoio de outros fatores de virulência.

6.8.1.16 *E. coli* enteroagregativa e de aderência difusa

As outras cepas patogênicas são significativamente menos bem caracterizadas. A *E. coli* enteroagregativa (ECEA) causa a doença pela produção de pili formadores de feixe associada a plasmídeos, que resulta em autoaglutinação das células bacterianas em uma configuração de pilha de tijolos na superfície das células epiteliais do hospedeiro, onde elas produzem uma citotoxina; a melhor formação de muco prende as bactérias, o que pode ajudar na sua retenção por um tempo maior. Essas bactérias podem estar associadas a diarreia persistente, que dura mais de 14 dias. A *E. coli* de aderência difusa está associada à indução de projeções semelhantes a dedos, a partir das células hospedeiras, mediada pela produção de fímbrias.

6.8.1.17 *Campylobacter*

Apesar de ser atualmente a causa mais importante de doenças bacterianas transmitidas por alimentos nos países industrializados e de ser um importante problema de saúde pública e relevância econômica, a *Campylobacter* é um patógeno transmitido por alimentos identificado há relativamente pouco tempo. Foi só nos anos 70 que esse organismo foi reconhecido como uma causa de enterocolite humana aguda, mas ele é considerado atualmente a causa mais comum de diarreia no Reino Unido, assim como no resto da Europa e nos EUA.

A *C. jejuni* é a espécie considerada mais prevalente, causando cerca de 90% das doenças relatadas transmitidas por alimentos. No entanto, isso pode ser influenciado pelo fato de a caracterização de isolados estar focada na diferenciação da *C. jejuni* do restante das bactérias. Outras espécies importantes na doença humana incluem *C. coli, C. lari (C. laridis), C. upsaliensis* e *C. hyointestinalis.* A espécie *Arcobacter* pode ser isolada pelos mesmos métodos utilizados para as *Campylobacters* e é difícil distingui-las, mas a *Arcobacter* é muito mais aerotolerante. Ainda que menos comuns do que as campylobacters, elas também mostraram causar diarreia. Um ensaio PCR foi desenvolvido para permitir a diferenciação das duas.

A *Campylobacter* é um bacilo espiral fino Gram-negativo, oxidase-positivo, com 0,5-0,8 μm de comprimento e 0,2-0,5 μm de largura. No entanto, sob condições de estresse pode se tornar cocoide, por exemplo, se colocada na água. Possui um flagelo polar não revestido e é altamente móvel. Uma característica incomum da estrutura de sua parede celular é que ela tem um lipo-oligossacarídeo (LOS) ligado ao lipídio A com uma camada de LPS capsular ligada de modo mais fraco. Outra característica que a distingue de outros patógenos transmitidos por alimentos é que ela é microaerófila: isso significa que requer um nível de oxigênio abaixo do atmosférico, com 5% de O_2 sendo o ideal. Também é capnofílica e cresce melhor com níveis elevados de CO_2. Logo, uma atmosfera de 5% de O_2, 10% de CO_2 e 85% de N_2 é normalmente usada para o crescimento. Ainda que todas as espécies cresçam a 37°C, algumas espécies (*C. jejuni, C. coli, C. lari*) crescem, de forma ideal, a 42°C e são, portanto, chamadas de termofílicas, apesar de não serem termófilos pela definição estrita do termo. O menor limite de temperatura para o crescimento é 30°C, mas algumas espécies crescem a 25°C. O gênero também possui a característica de ser sensível ao pH abaixo de 5,9 e acima de 9, sensível à dessecação e à temperatura com valores de D_{50} de 7,3 min e de D_{55} de 1,1 min. A hidrólise do hipurato é uma característica de diferenciação da *C. jejuni* e é o único teste rotineiramente aplicado para distinguir as espécies de *Campylobacter*.

A enterocolite causada pela *Campylobacter* nos países industrializados geralmente envolve cólica abdominal aguda, febre, dor de cabeça, tontura e náusea seguidas por diarreia aquosa profusa com ou sem sangue; infecções menos agudas consistem em ataques moderados de diarreia. Em países em desenvolvimento, a doença geralmente assume a forma menos grave ou resulta em excreção assintomática. O período de incubação é geralmente de 2-7 dias, com uma média de 3,2 dias, e se estende por aproximadamente 7-10 dias, ainda que uma recaída seja comum (~25% casos). A infecção é geralmente autolimitante, mas pode ser prolongada e grave e nessa situação exigirá tratamento com antibióticos, sendo a eritromicina o antibiótico atualmente utilizado. Bacteriemia raramente é reportada. A dose infecciosa já relatada é de apenas 500 organismos, mas há dúvidas sobre a acurácia desse experimento.

A compreensão sobre o modo como a *Campylobacter* causa diarreia está evoluindo. Inicialmente, suspeitou-se de uma enterotoxina tipo cólera, mas isso nunca foi mostrado e o sequenciamento do genoma da *Campylobacter* não encontrou nenhum gene homólogo. O organismo é conhecido por causar infecção e colonizar a superfície mucosa do trato intestinal inferior. A motilidade do organismo é um fator-chave nesse aspecto. Os flagelos mostraram ser importantes e a rotação do flagelo é adaptada para penetração através do muco intestinal para as células epiteliais. Serina, mucina e fucose são quimioatrativas, ao passo que os ácidos biliares são quimiorrepelentes. Por essa razão, flagelos e quimiotaxia mutantes têm a habilidade de colonização prejudicada. Acredita-se que adesinas múltiplas também estejam envolvidas. A CadF é uma proteína de ligação da membrana externa que se liga à fibronectina e promove a ligação com as células intestinais. O gene para a CadF é conservado em todos os isolados testados de *C. jejuni* e *C. coli,* o que mostra a importância desse gene para a patogenicidade. Foi sugerido que a invasão das células do intestino contribui para causar a enterite inflamatória, e um grupo de proteínas secretadas – os antígenos de invasão da *Campylobacter* (Cia) – foi produzido por cultura com células de mamíferos. A invasão das células cultivadas exige a proteína CiaB, sendo que cepas sem essa proteína são consideradas não invasivas (http://molecular.biosciences.wsu.edu/faculty/konkel.html).

Um resultado mais significativo da infecção por *Campylobacter* é a síndrome de Guillain-Barré (GBS), uma doença autoimune séria. Essa é uma condição neurológica que segue 1/1.000 casos de campilobacteriose (Yuki et al., 2004). Os sintomas se caracterizam por paralisia ascendente que pode levar à paralisia do músculo respiratório e à morte. No entanto, com tratamento intensivo os pacientes podem se recuperar após várias semanas. A ligação da *Campylobacter* com essa síndrome é que 8-50% dos casos de GBS são precedidos por infecção de *Campylobacter* cultura-positiva e os pacientes com GBS têm cinco vezes mais probabilidade de apresentar evidência sorológica de infecção por *Campylobacter*. A síndrome surge por meio da estrutura de LOS da *Campylobacter*, apresentando mimetismo molecular de gangliosídeos humanos. Os anticorpos produzidos em resposta ao LOS da *Campylobacter* também atacam os nervos, o que resulta nessa doença autoimune.

A incidência da campilobacteriose continua a crescer, com muitos casos surgindo a partir de ocorrências esporádicas. Há uma incidência maior em bebês com menos de 4 meses e em adultos jovens (atingindo mais os homens); nos países em desenvolvimento, a doença geralmente se restringe às crianças. Os adultos, quando infectados, são assintomáticos.

A virulência não está ligada a sorotipos particulares e a mesma cepa pode causar graus diferentes da doença de acordo com cada pessoa, o que sugere a importância do fator hospedeiro no progresso da doença. Outros animais podem carregar o organismo em sua flora intestinal e ser assintomáticos, com uma grande variedade de animais selvagens, domésticos (porcos, gado e animais de companhia, particularmente filhotes de cachorro e gato) e aves sendo os mais importantes. O frango é o principal veículo alimentar envolvido, seja pelo cozimento indevido ou por contaminação cruzada do frango para outros alimentos. Várias pesquisas mostraram que uma grande proporção de carcaças vendidas no varejo carrega o organismo. Churrascos devem ser destaque a esse respeito. Grandes epidemias ocasionais tendem a ser menos importantes do que ocorrências esporádicas que afetam apenas uma ou poucas pessoas. Grandes epidemias têm sido associadas ao leite ou à água não tratada. O leite cru é uma fonte potencial dos organismos, apesar de estes serem mortos pela pasteurização. No entanto, o leite deixado na porta das casas contribui para as ocorrências e isso se atribui a aves que bicam a tampa das garrafas no início do verão. Com a redução da entrega de leite nas portas isso se torna menos relevante.

Isolamento da Campylobacter

A natureza microaerófila da *Campylobacter* é central para seu crescimento e isolamento. Atmosferas modificadas são essenciais e podem ser geradas utilizando-se frascos para difusão de gás com sachês destinados a proporcionar uma mistura de gases específica ou utilizando-se incubadoras de atmosfera variável. Uma atmosfera típica utilizada é 10% de CO_2, 6% de O_2, 82% de N_2 (v/v), e essas condições são parte do processo seletivo para o isolamento.

O meio também foi desenvolvido para gerar um nível baixo de oxigênio e contém sangue ou carvão vegetal para esse fim. A seletividade é gerada por meio do uso de antibióticos, como rifampicina, polimixina B e trimetoprima, mas ágares específicos usam combinações específicas; por exemplo, o ágar Preston contém esses três antibióticos mais cicloeximida; o meio Exeter contém os três primeiros antibióticos mais anfotericina e cefoperazona. Além disso, outros suplementos são usados para melhorar a aerotolerância do organismo e incluem sulfato ferroso, piruvato de sódio e metabissulfito de sódio. O meio sem sangue mais amplamente utilizado é o CCDA modificado (base de ágar seletivo livre de sangue para a *Campylobacter*); ele é baseado no ágar Preston, mas contém carvão vegetal em vez de sangue e o antibiótico cefoperazona.

A temperatura também é usada como característica seletiva, já que as três espécies termofílicas, *C. jejuni, C. coli* e *C. lari,* crescem idealmente a 42°C (que é a temperatura corporal de aves que elas prontamente colonizam); muitos procedimentos de isolamento para a *Campylobacter*, portanto, utilizam essa temperatura como elemento seletivo, mas deve-se lembrar que nem todas as espécies de *Campylobacter* irão crescer a essa temperatura.

Uma estratégia alternativa explora o tamanho pequeno do organismo. Um filtro de 0,45 μm é colocado sobre a superfície de uma placa de ágar de sangue não seletiva e uma gota da amostra é colocada sobre ele. A *Campylobacter* atravessa essa abertura de poro e o filtro é então descartado antes da incubação.

6.8.1.18 Mycobacterium

Mycobacterium tuberculosis e Mycobacterium bovis

No século XIX, a tuberculose causada pela *Mycobacterium tuberculosis* foi responsável por 30% das mortes de pessoas com menos de 50 anos na Europa. Apesar de esse número ter sido drasticamente reduzido no século XX, por volta de 1980 o surgimento de cepas resistentes a drogas e o aumento na quantidade de indivíduos suscetíveis, como pacientes portadores do vírus HIV, somaram-se aos já altos níveis da doença nos países em desenvolvimento, o que resultou em um aumento significativo no número de casos. Por volta de 1990, estimava-se que cerca de um terço da população mundial estava infectada, com 7-8 milhões de casos novos por ano.

A *M. tuberculosis* se propaga de pessoa para pessoa por transferência aérea. A *M. bovis* causa tuberculose no gado e no homem, assim como em outros animais, e também se propaga por transferência aérea. No entanto, ela também pode se espalhar pela ingestão de leite infectado e, menos frequentemente, pelo consumo de carne infectada. Nos anos 30, cerca de 3.000 crianças por ano eram infectadas na Inglaterra e no País de Gales como resultado da ingestão de leite contaminado. Os organismos são aeróbios pleomórficos, Gram-positivos, com entre 1 e 4 μm de comprimento. A parede celular deles é bastante hidrofóbica, de modo que a entrada de nutrientes e, consequentemente, o crescimento e a divisão são muito lentos (ver, porém, Stanley et al., 2001, e Rees e Loessner, 2005). Como resultado, podem ser necessários sete dias para o crescimento ser visualizado no meio de ágar. O organismo é resistente à secagem e pode permanecer viável por um longo período no ambiente. As células são ácido-resistentes, ou seja, demoram a ser marcadas, mas uma vez marcadas são difíceis de perder a coloração.

A *M. bovis* é frequentemente ingerida pelo consumo de leite. Nos países desenvolvidos, as vacas são regularmente testadas para detectar a presença do organismo, e as que apresentam resultado positivo são sacrificadas. Nos anos 30, até 12% do leite era contaminado na Inglaterra e no País de Gales. Como resultado, a pasteurização foi introduzida nos países desenvolvidos e isso reduziu drasticamente o número de casos. Ao menos um microbiologista foi ouvido dizendo que não beberia leite não pasteurizado nem comeria queijo a partir de leite não pasteurizado, a menos que conhecesse o fazendeiro e a vaca pessoalmente. No entanto, apesar disso e do relatório Richmond, que recomendou o consumo apenas de leite pasteurizado, muitas pessoas no Reino Unido ainda consomem produtos lácteos não pasteurizados. Já em países menos desenvolvidos a situação é mais preocupante, existindo leite não pasteurizado e carne contaminada amplamente disponíveis para venda.

6.8.1.19 Listeria monocytogenes

A *Listeria monocytogenes* é um anaeróbio facultativo Gram-positivo. Ela tem um formato de bacilo cocoide e até 2 μm de comprimento. É catalase-positiva e oxidase-negativa. Quando crescendo a 20°C ou menos, possui flagelos perítricos e nada com um movimento de rolamento característico, mas quando cresce a 37°C não apresenta flagelos. Colônias em ágar triptose, observadas sob iluminação oblíqua, possuem um brilho verde-azulado. A temperatura ideal para o crescimento é entre 30 e 35°C, mas o organismo crescerá em temperaturas desde 0°C a até 42°C. Seu pH mínimo para crescimento é 5,5. A *L. monocytogenes* sobrevive por até um ano em 16% (m/v) de NaCl e crescerá em 10% (m/v) de NaCl. Parece que o organismo pode ser isolado a partir da maioria dos ambientes, incluindo silagem e outros tipos de vegetação, no solo, esgoto e mesmo em ralos de unidades de produção de alimentos, e também a partir de água fresca e do mar, onde foi detectado após sobreviver por vários meses. A *L. monocytogenes* produz uma hemolisina β 58-kDa e uma listeriolisina O. Esta última interage sinergicamente com a hemolisina do *S. aureus* para gerar uma hemólise mais forte no ágar de sangue. Isso pode ser usado para separar a *L. monocytogenes* da *L. innocua* (o teste CAMP).

O período de incubação antes do aparecimento dos sintomas pode ser de 90 dias. Os sintomas podem ser os de uma gripe leve, mas em crianças, gestantes, idosos e imunocomprometidos a infecção pode levar à meningite. Nas gestantes pode resultar em aborto, parto prematuro ou natimorto. Podem ocorrer abcessos e pneumonia em recém-nascidos, mas vários dias após o nascimento a ocorrência da meningite é mais provável.

Durante a infecção, quando os flagelos não estão sintetizados, a bactéria utiliza a actina das células do hospedeiro para se mover pelo corpo. O sistema funciona com a polimerização da célula hospedeira pela actina na superfície da célula bacteriana. A célula bacteriana então passa ao redor da célula antes de mover-se para dentro de uma nova célula hospedeira. Isso permite que a *L. monocytogenes* evite o sistema imunológico do hospedeiro. Como passo seguinte, as células bacterianas chegam aos linfonodos mesentéricos e então passam para o sangue, permitindo que eles se movam por todo o corpo e, por fim, para dentro do sistema nervoso central ou da placenta nas gestantes. Isso pode levar a uma taxa de mortalidade de até 34% em adultos, a menos que a infecção seja interrompida. O fígado é importante nesse ponto, e a infecção dos hepatócitos gera uma reação inflamatória: como resultado, as bactérias são liberadas e então mortas. Os métodos de isolamento utilizam ágares seletivos com cloreto de lítio, anidrido de glicina, feniletanol e antibióticos. A fermentação do açúcar é usada para separar a *L. monocytogenes* de outras espécies de *Listeria*.

Pesquisas mostraram que existem 13 sorotipos de *L. monocytogenes*, mas que a maioria dos casos em humanos é causada por apenas três (1/2a, 1/2b, e 4b) (Lyytikäinen, 2000). As fontes alimentares incluem queijos, especialmente queijos macios, patês, leite, frango preparado pelo método *cook-chill* (cozimento seguido por resfriamento rápido) e salada de repolho, assim como línguas de porco utilizadas na preparação de uma gelatina salgada, chamada "aspic", que causou em 1992, na França, 279 casos da doença, associada ao sorotipo 4b, com 63 mortes e 22 abortos. Além disso, em 1985, um queijo macio tipo mexicano foi responsável, na Califórnia, por 142 casos com uma taxa de mortalidade de 34% (ver Surtos – Seção 6.9). Na Europa, o queijo suíço foi responsável por 122 casos e 31 mortes entre 1983 e 1987.

Vatanyoopaisarn et al. (2000) descobriram que as células de uma bactéria mutante sem flagelos não se ligavam bem a superfícies de aço inoxidável quando cultivadas a 25°C ou 37°C, ao passo que a cepa-mãe flagelada ligava-se bem a 30°C, mas não a 37°C. Esse estudo mostrou que os flagelos eram importantes no contato das células com as superfícies e permitiam que os estágios iniciais de ligação ocorressem.

No Reino Unido houve recentemente um aumento significativo nos casos de *L. monocytogenes* relatados. Essa mudança ocorreu entre os idosos, mas até agora não está claro o que levou a esse aumento.

6.8.2 Vírus transmitidos por alimentos

Como discutido anteriormente, os vírus, incluindo aqueles que infectam plantas, animais e bactérias, são extremamente pequenos (25-30 nm). Eles são constituídos de um capsídeo proteico que é a camada exterior que envolve o DNA ou RNA. Em geral, não podem crescer ou se dividir fora do hospedeiro e os bacteriófagos (que atacam bactérias) são muito específicos, em alguns casos infectando apenas cepas específicas de uma espécie. Por essa razão, eles têm sido usados em sistemas de tipificação para diferenciar cepas de bactérias. No entanto, vários vírus são capazes de causar doenças gastrointestinais no homem. Um exemplo típico é a gastroenterite causada por norovírus. Há um período de incubação entre 15 e 50 h antes da ocorrência de vômito e diarreia. Isso pode durar por 1-2 dias. Como pode haver o aparecimento rápido de vômito em jato, existe a probabilidade de uma propagação rápida, principalmente entre crianças com menos de cinco anos, sem qualquer resistência e com pouca higiene, e em situações onde as pessoas permaneçam próximas, como em viagens de cruzeiros e lares para idosos. A maior epidemia da doença transmitida por alimento registrada foi em Shangai, em 1988, onde vôngoles contaminados com a hepatite A deixaram 300 mil pessoas doentes. Grandes epidemias também ocorreram na Austrália, no Reino Unido e nos EUA. Os moluscos são cultivados em águas próximas da praia, que podem facilmente estar contaminadas por esgoto. Ainda pior: eles se alimentam filtrando a água, de modo que concentram tanto bactérias quanto vírus. Os moluscos podem ser descontaminados se colocados em água limpa. As bactérias são removidas em dois dias, mas a remoção dos vírus parece demorar mais e é um tanto variável. No Reino Unido, uma temperatura interna de no mínimo 85°C por 1,5 min é considerada necessária para o cozimento de vôngoles, mas as ostras são ingeridas cruas.

A hepatite A também foi descoberta como causa de doenças resultantes da ingestão de algumas frutas, incluindo morangos e verduras como alface, assim como leite. Mas essas epidemias, ao contrário das causadas por moluscos, geralmente resultam da contaminação durante a preparação do alimento pelos que a manuseiam e de processadores de alimentos infectados. O período de incubação pode chegar a seis semanas antes de os sintomas de dano hepático, incluindo urina escura e icterícia, tornarem-se óbvios.

6.8.3 Micotoxinas

As micotoxinas são produzidas por fungos e têm sido mostradas como mutagênicas e/ou carcinogênicas, tanto *in vitro* quanto *in vivo*, em animais e seres humanos. Seus efeitos sobre os humanos são mais difíceis de determinar, mas parece que o consumo de 0,5-2,0 mg de aflatoxina por kg de alimento é suficiente para causar a morte. Todas as micotoxinas são descritas como metabólitos secundários, sendo os metabólitos primários definidos como os compostos essenciais para o crescimento.

As micotoxinas são compostos de baixo peso molecular, geralmente produzidas próximo ao final do crescimento logarítmico. A primeira epidemia bem pesquisada da doença ocorreu no Reino Unido, onde pelo menos 100 mil perus morreram em 1959 após serem alimentados com amendoim contaminado.

Os agentes causadores foram aflatoxinas produzidas pelo *Aspergillus flavus*. O *A. parasiticus* também é capaz de sintetizar a aflatoxina, sendo 25ºC a temperatura ideal para sua produção. Aflatoxinas já foram encontradas na mandioca, milho, trigo, óleo de semente de algodão, arroz, passas, cacau, proteína de soja, leite, chocolate e uma variedade de outros alimentos. Apesar de nem todos os animais mostrarem uma sensibilidade tão grande, em 1974 na Índia, quase 1.000 pessoas ficaram doentes após consumir milho mofado e mais de 100 morreram (Moss, 1987), de modo geral como resultado de doença hepática grave. E, em 2004, 317 pessoas ficaram doentes e 125 morreram no Quênia após o consumo de aflatoxinas no milho (Lewis et al., 2005).

Outra micotoxina, que é uma nefrotoxina potente, é a ocratoxina *A* (Jørgensen, 2005; Leong et al., 2007). Ela é produzida pelo *A. ochraceus* e *Penicillium verrucosum* em países de clima temperado na cevada e está associada a dano renal, gerando uma alta incidência de tumores renais em roedores (Rached et al., 2006). Outra toxina do *Aspergillus* é a esterigmatocistina (produzida pelo *A. versicolar*), mas micotoxinas também foram isoladas a partir da esterigmatocistina. O *Penicillium italicum* e o *P. digitatum* são geralmente produzidos por bolor verde e azul em laranjas, limões e *grapefruits*. Além disso, doenças humanas produzidas pelo *Claviceps purpurea* incluem ergotismo ou fogo de Santo Antônio, que afeta seres humanos após o consumo de pão mofado. Os pacientes alucinam e podem se sentir como se estivessem queimando. Os alcaloides produzidos causam a constrição dos capilares periféricos, o que causa gangrena dos dedos das mãos e dos pés. Além disso, esse e outros metabólitos relacionados ao mofo podem afetar o sistema nervoso central, causando estímulo do músculo liso. Durante 300 anos, desde 1500 d.C., houve mais de 65 epidemias na Europa, e sugeriu-se que os julgamentos das bruxas em Salem, nos EUA, no final do século XVII, tenham sido induzidos por ergots no centeio utilizado na preparação de pão contaminado, cujo consumo levou a alucinações.

6.8.4 Parasitas animais transmitidos por alimentos – protozoários, vermes planos (*platelmintos*), vermes (*nematoides*), trematódeo hepático (*Fasciola*) e solitárias (*Taenia*)

Diferentemente das bactérias, os parasitas animais geralmente são incapazes de crescer ou se dividir no alimento ou no ambiente, mas apenas em seu hospedeiro. Da mesma forma, eles não são capazes de crescer em meio seletivo ou de enriquecimento e são normalmente detectados por anticorpos específicos, coloração ou por testes no hospedeiro.

6.8.4.1 Protozoários

Os protozoários pertencem ao Reino Protista (assim como as algas e os fungos com flagelos). Eles costumam ser considerados os animais mais primitivos, assim como os menores. Os protozoários mais importantes nos alimentos e na água incluem *Cryptosporidium, Giardia intestinalis, Entamoeba histolytica* e *Toxoplasma* (Georgiev, 1994).

Cryptosporidium

No mundo todo, o *Cryptosporidium parvum* representa cerca de 1-4% dos pacientes com diarreia (Tzipori, 1998), e esse número está aumentando, com pacientes com AIDS que apresentam infecção chegando a até 38% em certos hospitais. No entanto, em indivíduos imunocompetentes, a doença é autolimitante. A infecção inicial é geralmente resultado da ingestão de água contaminada, mas lavar os alimentos com essa água também pode levar à contaminação e, por consequência, à infecção humana. Apesar disso, em muitos países a rota fecal-oral parece ser a forma mais importante de transmissão. As células (oocistos) do *C. parvum* têm formato de oval a esférico e cerca de 5 μm de tamanho. Cada oocisto esporulado contém quatro esporozoítos e pode permanecer viável por vários meses em condições frias e úmidas (Current, 1988). Os oocistos também são resistentes a desinfetantes, incluindo hipoclorito e ozônio. Em indivíduos imunocompetentes, os protozoários se ligam ao epitélio intestinal, causando diarreia após um período de incubação de 6-14 dias, com os sintomas durando 9-23 dias. O organismo tem um ciclo de vida que ocorre em um hospedeiro. Os oócitos de parede grossa se rompem no intestino delgado. Os esporozoítos são liberados e então penetram na área das microvilosidades dos enterócitos do hospedeiro. A reprodução sexual resulta em zigotos que formam esporos dentro das células do hospedeiro. Os oócitos então esporulam dentro das células hospedeiras e são espalhados nas fezes, que são ingeridas por outros hospedeiros.

Quando anticorpos são usados para detectar os oocistos, tanto células viáveis quanto não viáveis são detectadas. Obviamente, como discutido na seção sobre detecção de bactérias (Seção 6.14), normalmente interessa apenas a detecção de organismos viáveis e, nesse caso, colorações vitais podem ajudar. Além disso, ainda que o problema com o *C. parvum* tenha sido descrito, é necessário distinguir entre esse organismo e outras espécies relacionadas, já que outras espécies de *Cryptosporidium* não atacam o hospedeiro humano.

Giardia intestinalis

A *Giardia intestinalis* é um protozoário flagelado que produz cistos de até 20 μm de comprimento e 12 μm de largura. Após a ingestão, os organismos rompem o cisto na parte superior do intestino delgado. A água geralmente é a fonte da doença, e nos EUA ratos almiscarados e castores são a principal fonte de infecção, sendo que 70% dos ratos almiscarados excretaram cistos em um estudo em Nova Jersey (Kirkpatrick e Benson, 1987). Estima-se que 15% da população dos EUA esteja infectada com esse protozoário (Osterholm et al., 1981). O período de incubação varia entre 7 e 13 dias. Os cistos aparecem nas fezes após de três a quatro semanas (Piekarski, 1989) e podem persistir por um ano ou mais. Até 9 $\times 10^8$ podem ser disseminados por dia, com uma dose infecciosa menor que 10 (Rendtorff, 1954). Eles podem sobreviver por três meses no esgoto (Barnard e Jackson, 1984). A doença é muito contagiosa, com uma taxa de infecção de até 67,5% (Chen, 1986), e, na maioria das vezes, causa diarreia, cólicas, febre, vômito e perda de peso. Diferentemente de outros protozoários, a *G. lamblia* pode ser cultivada em meio axênico e a detecção pelo ELISA está disponível comercialmente. Os cistos são resistentes ao cloro, mas são mortos por aquecimento em temperaturas de cozimento.

Entamoeba histolytica

A *Entamoeba histolytica* causa a disenteria amebiana e pode ser transmitida pela rota fecal-oral e pela água, assim como por alimentos lavados com água contaminada. O organismo não possui mitocôndria e é um anaeróbio aerotolerante. As células podem chegar a 60 μm, enquanto os cistos são menores (no máximo 20 μm). As células, mas não os cistos, são móveis. Até $5{,}0 \times 10^7$ cistos podem ser disseminados por dia (Barnard e Jackson, 1984). Em partes dos EUA, até 36,4% da população pode estar infectada (Chen, 1986), e no mundo todo talvez 100 milhões de casos ocorram por ano (Walsh, 1986). A infecção é endêmica em países menos desenvolvidos em muitas partes do mundo, mas tem havido uma queda nos países desenvolvidos, como o Reino Unido. A doença pode persistir por vários anos.

6.8.4.2 Trematódeo hepático

O trematódeo hepático adulto tem $2{,}5 \times 1$ cm. Após entrar no hospedeiro, o organismo se alimenta do fígado antes de se estabelecer no duto biliar. Aqui é onde ele amadurece antes de produzir ovos (que têm 90×150 μm). Os ovos têm um opérculo em uma das pontas e são secretados nas fezes. Na água os ovos eclodem e produzem células móveis, que são incapazes de infectar o hospedeiro principal, mas precisam infectar lesmas, das quais após passar por vários estágios saem e se tornam cistos, sobrevivendo no ambiente por até um ano. Os hospedeiros principais são ovelhas ou gado bovino, ou o homem, quando associado ao agrião cru ou pouco cozido.

6.8.4.3 Solitárias (Taenia)

A presença de solitárias em humanos está associada ao consumo de carne de porco e de carne bovina. Os estágios larvais podem causar uma aparência manchada no tecido muscular de porcos ou vacas, mas a solitária adulta só pode se desenvolver no intestino humano, onde produz sintomas graves em indivíduos fracos ou jovens. A infecção produz uma irritação mecânica do intestino e sintomas gerais, incluindo anemia, náusea e dor abdominal. A irritação pode ser grave o suficiente para causar peristaltismo reverso, resultando em segmentos da solitária entrando no estômago, onde ovos são liberados e pode ocorrer a subsequente invasão dos tecidos. A invasão do sistema nervoso central pode resultar em morte.

6.8.4.4 Vermes (nematoides)

O único verme relevante para o homem é a *Trichinella spiralis*. Ela é passada de hospedeiro para hospedeiro, já que não possui estágio de vida livre. Seus hospedeiros, infelizmente, são vários mamíferos, incluindo humanos e porcos, e a carne de porco crua ou malcozida pode ser um problema. Essa pode ser uma das razões pelas quais várias religiões têm um tabu quanto ao consumo de porcos. Os estágios larvais ativos causam náusea, diarreia e algumas vezes morte, após o consumo do cisto larval. Os cistos são capazes de sobreviver por anos em um hospedeiro vivo, mas após o consumo das larvas eles são liberados como resultado do contato com as enzimas digestivas no estômago. Depois disso, elas alcançam 3-4 mm de comprimento. Nenhum sintoma é produzido pelos vermes adultos, mas uma fêmea pode produzir mais de 1.000 larvas, que perfuram a parede do intestino para alcançar os músculos, onde crescem até alcançar 1 mm, causando dor muscular ou febre antes de se tornarem cisto.

Para reduzir o problema, o Departamento de Agricultura dos Estados Unidos (USDA) recomenda que toda carne de porco seja aquecida a até 76,7°C, apesar de a fermentação, defumação e salga matarem os cistos. Várias outras espécies, incluindo a *Trichinella nativa*, ocorrem em morsas e ursos polares e podem ter levado a doença ao povo Inuit. Não está claro se o consumo de carne de morsa ou urso polar é evitado por algum grupo religioso. O certo é que o homem passou a ser capaz de viver por muito mais tempo depois de começar a cozinhar a carne de grandes animais. Depois disso, métodos específicos para o controle da *Trichinella* foram publicados (Gamble et al., 2000).

6.8.4.5 Toxoplasma gondii

O *Toxoplasma* é um protozoário capaz de infectar praticamente qualquer célula nucleada (Miller et al., 1972). Seu hospedeiro principal é o gato, mas humanos e outros animais podem ser infectados por oócitos passados pelas fezes. Como resultado, outros animais não carnívoros podem ser infectados, por exemplo, ao comer grama infectada por fezes. Após a infecção, os tecidos permanecem infectados pela vida toda e estimativas sugerem que 50% dos americanos tenham anticorpos do *T. gondii* na circulação ao atingir a idade adulta (Plorde, 1984). A toxoplasmose geralmente não tem sintomas ou é a causa de uma doença parecida com a gripe. O tratamento com drogas é particularmente importante (Georgiev, 1994). Infelizmente, em indivíduos imunocomprometidos a infecção pode ser muito mais significativa e esse organismo é a causa mais comum de infecção cerebral em vítimas da AIDS.

6.8.5 *Scrapie*, encefalopatia espongiforme bovina (EEB), *kuru* e doença de Creutzfeldt-Jacob (DCJ)

A DCJ é uma doença humana invariavelmente fatal e muito rara que ocorre no mundo todo e tem uma incidência de 1 em 2 milhões na população humana. Uma variante da DCJ começou a ser detectada na Grã-bretanha em 1985. Em 2007, ela já havia matado 165 pessoas no Reino Unido e seis em outros países. Todas essas encefalopatias espongiformes transmissíveis (EET) produzem mudanças no cérebro, no qual surgem vacúolos microscópicos de modo que a matéria cinza fica com uma aparência de esponja. Qualquer animal com uma encefalopatia espongiforme apresenta sintomas neurológicos que podem torná-lo agressivo, assim como nervoso ou ansioso e, por fim, com dificuldade para permanecer em pé.

6.8.5.1 Scrapie

A *scrapie* foi detectada no século XVIII, encontrada em ovelhas e cabras em todo o mundo, exceto na Nova Zelândia e na Austrália. No entanto, a DCJ está presente na população humana desses países mais ou menos no mesmo nível que em todos os outros. Além disso, nos países com *scrapie*, a incidência de DCJ é a mesma, mesmo naqueles onde o cérebro de ovelhas é considerado uma iguaria. Isso indicaria, portanto, não haver relação entre o consumo de ovinos e caprinos e a DCJ no homem.

Como essas doenças levam um longo tempo para se desenvolver, têm sido descritas como vírus lentos (p. ex., Collinge et al., 2006). Ainda que Manuelidis (2007) tenha descoberto vírus e não príons em células neurais infectadas com *scrapie* e DCJ, há pouca ou nenhuma evidência de que essas doenças sejam causadas por vírus ou bactérias. Ao contrário, os agentes infecciosos têm sido chamados príons. Um príon não pode ser cultivado e não faz com que o hospedeiro produza anticorpos. Ainda pior: ele não pode ser detectado por microscopia eletrônica e é extremamente resistente a substâncias químicas, ao calor e à irradiação. A *scrapie*, que tem sido estudada mais cuidadosamente, pode ser transmitida tanto da forma horizontal (entre irmãos) quanto da vertical (de pai para filho). Em rebanhos de ovelhas, ela também pode ser transmitida por injeção no cerebelo, modo pelo qual uma variedade de outras espécies, incluindo macacos e gatos, mostrou-se suscetível.

6.8.5.2 Kuru

A doença *kuru* foi por muitos anos a encefalopatia espongiforme mais bem compreendida e é a principal causa de morte entre as mulheres da tribo Fore na Papua Nova Guiné. A *kuru* é provavelmente a mesma doença que a DCJ e, mesmo não sendo considerada uma doença transmitida por alimentos, no mínimo é causada pela ingestão de proteína animal. A tribo tinha uma tradição que envolvia a ingestão do cérebro dos mortos pelas mulheres e crianças como um sinal de respeito. Esse hábito acabou suprimido, e a incidência da *kuru* diminuiu em um período de 50 anos.

6.8.5.3 EEB

A EEB ou doença da vaca louca surgiu no gado no Reino Unido em 1985 e foi praticamente uma doença britânica. Cerca de 482 mil animais infectados com a EEB entraram na cadeia de alimentos do Reino Unido antes que controles fossem estabelecidos. Acredita-se que ela ocorra quando a *scrapie* ultrapassa a barreira da espécie, no momento em que matéria infectada com *scrapie* de ovelhas em altas concentrações é utilizada para alimentar o gado. Além disso, como o sebo não é mais utilizado, ele deixou de ser removido da carne das ovelhas, ao mesmo tempo em que a temperatura do processo de aquecimento foi reduzida. Sugeriu-se que o sebo protegia o agente infeccioso das temperaturas mais baixas, permitindo que ele sobrevivesse ao processo de aquecimento.

6.8.5.4 DCJ

Alguns cientistas acreditam que o número de britânicos mortos chegaria a mais de 100 mil, e é provável que o número de mortos possa ainda continuar crescendo, devido ao longo tempo de incubação. Como resultado dessas preocupações, e com o resto do mundo se recusando a importar carne bovina britânica, várias mudanças na legislação foram introduzidas em 1989 naquele país. Elas incluíram o banimento e a proibição:

- da venda de vísceras e resíduos bovinos de animais acima de 6 meses;
- da alimentação de ruminantes com proteínas de outros ruminantes;
- do abate de gado de corte com mais de 30 meses;
- do uso de qualquer proteína derivada de mamíferos na ração de animais de criação, a partir de 1996.

Resumidamente, o príon contém uma proteína chamada PrP^{sc}. Ela é uma versão modificada de uma proteína (PrP^{c}) que normalmente existe dentro dos neurônios. A proteína tem quase a mesma estrutura da proteína "normal". No entanto, possui uma estrutura terciária diferente que a torna resistente às enzimas proteases. Essas a removeriam do cérebro no tempo apropriado. Quando a partícula PrP^{sc} entra em contato com a PrP^{c}, ela converte a PrP^{c} em PrP^{sc}, começando uma reação irreversível que acaba resultando nos sintomas clínicos descritos anteriormente. Por fim, essas mudanças levam à morte do hospedeiro.

6.9 Surtos

Uma variedade de epidemias bem conhecidas de doenças transmitidas por alimentos é discutida a seguir, com o objetivo de melhorar a compreensão dos problemas que levam à doença e, em alguns casos, à morte. Para mais exemplos, ver Pawsey (2002).

6.9.1 Torta de carne em Wishaw, Escócia

Em 1996, pelo menos 496 casos de doença com 21 mortes ocorreram como resultado do consumo de carne contaminada pela *E. coli* O157:H7, após uma refeição oferecida a frequentadores com mais de 70 anos de uma igreja em Wishaw, Escócia. A torta de carne foi consumida por 81 pessoas com mais de 70 anos em 17 de novembro. Em 20 de novembro, a doença gástrica já estava presente, em alguns casos com diarreia sanguinolenta. Dessas primeiras 81 pessoas, 45 ficaram doentes e 8 acabaram morrendo. Em 22 de novembro, o Departamento de Saúde Pública tomou conhecimento dos eventos e uma equipe de controle de epidemia foi montada. Muito rapidamente, tornou-se óbvio que a refeição na igreja foi a origem da epidemia e que a torta de carne servida no jantar tinha vindo do açougue John Barr e Sons em Wishaw. Essa loja tinha sido eleita recentemente o "Açougue do Ano" na Escócia. Em 23 de novembro, uma casa de repouso local adquiriu carne cozida e sanduíches de carne dessa loja e em 24 de novembro eles foram servidos para os residentes mais velhos, que logo desenvolveram os sintomas. A loja foi fechada voluntariamente em 27 de novembro.

Na investigação da epidemia, a equipe de controle descobriu que a loja empregava 40 pessoas, apesar de a maioria delas trabalhar meio período, e que também havia uma padaria no local. Esses dois negócios forneciam para 85 outras lojas na região central da Escócia. A investigação microbiológica descobriu o fago de *E. coli* tipo 2, produtora de verotoxina, que foi isolado a partir dos pacientes e na loja. A equipe de controle da epidemia descobriu que em 16 de novembro a loja havia entregado no salão da igreja duas sacolas de cozido de carne, a massa para as tortas e carne crua para a sopa. Todos foram deixados sem refrigeração durante a noite até o dia 17, quando foram aquecidos antes de ser servidos no almoço. As sobras do molho de carne dividido entre os voluntários também tiveram resultado positivo para a *E. coli* O157:H7 uma semana depois.

Durante a investigação tornou-se evidente que a loja:

- não tinha procedimentos definidos para o preparo da carne;
- tinha pouca coisa anotada;
- não mantinha registro de todos os 85 clientes;
- não levava em consideração a possibilidade de haver pedaços de carne de tamanhos diferentes durante o processo de aquecimento;
- não media a temperatura da água usada para cozinhar a carne e a temperatura da carne durante o cozimento.

O mesmo organismo foi encontrado nas superfícies na loja, no molho de carne e nas pessoas que ficaram doentes.

O resultado foi que, em 27 de outubro de 1997, John Barr foi considerado inocente de culpa, dolo ou negligência no fornecimento da carne cozida, mas em 21 de janeiro a loja foi multada em 2.250 libras por violação das leis sanitárias. No entanto, o próprio Barr foi inocentado de qualquer culpa.

6.9.2 Salmão na América do Norte

Esse é um exemplo do comércio internacional causando um problema em um país distante do local de produção. O salmão foi enlatado no Canadá e consumido por quatro senhores idosos em Birminghan, Inglaterra, em 1978, sem ser aquecido. Duas das quatro pessoas morreram como resultado da intoxicação por *C. botulinum*. Após uma investigação cuidadosa, descobriu-se que a fábrica de enlatados tinha o formato de uma "ferradura" (em vez de uma linha reta), e os trabalhadores que limpavam e tiravam a pele do peixe costumavam atravessar a área onde as latas eram resfriadas logo depois do processo de envase. Eles colocavam seus sobretudos molhados e sujos sobre as latas para secá-los. Infelizmente, em determinado dia, houve uma falha no processo de envase, o que resultou em buracos em algumas das latas. O defeito foi então coberto com a etiqueta. Claramente as falhas foram:

- o *layout* original da fábrica;
- o gerenciamento dos operários;
- a verificação da eficiência da linha de produção.

6.9.3 Queijo macio mexicano na Califórnia, EUA

Na Califórnia, 142 casos de listeriose foram reportados entre 1º de janeiro e 15 de agosto de 1985; 93 eram gestantes ou suas proles, incluindo 20 fetos; 10 recém-nascidos ficaram doentes e entre todos os doentes 48 morreram devido ao consumo de um queijo macio tipo mexicano. O leite usado era pasteurizado, mas um segundo ducto levava leite não pasteurizado à área de produção do queijo, aparentemente para melhorar o sabor.

As falhas foram:

- o *layout* ruim da fábrica;
- falha em testes adequados para avaliação do queijo.

6.9.4 Brotos de rabanete em Osaka, Japão

Mais de 1.000 pessoas, muitas delas crianças, adoeceram alegadamente como resultado do consumo de brotos de rabanete branco contaminados com a *E. coli* O157:H7. Aparentemente isso ocorreu devido à contaminação dos brotos com fezes de animais.

O erro foi atribuído à:

- falha em manter os brotos sem contaminação.

6.9.5 Carne em conserva em Aberdeen, Escócia

Em 1964, 487 pessoas em Aberdeen, Escócia, deram entrada em hospitais sofrendo de tifoide como resultado do consumo de carne em conserva de uma lata, o que deu margem à piada de que apenas um escocês seria capaz de deixar tantas pessoas doentes com a carne de apenas uma lata. Na verdade, era uma lata de carne em conserva de tamanho industrial. Quando a carne foi fatiada em um açougue, sendo que, as bactérias se espalharam nas fatias.

A falha foi atribuída ao:

- resfriamento das latas em água contaminada com fezes no Rio da Prata na Argentina, sendo que, conforme as latas perdiam calor, a água entrava pelas emendas.

6.9.6 Botulismo em iogurte, nordeste da Inglaterra

Em 1989, no nordeste da Inglaterra, 27 pessoas contraíram botulismo como resultado do consumo de um iogurte de avelã. Dessas 27, 1 morreu e 24 ficaram com a saúde comprometida. Algumas pessoas, mas não todas, notaram um sabor estranho. Uma investigação mostrou que uma lata do purê de avelã adicionado ao iogurte continha a toxina tipo B da *Clostridium botulinum* (O'Mahoney et al., 1990). Além disso, 15 embalagens fechadas de iogurte e duas abertas nas casas dos pacientes continham a toxina tipo B. Algumas células viáveis da toxina tipo B também foram encontradas em embalagens com a mesma data de venda de 13 de junho de 1989.

Setenta e seis latas de avelã em conserva foram adoçadas não com açúcar, mas com aspartame. Essas latas foram produzidas em julho de 1988 e armazenadas em seguida em temperatura ambiente, e descritas como estufadas pelo fabricante. Em outubro de 1988 foi acrescentado sorbato de potássio para evitar o crescimento de leveduras. Ficou claro que os fabricantes da conserva de avelã confiaram em uma combinação de tratamentos para garantir um produto seguro. Eles incluíam:

- pH baixo;
- a_w baixa;
- tratamento por calor.

Ao trocar a sacarose pelo aspartame, a a_w aumentou, o que permitiu ao *C. botulinum* e às leveduras crescer. Desse modo, os esporos do *C. botulinum* sobreviviam ao processo de aquecimento, germinavam e cresciam.

6.9.7 *C. botulinum* e pasta de pato selvagem na Escócia

Oito pessoas morreram após consumir uma pasta de pato selvagem em um hotel próximo a Loch Maree na Escócia em agosto de 1922. A causa das mortes não foi esclarecida por vários dias, já que o botulismo era desconhecido no Reino Unido na época. Os eventos ocorreram da seguinte forma: em 14 de agosto, 35 pessoas receberam refeições prontas que consistiam em sanduíches. Entre elas havia:

- 17 guias de caça;
- 13 pescadores;
- 2 esposas;
- 3 alpinistas.

Oito pessoas ficaram doentes nos dois dias seguintes e todas que ficaram doentes morreram em seguida. Os primeiros sinais da doença ocorreram às 3h da manhã do dia 15. Mais tarde, várias apresentaram sintomas e o médico local foi chamado. No decorrer do dia 15, a condição de pelo menos um dos pacientes piorou e o professor Munro, um especialista local, foi chamado. Ele chegou no final da noite e descobriu que um dos pacientes já tinha morrido. Um dos guias ficou doente durante a visita do professor Munro, e enquanto ele visitava esse paciente uma segunda pessoa morreu. No dia 16 houve uma terceira morte. Como resultado, as autoridades foram chamadas. Apesar disso, o número de mortes rapidamente chegou a oito.

Na busca pelas causas, suspeitou-se rapidamente de alguma doença transmitida por alimentos e a única refeição compartilhada pelos guias com os hóspedes do hotel foi o almoço do dia 14. Além disso, como os pacientes permaneciam lúcidos e capazes de falar, ficou logo aparente que o problema havia sido o consumo dos sanduíches feitos com a pasta de pato em conserva. Ficou claro que dois recipientes da carne em conserva tinham sido utilizados para preparar os sanduíches. Considerando-se o tamanho dos recipientes, não mais do que 12 sanduíches teriam sido preparados. Os pacientes tiveram sintomas muito similares, mas não houve dor de cabeça, dor, paralisia facial, surdez, febre, disfunção dos esfíncteres, diarreia nem nenhuma interferência na atividade mental. Os sintomas incluíram tontura e visão dupla, com fala indistinta e dificuldade para engolir, seguidas por paralisia e morte. Um exame cuidadoso mostrou que a pasta de pato selvagem continha uma toxina que era neutralizada por uma antitoxina tipo A. Uma quantidade de pasta do tamanho da cabeça de um alfinete teria sido suficiente para matar 2 mil ratos.

Fica aparente que a fonte do botulismo difere entre a maioria dos países. Por exemplo:

- no Japão 99% dos casos estão associados ao consumo de peixe;
- na França 84% dos casos estão associados a carnes;
- na Alemanha mais de 75% dos casos estão associados ao consumo de carne;
- nos EUA 60% dos casos estão associados ao consumo de vegetais, a maioria conservas caseiras.

Isso se deve, em parte, a diferenças na dieta, mas também a diferenças nos métodos de preparação dos alimentos (p. ex., o alto número de casos associados a conservas caseiras de vegetais nos EUA).

Os erros na produção da pasta de pato não são totalmente claros devido à distância no tempo. No entanto, questionamentos seguintes sobre a epidemia escocesa indicaram que os materiais foram cozidos em leite e então "esterilizados" em recipientes abertos antes de aquecidos novamente até o ponto de fervura, para depois ser armazenados em temperatura ambiente. Os problemas pareciam ser os seguintes:

- o aquecimento em recipientes abertos permitiria a contaminação e a temperatura não passaria de 100°C;
- o *C. botulinum* tipo A pertence ao Grupo I e exige o aquecimento a temperaturas acima dos 100°C a fim de matar os esporos. Um processo de eliminação a 121°C por 3 min é usado hoje em dia. Uma temperatura de 100°C exigiria 25 min de aquecimento;
- a armazenagem em temperatura ambiente permitiria que qualquer esporo sobrevivente germinasse, crescesse e produzisse a toxina, já que a temperatura mínima de crescimento é de 10-12°C.

6.10 Um surto que não existiu

Em 1995, o produtor de um queijo semimacio maturado por fungos (Lanark Blue), feito a partir de leite de ovelhas em Lanarkshire, Escócia, foi levado a julgamento após a *Listeria monocytogenes* alegadamente ter sido encontrada em amostras do queijo. É importante reconhecer que não houve o relato de ninguém doente, apesar de 1.000 UFC g^{-1} terem sido supostamente encontradas. Também vale dizer que nos EUA, se a bactéria estivesse presente em 25 g do alimento, ele seria retirado do mercado. Nessa época, a maioria dos casos humanos de listeriose foi gerada a partir de apenas 3 dos 13 sorotipos detectados. Sendo assim, o sorotipo 4b era de longe a causa mais comum da listeriose, apesar de os tipos 1/2a e 1/2b também terem sido apontados como responsáveis. A cepa isolada a partir desse queijo, a 3a, tinha sido associada apenas uma vez à listeriose (Lyytikäinen, 2000). No entanto, alguns microbiologistas acreditam que a presença da *Listeria* spp. de *qualquer cepa* é uma indicação da possibilidade de uma cepa patogênica da *L. monocytogenes* crescer e causar a listeriose.

Alimentos como carnes fatiadas, queijos macios maturados e patês embalados a vácuo já foram, em momentos diferentes, associados a surtos de listeriose e todos podem ser armazenados por longos períodos, mas sob refrigeração. Visto que a *L. monocytogenes* é capaz de crescer em tais temperaturas, sua presença em qualquer quantidade é relevante e o enriquecimento deve ser usado para detectá-la, além do mero plaqueamento (Oravcová et al., 2006).

6.11 Incidência de doenças transmitidas por alimentos

Qualquer comparação de doenças transmitidas por alimentos entre países, agente causador ou fonte de alimento depende da dieta, da precisão dos testes e dos organismos envolvidos. Um exemplo óbvio seriam os vegetarianos, que possuem fontes alimentares completamente diferentes das dos onívoros. Além disso, o *S. aureus*, cuja toxina pré-formada resulta em doença dentro de 6 h, tem mais probabilidade de ser detectado do que a *L. monocytogenes*, cujos sintomas podem aparecer várias semanas depois. Adicionalmente, um surto envolvendo duas pessoas é menos provável de ser reportado do que um que envolva uma centena, a menos, é claro, que ambas morram.

Contrariamente a esse histórico, Hughes et al. (2007) examinaram a incidência de doenças transmitidas por alimentos entre 1992 e 2003 nos 50 milhões de habitantes da Inglaterra e do País de Gales. Eles estimaram a ocorrência de 1.729 surtos de doenças transmitidas por alimentos, com 39.625 pessoas afetadas, 1.573 atendidas em hospitais e 68 mortes. A *Salmonella* foi responsável por mais da metade dos surtos (57%), das pessoas afetadas (57%) e dos atendimentos em hospitais (53%), assim como pela maioria das mortes (82%). O outro organismo mais significativo foi o *C. perfringens*, responsável por 12% dos surtos, seguido pelos vírus (7%), pela *Campylobacter* (4%) e pela VTEC O157 (3%), mas vale destacar que o grupo identificado como misto/outros/desconhecido foi responsável por 14% dos surtos. A razão para a VTEC O157 ser considerada relevante foi o fato de ela ser responsável por 11% das hospitalizações e 7% das mortes. Os locais de ocorrência da doença foram mais frequentes em pontos comerciais de distribuição de refeições (55%), pontos residenciais (forças armadas, acampamentos e centros residenciais) (13%) e endereços particulares (12%). É desapontador, porém, que os centros residenciais não tenham sido separados de outros grupos, já que parece bem improvável que um campo das forças armadas tenha qualquer associação com um lar para idosos e indivíduos imunocomprometidos.

Com relação aos alimentos mais comumente citados como responsáveis, aves (24%), carne vermelha

(20%), peixes e frutos do mar (14%), verduras, frutas e legumes (8%) foram os maiores grupos, apesar de os surtos causados por aves e carne vermelha, em particular, terem diminuído no período. Informações mais detalhadas mostraram que sobremesas, carne vermelha e ovos foram responsáveis por mais de 75% dos surtos de *Salmonella*, ao passo que a maioria dos surtos de *C. perfringens* estava ligada ao consumo de carne vermelha e aves. As aves e o leite e seus derivados responderam pela maioria dos surtos de *Campylobacter* spp. A maioria das infecções causadas pela VTEC O157 estava ligada à carne vermelha e ao leite.

Adak et al. (2002, 2005, 2007) examinaram doenças transmitidas por alimentos e mortes na Inglaterra e no País de Gales de 1992 a 2000. Em 1995, eles estimaram a ocorrência de 2.365.909 casos, 21.138 internações e 718 mortes, mas em 2000 esse número havia caído para 1.338.772 casos, 20.759 internações e 408 mortes.

Ainda que alguns autores tenham mostrado que os níveis de doenças transmitidas por alimentos no Reino Unido após 1950 cresceram na mesma proporção do consumo de carne de aves, houve um aumento similar na quantidade de licenças para televisão, o que sugere que tais mudanças, ainda que aparentemente significativas, podem ser na verdade extremamente enganosas.

Um estudo foi desenvolvido na Austrália por um ano por volta de 2000. Nele, a *E. coli* patogênica, seguida por norovírus, *Campylobacter* e *Salmonella* não tifoide foram os organismos mais significativos em um país com uma população de 20 milhões, com 1,48 milhões de pessoas afetadas, 15 mil hospitalizadas e 45 mortas. Um trabalho nos EUA (Mead et al., 1999) mostrou que uma população de 300 milhões tinha aproximadamente 76 milhões de doentes, 325 mil hospitalizações e 5 mil mortes a cada ano, com três patógenos conhecidos (*Salmonella, Listeria* e *Toxoplasma*), responsáveis por 1.500 mortes. Mais de 75% das mortes foram causadas por patógenos conhecidos.

Ajustado em milhões, fica claro que mesmo com as mortes existem diferenças consideráveis entre países altamente desenvolvidos e que os organismos responsáveis pela maioria das doenças transmitidas por alimentos também diferem bastante de acordo com o país.

6.12 Relatório Richmond sobre segurança alimentar microbiológica

Ainda que as partes I e II desse relatório tenham sido apresentadas ao governo do Reino Unido em junho e novembro de 1990, muitos dos seus comentários e recomendações ainda são relevantes hoje em dia. O Comitê responsável pelo relatório concluiu que doenças transmitidas por alimentos eram um problema comum nos EUA e nos países da Europa ocidental. Os fatores responsáveis pelos aumentos eram:

- os níveis de casos reportados e a maior publicidade;
- a tecnologia e seu controle;
- mudanças nos hábitos e estilo de vida;
- a consciência sobre higiene;
- viagens internacionais.

O Comitê considerou as aves e os produtos de aves como a fonte mais importante de infecções gastrointestinais resultantes de alimentos. Ele percebeu que uma grande quantidade de carcaças de frango estava contaminada com *Salmonella* e *Campylobacter* e que as cascas de ovos poderiam ser uma fonte de *Salmonella*. Além disso, ele observou que tradicionalmente os fabricantes de alimentos confiavam em testes microbiológicos. O Comitê reconheceu, no entanto, que a abordagem da Análise dos Perigos e Pontos Críticos de Controle (APPCC), em relação à garantia de segurança, deveria ser aplicada a todas as áreas da indústria alimentícia. Em relação às mudanças no estilo de vida, o Comitê reconheceu uma diminuição nas refeições formais e um aumento no consumo de lanches. Além disso, houve um aumento no consumo da carne de aves, que subiu 41%, de 744 mil toneladas em 1978-1980 para 1.488.000 toneladas em 1988. Ele também notou uma falta de conhecimento dos princípios básicos de microbiologia e higiene alimentar, e acreditava na falta de treinamento eficaz.

Depois disso, houve um grande aumento na adoção da APPCC, ainda que as práticas reais, particularmente em pontos de venda pequenos, estejam longe do ideal. Além disso, houve uma redução na taxa de portadores da *Salmonella* entre as aves, mas não da *Campylobacter*. Uma última mudança foi na quantidade de surtos de doenças transmitidas por alimentos associados a sementes, ervas folhosas e vegetais. Nesse caso, o USDA agiu para reduzir o risco aconselhando indivíduos imunocomprometidos a evitar o consumo de tais produtos.

6.13 Doenças transmitidas pela água

Todos nós somos 85% água. Consequentemente, a água é particularmente importante para nós e a ausência de água em estado líquido em outros planetas é um dos maiores problemas enfrentados por formas de vida baseadas em carbono na colonização de novos "mundos". Claramente, a água potável deve ser livre de micro-organismos patogênicos. Apesar disso, a Organização Mundial da Saúde (OMS) calcula que uma criança morra a cada 8 segundos vítima de alguma doença transmitida pela água (OMS, 2002).

O cólera (causado pelo *Vibrio cholerae*) sozinho matou mais de 20 milhões de pessoas no século XX, e a febre tifoide (causada pela *Salmonella* Typhi) é geralmente transmitida pela água, apesar de também poder ser transmitida de pessoa para pessoa ou pelos alimentos. Além disso, a *Shigella dysenteriae* (a causa da disenteria bacilar) não possui reservatório animal conhecido e sua transmissão pode ser tanto o resultado de água contaminada quanto a propagação de pessoa para pessoa. É importante lembrar que a água não serve apenas para beber (e para a produção de gelo); ela também é usada para lavar roupas, para o banho, assim como para lavar e preparar alimentos. No entanto, estima-se que 80% da mortalidade seja causada por contaminação fecal da água potável.

No passado, a cerveja, e em menor grau outras bebidas alcoólicas, eram preparadas, pelo menos em parte, porque o nível de contaminação microbiana era menor do que o da água não tratada, e na Inglaterra e no País de Gales a maioria das casas produzia a própria cerveja, enquanto outros países se concentravam na produção de uísque ou seu equivalente. Além das doenças possivelmente letais transmitidas pela água, infecções gastrointestinais moderadas também podem ser propagadas por água contaminada. A chamada diarreia do viajante pode ser o resultado de cepas da *E. coli* geralmente consideradas não patogênicas em seu país, mas, quando em um visitante estrangeiro que não tenha tido contato anterior com a bactéria, ela pode causar doença. Logo, um europeu viajando pela América do Sul pode sofrer da apelidada vingança de Montezuma. Da mesma forma, sul-americanos que visitem o norte da Europa também terão menor resistência a novas cepas e provavelmente sofrerão sintomas similares. Um dos autores deste capítulo ficou tão doente durante uma visita à cidade do México que sequer notou um terremoto.

No entanto, seria um exagero levar uma caixa cheia de barras de chocolate para o subcontinente indiano só para evitar doenças transmitidas pela água e/ou pelos alimentos, como um famoso microbiologista alegou ter feito.

Além das bactérias, protozoários, incluindo *Cryptosporidium parvum*, *Giardia intestinalis* e *Entamoeba histolytica*, podem ser um problema, particularmente quando formam células de repouso (cistos) que sobrevivem por longos períodos e são resistentes a temperaturas extremas. Em alguns países desenvolvidos, como no Reino Unido, os canos do sistema de distribuição de água foram instalados há mais de 100 anos e o desgaste subsequente resultou em quebras e perdas de água, de forma que entre um quarto e um terço da água é perdida antes de alcançar as torneiras dos consumidores. No local desses vazamentos, a contaminação pode ser introduzida no sistema e tentativas de reparo da tubulação podem resultar em mais contaminação, especialmente no caso de chuvas fortes. Um dos maiores surtos de doença gastrointestinal foi o resultado de água contaminada com *Cryptosporidium parvum*, quando 300 mil pessoas ficaram doentes nas cidades gêmeas de Minneapolis e St. Paul, nos EUA.

Testar a contaminação fecal da água é obviamente importante. Atualmente coliformes fecais, *E. coli*, outras bactérias coliformes e termotolerantes, estreptococos fecais, colífagos e esporos de bactérias redutoras de sulfato são testados, sendo a *E. coli* mais específica que o resto, ao passo que os colífagos e os esporos são considerados capazes de sobreviver por mais tempo e, portanto, dão uma ideia da história da contaminação da amostra.

Uma pesquisa cuidadosamente desenvolvida sobre a qualidade microbiológica da água que saía das estações de tratamento na Escócia de 1995 a 1999 descobriu que a porcentagem de coliformes caiu de 1,8 para 0,71, enquanto a porcentagem positiva para coliformes fecais caiu de 1,0 para 0,37. Estudos detalhados mostraram que a maioria das falhas ocorria em estações de tratamento pequenas. Uma pesquisa similar publicada na Irlanda em 2004 descobriu que apenas 84,6% das fontes de água pública estavam completamente livres de contaminação fecal.

Além disso, a *Salmonella typhi*, como mencionado anteriormente, é geralmente transmitida pela água. No entanto, a febre tifoide em países desenvolvidos foi praticamente eliminada da água potável pela cloração, tratamento eficaz da água a uma concentração de 0,6 ppm de cloro livre, que também causa a morte de vírus animais.

A OMS afirma que qualquer nível de coliformes fecais na água fornecida é uma violação das normas para água potável. Água de irrigação contaminada também pode ser um problema, especialmente depois de estudos recentes terem mostrado que pode haver contaminação interna de verduras e vegetais pela *E. coli*. Os surtos descritos neste capítulo demonstram os problemas causados por água contaminada utilizada em produtos alimentícios. Por exemplo, a água foi diretamente responsável pela contaminação das latas de carne em conserva resfriadas no Rio da Prata, enquanto brotos de rabanete no Japão podem não ter sido devidamente lavados com água potável, e na América do Norte água com resíduos de salmão acabou contaminando latas durante o resfriamento.

A maioria dos países desenvolvidos confia na cloração de suas fontes de fornecimento de água. Onde isso não acontece, até mesmo a *E. coli* O157:H7 (que não é encontrada frequentemente na água) pode causar problemas significativos. Com a cloração a 0,6 ppm de cloro livre, células bacterianas somáticas e vírus foram praticamente eliminados da água potável. Uma alternativa à cloração é a água engarrafada, que pode custar até 1.000 vezes o preço da água de torneira. Os EUA consomem a maioria das garrafas de água, ao passo que os italianos bebem mais por habitante, e o consumo de água engarrafada dobrou na China e triplicou na Índia entre 1999 e 2004. Infelizmente, a água engarrafada pode permitir o crescimento bacteriano e não está livre de micro-organismos viáveis. Descobriu-se que a água com gás pode conter até 10^4 organismos por mL, enquanto a água sem gás pode conter uma quantidade 100 vezes maior. Ainda pior, em 1974 houve um surto de cólera em Portugal, quando fontes de água foram contaminadas com o cólera de fezes. Isso levou à contaminação de frutos do mar, de outros alimentos e da água engarrafada.

Uma prova do sucesso dessa abordagem foi a incidência de febre tifoide na Filadélfia, EUA, onde existiam cerca de 2 mil casos por ano de 1880 até 1890; então, esse número começou a crescer de modo que em 1906 chegou a quase 10 mil. Nesse momento, foi implantada a filtração da água e houve um retorno rápido aos 2 mil casos até 1914, quando a cloração foi iniciada, e o número de casos caiu rapidamente para 200 em 1926. Outras doenças transmitidas pela água seguiram o mesmo padrão.

De muitas formas, os efeitos do aquecimento global em nosso planeta não são claros. É bem provável, no entanto, que o nível dos oceanos suba, o que resultará na mistura da água salgada com a água doce. Como já há escassez de água potável, somada aos problemas no fornecimento de água causados por qualquer desastre natural (erupções vulcânicas e terremotos, p. ex.), parece claro que o suprimento de água potável deverá ser reduzido mais rapidamente e em uma proporção maior. Já existem disputas entre fazendeiros, e agora entre países, pela água disponível. Isso, sem dúvida, vai piorar, e é totalmente possível que no futuro a água se torne uma *commodity* tão escassa como o petróleo.

6.14 Métodos novos e tradicionais de detecção microbiana

6.14.1 Contagem de colônias microbianas

Na indústria alimentícia, o método mais frequentemente usado de contagem de bactérias, leveduras e fungos ainda é o espalhamento, em que 0,1 mL é espalhado sobre uma superfície de ágar contendo os nutrientes apropriados. As amostras são espalhadas em pelo menos duas placas. O meio de crescimento está geralmente contido em placas de Petri esterilizadas. A placa é então incubada à temperatura adequada até que as células se multipliquem o suficiente para ficarem visíveis como uma colônia. Isso pode levar 16 h para alguns organismos que crescem rápido, ou semanas, no caso de organismos que crescem muito devagar. Existe uma necessidade urgente de se detectar micro-organismos mais rapidamente e com maior sensibilidade, considerando-se, por exemplo, a necessidade de se detectar uma célula de *Salmonella* em 25 g de alimento. Na teoria, pelo espalhamento, 1 UFC/0,1 mL pode ser detectado. Mais realisticamente, é provável que 10^2 UFC/mL seja o mínimo possível. De forma comparativa, porém, isso é mais favorável do que o uso da microscopia, em que 1×10^7 UFC/mL é o mínimo que pode ser contado facilmente, mesmo em um líquido claro. Um avanço na técnica de espalhamento é o *Spiral Plate Maker*, que faz o espalhamento automático sobre uma placa em uma espiral de Arquimedes, que resulta em um volume igual espalhado sobre uma área maior, proporcionando desse modo um efeito diluído. Esse método, apesar de considerado difícil de ser usado como rotina, pode economizar meio de crescimento e tempo de pessoal.

6.14.2 Contagens microscópicas

As contagens microscópicas utilizam um hemocitômetro que exige uma placa quadriculada. O número de células por quadrado é então contado para fornecer um resultado estatisticamente significativo. A maioria das contagens desse tipo não permite a diferenciação entre células viáveis e não viáveis, ainda que agora estejam disponíveis técnicas de coloração que mostram as células vivas com uma cor diferente das mortas (ver técnica de epifluorescência direta, Seção 6.14.7). É importante, porém, reconhecer que células capazes de crescer e se dividir podem ser diferentes daquelas capazes de absorver determinados corantes. Células irradiadas com luz ultravioleta ou raios X, por exemplo, podem perder a habilidade de se dividir, mas ainda podem ser tingidas como viáveis e irão conter ATP (ver ATP como método de medição de crescimento, Seção 6.14.6).

6.14.3 Microbiologia de impedância

A microbiologia de impedância tem sido usada por vários anos e muitos fabricantes de equipamentos de laboratório produzem sistemas de impedância. O primeiro sistema comercialmente disponível foi produzido pela Don Whitley Scientific (Silley, 1991). Todos os sistemas disponíveis se baseiam em mudanças na condutividade de um meio, causadas por crescimento microbiano, para determinar se existem micro-organismos presentes em uma amostra e para estimar contagens viáveis. Cada um dos sistemas é semiautomático e conta com um computador para coletar os dados, ainda que o carregamento manual seja em geral necessário. No entanto, os sistemas têm diferenças nos tipos de recipientes de crescimento e câmaras de incubação utilizados. Esta seção não irá descrever os sistemas individualmente e em detalhes, mas dará uma visão geral dos princípios de operação.

6.14.3.1 Técnica de impedância direta

Todos os sistemas de microbiologia de impedância medem mudanças na condutividade de um meio, causadas por crescimento microbiano. O fluxo da corrente entre um ânodo e um cátodo pode ocorrer quando algum tipo de ponte se estabelece entre os dois. Normalmente, para um meio de crescimento microbiano, essa ponte será a água, com a adição de diferentes nutrientes. A condutividade da água se baseia na quantidade de íons presentes e na mobilidade desses íons. A água pura possui uma condutividade relativamente baixa, já que apresenta um número relativamente pequeno de íons. A adição de moléculas como açúcares na água, que não se dissociam em íons carregados, não aumenta a condutividade. No entanto, a adição de moléculas como sais, ácidos ou álcalis, que se dissociam em íons carregados, aumenta a condutividade.

Logo, um meio de crescimento microbiano de determinada composição terá uma condutividade constante enquanto a composição química do meio permanecer constante. Se micro-organismos viáveis são adicionados ao meio de cultura e metabolizam os nutrientes presentes, eles podem tanto fermentar, liberando diferentes moléculas incluindo ácidos, CO_2 e álcoois, quanto respirar, liberando CO_2 e água. Organismos que produzem ácidos podem ser detectados por impedância direta, já que a condutividade do meio será afetada conforme as moléculas de ácido se dissociarem em ânions ácidos e prótons. Consequentemente, um meio de crescimento de determinada composição terá uma certa condutividade até que uma população de micro-organismos capazes de usar os componentes do meio seja adicionada. Conforme os organismos crescem, fermentam e excretam ácidos, a condutividade do meio cresce de modo estável na proporção do aumento da concentração de ânions ácidos. Por outro lado, o álcool e o CO_2 não se dissociam em íons carregados e, portanto, não afetam a condutividade do meio. Consequentemente, organismos que apenas respiram, ou apenas produzem álcool, não podem ser detectados por impedância direta, ainda que exista uma técnica alternativa chamada impedância indireta (apresentada a seguir), que pode se mostrar útil.

A condutividade de uma solução aquosa depende da mobilidade dos íons presentes, a qual está diretamente relacionada à temperatura da solução – aumentando a temperatura, aumenta a mobilidade dos íons, e vice-versa. A consequência disso é que a temperatura de uma unidade de microbiologia de impedância deve ser controlada com precisão, já que cada mudança de 1°C na temperatura causa 1,8% de mudança na condutividade. Os sistemas de microbiologia de impedância buscam regulação térmica com mais de 0,1°C de precisão. Sistemas diferentes usam abordagens diferentes para a regulação térmica. Por exemplo, os sistemas Don Whitley RABIT e SyLab BacTrac usam grandes blocos incubadores de alumínio para proteção térmica, ao passo que o sistema BioMérieux Bactometer utiliza uma incubadora tipo forno com controle termostático. Já o extinto sistema Malthus usava um banho de água termostaticamente controlado. Os recipientes de amostra usados por cada sistema também são fisicamente diferentes, ainda que todos sejam efetivamente uma câmara não condutora de dentro da qual saem dois eletrodos que fazem contato com o meio de crescimento.

A Figura 6.1 é uma representação esquemática de uma câmara de amostra de impedância direta. Os sistemas RABIT e BacTrac usam cilindros de plástico com os eletrodos entrando pela base e uma tampa cobrindo o topo; diferentemente do sistema Bactometer, que utiliza cartões com uma série de poços com os eletrodos fixados na base.

6.14.3.2 Técnica de impedância indireta

Organismos que excretam moléculas como o CO_2 ou álcool representam certo problema para a microbiologia de impedância, já que essas moléculas não se dissociam para alterar a impedância do meio. No entanto, é possível estimar o número de células indiretamente, já que todos os organismos que respiram, da mesma forma que aqueles que produzem álcoois, também irão excretar CO_2. O CO_2 pode ser medido por impedância conforme sua interação com KOH. Uma solução de KOH é suspensa em ágar e despejada sobre os eletrodos de uma célula de amostra. O KOH se dissocia em íons K^+ e OH^- altamente móveis, causando uma baixa impedância. Ao mesmo tempo, o CO_2 pode se difundir no ágar, formando inicialmente ácido carbônico (H_2CO_3), que se dissocia em prótons (H^+) e ânions de bicarbonato (HCO^-_3). O HCO^-_3 reage com o K^+ para formar $KHCO_3$, que é relativamente estável e menos provável de se dissociar em íons carregados do que o KOH, aumentando a impedância do meio. O H^+ reage com o OH^- para formar H_2O, que também é menos móvel que os íons componentes, novamente aumentando a impedância do meio.

Na técnica de impedância indireta, a cultura microbiana é inoculada em uma segunda câmara menor, inserida dentro da câmara de amostra principal e suspensa acima dos eletrodos e da ponte de KOH_{aq}. O topo da câmara de amostra é bem vedado para evitar o escape de gás. Durante a incubação, as células metabolizam e excretam CO_2, que se difunde no ágar contendo KOH e aumenta a impedância. A Figura 6.2 é uma representação esquemática de uma câmara de amostra de impedância indireta.

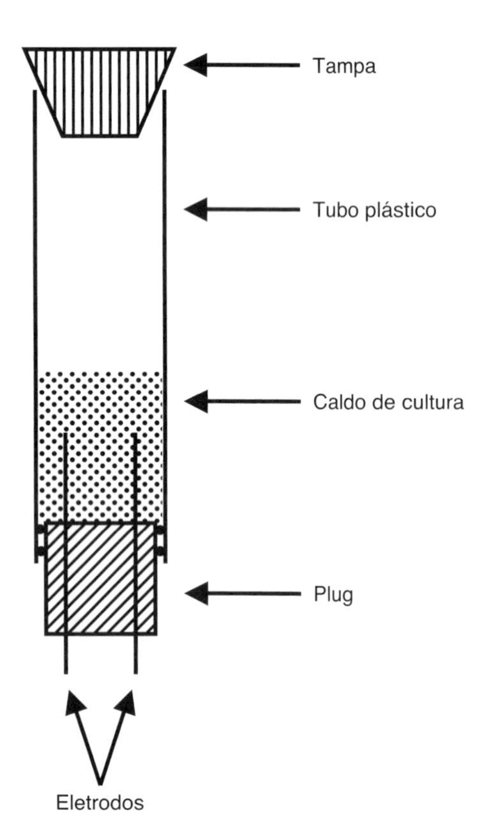

Figura 6.1 Diagrama esquemático de uma célula da técnica de impedância direta.

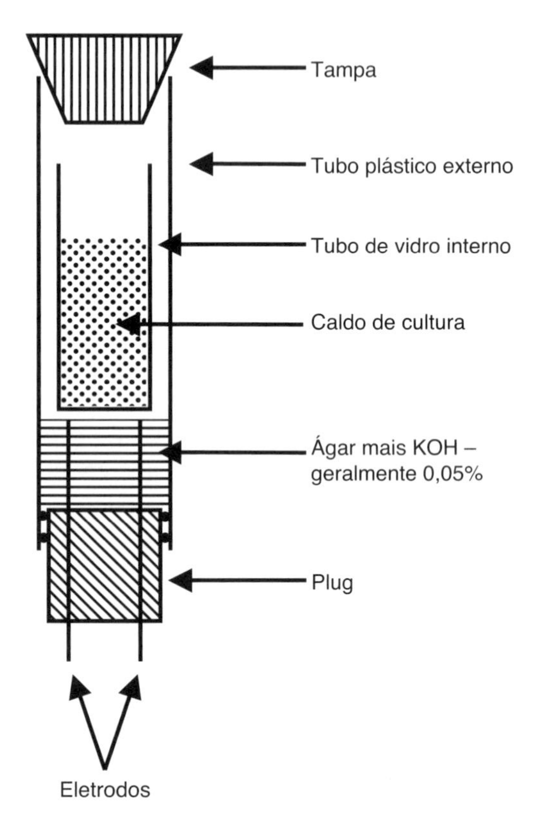

Figura 6.2 Diagrama esquemático de uma célula da técnica de impedância indireta.

6.14.3.3 Aplicações da microbiologia de impedância

A microbiologia de impedância tem sido usada para determinar densidades na população em geral (i. e., a higiene microbiana), por exemplo nas indústrias de laticínios. A técnica pode fornecer, rapidamente, boas estimativas da densidade populacional em uma amostra, permitindo que um grande número de amostras seja analisado ao mesmo tempo e automaticamente. Historicamente, a microbiologia de impedância luta pela rápida enumeração de determinadas espécies (p. ex., patogênicas); isso porque os meios seletivos (p. ex., ágares Baird-Parker e XLD) podem conter sais e íons que mascaram quaisquer moléculas ionizadas (ácidos) produzidas pelas bactérias. No entanto, os fabricantes de sistemas de microbiologia de impedância têm trabalhado exaustivamente para resolver esse problema e agora existem meios seletivos que permitem a enumeração de organismos em particular (patógenos) dentro das amostras.

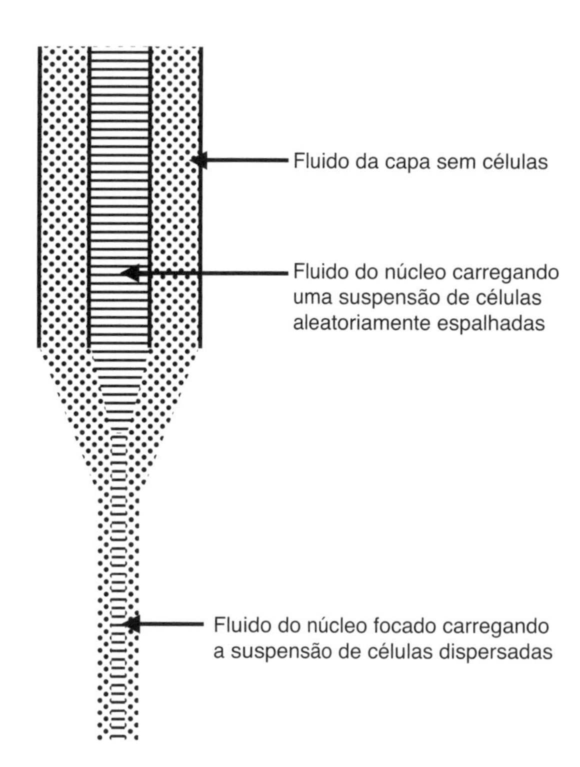

Figura 6.3 Focagem hidrodinâmica.

6.14.4 Citometria de fluxo

Citometria significa, literalmente, "medição das células". Medições de células – quantidade, tamanho ou características particulares – podem ser realizadas com o uso de um microscópio. Porém, esse é um trabalho relativamente lento e trabalhoso, e propenso a erros do operador com a chegada do cansaço. A citometria de fluxo (FCM) é realizada automaticamente, o que a torna muito mais rápida e menos propensa a erros de operadores do que as abordagens manuais. As técnicas básicas para a FCM foram desenvolvidas nos anos 40, mas por muitos anos foi usada puramente como uma técnica teórica. O primeiro sistema de FCM comercialmente disponível foi desenvolvido por Becton Dickinson nos anos 70, com o nome comercial separação de células ativadas por fluorescência (FACS), que é hoje sinônimo de FCM.

Na essência, a FCM envolve inserir um volume de células microbianas em suspensão líquida, criar um fluxo do líquido no qual as células microbianas sejam separadas e então passar esse fluxo de células individuais por um tipo de dispositivo de detecção e medição. Para criar o fluxo de células individuais a partir do volume inicial, a tecnologia chamada focagem hidrodinâmica é essencial. A focagem hidrodinâmica se baseia no fato de a água ser um fluido incompressível no nível do mar. O bocal interno, de dois bocais concêntricos, é alimentado com a suspensão de células, enquanto o externo é alimentado com uma corrente de água. A corrente externa de água, a *capa*, é passada através de uma abertura estreita no bocal e, feito isso, arrasta uma corrente ainda mais estreita da suspensão de células, o *núcleo*. A Figura 6.3 é uma representação esquemática da focagem hidrodinâmica.

Esse fluxo de células focadas é passado então por uma unidade de detecção que inclui uma fonte de luz laser com resolução suficiente para células microbianas individuais, além de uma série de detectores óticos. Para determinar a contagem e o tamanho das células, mede-se a luz difundida em ângulos baixos e altos a partir das células. As células também podem ser marcadas com várias tinturas fluorescentes para indicar várias características (p. ex., espécies) e, assim, uma série de espelhos dicroicos e fotodetectores para comprimentos de onda diferentes também pode ser utilizada.

Por fim, várias técnicas podem ser empregadas para selecionar e separar células individuais da corrente, dependendo de sua marcação. Uma das técnicas utiliza vibração piezoelétrica para jogar um tubo coletor na corrente de células quando um sinal específico (p. ex., uma célula verde-fluorescente) for detectado. Outra técnica aplica às células cargas elétricas diferentes dependendo da característica de fluorescência de interesse. A corrente de células é então passada entre um ânodo e um cátodo, as células são defletidas de acordo com a carga que possuem, e coletadas em recipientes separados.

Com esse tipo de separação ativada por fluorescência é possível tanto gerar contagens a partir de características específicas das células quanto coletar populações de células com base na(s) característica(s) de interesse. Citômetros de fluxo podem operar a uma taxa de 100 células por s, até 10 mil células por s, nos aparelhos mais sofisticados, analisando de cinco a dez parâmetros diferentes associados a cada célula.

6.14.5 Anticorpos

Os anticorpos formam uma linha de defesa do corpo contra invasores microbianos. Eles podem ter uma sensibilidade excelente para determinadas estruturas – os antígenos – associadas a micro-organismos, o que os torna a ferramenta ideal para detectar patógenos dentro de uma amostra. No entanto, é tecnicamente bastante desafiador obter uma fonte de anticorpos apropriada para a detecção confiável de espécies individuais. A razão para isso é que, quando um sistema mamífero enfrenta um micro-organismo, ele responde com uma gama de anticorpos para antígenos diferentes associados ao micro-organismo. Essa gama de anticorpos é chamada de mistura de anticorpos *policlonais*, e apenas alguns desses anticorpos podem atingir estruturas antigênicas únicas ao patógeno em questão. No entanto, outros anticorpos dentro dessa mistura podem atingir antígenos que são comuns a várias espécies diferentes, ou mesmo a todo um gênero.

Para fazer uso da especificidade do anticorpo em todo o seu potencial, anticorpos *monoclonais* – ou seja, anticorpos que objetivam apenas uma estrutura antigênica – devem ser selecionados e propagados. Isso leva tempo, já que um mamífero hospedeiro, como um rato ou um coelho, precisa ser exposto ao patógeno escolhido, e uma resposta imune a esse patógeno precisa surgir. Células B individuais – as células que produzem os anticorpos – são então imortalizadas por fusão com células de mieloma, e finalmente os anticorpos são produzidos por cultura de tecido. A fonte de anticorpos monoclonais produzida precisa, então, ser avaliada quanto à especificidade para o patógeno escolhido – em outras palavras, deve-se garantir que não há reação cruzada com outros organismos para gerar um resultado falso-positivo. Além disso, a sensibilidade do anticorpo ao patógeno escolhido precisa ser determinada, já que o anticorpo pode ter sido cultivado sobre um antígeno de superfície que não está presente de modo estável (p. ex., como partes de um polissacarídeo capsular ou estruturas de indução, como flagelos); em outras palavras, deve-se garantir que o anticorpo irá detectar o patógeno escolhido em uma variedade de circunstâncias tão possível que não gere um resultado falso-negativo.

Tendo-se cultivado, selecionado, propagado e purificado um anticorpo monoclonal com a especificidade e a sensibilidade adequadas, ainda é necessário para a interação do anticorpo com o patógeno escolhido que ele seja detectável de alguma forma. Historicamente, várias abordagens foram adotadas, como uma simples *imunoprecipitação* em agarose (ensaio de Ouchterlony) e a identificação por radiação em radioimunoensaio (RIA). Atualmente, duas abordagens amplas parecem ser as mais populares em sistemas de detecção por anticorpos para patógenos transmitidos por alimentos. Uma delas envolve a identificação dos anticorpos com uma molécula repórter (p. ex., enzimas ou moléculas fluorescentes), que torna fácil detectar sua presença. A outra abordagem é a ligação dos anticorpos a microesferas que podem tanto precipitar fora da suspensão coloidal, devido ao ligamento cruzado das microesferas pelos antígenos (p. ex., aglutinação de látex reversa e passiva, ou RPLA), quanto prender o antígeno e facilitar sua extração da mistura maior (p. ex., separação imunomagnética ou IMS, descrita com mais detalhes na Seção 6.14.5.1).

Anticorpos marcados com uma molécula repórter são mais comumente utilizados nas várias formas de ELISA (ensaio imunoabsorvente ligado à enzima). A forma mais simples do ensaio ELISA é o ELISA *sanduíche*, chamado assim porque o antígeno-alvo é fechado entre um anticorpo de captura (imobilizado sobre um substrato sólido) e um anticorpo repórter que carrega a molécula de identificação (Fig. 6.4). O ELISA sanduíche é usado para a detecção direta de um antígeno-alvo dentro de uma população mista, por exemplo, para detectar a *Salmonella* em uma amostra de produto alimentício.

Uma forma um pouco mais complexa do teste ELISA, e que não é comumente usada na indústria de alimentos, é o ELISA *indireto*. No ELISA indireto, o antígeno-alvo é imobilizado no substrato sólido. Uma amostra de fluido supostamente com anticorpos para o antígeno-alvo adsorve o antígeno, e então um anticorpo marcado cultivado contra o primeiro é acrescentado e o sinal é medido. Esse tipo de ELISA

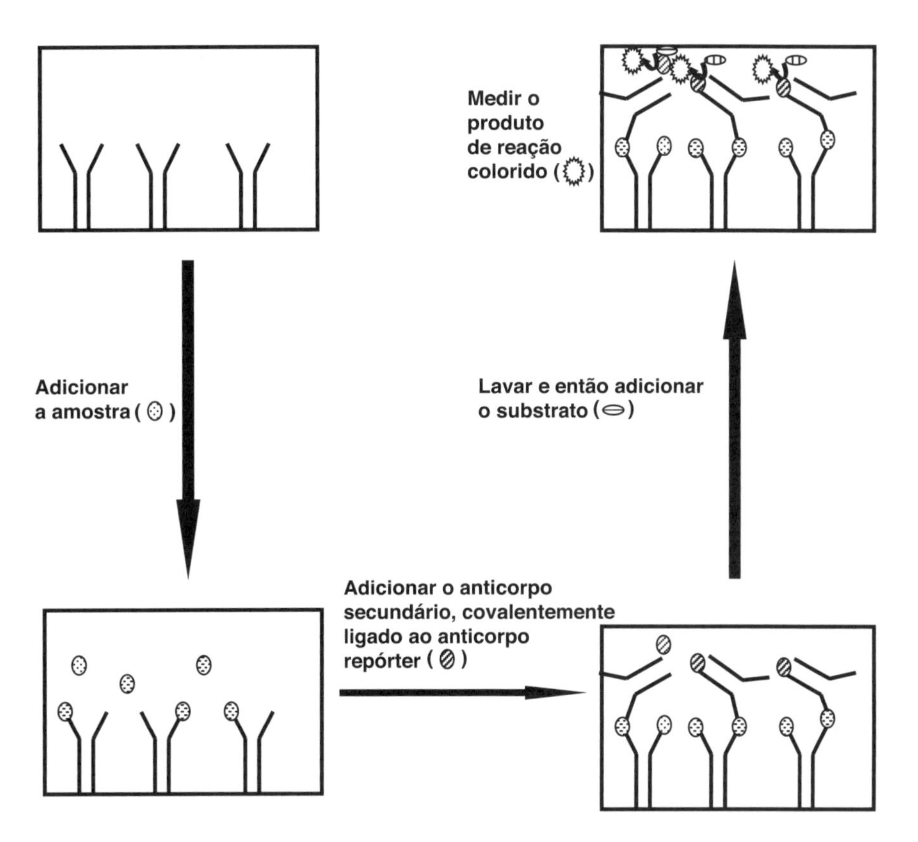

Figura 6.4 ELISA sanduíche.

é mais frequentemente usado em laboratórios de microbiologia médica.

Entre as maiores vantagens do ELISA sobre os métodos de cultura tradicionais está o fato de que um patógeno pode ser detectado dentro de uma amostra bem mais rapidamente e que o ensaio pode ser miniaturizado em grande extensão. Além disso, um ensaio ELISA pode se tornar semiquantitativo pela realização e pelo teste de uma diluição seriada da amostra para determinar a que diluição o sinal deixa de ser detectável; esse é o *título* da amostra. Uma amostra com um título alto requer uma diluição considerável antes de o sinal desaparecer, ao passo que uma amostra com um título baixo só pode ser diluída um pouco antes que se perca o sinal. O ELISA sanduíche pode ser realizado em placas de microtitulação com poços – ensaio em micropoços –, mas o anticorpo de captura também pode ser ligado a uma superfície móvel – o ensaio em tiras. Isso o torna ideal para uso fora do laboratório e na linha de produção das fábricas, oferecendo informações muito rápidas e específicas sobre o padrão higiênico de um produto alimentar enquanto ele é preparado. Existe uma grande variedade de kits ELISA disponíveis, baseados em micropoços ou em tiras, de vários fabricantes.

Um problema observado com o ELISA, quando utilizado na indústria alimentícia, é que ele tem um limite de detecção mínimo relativamente alto – talvez da ordem de 10^4-10^6 UFC. Em outras palavras, a amostra do alimento deve conter quantias substanciais do antígeno-alvo para uma resposta positiva no ensaio ELISA. Já que alguns patógenos, como a *E. coli* O157, possuem doses infecciosas estimadas em centenas de células, isso pode ser problemático! Uma abordagem possível para superar parcialmente os problemas do limite mínimo de detecção é simplesmente realizar uma etapa de pré-enriquecimento para aumentar a quantidade do antígeno-alvo presente. Outro problema com o ELISA na indústria alimentícia é que alguns componentes dos alimentos podem interferir na adsorção do anticorpo para o antígeno.

Anticorpos podem ser produzidos para combater uma grande variedade de estruturas químicas; logo, moléculas de lipídios, proteínas e carboidratos podem ser alvo de anticorpos individuais. Isso significa que não apenas estruturas físicas nas células bacterianas podem ser detectadas por anticorpos mas também materiais excretados/liberados como toxinas podem ser detectados. É possível detectar toxinas pelo ELISA, mas outra abordagem é utilizar o RPLA. No RPLA, microesferas de látex de diâmetro suficientemente pequeno para permanecerem na suspensão coloidal são revestidas com anticorpos para uma toxina em particular. Uma amostra que se supõe conter a toxina é misturada com a suspensão de teste RPLA e levemente agitada; se a toxina está presente, as microesferas se aglutinam e precipitam para fora da suspensão, conferindo a ela uma aparência claramente granulosa. Se a toxina-alvo não estiver presente, as microesferas não irão se aglutinar, e a suspensão permanecerá homogênea. A agitação deve ser suave; se o precipitado for misturado com muita força, irá se desfazer. Da mesma forma que o ELISA, componentes do alimento podem interferir na adsorção do anticorpo para o antígeno. Ensaios que utilizam o RPLA estão disponíveis para a identificação, por exemplo, de enterotoxinas estafilocócicas e também de antígenos estreptocócicos de superfície, entre outros.

6.14.5.1 Separação imunomagnética

A separação imunomagnética, ou IMS, utiliza a especificidade dos anticorpos para localizar e capturar organismos de interesse e está se tornando cada vez mais popular conforme a tecnologia é desenvolvida. Na técnica da IMS, anticorpos monoclonais são produzidos para combater antígenos-alvo específicos e covalentemente ligados a microesferas paramagnéticas por meio da porção F_c do anticorpo, deixando a porção F_{Ab} livre no meio. As microesferas paramagnéticas consistem em um material como Fe_2O_3 e Fe_3O_4 envolvido por cerâmica, vidro ou poliestireno, com aproximadamente 2,8 μm de diâmetro. Tamanho, área superficial e composição química uniformes das microesferas significam que elas apresentam características físico-químicas uniformes. Por fim, e de modo mais importante, as microesferas são *paramagnéticas*, o que significa que não são magnéticas em si, mas influenciadas por um campo magnético. Ou seja, as microesferas permanecerão na suspensão coloidal até que um campo magnético seja aplicado, momento no qual elas serão atraídas ao polo do magneto.

A separação imunomagnética de um organismo-alvo a partir de uma mistura de organismos em um produto alimentar envolve primeiramente a homogeneização da amostra do alimento, de modo que ela esteja na forma de um líquido fluido. Uma etapa de pré-enriquecimento pode ser incorporada nesse estágio, caso se acredite que o organismo esteja presente apenas em pequenas quantidades. As microesferas paramagnéticas cobertas por anticorpos são então acrescentadas à suspensão, misturadas para dispersar e incubadas por um período curto para permitir a adsorção das células-alvo. Um campo magnético é aplicado ao tubo da amostra e as microesferas são coletadas no polo magnético. A amostra pode ser lavada cuidadosamente com um diluente estéril para remover a matriz do alimento e células não adsorvidas (não alvo). Métodos diferentes usando anticorpos têm sido desenvolvidos (p. ex., Rao et al., 2006). Por fim, as microesferas precisam ser analisadas para determinar se há qualquer célula presente. Contagem de colônias, ATP-bioluminescência, ELISA e a técnica de epifluorescência direta (DEFT) são técnicas de confirmação apropriadas.

A separação imunomagnética é uma técnica muito rápida, capaz de gerar potencialmente dados qualitativos de presença/ausência, dentro de uma hora, apesar de as etapas de pré-enriquecimento e/ou contagem de colônias a atrasarem um pouco. A seleção de um anticorpo monoclonal adequado pode tornar a técnica IMS específica para cepas de patógenos individuais. No entanto, o desenvolvimento e a seleção de um anticorpo monoclonal adequado pode se provar bastante demorados inicialmente. Existe uma série de fabricantes de kits IMS comerciais, o que significa que uma gama de patógenos transmitidos por alimentos pode ser isolada por essa técnica. Além disso, sistemas automáticos estão chegando ao mercado, o que significa que uma amostra de alimento pode ser colocada no tubo de modo que a unidade irá acrescentar as microesferas, fazer as lavagens e determinar se os organismos-alvo foram capturados pelas microesferas. Poderão ocorrer problemas com o IMS se a amostra de alimento apresentar quantidades significativas de partículas sólidas, já que estas podem interferir na formação dos grânulos de microesferas no polo magnético, o que significa que as microesferas podem ser perdidas durante a aspiração/lavagem e enfraquecer o sinal de modo significativo. Além disso, uma lavagem muito vigorosa também pode remover as microesferas e enfraquecer o sinal. Por fim, os componentes químicos do produto alimentício podem reduzir a eficiência da adsorção anticorpo-antígeno e, também, enfraquecer o sinal (assim como no ELISA).

6.14.6 ATP-bioluminescência

O trifosfato de adenosina (ATP) é a energia das células e é produzido continuamente pelas células viáveis para fornecer energia às reações metabólicas.

Células mortas, por outro lado, não produzem ATP novo, ao passo que o ATP altamente energético e instável já produzido é rapidamente hidrolisado. Consequentemente, a quantidade de ATP presente em uma amostra de células oferece uma boa estimativa do número de células viáveis, já que apenas essas células irão produzir ATP, e a quantidade de ATP em cada célula é mais ou menos igual (com certas advertências descritas a seguir).

A enzima luciferase de vagalume catalisa a produção de luz a partir do substrato luciferina, quando fornecida com energia do ATP e do oxigênio. Consequentemente, uma mistura de luciferase de vagalume e luciferina, quando misturada com um lisado fresco de células viáveis (contendo ATP), produzirá uma explosão de luz na presença de oxigênio. Considerando-se que a quantidade de luciferina, oxigênio e luciferase seja maior que o necessário, a quantidade de ATP liberada da amostra das células será o fator limitante e, portanto, a intensidade da luz produzida estará em proporção direta à quantidade de ATP. Um fóton de luz será emitido por molécula de ATP na amostra. Visto que cada célula na amostra irá conter aproximadamente a mesma quantia de ATP, a intensidade da luz pode ser calibrada para fornecer uma estimativa do número de células viáveis presente na amostra original.

Essa técnica é excelente como indicador rápido da higiene da superfície (Davidson et al., 1999). É muito rápido e simples coletar uma amostra com uma zaragatoa a partir de uma superfície, emulsificar quaisquer células em um agente de lise para liberar o ATP, adicionar a luciferase/luciferina, incubar por alguns minutos e então medir a bioluminescência. De fato, a tecnologia é tão simples que um luminômetro manual com um sistema como o de um sinal de trânsito (verde seguro, etc.) foi produzido para que a equipe de limpeza não precise de qualquer treinamento sofisticado para avaliar a qualidade da limpeza enquanto ela é realizada. A tecnologia também pode fornecer dados semiquantitativos sobre os níveis de contaminação microbiana presentes em uma amostra.

No entanto, a tecnologia de ATP-bioluminescência tem algumas desvantagens. Primeiro, o limite de detecção mínimo é relativamente alto (talvez 10^4 UFC/ 100 cm^2), de modo que quantidades pequenas de células não podem ser detectadas; esse é um problema sério se essas células são patógenos virulentos. Segundo, o sistema não é capaz de diferenciar células patogênicas de não patogênicas – todas contêm aproximadamente a mesma quantidade de ATP. Por fim, a presença de uma população mista de células eucarióticas e procarióticas pode confundir o teste. As células eucarióticas contêm aproximadamente 100 vezes mais ATP do que as células procarióticas. Consequentemente, para um determinado nível, a seguinte questão precisa ser respondida: "Isso é indicação de uma grande quantidade de bactérias ou de uma pequena população de células de levedura?"

6.14.7 Técnica de epifluorescência direta

A técnica de epifluorescência direta, ou DEFT, emprega a observação direta de amostras sob um microscópio. As amostras a serem observadas são marcadas com uma série de tinturas fluorescentes que incluem fluoresceína e iodeto de propídio. Uma cultura de células marcadas com fluoresceína emitirá luz de um comprimento de onda verde (520 nm) quando irradiada com luz de comprimento de onda azul (488 nm). Em contraste, uma cultura de células marcada com iodeto de propídio emitirá luz de um comprimento de onda laranja e vermelho (620 nm) quando irradiada com luz de um comprimento de onda verde (536 nm). Outras tinturas fluorescentes com outros espectros de excitação e emissão também estão disponíveis.

Para que a DEFT funcione, o microscópio usado precisa não apenas de uma fonte de luz que possa fornecer o comprimento de onda de excitação adequado para a tintura usada mas também de filtros ópticos adequados que permitam a transmissão do comprimento de onda de emissão da tintura usada, mas evitem a transmissão de comprimentos de onda indesejados (como os da luz de excitação), já que estes podem saturar a luz emitida a partir das amostras marcadas. Normalmente são utilizados espelhos dicroicos para filtrar os comprimentos de onda indesejados, pois em geral permitem a passagem apenas de uma estreita faixa de comprimentos de onda, ao mesmo tempo em que refletem todos os outros comprimentos de onda. A Figura 6.5 é uma representação esquemática de como a fonte de luz, a amostra fluorescente e o espelho dicroico trabalhariam juntos em um microscópio usado para a DEFT.

Estritamente falando, a DEFT é simplesmente a observação direta de células dentro de uma amostra, que foram marcadas com uma tintura fluorescente. No entanto, um laboratório que use a técnica DEFT utilizaria amostras aquosas e introduziria uma etapa de filtração para concentrar as células presentes. Logo, a amostra aquosa de células seria passada por um filtro de membrana hidrofóbica preta, o filtro e

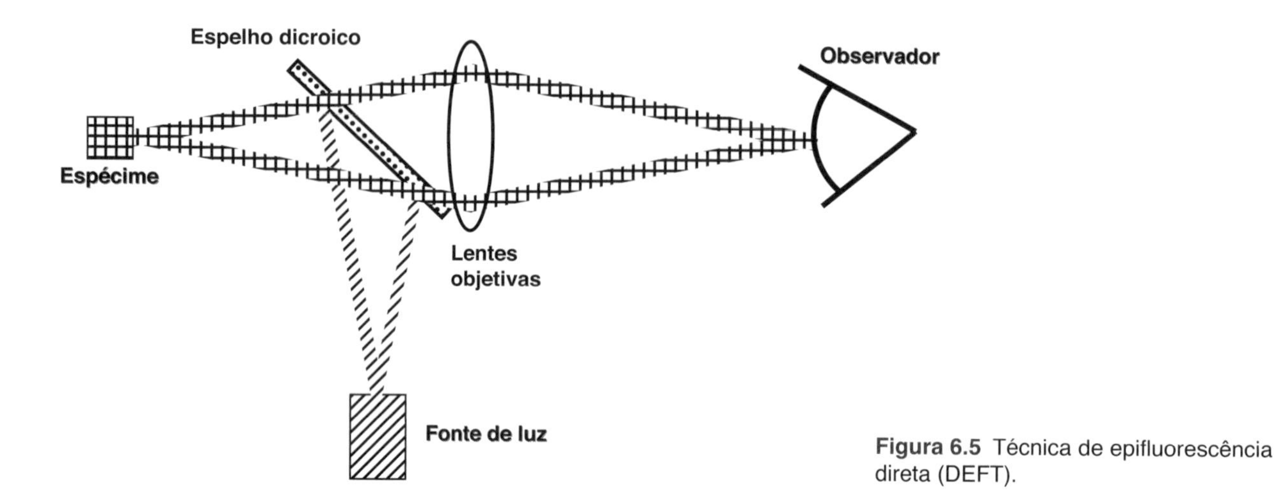

Figura 6.5 Técnica de epifluorescência direta (DEFT).

as células seriam montados sobre uma lâmina do microscópio, a tintura fluorescente seria adicionada às células, e então as células seriam observadas. A maior vantagem da DEFT, para um operador, é que é muito mais fácil enxergar e contar células fluorescentes brilhantes contra uma superfície escura do que observar células muito coloridas contra um fundo claro (como poderia ser observado em uma coloração de Gram).

A DEFT se presta, de forma ideal, para determinar contagens de células gerais, particularmente em amostras aquosas difusas, como água potável, já que grandes volumes de água podem ser passados através de uma única membrana para alcançar uma concentração significativa de células. No entanto, os filtros podem facilmente ser bloqueados por partículas presentes na amostra. Além disso, a técnica básica não oferece uma indicação da viabilidade ou da identidade de quaisquer células vistas. Existem vários kits de marcação disponíveis que resolvem, até certo ponto, os problemas de viabilidade e identidade. Por exemplo, o kit BacLight LIVE/DEAD, fornecido pela Molecular Probes, permite a diferenciação entre células viáveis e não viáveis. Também é possível marcar anticorpos específicos com determinadas moléculas-repórter fluorescentes, de modo a oferecer uma indicação de identidade, de acordo com a especificidade das moléculas de anticorpos escolhidos adequadamente. Finalmente, a 4-metilumbeliferil-β-D-glucoronida (MUG) é transformada na molécula fluorescente 4-metilumbeliferona pela enzima glucuronidase encontrada na *E. coli*, mas não em outras enterobactérias (Feng e Hartman, 1982). Isso significa que uma solução de MUG adicionada a uma mistura de células contendo *E. coli* irá se difundir em todas as células, mas só será alterada para a forma fluorescente na *E. coli*, o que significa que apenas as células *E. coli* irão fluorescer.

Por fim, alguns fabricantes estão desenvolvendo a tecnologia de citômetros de fase sólida, que é uma espécie de híbrido da citometria de fluxo e da DEFT. Amostras de células são imobilizadas sobre uma superfície (como um filtro de membrana), marcadas com tinturas fluorescentes, e então a superfície é escaneada microscopicamente por um laser que a lê, e a luz fluorescente é detectada por uma câmera CCD ligada a um computador. Os dados podem ser armazenados em um computador e analisados automaticamente quanto a características como número total de células, ou número de células apresentando uma cor em particular dentro de um número maior.

6.15 Planos de amostragem microbiológica

6.15.1 Introdução

É essencial para um fabricante de alimentos garantir a segurança microbiológica e a qualidade de um produto. Isso requer a destruição de uma parte do produto. Para estar absolutamente certo da ausência total de patógenos ou toxinas de um lote, seria necessário analisá-lo por completo. Obviamente, isso teria um impacto significativo sobre a lucratividade, e, portanto, uma parte do lote todo – uma *amostra* – é selecionada para teste e os resultados são extrapolados para o lote todo. O sucesso dessa extrapolação da amostra para o lote inteiro se baseia em probabilidade estatística:

- a forma como um contaminante se distribui no lote de um produto alimentício;
- a probabilidade de uma amostra retirada do lote carregar uma parte do contaminante.

Quanto maior o número de amostras tiradas do lote, maior a probabilidade de uma das amostras conter o contaminante.

Os micro-organismos ou toxinas podem, na teoria, estar distribuídos em um produto alimentício de três formas:

1 Há uma distribuição uniforme, na qual cada unidade de contaminação (célula ou molécula de toxina), dentro de um lote de produto, está equidistante no espaço uma da outra. Por exemplo, cada 1 mL de amostra retirada de um lote de 1 litro de um produto hipotético contendo uma população de 1.000 células abrigaria exatamente uma célula. Um resumo estatístico dos dados mostraria uma média de 1 e uma variância de zero (i. e., $s^2 < x$, em que s é a variância e x é a média).
2 Há uma distribuição aleatória, na qual cada unidade de contaminação é distribuída por todo o lote do produto sem um padrão particular. Algumas podem estar espacialmente próximas umas das outras, ao passo que outras podem estar mais distantes. Cada amostra de 1 mL retirada desse lote hipotético de 1 litro poderia conter qualquer número entre 0 e 1.000 unidades, apesar de a maior probabilidade ser de apenas uma quantidade moderada em cada amostra. Um resumo estatístico dos dados ainda mostraria uma média de 1, mas a variância seria maior do que a da distribuição uniforme, como $s^2 = x$.
3 Há uma distribuição agregada. Nessa distribuição, unidades de contaminação estão presentes em conglomerados distintos com grandes distâncias (não contaminadas) entre eles. A maioria das amostras de 1 mL retiradas de um lote hipotético de 1 litro, se as unidades de contaminação apresentarem uma distribuição agregada, irá abrigar poucas ou nenhuma unidade contaminante. No entanto, um pequeno número de amostras terá uma quantidade muito grande de unidades de contaminação. Um resumo estatístico do lote hipotético iria mais uma vez apresentar média 1, mas agora a variância seria ainda maior do que na distribuição aleatória (i. e., $s^2 > x$).

Na prática, a maioria dos produtos alimentícios não é verdadeiramente homogênea e, portanto, é provável que os micro-organismos estejam distribuídos em todo o lote preferencialmente na forma aleatória ou, mais provavelmente, na forma agregada. Algumas regiões do produto podem conter níveis de conservante, sal ou atividade da água que são letais para células microbianas. Outras regiões podem conter níveis que são meramente bacteriostáticos, enquanto ainda outras regiões podem conter pouco conservante e água suficiente para permitir o crescimento bacteriano. Isso levaria a uma distribuição agregada. Visto que o objetivo da amostragem microbiológica é estimar com precisão a presença e os níveis de organismos e toxinas dentro de um lote de produto, ao mesmo tempo sacrificando a quantidade mínima de produto, é necessário coletar as amostras mais representativas possíveis para permitir uma estimativa aceitável. É claro que, quanto mais uma distribuição se afasta da regularidade, maior a proporção do lote que precisará ser testada para garantir uma probabilidade razoável de a seleção da amostra realmente abrigar alguns desses contaminantes.

A Comissão Internacional de Especificações Microbiológicas para Alimentos (ICMSF) desenvolveu uma série de termos padronizados relacionados à segurança alimentar e ao conteúdo microbiológico. Esses termos são os seguintes: uma *meta de segurança* alimentar estabelecida pelo governo para que certo nível de segurança seja alcançado, mas que deixa o fabricante livre para determinar como ela será atingida; uma *meta de desempenho*, que estabelece os níveis de um contaminante no alimento que o fabricante precisa alcançar quando a preparação final for feita pelo consumidor, e não pelo fabricante (p. ex., uma peça de carne); e um *critério microbiológico*. Critérios microbiológicos podem ser normas microbiológicas (requisitos legais ou regulatórios), especificações microbiológicas (uma obrigação contratual) ou diretrizes microbiológicas (uma meta de fabricação).

Existem vários componentes em um critério microbiológico, e eles precisam ser levados em consideração ao se definir um plano de amostragem. Entre eles:

1 uma definição do tipo de alimento a ser avaliado, já que tipos diferentes tendem a abrigar espécies diferentes de micro-organismos;
2 uma definição dos micro-organismos ou de suas toxinas que mais se espera que representem um dano à saúde ou uma indicação de deterioração em determinado produto;
3 se existem quaisquer indicadores microbiológicos adequados para os micro-organismos esperados;

4 o tamanho e a quantidade de amostras a serem coletadas a partir do lote ou em pontos particulares ao longo da linha de processamento;
5 uma definição detalhada dos métodos (preferencialmente validados) a serem utilizados para detectar os organismos ou toxinas;
6 os limites microbiológicos apropriados para o produto alimentício (que podem ser descritos pelos parâmetros m, M, n e c, discutidos a seguir).

O tamanho e o número de amostras a serem coletadas e os limites microbiológicos adequados selecionados serão afetados pela distribuição estatística do contaminante dentro do produto, bem como pela natureza do contaminante. O contaminante é patogênico? Ele é capaz de produzir toxinas sob alguma circunstância? Ele é capaz de deteriorar o produto? Como consequência, três tipos de planos de amostragem se provaram praticáveis: planos de amostragem por atributos de duas classes, planos de amostragem por atributos de três classes e planos de amostragem de aceitação por variáveis – cada um deles mais apropriado que os outros em certas circunstâncias.

6.15.2 Planos de amostragem por atributos de duas classes

O plano de amostragem por atributos de duas classes tem um limite simples de aceitável/inaceitável, sendo os dois atributos o fato de o produto ter passado ou ter sido reprovado na inspeção. Um plano de amostragem por atributos de duas classes pode simplesmente ser um teste de presença/ausência. Por exemplo, a presença da *Salmonella* tornará o lote inaceitável, enquanto sua ausência permitirá que ele passe na inspeção. Por outro lado, um plano de duas classes pode especificar um limite de contagem microbiana que não deve ser excedido. Por exemplo, ele pode estipular um limite de 10^5 UFC por amostra, e qualquer amostra que exceder esse limite será considerada inaceitável. A ICMSF identifica esse limite de aceitável/inaceitável com a letra "m" minúscula. Deve-se observar que um plano de amostragem por atributos de duas classes carece de alguma sofisticação, já que para $m = 1 \times 10^5$ UFC por amostra, 1×10^2 e $9,5 \times 10^4$ UFC por amostra passariam, ao passo que $1,1 \times 10^5$ seria inaceitável. A ICMSF oferece diretrizes sobre os produtos alimentícios e organismos ou toxinas contaminantes para os quais o plano de amostragem por atributos de duas classes é apropriado.

6.15.3 Planos de amostragem por atributos de três classes

Planos de amostragem por atributos de três classes trazem um grau de sofisticação maior ao processo, já que, além do limite inaceitável que automaticamente faz o lote reprovar no teste, existe um limite mais baixo de margem aceitável. O limite de margem aceitável não leva automaticamente à reprovação, mas indica que o processo está começando a perder o controle do contaminante em questão e que ações corretivas precisam ser adotadas urgentemente. Haveria um limite à quantidade de amostras de margem aceitável tolerada antes de um lote ser automaticamente rejeitado. A ICMSF identifica o limite inaceitável com a letra "M" maiúscula, e o limite de margem aceitável com a letra "m" minúscula. Como exemplo, o limite inaceitável poderia ser de 10^7 UFC por amostra, enquanto o de margem aceitável seria de 10^5 UFC por amostra, se isso pudesse ser alcançado normalmente dentro das BOAS PRÁTICAS DE FABRICAÇÃO (BPF).

6.15.4 Rigor no plano de amostragem

Para os planos de amostragem por atributos de duas e três classes, a quantidade de amostras coletada e a tolerância a amostras com falhas influenciarão a probabilidade de um lote contaminado ser rejeitado – o rigor do teste. Mais uma vez a ICMSF usa letras para identificar esses termos: o número de amostras coletadas é identificado pela letra "n" minúscula, e a tolerância a falhas é identificada pela letra "c" minúscula. O número de amostras coletadas tem relação direta com o rigor do teste, já que, quanto mais amostras testadas, mais criterioso o teste, visto que a probabilidade de encontrar contaminação é maior. Observe que o número de amostras testadas é o que importa, e não meramente o número de amostras coletadas. Por outro lado, a tolerância de amostras contaminadas possui uma relação inversa com o rigor do teste – quanto mais tolerante o teste, menor a probabilidade de encontrar amostras falhas o suficiente para desencadear a rejeição do lote todo.

6.15.5 Aplicações do plano de amostragem

As aplicações dos planos de amostragem são discutidas em Roberts et al. (1996). Planos de amostragem por atributos de duas e três classes são particularmente úteis em situações nas quais a história passada de manuseio e processamento do produto alimentício é desconhecida; por exemplo, em cargas que chegam aos portos ou aeroportos. O lote do produto deve ser subdividido em blocos aproximados que representem amostras potenciais; por exemplo, pacotes individuais em um palete ou coordenadas tridimensionais dentro de um recipiente grande de líquido. As amostras devem então ser selecionadas e coletadas de acordo com um padrão aleatório predeterminado, até que o número adequado de amostras seja coletado. A quantidade de amostras exigida deve ser a coleta de cada lote individual, já que isso influenciará a probabilidade estatística de se encontrar um contaminante. Depois, as amostras devem ser testadas quanto à presença de organismos e/ou toxinas contaminantes preestabelecidos conforme especificado no plano de amostragem.

A natureza do produto e sua intenção de uso afetarão a escolha do plano de amostragem mais apropriado. Um produto que não passará por nenhum outro processamento (como cozimento pelo consumidor), e que é armazenado sob condições que permitam o crescimento microbiano (p. ex., com alta temperatura ambiente), necessitará de um plano de amostragem muito mais rigoroso do que um produto que ainda passará por processamento e/ou será armazenado em condições não ideais para o crescimento bacteriano (p. ex., congelado, ou com baixa atividade da água). Em termos práticos, um patê de carne de porco, por exemplo, precisaria de testes com maior rigor do que um peito de frango, já que o patê geralmente não passa por qualquer outro processamento.

Os prováveis usuários finais do produto também afetarão o critério do plano de amostragem requerido; bebês e idosos/imunocomprometidos seriam mais gravemente afetados por um patógeno entérico como a *Salmonella* do que um adulto saudável. Consequentemente, leite em pó para bebês exigiria maior rigor do que peças de carne. Por fim, a habilidade realista dos processadores em remover um patógeno em particular, especialmente quando outro processamento for aplicado pelo consumidor, influenciará os critérios adotados. Por exemplo, um plano de amostragem altamente rigoroso não seria apropriado para carcaças de frango, já que uma grande proporção dessas carcaças pode abrigar tanto salmonelas quanto campilobactérias, mas o manuseio e o cozimento adequados pelo consumidor reduziriam esses riscos. A ICMSF propôs uma série de planos de amostragem diferentes de acordo com o produto, seu provável processamento e seu provável uso.

6.15.6 Curvas características de operação

Em um plano de amostragem por atributos de duas classes, as amostras que se provem inaceitáveis ou aceitáveis (ou seja, que excedam ou não o "m"), quando retiradas de um lote de produto, seguirão uma distribuição estatística binomial. Em um plano de duas classes, porém, uma amostra só pode ser aceitável ou inaceitável e, portanto, a probabilidade de uma amostra selecionada ser aceitável ou não deve resultar em 1:

$$a + i = 1$$

onde:

a é a proporção de amostras aceitáveis dentro de um lote
i é a proporção de amostras inaceitáveis dentro de um lote

Em um teste simples de positivo/negativo para a presença de toxina botulínica em um produto alimentar enlatado, não haveria tolerância para amostras inaceitáveis ou falhas (c = 0). Isso significa que:

$$P\% = (1 - i)^n$$

onde:

P% é a probabilidade de aceitação do lote
n é a quantidade de amostras retiradas

Opostamente:

$$R\% = 1 - (1 - i)^n$$

onde:

R% é a probabilidade de rejeição de um lote

Em outras palavras, quando um número específico de amostras é retirado de um lote de produto com níveis de contaminação variados, a probabilidade de aceitação desse lote é inversamente proporcional ao nível de contaminação, como ilustrado na Tabela 6.6.

Se as probabilidades de aceitação ou rejeição de um lote para uma porcentagem crescente de contaminação forem demonstradas em um gráfico, o resultado será uma curva senoidal (Fig. 6.6). Essa curva senoidal é descrita como uma curva característica de operação. Aumentar o número de amostras testadas

Tabela 6.6 Probabilidade de aceitação/rejeição de um lote de produto, para um determinado nível de contaminação.

Nível de contaminação	Para 50 amostras testadas, probabilidade de:	
	Aceitação (%)	Rejeição (%)
0,01	99,5	0,5
0,025	98,75	0,25
0,1	95,1	4,9
0,25	88,2	11,8
0,5	77,8	22,2
1	60,5	39,5
2	36,4	63,6
5	7,7	92,3
10	0,5	99,5

"n" torna mais provável que certo nível de contaminação seja detectado e que o lote seja rejeitado. Diminuir a tolerância de amostras falhas "c", quando uma proporção de amostras falhas for permitido, terá o mesmo efeito de aumento na probabilidade de rejeição de um lote com certo nível de contaminação. A probabilidade de encontrar contaminação e rejeitar um lote contaminado é conhecida como *rigor* do plano de amostragem; logo, aumentar o "n" e diminuir o "c" torna o plano de amostragem mais rigoroso. O efeito na curva característica de operação é empurrar a curva senoidal para a esquerda. Contrariamente, a curva será empurrada para a direita do gráfico se o plano de amostragem for menos rigoroso, ao se diminuir o "n" ou aumentar o "c", e para um determinado nível de contaminação haverá uma probabilidade maior de aceitação do lote e menor de rejeição. Alterar o "n" e o "c" em planos de amostragem por atributos de três classes terá o mesmo efeito que em planos de amostragem de duas classes. A curva característica de operação é importante para um fabricante, já que, idealmente, o fabricante sempre gostaria de rejeitar lotes contaminados e aceitar lotes não contaminados. No entanto, na prática isso não é possível; portanto, certo risco para o consumidor em aceitar um lote contaminado e o risco econômico para o fabricante em rejeitar um lote não contaminado precisam ser tolerados, mas minimizados.

6.15.7 Amostragem de aceitação por variáveis

O terceiro plano de amostragem possível é um plano de amostragem de aceitação por variáveis, que é o mais apropriado para um produto com histórico conhecido. Para usar a amostragem de aceitação por variáveis, os micro-organismos no produto alimentar devem ter distribuição log-normal, já que essa abordagem busca determinar que uma proporção aceitável do lote apresente contagens abaixo de um limite predeter-

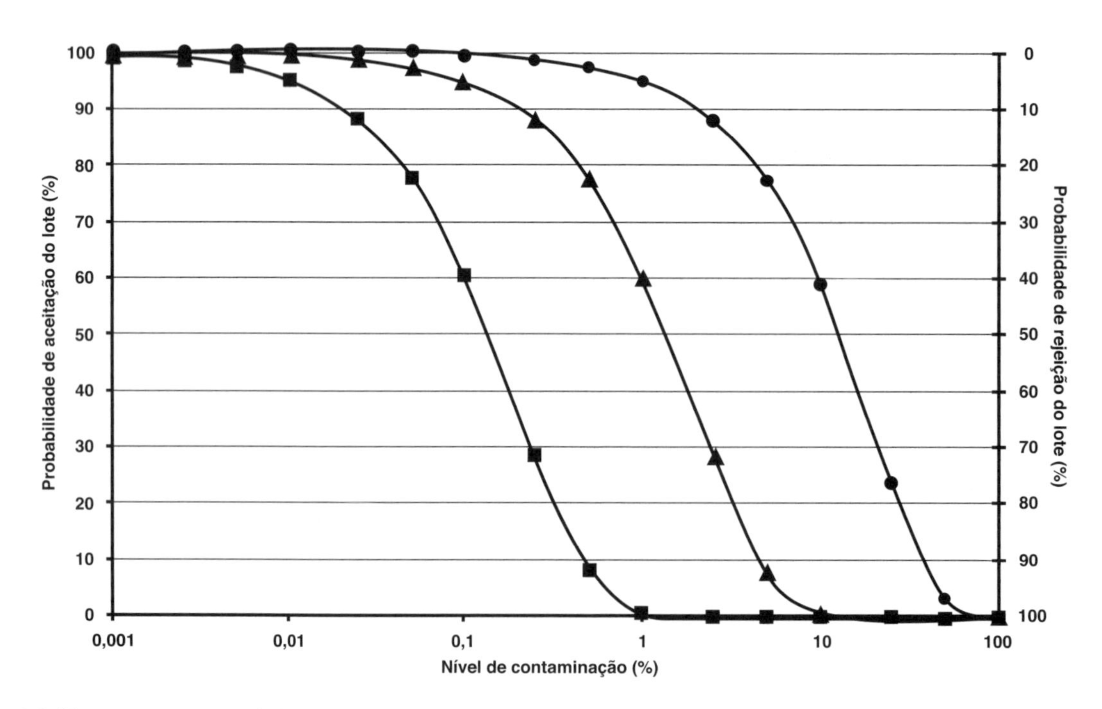

Figura 6.6 Uma curva característica de operação, com rigor decrescente com base em um número decrescente de amostras testadas (*n*). Quadrados, *n* = 500; triângulos, *n* = 50; círculos, *n* = 5.

minado. Para um lote hipotético de produto alimentar de tamanho infinito, uma distribuição log-normal da população microbiana dentro dele poderia ser resumida pelos parâmetros μ, a média, e σ, o desvio-padrão. Se uma amostra fosse coletada a partir desse lote de produto, e a contagem viável V, determinada, uma proporção das amostras possíveis permanecendo no lote apresentaria contagens menores que esse valor, e outra proporção apresentaria contagens maiores. Além disso, se os parâmetros μ e σ são conhecidos para a amostra, então é possível determinar qual proporção do lote remanescente realmente apresenta contagens maiores que V. A fórmula usada para determinar a quantidade dessas amostras que apresentariam contagens maiores que as encontradas V em um lote seria:

$$V = \mu + K\sigma$$

onde:

μ é a média da população geral
K é uma constante – o desvio normal padronizado
σ é o desvio-padrão da população geral

Isso pode ser usado para determinar a aceitabilidade de um lote de produto alimentar se V for estabelecido como um limite de segurança, da mesma forma que o M no plano de amostragem por atributos de três classes, e K for estabelecido como a quantidade de amostras com contagens excedendo V que será tolerada, da mesma forma que c em um plano de amostragem por atributos.

Sabe-se que μ e σ são valores hipotéticos para um lote de tamanho infinito. Na realidade, os valores x e s seriam determinados a partir de contagens de micro-organismos $\log_{10}$ dentro de um lote real de produto alimentício, ao passo que K é estimado a partir de tabelas publicadas, como k_1. O valor de k_1 representa a probabilidade mínima de rejeição de um lote com contagens inaceitavelmente altas, além do limite de segurança V. Consequentemente, quando amostras de um lote de produto fossem testadas, as condições de aceitação do lote seriam:

$$V \geq x + k_1 s$$

ao passo que a rejeição seria desencadeada por:

$$V < x + k_1 s$$

Visto que k_1 representa a probabilidade mínima de rejeição de um lote com contagens inaceitáveis, uma redução no k_1 reduziria o rigor de um plano de amostragem de aceitação por variáveis, já que a probabilidade de rejeição de um lote com contagens inaceitáveis seria diminuída.

Além disso, para o valor de k_1, que determina os limites de segurança para um lote de produto alimentício, o valor de k_2 pode ser usado para determinar limites que normalmente seriam alcançáveis por BPF. Nesse caso, o valor v é estabelecido como o limite de contagem, e k_2 fornece a probabilidade mínima de aceitação de um lote com contagens menores que v, o que funciona de forma parecida para o m em um plano de amostragem por atributos de três classes. A fórmula para expressar essa relação é:

$$v > x + k_2 s$$

Como nos planos de amostragem por atributos de três classes, a falha de um lote usando essa segunda fórmula não significa automaticamente que o lote deva ser rejeitado, mas que as BPF estão falhando e que, na ausência de ações corretivas, pode ocorrer contaminação inaceitável.

6.15.8 Resumo

Planos de amostragem permitem aos fabricantes de produtos alimentícios, ou às agências reguladoras nos países que os recebem, avaliar um lote de produto alimentício quanto à sua segurança microbiológica, de acordo com procedimentos padronizados e acordados, sem a destruição de todo o lote no processo. Planos de amostragem por atributos são mais apropriados para uso quando a distribuição dos micro-organismos dentro de um lote de produto não é entendida claramente. Por outro lado, planos de aceitação por variáveis são mais apropriados para uso em situações em que a distribuição dos organismos dentro de um lote é compreendida. Cada tipo de plano de amostragem serve para estimar a probabilidade de um lote abrigar uma população de organismos, ou uma dose de toxina, além dos limites de segurança predeterminados. Consequentemente, cada tipo de plano de amostragem apresenta o que é chamado de curva característica de operação, que mostra a probabilidade de rejeição ou aceitação do lote para certo nível de contaminação. Deve-se dizer que nenhum plano de amostragem oferecerá uma garantia absoluta de sempre encontrar, e de apenas rejeitar, lotes contaminados, que é a razão pela qual programas

APPCC para produtos individuais estão se tornando tão importantes, em uma tentativa de minimizar a possibilidade de contaminação.

6.16 Análise de Perigos e Pontos Críticos de Controle

6.16.1 Introdução

O sistema de Análise de Perigos e Pontos Críticos de Controle (APPCC) foi originalmente introduzido nos anos 70 pela NASA e pelo Exército norte-americano em colaboração com a Pillsbury Company. A intenção era desenvolver um programa de gerenciamento de qualidade para alimentos que removesse quaisquer riscos potenciais à saúde desde o início; em outras palavras, era uma filosofia de "zero defeitos". O sistema foi originalmente desenvolvido para o programa espacial, já que viagens espaciais de longa duração exigem que os alimentos sejam bem conservados, e é provavelmente melhor nem imaginar o impacto de uma doença transmitida por alimentos no espaço. O sistema foi originalmente implantado por fabricantes inovadores de alimentos, porém, mais recentemente tornou-se um requisito obrigatório tanto nos EUA (desde 1997) quanto na União Europeia (Regulamentos 852-854/2004, mas veja Untermann, 1999).

Conceber um programa APPCC para um produto alimentício exige a análise sistemática do produto: sua formulação, sua fabricação e os perigos que podem surgir em qualquer etapa intermediária, bem como no produto finalizado. O programa APPCC em si é concebido e implantado por uma equipe de APPCC, que trabalha de acordo com os sete princípios estabelecidos pela Comissão CODEX Alimentarius, um órgão consultor formado pela Organização das Nações Unidas para Agricultura e Alimentação (FAO) e pela Organização Mundial da Saúde (OMS). No entanto, para ser totalmente bem-sucedido, um programa APPCC exige comprometimento total de cada membro da fábrica, já que se trata de uma filosofia holística de fabricação. Um guia rápido sobre a composição de uma equipe de APPCC e os processos seguidos para se desenvolver um programa de APPCC são apresentados abaixo (Mortimore e Wallace, 1994).

6.16.2 A equipe de APPCC

A primeira etapa do APPCC é montar uma equipe de especialistas que englobe as principais disciplinas envolvidas no processo de produção. A equipe será composta de profissionais como microbiologistas, engenheiros, gerentes de produção e pessoal de produção, gerentes de asseguração de qualidade e um líder. O ponto-chave é que todos os membros devem possuir experiência adequada e vontade de expressar suas opiniões; a função do líder é garantir que todas as opiniões sejam totalmente expressas (Dillon e Griffith, 1996).

6.16.3 Os princípios CODEX

A implantação de um programa APPCC para um determinado produto alimentar segue as sete etapas estabelecidas no CODEX Alimentarius:

1 análise dos perigos;
2 identificação dos pontos críticos de controle (PCC);
3 estabelecimento dos critérios de PCC;
4 procedimentos de monitoramento para os PCC;
5 protocolos para os desvios de PCC;
6 registro;
7 verificação.

6.16.4 Análise dos perigos

A análise dos perigos começa com um fluxograma que descreve, em detalhes, todo o processo, do recebimento da matéria-prima na fábrica à chegada do produto final ao prato do consumidor. A análise dos perigos determinará todos os riscos potenciais associados a um alimento: microbiológicos (p. ex., organismos patogênicos ou suas toxinas), físicos (p. ex., farpas de ossos ou vidro) ou químicos (p. ex., resíduos de sanitizantes). A análise dos perigos também avaliará a gravidade e o nível de risco associados a cada perigo. Por exemplo, a toxina botulínica é um perigo mais grave do que a enterotoxina do *Bacillus cereus* quando ingeridas, já que é consideravelmente mais letal. Entretanto, a probabilidade ou o risco de encontrar toxina botulínica em um produto armazenado ao ar livre é muito menor do que aquele de encontrar a enterotoxina do *Bacillus*, já que o *Clostridium botulinum* é um organismo estritamente anaeróbio, ao passo que o *Bacillus cereus* é um aeróbio. Existem, portanto, três termos importantes associados à análise de perigos. São eles: o *perigo*, um agente que pode causar dano a um consumidor; a *gravidade* de um perigo, em outras palavras, quanto de dano ele pode causar; e o *risco*, a probabilidade de um perigo, em particular, realmente surgir em determinado produto alimentício.

6.16.5 Identificação dos pontos críticos de controle

Em seguida, os pontos críticos de controle – PCC– dentro do processo devem ser identificados. Isso é feito por meio de uma árvore de decisão de PCC, que é uma série lógica de perguntas feitas em cada etapa do processo e que garantem uma abordagem consistente a cada uma delas. Isso também promove o pensamento estruturado e encoraja a discussão entre todos os membros da equipe. A Comissão CODEX Alimentarius publicou o exemplo de uma árvore de decisão para auxiliar na identificação dos PCC, apesar de reconhecer que ela pode não ser a mais adequada em todas as situações e permitir outras abordagens.

6.16.6 Estabelecimento dos critérios de PCC

Os critérios para os pontos críticos de controle devem ser estabelecidos (Khandke e Mayes, 1998). Eles podem definir características como perfil de temperatura e tempo de exposição de um produto para o controle de um perigo microbiológico (p. ex., 121°C por 15 min), ou o tamanho máximo das partículas permitido no produto (p. ex., partículas não maiores que 3 mm de diâmetro por raios X). No entanto, os critérios de PCC também podem definir características como a profundidade e o preenchimento de bandejas de resfriamento (já que isso pode influenciar a taxa de resfriamento e, portanto, a possibilidade de crescimento microbiano), ou a concentração de cloro livre na água de resfriamento de enlatados (já que a quantidade insuficiente de cloro pode permitir o surgimento de contaminação microbiana e sua possível entrada nas latas por falhas em junções). Idealmente, as matérias-primas fornecidas a um fabricante devem ser garantidas pelo fornecedor; o fornecedor deve certificar-se de que a matéria-prima atenda critérios específicos, ainda que seja sábio também realizar alguma verificação. Por fim, a equipe APPCC também irá definir qualquer manuseio pós-compra que deve ser especificado pelo fabricante, instruindo tanto os varejistas quanto os consumidores sobre armazenamento e preparo seguro do produto (p. ex., "manter sob refrigeração" ou "consumir até a data"). Algumas etapas intermediárias no processo podem realmente ser mais propensas a perigos do que as matérias-primas ou o produto acabado (p. ex., ovos inteiros depois de retirados da casca, mas antes da pasteurização), e o fabricante deve especificar os critérios apropriados para o manuseio seguro dos produtos durante essas etapas intermediárias.

6.16.7 Monitoramento dos PCC e protocolos para os desvios de PCC

Após identificar os PCC e definir os critérios necessários para garantir que o controle seja exercido, o fabricante deverá estabelecer protocolos de monitoramento significativos. Por exemplo, no caso do tempo/temperatura citado acima, um termopar com *datalogger* seria introduzido em um local apropriado dentro do lote do produto, e a temperatura alcançada e a duração em que é mantida seriam gravadas pelo *datalogger*. O fabricante também deve implementar protocolos-padrão a ser seguidos pelo pessoal no caso de uma falha em um PCC – por exemplo, se a temperatura exigida não for alcançada, ou não for mantida pelo tempo suficiente, se o produto poderia ser reprocessado com segurança, se poderia ser incorporado seguramente em um lote posterior, ou se deveria ser destruído. Essa decisão é do fabricante, mas deve apresentar uma sólida razão científica.

6.16.8 Registro e verificação

De acordo com os regulamentos da APPCC na União Europeia, é exigido dos fabricantes que eles mantenham registros de todo o monitoramento dos PCC por "um período apropriado" (852/2005 Artigo 4c). Os registros dos dados também podem ajudar a formar a base de defesa de uma *due diligence*, caso haja problemas e o fabricante seja processado. Por fim, um fabricante deve verificar rotineiramente se o programa APPCC opera com eficácia para o produto em questão, e se todo o equipamento de monitoramento está funcionando corretamente e dentro dos limites de tolerância (ver também Anonymous, 2006).

6.16.9 Quando mudar a formulação do produto

Um programa de APPCC deve ser desenvolvido para cada um dos produtos feitos por um fabricante, já que diferenças nos ingredientes e nas etapas/métodos de processamento podem influenciar tanto no risco quanto na gravidade dos perigos potenciais associados a cada produto. Além disso, caso a formulação de um produto seja alterada após a implantação de um programa de APPCC para ele, a equipe de APPCC deve reavaliar o produto e seu processo, já que mesmo pequenas alterações nos ingredientes podem apresentar uma grande influência sobre o risco e a gravidade de possíveis perigos (ver comentários em *Cl. botulinum* no iogurte na Seção 6.9.6).

6.16.10 Resumo

A APPCC é tanto uma filosofia de produção quanto um processo de fabricação exigido em um número cada vez maior de países ao redor do mundo. Foram estabelecidos sete princípios básicos no CODEX Alimentarius (ver anteriormente). Uma equipe de especialistas deverá ser reunida e, seguindo esses sete princípios, avaliará o processo usado para fabricar produtos individuais e desenvolverá um programa APPCC para cada um desses produtos. Caso a formulação do produto seja alterada de qualquer forma, então a equipe APPCC deverá reavaliar tanto o produto quanto o processo, para garantir que as normas de segurança sejam mantidas. Por fim, pode ser importante diferenciar cepas da mesma espécie, frequentemente pelo uso de métodos moleculares (Zabeau e Vos, 1993).

6.17 *Design* higiênico de fábrica

Um *design* higiênico da fábrica é essencial para a produção de alimentos com segurança. O tópico é bastante amplo e poderia facilmente ser tema de um livro. No entanto, os princípios que o baseiam são relativamente diretos e envolvem basicamente a escolha dos materiais apropriados para a construção tanto da planta quanto dos prédios da fábrica, de modo a minimizar o aumento da contaminação, excluir pestes e facilitar o acesso para limpeza (ver também Anonymous, 2003, 2004a–c, 2006; Cole 2004).

6.17.1 Materiais de construção da planta

Para selecionar os materiais adequados para a construção da planta é necessário compreender as propriedades químicas e físicas do produto alimentício e como elas interagem com os materiais de construção. Por exemplo, ainda que o aço inoxidável não sofra corrosão imediata, ele é, na verdade, sensível aos íons de cloro e, portanto, produtos com alto teor de sal (p. ex., salmoura) podem muito bem causar a corrosão da superfície do aço inoxidável se em contato por muito tempo. As cavidades da corrosão podem produzir focos de crescimento bacteriano difíceis de limpar e biofilmes que podem contaminar o produto. Da mesma forma, produtos com alto teor de gordura ou óleo podem remover o plastificante de superfícies plásticas pelo contato, se a formulação errada for utilizada.

6.17.2 Materiais de construção da fábrica

Para selecionar os materiais adequados para a construção do prédio da fábrica é necessário considerar a probabilidade do desgaste a que eles podem estar sujeitos, além da exposição a poeira ou umidade e da proximidade ao produto alimentício exposto. Por exemplo, paredes em concreto, bloco ou tijolo sem acabamento seriam inadequadas na área de processamento principal, já que todas possuem superfícies relativamente ásperas que podem juntar poeira e então contaminar o produto. Esses materiais, deixados sem proteção, também seriam inadequados em locais onde há movimento considerável, por exemplo em corredores (tanto no piso quanto nas paredes), já que há o risco de carrinhos ou veículos colidirem e danificarem a parede, o que leva tanto ao risco de o material da parede cair sobre o produto quanto ao fato de ser um foco para o acúmulo de sujeira. Por fim, um material como concreto puro não é adequado para ser utilizado como piso, já que líquidos podem cair, encharcando-o e favorecendo o crescimento de um foco microbiano.

6.17.3 *Layout* da planta

O *layout* da planta deve garantir que não haja locais onde os alimentos possam se acumular e permitir o crescimento microbiano, que pode vir a contaminar outros lotes do produto. Não deve haver espaços mortos: os tanques devem ser drenados a partir do ponto mais baixo, o fluxo de fluido bombeado deve limpar toda a unidade, as válvulas devem ser do tipo pinça e a tubulação deve ser conectada de modo a minimizar falhas (p. ex., usando juntas circulares tipo IDF ou soldas circulares). Além disso, se conexões em T forem necessárias em uma tubulação, a sua profundidade deverá ser minimizada, o local, desenhado para promover o escoamento do fluido, e cotovelos devem ter curvaturas suaves. Qualquer redução no diâmetro das tubulações deve ocorrer de modo gradativo, não abrupto. Todos os espaços mortos na tubulação podem acumular fluidos e agir como foco para crescimento bacteriano, que pode então contaminar o produto. As superfícies exteriores da planta devem ser inclinadas ou curvas para reduzir o acúmulo de poeira e contaminação.

A planta também deve estar localizada de modo a possibilitar uma limpeza fácil; por exemplo, com espaço suficiente na parte inferior para que vassouras tenham acesso, ou com tampos removíveis *seguros* para permitir o acesso a espaços fechados. Como ideal, a planta deve estar posicionada em um fluxo lógico e progressivo desde a entrada das matérias-primas até o armazenamento ou a saída do produto final, para evitar que matérias-primas cruzem o caminho e possam contaminar o produto final (ver *Cl. botulinum* no salmão enlatado, Seção 6.9.2). Muitas fábricas que trabalham com produtos líquidos passaram a adotar o *layout* de limpeza no local (CIP – *cleaning in place*) para suas plantas, que incorpora tubulações secundárias próximas à tubulação principal, permitindo a circulação de agentes de limpeza e enxágue.

6.17.4 *Layout* da fábrica

O *layout* do prédio da fábrica também deve permitir uma limpeza fácil: daí a importância do uso de superfícies lisas. Além disso, o peitoril de janelas e linhas de serviço aéreas não devem estar fora do alcance para a limpeza e devem ter superfícies inclinadas ou curvas para minimizar o acúmulo de poeira. No entanto, linhas aéreas de serviço devem estar abrigadas em um espaço no telhado que permita o acesso de uma equipe técnica para reparos (e limpeza) sem que se entre nas áreas de processamento ou manuseio do alimento. As luminárias também devem estar alojadas em suportes de plástico transparente inquebrável e acessíveis apenas pelo espaço de serviço no telhado, para evitar que pedaços de vidro quebrado caiam sobre a linha de produção. Por fim, os prédios das fábricas devem ser à prova de pragas (tais como insetos e roedores). Isso deve incluir a ausência de janelas abertas em áreas onde produto, intermediários ou matérias-primas estejam expostos. Também não deve haver vão nas portas.

6.17.5 Resumo

A intenção não era oferecer uma descrição completa do *design* higiênico de uma fábrica, mas indicar que existe uma ampla gama de fatores que interagem para torná-lo higiênico. Efetivamente, porém, o objetivo de um *design* higiênico é utilizar materiais com o melhor custo-benefício, para minimizar a probabilidade de acúmulo de contaminantes, a contaminação do produto alimentício e a existência de riscos aos consumidores. O trabalho de Arvanitoyannis et al. (2005) apresenta mais detalhes.

6.18 Fermentação microbiana

6.18.1 Produtos alimentícios

6.18.1.1 Introdução geral

A fermentação tem sido usada por muitos séculos tanto para preservar produtos alimentícios quanto para alterar favoravelmente suas qualidades sensoriais. A fermentação é conhecida pelo menos desde os tempos dos sumérios; enquanto isso, na época dos faraós, os egípcios criavam, a partir de um grão fermentado, um produto chamado *boozah*. Os gregos e os romanos fermentavam uvas para produzir vinho, ainda que haja controvérsia sobre quem primeiro desenvolveu a destilação; os chineses foram os primeiros no século VIII, com a destilação por congelamento, e os alquimistas muçulmanos provavelmente foram os primeiros com a destilação tradicional no século IX. A destilação para a produção de bebidas foi provavelmente desenvolvida na Europa no século XIV. A produção da cerveja e do vinho oferecia uma fonte segura de líquidos potáveis em uma época em que a qualidade da água era ruim, já que a água para a cerveja era aquecida antes da fermentação e o álcool presente tanto na cerveja quanto no vinho desencorajava o crescimento de patógenos microbianos. Os efeitos de alteração do humor causados pelos produtos alcoólicos também podem ter sido um fator em sua adoção.

O queijo pode ter sido feito pela primeira vez por volta de 8 mil anos atrás, sendo os egípcios os primeiros a registrar sua produção, há 4 mil anos. Acredita-se que a fermentação do leite para a criação de um produto, tipo iogurte, foi descoberta nas planícies da Ásia Central pelos búlgaros há cerca de 5 mil anos, provavelmente como resultado do armazenamento do leite em peles em temperatura ambiente. O preparo de queijo, iogurte e outros produtos de leite fermentado teriam proporcionado os meios para se ampliar a vida de prateleira do leite quando a refrigeração não existia e o leite se tornava impalatável ou não seguro dentro de poucos dias. A fermentação do leite também altera de forma significativa suas qualidades sensoriais, frequentemente produzindo sólidos ou géis com níveis de acidez bastante elevados, o que pode torná-lo mais palatável para alguns e mais fácil de digerir para aqueles, por exemplo, intolerantes à lactose.

Produtos de carne fermentados, particularmente linguiças, também parecem ter uma história antiga e foram certamente produzidos pelos gregos e romanos. A fermentação do ácido lático das carnes pode ter um impacto significativo sobre a segurança dos produtos feitos a partir delas, já que muitos patógenos gerados na carne são relativamente sensíveis aos efeitos de ácidos orgânicos. Uma exceção a isso, e digna de nota, é a *Listeria monocytogenes*, que está se tornando mais comum em surtos iniciados por produtos de carne fermentada devido à sua maior resistência aos ácidos orgânicos. Em um contexto histórico, porém, a fermentação da carne para armazenamento teria ampliado a segurança e a vida de prateleira dos produtos em uma época em que a refrigeração não era conhecida. Além disso, da mesma forma que os laticínios, as qualidades sensoriais alteradas dos produtos de carne fermentada teriam sido um atrativo. O peixe também pode ser fermentado, com a finalidade de produzir um condimento de sabor forte para avivar uma dieta de sabor suave e introduzir aminoácidos essenciais que de outro modo faltariam.

Uma ampla variedade de vegetais é fermentada em muitos países diferentes como forma tanto de ampliar a vida de prateleira, permitindo seu consumo fora da safra, quanto de introduzir alguma variação na dieta. Junto com os produtos vegetais fermentados também é possível classificar o que se descreve como fermentações tradicionais, que incluem, por exemplo, a fermentação da soja para a produção de molho de soja, *tempeh* e missô, e também do cacau, café e chá. Esta seção apresenta uma visão geral de cada um desses tipos de produto.

Ver também Doyle et al. (2001).

6.18.2 Produtos alcoólicos

Em termos simples, a cerveja é produzida por meio da fermentação de açúcares de grãos por cepas da levedura *Saccharomyces cerevisiae*. Em termos práticos, o processo é um pouco mais complicado do que isso, já que o açúcar do grão é um polímero, o amido. As cepas para a fabricação da cerveja da *Saccharomyces* não possuem amilase e, portanto, não podem utilizar o amido. Tradicionalmente, o grão é maltado para converter o amido em monossacarídeos e dissacarídeos mais simples, que a *Saccharomyces* possa fermentar. No processo de malte, permite-se que o grão inicie a germinação para que sejam produzidas amilases na camada aleurona do grão. A germinação é então interrompida pela torrefação dos grãos em um forno; a duração da torrefação afeta a cor e o sabor do malte.

Uma torrefação rápida produz um malte de cor dourada e sabor suave, usado na fabricação de cervejas leves, como as *lager*, enquanto uma torrefação mais demorada gera um grão muito mais escuro com um sabor bem mais forte de torrefação ou queimado, usado para fabricar cervejas mais fortes como *ale*, *bitter* (*heavy* para os escoceses) e *stout*. O malte é grosseiramente moído e então pode ser transportado para as cervejarias e/ou armazenado. O açúcar fermentável é extraído dos grãos previamente moídos durante a maceração, quando são mergulhados em água a 65ºC por cerca de 1 h para produzir o mosto doce. O mosto é extraído dos grãos gastos por filtração, usando-se a casca da cevada dos grãos moídos como filtro. Nesse estágio o lúpulo, ou lúpulo processado, é acrescentado ao mosto, que é fervido por várias horas para extrair as resinas do lúpulo e para concentrar o mosto, reduzindo seu volume em 5-15%. Além disso, a fervura ajuda a eliminar bactérias contaminantes no mosto. As resinas de lúpulo extraídas durante a fervura possuem um efeito antibacteriano e também proporcionam um amargor que equilibra o sabor extremamente doce do mosto.

Por fim, o mosto é resfriado entre 8 e 18ºC, dependendo do tipo de cerveja, e inoculado com a *Saccharomyces*, tradicionalmente retirada da fermentação anterior. A fermentação continua por até dez dias, mais uma vez dependendo da variedade da cerveja, sendo que ao final do período a levedura irá flocular. A qualidade da água usada para fazer o mosto tem um impacto significativo na qualidade da cerveja final; a água com um determinado teor de cálcio, encontrada na região de cervejarias tradicionais de Burton, Edimburgo e Londres, causa a precipitação do fosfato e uma redução no pH próximo ao valor mais adequado para a amilase da cevada e para limitar a dextrinase.

Cervejas tipo *lager* são fermentadas a temperaturas mais baixas – tradicionalmente, 8-12ºC – por cerca de oito a dez dias e, ao final desse período, a cepa da *Saccharomyces* da *lager flocula* e assenta na base do tanque de fermentação, gerando o termo fermentador de base. Em contraste, as cervejas tipo ale são tradicionalmente fermentadas a temperaturas maiores – 12-18ºC – por períodos mais curtos de cinco a sete dias. Ao final da fermentação, a cepa da *Saccharomyces* da ale irá flocular e flutuar no topo do tanque, gerando o termo fermentador de topo. Nessa etapa da fermentação, a cerveja "verde" recém-criada não será particularmente palatável, já que haverá uma série de metabólitos secundários da *Saccharomyces* presentes além do álcool. A cerveja passará por um período de maturação, durante o qual interações químicas entre os vários metabólitos secundários podem ocorrer e gerar o sabor completo de uma boa cerveja.

Historicamente, várias espécies de *Saccharomyces* foram consideradas envolvidas nas diversas fermentações de cerveja. A levedura dos cervejeiros, a *Saccharomyces cerevisiae,* teria sido usada para produzir ales e *bitters*, ao passo que a levedura da *lager* foi chamada de *Saccharomyces carlsbergensis,* e acredita-se estar relacionada com a levedura do vinho, a *Saccharomyces uvarum.* Recentemente, a taxonomia da *Saccharomyces* passou por uma revisão, e por essa razão a *S. uvarum* foi retirada da posição de espécie em determinado momento, mas já retornou.

A principal alteração bioquímica elaborada pela *Saccharomyces* durante a fermentação da cerveja é a fermentação anaeróbia de 1 molécula de glicose para 2 de etanol e 2 de CO_2. A *Saccharomyces cerevisiae* não é capaz de crescer e dividir suas células anaerobiamente, já que precisa de O_2 para a síntese de esterol. Felizmente, para os cervejeiros, ela é capaz de fermentar para atender uma parte de suas necessidades energéticas. Em consequência, o estágio inicial da fabricação da cerveja, imediatamente após a inoculação, é realizado aerobiamente para permitir a multiplicação do inóculo da *Saccharomyces* até uma densidade de trabalho. Em seguida, a cultura é incubada anaerobiamente para encorajar a produção máxima de etanol.

Para os cervejeiros, é possível utilizar um processo chamado alta-gravidade. Nesse processo, o mosto concentrado é fermentado para produzir uma concentração maior de álcool e então é diluído com água para a concentração desejada de álcool (álcool por volume ou ABV). Esse é um processo tecnicamente difícil, mas, se dominado, pode trazer eficiência ao processo, já que volumes maiores de cerveja podem ser produzidos para determinada unidade de planta de acordo com seu tamanho.

A fervura do mosto, e a presença dos ácidos do lúpulo e do álcool, significam que a cerveja finalizada não é um ambiente particularmente hospitaleiro para muitos micro-organismos, particularmente patógenos transmitidos pelos alimentos.

Um risco maior para as cervejas é a contaminação pós-processamento por organismos de deterioração, particularmente as espécies *Acetobacter* e *Gluconobacter,* que convertem o etanol em ácido acético (vinagre). Outros organismos de deterioração da cerveja incluem o *Lactobacillus* e o *Pediococcus*, que podem produzir polissacarídeos extracelulares, deixando a cerveja viscosa. Eventualmente, a *Enterobacteriaceae* pode contaminar os primeiros estágios da fermentação, causando sabores e odores desagradáveis, mas isso é relativamente raro. Leveduras e fungos podem causar problemas durante a fabricação da cerveja, tanto deteriorando os grãos de cevada (o crescimento da espécie *Fusarium* no grão, por exemplo, pode causar o *gushing*, quando a cerveja jorra espuma em excesso) quanto contaminando a levedura de inoculação, o que causa a deterioração do mosto de fermentação. Espécies como *Candida, Saccharomyces, Zygosaccharomyces, Pichia, Brettanomyces, Torulospora* e *Debaryomyces* podem causar problemas no mosto de fermentação. Outro risco para a saúde, ainda que improvável, pode ser a presença de micotoxinas, particularmente das aflatoxinas, nos grãos originais, caso eles tenham sido colhidos e armazenados em ambientes úmidos que permitiram o crescimento de fungos como o *Aspergillus* ou *Penicillium.*

Um perigo maior para os cervejeiros é a contaminação pelas chamadas leveduras selvagens. Uma levedura selvagem é qualquer cepa de levedura – *Saccharomyces* ou outra que não tenha sido adicionada intencionalmente pelo cervejeiro. A contaminação por leveduras selvagens pode causar problemas, já que elas podem crescer mais que a cepa utilizada pelo cervejeiro e levar a taxas imprevisíveis de fermentação e a sabores potencialmente indesejáveis. Isso pode afetar a percepção do consumidor sobre a qualidade do produto, já que as grandes marcas são normalmente construídas sobre características previsíveis do produto; em outras palavras, a cerveja da marca "X" tem hoje o mesmo sabor que tinha antes? Deve-se observar que, para um pequeno número de cervejas artesanais, a presença de leveduras selvagens é encorajada. A cerveja *lambic*, produzida na Bélgica, é o resultado de uma fermentação natural, na qual o mosto é deixado aberto na atmosfera e as leveduras podem entrar e iniciar a fermentação. Esse método de fabricação de cerveja gera um produto que possui um sabor muito mais frutado e complexo do que o das outras cervejas.

Outro problema potencial que os cervejeiros podem encontrar é a levedura assassina, que secreta um fator letal que é tóxico para outras cepas de levedura. Se um lote de cerveja for contaminado com uma cepa assassina, ela irá matar a levedura da cerveja e tomar conta do recipiente de fermentação, levando a uma fermentação imprevisível e a sabores possivelmente indesejados. Existem mais de 90 espécies de leveduras assassinas, além das cepas que não produzem fatores letais.

Alguns cervejeiros tentaram resolver o problema das leveduras selvagens e assassinas selecionando cepas de levedura assassina (*Saccharomyces cerevisiae*) com fermentação favorável e perfis de sabor para ser usadas na fabricação da cerveja, excluindo as leveduras selvagens e outras cepas de levedura assassina (Buzzini et al., 2007).

6.18.2.1 Vinho

O princípio básico da fabricação do vinho é, assim como na fabricação da cerveja, a conversão de uma fonte de açúcar em etanol por meio da ação de uma cultura de *Saccharomyces cerevisiae.* No entanto, a fonte de açúcar é a fruta da *Vitis vinifera,* a uva. Uma molécula de glicose ou do açúcar da fruta, frutose, é convertida em duas moléculas de etanol e duas moléculas de CO_2 pela levedura do vinho. Os fabricantes de vinho tradicionalmente permitiam que a flora natural de leveduras das uvas fermentasse o lote de suco de uva, ou mosto, e alguns ainda fazem isso. Várias leveduras são encontradas na casca da uva, sendo a *Kloeckera* e a *Hanseniospora* as mais prevalentes e a *Saccharomyces* pouco presente. Por outro lado, as superfícies dos equipamentos de fabricação de vinho geralmente abrigam uma flora de leveduras na qual a *Saccharomyces* predomina e podem ser a principal fonte dessas espécies. Alternativamente, o mosto a ser fermentado também pode ser inoculado com uma cultura iniciadora de levedura de vinho seca e congelada para iniciar a fermentação. Mais uma vez, como na cerveja, permite-se que o estágio inicial da fabricação do vinho ocorra aerobicamente, de modo a desenvolver uma população de células de levedura suficiente, e então a fermentação principal é realizada anaerobiamente para maximizar a produção de etanol.

As cepas de levedura usadas para produzir vinho comercialmente são mais frequentemente a *Saccharomyces uvarum* e a *S. pastorianus* (Nguyen e Gaillardin, 2005). Tanto a *S. uvarum* quanto a *S. pastorianus* possuem uma tolerância maior ao etanol do que as cepas da cerveja, o que significa que a fermentação pode ocorrer por mais tempo e produzir uma concentração maior de etanol. Isso pode chegar a 15%, comparado aos 8% das cepas da cerveja.

Para produzir vinho tinto, as uvas são esmagadas e as cascas e o mosto são fermentados juntos para extrair as antocianinas que conferem ao vinho tinto sua cor característica. O vinho tinto é geralmente fermentado por quatro a dez dias, entre 25-30°C. Por outro lado, para produzir vinho branco, a casca e o mosto são separados imediatamente, e então o mosto de coloração pálida é fermentado por de quatro a dez dias, entre 10-15°C. Para produzir um vinho rosé, o mosto e as cascas são simplesmente deixados em contato por um período mais curto do que o do vinho tinto. Ao final da fermentação, a levedura floculada e qualquer matéria particulada são retiradas do vinho antes de o vinho clarificado ser despejado em garrafas (ou outro recipiente) para o consumo.

A produção de um vinho espumante, como champanhe, passa por um segundo processo de fermentação muito interessante. O vinho é inicialmente fermentado como qualquer outro vinho. No entanto, após a primeira fermentação, ele é transferido para garrafas grossas e resistentes à pressão, dosado com uma pequena quantidade de suspensão de açúcar e levedura e, então, temporariamente tampado. O vinho dosado é incubado invertido em determinado ângulo e as garrafas são viradas em intervalos frequentes para que as células da levedura assentem próximo à tampa. Quando o champanhe é considerado pronto, o gargalo da garrafa é congelado para resfriar o aglomerado de células dentro dele. Bate-se, então, delicadamente na tampa, e a pressão do CO_2 dentro da garrafa expulsa o aglomerado de células. Depois disso a garrafa é fechada com uma rolha, sobre a qual uma armação de arame é aplicada para evitar uma expulsão indesejada.

6.18.2.2 Saquê

A produção do saquê se baseia na fermentação de açúcares de grãos em etanol pela *Saccharomyces cerevisiae*, da mesma forma que a cerveja e o vinho. No entanto, a produção de saquê adota uma abordagem diferente para obter uma fonte de carboidrato fermentável para a levedura. Grãos de arroz são utilizados para produzir saquê e o carboidrato complexo, amido, do qual os grãos são compostos, é hidrolisado pela amilase do fungo *Aspergillus oryzae.* O arroz é inoculado com micélios de *Aspergillus oryzae* em várias etapas. Primeiro um lote de arroz é vaporizado para hidratação e uma parte é misturada com esporo de *Aspergillus* e incubada aerobiamente a 35°C por sete dias para permitir a germinação e a produção de amilase pelos novos micélios de *Aspergillus.* Esse *koji* é então misturado com mais arroz e com cepas da *S. cerevisiae* do saquê para produzir o *moto*, que é misturado com o restante do arroz e com água para formar o *moromi.* Este é incubado por mais um período de 21 dias a 13-18°C para produzir o saquê.

6.18.3 Produtos de panificação

A produção de pão fermentado utiliza uma cepa da *Saccharomyces cerevisiae* selecionada para aumentar a produção de CO_2 em vez da produção de etanol. O processo envolve a fermentação de açúcares simples para etanol e CO_2, mas a maior parte do etanol evapora quando o pão é assado. No entanto, ao contrário da cerveja, o grão não é estimulado a produzir amilase endógena e, portanto, produz açúcar fermentado por si próprio. Na verdade, uma quantidade pequena de sacarose é acrescentada tanto à mistura seca quanto ao inóculo de levedura, e isso proporciona açúcar suficiente para a produção de CO_2, que faz o pão crescer.

Nem todos os pães crescem utilizando o CO_2 produzido pelas leveduras. Em alguns pães, é usada a fermentação da massa azeda. No processo da massa azeda, uma pequena parte do lote anterior é guardada e utilizada para inocular o lote subsequente de pão. A principal espécie microbiana nas fermentações de massa azeda é a bactéria do ácido lático (LAB). A fermentação dos açúcares pelas LAB produz CO_2, que faz o pão crescer, e também uma quantidade de ácido lático que proporciona ao pão sua acidez característica. Além disso, alguns pães são fabricados utilizando-se agentes químicos de crescimento, como o fermento em pó, mas isso está fora da abrangência deste capítulo.

6.18.4 Produtos da fermentação do leite

6.18.4.1 Queijos

Tipos de queijo

Existe uma grande variedade de tipos de queijo feitos pelo mundo. A variedade de tipos de leite, culturas iniciadoras, fermentação e condições de maturação, e do inóculo secundário, é enorme e todos contribuem para a diversidade dos queijos disponíveis. No entanto, foi elaborado um esquema de classificação dos tipos de queijo, que obteve certo grau de aceitação: os queijos podem ser divididos entre as variedades duros, semimacios e macios, o que é adequado para uma descrição geral.

Queijos duros

Os queijos duros são preparados durante um período mais longo e geralmente possuem teor mais alto de sólidos e, consequentemente, mais baixo de umidade. Para preparar um queijo duro, o leite é recolhido, frequentemente aquecido, e então resfriado até cerca de 30ºC (p. ex., no caso do queijo *cheddar* inglês). Uma cultura iniciadora contendo cepas de bactéria do ácido lático mesofílicas (*Lactococcus lactis*) ou termofílicas (*Lactobacillus delbrueckii* spp. *bulgaricus, Lb. casei ou Str. thermophilus*), como mistura ou cultura pura, é misturada ao leite e incubada por aproximadamente 45 min a 30ºC para iniciar a acidificação e a precipitação de caseína. A enzima renina, originária de várias fontes (abomaso de bezerro, vários fungos – apesar de esses talvez não produzirem queijos de tão boa qualidade – ou a partir de *E. coli* recombinante), é adicionada em seguida ao leite e quebra o macropeptídeo a partir da k-caseína, produzindo a para-k-caseína e fazendo com que as micelas de caseína coagulem. A incubação por 30-45 min a cerca de 30ºC leva a uma produção maior de ácido lático e à formação do coalho, conforme os sólidos começam a precipitar no soro. O coalho é então cortado em pequenos cubos que permitem a prensagem do gel coalhado e a expulsão do fluido do soro. Os coalhos podem ser então escaldados a cerca de 40ºC, o que faz com que eles encolham ainda mais e mais soro seja expulso do gel. Cepas iniciadoras termofílicas podem continuar a fermentar durante o escaldamento, mesmo nas temperaturas mais altas usadas com as variedades mais duras de queijo, como o Parmigiano-Reggiano e o pecorino romano.

Nos queijos duros, o sal é misturado com os pedaços de coalho e então prensado em um molde para ajudar a expelir o soro e produzir os círculos e cilindros de queijo característicos. Por fim, a maioria dos queijos duros passa por um longo período de maturação, durante o qual há produção de metabólitos secundários a partir de atividade enzimática endógena. Nesse ponto, o metabolismo das bactérias não iniciadoras do ácido lático pode alterar ainda mais o sabor. Em algumas variedades de queijo, o metabolismo do lactato presente é estimulado pela *Propionibacterium freundenreichii* spp. *shermanii* para produzir propionato e CO_2, já que pode proporcionar um sabor desejável de nozes e produzir os furos típicos presentes nos queijos Emmental e Gruyere.

Queijos semimacios

A produção dos queijos semimacios segue o mesmo protocolo básico e utiliza as mesmas cepas de bactérias para a cultura iniciadora que a produção dos queijos duros. No entanto, alguns detalhes específicos podem diferir, como o fato de a temperatura de escaldamento ser mais baixa, expelindo menos soro. Da mesma forma, os pedaços de coalho podem não ser prensados mecanicamente para expelir o soro, mas apenas moldados em círculos e deixados secar naturalmente. Queijos semimacios podem, por fim, passar por um processo de maturação mais curto que o dos queijos duros, mas essa maturação pode ser auxiliada por outros organismos que não bactérias. Por exemplo, os queijos azuis – Stilton, Roquefort e gorgonzola – são maturados com a ajuda de cepas dos fungos *Penicillium roqueforti* e *P. glabrum*. Queijos maturados por fungos possuem tipicamente um pH maior que o dos queijos maturados por bactérias, devido à atividade proteolítica dos fungos e à liberação de íons de amônio que fazem o tamponamento do lactato. Além disso, os fungos iniciam a lipólise, que gera uma mistura complexa de ácidos graxos que contribui para a pungência dos queijos azuis. Entre os queijos semimacios maturados por bactérias, alguns como o Gouda e o Edam, são na verdade salgados ao ser mergulhados em salmoura, e não pela mistura do sal no coalho. Outros queijos semimacios maturados por bactérias (p. ex., Limburger, Brick e Port Salut) podem ser maturados ao se esfregar na superfície do queijo uma mistura de bactérias e fungos (Deetae et al., 2007). A variedade de espécies aplicadas na superfície pode ser ampla (p. ex., *Brevibacterium linens, Proteus vulgaris, Staphylococcus equorum* e *Geotrichum candidum*) e gerar produtos extremamente fortes (Arfi et al., 2003).

Queijos macios

No geral, queijos macios são fabricados usando-se os mesmos protocolos básicos e culturas iniciadoras que os queijos duros e semimacios. No entanto, alguns queijos macios não são feitos usando-se uma cultura iniciadora, mas simplesmente permite-se que a microflora natural do leite cru realize a fermentação; um exemplo desse tipo de queijo é o queijo branco mexicano. No entanto, problemas sérios com a listeriose em queijos preparados inadequadamente durante os anos 80, no sul da Califórnia, demonstraram os problemas potenciais de fabricar um produto com uma atividade da água tão alta e um teor de sal tão baixo a partir do leite cru. A característica mais importante dos queijos macios é que o soro é apenas parcialmente separado do coalho, e, no caso do queijo cottage, isso não acontece. Como resultado, a atividade da água para esses tipos de queijo é a mais alta que existe. A consequência é uma vida de prateleira reduzida, em comparação com aqueles mais duros e com atividade da água mais baixa.

Alguns queijos macios podem passar por um período de maturação. Por exemplo, tanto o Camembert quanto o Brie são queijos maturados e ambos fazem uso da maturação por fungos, utilizando espécies como a *Penicillium camemberti, P. caseicolum* e *G. candidum*. Nos dois, os fungos de maturação crescem na superfície do queijo, em vez de em seu interior, como no Stilton, apesar de o efeito do fungo ser similar. Em ambos os casos, ocorre a proteólise, que leva ao aumento do pH pela liberação de amônio, e a lipólise, que leva à liberação de ácidos graxos e a um concomitante aumento no aroma e na intensidade do sabor. O pH aumentado gerado pelo amadurecimento por fungos pode causar problemas pela sobrevivência de organismos patogênicos e pela deterioração decorrente da maior atividade da água nesses queijos. Alguns queijos macios são conservados em salmoura, como o queijo Feta, enquanto outros, como a muçarela, não são sequer maturados. A muçarela é feita pelo aquecimento da mistura de soro e coalho até que o coalho forme tiras. Essas tiras são esticadas e moldadas em formato de bola e mantidas no soro até o uso. O paneer (queijo indiano) é produzido de modo parecido, misturando-se suco de limão ao leite, o que causa a desestabilização das micelas de caseína, removendo então a parte sólida coalhada. Esse queijo não é maturado, mas consumido imediatamente.

6.18.4.2 Iogurte

O iogurte é fabricado a partir do leite, usando-se o *Lactobacillus delbrueckii* ssp. *delbrueckii* e o *Streptococcus thermophilus*. Ambas as espécies fermentam a lactose no leite gerando ácido lático como produto final. Pequenas quantidades de componentes menores, importantes para o sabor, também são produzidas, sendo o acetaldeído, o diacetil e a acetona os componentes mais importantes.

Ainda que tanto o *Lactobacillus* quanto o *Streptococcus* sejam capazes de fermentar a lactose produzindo ácido lático, o leite é bastante limitado nas quantidades de outros nutrientes exigidos por essas espécies. Consequentemente, uma cultura pura de *Lactobacillus* ou de *Streptococcus* no leite não irá produzir uma mudança significativa no pH, tampouco rápida, como ocorre com uma fermentação mista das duas espécies. Isso tem implicações tanto na qualidade quanto na segurança do iogurte produzido, já que a gelificação não será tão grande e o pH poderá não ser reduzido o suficiente para inibir o crescimento de patógenos entéricos, como as salmonelas.

Quando inoculados juntos no leite, os estreptococos iniciam a fermentação produzindo algum ácido lático a partir da lactose, além de ácido fórmico e CO_2. No entanto, o *Streptococcus thermophilus* não possui proteases e, portanto, não obtém uma fonte de nitrogênio suficiente para um crescimento vigoroso, ainda que ele produza peptidases que o ajudam a hidrolisar as concentrações limitadas de peptídeos presentes no leite. Os lactobacilos não crescem tão vigorosamente nos primeiros estágios da fermentação, mas são estimulados a crescer mais rapidamente pelo formiato e pelo CO_2 produzidos pelos estreptococos. O *Lactobacillus delbrueckii* spp. *delbrueckii* também produz proteases que podem hidrolisar a proteína do leite em peptídeos, que o *Streptococcus* pode então hidrolisar completamente, gerando assim aminoácidos que podem ser utilizados por ambas as espécies. Nas etapas posteriores da fermentação, o *Lactobacillus* irá predominar e realizar a maior parte da fermentação, já que o pH irá cair abaixo do que o *Streptococcus* pode tolerar. A temperatura ideal para crescimento do *Streptococcus* é 39°C, enquanto que para o *Lactobacillus* é 45°C. Consequentemente, a fermentação do iogurte é normalmente realizada a 40-42°C para acomodar os dois organismos.

6.18.4.3 Kefir

Kefir é uma bebida à base de leite, azeda, efervescente e levemente alcoólica, originária das estepes no leste da Rússia (Lopitz-Otsoa et al., 2006). A fermentação é feita por uma mistura de micro-organismos, tanto leveduras quanto bactérias, unidos por um polissacarídeo chamado *kefiran*, que é adicionado ao leite na forma de pequenas esferas ou grânulos chamados grãos de *kefir*. Uma grande variedade de organismos está presente nos grãos de *kefir*, mas os mais comuns são vários lactobacilos (p. ex., *Lb. kefirofaciens, Lb. kediri, Lb. acidophilus* e *Lb. delbrueckii* spp. *delbrueckii*) e diversas leveduras (p. ex., *Candida kefir* e *Saccharomyces cerevisiae*). Comercialmente, o *kefir* é produzido pelo aquecimento do leite a 85-95°C por 3-10 min, seu resfriamento a 22°C e adição dos grãos em cerca de 5% p/v. A fermentação continua por 8-12 h a 22°C, quando então a mistura é esfriada para 8°C e incubada por outras 10-12 h.

6.18.5 Produtos de peixe fermentado

Produtos de peixe fermentado (Thapa et al., 2004) tendem a ser usados como uma forma de adicionar um sabor forte em receitas, para tornar um pouco mais interessante uma dieta que possui pouco sabor. O peixe fermentado também pode servir para introduzir nutrientes como vitaminas e aminoácidos essenciais que podem faltar em dietas baseadas apenas em vegetais.

O peixe fermentado pode ser classificado de modo amplo em dois tipos: a pasta de peixe e o molho de peixe. A maioria dos produtos de peixe fermentado não é estritamente resultante de fermentações microbianas, e sim o resultado de autólise proveniente de enzimas endógenas ao peixe. Nessas fermentações, peixes inteiros são colocados em recipientes com sal em altas concentrações (até 25% de sal e 75% de peixe), o que inibe praticamente todo o crescimento microbiano. O material dos recipientes também não possui quantidade de carboidrato suficiente para permitir o crescimento microbiano. Produtos verdadeiros de peixe fermentado exigem a adição de carboidrato exógeno para promover a fermentação por meio da microflora que ocorre naturalmente. Os organismos encontrados em produtos de peixe fermentado incluem *Lactobacillus, Lactococcus, Micrococcus, Staphylococcus, Moraxella* e espécies de *Bacillus* halotolerantes.

6.18.6 Produtos de vegetais fermentados

Diversos tipos de vegetais podem ser fermentados, mas talvez o vegetal fermentado mais amplamente conhecido seja o repolho (chucrute na Alemanha ou *kimchi* na Coreia). Ainda que detalhes dos métodos de fermentação sejam diferentes entre os produtos, o processo básico é o mesmo e consiste na fermentação lática dos açúcares da planta. Para fazer o chucrute, o repolho lavado e picado é empilhado em recipientes grandes e coberto com sal entre 2 e 3% w/w, antes de ser coberto com um peso que ajuda a remover o líquido do seu interior. O sal age como um inibidor para muitas espécies de bactérias, particularmente patógenos entéricos. Além disso, o sal causa a eliminação da água das células da planta, o que cria um ambiente de salmoura. Algum açúcar também é liberado pelas superfícies cortadas das folhas do repolho e isso é o suficiente para os lactobacilos, que são mais halotolerantes que muitas outras espécies, fermentar o ácido lático. O pH reduzido do chucrute, junto com a alta concentração de sal, age para aumentar de forma significativa a vida de prateleira do repolho.

Em geral, o chucrute não é inoculado com uma cultura iniciadora; em vez disso, se baseia na flora natural das folhas do repolho e nos recipientes de fermentação. As espécies que predominam na produção de chucrute incluem *Leuconostoc mesenteroides* e *Lactobacillus plantarum*. Devido ao baixo pH e ao alto teor de sal do chucrute, ele é relativamente livre de problemas microbiológicos se feito corretamente. Um patógeno ocasionalmente encontrado no chucrute é a *Listeria monocytogenes*, que apresenta uma tolerância maior à acidez e ao sal do que a maioria dos patógenos entéricos. Além disso, leveduras e fungos podem eventualmente causar problemas de deterioração, mais uma vez devido à maior tolerância à acidez e ao sal.

O *kimchi* é produzido de modo semelhante ao chucrute, usando-se repolho picado e sal. No entanto, a fermentação não dura tanto com o *kimchi* e é completada em de dois a três dias a 20ºC. O período de incubação mais curto significa que a microflora não amadurece exatamente da mesma forma que no chucrute. A espécie predominante na produção do *kimchi* é a *Leuconostoc mesenteroides*.

Exemplos de outros vegetais que também são fermentados para melhorar suas qualidades e/ou sua palatabilidade incluem oliva, pepino, couve-flor, pimenta e rutabaga. Na maioria dessas fermentações, o princípio é geralmente o mesmo da produção de chucrute. Em outras palavras, o material vegetal é misturado com sal ou salmoura, o que exclui muitos organismos patogênicos e de deterioração, mas não bactérias do ácido lático halotolerantes. A população de LAB fermenta os açúcares liberados das células das plantas na salmoura para produzir o ácido lático, e o efeito combinado de pH baixo e alta concentração de sal ajuda a eliminar patógenos e deteriorantes, tornando o produto estável por mais tempo que a matéria-prima.

Outro exemplo interessante de produto fermentado usando-se matéria vegetal é o cacau (Ardhana e Fleet, 2003). O fato chama a atenção do ponto de vista tanto da tecnologia do alimento quanto da microbiologia. Atualmente não é possível replicar sinteticamente o sabor do cacau com exatidão. Uma mistura complexa de espécies está envolvida no desenvolvimento do sabor do cacau, e essa mistura precisa passar por uma sucessão de exposição a elas para chegar ao sabor completo. Os frutos de cacau maduros são colhidos da árvore *Theobroma cacao*, da qual existem duas variedades principais (crioulo e forasteiro). O cacau feito a partir das sementes da variedade crioula é considerado de qualidade melhor do que aquele feito a partir da variedade forasteiro, mas as árvores tipo crioulo são muito menos firmes e mais suscetíveis a doenças que as árvores tipo forasteiro.

Depois de colhidos, os frutos do cacau são partidos manualmente, e as sementes, junto com a mucilagem que as recobre, retiradas dos frutos e colocadas nos recipientes de fermentação pelos coletores. Esses são provavelmente os primeiros e principais estágios da inoculação no processo, com espécies importantes vindo dos coletores, de suas ferramentas e dos recipientes de fermentação. As sementes de cacau cruas, ou mais precisamente a mucilagem que as recobre, são deixadas então para fermentar: espalhadas em camadas finas sobre superfícies expostas ao sol; colocadas em pilhas cobertas sobre o chão; colocadas em cestos cobertos; ou colocadas dentro de recipientes de madeira com volume aproximado de 1 m^3.

A fermentação dos grãos de cacau e da mucilagem ao redor deles passa então por diversas fases, com perfis bioquímicos e microbiológicos distintos. Durante o primeiro estágio de fermentação, aeróbio (que leva geralmente 24-48 h), muitos gêneros diferentes de leveduras, incluindo a *Candida, Hanseniospora, Saccharomyces, Kloeckera, Pichia* e *Kluyveromyces*, tendem a predominar, formando inicialmente cerca de metade da microflora e chegando a cerca de 90% em seu pico. As espécies de leveduras degradam os carboidratos na mucilagem e os produtos metabólicos principais gerados são o etanol e o CO_2. As leveduras também metabolizam o citrato na polpa, reduzindo seus níveis e aumentando assim o pH. Já que a massa é inicialmente aeróbia, haverá uma quantidade pequena de ácido acético produzido pelas bactérias de ácido acético a partir do etanol. Conforme a fermentação continua, a massa se torna anaeróbia e o pH é reduzido pela produção do acetato. Nesse estágio, a quantidade de bactérias do ácido lático, como *Lactobacillus, Pediococcus, Latococcus* e *Leuconostoc*, aumenta e elas predominam, ao passo que a colonização anterior declina.

Os produtos metabólicos principais durante a fase secundária de fermentação são o ácido lático, o ácido acético, o CO_2 e o acetilmetilcarbinol. Conforme a fase secundária de fermentação prossegue, o lactato e o acetato começam a eliminar as LAB, e a movimentação periódica da pilha introduz o oxigênio que permite o aumento dos colonizadores finais, à custa dos colonizadores secundários. Esse estágio intermediário, anaeróbio, da fermentação é seguido por um estágio final, aeróbio. O cacau feito a partir de grãos crioulos de alta qualidade pode ser totalmente fermentado dentro de poucos dias, enquanto a fermentação dos grãos forasteiros pode levar até sete dias para completar todos os estágios.

Os organismos predominantes nos estágios finais da fermentação do cacau são a *Acetobacter* e a *Gluconobacter*. O número de bacilos também pode aumentar significativamente nos estágios finais da fermentação, ainda que haja alguma controvérsia sobre o papel desse fato na qualidade geral do cacau. O principal produto metabólico dos organismos nos estágios finais da fermentação é o ácido acético, produzido a partir do etanol presente na pilha. A oxidação do etanol para acetato é altamente exotérmica e a temperatura interna da pilha sobe o suficiente para eliminar os grãos e uma parte da microflora. Os grãos, agora sem a mucilagem, são finalmente torrados e moídos.

Alguns trabalhadores tentaram, com graus de sucesso variados, selecionar os organismos mais importantes a partir da flora encontrada nas fermentações de cacau e desenvolver esses organismos como inóculos iniciadores para melhorar a reprodutibilidade da fermentação. No entanto, a qualidade do cacau produzido por essas fermentações em culturas iniciadoras ainda não compete totalmente com o cacau produzido usando-se a flora selvagem. Além disso, ainda que os principais componentes do sabor dos grãos de cacau já tenham sido determinados, uma mistura sintética não parece produzir um sabor tão rico quanto o dos grãos de cacau fermentados por uma microflora selvagem.

6.18.7 Produtos fermentados tradicionais

Produtos fermentados tradicionais representam um termo geral para produtos que não são necessariamente produzidos em escala global, mas, apesar disso, são importantes localmente como adjuvantes na dieta ou como meios de conservação do alimento. A variedade dos produtos fermentados tradicionais é grande demais para ser enumerada dentro deste livro; portanto, uma seleção pequena dos produtos tradicionais mais conhecidos será apresentada.

Talvez os produtos fermentados tradicionais mais conhecidos sejam aqueles formulados a partir da soja. Exemplos de produtos de soja fermentada são o *tempeh*, missô, *natto* e molho de soja. O maior benefício dos produtos de soja fermentada é que o valor nutricional dos grãos de soja está aumentado, já que eles não contêm toda a gama de aminoácidos essenciais para os humanos quando os crus.

O *tempeh* é produzido a partir de grãos de soja que foram mergulhados em água até aproximadamente dobrar de volume, o que amacia os grãos e solta a casca. Os grãos encharcados são inoculados com uma amostra de *tempeh* retirada de um lote anterior ou com um iniciador comercial e incubados a cerca de 30-38°C por de um a dois dias. Tradicionalmente, o *tempeh* seria embalado em folhas de bananeira, apesar de poder ser preparado, com um resultado tão bom quanto, em sacos plásticos perfurados. A incubação em um ambiente semifechado retarda a perda de água e controla a troca de O_2 e CO_2. É importante que a mistura não se torne anaeróbia, ou isso irá selecionar organismos de putrefação, nem que seja incubada a temperaturas altas demais, ou isso irá inibir ou eliminar alguns dos micro-organismos necessários. Uma mistura complexa de bactérias e leveduras está envolvida na fermentação do *tempeh*: *Lactobacillus casei*, *Lactococcus* spp., *Pichia burtonii*, *Candida diddensiae*, *Rhodotorula mucilagenosa* e também *Rhizopus oligosporus*, cujos micélios mantêm o produto final junto, todas já isoladas. O *tempeh* tem uma vida de prateleira de cerca de um dia, e a qualidade nutricional dos grãos é alterada, a concentração de glicose é reduzida, o teor de fibra é aumentado e, apesar da gama de aminoácidos permanecer inalterada, a concentração de aminoácidos livres é aumentada significativamente.

O missô também é preparado a partir de grãos de soja fermentados, mas tem uma consistência tipo pasta, em vez da consistência mais firme, como um bolo, do *tempeh* (Onda et al., 2002). Existem três receitas principais para a fabricação do missô: o missô de arroz é preparado utilizando-se arroz, grãos de soja e sal; o missô de cevada é preparado com cevada, soja e sal; e o missô de soja é preparado usando-se apenas os grãos de soja e o sal. Para cada uma das receitas, um *koji* inicial, ou inóculo, é preparado da mesma forma que para o saquê; o *koji* semente, que contém esporos de *Aspergillus oryzae*, é acrescentado a um lote de arroz, cevada ou soja reidratado e incubado por 40-50 h a 30-35°C. Após a incubação, o crescimento excessivo dos micélios de *Aspergillus* é evitado pela adição de sal. Enquanto o *koji* se desenvolve, um lote de grãos de soja é preparado mergulhando-se os grãos em água por 18-22 h para então serem cozidos a 0,5 atm (115°C) por 20 min. Depois de frios, os grãos cozidos são misturados ao *koji* e um lote pequeno de missô é separado a partir de uma fermentação prévia; essa mistura é colocada em tanques anaeróbios e deixada fermentar a 25-30°C por períodos diferentes, dependendo do tipo de missô a ser preparado. O missô de soja, o mais forte e escuro, é incubado por períodos de mais de um ano. Missô salgado pode ser incubado por de um a três meses, enquanto o missô branco, o mais leve e delicado, é incubado por cerca de uma semana.

O *Aspergillus* no *koji* original produz proteases que quebram as estruturas da proteína da soja. No entanto, outras espécies microbianas, em particular *Zygomyces rouxii*, *Torulopsis* spp. e *Pediococcus halophilus*, também são importantes na fermentação do missô. Devido à alta concentração de sal e ao cozimento inicial da soja no vapor, a variedade de organismos que podem causar problemas é limitada, mas eventualmente inclui *Pediococcus acidilacti*, *Bacillus subtilis*, *Lactobacillus plantarum* e *fructivorans*, micrococos e clostrídios.

O *natto* também é produzido usando-se grãos de soja, mas uma massa glutinosa envolve os grãos. A forma mais comum de *natto* é preparada a partir de grãos que foram encharcados e cozidos no vapor por cerca de 15 min, inoculados com a bactéria *Bacillus natto* e incubados por 18-20 h a 40-45°C. A massa glutinosa que envolve os grãos da soja é um produto extracelular dos bacilos, ácido poli-DL-glutâmico. Outras formas do *natto* podem ser feitas misturando-se o *natto* básico com *koji* de arroz ou com *koji* feito a partir de uma mistura de trigo e cereal, junto com gengibre e salmoura, e deixando-o incubar por mais tempo. Quando feito com *koji* de arroz, o *natto* é incubado por duas semanas a 25-30°C. Quando feito com *koji*, gengibre e salmoura misturados, a mistura de *koji* e soja é incubada por cerca de 20 h, seca e então armazenada por mais 6-12 meses na salmoura e misturada com gengibre.

6.18.8 Resumo

Uma extensa variedade de produtos alimentícios e bebidas é preparada com a ajuda de micro-organismos, e a origem de muitas dessas fermentações está perdida no tempo. Os exemplos incluem produtos lácteos, como queijo e iogurte; produtos de grãos, como pão e cerveja; produtos de frutas, como o vinho; e produtos vegetais, como chucrute, cacau, missô e *natto*. Parece provável que as fermentações originais foram descobertas por acidente e aumentaram a vida de prateleira de materiais perecíveis em uma época em que o armazenamento por longos períodos era difícil. Além disso, as mudanças no sabor geradas pela fermentação podem ter se mostrado atraentes, ao mesmo tempo em que os efeitos de alteração do humor de alguns produtos provavelmente também serviram de apelo. No entanto, as alterações no sabor de alguns produtos podem ter gerado um pouco mais de esforço para ser apreciadas, pelo menos para os paladares modernos! Por fim, as fermentações também podem trazer benefícios nutricionais, seja pela melhora nos níveis de nutrientes, de outro modo escassos (como aminoácidos essenciais ou vitaminas), seja pela redução dos níveis de componentes potencialmente problemáticos (como os níveis reduzidos de lactose no queijo, diminuindo seu impacto em indivíduos com intolerância à lactose). Um trabalho excelente sobre alimentos fermentados foi publicado por Campbell-Platt (1987).

Agradecimentos

Os autores agradecem a Judith Arris e Dave Fowler, e especialmente a Babs Perkins, cujo esforço e trabalho exaustivo possibilitaram a conclusão deste capítulo.

Referências bibliográficas e sugestões de leitura

Adak, G.K., Long, S.M. and O'Brien, S.J. (2002) Trends in indigenous foodborne disease and deaths, England and-Wales: 1992 to 2000. *Gut*, **51**, 832–41.

Adak, G.K., Meakins, S.M., Yip, H., Lopman, B.A. and O'Brien, S. (2005) Disease risks from foods, England and Wales: 1996 to 2000. *Emerging Infectious Disease*, **11**, 365–72.

Adak, G.K., Long, S.M. and O'Brien, S.J. (2007) Foodborne transmission of infectious intestinal disease in England and Wales 1992–2003. *Food Control*, **18**, 766–72.

Adams, M.R. and Moss, M.O. (1997) *Food Microbiology*, pp. 252–302, 323–36. The Royal Society of Chemistry, Cambridge.

Anonymous (1994) Commission on Tropical Diseases of the International League Against Epilepsy. Relationship between epilepsy and tropical diseases. *Epilepsia*, **35**, 89–93.

Anonymous (2003) *Recommended International Code of Practice – General Principles of Food Hygiene. CAC/RCP 1-1969, Revision 4–2003*. Food and Agriculture Organisation of the United Nations, Rome.

Anonymous (2004a) Regulation (EC) No. 852/2004 of the European Parliament and of the Council of 29 April 2004 on the hygiene of foodstuffs. *Official Journal of the European Union*, L226 **47**, 3–21.

Anonymous (2004b) Regulation (EC) No. 853/2004 of the European Parliament and of the Council of 29 April 2004 on the hygiene of foodstuffs. *Official Journal of the European Union*, L226 **47**, 22–82.

Anonymous (2004c) Regulation (EC) No. 854/2004 of the European Parliament and of the Council of 29 April 2004 on the hygiene of foodstuffs. *Official Journal of the European Union*, L226 **47**, 83–127.

Anonymous (2006) *A Simplified Guide to Understanding and Using Food Safety Objectives and Performance Objectives*. International Commission on Microbiological Specifications for Foods. Kluwer Academic, Dordrecht/Plenum Press, New York.

Arvanitoyannis, I.S., Choreftaki, S. and Tserkezou, P. (2005) An update of EU legislation (Directives and Regulations) on food-related issues (Safety, Hygiene, Packaging, Technology, GMOs, Additives, Radiation, Labelling): presentation and comments. *International Journal of Food Science and Technology*, **40**, 1021–112.

Ardhana, M.M. and Fleet, G.H. (2003) The microbial ecology of cocoa bean fermentations in Indonesia. *International Journal of Food Microbiology*, **86**, 87–99.

Arfi, K., Amarita, F., Spinnler, H.E. and Bonnarme, P. (2003) Catabolism of volatile sulfur compound precursors by *Brevibacterium linens* and *Geotrichum candidum*, two microorganisms of the cheese ecosystem. *Journal of Biotechnology*, **105**, 245–53.

Barnard, R.J. and Jackson, G.J. (1984) *Giardia lamblia*: the transfer of human infections by foods. In: *Giardia* and *Giardiasis Diseases: Biology, Pathogenesis and Epidemiology* (eds S.L. Erlandsen and E.A. Meyer), pp. 365–78. Plenum Press, New York.

Barrile, J.C. and Cone, J.F. (1970) Effect of added moisture on the heat resistance of *Salmonella anatum* in milk chocolate. *Applied Microbiology*, **19**, 177–8.

Buzzini, P., Turchetti, B. and Vaughan-Martini, A.E. (2007) The use of killer sensitivity patterns for biotyping yeast strains: the state of the art, potentialities and limitations. *FEMS Yeast Research*, **7**, 749–60.

Campbell-Platt, G. (1987) *Fermented Foods of the World: A Dictionary and Guide*. Butterworths, London.

Cano, R.J. and Borucki, M.K. (1995) Revival and identification of bacterial spores in 25–40 million year old Dominican amber. *Science*, **268**, 1060–64.

Chen, T.C. (1986) *General Parasitology*, 2nd edn. Academic Press, New York.

Cole, M. (2004) Food safety objectives – concept and current status. *Mitteilungen aus Lebensmitteluntersuchung und Hygiene*, **95**, 13–20.

Collinge, J.,Whitfield, J., Mckintosh, E., *et al.* (2006) Kuru in the 21st century – an acquired human prion disease with very long incubation periods. *Lancet*, **367**, 2068–74.

Current, W.L. (1988) The biology of *Cryptosporidium*. *American Society of Microbiology News*, **54**, 605–611.

D'Aoust, J.Y. (1998) *Detection of Salmonella spp. in Food and Agricultural Products by the Gene-trak_R DNA Hybridisation Method*. Health Protection Agency, Government of Canada, MFLP-5.

Davidson, C.A., Griffith, C.J., Peters, A.C. and Fielding L.M. (1999) Evaluation of two methods for monitoring surface cleanliness – ATP bioluminescence and traditional hygiene swabbing. *Journal of Bioluminescence and Chemiluminescence*, **14**, 33–8.

Deetae, P., Bonnarme, P., Spinnler, H.E. and Helinck, S. (2007) Production of volatile aroma compounds by bacterial strains isolated from different surfaceripened French cheeses. *Applied Microbiology and Biotechnology*, **76**(5), 1161–71.

Dillon, M. and Griffith, L. (1996) *How to HACCP*, 2nd edn. M.D. Associates, Cleethorpes.

Doyle, M.P., Beuchat, L.R. and Montville, T.J. (2001) Food fermentations. In: *Food Microbiology: Fundamentals and Frontiers*, 2nd edn, pp. 651–772. ASM Press, Washington.

Feng, P.C.S. and Hartman, P.A. (1982) Fluorogenic Assays for immediate confirmation of *Escherichia coli*. *Applied and Environmental Microbiology*, **43**, 1320–1329.

Fricker, M., Messelh¨außer, U., Busch, U., Scherer, S. and Ehling-Schulz, M. (2007) Diagnostic real-time PCR assays for the detection of emetic *Bacillus cereus* strains in foods and recent foodborne outbreaks. *Applied Environmental Microbiology*, **73**, 3092–8.

Gamble, H.R., Bessonov, A.S., Cuperlovic, K., *et al.* (2000) Recommendations on methods for the control of *Trichinella* in domestic and wild animals intended for human consumption. *Veterinary Parasitology*, **93**, 393–408.

Georgiev, V.S. (1994) Management of toxoplasmosis. *Drugs*, **48**, 179–88.

Gupta, A., Sumner, C.J., Castor, M., Maslanka, S. and Sobel, J. (2005) Adult botulism type F in the United States, 1981–2002. *Neurology*, **13**(65), 1694–700.

Hatheway, C.L. (1990) Toxigenic clostridia. *Clinical Microbiology Review*, **3**, 66–98.

Hughes, C., Gillespie, I.A., O'Brien, S.J., *et al.* (2007) Foodborne transmission of infectious intestinal disease in England and Wales, 1992–2003. *Food Control*, **18**, 766–72.

Hunter, L.C. and Poxton, I.R. (2002) *Clostridium botulinum* types C and D and the closely related *Clostridium novyi*. *Reviews in Medical Microbiology*, **13**, 75–90.

Johnson, E.A., Tepp, W.H., Bradshaw, M., Gilbert, R.J., Cook, P.E. and McKintosh, E.D.G. (2005) Characterization of *Clostridium botulinum* strains associated with an infant botulism case in the United Kingdom. *Journal of Clinical Microbiology*, **43**, 2602–7.

Jørgensen, K. (2005) Occurrence of ochratoxin in commodities and processed food – a review of EU occurrence data. *Food Additive and Contaminants*, **22**,26–30.

Kaysner, C.A. and DePaola, A.J. (2004) *Vibrio cholerae, V. parahaemolyticus, V. vulnificus* and other *Vibrio* spp. In: *FDA Bacteriological Analytical Manual 2004*, 8th edn, Chapter 9. AOAC International, Gaithersburg.

Keto-Timonen, R., Heikinheimo, A., Eerola, E. and Korkeala, H. (2006) Identification of *Clostridium* species and DNA fingerprinting of *Clostridium perfringens* by amplified fragment length polymorphism analysis. *Journal of Clinical Microbiology*, **44**, 4057–65.

Khandke, S.S. and Mayes, T. (1998) HACCP implementation: a practical guide to the implementation of the HACCP plan. *Food Control*, **9**, 103–109.

Kirkpatrick, C.E. and Benson, C.E. (1987) Presence of *Giardia* spp and absence of *Salmonella* spp in New Jersey muskrats (*Ondatra zibethicus*). *Applied and Environmental Microbiology*, **53**, 1790–92.

Koch, W.H., Payne, W.L. and Cebula, T.A. (1995) Detection of enterotoxigenic *Vibrio cholerae* in foods by the polymerase chain method. In: *FDA Bacteriological Analytical Manual* 1995, 8th edn, pp. 28.01–28.09. AOAC International, Gaithersburg.

Lappin-Scott, H.M. and Costerton, J.W. (2003) *Microbial Biofilms*. Cambridge University Press, Cambridge.

Leighton, G. (1923) *Botulism and Food Preservation (The Loch Maree Tragedy)*. Collins, London.

Leong, S.C., Hien, L.T., An, T. V., Trang, N.T., Hocking, A.D. and Scott, E.S. (2007) Ochratoxin A-producing Aspergilli in Vietnamese green coffee beans. *Letters in Applied Microbiology*, **45**, 301–306.

Lewis, L., Onsongo, M., Njapau, H., *et al.* (2005) Aflatoxin contamination of commercial maize products during an outbreak of acute aflatoxicosis in Eastern and Central Kenya. *Environmental Health Perspectives*, **113**, 1763–7.

Lopitz-Otsoa, F., Rementeria, A., Elguezebal, N. and Garaizar, J. (2006) Kefir: a symbiotic yeast–bacteria community with alleged healthy capabilities. *Revista Iberoamericana de Micrologia*, **23**, 67–74.

Lyytikäinen, O. (2000) An outbreak of Listeria monocytogenes serotype 3a infections from butter in Finland. Journal of Infectious Diseases, 181, 1838–41.

Mabbit, L.A., Davies, F.L., Law, B.A. and Marshall, V.M. (1987) Microbiology of milk and milk products. In: *Essays in Agricultural and Food Microbiology* (eds J.R. Norris and G.L. Petiffer), pp. 135–66. Wiley, Chichester.

Manuelidis, L. (2007) Viruses in the frame for prion diseases. New Scientist, 12 February 2007. Accessed 25 September 2007.

McLauchlin, J., Grant, K.A. and Little, C.L. (2006) Foodborne botulism in the United Kingdom. *Journal of Public Health*, **28**, 337–42.

McNally, A., Cheasty, T., Fearnley, C., *et al.* (2004) Comparison of the biotype of *Yersinia enterocolitica* isolated from pigs, cattle and sheep and slaughter and from humans with yersiniosis in Great Britain during 1999–2000. *Letters in Applied Microbiology*, **399**, 103–108.

Mead, P.S., Slutsker, L., Dietz, V., *et al.* (1999) Food related illness and death in the United States. *Emerging Infectious Disease*, **5**, 605–27.

Miller, N.L., Frenkel, J.K. and Dubey, J.B. (1972) Oral infections with *Toxoplasma* cysts and oocysts in felines, other-mammals and in birds. *Journal of Parasitology*, **58**, 928–37.

Mortimore, S. and Wallace, C. (1994) *HACCP – A Practical Approach*. Chapman and Hall, London.

Moss, M.O. (1987) Microbial food poisoning. In: *Essays in Agricultural and Food Microbiology* (eds J.R. Norris and G.L. Pettifer), pp. 369–400.Wiley, Chichester.

Nguyen, H.-V. and Gaillardin, C. (2005) Evolutionary relationships between the former species *Saccharomyces uvarum* and the hybrids *Saccharomyces bayanus* and *Saccharomyces pastorianus*; reinstatement of *Saccharomyces uvarum* (Beijerinck) as a distinct species. *FEMS Yeast Research*, **5**, 471–83.

O'Mahony M., Mitchell E., Gilbert R.J., *et al.* (1990) An outbreak of foodborne botulism associated with contaminated hazelnut yoghurt. *Epidemiology Infection*, **104**, 389–95.

Onda, T., Yanagida, F., Uchimura, T., *et al.* (2002) Widespread distribution of the bacteriocin-producing lactic acid cocci in Miso-paste products. *Journal of Applied Microbiology*, **92**, 695–705.

Oravcov'a, K., Kaclikov'a, E., Krascsenicsova, K., *et al.* (2006) Detection and quantification of *Listeria monocytogenes* by 5_-nuclease polymerase chain reaction targeting the *Act A* gene. *Letters in Applied Microbiology*, **42**, 15–18.

Osterholm, M.T., Forfang, J.C., Ristinen, T.L., *et al.* (1981) An outbreak of foodborne giardiasis. *New England Journal of Medicine*, **304**, 24–8.

Pawsey, R.K. (2002) *Case Studies in Food Microbiology for Food Safety and Quality*. Royal Society of Chemistry, Cambridge.

Peck, M. and Baranyi, J. (2007) *Perfringens Predictor*. Accessed 11 September 2007. Institute of Food Research, Colney Lane, Norwich. http://www.ifr.ac.uk/safety/growth-predictor/perfringens/predictor.zip.

Piekarski, G. (1989) *Medical Parasitology*. Springer, New York.

Plorde, J.J. (1984) Sporozoan infections. In: *Medical Microbiology: An Introduction to Infectious Diseases* (eds J.C. Sherris, *et al.*), pp. 469–83. Elsevier, New York.

Rached, E., Pfeiffer, E., Dekant, W. and Mally, A. (2006) Ochratoxin A: apoptosis and aberrant exit from mitosis due to perturbation of microtubule dynamics. *Toxicological Sciences*, **92**, 78–86.

Rao, V.K., Sharma, M.K., Goel, A.K., Singh, L. and Sekhar, K. (2006) Amperometric immunosensor for the detection of *Vibrio cholerae* O1 using disposable screen-printed electrodes. *Analytical Sciences*, **22**, 1207–11.

Rees, C.E.D. and Loessner, M. (2005) Phage for the detection of pathogenic bacteria. In: *Bacteriophages Biology and Applications* (eds E. Kutter and A. Sulakvelidze), pp. 267–84. CRC Press, Boca Raton.

Rendtorff, R.C. (1954) The experimental transmission of human intestinal protozoan parasites II *Giardia lamblia* cysts given in capsules. *American Journal of Hygiene*, **58**,209–220.

Rhodelamel, E.J. and Harmon, S.M. (1998) *FDA Bacteriological Analytical Manual*, 8th edn, Chapter 14. Revision A. AOAC International, Gaithersburg.

Richmond, M. (1990) *The Microbiological Safety of Food. Parts I and Part II*. HMSO, London.

Roberts, T.A. (ed.) (1996) *Microorganisms in Foods 5. Microbiological Specifications of Food Pathogens*. ICMSF, Blackie, London.

Rood, J.I. (1998) Virulence genes of *Clostridium perfringens*. *Annual Reviews of Microbiology*, **52**, 333–60.

Setlow, P. and Johnson, E.A. (2007) Spores and their significance. In: *Food Microbiology: Fundamentals and Frontiers* (eds M.P. Doyle and L.R. Beuchat), pp. 35–68. ASM Press, Washington, DC.

Silley, P. (1991) Rapid automated bacterial impedance technique (RABIT). *SGM Quarterly*, **18**, 48–52.

Stanley, E.C., Mole, R.J., Smith, R.J., *et al.* (2001) Development of a new, combined rapid method using phage and PCR for detection and identification of viable *Mycobacterium paratuberculosis* bacteria within 48 hours. *Applied and Environmental Microbiology*, **73**, 1851–7.

Tenover, F.C., Abeit, R.D., Archer, G., Biddles, J., *et al.* (1994) Comparison of traditional and molecularmethods of typing isolates of *Staphylococcus aureus*. *Journal of Clinical Microbiology*, **32**, 407–15.

Tenover, F.C., Abeit, R.D. and Goering R.N. (1997) How to select and interpret molecular strain typing methods for epidemiological studies of bacterial infections. A review for healthcare epidemiologists. *Infectious Control in Hospital*, **18**, 426–39.

Thapa, N., Pal, J. and Tamang, J.P. (2004) Microbial diversity in ngari, hentak and tungtap, fermented fish products of North-East India.*World Journal of Microbiology and Biotechnology*, **20**, 599–607.

Therre, H. (1999) Botulism in the European Union. *Eurosurveillance Monthly*, **4**, 2–7.

Tzipori, S. (1988) Cryptosporidiosis in perspective. *Advances in Parasitology*, **27**, 63–129.

Untermann, F. (1999) Food safety management and misinterpretation of HACCP. *Food Control*, **10**, 161–7.

Varga, J.J., Nguyen, V., O'Brien, D.K., Rodgers, K., Walker, R.A. and Melville, S.B. (2006) Type IV pilidependent gliding motility in the Gram-positive pathogen *Clostridium perfringens* and other clostridia. *Molecular Microbiology*, **62**, 680–94.

Vatanyoopaisarn, S., Nazli, A., Dodd, C.E.R., Rees, C.E.D. and Waites, W.M. (2000) Effect of flagella on initial attachment of *Listeria monocytogenes* to stainless steel. *Applied and Environmental Microbiology*, **66**(2), 860–63.

Vulic, M. and Kolter, R. (2001) Evolutionary cheating in *Escherichia coli* stationary phase cultures. *Genetics*, **158**, 519–26.

Waites, W.M. and Warriner, K. (2005) Ultraviolet sterilization of food packaging. *Culture*, **26**, 1–4.

Walsh, J.A. (1986) Problems in recognition and diagnosis of amebiasis. Estimation of the global magnitude of morbidity and mortality. *Review of Infectious Diseases*, **8**, 228–38.

Warriner, K., Rysstad, G., Murden, A., Rumsby, P., Thomas, D. and Waites, W.M. (2000) Inactivation of *Bacillus subtilis* spores on aluminium and polyethylene preformed cartons by uv-excimer laser irradiation. *Journal of Food Protection*, **63**, 753–7.

WHO (2002) *Fact Sheet No. 237 Revised January 2002. Food Safety and Foodborne Illness*. http://www.who.int/mediacentre/factsheets/Fs237/en/. Accessed 18 December 2006.

Wreeland, R.H., Rosenzweig, W.D. and Powers, D.W. (2000) Isolation of a 250 million-year-old halotolerant bacterium from a primary salt crystal. *Nature*, **407**, 897–900.

Yuki, N., Susuki, K., Koga, M., *et al.* (2004) Carbohydrate mimicry between human ganglioside GM1 and *Campylobacter jejuni* lipopolysaccharide causes Guillain–Barr´e syndrome. *PNAS*, **101**, 11404–409.

Zabeau, M. and Vos, P. (1993) *Selective Restriction Fragment Amplification: A General Method for DNA Fingerprinting*. European Patent Office Publication 534 858 A1, Bulletin 93/13.

Zhao, S., Mitchell, S.E. Meng, J., *et al.* (2000) Genomic typing of *Escherichia coli* O157:H7 by semi-automated fluorescent AFLP analysis. *Microbes and Infection*, **2**, 107–113.

Zoonoses Report UK (2007) http://defraweb/animal/diseases/zoonoses/zoonosesreports/zoonoses2005.patt. Accessed July 2007.

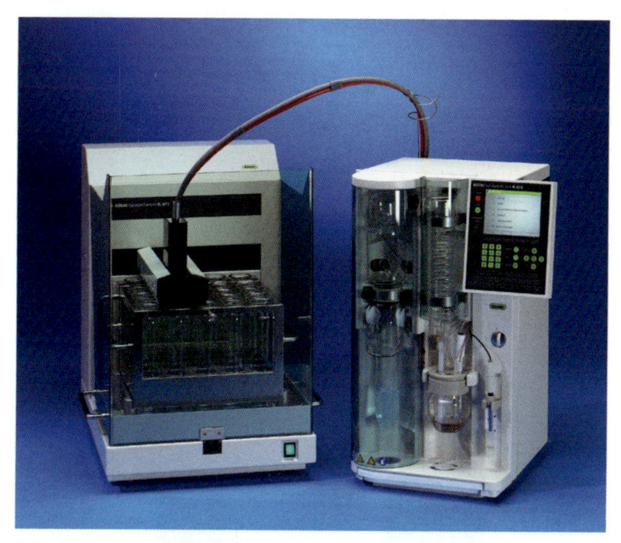

Lâmina 1 Aparelho Kjeldahl moderno (reproduzido com a permissão de Büchi Labortechnik, Essen, Alemanha).

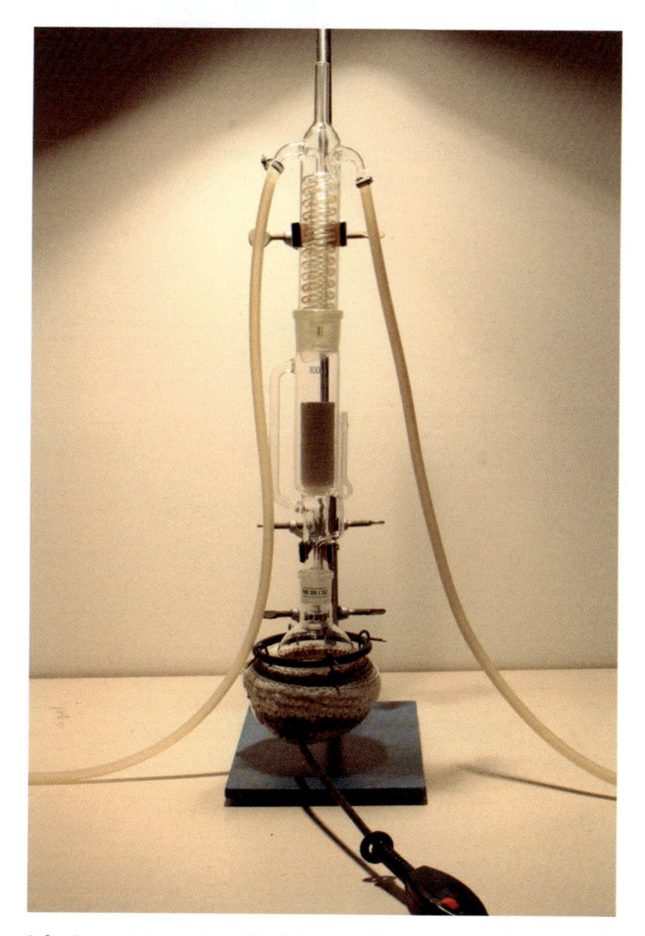

Lâmina 2 Aparelho Soxhlet com cartucho de extração, condensador de refluxo e manta elétrica (foto: G. Merkh, Universidade de Hohenheim).

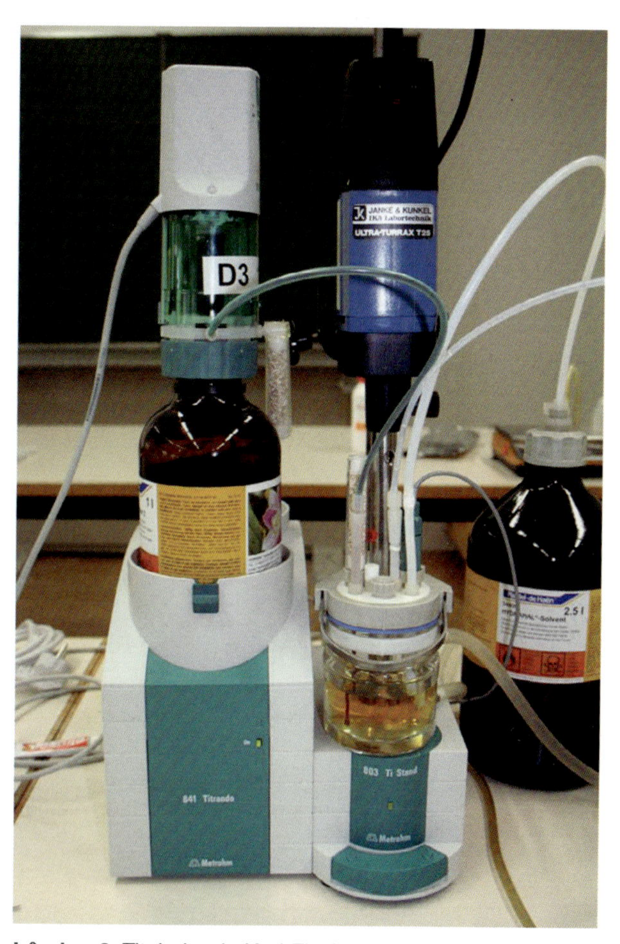

Lâmina 3 Titulador de Karl Fischer com célula de titulação de parede dupla para titulações em temperaturas elevadas e equipado com homogeneizador interno (foto: G. Merkh, Universidade de Hohenheim).

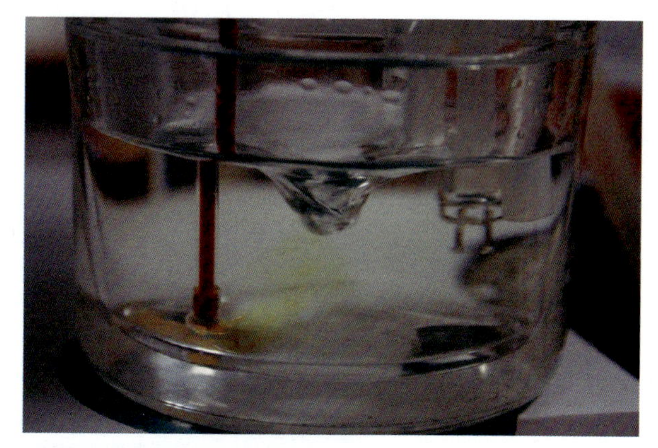

Lâmina 4 Imagem de uma célula de titulação de Karl Fischer com uma ponta de bureta e um par de eletrodos de platina (foto: G. Merkh, Universidade de Hohenheim).

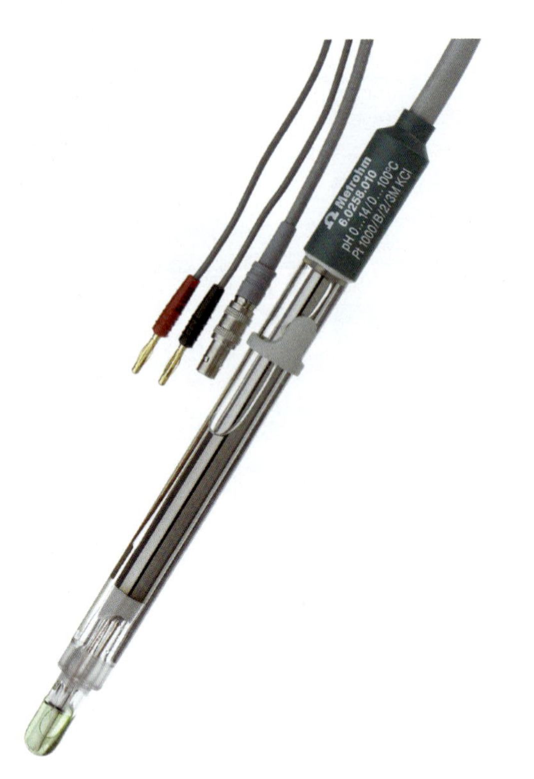

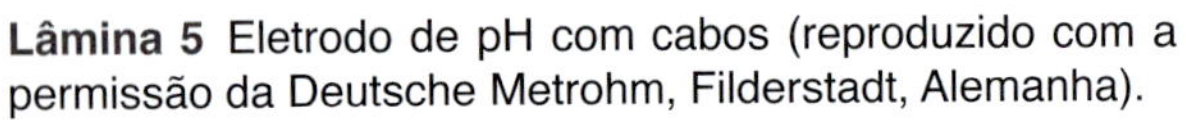

Lâmina 5 Eletrodo de pH com cabos (reproduzido com a permissão da Deutsche Metrohm, Filderstadt, Alemanha).

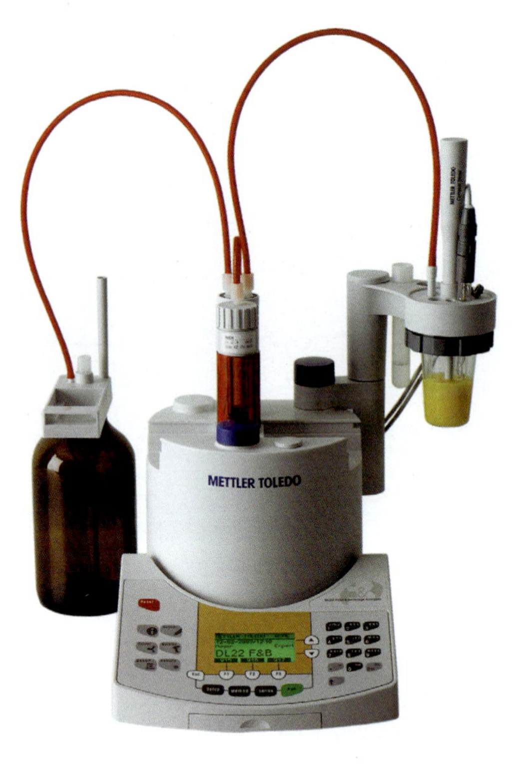

Lâmina 6 Titulador automático (reproduzido com a permissão da Mettler-Toledo AG, BU Analytical, Schwerzenbach, Suíça).

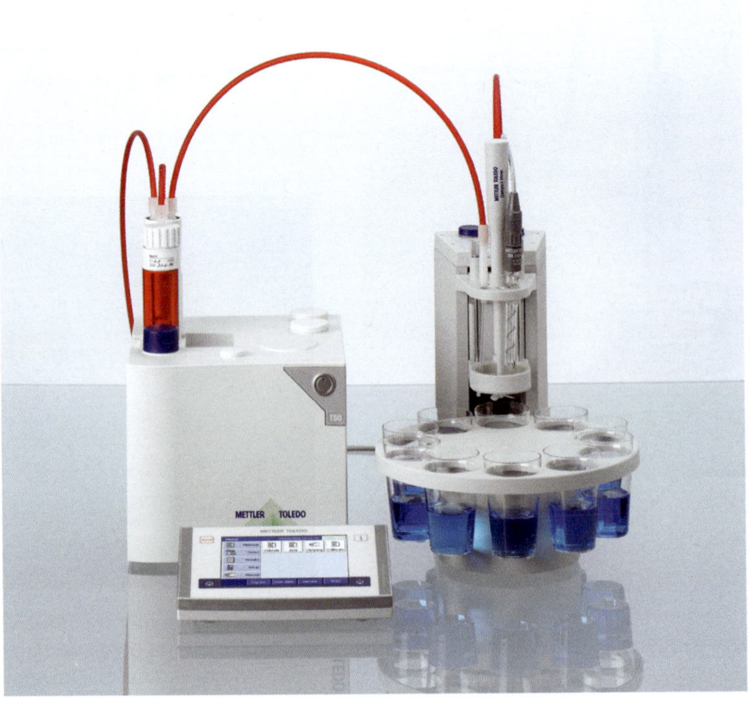

Lâmina 7 Titulador com trocador de amostras (reproduzido com a permissão da Mettler-Toledo AG, BU Analytical, Schwerzenbach, Suíça).

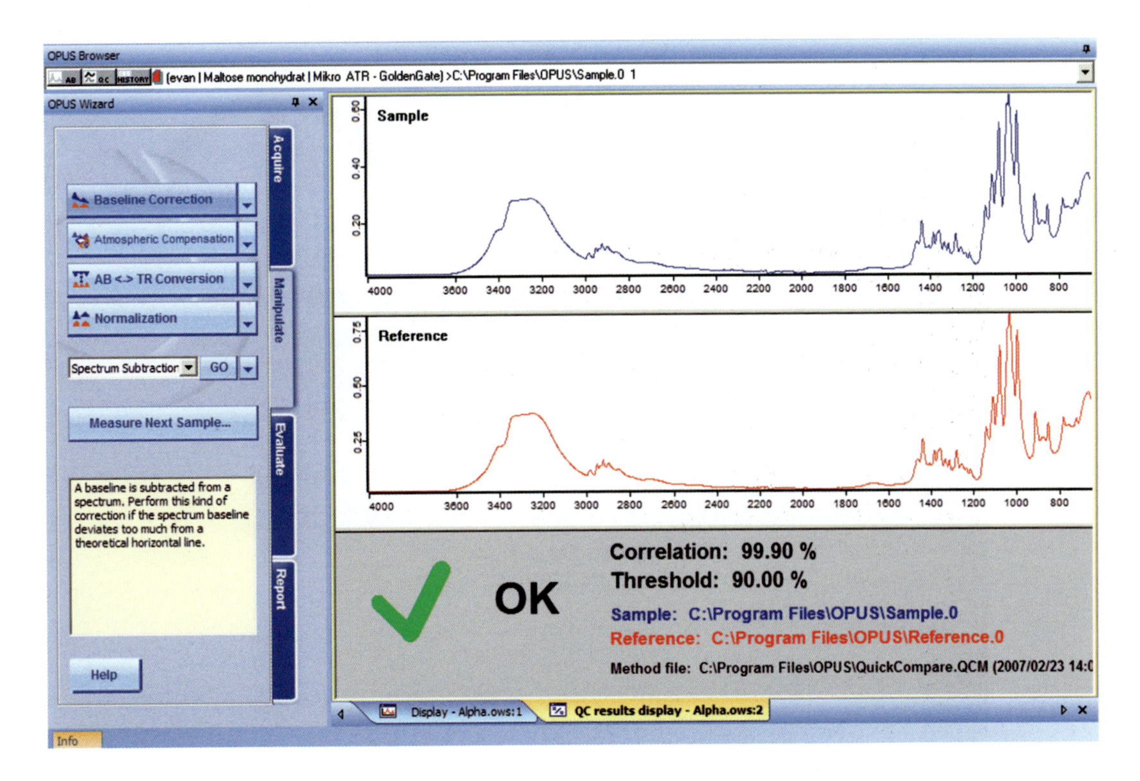

Lâmina 8 Comparação dos espectros de infravermelho de uma amostra com o espectro de uma substância de referência (aqui, maltose mono-hidratada) (reproduzido com a permissão da Bruker Optics, Ettlingen, Alemanha).

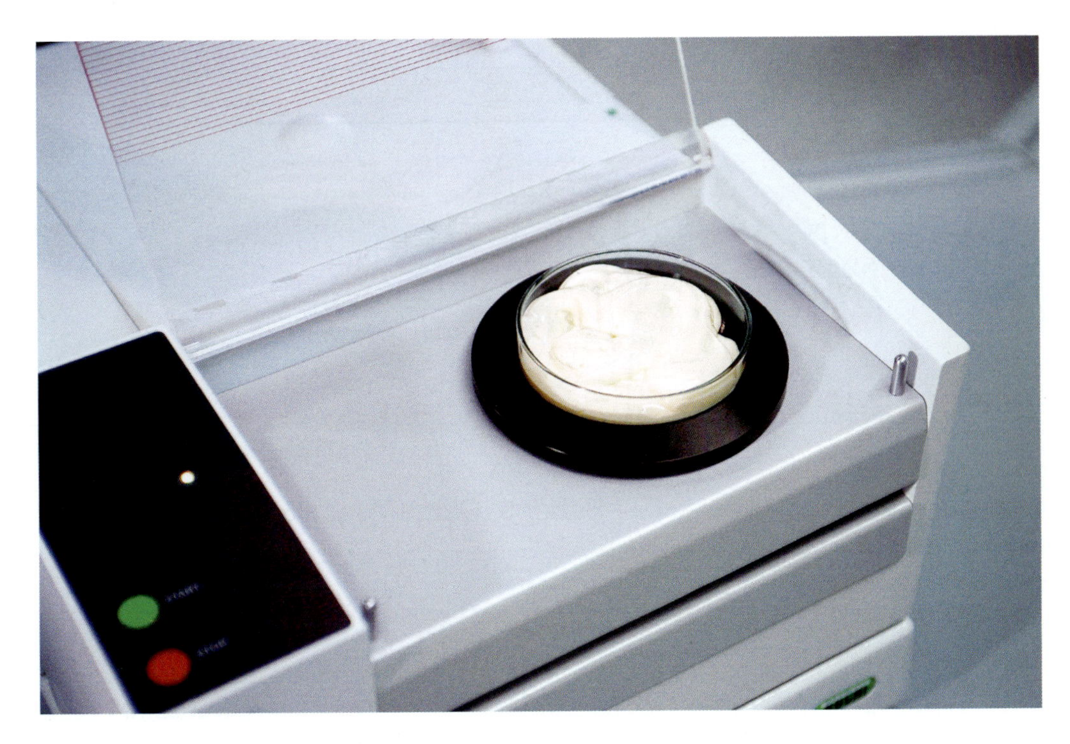

Lâmina 9 Medição de NIR pela reflexão através da base de uma placa de Petri (reproduzido com a permissão da Büchi Labortechnik, Essen, Alemanha).

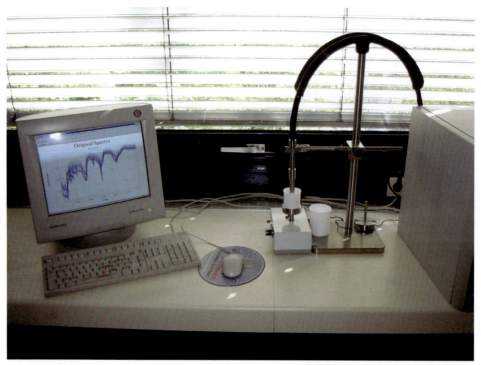

Lâmina 10 Sonda e dispositivo de fibra de vidro de um espectrômetro de NIR (foto: G. Merkh, Universidade de Hohenheim).

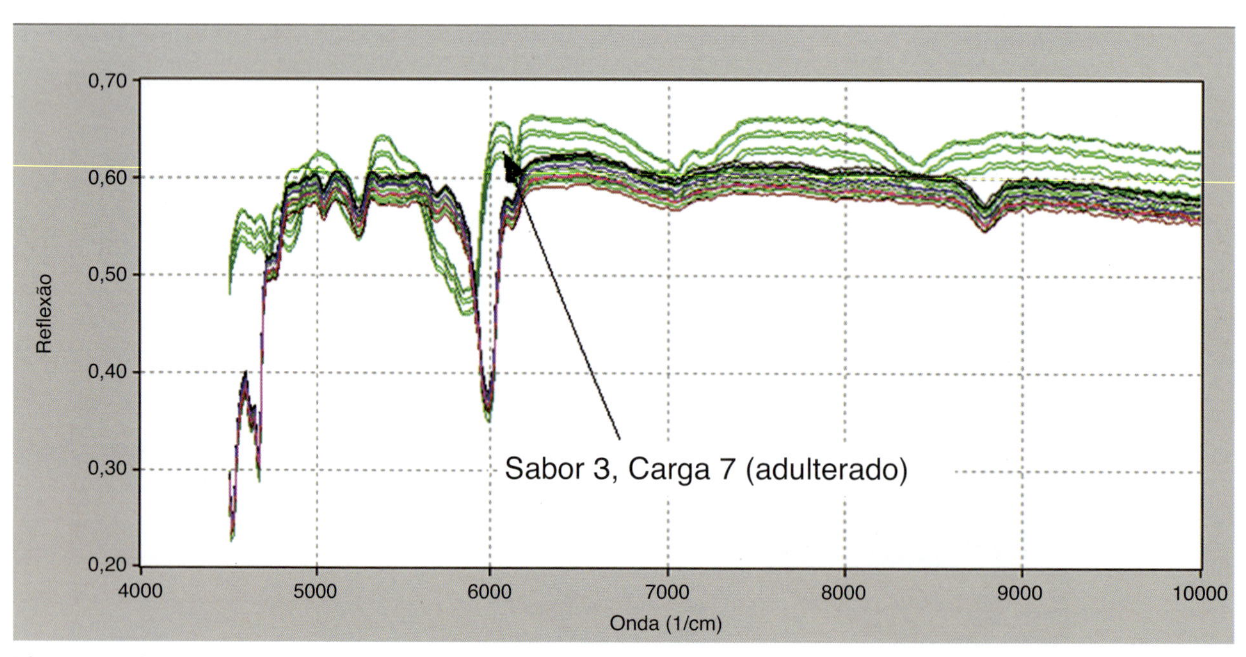

Lâmina 11 Controle de qualidade de sabores de cereja por espectroscopia NIR: espectros NIR de sabores de cereja genuínos e três espectros de produtos adulterados (de Köstler, M. e Isengard, H.-D.,2001, Quality control of raw materials using NIR spectroscopy in the food industry. *G.I.T. Laboratory Journal*, 5, 162-4).

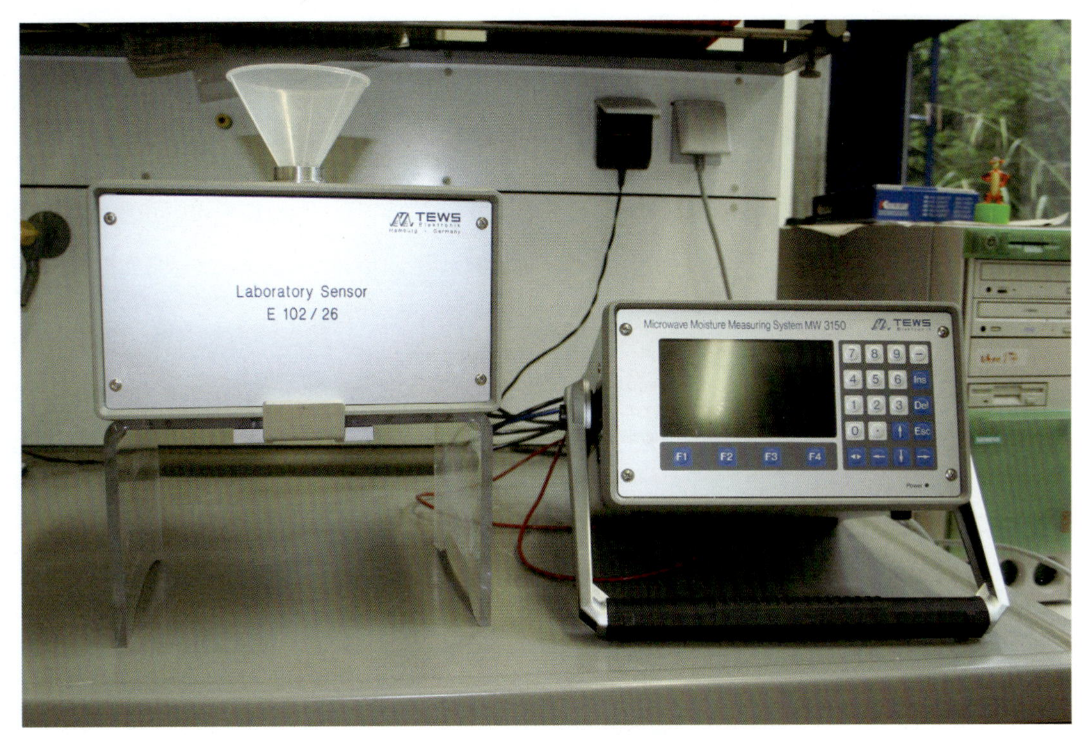

Lâmina 12 Dispositivo de ressonância por micro-ondas para medições de umidade (foto: G. Merkh, Universidade de Hohenheim).

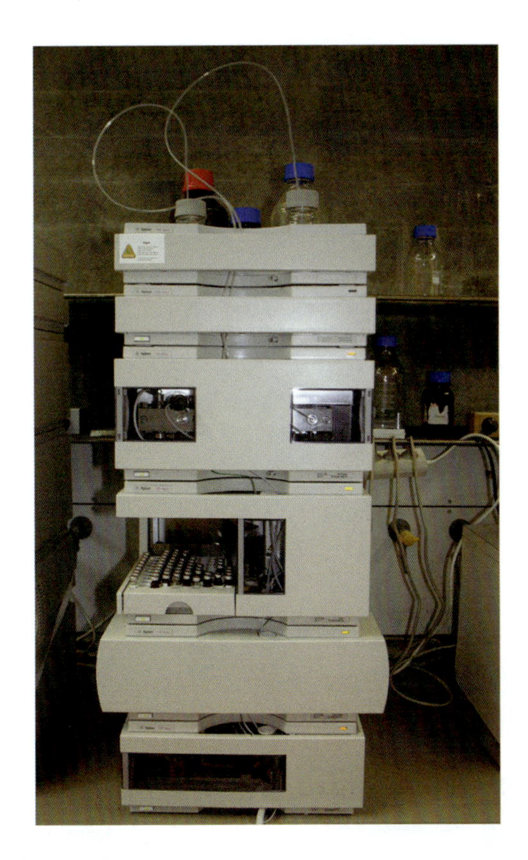

Lâmina 13 HPLC com (de cima para baixo) frascos com eluentes, unidade de desgaseificação, bombas de alta pressão, unidade de injeção e frascos de amostra, câmara de coluna e detector (foto: G. Merkh, Universidade de Hohenheim).

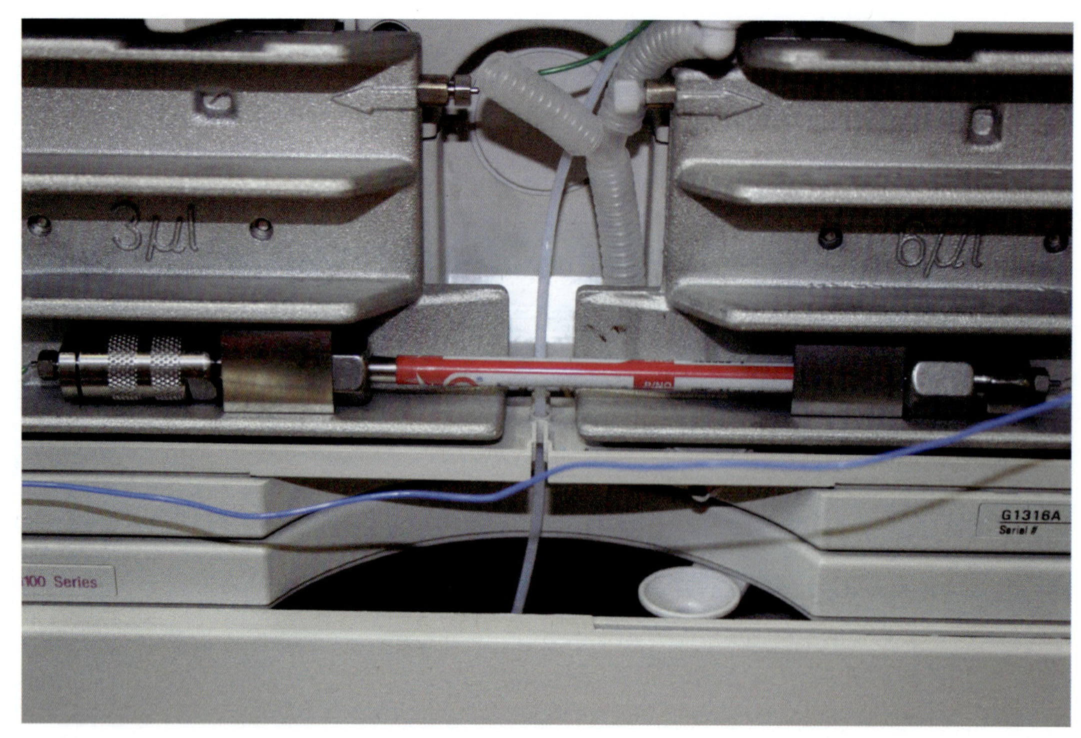

Lâmina 14 Câmara de HPLC em coluna aberta (foto: G. Merkh, Universidade de Hohenheim).

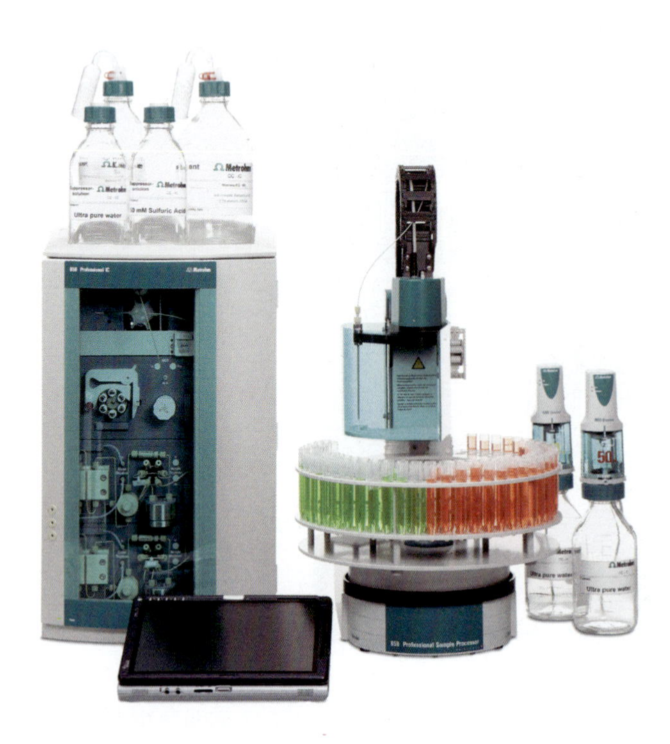

Lâmina 15 Cromatógrafo de troca iônica com trocador de amostras automático (reproduzido com a permissão de Deutsche Metrohm, Filderstadt, Alemanha).

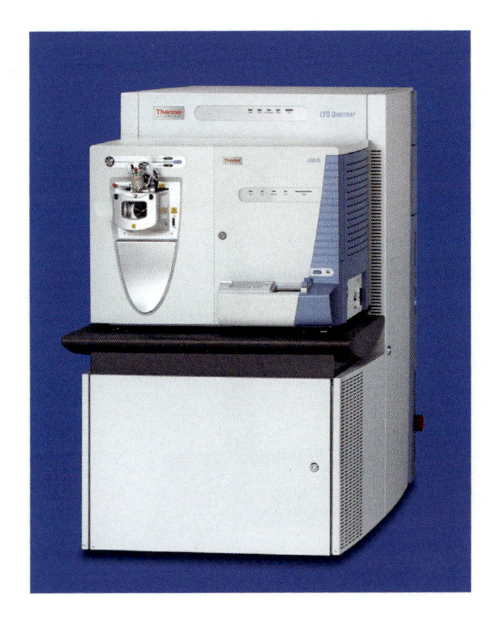

Lâmina 16 Exemplo de um espectrômetro de massa moderno: espectrômetro de massa híbrido Thermo Scientific LTQ Orbitrap (reproduzido com a permissão da Thermo Electron, Dreieich, Alemanha).

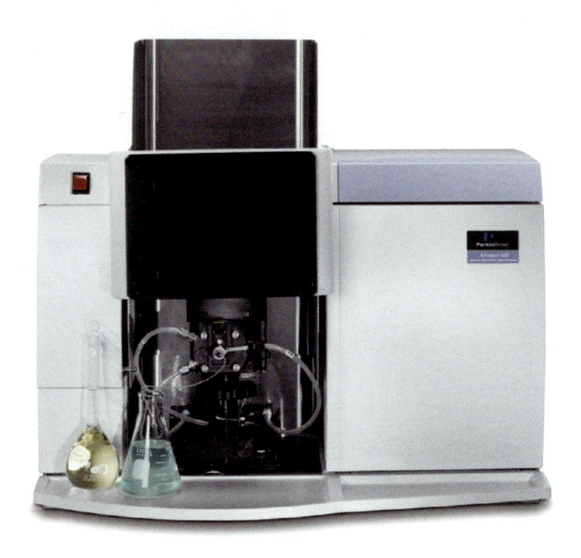

Lâmina 17 Exemplo de um espectrômetro de absorção atômica moderno: PerkinElmer AAnalyst 400 (reproduzido com a permissão da PerkinElmer LAS, Rodgau-Juegesheim, Alemanha).

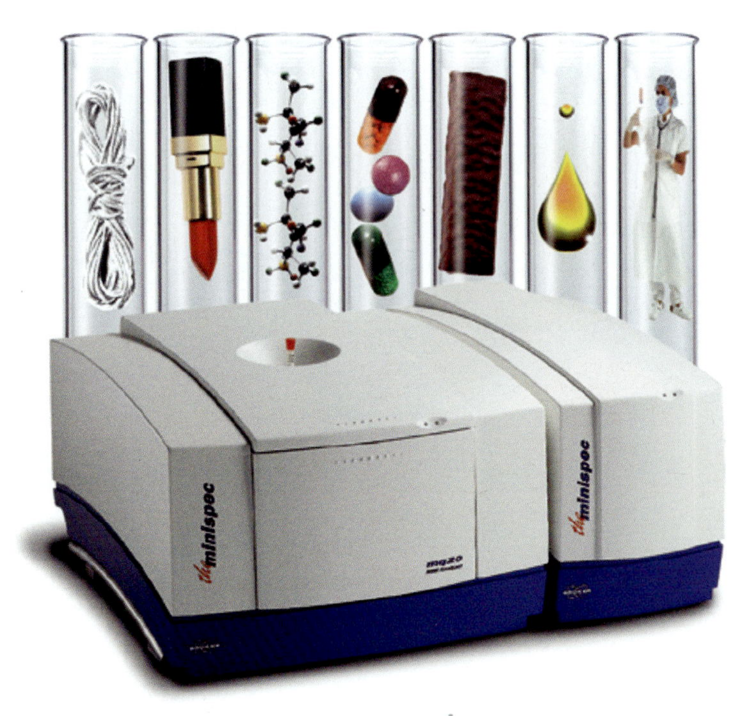

Lâmina 18 Espectrômetro NMR de domínio de tempo (reproduzido com a permissão da Bruker Optik, Rheinstetten, Alemanha).

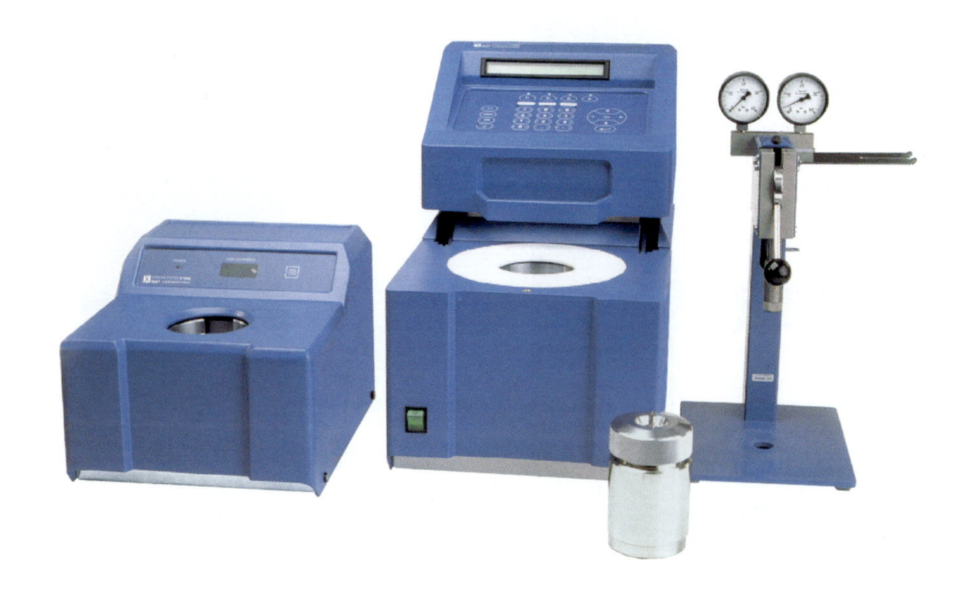

Lâmina 19 Calorímetro isoperibólico com bomba calorimétrica, estações de resfriamento e de enchimento por pressão (reproduzido com a permissão da IKA-Werke, Staufen, Alemanha).

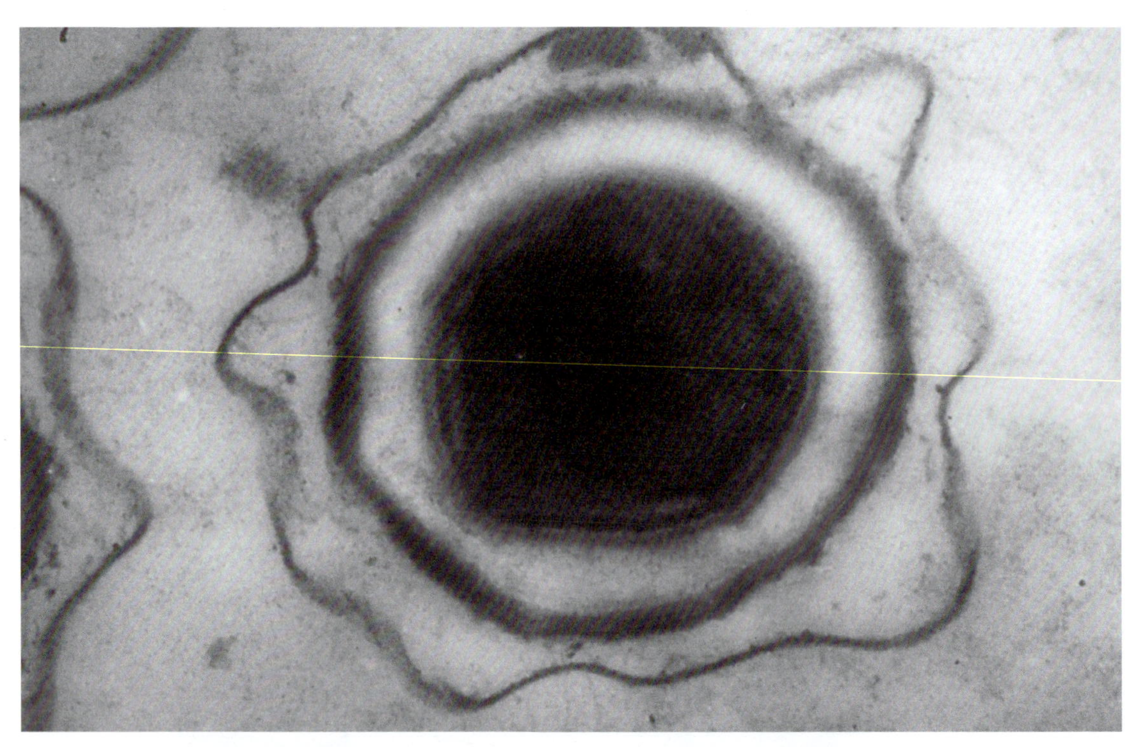

Lâmina 20 Micrografia eletrônica de uma secção transversal de um esporo de *Clostridium bifermentans*. As camadas (de fora para dentro) são o exospório, capa, córtex e protoplasto.

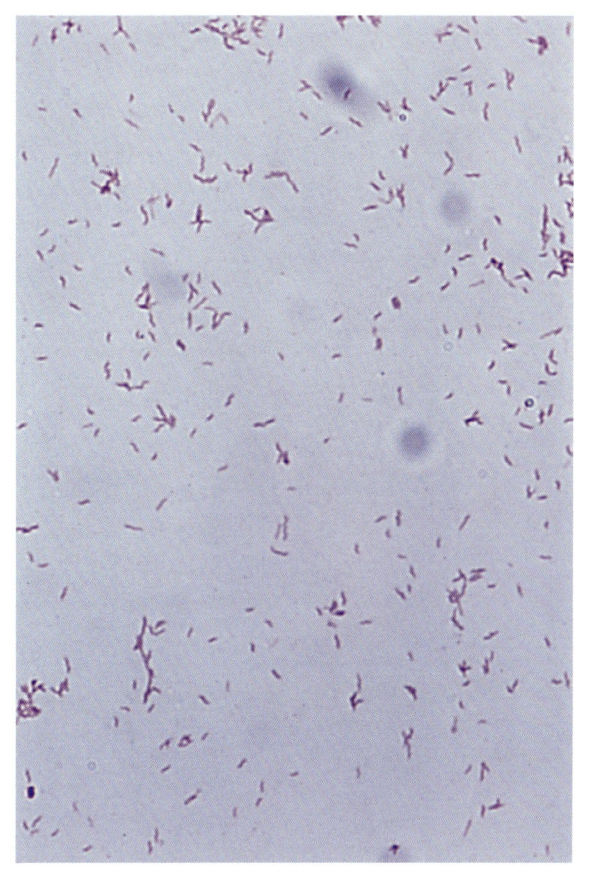

Lâmina 21 *Escherichia coli* Gram-negativa (células vermelhas).

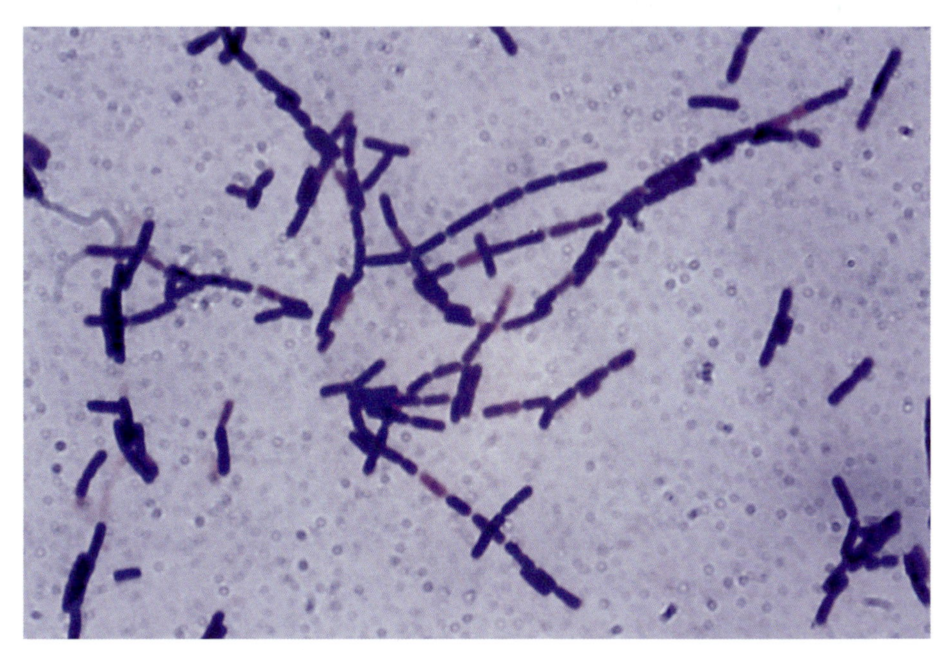

Lâmina 22 Crescimento exponencial de células Gram-positivas de *Bacillus megaterium*. Observe as longas cadeias formadas. Elas se partem em cadeias bem menores quando o crescimento é interrompido.

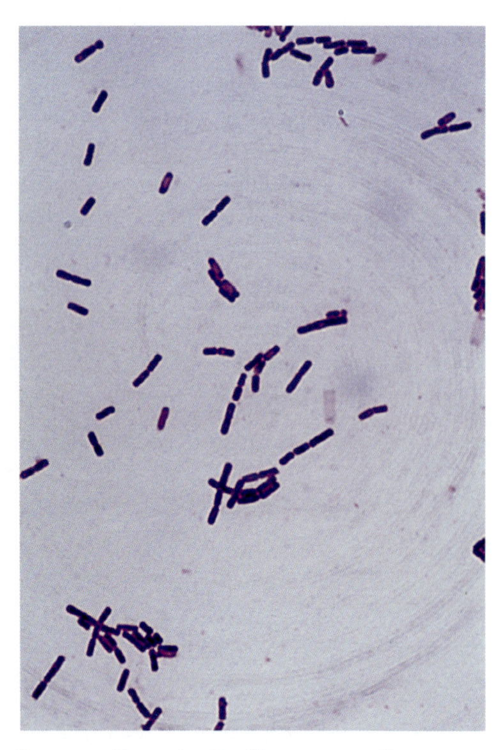

Lâmina 23 Esporulação de células Gram-positivas de *Bacillus cereus*. Os esporos aparecem como centros brilhantes. Observe as cadeias curtas.

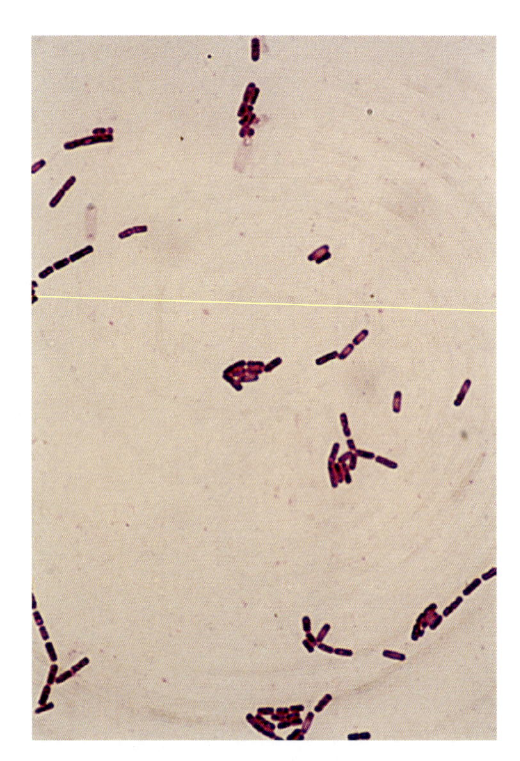

Lâmina 24 Esporulação tardia de células Gram-positivas de *Bacillus cereus*.

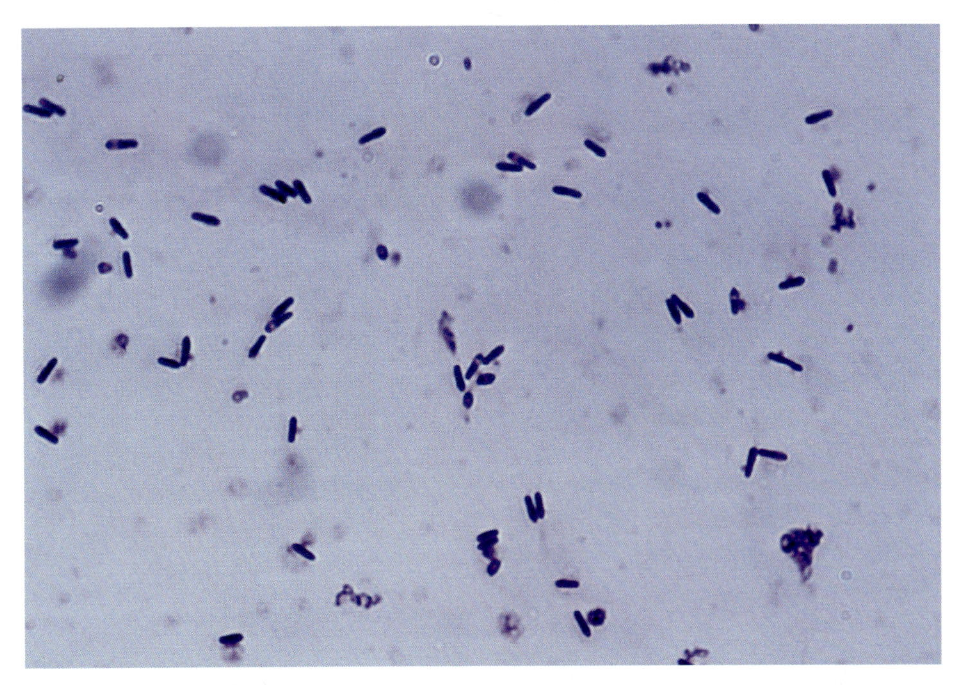

Lâmina 25 Esporulação de células Gram-positivas de *Clostridium perfringens* com aparência de "raquete de tênis" produzida pelo inchaço das extremidades das células durante a formação do esporo.

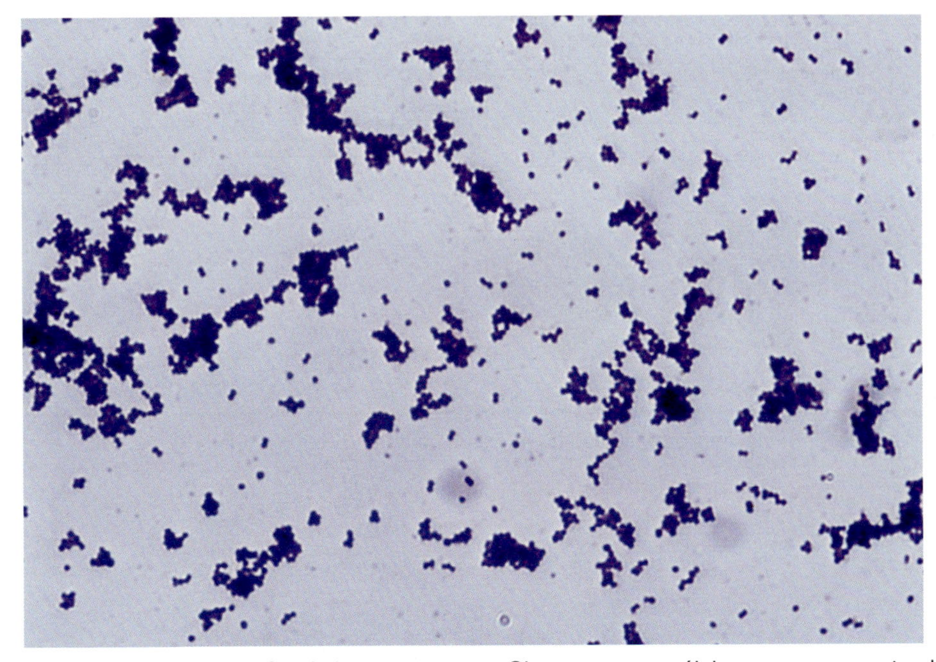

Lâmina 26 Células Gram-positivas de *Staphylococcus aureus*. Observe que as células crescem amontoadas.

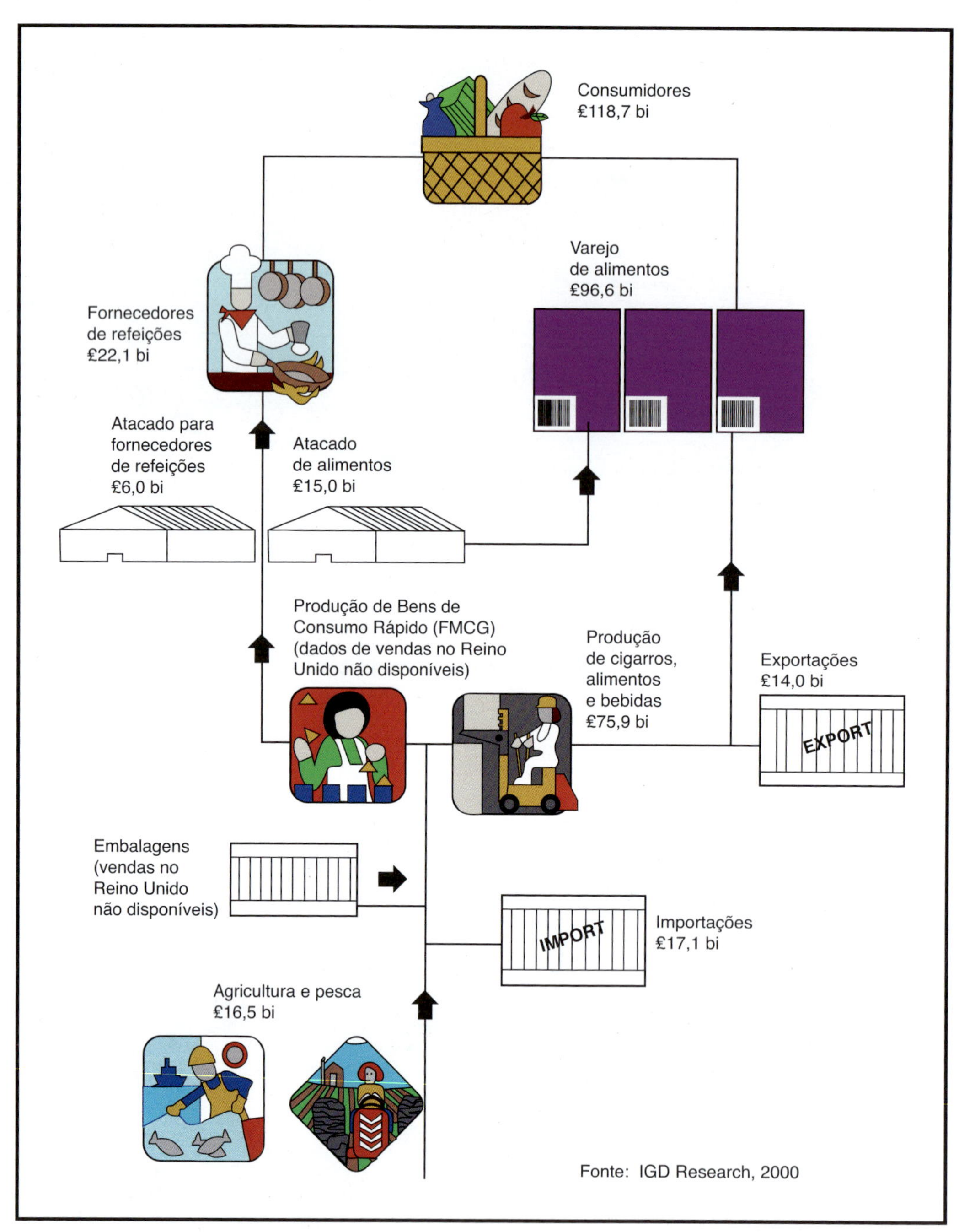

Lâmina 27 A cadeia de fornecimento e distribuidores de alimentos no Reino Unido. (Fonte: Patel et al., 2001, p. 5.)

7 Procedimentos numéricos

R. Paul Singh

Pontos-chave

- Resolver problemas no processamento de alimentos requer um conhecimento profundo de procedimentos numéricos. Com frequência, é preciso expressar determinadas quantidades com suas respectivas unidades. Para tanto, devem ser seguidas regras-padrão criadas a partir do uso de um sistema internacional de unidades.
- A expressão fundamental usada em cálculos numéricos é a equação. Os diferentes tipos de equações, como linear e não linear, são resolvidos usando técnicas apropriadas.
- Processos dependentes do tempo, frequentemente encontrados no processamento de alimentos, exigem a aplicação de métodos aprendidos em cálculo.
- Esses tópicos são revistos neste capítulo, de modo que os procedimentos numéricos apropriados sejam selecionados na resolução de um determinado problema.

7.1 Sistema Internacional de Unidades (SI)

Em medições científicas, quantidades físicas são determinadas utilizando-se uma grande variedade de sistemas de unidades. Os mais comuns incluem o sistema CGS (centímetro, grama, segundo) e o MKS (metro, quilograma, segundo). Uma confusão considerável ocorre quando são utilizados símbolos diferentes para expressar certas unidades de medida. Para resolver essas questões de maneira sistemática, organizações internacionais tentaram padronizar sistemas de unidade, símbolos e quantidades. Acordos internacionais resultaram no "Système International d'Unités", ou unidades SI.

As unidades SI consistem em sete unidades de base, duas unidades complementares e uma série de unidades derivadas, conforme apresentado abaixo (Singh e Heldman, 2009).

7.1.1 Unidades de base

O sistema SI é baseado em sete unidades bem definidas. As unidades de base, bem como seus símbolos, estão resumidas na Tabela 7.1. Por convenção, as unidades de base são consideradas como dimensionalmente independentes. Essas sete unidades de base são definidas a seguir:

1. Unidade de comprimento (metro): o *metro* (m) é a extensão igual a 1.650.763,73 comprimentos de onda no vácuo da radiação correspondente à transição entre os níveis de $2p_{10}$ e $5d_5$ do átomo de Criptônio-86.
2. Unidade de massa (quilograma): o *quilograma* (kg) é igual à massa do protótipo internacional do quilograma. O protótipo internacional do quilograma é um cilindro específico de uma liga de platina e irídio, mantido pelo Escritório Internacional de Pesos e Medidas em Sèvres, na França.

Tabela 7.1 Unidades de base do SI.

Atributo mensurável de fenômenos ou matéria	Nome	Símbolo
Comprimento	metro	m
Massa	quilograma	kg
Tempo	segundo	s
Corrente elétrica	ampère	A
Temperatura termodinâmica	kelvin	K
Quantidade de substância	mol	mol
Intensidade luminosa	candela	cd

3 Unidade de tempo (segundo): o *segundo* (s) é a duração de 9.192.631.770 períodos da radiação correspondente à transição entre dois níveis hiperfinos do estado fundamental do átomo de Césio 133.
4 Unidade de corrente elétrica (ampère): o *ampère* (A) é a corrente constante que, se mantida em dois condutores paralelos e retos de extensão infinita, de diâmetro insignificante, e colocados a 1 m de distância no vácuo, produziria entre esses dois condutores uma força igual a 2×10^{-7} Newtons por metro de extensão.
5 Unidade de temperatura termodinâmica (Kelvin): o *kelvin* (K) é a fração 1/273,16 da temperatura termodinâmica do ponto triplo da água. A maior parte das temperaturas é medida em graus centígrados (°C). A temperatura em kelvins é usada na literatura científica.
6 Unidade de quantidade de substância (mol): o *mol* (mol) é quantidade de substância de um sistema que contém tantas entidades elementares (átomos, moléculas, elétrons e outras partículas) quanto os átomos existentes em 0,012 kg de carbono 12.
7 Unidade de intensidade luminosa (candela): a *candela* (cd) é a intensidade luminosa, na direção perpendicular, de uma superfície de 1/600.000 m^2 de um corpo negro à temperatura de congelamento da platina, sob uma pressão de 101.325 newton/m^2.

7.1.2 Unidades derivadas

As unidades de base anteriores são combinadas por meio de multiplicação e divisão para se obter as unidades derivadas. As unidades derivadas frequentemente possuem nomes e símbolos especiais, principalmente por uma questão de simplicidade, e podem ser usadas para se obter outras unidades derivadas. Algumas unidades derivadas comumente usadas são definidas a seguir:

1 *Força.* Newton (N): o *newton* é a força que dá a uma massa de 1 kg uma aceleração de 1 m/s^2.
2 *Energia e trabalho.* Joule (J): o *joule* é o trabalho feito quando, em razão de uma força de 1 N, o ponto de aplicação é deslocado por uma distância de 1 m na direção da força.
3 *Potência.* Watt (W): o *watt* é a potência que gera a produção de energia à taxa de 1 J/s.
4 *Tensão elétrica.* Volt (V): o *volt* é a diferença de potencial elétrico entre dois pontos de um fio condutor levando uma corrente constante de 1 A, quando a potência dissipada entre esses pontos é igual a 1 W.
5 *Resistência elétrica.* Ohm (Ω): o *ohm* é a resistência elétrica entre dois pontos de um condutor quando uma diferença constante de potencial de 1 V, aplicada entre esses dois pontos, produz (nesse condutor) uma corrente de 1 A, quando esse condutor não é a fonte de qualquer força eletromotriz.
6 *Quantidade de eletricidade.* Coulomb (C): o *coulomb* é a quantidade de eletricidade transportada em 1 s por uma corrente de 1 A.
7 *Capacitância elétrica.* Farad (F): o *farad* é a capacitância de um capacitor, entre as placas do qual surge uma diferença de potencial de 1 V quando carregado por uma quantidade de eletricidade igual a 1 C.
8 *Indutância elétrica.* Henry (H): o *henry* é a indutância de um circuito fechado no qual uma força eletromotriz de 1 V é produzida quando a corrente elétrica no circuito varia uniformemente à razão de 1 A/s.
9 *Condutância elétrica.* Siemens (s): o siemens é a condutância elétrica de um condutor no qual uma corrente de 1 ampère é produzida por uma diferença de potencial elétrico de 1 volt.
10 *Fluxo magnético.* Weber (Wb): o *weber* é o fluxo magnético que, ligando um circuito de uma só volta, produz nele uma força eletromotriz de 1 V, conforme o fluxo é reduzido a zero a uma taxa uniforme em 1 s.
11 *Fluxo luminoso.* Lúmen (lm): o lúmen é o fluxo luminoso emitido em um ângulo sólido de 1 esferoradiano por uma fonte puntiforme com intensidade de 1 cd.

Alguns exemplos de unidades derivadas SI expressas em termos de unidades de base, unidades derivadas SI com nomes especiais, e unidades derivadas SI expressas por meio de nomes especiais são apresentados nas Tabelas 7.2-7.4, respectivamente.

Tabela 7.2 Unidades derivadas SI selecionadas, expressas em termos de unidades de base.

Quantidade	Nome	Símbolo
Área	metro quadrado	m^2
Volume	metro cúbico	m^3
Rapidez, velocidade	metro por segundo	m/s
Aceleração	metro por segundo quadrado	m/s^2
Densidade, densidade da massa	quilograma por metro cúbico	kg/m^3
Densidade da corrente	ampère por metro quadrado	A/m^2
Força do campo magnético	ampère por metro	A/m
Concentração (da quantidade de uma substância)	mol por metro cúbico	mol/m^3
Volume específico	metro cúbico por quilograma	m^3/kg
Luminância	candela por metro quadrado	cd/m^2

Tabela 7.3 Unidades derivadas SI selecionadas com nomes especiais.

Quantidade	Nome	Símbolo	Expressão em termos de outras unidades	Expressão em termos de unidades de base do SI
Frequência	hertz	Hz		s^{-1}
Força	newton	N		$m\ kg\ s^{-2}$
Pressão, estresse	pascal	Pa	N/m^2	$m^{-1}\ kg\ s^{-2}$
Energia, trabalho, quantidade de calor	joule	J	N m	$m^2\ kg\ s^{-2}$
Potência, fluxo radiante	watt	W	J/s	$m^2\ kg\ s^{-3}$
Quantidade de eletricidade, carga elétrica	coulomb	C		s A
Potencial elétrico, diferença de potencial, força eletromotriz	volt	V	W/A	$m^2\ kg\ s^{-3}\ A^{-1}$
Capacitância	farad	F	C/V	$m^{-2}\ kg^{-1}\ s^4\ A^2$
Resistência elétrica	ohm	O	V/A	$m^2\ kg\ s^{-3}\ A^{-2}$
Condutância	siemens	S	A/V	$m^{-2}\ kg^{-1}\ s^3\ A^2$
Temperatura em graus Celsius	Celsius	°C		K
Fluxo luminoso	lúmen	lm		cd sr
Iluminância	lux	lx	lm/m^2	m^{-2} cd sr

Tabela 7.4 Unidades derivadas SI selecionadas, expressas por meio de nomes especiais.

Quantidade	Nome	Símbolo	Expressão em termos de unidades de base do SI
Viscosidade dinâmica	pascal segundo	Pa s	$m^{-1}\ kg\ s^{-1}$
Momento de força	newton metro	N m	$m^2\ kg\ s^{-2}$
Tensão de superfície	newton por metro	N/m	$kg\ s^{-2}$
Densidade de potência, densidade do fluxo de calor, irradiância	watt por metro quadrado	W/m^2	$kg\ s^{-3}$
Capacidade térmica, entropia	joule por kelvin	J/K	$m^2\ kg\ s^{-2}\ K^{-1}$
Capacidade térmica específica	joule por quilograma kelvin	J/(kg K)	$m^2\ s^{-2}\ K^{-1}$
Energia específica	joule por quilograma	J/kg	$m^2\ s^{-2}$
Condutividade térmica	watt por metro kelvin	W/(m K)	$m\ kg\ s^{-3}\ K^{-1}$
Densidade de energia	joule por metro cúbico	J/m^3	$m^{-1}\ kg\ s^{-2}$
Força do campo elétrico	volt por metro	V/m	$m\ kg\ s^{-3}\ A^{-1}$
Densidade de carga elétrica	coulomb por metro cúbico	C/m^3	m^{-3} sA
Densidade de fluxo elétrico	coulomb por metro quadrado	C/m^2	m^{-2} sA

7.1.3 Unidades suplementares

Uma outra classe de unidades SI é puramente geométrica, e pode ser considerada como composta tanto por unidades de base quanto por unidades derivadas:

1 Unidade de ângulo plano (radiano): o *radiano* (rad) é o ângulo plano entre dois raios de um círculo que corta na circunferência um arco de comprimento igual ao raio.
2 Unidade de ângulo sólido (esferorradiano): o *esferorradiano* (sr) é o ângulo sólido que, tendo seu vértice no centro de uma esfera, corta uma área da superfície da esfera igual àquela de um quadrado com lados de comprimento igual ao raio da esfera.

As unidades suplementares são resumidas na Tabela 7.5.

Tabela 7.5 Unidades suplementares.

Quantidade	Nome	Símbolo
Ângulo plano	radiano	rad
Ângulo sólido	esferorradiano	sr

Exemplo 7.1 Determine as seguintes conversões de unidades para unidades SI:

a um valor de densidade de 70 lb_m/ft^3 para kg/m^3
b um valor de energia de $3{,}4 \times 10^4$ Btu para kJ
c um valor de entalpia de 3482 Btu/lb_m para kJ/kg
d um valor de pressão de 0 psig para kPa
e um valor de viscosidade de 51 cp para Pa s

Solução
Para determinar as conversões solicitadas, primeiro usaremos os fatores de conversão separadamente para cada quantidade.

a A partir de tabelas de conversão,

$$1 lb_m = 0{,}45359 \text{ kg}$$
$$1 \text{ ft} = 0{,}3048 \text{ m}$$

Logo,

$$(70 \; lb_m/ft^3)(0{,}45359 \; kg/lb_m)\left(\frac{1}{0{,}3048 \; m/ft}\right)^3$$

$$1121{,}3 \; kg/m^3$$

Uma solução alternativa envolve o uso direto do fator de conversão para densidade,

$$\frac{(70 \; lb_m/ft^3)(16{,}0185 \; kg/m^3)}{(1 \; lb_m/ft^3)} = 1121{,}3 \; kg/m^3$$

b Para a energia:

$$1 \text{ Btu} = 1{,}055 \text{ kJ}$$

Portanto,

$$\frac{(3{,}4 \times 10^4 \text{ Btu})(1{,}055 \text{ kJ})}{(1 \text{ Btu})} = 3{,}6 \times 10^4 \text{ kJ}$$

c Para a entalpia, as unidades de conversão para cada dimensão são:

$$1 \text{ Btu} = 1{,}055 \text{ kJ}$$
$$1 \text{ lbm} = 0{,}45359 \text{ kg}$$

Logo,

$$(3482 \; Btu/lb_m)(1{,}055 \; kJ/Btu)\left(\frac{1}{0{,}45359 \; kg/lb_m}\right)$$
$$= 8099 \; kJ/kg$$

Alternativamente, usando o fator de conversão composto para a entalpia de:

$$1 Btu \,/\, lb_m = 2{,}3258 \; kJ/kg$$

$$\frac{(3482 \; Btu/lb_m)(2{,}3258 \; kj/kg)}{1 Btu/lb_m} = 8098 \; KJ/Kg$$

d Para a pressão:

$$psia = psig + 14{,}69$$

A pressão manométrica, 0 psig, é primeiro convertida para a pressão absoluta, psia

$$0 \text{ psig} + 14{,}69 = 14{,}69 \text{ psia}$$

As conversões de unidade para cada dimensão são:

$$1 \text{ lb} = 4{,}4483 \text{ N}$$
$$1 \text{ in} = 2{,}54 \times 10^{-2} \text{ m}$$
$$1 \text{ Pa} = 1 \; N/m^2$$

Logo,

$$(14{,}69\ \text{lb}/\text{in}^2)(4{,}4482\ \text{N}/\text{lb}) \times \left(\frac{1}{2{,}54 \times 10^{-2}\text{m}/\text{in}}\right)^2 \left(\frac{1\ \text{Pa}}{1\ \text{N}/\text{m}^2}\right)$$
$$= 101{,}283\ \text{Pa}$$
$$= 101{,}3\ \text{kPa}$$

Alternativamente, já que:

$$1\ \text{psia} = 6{,}895\ \text{kPa}$$

$$\frac{(14{,}69\ \text{psia})(6{,}895\ \text{kPa})}{(1\ \text{psia})} = 101{,}28\ \text{kPa}$$

e Para a viscosidade:

$$1\ \text{cp} = 10^{-3}\ \text{Pa s}$$

Logo,

$$\frac{(51\ \text{cp})(10^{-3}\ \text{Pa s})}{(1\ \text{cp})} = 5{,}1 \times 10^{-2}\ \text{Pa s}$$

7.2 Regras para o uso das unidades SI

O uso do sistema SI de unidades exige que certas regras sejam seguidas. Essas regras foram desenvolvidas por várias organizações com foco em suas áreas de especialização. As regras a seguir são baseadas em recomendações da Organização Internacional para Padronização e da American Society of Agricultural and Biological Engineers (Singh e Heldman, 2009).

7.2.1 Símbolos

Símbolos são a forma curta dos nomes e prefixos das unidades SI. Os símbolos não são acrônimos ou abreviações. Todos os símbolos são escritos em letras romanas verticais, exceto dois (o ômega grego Ω para ohm e mi μ para micro). Símbolos SI não devem ser confundidos com os símbolos usados para quantidades físicas, por exemplo, *m* é frequentemente usado como símbolo para a massa de um objeto e é escrito em itálico.

7.2.2 Prefixos

Ao expressar quantidades numéricas, normalmente existe a necessidade de se eliminar dígitos insignificantes, e isso é feito atribuindo-se uma ordem de magnitude com o uso de prefixos. Por exemplo,

27,300 m ou $27{,}3 \times 10^3$ m torna-se 27,3 km

Nesse caso, usa-se o prefixo "k" de quilo. Os prefixos, bem como os símbolos SI, são apresentados na Tabela 7.6. Os símbolos dos prefixos são impressos em fonte romana (vertical), sem espaço entre o símbolo do prefixo e o símbolo da unidade. Observe que apenas os primeiros cinco prefixos na tabela são escritos com letras maiúsculas e os outros onze com minúsculas. O uso preciso das letras em maiúsculo ou minúsculo é importante para evitar confusão, tais como,

K é usado para kelvin, e k para quilo
N é usado para newton, e n para nano
M é usado para Mega, e m para mili

Quando um símbolo tem um expoente ligado a ele, então um prefixo implica que o múltiplo ou submúltiplo da unidade também é elevado à potência expressa pelo expoente. Por exemplo,

$$1\ \text{cm}^3 = (10^{-2}\ \text{m})^3 = 10^{-6}\text{m}^3$$
$$1\ \text{mm}^{-1} = (10^{-3}\ \text{m})^{-1} = 10^3\ \text{m}^{-1}$$

Tabela 7.6 Prefixos SI.

Fator	Prefixo	Símbolo	Fator	Prefixo	Símbolo
10^{18}	exa	E	10^{-1}	deci	d
10^{15}	peta	P	10^{-2}	centi	c
10^{12}	tera	T	10^{-3}	mili	m
10^{9}	giga	G	10^{-6}	micro	μ
10^{6}	mega	M	10^{-9}	nano	n
10^{3}	kilo	k	10^{-12}	pico	p
10^{2}	hecto	h	10^{-15}	femto	f
10^{1}	deca	da	10^{-18}	atto	a

A justaposição de dois ou mais prefixos SI para criar um prefixo composto não é permitida. Por exemplo,

1 nm é permitido, mas não 1 m μm

A unidade de massa é a única entre as unidades de base cujo nome, por razões históricas, contém um prefixo. Logo, para obter os nomes de múltiplos e submúltiplos decimais da unidade de massa, acrescente um prefixo apropriado à palavra "grama".

Quando duas unidades são combinadas como uma unidade composta, acrescente os prefixos ao numerador das unidades compostas, exceto quando utilizar "quilograma" em um denominador. Por exemplo, utilize:

3,5 kJ / s, não 3,5 J / ms

420 J / kg, não 4,2 dJ / g

Os prefixos podem ser escolhidos. É aconselhável selecionar um prefixo de modo que o valor numérico fique preferencialmente entre 0,1 e 1000. No entanto, prefixos duplos e hifenizados não devem ser utilizados. Por exemplo, utilize:

GJ, não kMJ

7.2.3 Uso de maiúsculas

Ao escrever símbolos de unidades é importante seguir as seguintes regras: a fonte romana (vertical) é utilizada, em minúsculo, para símbolos de unidades. No entanto, se o símbolo for derivado do nome de uma pessoa, então a fonte romana maiúscula é utilizada (para a primeira letra), por exemplo, K e N. Além disso, esses símbolos não são seguidos por ponto final. Ao escrevê-los em uma sentença, os nomes das unidades SI não são escritos em maiúscula, exceto pela primeira letra de um símbolo quando ele for a primeira palavra de uma sentença. No caso das unidades serem escritas em uma forma não abreviada, a primeira letra não é maiúscula (mesmo para as unidades derivadas de nomes próprios): por exemplo, kelvin e newton. As exceções para essa regra são a letra maiúscula L usada como símbolo para litro e a letra maiúscula C precedida do símbolo de grau para designar graus Celsius (ou centígrados). Como não há diferença discernível entre o número "1" e a letra minúscula "l" nessa fonte, muitas organizações técnicas, incluindo o US National Bureau of Standards, recomendam usar 'L' para litro.

Os prefixos numéricos não são escritos em maiúscula, exceto pelos símbolos E (exa), P (peta), T (tera), G (giga) e M (mega).

Não use letra maiúscula para um símbolo no título; para evitar confusão, use o nome da unidade.

7.2.4 Plurais

Os símbolos de unidades permanecem os mesmos na forma plural ou singular. Na forma não abreviada as unidades no plural são escritas na forma usual. Por exemplo:

23 newtons	ou	23 N
14 centímetros	ou	14 cm

As unidades a seguir têm a mesma forma tanto no singular quanto no plural: lux, hertz e siemens.

7.2.5 Pontuação

Quando o valor numérico é menor que um, um zero deve preceder a vírgula decimal. Os símbolos SI não devem ser seguidos por ponto final, exceto ao final de uma sentença. Países de língua inglesa usam um ponto como indicação da casa decimal; outros países usam vírgula. Quando os números forem extensos, eles devem ser agrupados em três (milhares) usando espaços em vez de pontos (vírgulas, no inglês). Por exemplo,

2 743 637,236 77

e não:

2.743.637,236.77

7.2.6 Unidades derivadas

Unidades derivadas são a maior classe de unidades SI. Elas são obtidas pela combinação de unidades de base, suplementares e outras derivadas. Quando as unidades envolvem um produto de duas ou mais unidades, então elas podem ser escritas de qualquer uma das seguintes formas:

N · m N m

Quando uma unidade derivada é formada a partir de duas ou mais unidades por divisão, então uma barra (/), uma linha horizontal, ou potência negativa podem ser utilizadas. Por exemplo:

$$m/s \quad \frac{m}{s} \quad ms^{-1}$$

No entanto, uma barra não deve ser repetida na mesma linha. Quando há uma combinação complexa de unidades, parênteses ou potências negativas devem ser usadas. Por exemplo:

$$m/s^2 \text{ ou } ms^{-2}, \text{ mas não } m/s/s$$

$$J/(s\ m^2\ K) \text{ ou } J\ s^{-1}\ m^{-2}\ K^{-1}, \text{ mas não } J/s/m^2/K$$

Observe que muitas unidades derivadas recebem nomes e símbolos especiais, por exemplo, um joule é um produto de newton e metro.

7.3 Equação

Equação é uma expressão matemática que nos permite criar um equilíbrio entre quantidades diferentes. Essas quantidades podem ser variáveis ou constantes. Constantes nas equações são itens que nunca mudam, por exemplo, 35 é uma constante, e seu valor é sempre 35. Por outro lado, uma variável pode assumir um valor que pode mudar; expressamos uma variável com uma letra, por exemplo, x pode ser chamado de variável onde o valor de x puder mudar. Além das variáveis e constantes usadas em uma equação, operações matemáticas diferentes são utilizadas, como multiplicação, divisão, adição ou subtração (Hartel et al., 1997). Desse modo, podemos considerar uma equação simples como

$$4x = 48 \tag{7.1}$$

Nessa equação, x é uma variável e 48 uma constante, e 4 é o coeficiente de x. Para se obter um equilíbrio entre os lados direito e esquerdo da equação, o valor da variável x deve ser igual a 12, ou a equação ficará desequilibrada.

Qualquer modificação em uma equação deve ser feita de modo que a mesma ação ocorra dos dois lados da equação. Por exemplo, podemos adicionar 10 aos dois lados da equação (7.1):

$$4x + 10 = 48 + 10$$

Da mesma forma, poderíamos subtrair, multiplicar ou dividir ambos os lados por 10, e o resultado da equação permanecerá o mesmo.

As variáveis também podem ser classificadas como dependentes ou independentes. Considere uma equação do tipo:

$$y = 5t + 4 \tag{7.2}$$

É uma prática normal escrever a variável dependente no lado esquerdo e as variáveis independentes no lado direito da equação (7.2). Nessa equação, y é uma variável dependente e t é uma variável independente. Podemos observar a partir da equação (7.2) que o valor de y depende do valor de t. Por exemplo, se t for 1, então $y = 9$. Chamamos t de variável independente porque pode ter qualquer valor e não depende de y. Poderíamos reorganizar os termos na equação (7.2) subtraindo 4 de ambos os lados e dividindo por 5 para obter:

$$t = \frac{y}{5} - 0{,}8 \tag{7.3}$$

Seguindo a convenção geral na equação (7.3), t é a variável dependente e y é a variável independente.

Termos constantes usados na equação implicam que esses valores não mudam. Obviamente, o valor de um número (48 na equação (7.1)) não se altera e é uma constante. Além disso, existem algumas outras constantes frequentemente usadas em cálculos de engenharia. Por exemplo, π é uma constante usada para calcular a área, a circunferência e a secção transversal de objetos circulares, e seu valor é 3,14159; o número de Avogadro representa o número de átomos em um mol de uma substância, seu valor é $6{,}0221 \times 10^{23}$ átomos/mol; outra constante normalmente usada é a aceleração da gravidade, $g = 9{,}8\ m/s^2$.

As equações são escritas algumas vezes para descrever uma relação como uma função. Por exemplo, podemos afirmar que y é uma função de t, em que a função de t é uma expressão matemática. Na notação de equações, escrevemos:

$$y = f(t) \tag{7.4}$$

Isso significa que y é uma função de t, em que $f(t) = 5t - 72$. Isso implica que a função de t é igual a $5t - 72$.

Uma notação mais curta que a mencionada acima seria:

$$y(t) = 5t - 72 \tag{7.5}$$

O uso dos parênteses na equação (7.5) implica uma função. Isso não deve ser confundido com uma situação em que os parênteses são usados para indicar multiplicação, por exemplo,

$$42(t - 10) = 33 \quad (7.6)$$

Nessa equação, 42 é multiplicado por $t - 10$ no lado esquerdo.

7.3.1 Solução de equações

Na solução de equações, ambos os lados da equação devem ser operados da mesma maneira para garantir que a equação permaneça válida. Por exemplo, como vimos anteriormente, podemos somar, subtrair, multiplicar ou dividir a mesma quantidade em ambos os lados de uma equação. Assim:

$$33x = 44t - 20 \quad (7.7)$$

podemos somar 10 a ambos os lados da equação (7.7), desse modo:
$33x + 10 = 44t - 20 + 10$
ou podemos subtrair 10 de ambos os lados da equação (7.7), desse modo:
$33x - 10 = 44t - 20 - 10$
ou podemos dividir ambos os lados da equação (7.7) por 10, desse modo:

$$\frac{33x}{10} = \frac{(44t - 20)}{10}$$

ou podemos ainda multiplicar ambos os lados da equação (7.7) por 10, desse modo:
$33x \times 10 = (44t - 20) \times 10)$

Todas as quatro equações anteriores são a mesma equação (7.7). Tais manipulações são importantes para solucionar equações. Considere a lei do gás ideal:

$$PV = nRT \quad (7.8)$$

Digamos que queremos determinar P e sabemos os valores de n, T e V. Observe que o R é uma constante, e podemos determinar seu valor a partir de uma fonte apropriada.

Para resolver a equação (7.8) para P, dividimos ambos os lados por V e obtemos:

$$P = \frac{nRT}{V}$$

Agora, substituindo os valores de n, T, V e a constante R, podemos obter o valor de P.

7.3.2 Equações lineares

Em uma equação linear, cada termo da equação é uma constante ou um múltiplo de uma constante com uma variável de potência 1. A forma mais comum de uma equação linear é:

$$y = mx + b \quad (7.9)$$

Nessa equação, y e x são variáveis, ao passo que m e b são constantes. Essa equação atende nossa definição já que as variáveis, y e x, têm apenas potência 1. Observe que a equação (7.9) também é usada para expressar uma linha reta, onde y é uma variável dependente, x é a variável independente, m é a inclinação da linha reta e b é o ponto de intersecção com y. A variável dependente y é o valor na ordenada y e x é o valor mostrado na abscissa.

7.3.3 Equações não lineares

Em uma equação não linear existem termos que contêm variáveis elevadas a outras potências que não 1. Logo, as equações a seguir são consideradas não lineares:

$$y = x^3 + 4$$
$$y^3 = x + 67$$
$$y^{0,2} = x$$

7.3.4 Convertendo equações não lineares em lineares

Ao resolver problemas, frequentemente convertemos uma equação não linear para a forma linear a fim de simplificar a solução. Por exemplo, considere uma equação não linear tal como:

$$x^3 + 4x = c \quad (7.10)$$

Essa equação pode ser linearizada definindo-se uma nova variável u, como:

$$u = x^3$$

Então, a forma linear da equação (7.10) será:

$$u + 4x = c$$

7.3.5 Fatoração

Na descrição matemática, é comum utilizar uma forma concisa para representar relações. Uma maneira de se conseguir isso é o uso dos parênteses. Na aritmética a lei da distribuição é usada para expandir uma expressão contendo parênteses. Por exemplo,

$$(a + b)c + d = ac + bc + d$$

em que a, b, c e d são números reais.

De modo similar, as leis dos sinais (da aritmética) permitem incorporar sinais em expressões que contenham parênteses, por exemplo,

$$-(a + b)c - 3(4 - d) = -ac - bc - 12 + 3d$$

O processo de fatoração trabalha de trás para a frente em relação aos exemplos anteriores.

Como exemplos simples, vamos primeiro trabalhar com fatores comuns:

$$ac + bc + d$$

Ao modificar essa expressão usando o c como fator comum aos dois primeiros termos, e reescrevendo a expressão como:

$$(a + b)c + d$$

ou, no caso de:

$$-ac - bc - 12 + 3d$$

usamos $-c$ como fator dos dois primeiros termos e também fatoramos -3 dos dois últimos termos para obter:

$$-c(a + b) - 3(4 - d)$$

7.3.6 Fatoração de equações do segundo grau

Uma expressão quadrática comum é:

$$ax^2 + bx + c \tag{7.11}$$

Nessa equação a, b, e c são números reais, a e b são coeficientes de x^2 e x, respectivamente, e c é uma constante.

Seguem alguns exemplos de expressões quadráticas:

$$5x^2 + 3x + 4$$

$$x^2 + 2x$$

$$x^2 + 4$$

Na primeira expressão, $a = 5$, $b = 3$, e $c = 4$; na segunda expressão, $a = 1$, $b = 2$ e $c = 0$; e na terceira, $a = 1$, $b = 0$ e $c = 4$.

Em uma expressão quadrática, as raízes da equação são determinadas pelo uso da seguinte fórmula:

$$x = \frac{-b \pm \sqrt{b^2 - 4ac}}{2a} \tag{7.12}$$

As raízes podem ser positivas, negativas ou indeterminadas.

7.3.7 Solução de equações simultâneas

Nesta seção usaremos álgebra matricial e regra de Cramer para resolver equações simultâneas. Trabalharemos com um sistema de duas equações em duas incógnitas, por exemplo:

$$\begin{aligned} a_1x + b_1y &= c_1 \\ a_2x + b_2y &= c_2 \end{aligned} \tag{7.13}$$

Nesse grupo de equações, a_1 e a_2 são coeficientes de x, b_1 e b_2 são coeficientes de y, e c_1 e c_2 são constantes. Então, no formato de matriz, os coeficientes são escritos como:

$$\begin{vmatrix} a_1 & b_1 \\ a_2 & b_2 \end{vmatrix} \tag{7.14}$$

Para essa matriz, o número obtido pelo cálculo de $a_1b_2 - a_2b_1$ é chamado de determinante da matriz e é abreviado como *det*. Desse modo,

$$det \begin{vmatrix} a_1 & b_1 \\ a_2 & b_2 \end{vmatrix} = a_1b_2 - a_2b_1 = D \tag{7.15}$$

Na matriz dada na equação (7.14), se substituirmos o coeficiente x pela constante c, teremos:

$$\begin{vmatrix} c_1 & b_1 \\ c_2 & b_2 \end{vmatrix} \tag{7.16}$$

Então, a determinante dessa matriz é:

$$det \begin{vmatrix} c_1 & b_1 \\ c_2 & b_2 \end{vmatrix} = c_1b_2 - c_2b_1 = D_x \tag{7.17}$$

Novamente, na matriz dada na equação (7.14), se substituirmos o coeficiente de y pela constante c, teremos:

$$\begin{vmatrix} a_1 & c_1 \\ a_2 & c_2 \end{vmatrix} \tag{7.18}$$

A determinante dessa matriz é:

$$det \begin{vmatrix} a_1 & c_1 \\ a_2 & c_2 \end{vmatrix} = a_1c_2 - a_2c_1 = D_y \tag{7.19}$$

As etapas anteriores nos dão a definição da regra de Cramer. Ela afirma que em todo sistema de duas equações com duas incógnitas, nos quais o determinante D não é igual a 0,

$$x = \frac{D_x}{D} \tag{7.20}$$

e

$$y = \frac{D_y}{D} \tag{7.21}$$

Usaremos a regra de Cramer para resolver duas equações simultâneas no exemplo a seguir.

Exemplo 7.2 Resolva as seguintes equações simultâneas:

$$x - y = 450$$
$$0{,}1x - 0{,}05y = 90$$

Para resolver essas duas equações, deve-se primeiro calcular a determinante de uma matriz contendo os coeficientes x e y.

$$D = det \begin{vmatrix} 1 & -1 \\ 0{,}1 & -0{,}05 \end{vmatrix} = 1 \times (-0{,}05) - (0{,}1) \times (-1) = 0{,}05$$

Então,

$$D_x = det \begin{vmatrix} 450 & -1 \\ 90 & -0{,}05 \end{vmatrix} = 450 \times (-0{,}05) - (90) \times (-1) = 67{,}5$$

e

$$D_y = det \begin{vmatrix} 1 & 450 \\ 0{,}1 & 90 \end{vmatrix} = 1 \times (90) - (0{,}1) \times (450) = 45$$

então:

$$x = \frac{D_x}{D} = \frac{67{,}5}{0{,}05} = 1350$$

e

$$y = \frac{D_y}{D} = \frac{45}{0{,}05} = 900$$

Um procedimento similar é usado para resolver qualquer quantidade de equações simultâneas.

7.3.8 Transposição

Geralmente é necessário reorganizar as variáveis em uma equação para reescrevê-la de forma que a quantidade desconhecida seja o objeto da equação. Para tanto, a transposição dos termos é útil para resolver uma incógnita, quando a incógnita estiver do lado direito de uma equação. Por exemplo, sabemos que a circunferência de um círculo, C, é dada por:

$$C = 2\pi r \tag{7.22}$$

em que r é o raio. Desse modo, para um círculo com raio de 5 cm, a circunferência é igual a 31,42 cm.

Por outro lado, se a circunferência foi dada e o raio deve ser determinado, então precisaremos reescrever a equação (7.22) para tornar o raio o objeto da equação, desse modo:

$$r = \frac{C}{2\pi} \tag{7.23}$$

Portanto, se a circunferência for 50 cm, usando a equação acima teremos um raio de 7,96 cm.

7.3.9 Razão e proporções

Considera-se uma razão ou uma fração quando um número ou uma variável é dividido por outro número ou variável. Exemplo:

$$\frac{x}{2}; \frac{3}{y}; \frac{x}{y}$$

Consideremos a equação:

$$2x - y = 0 \tag{7.24}$$

Podemos reescrevê-la como $2x = y$, ou,

$$\frac{x}{y} = \frac{1}{2}$$

Portanto, a razão de x para y é de 1 para 2.

Da mesma forma, se considerarmos que a parede de uma sala tem 5 m de comprimento e 4 m de altura, a razão do comprimento para a altura é de 5 para 4.

A proporção é expressa com uma equação contendo duas razões, como:

$$\frac{x}{y} = \frac{a}{b} \tag{7.25}$$

Isso também pode ser escrito como:

$$x : y = a : b \tag{7.26}$$

Em outras palavras, a equação (7.26) é expressa como "x está para y como a está para b". Isso também pode ser escrito como:

$$xb = ya$$

Usando esse método, podemos resolver uma equação como mostrado abaixo.

Considere a equação:

$$\frac{(4a + 1)}{6} = \frac{(a - 1)}{2}$$

Isso pode ser escrito como:

$$2(4a + 1) = 6(a - 1)$$
$$8a + 2 = 6a - 6$$
$$2a = -8$$
$$a = -4$$

Exemplo 7.3 Considerar o seguinte problema: um processo de 10 horas produz 1.000 kg de um produto; quanto produto será produzido em 44 horas de operação?

Façamos da quantidade de produto produzida em 44 horas de operação o x.

Desse modo, podemos escrever a afirmação do problema acima em proporção como:

$$10 \text{ horas: } 1.000 \text{ kg} = 44 \text{ horas: } x \text{ kg}$$
$$\text{então } 10x = 1.000 \times 44$$
$$= \frac{1.000 \times 44}{10}$$
$$x = 4.400 \text{ kg}$$

Logo, 4.400 kg de produto serão produzidos em 44 horas.

7.4 Gráficos – lineares e exponenciais

Na análise de dados experimentais, é comum apresentar os resultados em um gráfico e então buscar uma equação que descreva os dados da melhor maneira.

Uma equação linear é apresentada como:

$$y = mx + c \tag{7.27}$$

em que m é a inclinação e c é a intersecção.

Exemplo 7.4 Considere os seguintes dados para um gráfico linear:

x	y
1	5,5
2	6,5
3	7,5
4	8,5
5	9,5

Visto que os pontos acima representam uma linha reta, podemos determinar a inclinação da linha selecionando quaisquer dois pontos; por exemplo, (2, 6,5) e (4, 8,5). Então, a inclinação da linha é:

$$m = \frac{y_2 - y_1}{x_2 - x_1}$$
$$m = \frac{8,5 - 6,5}{4 - 2} = 1,0$$

e a intersecção é obtida como:

$$c = y_1 - mx_1 = 5,5 - 1,0(1) = 4,5$$

Portanto, a equação linear é:

$$y = x + 4,5$$

7.4.1 Transformação logarítmica para se obter uma equação linear

Encontramos dois tipos de logaritmos em cálculos matemáticos, o logaritmo de base 10 e o logaritmo de base *e*. O logaritmo de base *e* é geralmente chamado de logaritmo natural. A equação para o log de base 10 é escrita como:

$$y = 10^x \tag{7.28}$$

e podemos tomar o log de ambos os lados para obter:

$$\log_{10} y = x \tag{7.29}$$

Similarmente, para a equação a seguir:

$$y = e^x \tag{7.30}$$

podemos tomar o log de base *e* de ambos os lados:

$$\log_e y = x \tag{7.31}$$

Normalmente, $\log_e$ é abreviado como ln, e o $\log_{10}$ é simplesmente escrito como log.

Abaixo estão algumas regras comuns usadas na simplificação de equações envolvendo funções logarítmicas. Observe que elas se aplicam tanto ao log de base 10 quanto ao log de base *e*:

$$\log(xy) = \log x + \log y \tag{7.32}$$

$$\log\left(\frac{x}{y}\right) = \log x - \log y \tag{7.33}$$

$$\log(x^y) = y \log x \tag{7.34}$$

A relação entre o log de base 10 e o log de base *e* pode ser determinada como segue:

$$\ln x = 2{,}303 \log x \tag{7.35}$$

Observe que $e^1 = 2{,}7183$, e $\ln(e) = 1$.

Transformações logarítmicas são úteis na análise de dados que exibem relações exponenciais. Por exemplo, em processos de esterilização de alimentos, a destruição microbiana observada é exponencial. A equação a seguir descreve a inativação microbiana pelo calor:

$$N = N_0 e^{-kt} \tag{7.36}$$

Em que:
N é a quantidade de micro-organismos em um determinado momento t
N_0 é a população inicial de micro-organismos antes do aquecimento
k é a constante
t é o tempo

Podemos transformar essa equação em uma equação linear, tomando o logaritmo natural de ambos os lados, e observando que:

$$\ln(e^{-kt}) = -kt \ln(e) = -kt \tag{7.37}$$

temos:

$$\ln N = \ln N_0 - kt \tag{7.38}$$

A equação anterior é uma equação de linha reta, se considerarmos $\ln N$ como a ordenada y e t como o eixo x. Podemos notar a semelhança com a equação (7.27), ou:

$$y = mx + c$$

Em que:
x é t
a inclinação é $-k$
o ponto de intersecção com y, c, é $\ln N_0$.

7.5 Cálculo

Na ciência de alimentos e em problemas de engenharia geralmente nos preocupamos com mudanças em quantidades variáveis que ocorrem com o passar do tempo. Por exemplo, a cor de um alimento pode mudar durante o armazenamento. O cálculo nos ajuda na descrição dessas mudanças (Browne e Mukhopadhyay, 2004). No estudo de cálculo, tanto a diferenciação quanto a integração são essenciais na compreensão sobre como analisar as mudanças.

7.5.1 Diferenciação

Se uma função, f(x), descreve uma certa mudança, então a derivada da função (df/dx), obtida pela diferenciação, oferece a medida da mudança. A diferenciação de uma função é feita pelo uso de derivadas demonstradas na Tabela 7.7.

Tabela 7.7 Derivadas comuns.

Função *f(x)*	**Derivada $\frac{df}{dx}$**
constante	0
sen *x*	cos *x*
cos *x*	–sen *x*
x^n	nx^{n-1}
e^x	e^x
ln *x*	1/*x*

Desse modo, para conseguir a derivada de x^5, usaremos a Tabela 7.7 para obter uma derivada de x^n como nx^{n-1}, e para x^5, a derivada é $5x^{5-1}$ ou $5x^4$. Se a função for representada em um gráfico, então a inclinação do gráfico fornecerá a derivada.

Para uma combinação de funções, aplicam-se certas regras da diferenciação. Essas regras, para duas funções, f e h, são as seguintes:

Regra da soma:

$$\frac{d}{dx}(f+h)=\frac{df}{dx}+\frac{dh}{dx} \tag{7.39}$$

Regra do produto:

$$\frac{d}{dx}(f\cdot h)=f\frac{dh}{dx}+h\frac{df}{dx} \tag{7.40}$$

Regra do quociente:

$$\frac{d}{dx}\left(\frac{f}{h}\right)=\frac{h\frac{df}{dx}-f\frac{dh}{dx}}{h^2} \tag{7.41}$$

Regra da função composta:

$$\frac{d}{dx}(f\,(h))=\frac{df}{dh}\cdot\frac{dh}{dx} \tag{7.42}$$

Os exemplos a seguir mostram a diferenciação usando essas regras.

Exemplo 7.5 Determine a derivada de $f = (4x - 7)(x - 8)$.

Podemos primeiro expandir o lado direito para obter:

$$f = 4x^2 - 39x + 56$$

Então, a derivada é obtida usando a regra para diferenciação de x^n na Tabela 7.7:

$$\frac{df}{dx}=8x-39$$

Exemplo 7.6 Calcule a diferencial de

$$f=\frac{7x-2}{3x+5}$$

Usando a regra para a derivada de fração, temos:

$$\frac{df}{dx}=\frac{7(3x+5)-(7x-2)3}{(3x+5)^2}$$

ou:

$$\frac{df}{dx}=\frac{41}{(3x+5)^2}$$

Exemplo 7.7 Determine a derivada de $f = \text{sen}(x^2 + 5)$.

Usando a regra da cadeia e as derivadas de funções trigonométricas da Tabela 7.7 temos:

$$\frac{df}{dx}=2x\cos(x^2+5)$$

Exemplo 7.8 Calcule a diferencial de $f = (2x^3 + 3)^5$.

Esse é um caso de função composta, portanto, aplicamos a regra apresentada na equação (7.42).

Para calcular $\frac{df}{dx}$, primeiro consideramos:

$$u = 2x^3 + 3$$

então,

$$f = u^5$$

Desse modo, temos:

$$\frac{df}{du}=5u^4$$

e:

$$\frac{du}{dx}=6x^2$$

$$\frac{df}{dx}=5u^4\cdot 6x^2$$

$$\frac{df}{dx}=5(2x^3+3)^4\,6x^2$$

$$\frac{df}{dx}=30x^2(2x^3+3)^4$$

7.5.2 Diferenciação logarítmica

Existem casos onde as regras comuns da diferenciação não se aplicam. Em muitos deles, a diferenciação logarítmica pode ajudar. Examinamos, na sequência, a diferenciação logarítmica usando o exemplo a seguir:

Exemplo 7.9 Determine $\frac{df}{dx}$ se $f = x^x$.

Primeiro tomamos o logaritmo natural de ambos os lados:

$$\ln f = \ln x^x$$
$$= x \ln x$$

Agora, aplicamos a regra da cadeia no lado esquerdo, já que f é uma função de x, e usamos a regra do produto no lado direito. Desse modo,

$$\frac{1}{f}\frac{df}{dx} = x\frac{1}{x} + \ln x$$

$$= 1 + \ln x$$

ou:

$$\frac{df}{dx} = f(1 + \ln x) = x^x(1 + \ln x)$$

7.5.3 Derivadas parciais

Em muitas situações, uma função pode envolver mais de uma variável, e a diferenciação pode ser necessária para apenas uma variável. Em tais casos, usamos derivadas parciais, onde a função é diferenciada com relação a uma variável, enquanto a segunda variável é tratada como constante. Usamos ∂ no lugar de d. Esse procedimento pode ser entendido melhor a partir do exemplo a seguir:

Exemplo 7.10 Calcule a derivada parcial da função $f(x,z)$ em relação a x, onde $f(x,z) = 2x^2z^3 + 4xz^2$.

Obtemos a derivada da variável x enquanto mantemos constante o termo contendo o z, desse modo:

$$\frac{\partial f}{\partial x} = 4xz^3 + 4z^2$$

Se quisermos encontrar $\frac{\partial f}{\partial z}$, então faremos a diferenciação, mantendo os termos de x como constante:

ou

$$\frac{\partial f}{\partial z} = 6x^2z^2 + 8zx$$

7.5.4 Segunda derivada

Existem ocasiões em que é necessário realizar a diferenciação de uma função duas vezes. Em termos matemáticos, isso é chamado de segunda derivada. Para uma função $f(x)$, uma segunda derivada é determinada como:

$$\frac{d^2 f}{dx^2} = \frac{d}{dx}\left(\frac{df}{dx}\right) \quad (7.43)$$

Considere o uso de uma segunda derivada para determinar o ponto máximo ou mínimo de uma função.

Vamos considerar uma função contínua f(x), definida em um domínio a<x<b. A função descreve uma curva com pontos chamados de máximo e mínimo. Nesses pontos, a tangente para a curva é horizontal. Em outras palavras, o gradiente da curva é zero. Portanto, podemos usar a diferenciação da função para determinar o local máximo ou mínimo dos pontos:

$$\frac{df}{dx} = 0 \quad (7.44)$$

Para um ponto com um máximo local, a segunda derivada será menor que zero. Da mesma forma, para um ponto com um mínimo local, a segunda derivada será maior que zero. Desse modo, podemos escrever uma condição para uma máxima local como:

$$\frac{df}{dx} = 0, \frac{d^2 f}{dx^2} \leq 0 \quad (7.45)$$

E para um mínimo local:

$$\frac{df}{dx} = 0, \frac{d^2 f}{dx^2} \geq 0 \quad (7.46)$$

Exemplo 7.11 Uma embalagem para alimentos de formato cilíndrico está sendo projetada para ter um volume de 0,1 m^3. Para minimizar a transferência de calor, será vantajoso conseguirmos uma embalagem com um raio que resulte em uma área de superfície mínima. Calcule o raio.

Considere uma embalagem de raio r m, altura h m, área de superfície A m^2, e volume V m^3.

Para uma embalagem cilíndrica,

$$\text{Área} = 2\pi r^2 + 2\pi rh \qquad (7.47)$$

$$\text{Volume} = \pi r^2 h = 0{,}1 \qquad (7.48)$$

Portanto,

$$h = \frac{0{,}1}{\pi r^2} \qquad (7.49)$$

Substituindo h na equação para a área temos:

$$\text{Área} = 2\pi r^2 + \frac{0{,}2\pi r}{\pi r^2} \qquad (7.50)$$

ou:

$$A = 2\pi r^2 + \frac{0{,}2}{r} \qquad (7.51)$$

Já que queremos determinar a área mínima mediante a determinação do raio, iremos diferenciar a equação acima em relação a r e deixar a equação igual a zero:

$$\frac{dA}{dr} = 4\pi r - \frac{0{,}2}{r^2} = 0 \qquad (7.52)$$

Desse modo, temos:

$$r = \sqrt[3]{\frac{1}{20\pi}} = 0{,}251 \text{ m} \qquad (7.53)$$

Em seguida, para garantir uma área mínima, tomamos a segunda derivada da área em relação a r:

$$\frac{d^2 A}{dr^2} = 4\pi + \frac{0{,}4}{r^3} \qquad (7.54)$$

O lado direito da equação (7.54) é um número positivo para $r = 0{,}251$. Portanto, garantimos que o raio selecionado proporciona a área mínima.

Desse modo, as dimensões da embalagem devem ser: raio = 0,251 m e a altura = 0,503 m.

7.5.5 Integração

A integração é o reverso da diferenciação. As etapas procedimentais são similares àquelas realizadas para a diferenciação, mas na ordem contrária. Logo, podemos considerar uma integral como sendo uma antiderivada. Por exemplo, se uma derivada de uma função for uma constante A, então, sabendo que $\frac{dy}{dx} = A$, a expressão original deve ser $y = Ax$. No entanto, é possível que existam constantes adicionais presentes na equação original; então, $y = Ax + B$ é a expressão completa que resulta na derivada $\frac{dy}{dx} = A$.

Podemos usar a mesma lógica para determinar a antiderivada de outra expressão,

$$\frac{dy}{dx} = 4x - 3$$

A expressão original deve ser:

$$y = 2x^2 - 3x + c$$

Na integração, usamos a notação de uma integral. Logo,

$$\int y dx$$

significa que uma função $y(x)$ será integrada em relação a x. Algumas das regras principais da integração são mostradas na Tabela 7.8.

Além disso, se f e g são funções de x, então:

$$\int (df + dg) = \int df + \int dg \qquad (7.55)$$

Tabela 7.8 Regras selecionadas da integração.

$f(x)$	$\int f(x)dx$
constante, K	$Kx + C$
x^n, onde $n \neq -1$	$\frac{x^{n+1}}{n+1} + C$
$\frac{1}{x}$	$\ln x + C$
e^{Ax}	$\frac{e^{Ax}}{A} + C$
sen x	$-\cos x + C$
cos x	sen $x + C$

7.5.6 Integrais definidas

Integrais definidas são similares às integrais indefinidas discutidas na seção anterior. Nas integrais definidas, existe um limite superior e inferior, anotados no sinal da integral. A solução dessas integrais envolve o cálculo da integral nos limites superiores e inferiores. Esse procedimento é explicado no exemplo a seguir:

Exemplo 7.12 Calcule a seguinte integral:

$$y = \int_3^6 2x^4 dx$$

A integral é calculada nas etapas a seguir:

$$y = \frac{2}{4+1} x^{4+1} \Big|_3^6$$

$$y = \frac{2x^5}{5} \Big|_3^6$$

$$y = \frac{2(6^5 - 3^5)}{5}$$

$$y = \frac{2(7776 - 243)}{5}$$

$$y = 3013,2$$

7.5.7 Regra dos trapézios

Uma aplicação útil e importante das integrais definidas é a determinação da área sob uma curva. Podemos ter um cálculo aproximado da área sob uma curva ao assumir que a área é dividida em vários pequenos trapézios. Então, determinamos a área total pela soma da área dos trapézios.

Considere a Figura 7.1, em que a curva é descrita por uma função *f(x)*, e é ligada por dois pontos *a* e *b* em ambas as pontas da curva. A área de cada trapézio, individualmente, é calculada a partir da altura e largura. Como visto na Figura 7.1, a altura do trapézio é $\frac{y_n + y_{n+1}}{2}$ e a largura é $x_{n+1} - x_n$.

Se selecionarmos um número *n* de aumentos entre *a* e *b*, então a largura de um trapézio será:

$$largura = \frac{b-a}{n}$$

Portanto, a área do trapézio é:

$$A = \left(\frac{b-a}{n}\right)\left(\frac{y_n + y_{n+1}}{2}\right)$$

Se selecionarmos um grande número de aumentos, *n*, então a precisão no cálculo da área aumentará.

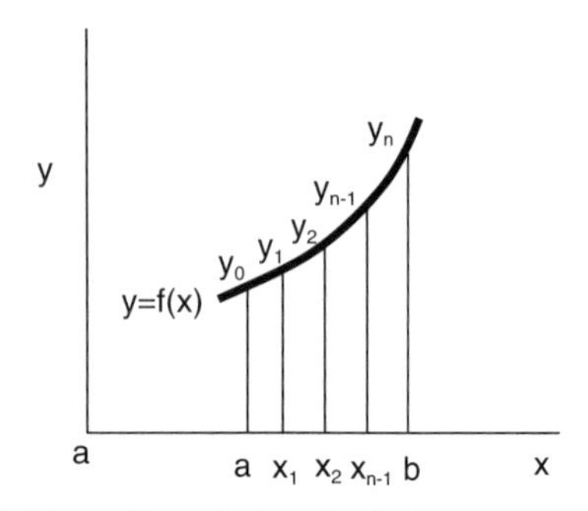

Figura 7.1 Um gráfico de função *f(x)*.

De modo mais geral, podemos escrever a regra dos trapézios para determinar a área total sob uma curva como:

$$A = \left(\frac{b-a}{2n}\right)(y_0 + 2y_1 + 2y_2 + \cdots + 2y_{n-1} + y_n)$$

Exemplo 7.13 Descubra a área sob a curva $y = x^3 + 2$ localizada dentro do intervalo 2 e 4.

Para esse exemplo selecionaremos $n = 5$.

A largura do trapézio é determinada como

$$x = \frac{4-2}{5} = 0,4\,.$$

Em seguida, precisamos determinar valores de *y* para os aumentos no *x*; isso pode ser arranjado em uma tabela como segue:

x	y
2	10
2,4	15,824
2,8	23,952
3,2	34,768
3,6	48,656
4,0	66

Usando a regra dos trapézios,

$$A = \left(\frac{b-a}{2n}\right)(y_0 + 2y_1 + 2y_2 + \cdots + 2y_{n-1} + y_n)$$

temos a área total como segue:

$$A = \left(\frac{4-2}{2 \times 5}\right)(10 + 2 \times 15,824 + 2 \times 23,952$$
$$+ 2 \times 34,768 + 2 \times 48,656 + 66)$$
$$A = 64,48$$

Esse mesmo problema pode ser resolvido usando integrais definidas, como segue:

$$A = \int_2^4 (x^3 + 2)dx$$

$$A = \left(\frac{x^4}{4} + 2x\right)\Big|_2^4$$

$$A = \frac{4^4 - 2^4}{4} + 2 \times 4 - 2 \times 2$$

$$A = 64$$

Logo, a solução exata obtida por meio das integrais definidas dá uma área de 64, ao passo que usando a regra dos trapézios com cinco aumentos, a estimativa é de 64,48. A precisão da regra dos trapézios pode ser ainda melhor com o uso de mais aumentos.

7.5.8 Regra de Simpson

Como vimos na Figura 7.2, no caso da regra dos trapézios, a curva no topo de cada trapézio é quase uma linha reta. A regra de Simpson é similar à regra dos trapézios, exceto pelo fato de a curva no topo ser quase uma parábola.

De acordo com a regra de Simpson:

$$\acute{A}rea = \int_a^b f(x)dx \approx \qquad (7.56)$$

$$\frac{\Delta x}{3}(y_0 + 4y_1 + 2y_2 + 4y_3 + 2y_4 + \cdots + 4y_{n-1} + y_n)$$

Na regra de Simpson, n deve ser par.

Vamos resolver o exemplo anterior usando a regra de Simpson:

$$\Delta x = \frac{4 - 2}{4} = 0{,}5$$

$$y_0 = f(a) = f(2) = 2^3 + 2 = 10$$

$$y_1 = f(a + \Delta x) = f(2{,}5) = 2{,}5^3 + 2 = 17{,}625$$

$$y_2 = f(a + 2\Delta x) = f(3) = 3^3 + 2 = 29$$

$$y_3 = f(a + 3\Delta x) = f(3{,}5) = 3{,}5^3 + 2 = 44{,}875$$

$$y_4 = f(b) = f(4) = 4^3 + 2 = 66$$

$$\acute{A}rea = \frac{0{,}5}{3}(10 + 4(17{,}625) + 2(29) + 4(44{,}875) + 66)$$

$$\acute{A}rea = 64{,}0$$

A área calculada usando a regra de Simpson é a mesma obtida pela resolução da integral definida.

7.5.9 Equações diferenciais

Equações diferenciais são usadas para criar modelos de quantidades que mudam continuamente em relação a uma variável independente. Em uma equação diferencial, encontramos termos como $\frac{dy}{dx}$, em que y é uma variável dependente e x é uma variável independente. Da mesma forma, podemos ter um termo $\frac{dy}{dt}$ que descreve a mudança de uma variável dependente y em relação ao tempo t. Se tivermos duas variáveis independentes na mesma equação, usamos o sinal da parcial, por exemplo, se y varia com x e t, então teremos os termos $\frac{\partial y}{\partial x}$ e $\frac{\partial y}{\partial t}$. Se o termo diferencial na equação for da primeira ordem, então a equação também é de primeira ordem; por outro lado, se tivermos termos diferenciais de ordens mais altas, como $\frac{\partial^2 y}{\partial x^2}$, então a equação também será de ordem mais alta.

Para resolver equações diferenciais, precisamos conhecer o valor da variável dependente em relação a algum valor da variável independente. Por exemplo, o valor de y pode ser 5 quando $x = 0$. Esses valores são chamados valores-limite. O número de valores-limite necessário para se resolver uma equação diferencial depende da ordem da equação diferencial. Equações diferenciais de primeira ordem exigem uma condição-limite. Quando o termo diferencial envolve o tempo como variável independente, então devemos conhecer o valor da variável dependente em algum momento, geralmente no tempo = 0, e ele será chamado de valor inicial.

Consideraremos uma solução de uma equação diferencial de primeira ordem usada para descrever a condução de calor em um sólido:

$$q = -kA\frac{dT}{dx} \qquad (7.57)$$

Essa equação também é conhecida como a equação de Fourier. Nessa equação, q é a taxa de transferência de calor, k é a condutividade térmica, A é área perpendicular ao fluxo de calor, T é a temperatura, e x é a localização ao longo do eixo x.

Já que $\frac{dT}{dx}$ é uma diferencial de primeira ordem, a equação é uma equação diferencial de primeira ordem. Para resolvê-la precisamos conhecer um valor-limite.

O método de solução envolve primeiro a separação das variáveis. Nessa equação, q, k e A são termos constantes. Temperatura, T, e local, x, são variáveis. Portanto, movemos as variáveis para um dos lados da equação, desse modo:

$$qdx = -kAdT \qquad (7.58)$$

Em seguida, desenvolvemos a integração de ambos os lados da equação:

$$q\int dx = -kA\int dT \qquad (7.59)$$

Observe que mantivemos q, k e A fora das integrais porque são os termos constantes.

Para resolver a integral acima, precisamos de valores-limite. Para essa equação,

$$T = T_1 \text{ quando } x = x_1$$

e

$$T = T_2 \text{ quando } x = x_2$$

Incorporamos, então, as condições-limite nas integrais:

$$q \int_{x_1}^{x_2} dx = -\, kA \int_{T_1}^{T_2} dT \qquad (7.60)$$

Em seguida, calculamos as integrais

$$q\, x \Big|_{x_1}^{x_2} = -\, kAT \Big|_{T_1}^{T_2} \qquad (7.61)$$

ou

$$q(x_2 - x_1) = -kA(T_2 - T_1) \qquad (7.62)$$

Podemos reorganizar os termos para obter um valor para a taxa de transferência de calor como:

$$q = \frac{-kA(T_2 - T_1)}{(x_2 - x_1)} \qquad (7.63)$$

Esse exemplo é uma introdução rápida ao tópico das equações diferenciais. A separação das variáveis é um método comum empregado para resolver equações diferenciais de primeira ordem. Equações mais complexas, como de ordens mais altas ou equações diferenciais parciais, demandam métodos especiais para serem solucionadas.

Referências bibliográficas e sugestões de leitura

Browne, R. and Mukhopadhyay, S. (2004) Mathematics for Engineers and Technologists, 2nd edn. Pearson Education New Zealand, Auckland.

Hartel, R.W., Howell, T.A. Jr. and Hyslop, D.B. (1997) Math Concepts for Food Engineering. Technomic, Lancaster, Pennsylvania.

Singh, R.P. and Heldman, D.R. (2009) Introduction to Food Engineering, 4th edn. Elsevier, London.

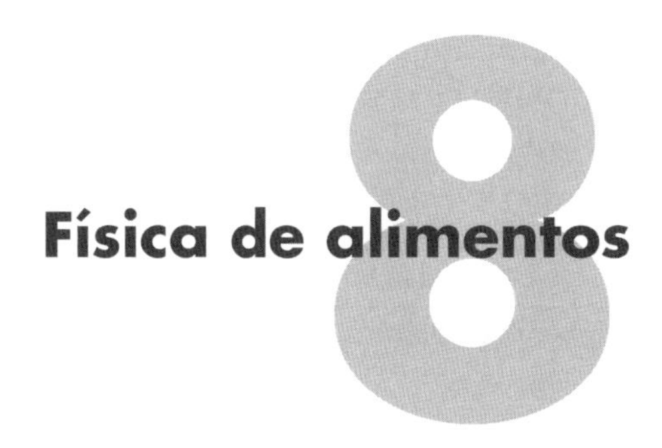

Física de alimentos

Keshavan Niranjan e Gustavo Fidel Gutiérrez-López

Pontos-chave

- Este capítulo introduz os conceitos básicos de física geral na aplicação em materiais alimentícios e servirá aos estudantes e profissionais da área de ciência de alimentos envolvidos no tratamento de materiais alimentícios.
- Este capítulo destaca as inter-relações entre, propriedades físicas interfaciais e materiais.
- É necessária uma compreensão detalhada dos princípios básicos da física e das propriedades físicas dos alimentos para o desenvolvimento, fabricação e controle de qualidade do produto, e também para entender como o alimento é sentido na boca e como se desintegra dentro do trato gastrointestinal.
- As principais propriedades físicas são abordadas: no entanto, deve-se ter em mente que outras propriedades também são relevantes para determinados alimentos ou processos.

8.1 Princípios físicos

8.1.1 Dimensões e unidades físicas

A fim de contar com sistemas de medição que sejam consistentes e compreendidos por todos, adotou-se o sistema SI de unidades (*Système International d'Unités*) desde 1960 como o conjunto de unidades de medição padrão. É imperativo trabalhar dentro desse sistema de unidades, e se dados de qualquer outro sistema forem encontrados, é essencial convertê-los para o sistema SI antes de prosseguir com alguma manipulação. Em geral, uma *unidade* (p. ex., quilograma, metro, segundo) é uma divisão básica de uma quantidade mensurada (p. ex., massa, comprimento, tempo) e a quantidade também é conhecida como *dimensão*. O sistema SI divide as dimensões em duas classes: dimensões *fundamentais* e dimensões *derivadas*, ou seja, aquelas que podem ser derivadas e expressas em termos de dimensões fundamentais. Ainda que o sistema SI reconheça um total de sete dimensões fundamentais (Tab. 8.1), as quantidades físicas mais comumente encontradas na ciência e tecnologia de alimentos estão relacionadas a apenas três dimensões e unidades: massa (quilograma), comprimento (metro) e tempo (segundo). Cada uma das unidades fundamentais foi precisamente definida e é regularmente revisada para melhorar ainda mais sua precisão. Por exemplo, o metro é o comprimento do caminho percorrido pela luz no vácuo em um intervalo de tempo de 2.997.924.581 de segundo (Bird et al., 2002). Desse modo, o metro é definido em termos de segundo e de uma constante universal – a velocidade da luz no vácuo. O segundo, por outro lado, é a duração de 9.192.631.770 períodos da radiação correspondente à transição entre dois níveis hiperfinos do estado fundamental do átomo de Césio 133. Essa definição relaciona tempo à radiação a partir de uma estrutura atômica estável. O quilograma, por outro lado, é arbitrariamente definido como a massa de uma peça única de metal armazenada em Paris (Fishbane et al., 1996).

Tabela 8.1 Unidades de base do SI para as sete dimensões fundamentais.

Dimensão física	Nome da unidade SI	Símbolo
Comprimento	Metro	m
Massa	Quilograma	Kg
Tempo	Segundo	s
Corrente elétrica	Ampère	A
Temperatura	Kelvin	K
Quantidade de substância	Mol	mol
Intensidade luminosa	Candela	cd

Como complementação, as quatro quantidades fundamentais restantes listadas na Tabela 8.1 são definidas abaixo (Bloomfield e Stephens, 1996; Sandler, 1999; Chang, 2005; Spencer et al., 2006).

- O *mol* (mol) é quantidade de substância que contém tantas entidades elementares quanto os átomos existentes em 0,012 kg de Carbono 12. As entidades elementares podem ser átomos, moléculas, íons ou grupos específicos de tais partículas. A quantidade de partículas elementares em um mol é o número de Avogadro. Logo, um mol é a massa de uma substância (em gramas) contendo $6 \times 02, 10^{23}$ partículas de uma entidade específica.
- O *kelvin* (K) é a unidade de temperatura e é definida como 1/273,16 da temperatura do ponto triplo da água. Na escala kelvin, o ponto triplo da água (efetivamente seu ponto de congelamento sob condições-padrão de temperatura e pressão (CPTP) é 273,16 K. Vale dizer que a magnitude de 1 K é efetivamente a mesma de 1 grau Celsius; a diferença é a determinação do ponto zero. Por essa razão, a temperatura em Celsius é convertida para kelvin pela adição de (aproximadamente) 273.
- O *ampère* (A) é a unidade de corrente elétrica e é o valor da corrente que, se mantida em dois condutores paralelos e retos de extensão infinita, de diâmetro insignificante, e colocados a 1 m de distância no vácuo, produziria entre esses dois condutores uma força igual a 2×10^{-7} Newtons por metro de extensão. Observe que a unidade de carga eletrostática – o coulomb (C) – não é fundamental, mas está ligada ao ampère como segue: $1A = 1C\ s^{-1}$.
- A *Candela* (cd) é a intensidade luminosa de uma fonte de luz que emite radiação monocromática de frequência 540×10^{12} Hz com uma intensidade radiante de 1/683 watt por esferorradiano, que é a unidade internacional (SI) padrão da medida de um ângulo sólido (Bloomfield e Stephens, 1996) em uma direção determinada.

A abreviação ou símbolo de cada unidade devem ser cuidadosamente observados na Tabela 8.1 (incluindo o fato de as letras estarem em caixa alta ou baixa), e usar qualquer outro símbolo é considerado errado (p. ex., seg para segundos é incorreto).

A Tabela 8.2 lista as quantidades derivadas normalmente encontradas e suas respectivas unidades SI (Sandler, 1999; Chang, 2005; Spencer et al., 2006). Pode-se observar que a relação entre as unidades fundamentais e derivadas é baseada nas definições das quantidades físicas sob consideração, e não é necessário memorizar as unidades.

O sistema SI também permite que os tamanhos das unidades sejam ampliados ou reduzidos pelo uso dos prefixos apropriados. Por exemplo, a unidade de potência apresentada na Tabela 8.2, ou seja, o watt, não é uma grande unidade mesmo em termos de uso doméstico, logo, ela é normalmente expressa em termos de kilowatts (i. e., 10^3 W). Da mesma forma, a unidade de comprimento, isto é, o metro, é um valor grande demais para expressar o tamanho de um micro-organismo. Por essa razão, o tamanho microbiano é expresso em termos de micrometros, mais comumente conhecidos como mícrons, que representam 10^{-6} m. Cada ordem de magnitude é conhecida por um prefixo, e os prefixos normalmente usados na área de ciência e tecnologia de alimentos, junto com seus símbolos ou abreviações e seus fatores de multiplicação são apresentados na Tabela 8.3.

8.1.2 Explicações sobre as quantidades físicas básicas

Para compreender os princípios físicos, é necessário conhecer a definição e as explicações dos principais conceitos físicos. Alguns termos e conceitos normalmente encontrados são descritos abaixo.

Área (m^2) é uma quantidade física que expressa o tamanho de uma superfície. *Área superficial* é a área líquida dos lados expostos de qualquer objeto.

Tabela 8.2 Uma seleção das dimensões derivadas e suas unidades comumente encontradas na área da ciência de alimentos.

Quantidade física	Unidades baseadas em unidades fundamentais	Nome da unidade SI (se especificado)	Símbolo da unidade SI
Área	m^2		
Volume	m^3		
Rapidez/velocidade	$m\ s^{-1}$		
Aceleração	$m\ s^{-2}$		
Força	$kg\ m\ s^2$	Newton	N
Pressão/tensão de cisalhamento	$kg\ m^{-1}\ s^{-2}$	Pascal	Pa
Energia/trabalho	$kg\ m^{-2}\ s^{-2}$	Joule	J
Potência	$kg\ m^{-2}\ s^{-3}$	Watt	W
Densidade	$kg\ m^{-3}$		
Tensão de superfície	$kg\ s^{-2}$		$N\ m^{-1}$
Viscosidade	$kg\ m^{-1}\ s^{-1}$		Pa s
Condutividade térmica	$kg\ m\ s^{-3}\ K^{-1}$		$W\ m^{-1}\ K^{-1}$
Coeficiente de transferência de calor	$kg\ s^{-3}\ K^{-1}$		$W\ m^{-2}\ K^{-1}$
Carga elétrica	A s	Coulomb	C
Frequência	s^{-1}	Hertz	Hz

Tabela 8.3 Prefixos de unidades do SI.

Fator	Prefixo	Símbolo	Fator	Prefixo	Símbolo
10^{-1}	deci	d	10	deca	da
10^{-2}	centi	c	10^2	hecto	h
10^{-3}	mili	m	10^3	kilo	k
10^{-6}	micro	μ	10^6	Mega	M
10^{-9}	nano	n	10^9	giga	G
10^{-12}	pico	p	10^{12}	tera	T
10^{-15}	femto	f	10^{15}	peta	P
10^{-18}	atto	a	10^{18}	exa	E

O *volume* (m^3) de um objeto é a medida de quanto espaço ele ocupa. Objetos unidimensionais (como linhas) e bidimensionais (como quadrados) são considerados de volume zero no espaço tridimensional. Existem fórmulas para estimar os volumes de objetos com formato regular (p. ex., aqueles que têm bordas retas). Volumes de formas curvas podem ser calculados por meio de princípios do cálculo integral.

A *densidade aparente* é a massa do objeto dividida por seu volume; ela é expressa por quilogramas por metro cúbico ($kg\ m^{-3}$). O volume inclui o espaço entre as partículas, assim como o espaço dentro dos poros das partículas individuais que formam o objeto. A densidade aparente pode mudar, dependendo de como o material é acomodado em um recipiente. Por exemplo, grãos colocados em um cilindro terão uma determinada densidade aparente. Se o cilindro for tampado, as partículas de grão irão se mover e se juntar, aumentando a densidade aparente. Por essa razão, a densidade aparente dos pós é geralmente informada como densidade "acomodada livremente" e "compactada" (que se refere à densidade aparente após um determinado processo de compactação, geralmente envolvendo a vibração do recipiente). O termo *gravidade específica* é a relação da densidade de um material comparada com a densidade da água.

O termos *taxa de fluxo volumétrico* aparece frequentemente na mecânica de fluidos e desempenha um papel importante no estudo do processamento de líquidos e materiais alimentícios particulados. Representa, também, o volume de um fluido passando através de um determinado volume do espaço dentro de certo tempo. Sua unidade é em metros cúbicos por segundo ($m^3 s^{-1}$), dentro das unidades básicas do SI.

Em geral, a taxa é a razão de mudança de qualquer quantidade por unidade de tempo (s). A taxa de mudança da distância é conhecida como *rapidez* se a direção na qual a distância é medida não for especificada e *velocidade* se a direção for especificada. Já que ambos os termos são taxas, suas unidades serão em metros por segundos ($m s^{-1}$). Da mesma forma, a taxa de mudança de velocidade é conhecida como *aceleração*, e sua unidade será a da velocidade multiplicada por s^{-1}, ou metros por segundo ao quadrado ($m s^{-2}$). Uma partícula em queda livre move-se sob aceleração uniforme de aproximadamente 9,8 $m s^{-2}$. Por outro lado, se uma partícula já adquiriu velocidade em qualquer direção que não a vertical, seu movimento estará sujeito à aceleração gravitacional (que é vertical), e a trajetória resultante, conhecida como a de um *projétil*, será parabólica. Uma partícula lançada em qualquer direção que não a vertical terá movimento de projétil.

Força é a interação entre duas entidades similares. As entidades podem ser duas massas, ou duas cargas eletrostáticas, ou duas partículas nucleares, ou dois polos magnéticos. A interação entre entidades similares é ela mesma a força. Funcionalmente, a força resulta na aceleração, e segue a segunda lei do movimento de Newton de que a *força é o produto da massa pela aceleração.* A unidade de força pode assim ser deduzida a partir dessa definição como o produto das unidades de massa e aceleração, ou seja, quilogramas por metro por segundo ao quadrado ($kg m s^{-2}$). Essa unidade também é conhecida como Newton, e é abreviada pela letra N (note que apenas unidades designadas a partir de nomes de cientistas são abreviadas com letra maiúscula; i. e., quilograma não será abreviado como Kg, mas como kg).

A segunda lei do movimento de Newton também define o termo *momento* como a quantidade de movimento associado à massa. Esse termo é quantificado como o produto da massa pela velocidade ($kg m s^{-1}$). Se a força é o produto da massa pela aceleração, e o momento é o produto da massa pela velocidade, ocorre que, a partir da definição de aceleração, a *força é a taxa de mudança do momento* (esse, na verdade, é o enunciado da segunda lei de Newton). A principal característica do momento que vale observar é que ele é uma quantidade física *universalmente conservada.* Em eventos como colisões ou escoamentos, o momento é transferido de uma partícula para outra, mas, no geral, ele é conservado, ainda que não ambiguamente.

A *transferência do momento* suporta os princípios que governam o escoamento de fluidos. Quando uma força age perpendicularmente a uma certa área, diz-se que ela exerce uma *pressão*, que é dada pela força dividida pela área. Em outras palavras, a pressão terá a unidade $N m^{-2}$, também conhecida como Pascal (Pa). Se a força age *ao longo* da área, em vez de agir normalmente, então se diz que ela exerce uma *tensão de cisalhamento*, que também é dada pela força dividida pela área. Em outras palavras, a tensão de cisalhamento e a pressão possuem a mesma unidade. Materiais alimentícios são geralmente processados sob pressão positiva ou no vácuo. Em tais processos é comum expressar a pressão em termos de *pressão manométrica*, que representa o valor da pressão acima ou abaixo da pressão atmosférica normal.

O *bar* é uma unidade prática de pressão tomada como aproximadamente igual a 10^5 Pa. Quando um material é processado sob pressão positiva, o valor da pressão pode ser expresso tanto em termos de pressão absoluta, digamos em *bars*, como em termos de *barg* (pressão manométrica), que representa o valor da pressão acima de 1 bar.

Como explicado acima, força e aceleração estão intimamente relacionadas. Se uma massa acelera (i. e., muda sua velocidade – seja em termos de magnitude, direção ou ambos), deve haver uma força resultante agindo sobre ela. Se nenhuma força resultante age sobre a partícula, então sua velocidade permanece a mesma; assim, ela se move em linha reta a uma rapidez (ou velocidade) constante. Se essa massa for afetada por uma força resultante *ao longo de sua linha de movimento* (Fig. 8.1a), então ela irá sofrer uma aceleração que mudará a magnitude da velocidade; a massa irá, no entanto, continuar em movimento ao longo da mesma linha. Se a força resultante agir uniformemente em uma direção *perpendicular à linha de movimento*, a massa irá se desviar da linha e seguir uma trajetória parabólica como explicado acima (Fig. 8.1b).

Agora considere uma terceira possibilidade, em que a mesma massa, movendo-se uniformemente ao longo da linha, recebe, a princípio, uma força

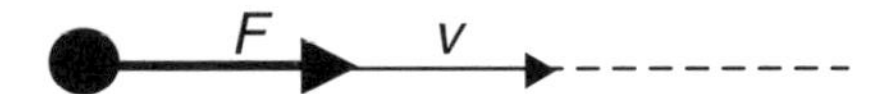

Figura 8.1a Força constante, *F* e velocidade, *v* agindo ao longo da mesma linha; a trajetória da partícula (-----) continuará a ser linear.

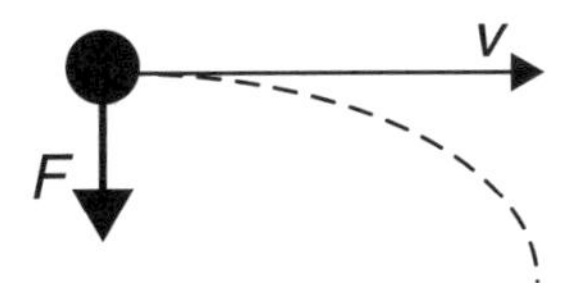

Figura 8.1b Força vertical constante *F* agindo perpendicularmente à velocidade *v*; a trajetória da partícula (-----) será parabólica.

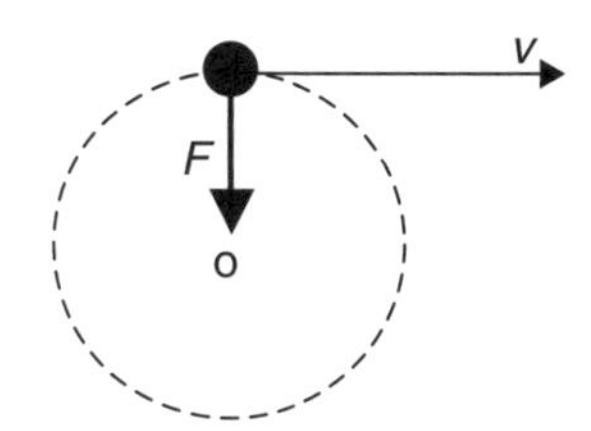

Figura 8.1c Força constante *F* agindo em direção a um ponto fixo 'o' e perpendicular à velocidade *v*; a trajetória da partícula (-----) será um caminho circular uniforme. *F* é conhecida como força centrífuga.

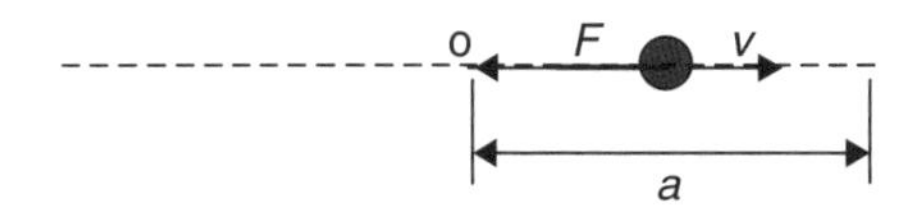

Figura 8.1d Força variável proporcional à sua distância a partir de um ponto fixo 'o'; a trajetória da partícula (-----) será um movimento harmônico simples de amplitude *'a'*.

resultante que é perpendicular à linha, *mas sempre em direção a um ponto fixo fora do seu caminho* (Fig. 8.1c); a magnitude de sua velocidade, ou seja, sua rapidez, não mudará. Por outro lado, sua direção irá mudar progressivamente e a massa será colocada em um movimento circular, conhecido como *força centrípeta.*

Uma consequência importante da terceira lei do movimento de Newton é que a massa em si receberá uma força igual e oposta (i. e., agindo radialmente para longe do centro), conhecida como *força centrífuga.* É sob a influência desse campo de força – que, a princípio, pode ser aumentado o quanto se queira até vários múltiplos da força gravitacional – que as partículas tendem a ser jogadas para fora quando colocadas em um movimento circular rápido; isso forma a base da *centrifugação* ou da separação centrífuga. O ângulo coberto pelo raio de uma partícula realizando um movimento circular, por segundo, é conhecido como velocidade angular, ω (radianos s^{-1}), e o número de voltas completadas por segundo é conhecido como frequência, v (s^{-1}). Isso pode ser facilmente demonstrado por $T = 1/v = 2\pi/\omega$. A velocidade angular está relacionada à velocidade linear, v, pela expressão $v = r\omega$. Além disso, a força centrífuga agindo sobre uma partícula de massa m é dada por:

$$F = \frac{mv^2}{r} = mr\omega^2 \tag{8.1}$$

As elevadas acelerações necessárias para a separação, digamos, de pequenas gotas de emulsões ou pequenas partículas de suspensões, são geradas em centrífugas, que essencialmente geram campos de força centrífuga de magnitudes que podem ser várias vezes maiores que o campo de força gravitacional.

Por fim, se a massa movendo-se uniformemente sofrer a ação de uma força sempre voltada em direção a um ponto fixo no caminho do movimento, com sua magnitude proporcional à distância a partir do ponto fixo, a massa será colocada no que é comumente chamado de *movimento harmônico simples* (Fig. 8.1d). Em outras palavras, a massa acabará oscilando para ambos os lados do ponto fixo, sendo o deslocamento máximo a partir deste ponto conhecido como a amplitude do movimento. Tanto o movimento circular quanto o harmônico simples são *periódicos*, ou seja, são movimentos repetitivos nos quais a partícula aparece na mesma posição com a mesma velocidade após intervalos de tempo regulares conhecidos como o *período (T)*. Pode-se observar que a relação entre T e v para o movimento oscilatório é a mesma que para o movimento circular.

8.1.3 Movimento ondulatório

A oscilação das partículas forma a base do *movimento ondulatório mecânico*, em que partículas oscilando podem transferir seu movimento para partículas adjacentes, em parte ou no todo. Ondas mecânicas se propagam através de um meio material (sólido, líquido ou gasoso) a velocidades que dependem das propriedades elásticas e de inércia desse meio (Bodner e Pardue, 1995).

Existem dois tipos básicos de movimento ondulatório para as ondas mecânicas: ondas *longitudinais* e ondas *transversais*. Em uma onda longitudinal, o deslocamento da partícula é paralelo à direção da propagação da onda, e as partículas simplesmente oscilam para a frente e para trás entre suas posições de equilíbrio individuais, criando a compressão e a rarefação (Fig. 8.2a). O movimento do ar que acompanha a passagem de uma onda sonora ocorrerá para a frente e para trás na direção da propagação do som, e esse é um exemplo típico de onda longitudinal.

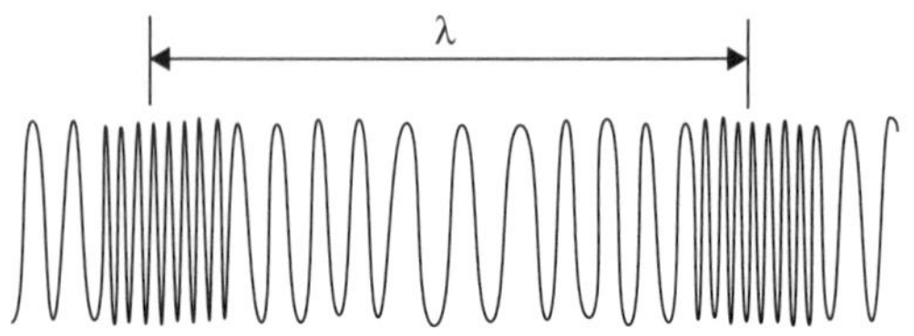

Figura 8.2a Onda longitudinal ilustrada pela oscilação horizontal de uma mola (a direção da propagação da onda é da esquerda para a direita).

Ondas transversais, por outro lado, são caracterizadas pelo deslocamento de partículas perpendiculares em relação à direção da propagação da onda, resultando na formação de picos e depressões (Fig. 8.2b). Uma onda na corda de um instrumento de corda é uma onda transversal típica. Além disso, tais ondas não podem se propagar no gás ou dentro de um líquido porque não há mecanismo para dirigir o movimento oscilatório perpendicular à propagação da onda.

A *amplitude* de uma onda é definida como o deslocamento máximo sofrido por qualquer partícula a partir de uma posição média. A amplitude é a medida da energia de uma onda e, em geral, *a energia de uma onda é proporcional ao quadrado da amplitude.* No caso das ondas sonoras, a amplitude indica a altura do som, enquanto no caso da luz visível, ela representa a intensidade (Bonder e Pardue, 1995). O comprimento da onda é a distância entre dois picos (ou duas depressões) ou duas compressões (ou rarefações) (ver Figs. 8.2a e b). O comprimento de onda pode ser definido como a distância que a onda viaja durante um ciclo completo. O comprimento de onda é identificado pelo símbolo λ. A frequência de uma onda é o número de ciclos completos por segundo e é medida em Hertz (Hz), que representa um ciclo por segundo. Assim como no caso do movimento harmônico simples ou do movimento circular, o

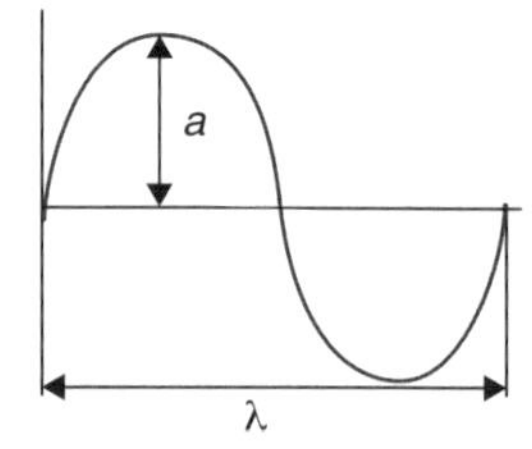

Tempo decorrido: período

Figura 8.2b Um ciclo completo de uma onda transversal (a direção da propagação da onda é da esquerda para a direita, e a direção da oscilação da partícula é vertical).

período – que representa o tempo levado para o ciclo se completar – é recíproco à frequência. Além disso, a frequência e o comprimento de onda estão relacionados um com o outro através da velocidade da onda pela equação a seguir, que é uma relação crucial na ciência das ondas:

$$v = v\lambda \quad (8.2)$$

Enquanto as ondas mecânicas necessitam de um meio de propagação, as *ondas eletromagnéticas* são ondas autopropagadoras com componentes elétricos e magnéticos. As radiações eletromagnéticas diferem no comprimento de onda (e, portanto, na frequência), mas toda radiação viaja na velocidade da luz em espaço livre ($\approx 3 \times 10^8$ m s^{-1}). A luz visível varia na frequência entre as cores vermelho (4×10^{14} Hz) e violeta ($8{,}5 \times 10^{14}$ Hz). Radiações da região do infravermelho do espectro (Fig. 8.3) podem ser absorvidas diretamente pela matéria na forma de calor sensível. A radiação em outros componentes do espectro mostrado na Figura 8.3, notadamente na região das ondas de rádio e micro-ondas, quando absorvida pela matéria, pode ser convertida pelo material absorvente em energia térmica, dependendo das propriedades dielétricas do material. Esse é, na verdade, o princípio que sustenta o aquecimento dielétrico e por micro-ondas dos alimentos. A radiação é muito mais sensível à temperatura e é de grande importância na análise instrumental e no processamento dos alimentos.

8.1.4 Conservação da massa

Massa é a propriedade de um objeto físico que quantifica a matéria a qual é equivalente. A *lei de conservação da massa* afirma que a massa das substâncias de um sistema fechado permanecerá constante, independentemente dos processos que ocorram dentro dele. Isso implica que para qualquer processo em um sistema fechado, a massa total das substâncias no início deve ser igual à massa total das substâncias presentes, digamos, no final do processo. A conservação da massa é um conceito fundamental da física clássica ou Newtoniana.

A massa que entra em um sistema deve deixá-lo ou se acumular dentro dele. Um *balanço de massa* (também chamado de balanço material) é uma análise do material que entra e sai de um sistema. Balanços de massa são usados, por exemplo, para desenvolver e avaliar o desempenho de equipamentos de processo como fogões, secadores e misturadores.

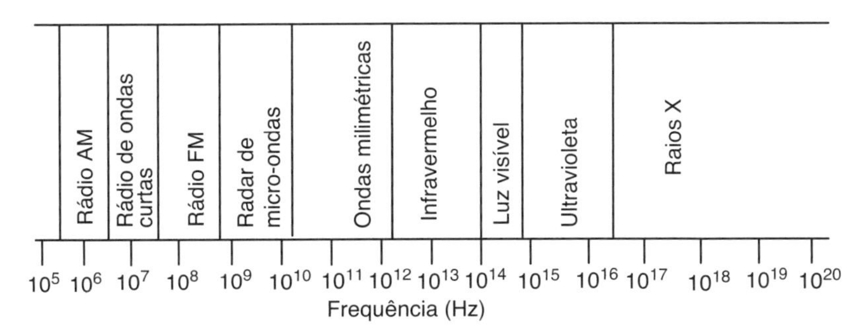

Figura 8.3 Espectro da radiação eletromagnética.

Balanços de massa são frequentemente desenvolvidos para uma massa total que ultrapassa os limites de um sistema, mas também podem focar um componente dentro do sistema. Quando balanços de massa são estabelecidos para componentes específicos, e não para todo o sistema, um termo de produção é introduzido de modo que possa descrever as taxas de reação química, a diferença entre a formação e a destruição (esse termo pode ser positivo ou negativo, assim como o termo envolvendo o acúmulo no sistema).

Considere o volume de controle definido na Figura 8.4 e examine as entradas e saídas. Dois tipos de balanços de massa podem ser estabelecidos ao redor desse volume de controle: (1) balanço de massa dentro de um período de tempo e (2) balanço de massa a qualquer momento. Se m_1, m_2 e m_3 são as massas que entram em kg, e p_1 e p_2 são as massas de produtos que deixam o sistema no mesmo período de tempo, o princípio da conservação da massa diz que a soma total da massa que entra deve ser igual à soma total da massa que sai e da massa acumulada dentro do volume de controle. Em outras palavras,

$$m_1 + m_2 + m_3 = p_1 + p_2 + \textit{massa acumulada} \quad (8.3)$$

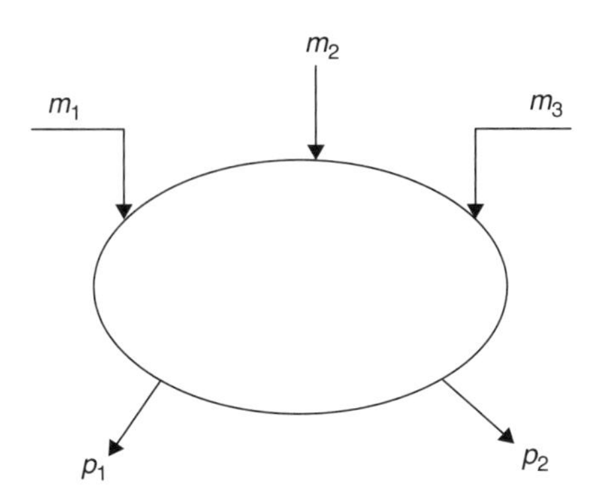

Figura 8.4 Balanço de massa sobre um volume de controle.

Se, por outro lado, as massas estiverem entrando e saindo do volume de controle continuamente, seria mais apropriado estabelecer uma equação de balanço *instantâneo* de massa, que é essencialmente a Equação 8.3, exceto pelo fato de m_1, m_2, m_3, p_1 e p_2 serem taxas de fluxo de massa (kg s^{-1}) e de o termo de acúmulo refletir essencialmente a *taxa de acúmulo*. Se as taxas de fluxo de massa forem todas *uniformes*, não haverá acúmulo líquido dentro do volume de controle, e o sistema será reconhecido como operando em *estado estacionário*.

8.1.5 Energia

A *energia* pode ser definida como o trabalho feito por uma determinada força, e é quantificada como a força multiplicada pelo deslocamento que ela causa. Consequentemente, a unidade do trabalho ou energia será o produto das unidades de força e deslocamento, isto é, Nm, que também recebe o nome de Joule (J). A taxa em que o trabalho é feito, ou em que a energia é gasta (ou ganha), é conhecida como *potência* e, mais uma vez, seguindo o mesmo princípio, suas unidades serão o Js^{-1}, também conhecida como Watt (W).

O *princípio da conservação de energia* afirma que esta não pode ser criada ou destruída, mas pode ser alterada de uma forma para outra. Desse modo, em qualquer sistema isolado, a soma de todas as formas de energia permanece constante, mesmo que possa haver interconversão entre as muitas formas diferentes (mecânica, elétrica, magnética, térmica, química e nuclear).

As duas formas comuns de energia mecânica são a *potencial* e a *cinética*. A primeira é a energia associada à posição no campo gravitacional, e é representada por mgh, em que m é a massa do objeto, g é a aceleração devido à gravidade e h é sua posição no campo em relação a uma posição base. A energia cinética é a energia associada ao movimento e se uma massa m se mover a uma velocidade v, sua energia cinética é representada por ½ mv^2. No contexto do escoamento de fluidos, há uma terceira forma de energia mecânica associada à pressão que é quantificada como o produto dos termos de pressão e volume. Observe que dimensionalmente Pa x m^3 é o mesmo de J. Em vários processos, é possível que a energia mecânica em si possa ser conservada em grande parte. Esse princípio é relevante no caso de escoamento de fluidos como o ar e a água. Sua fórmula matemática é conhecida como a equação de Bernoulli, que representa um equilíbrio de energia mecânica entre quaisquer duas condições do sistema, 1 e 2, de um fluido em movimento (Fig. 8.5) e pode ser expresso como segue (Landau e Lifshitz, 1987; Acheson, 1990):

$$\frac{v_1^2}{2} + gh_1 + \frac{p_1}{\rho} = \frac{v_2^2}{2} + gh_2 + \frac{p_2}{\rho} \qquad (8.4)$$

A Equação 8.4 representa um equilíbrio de energia sem perda ou entrada de energia do (ou para o) sistema, em que:

v é a velocidade do fluido
g é a aceleração devido à gravidade
h é a altura medida a partir de um nível base definido
p é a pressão do sistema
ρ é a densidade do fluido

Se o fluido recebeu energia, digamos, de uma bomba, logo após passar pela condição de sistema 1, um termo deve ser adicionado ao lado esquerdo da equação acima. Além disso, perdas de energia em razão de fricção (F) em tubulações e conexões devem ser removidas do lado esquerdo (ou acrescentadas ao lado direito). Em geral, a Equação 8.4 é útil para avaliar a energia de bombeamento de um determinado sistema de movimento de fluido.

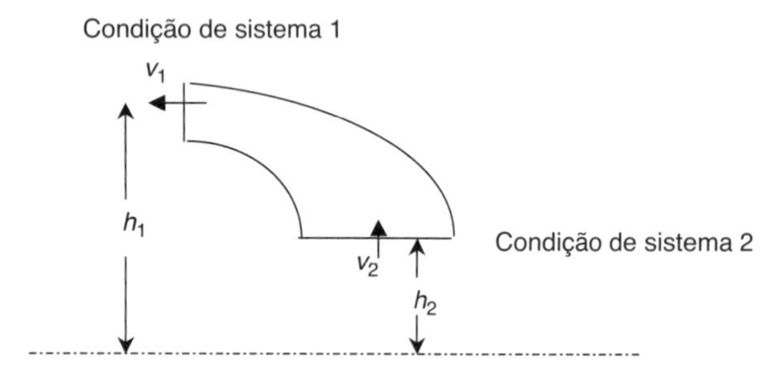

Figura 8.5 Fluxo através de um conduíte arbitrário entre as condições de sistema 1 e 2 (Eq. 8.4).

8.1.6 Energia térmica

A energia térmica é essencialmente a energia mecânica de partículas em escala atômica ou molecular. O calor, como sabemos, é a energia térmica interna que *flui de um corpo para o outro*. Estritamente falando, não é o mesmo que energia interna total ou entalpia do sistema. É apenas a "energia em trânsito". No entanto, na prática, os termos energia térmica e entalpia são usados como sinônimos e não tentaremos fazer uma distinção entre as duas neste capítulo.

A unidade principal da energia térmica é, na verdade, o Joule (J), como explicado acima. No entanto, a unidade *caloria* também é usada, especialmente para representar a energia gerada pelo alimento que consumimos. Uma caloria é igual ao calor que deve ser adicionado ou removido de 1 grama de água para mudar sua temperatura em 1°C. Essa, porém, é uma unidade muito pequena, e a *Caloria* de dietas (observe o uso da letra C maiúscula), com a qual a maioria das pessoas está familiarizada, é o mesmo que quilocaloria. Coincidentemente, a *temperatura* indica essencialmente a direção do fluxo de energia interna entre os corpos e a energia cinética molecular média em trânsito entre os corpos (Fishbane et al., 1996; Sandler, 1999).

Existem dois tipos de energia térmica que podem ser transferidas. Uma refere-se ao calor adicionado (ou removido) de uma substância de modo a elevar (ou baixar) sua temperatura; esse calor é conhecido como *calor sensível*. Em geral, o calor necessário para alterar a temperatura de 1 kg de substância em 1 Kelvin (K) é conhecido como seu *calor específico* (C_p), comumente expresso em kJ $kg^{-1}K^{-1}$; e o calor sensível necessário para alterar a temperatura de m kg de uma substância em ΔT é $mC_p\Delta T$. A segunda forma de energia térmica é o *calor latente*, definido como o calor necessário para alterar o estado físico de 1 kg de qualquer substância, ou seja, de sólido para líquido ou de líquido para vapor, ou vice-versa. O calor latente final para a alteração do estado de m kg é, portanto, dado por mL, em que L é o calor latente normalmente expresso em kJ kg^{-1}.

Fica aparente, a partir da discussão acima, que o nível de energia de qualquer substância não é uma propriedade absoluta; ela precisa ser definida em relação a uma temperatura base. Se T_0 é a temperatura base e a substância está em estado sólido nessa temperatura, sua entalpia em qualquer outra temperatura T, digamos, no estado gasoso, é obtida pelo cálculo da energia necessária para aquecer 1 kg da substância de T_0 para T, passando pelo ponto de fusão em T_f e de ebulição em T_e. Desse modo, a mudança na *entalpia* (ΔH) é dada por (Beiser, 1991; Brown, 1994):

$$\Delta H = C_{pS}(T_f - T_0) + L_f + C_{pL}(T_e - T_f) + L_e + C_{pV}(T_e - T) \quad (8.5)$$

Em que:

C_{pS}, C_{pL} e C_{pV} são os calores específicos de sólido, líquido e vapor

L_f e L_e representam o calor latente da fusão e evaporação em suas respectivas temperaturas

A *primeira lei da termodinâmica* é amplamente utilizada como um meio de afirmar o princípio de conservação de energia, principal fator da energia térmica, bem como de sua interconversão para energia mecânica (American Society of Heating, Refrigeration and Air-Conditioning Engineers, 1997; Sandler, 1999; Moran, 2001; Fleisher, 2002). De acordo com essa lei, o calor externo fornecido para o sistema (Q) é parcialmente utilizado para mudar a energia interna (ΔE) (que é a entalpia, para todos os fins práticos), e a fração restante é utilizada para fazer o trabalho mecânico (W). Em outras palavras,

$$Q = \Delta E + W \quad (8.6)$$

Se o trabalho é feito *sobre* o sistema, em vez de feito *pelo* sistema, assume-se que o W é negativo, ao passo que se o sistema faz o trabalho, assume-se que o W é positivo.

A *segunda lei da termodinâmica* afirma que a entropia de um determinado sistema tende a um valor máximo:

$$\int \frac{\partial Q}{T} = S \geq 0 \quad (8.7)$$

A afirmação acima e a equação podem parecer muito abstratas, mas a entropia mede essencialmente a dispersão espontânea de energia. Em outras palavras, isso reflete a quantidade de energia que é difundida em um processo, ou até onde ela se difunde *a uma certa temperatura.* Logo, a mudança na entropia (ΔS) é dada por q/T. Na Equação 8.6, o W também pode ser expresso como o produto da pressão do sistema pela mudança em seu volume ($P\Delta V$), e considerando que $Q = T\Delta S$, a Equação 8.6 pode ser reescrita como:

$$\Delta E = T\Delta S - P\Delta V \quad (8.8)$$

Essa é a equação que combina a primeira e a segunda leis da termodinâmica e expressa as limitações da primeira lei, já que sugere claramente que nem toda a energia do sistema pode ser usada para produzir trabalho; haverá alguma dispersão espontânea de energia que é normalmente refletida nas mudanças de configuração que acompanham o processo.

8.1.7 Transferência de energia térmica

A maioria das operações de processamento de alimentos envolve a adição ou a remoção de calor. Fornos, secadores, fogões, banhos térmicos e máquinas de branqueamento estão entre os equipamentos que transferem calor ao produto, ao passo que dispositivos de resfriamento e congeladores removem o calor do produto e baixam sua temperatura.

A transferência de calor ocorre quando partículas com *temperaturas diferentes* entram diretamente em contato ou são colocadas em contato direto, ou simplesmente são expostas umas às outras. *Condução, convecção* e *radiação* são conhecidos como os três modos pelos quais o calor pode ser transferido (Beiser, 1991; Brown, 1994). A condução refere-se à transferência de calor de partícula para partícula dentro de um material, sem um movimento brusco das partículas em si. Esse tipo de transferência de calor é comum em sólidos; também pode prevalecer na transferência de calor em líquidos altamente viscosos, nos quais o movimento brusco não é significativo. Por exemplo, quando uma carne é assada em um forno, o calor penetra da superfície para dentro por condução.

A convecção, por outro lado, envolve o movimento brusco da matéria, que aproxima partículas com temperaturas diferentes. O movimento brusco da matéria (ou a convecção) em si pode ser induzido pela diferença de temperatura. Por exemplo, quando uma chaleira com água é aquecida por um dispositivo de aquecimento elétrico, a água em contato com o dispositivo fica mais quente do que a água mais distante do dispositivo. Como consequência, surge uma diferença de densidade, que por sua vez faz com que a água de maior densidade, que está mais distante, mova a água de menor densidade mais próxima do dispositivo, estabelecendo assim uma circulação. Quando a convecção ocorre como uma consequência da diferença de densidade, ela é chamada de *convecção natural;* por exemplo, a convecção do ar atmosférico é natural. Nos alimentos e em outros materiais em estado fluido, também é possível *forçar* o movimento pela agitação ou bombeamento da matéria. Essa é uma prática comum na indústria, e tais movimentos são conhecidos como *convecção forçada*. Quando materiais com temperaturas diferentes são misturados, seja "naturalmente" ou "forçadamente", a transferência de calor ocorre por convecção e, consequentemente, o processo é conhecido como transferência de calor por *convecção natural* ou *convecção forçada* (Beiser, 1991; Brown, 1994).

O processo de assar em fornos é outro exemplo do uso da convecção. Tipicamente, os fornos contêm dois dispositivos de aquecimento, um na parte de cima e outro na base do forno. Durante o cozimento, o dispositivo da base aquece o ar dentro do forno, que sobe, circula e distribui o calor dentro dele. Tais correntes de convecção natural são facilmente bloqueadas por assadeiras grandes, criando temperaturas não uniformes dentro do forno. Fornos por convecção melhoram a distribuição da temperatura utilizando um ventilador localizado dentro do forno, que força as correntes de convecção. O fluxo de ar aumentado reduz o tempo de cozimento.

Diferentemente dos dois modos de transferência de calor expostos acima, e que envolvem o contato direto entre as partículas para a troca de calor, a transferência de calor por radiação ocorre quando as partículas de temperatura diferentes são simplesmente expostas umas às outras, independentemente da existência ou não de um meio que as separe. Por exemplo, o calor do sol alcança os planetas pela radiação. Mesmo nos processos com alimentos, a radiação pode desempenhar um papel significativo: por exemplo, o calor que alcança um pedaço de carne em um forno quente pode ser em grande parte transmitido pela radiação do dispositivo de aquecimento.

Dois pontos podem ser observados a partir da discussão acima sobre os modos de transferência de calor. Primeiro, a existência de uma diferença de temperatura é um pré-requisito para que ocorra uma transferência de calor *final*. Segundo, em qualquer processo prático, nenhum modo único de transferência opera isoladamente. Por exemplo, um pedaço de carne é cozido em um forno porque o calor do dispositivo de aquecimento alcança sua superfície por uma combinação de radiação e convecção do ar, e passa da superfície para dentro por condução. Assim, todas as três formas estão envolvidas simultaneamente. No entanto, analisando a *taxa* em que a temperatura no centro da carne se eleva, apenas um modo pode ser crítico. Se a taxa de aumento da temperatura é considerada como o resultado final de dois processos que ocorrem *em série*, ou seja, a transferência de calor a partir do dispositivo para a superfície por radiação e a convecção de ar, seguidas pela transmissão interna por condução, a etapa condutiva será bem mais lenta em relação à anterior, e irá controlar a taxa geral. *Deve-se observar que a mais lenta de uma série de etapas envolvida em qualquer processo é a que controla a taxa geral.*

8.2 Propriedades do material

8.2.1 Elasticidade

A elasticidade é essencialmente o comportamento dos materiais que deformam ou se distendem quando forças (definidas na Seção 8.1.2) são aplicadas sobre ele, mas que relaxam completamente, voltando à forma original, quando a força deixa de agir. As relações tensão-deformação são explicadas pelos princípios da elasticidade que, em termos gerais, afirmam que a extensão alcançada por um objeto elástico (x) é proporcional à força aplicada (F). Se a relação entre a tensão e a deformação for linear, aplica-se a lei de Hooke (Kuhn e Försterling, 1999):

$$F = kx \tag{8.9}$$

Na equação acima, k é chamado de módulo de Young e é a medida da rigidez do material. A lei de Hooke geralmente é válida para valores pequenos de x. Para muitos materiais, a linearidade entre o F e o x não se aplica, em particular quando F e x são altos. Em outras palavras, k não é constante e muda durante a deformação. No entanto, se F for suficientemente alto, a relação tensão-deformação irá alcançar um valor crítico além do qual pode ocorrer uma deformação permanente.

8.2.2 Propriedades reológicas

Em termos bem simples, o estudo da resposta de um material à *tensão de cisalhamento* aplicada sobre ele é conhecido como *reologia*. As características reológicas dos alimentos desempenham um papel importante em operações de processamento, como o transporte de fluidos através de tubulações e operações de mistura, assim como na determinação da textura, sensação na boca e resposta sensorial. É importante observar que o termo reologia se aplica a materiais em todos os estados da matéria: sólidos, líquidos ou gases. Na verdade, a resposta reológica de um material pode ajudar a identificar o estado de um material dentro de determinado conjunto de condições.

O efeito da tensão de cisalhamento aplicada em um *fluido* (comumente presumido como um líquido ou um gás) é a geração de uma *taxa de cisalhamento,* e muitos fluidos comuns, como o ar e a água, obedecem à lei de Newton, que afirma que a tensão e a taxa de cisalhamento são proporcionais. A primeira é geralmente representada pelo símbolo τ e por unidades de Pa, enquanto a segunda é representada pelo γ e por unidades de s^{-1}. Logo, de acordo com a lei de Newton:

$$\tau \alpha \gamma, \text{ ou } \tau = \mu\gamma, \tag{8.10}$$

em que μ é a constante de proporcionalidade, conhecida como *viscosidade*. Desse modo, a lei de Newton define formalmente a viscosidade, representada por unidades de Pas. Observa-se que a água tem uma viscosidade aproximada de 1 mPas ou 10^{-3} Pas sob condições ambientes (cerca de 18°C).

Vale destacar, nesse ponto, que nem todos os fluidos obedecem à lei de Newton. Na verdade, um número significativo de fluidos "biológicos" não se comporta exatamente de acordo com essa lei, e são coletivamente conhecidos por exibir um comportamento não Newtoniano. Em geral, em fluidos não Newtonianos, a viscosidade não é constante, mas depende do grau de cisalhamento (de Nerves, 2005). Essa variação na viscosidade é conhecida como viscosidade aparente ou efetiva, e matematicamente pode ser representada como:

$$\mu_a(\gamma) = \frac{\tau}{\gamma} \tag{8.11}$$

É importante observar que, além da prevalência do grau de cisalhamento, a viscosidade também pode depender do tempo. Muitos fluidos são dotados de uma certa "estrutura" que apresenta um comportamento elástico, como um sólido quando uma força é aplicada, *além* do comportamento viscoso. Alguns fluidos são conhecidos como viscoelásticos. Várias soluções poliméricas exibem esse comportamento. Como consequência da viscoelasticidade, diversos materiais exibem o que se chama de *die-swell* (inchamento do extrudado) na extrusão.

Alguns tipos de comportamento não Newtoniano são exibidos pelos materiais, mas para simplificar, eles podem ser classificados como: (1) comportamento *independente do tempo*, (2) comportamento *dependente do tempo* sem efeitos elásticos, e (3) comportamento *viscoelástico linear*. No caso do comportamento independente do tempo, a viscosidade aparente (μ_a) só depende da taxa de cisalhamento (γ). Quando μ_a diminui com γ, o fluido é descrito como *cisalhamento fino* ou *pseudoplástico*. Por outro lado, quando o μ_a aumenta com g, o fluido é descrito como *dilatante*. Várias suspensões concentradas exibem um comportamento dilatante (p. ex., pastas de farinha de milho). Matematicamente, o modelo da lei da potência pode ser usado para descrever os comportamentos independentes do tempo descritos acima:

$$\tau = k\gamma^n \tag{8.12a}$$

Em que:

k é o *índice de consistência*
n é o *coeficiente da lei da potência* (ou índice do comportamento do fluido)

É óbvio que quando n = 1 essa equação passa a indicar o fluido Newtoniano. Quando n <1, o fluido é pseudoplástico, ao passo que quando n >1, o fluido é dilatante. A relação entre a tensão de cisalhamento e a taxa de cisalhamento para os fluidos Newtonianos e para a Lei da Potência pode ser representada graficamente, como mostrado na Figura 8.6.

Além do comportamento de fluido independente do tempo descrito acima, alguns materiais são conhecidos por exibirem tensão de cedência, o que significa que esses materiais precisam receber uma tensão de cisalhamento mínima abaixo da qual eles não irão fluir. O chocolate é conhecido por exibir esse comportamento sob condições de processamento. Se o comportamento do fluido lembra o fluxo Newtoniano, quando os níveis de tensão de cisalhamento excedem a tensão de cedência (como mostrado na Fig. 8.6, linha D), o fluido é descrito como plástico de Bingham.

Em fluidos não Newtonianos dependentes do tempo, o comportamento reológico depende da duração do cisalhamento aplicado, além de sua magnitude. Dois tipos comuns de fluidos dependentes do tempo são conhecidos como comportamentos *tixotrópico* e *reopético*. A maionese e a gelatina são conhecidas por demonstrar tixotropicidade, pela qual, em razão de uma quebra estrutural contínua que ocorre com a aplicação de uma taxa de cisalhamento que cresce progressivamente, a viscosidade diminui (Fig. 8.7). O comportamento reopético é aquele correspondente aos fluidos dilatantes. Em geral ocorre com baixas taxas de cisalhamento. Normalmente, a estrutura de fluidos independentes do tempo é recuperável; e a quebra das interações estruturais é reversível.

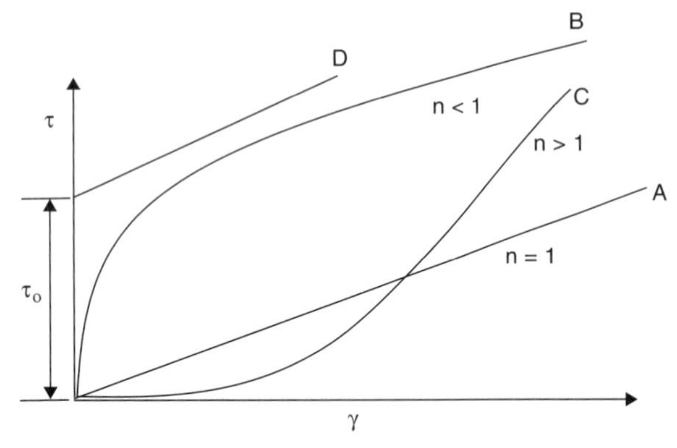

Figura 8.6 Relações comumente observadas entre a tensão de cisalhamento e a taxa de cisalhamento. A, B e C representam fluidos ilustrados pelo modelo da lei da potência: $\tau = k\gamma^n$; A representa o fluido Newtoniano em que n = 1; B representa o fluido de cisalhamento fino ou pseudoplástico em que n < 1; e C representa o fluido dilatante em que n > 1. A linha D representa o que é normalmente conhecido como fluido plástico de Bingham, em que o fluido deve sofrer uma tensão de cisalhamento mínima (ou tensão de cedência) τ_0 para começar a fluir; um comportamento similar ao fluido Newtoniano é observado com valores de tensão de cisalhamento maiores que τ_0.

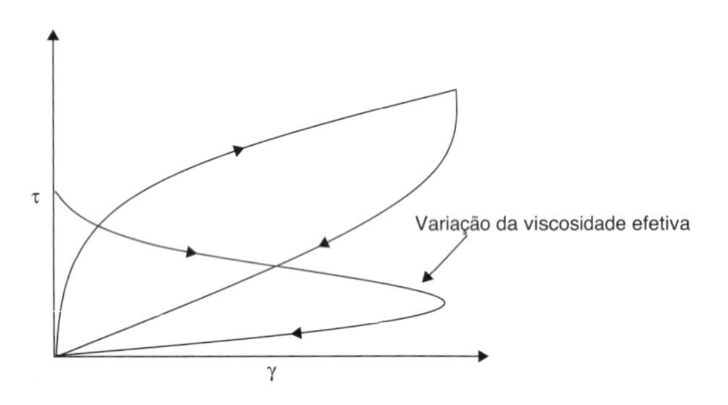

Figura 8.7 Comportamento tixotrópico – em razão da quebra estrutural contínua durante o protocolo de rampa, a viscosidade diminui progressivamente (como maionese, gelatinas, etc).

Como mencionado anteriormente, fluidos viscoelásticos são dotados de uma "estrutura" e apresentam um comportamento elástico como o de um sólido de Hooke quando uma tensão é aplicada, além do comportamento viscoso. Viscoelasticidade linear significa que o princípio matemático da superposição pode ser aplicado às propriedades viscosa e elástica. A fórmula matemática da viscoelasticidade linear é baseada no que se conhece por modelo de mola e amortecedor de Maxwell. Em relação à Figura 8.8, se $\dot{\gamma}_1$ e $\dot{\gamma}_2$ são as taxas de deformação elástica e viscosa, respectivamente, geradas em um material sujeito a uma tensão de cisalhamento τ em qualquer momento, então, de acordo com o princípio da superposição, a taxa de deformação final é:

$$\dot{\gamma} = \dot{\gamma}_1 + \dot{\gamma}_2 \tag{8.12b}$$

Como explicado acima, a lei de Newton afirma: $\dot{\gamma}_2 = \tau/\mu$, onde μ é a viscosidade do material, e a lei de Hooke afirma que $\dot{\gamma}_1 = \frac{\tau}{G}$, a partir do que,

$$\dot{\gamma}_1 = \frac{1}{G}\frac{d\tau}{dt} \tag{8.13}$$

Aqui, *G* é o módulo elástico do material. A partir das equações acima, $\dot{\gamma}_1$ e $\dot{\gamma}_2$ podem ser eliminados para se obter:

$$\frac{d\tau}{dt} + \frac{\tau}{\lambda} = G\dot{\gamma} \tag{8.14}$$

em que $\lambda = \frac{\mu}{G}$ conhecido como tempo de relaxação. A equação diferencial acima, também conhecida como equação de Maxwell, pode ser resolvida para produzir uma expressão que relaciona a tensão de cisalhamento com a taxa de cisalhamento final:

$$\tau(t) = G\int_{-\infty}^{t} \exp\left(-\frac{t - t'}{\lambda}\right)\dot{\gamma}(t')dt \tag{8.15}$$

Essa é a equação constitutiva da viscoelasticidade, assim como a equação do fluido Newtoniano ou lei da potência. É evidente que a tensão de cisalhamento em qualquer tempo t depende da história anterior, isto é, todos os tempos *t* desde −∞ até o presente, ou seja, o *t*. Logo, se as taxas de cisalhamento podem ser independentemente variadas com o tempo, a tensão de cisalhamento correspondente pode ser determinada, desde que o tempo de relaxação e a viscosidade do material sejam conhecidos. Alternativamente, se as taxas de cisalhamento podem

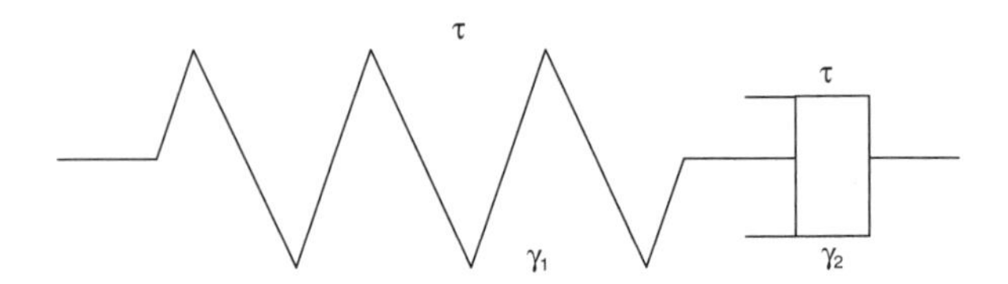

Figura 8.8 Modelo de amortecedor e mola de Maxwell para a viscoelasticidade.

variar de acordo com uma função predeterminada e a tensão de cisalhamento correspondente pode ser medida experimentalmente, então as propriedades do material, tempo de relaxação e viscosidade podem ser determinados. Esse é o princípio da reometria, pela qual, normalmente, a taxa de cisalhamento varia de modo sinusoidal como abaixo:

$$\dot{\gamma}(t') = \lambda_0 \text{ sen } \omega t' \quad (8.16)$$

Substituindo essa expressão pelo $\dot{\gamma}(t')$ na Equação 8.16, pode-se mostrar que:

$$\tau(t) = \frac{G\lambda^2\omega^2}{(1+\lambda^2\omega^2)}\gamma_0 \text{ sen } \omega t + \frac{G\lambda\omega}{(1+\lambda^2\omega^2)}\gamma_0 \cos \omega t$$

$$= G'\gamma_0 \text{sen } \omega t + G''\gamma_0 \cos \omega t \quad (8.17)$$

Em que:

G' é o módulo de armazenamento
G'' é o módulo de perda

Logo, se a taxa de cisalhamento aplicada é sinusoidal, fica evidente, a partir da Equação 8.17, que a resposta da tensão também será sinusoidal, com a mesma frequência, mas trocada de fase por um ângulo, δ, onde a $\tan \delta = G''/G'$. Os módulos de armazenamento e perda são muito importantes na descrição da reologia dos alimentos e esses parâmetros são usados para caracterizar a textura dos alimentos e a sensação gerada na boca.

8.2.3 Propriedades interfaciais

A maioria dos alimentos refere-se a sistemas multifásicos complexos, e sua produção e propriedades dependem de propriedades interfaciais. Logo, é essencial compreender as propriedades, assim como a composição das interfaces, que, como era de se esperar, são muito diferentes daquelas que prevalecem no todo. As aplicações das propriedades interfaciais no processamento de alimentos desempenham um papel importante na fabricação de espumas e emulsões, suspensões particuladas, e até mesmo em operações como enxágue e limpeza no local (CIP). A propriedade interfacial fundamental é a *tensão superficial* ou *tensão interfacial*. O termo tensão superficial refere-se à fronteira entre qualquer líquido e o ar, ao passo que a tensão interfacial é mais genérica e se refere a qualquer fronteira formada entre duas fases (p. ex., gás-líquido, sólido-líquido ou líquido-líquido).

Como mencionado acima, a tensão superficial ou interfacial pode ser definida ao se considerar que as moléculas presentes no limite físico com uma outra fase possuem propriedades relacionadas à energia diferentes daquelas que elas apresentam no centro. A diferença na energia surge porque as moléculas presentes no centro são afetadas pelas *mesmas forças intermoleculares em todas as direções espaciais*, o que mantém a molécula em um estado de equilíbrio verdadeiro, ao passo que as moléculas presentes na interface são afetadas apenas por forças na direção espacial que as levam ao centro. Desse modo, as moléculas presentes na interface, ou na superfície, possuem uma energia maior do que aquelas presentes no centro, e estão em um estado de tensão. A tensão superficial (σ) é definida, então, como a força necessária para transportar moléculas do centro do fluido para sua superfície e é gerada pela diferença nos campos de energia entre as moléculas no centro e aquelas na interface. A tensão superficial é medida em unidade de força por unidade de comprimento ($N\ m^{-1}$), e é normalmente representada pela letra σ (Kuhn e Försterling, 1999). É interessante observar que a unidade $N\ m^{-1}$ também pode ser escrita como $N\ m/m^{-2}$ (isso é conseguido pela multiplicação da unidade por $m\ m^{-1}$, o que essencialmente não altera a unidade de modo algum). Visto que N m é J, a unidade de energia, a tensão superficial pode alternativamente ser considerada como a energia da superfície (ou interface) por unidade de área. Logo, a tensão superficial pode ser tratada tanto como a força que age por unidade de comprimento de uma interface, quanto como a energia associada à unidade de área da interface.

Vários métodos experimentais foram desenvolvidos para avaliar a tensão superficial ou interfacial, e esses métodos geralmente dependem da geração de uma interface bem caracterizada e da medição da energia necessária para fazê-lo. Os métodos experimentais mais comuns são (ver, p. ex., Kuhn e Försterling, 1999):

- *Anel de Du Noüy:* mede a tensão superficial ou interfacial pela avaliação da força máxima exercida sobre um anel para puxar uma lâmina de líquido no momento em que ela se separa do líquido restante.
- *Placa de Wilhelmy:* avalia a tensão superficial pela medição da força exercida sobre uma camada de fluido, formada quando se permite que ela molhe uma placa vertical suspensa por uma balança.
- *Ascensão capilar:* a ponta de um tubo capilar é imersa em um líquido e a tensão superficial é

avaliada ao se medir a altura até a qual o líquido sobe no capilar.

- *Métodos de formação de gotas:* esses métodos são baseados na medição da força exigida para formar uma única gota de geometria precisamente conhecida, sem qualquer interferência significativa da gravidade.
- *Pressão de bolha:* a tensão superficial é avaliada pela medição da sobrepressão dentro de bolhas, além da pressão externa agindo acima e tangencialmente às bolhas (também conhecida como pressão de Laplace), visto que a sobrepressão tem relação com o raio da bolha pela equação:

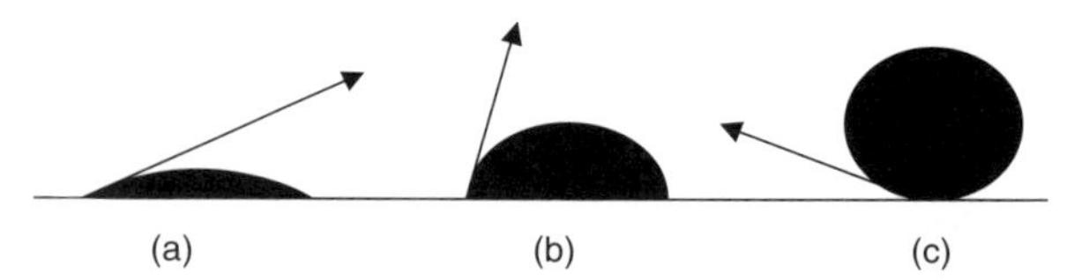

Figura 8.9 Líquidos molhando uma superfície sólida. O ângulo formado pela tangente com a superfície, medido no sentido anti-horário, é conhecido como *ângulo de contato*: (a) o líquido molha significativamente o sólido e o ângulo de contato é muito baixo (próximo de zero no caso de líquido com alta capacidade umectante), (b) o líquido é apenas parcialmente umectante, e (c) o líquido não molha a superfície.

$$\Delta P = \frac{4\sigma}{r} \qquad (8.18)$$

Os métodos da placa de Wilhelmy e ascensão capilar se baseiam em líquidos molhando superfícies sólidas. O processo de *molhar* uma superfície com um líquido ocorre essencialmente quando as moléculas do sólido atraem as moléculas do líquido por uma força que é maior do que a força intermolecular que prevalece dentro do líquido. Em outras palavras, a força *adesiva* é maior que a força *coesiva*, que é uma medida da tensão superficial. Se as forças coesivas se tornarem maiores (i. e., o líquido apresentar uma tensão superficial muito alta), o líquido simplesmente irá formar gotas e não deverá molhar a superfície sólida. Isso fica bastante evidente quando o mercúrio acidentalmente escorre de um termômetro. As forças coesivas dentro do mercúrio são tão fortes que as gotas formadas são incapazes de molhar o chão. A Figura 8.9 ilustra como três líquidos diferentes poderiam possivelmente molhar uma superfície sólida. O *ângulo de contato* e a ascensão capilar, juntos, são utilizados para determinar a tensão superficial pelos métodos de ascensão capilar.

A *atividade de superfície* é exibida por moléculas que possuem tanto afinidade quanto repulsão formando grupos. Por exemplo, as moléculas ativas na superfície da água irão conter grupos hidrofílicos e hidrofóbicos. Em outras palavras, a interface se torna o melhor lugar para essas moléculas, porque ambos os grupos podem coexistir, satisfatoriamente, com o grupo hidrofílico voltado em direção à água, e o grupo hidrofóbico voltado para longe dela. Os surfactantes claramente diminuem a tensão interfacial do líquido e podem ser usados para estabilizar as interfaces. Por exemplo, *agentes de formação de espuma* (como a clara de ovo) estabilizam espumas ocupando a interface gás-líquido, enquanto *agentes de emulsificação* (p. ex., lecitina) estabilizam emulsões (dispersão de um líquido em outro líquido insolúvel), ocupando a interface formada pelas gotículas. Dispersões multifásicas muito finas são conhecidas pelo nome genérico de *coloides*, e incluem uma variedade de dispersões complexas de sólidos em líquidos (sol ou suspensão), líquidos em gás (aerossol), sólidos em gás (aerossol sólido) ou gás em sólido (espuma sólida).

A *ciência interfacial* é atualmente uma área emocionante com uma variedade de aplicações novas, nenhuma delas mais interessante que a *nanotecnologia*, que envolve a manipulação de átomos e moléculas em grupos pequenos ou individualmente (i. e., dentro de escalas de comprimento referentes a um nanômetro ou 10^{-9} m). A natureza costuma realizar essas combinações muito bem na criação do maquinário molecular que suporta a vida na Terra. Foi apenas recentemente que adquirimos a capacidade de "ver" moléculas individuais (i.e., de criar imagens delas) e movê-las para criar novas combinações e, assim, novos materiais. Desenvolvimentos na ciência interfacial clássica contribuíram de forma relevante no desenvolvimento da nanotecnologia.

Referências bibliográficas e sugestões de leitura

Acheson, D.J. (1990) *Elementary Fluid Dynamics*. Clarendon Press, Oxford.

American Society of Heating, Refrigeration and Air-Conditioning Engineers (1997) *Handbook of Fundamentals*. ASHRAE, Atlanta.

Beiser, A. (1991) *Physics*, 5th edn. Addison-Wesley, Upper Saddle River, New Jersey.

Bird, R.B., Warren, E.S. and Lightfoot, E.N. (2002) *Transport Phenomena*, 2nd edn. John Wiley, Chichester, pp. 488, 867–71.

Bloomfield, M. and Stephens, L.J. (1996) *Chemistry and the Living Organism*, 6th edn. John Wiley, Chichester, pp. 12–14.

Bodner, G.M. and Pardue, H.L. (1995) *Chemistry*, 2nd edn. JohnWiley, Chichester, pp. 216–217.

Brown, W. (1994) *Alternative Sources of Energy*. Chelsea House, New York.

Chang, R. (2005) Chemistry. In: *Thermochemistry*, 8th edn. McGraw Hill, Maidenhead.

de Nerves, N. (2005) *Fluid Mechanics for Chemical Engineers*. McGraw Hill, Maidenhead, pp. 428–31.

Fishbane, P.M., Gasiorowicz, S. and Thornton, S.T. (1996) *Physics*, 2nd edn. Prentice Hall, Upper Saddle River, New Jersey.

Fleisher, P. (2002) *Matter and Energy: Principles of Matter and Thermodynamics*. Lerner Publications, Minneapolis.

Kuhn, H. and F¨ orsterling, H. (1999) *Principles of Physical Chemistry*. John Wiley, Chichester, pp. 133–6, 732–9.

Landau, L.D. and Lifshitz, E.M. (1987) *Fluid Mechanics*. Pergamon Press, Oxford.

Moran, J.B. (2001) *How Do We Know the Laws of Thermodynamics?* Rosen Publishing, New York.

Sandler, S.I. (1999) *Chemical and Engineering Thermodynamics*, 3rd edn. JohnWiley, Chichester.

Spencer, J.N. Bodner, G.M. and Rickard, L.H. (2006) *Chemistry: Structure and Dynamics*, 3rd edn. John Wiley, Chichester, pp. 17–21.

9 Processamento de alimentos

Jianshe Chen e Andrew Rosenthal

Pontos-chave

- O processamento de alimentos transforma sua matéria-prima por meio de uma variedade de operações de limpeza, separação, redução de tamanho, mistura, aquecimento, resfriamento e embalagem, em produtos nutritivos de alta qualidade.
- Sem o processamento dos alimentos nos tornaríamos dependentes de alimentos nativos e de época. O processamento dos alimentos estende a vida de prateleira ao mesmo tempo em que introduz variedade e uma experiência sensorial mais rica no ato de comer.
- As propriedades físicas dos alimentos ditam seu comportamento durante o processamento. Em geral, os alimentos são maus condutores de calor, o que traz o desafio de se alcançar temperaturas homogêneas.
- Alimentos não tratados geralmente são ambientes propícios para o crescimento de micro-organismos; as técnicas de conservação dos alimentos utilizam operações de processamento para estender a vida de prateleira, seja eliminando esses micro-organismos, seja tornando o alimento menos propício a eles.

A maior parte dos alimentos se origina de organismos vivos, tanto animais quanto vegetais. Os cientistas e tecnólogos de alimentos preocupam-se principalmente com a qualidade pós-coleta, com o processamento e a conservação desses materiais, controlando, assim, os processos naturais de deterioração e manipulando o alimento a partir de sua forma original para transformá-lo em uma série de produtos nutritivos, seguros e de alta qualidade, adequados para o consumidor. Ainda que cientistas e tecnólogos de alimentos não estejam envolvidos diretamente na produção pré-coleta (como a criação de animais, a produção de terras cultiváveis ou a pesca), essas áreas são motivo de preocupação, já que a qualidade da matéria-prima afeta a qualidade do alimento processado.

As matérias-primas para o processamento de alimentos frequentemente carregam contaminantes não alimentícios vindos do ambiente no qual foram produzidos. Alguns contaminantes precisam ser removidos do alimento antes de qualquer outro processamento, como:

- pedaços de matéria inorgânica e de rochas costumam estar presentes em plantações de raízes (p. ex., batatas);
- gravetos, folhas, sementes de outras plantas e outras partes da planta costumam estar presentes em grãos colhidos (p. ex., trigo);
- fezes de animais, pelos de roedores, insetos e partes de insetos podem estar presentes em matérias-primas armazenadas em grande quantidade;
- itens danificados de alimentos pois possuem uma qualidade inferior e não adequada para o consumo.

A seleção é baseada em uma propriedade física, tal como peso, tamanho, formato, densidade, cor e magnetismo. Existem máquinas que fazem a separação com base em tais fenômenos. Já a classificação é baseada em critérios de qualidade. Ainda que a qualidade seja algumas vezes baseada em uma propriedade física, a classificação exige, com frequência, alguma intervenção humana, como a inspeção visual. Processos de limpeza para remover contaminantes podem envolver operações de classificação e de seleção. Vale observar que essas operações podem ser usadas tanto para limpeza quanto para outros processos de separação. Tais técnicas são abordadas com mais profundidade na Seção 9.3.1.

9.1 Fundamentos do fluxo de fluidos

9.1.1 Propriedades dos fluidos

Um fluido é por natureza uma substância que se deforma continuamente sob a ação de uma tensão de cisalhamento, independente de quão pequena ela seja. Logo, um fluido é incapaz de reter qualquer formato sem apoio, mas adota a forma de qualquer sólido com o qual entre em contato. O transporte ou comportamento de escoamento de um fluido está diretamente relacionado às suas propriedades, principalmente viscosidade, densidade e compressibilidade. Essas propriedades são crucialmente importantes, influenciando a necessidade de requerer energia para transportar o fluido, bem como as características de seu escoamento dentro de uma tubulação.

9.1.1.1 Densidade

A densidade é a quantidade de matéria em uma unidade de volume da substância e é expressa em quilogramas por metro cúbico ($kg.m^{-3}$) no sistema de unidades SI. A densidade de um fluido pode ser expressa de formas diferentes: densidade de massa, densidade relativa e volume específico. A densidade de massa é a massa da substância por unidade de volume. A densidade relativa (ou gravidade específica) é o coeficiente da densidade de massa de uma substância em relação a uma densidade de massa padrão (como a água) e é uma quantidade adimensional. O volume específico é o volume por unidade de massa e é expresso em metros cúbicos por quilograma ($m^3.kg^{-1}$) no sistema de unidades SI.

A densidade de um fluido é influenciada pela temperatura e pela concentração de soluto ou de partículas dispersas. É comum observar uma diminuição na densidade de um fluido em temperaturas elevadas. Por exemplo, a água tem uma densidade de 1000 $kg.m^{-3}$ a 4°C, mas apenas 988 $kg.m^{-3}$ a 50°C e 958 $kg.m^{-3}$ a 100°C.

9.1.1.2 Viscosidade

A viscosidade é a medida da resistência de um fluido ao cisalhamento e, portanto, ao escoamento. A fricção interna entre os elementos do fluido é a causa da viscosidade. Imagine um corpo fluido de altura z e área de superfície *A*, dentro de duas placas paralelas, e com o fluido dividido em certo número de camadas imaginárias. Uma vez aplicada uma força *F* à placa superior, ela é conduzida para a frente a certa velocidade, as camadas do fluido se moverão para frente em velocidades diferentes. A camada superior se moverá na mesma velocidade da placa superior, mas a camada próxima da placa inferior ficará imóvel (Fig. 9.1). A relação entre a força aplicada na área de superfície (definida como tensão de cisalhamento $\sigma = F/A$) e a taxa de deformação (definida como taxa de cisalhamento $\dot{\gamma} = v/z$), é propriedade característica de um fluido, e o coeficiente das duas é definido como a viscosidade de um fluido:

$$\eta = \frac{\sigma}{\dot{\gamma}} = \frac{\sigma z}{v} \quad (9.1)$$

A viscosidade é representada por uma unidade de Pa.s ou mPa.s no sistema de unidades SI. A viscosidade de um fluido pode ser influenciada por vários fatores, entre os quais a temperatura, a concentração de soluto, o peso molecular do soluto e a presença de matéria suspensa são os mais importantes. A Tabela 9.1 apresenta as viscosidades de alguns alimentos típicos.

9.1.1.3 Compressibilidade

Estritamente falando, todos os fluidos são compressíveis sob pressão. O ar e outros gases são os exemplos mais óbvios. As densidades desses fluidos compressíveis mudam conforme são comprimidos. No entanto, a compressibilidade dos líquidos é muito baixa e, para facilitar os cálculos, fluidos líquidos são geralmente tratados como incompressíveis.

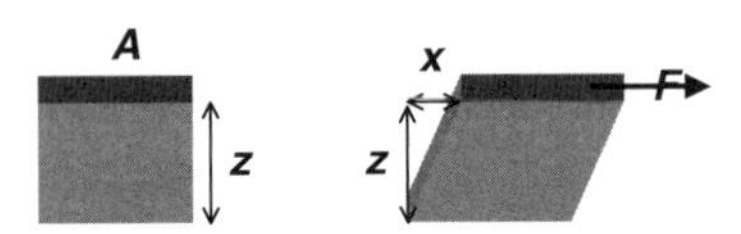

Figura 9.1 Deformação de cisalhamento e escoamento do fluido.

Tabela 9.1 Viscosidades de algumas substâncias típicas.

Substância	Temperatura (°C)	Viscosidade (mPa.s)
Ar	27	0,0186
Água	0	1,793
	20	1,002
	100	0,2818
Leite	0	3,4
	20	2,0
	50	1,0
	80	0,6
Solução de sacarose a 20%	20	1,967
Solução de sacarose a 40%	20	6,223
Solução de sacarose a 60%	20	56,7

9.1.2 Tipos de escoamento e número de Reynolds

O escoamento de um fluido dentro de uma tubulação pode ser laminar e suave ou violentamente turbulento, dependendo das propriedades do fluido, da dimensão do tubo e da taxa de escoamento. Um fluxo turbulento tem a vantagem de promover a mistura, e a transferência de massa e calor, ao passo que um fluxo laminar exige uma potência menor para o transporte.

Reynolds demonstrou, pela primeira vez, os dois tipos de fluxo com um experimento simples (Fig. 9.2). Um tubo estreito entra através de um tubo de vidro principal contendo um fluxo de água. A saída do tubo estreito é posicionada ao longo da linha central do tubo maior. Um corante é colocado no tubo estreito e escoado em um volume irrelevante em comparação ao fluxo do tubo principal. Em taxas "baixas" de fluxo, o corante se move em linha reta na direção do eixo. No entanto, quando a taxa de fluxo no tubo principal ultrapassa certo valor, o corante se espalha de maneira aleatória ao longo do tubo principal tanto na direção axial quanto radial, tornando-se indefinido. O primeiro fluxo é chamado de fluxo laminar e o segundo, de fluxo turbulento. Em um fluxo laminar, o fluido escoa sem qualquer mistura com as camadas adjacentes (exceto na escala molecular), enquanto em um fluxo turbulento o movimento das partículas em qualquer ponto varia rapidamente tanto na magnitude quanto na direção.

Um escoamento será laminar ou turbulento dependendo do equilíbrio das duas forças que agem sobre as partículas do fluido: a força da inércia e a força da viscosidade. A força da viscosidade se origina a partir do fluido ao redor e faz a partícula se conformar ao movimento do restante do fluxo. No entanto, a partícula também poderia se mover em outra direção devido ao distúrbio do processo, e sua força inercial a levaria nessa nova direção. O equilíbrio entre as duas forças é convenientemente expresso pelo número de Reynolds (Re):

$$\mathrm{Re} = \frac{\rho \bar{v} d}{\eta} \tag{9.2}$$

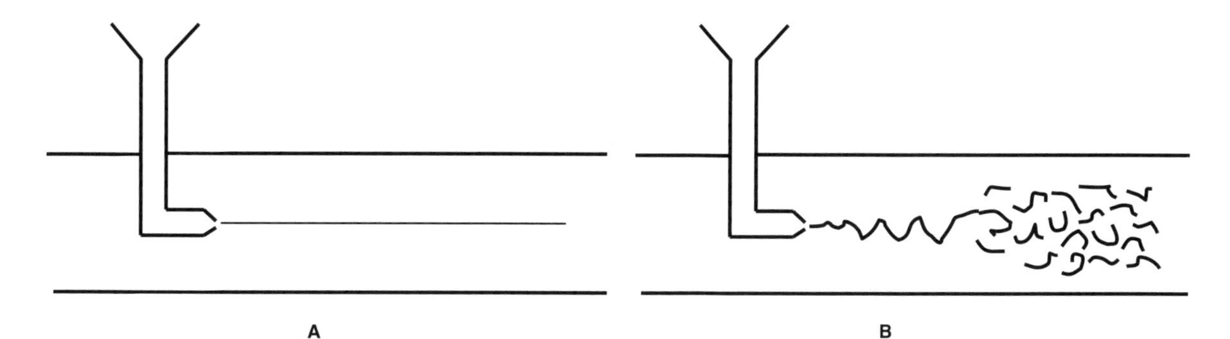

Figura 9.2 Tipos de escoamento: **A** escoamento laminar; **B** escoamento turbulento.

Em que:

ρ é densidade do fluido ($kg.m^{-3}$);
$\overline{v}$ é a velocidade média ($m.s^{-1}$);
d é o diâmetro interno do tubo (m);
η é a viscosidade do fluido.

O número de Reynolds é um número adimensional e muito útil para se descrever quantitativamente as características de escoamento de um fluido. Como uma regra simples, um fluxo será laminar se o número de Reynolds for menor que 2.100, mas será turbulento se o número de Reynolds for maior que 4.000. Para um número de Reynolds entre 2.100 e 4.000, o padrão de fluxo é instável ou chamado de fluxo de transição. Se não houver distúrbio, um fluxo aerodinâmico pode ser mantido nesse intervalo, mas qualquer menor perturbação tende a interromper o padrão.

9.1.3 Perfil de velocidade

A taxa de escoamento de um fluido pode ser expressa como uma taxa volumétrica Q, (volume por unidade de tempo, tal como $m^3.s^{-1}$) ou velocidade média, $\overline{v}$. A relação entre as duas pode ser observada a partir da seguinte equação:

$$\overline{v} = \frac{Q}{A} = \frac{Q}{\pi r_0^2} \tag{9.3}$$

Onde:

A é a área transversal do tubo
r_0 é o raio do tubo

O conceito da velocidade média é, na prática, essencial pelo fato do fluido viajar em velocidades diferentes dentro de um tubo, dependendo da posição do elemento de fluxo. Para um fluido Newtoniano, o perfil geral do escoamento dentro de um tubo de comprimento L e raio r_0 pode ser descrito pela seguinte equação:

$$v = \frac{\Delta P}{4L\eta}(r_0^2 - r^2) \tag{9.4}$$

Onde:

ΔP é a queda de pressão (Pa) dentro do tubo
η é a viscosidade do fluido

A Equação 9.4 mostra que o fluido no centro do tubo viaja na velocidade máxima, mas o fluido próximo à parede do tubo fica em estado estacionário (Fig. 9.3). Essa camada estacionária também é conhecida como camada limite e a espessura dessa camada é fundamentalmente importante, influenciando a eficiência da transferência de massa e calor em muitas operações de processamento de alimentos. A integração da Equação 9.4 do centro até a parede do tubo fornece a vazão de escoamento volumétrico:

$$Q = 2\pi \int_0^{r_0} v r dr = \frac{\Delta P r_0^4}{16 L\eta} \tag{9.5}$$

A velocidade média pode ser então expressa como:

$$\overline{v} = \frac{Q}{A} = \frac{Q}{\pi r_0^2} = \frac{\Delta P r_0^2}{16\pi L\eta} \tag{9.6}$$

9.1.4 Balanço de massa

O balanço de massa é usado para estabelecer quantidades de fluidos dentro de um fluxo de processamento, com base no princípio de que a matéria não é criada nem destruída. Por exemplo, se o escoamento de um fluido é descarregado através de dois tubos distintos de saída após o processamento (Fig. 9.4), o fluxo de massa no ponto 1 deve ser a soma dos fluxos de massa nos pontos 2 e 3:

$$\rho_1 A_1 v_1 = \rho_2 A_2 v_2 + \rho_3 A_3 v_3 \tag{9.7}$$

e para fluidos incompressíveis ($\rho_1 = \rho_2 = \rho_3$)

$$A_1 v_1 = A_2 v_2 + A_3 v_3 \tag{9.8}$$

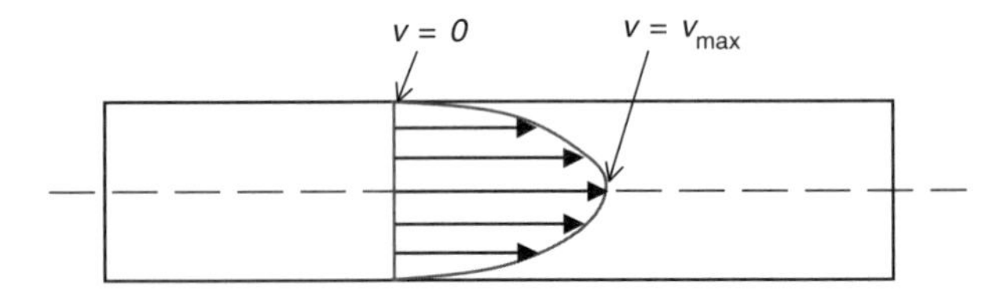

Figura 9.3 O perfil de velocidade do escoamento de um fluido.

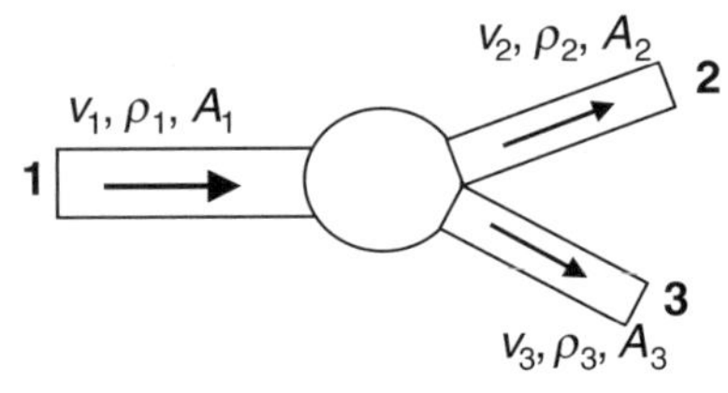

Figura 9.4 O fluxo de massa no ponto 1 é igual à soma dos fluxos de massa nos pontos 2 e 3.

9.1.5 Conservação de energia para escoamentos de fluidos estáveis

O motivo de um fluido escoar de um ponto para outro é a diferença de energia nos dois locais. Um fluido sempre tende a escoar de um local de maior energia para outro de menor energia. A energia de um elemento fluindo pode ser armazenada ou liberada de formas diferentes. Presumindo que não haja troca de calor envolvida, as formas de energia armazenada dentro de um fluido são energia potencial (E_p), energia cinética (E_k) e energia de pressão (E_r), que se referem a mudanças na altura relativa, na velocidade da viagem e na pressão, respectivamente. As definições desses termos de energia são apresentadas no Quadro 9.1.

A conservação de energia para um fluido se movendo do pontos 1 para 2 pode ser expressa por:

$$E_{P1} + E_{K1} + E_{r1} = E_{P2} + E_{K2} + E_{r2} - E_c + E_f \quad (9.9)$$

ou

$$z_{1g} + \frac{v_1^2}{2} + \frac{\Delta P_1}{\rho_1} = z_2 g + \frac{v_2^2}{2} + \frac{\Delta P_2}{\rho_2} - E_c + E_f \quad (9.10)$$

Onde:

E_c é a entrada de energia mecânica (como bombas)
E_f é a perda de energia devido ao atrito

Se não há entrada de energia mecânica e a perda de energia por atrito é desprezível, a equação acima pode ser simplificada como:

$$z_{1g} + \frac{v_1^2}{2} + \frac{\Delta P_1}{\rho_1} = z_2 g + \frac{v_2^2}{2} + \frac{\Delta P_2}{\rho_2} \quad (9.11)$$

Essa é a chamada equação de Bernoulli, útil para calcular as propriedades de escoamento de um fluido e estimar a adição de energia mecânica para um sistema de transporte.

Quadro 9.1 Definição dos termos de energia

Energia potencial E_p é a energia decorrente da altura relativa de um fluido, definida como

$$E_p = zg$$

Onde:

E_p é a energia potencial (J) de 1 kg de fluido,
z é a altura (m),
g é a aceleração da gravidade (9,81 m.s^{-2})

Energia cinética E_k é a energia armazenada dentro de um corpo fluido em movimento e sua quantidade é igual ao trabalho exigido para trazer um corpo do repouso até a mesma velocidade:

$$E_k = \frac{v^2}{2}$$

Onde:

E_k é a energia cinética (J) de 1 kg de fluido,
v é a velocidade.

Energia de pressão E_r é a energia liberada ou necessária por causa da mudança de pressão de um local para outro.

$$E_r = \frac{\Delta P}{\rho}$$

Onde:

E_r é a energia de pressão (J) de 1 kg de fluido,
ΔP é a diferença de pressão,
ρ é a densidade do fluido.

9.1.6 Perda de energia por atrito

O atrito é a maior causa de perda de energia durante o transporte de fluidos. A magnitude da força de atrito é proporcional à pressão da velocidade e à área da superfície interna da parede de uma tubulação:

$$F = f\frac{\rho v^2}{2}A_w = f\frac{\rho v^2}{2}\pi dL \qquad (9.12)$$

Onde:

F é a força de atrito
f é o fator de atrito
A_w é a área da superfície da parede da tubulação
d é o diâmetro interno da tubulação
L é o comprimento da tubulação

O atrito na parede deve ser superado por uma força de pressão e induz a uma queda na pressão de ΔP ao longo do tubo (Fig. 9.5):

$$F = \Delta PA_c = \Delta P\frac{\pi d^2}{4} \qquad (9.13)$$

Onde A_c é a área transversal da tubulação. Combinando as equações (9.12) e (9.13) temos:

$$\Delta P_f = 2f\rho v^2\left(\frac{L}{d}\right) \qquad (9.14)$$

ou

$$E_f = 2fv^2\left(\frac{L}{d}\right) \qquad (9.15)$$

A Equação 9.14 é conhecida como a equação de Fanning, que efetivamente prediz a queda de pressão de um fluido percorrendo uma tubulação. O fator de atrito, *f*, nessa equação de Fanning, depende da natureza do fluido (número de Reynolds) e das propriedades da superfície da tubulação (rugosidade). Para um escoamento laminar, o fator de atrito pode ser calculado com base no número de Reynolds. Desse modo:

$$f = \frac{16}{Re} \qquad (9.16)$$

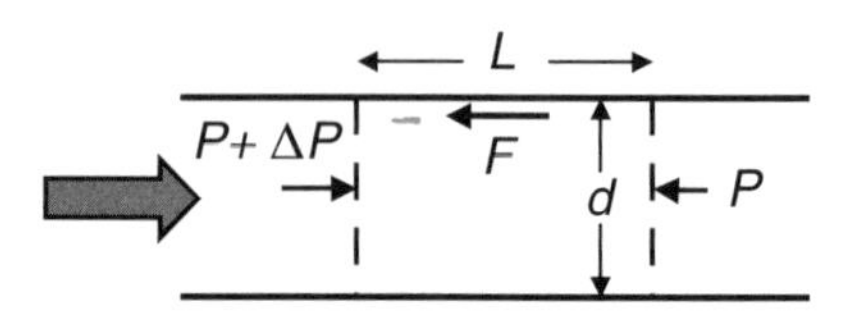

Figura 9.5 Atrito do escoamento de um fluido dentro de uma tubulação de comprimento *L* e diâmetro interno *d*.

No entanto, para um escoamento turbulento, o cálculo do fator de fricção não é tão direto quanto para o escoamento laminar. Vários modelos foram propostos e a Figura 9.6 é uma tabela do fator de atrito em relação ao número de Reynolds e à rugosidade relativa da tubulação (o coeficiente de rugosidade em relação ao diâmetro interno da tubulação).

Perdas de energia também podem ocorrer quando a direção de um fluido é alterada ou desviada, ou quando um fluido percorre conexões ou curvas de diâmetros variados. Essa perda de energia, também denominada perda de carga, pode ser estimada utilizando um fator de atrito de conexões *k*:

$$E_f = k\frac{v^2}{2} \qquad (9.17)$$

9.1.7 Escoamento de fluidos não Newtonianos

A forma como um fluido responde a uma tensão aplicada pode variar. Para um fluido Newtoniano, observa-se uma viscosidade constante para diferentes tensões e taxas de cisalhamento. Para um fluido não Newtoniano, sua viscosidade varia de acordo com a taxa de cisalhamento e com o histórico do cisalhamento, por isso passa a ser denominada viscosidade aparente. A Figura 9.7 resume os tipos de fluido de acordo com seu comportamento reológico. As correlações entre a tensão de cisalhamento e a taxa de cisalhamento para os vários tipos de fluidos, independentes do tempo, são mostradas na Figura 9.8. Um fluido dilatante se diferencia por um aumento na viscosidade aparente com a taxa de cisalhamento, mas um fluido pseudoplástico, na mesma condição, apresenta uma diminuição na viscosidade aparente. Devido à mudança na viscosidade de fluidos não Newtonianos, deve-se ter cuidado ao se comparar a viscosidade de fluidos. É praticamente sem sentido, e algumas vezes pode ser equivocado, fazer tal comparação, a menos que determinadas condições de análise (tensão de cisalhamento ou taxas de cisalhamento) sejam especificadas.

Vários modelos foram desenvolvidos para descrever as características de fluidos não Newtonianos. A equação de Bingham é mais útil para os fluidos do tipo plástico de Bingham, em que σ_0 expressa a tensão de cisalhamento inicial e η_p é a viscosidade plástica:

$$\sigma = \sigma_0 + \eta_p\dot{\gamma} \qquad (9.18)$$

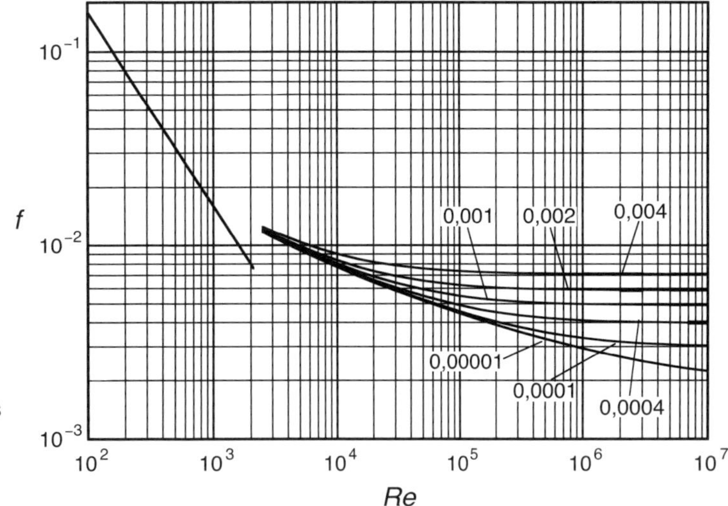

Figura 9.6 Gráfico do fator de atrito (os números mostrados no gráfico se referem à rugosidade relativa da parede da tubulação, *e/d*).

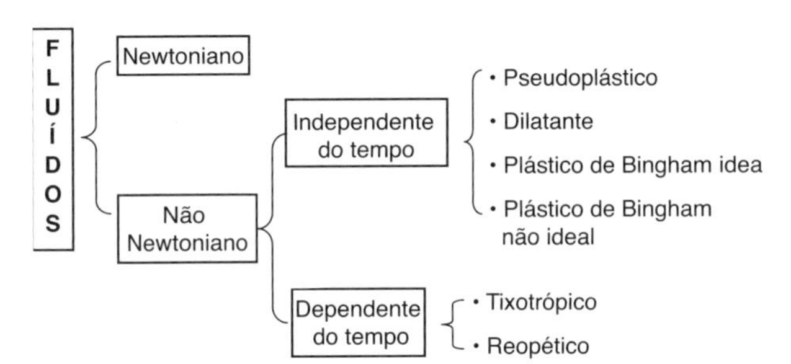

Figura 9.7 Classificação dos fluidos.

Muitos fluidos alimentícios possuem o comportamento reológico que pode ser ajustado pelo modelo da lei da potência, em que um índice de consistência, K, e um índice de comportamento do escoamento, n, são usados para caracterizar a relação entre tensão e taxa de cisalhamento:

$$\sigma = K\dot{\gamma}^n \tag{9.19}$$

Em razão da mudança na viscosidade de fluidos não Newtonianos, um número de Reynolds generalizado (Re') deve ser usado para calcular o equilíbrio entre a força de inércia e a força da viscosidade, onde uma viscosidade aparente (η_a) é usada no caso de um fluido não Newtoniano.

$$\text{Re}' = \frac{\rho \bar{v} d}{\eta_a} \tag{9.20}$$

Uma resposta do fluido a uma tensão aplicada é extremamente importante para determinar seu comportamento e, portanto, o consumo de energia exigido durante o transporte. Um exemplo típico é a enorme variação do perfil de velocidade dos fluidos não Newtonianos. A Figura 9.9 mostra os perfis de escoamento de fluidos descritos pela lei da potência. Diferentemente de um perfil de escoamento parabólico para um fluido Newtoniano ($n = 1$), os perfis de velocidade dos fluidos da lei da potência dependem fortemente das propriedades reológicas dos fluidos. Para um fluido infinitamente dilatante ($n = \infty$), a velocidade tem uma relação linear com a posição; mas para um fluido infinitamente pseudo-

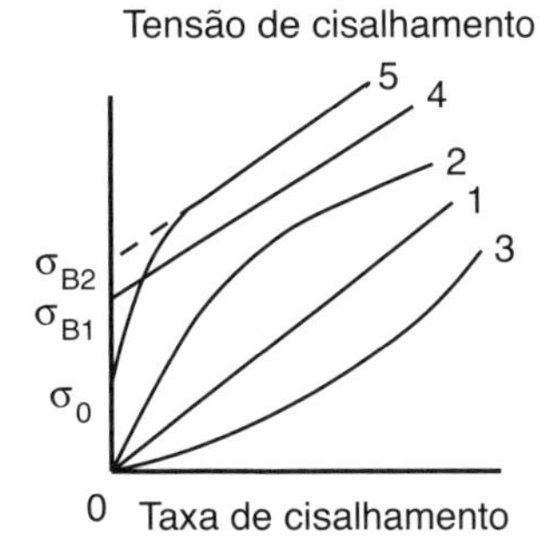

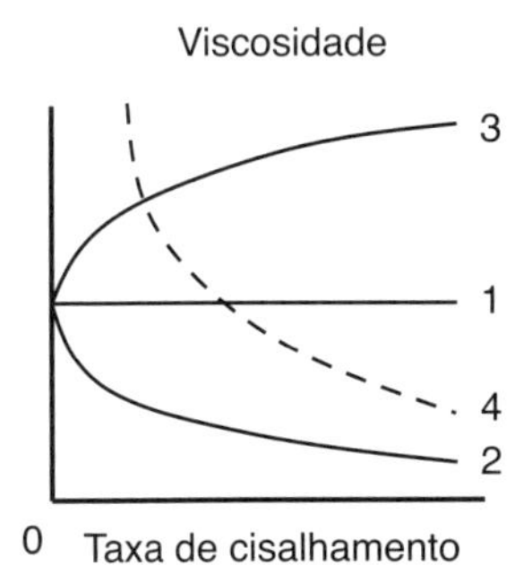

Figura 9.8 Correlações entre a tensão de cisalhamento e a taxa de cisalhamento e a viscosidade de fluidos Newtonianos e não Newtonianos: 1 Newtoniano; 2 pseudoplástico; 3 dilatante; 4 plástico de Bingham ideal; 5 plástico de Bingham não ideal.

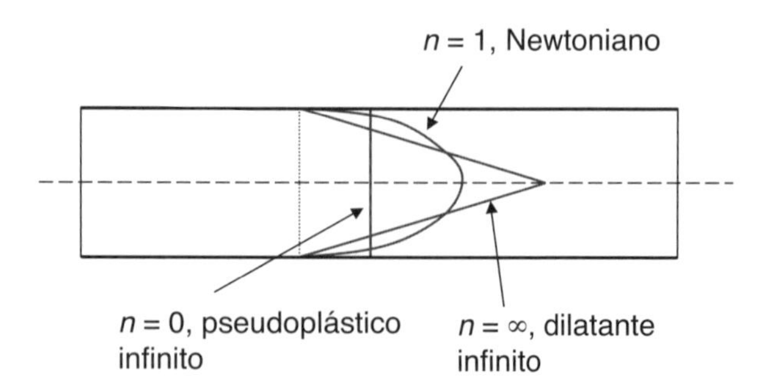

Figura 9.9 Perfil de velocidade para fluidos da lei da potência.

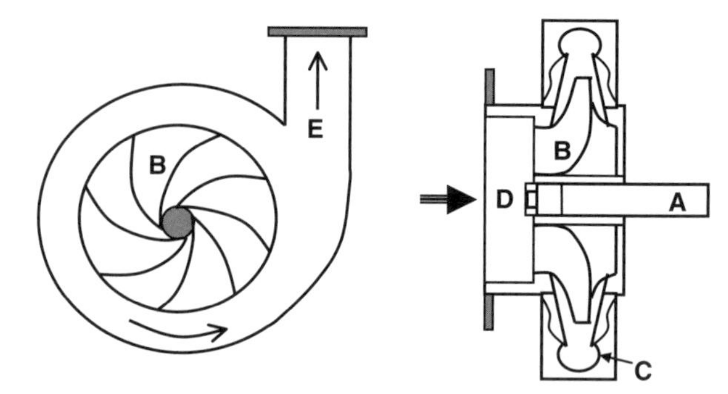

Figura 9.10 Bomba centrífuga: *A* eixo; *B* turbina; *C* concha externa; *D* lateral de sucção; *E* ponto de descarga.

plástico ($n = 0$), a velocidade não depende do local e espera-se que uma linha de frente plana se forme para esse tipo de fluido.

9.1.8 Bombas para o transporte de fluido

Bombas são dispositivos que fornecem energia mecânica a fluidos para escoarem durante o transporte. Dois tipos de bombas são normalmente usados na indústria alimentícia: bombas centrífugas e bombas de deslocamento positivo. Bombas centrífugas convertem a energia rotacional em velocidade e energia de pressão. A estrutura típica de uma bomba centrífuga pode ser vista na Figura 9.10. Um motor impulsiona a turbina (*B*) dentro de um compartimento fechado (C). A rotação da turbina suga o fluido para o centro da rotação da turbina (*D*) e o move para a área periférica. O fluido atinge a pressão máxima e então se move em direção à saída (*E*). Bombas centrífugas são mais eficientes para líquidos de baixa viscosidade, quando se exigem taxas elevadas de escoamentos e pressão moderada; elas não são apropriadas para fluidos de alta viscosidade e com comportamento dilatante.

Bombas de deslocamento positivo levam o fluido para dentro da bomba e o forçam em direção à saída como resultado da alta pressão desenvolvida dentro do sistema. Esse tipo de bomba é bastante apropriado para o transporte de fluidos de alta viscosidade. As taxas de escoamento são controladas com precisão pela velocidade de rotação da bomba. Por causa da alta pressão, bombas de deslocamento positivo não suportam bloqueios na descarga. A Figura 9.11 mostra um modelo típico de bomba de deslocamento positivo: uma bomba de pistão de movimento alternado, em que um movimento para cima do pistão fecha a tubulação de saída, mas abre a tubulação de entrada e conduz o fluido para dentro da câmara, enquanto o movimento para baixo do pistão fecha a tubulação de entrada, mas abre a tubulação de saída e força o fluido para fora da câmara. Outros tipos de bombas de deslocamento positivo incluem bombas de engrenagem e bombas rotativas.

O desempenho geral de um sistema de bombeamento depende das características da bomba e do sistema de transporte (incluindo a bomba e a tubulação). Por exemplo, a energia fornecida por uma bomba para um fluido tem uma relação reversa com o aumento da taxa de vazão volumétrica, mas a energia exigida pelo sistema de transporte aumenta com o aumento da taxa de fluxo. Ou seja, com uma taxa de vazão volumétrica maior, a bomba fornece uma energia cinética menor para o corpo fluindo, mas para o transporte desse volume bem maior de fluido é necessário uma entrada de energia maior. Logo, para cada sistema de transporte existe uma taxa de fluxo ideal, na qual a energia obtida pelo fluido se compara à energia necessária para o transporte.

Outra característica importante de uma bomba centrífuga é a carga positiva de sucção (NPSH). Esse é um parâmetro característico para uma bomba e sua localização deve ser cuidadosamente escolhida para atender essa exigência. Se uma carga positiva de sucção não puder ser obtida, ocorrerá cavitação na lateral de sucção, levando a uma redução significativa na eficiência do transporte e possível dano no sistema de transporte.

9.2 Princípios da transferência de calor

9.2.1 Resistências ao fluxo de calor

Os alimentos não costumam ser bons condutores de calor. No entanto, a taxa do fluxo de calor através do

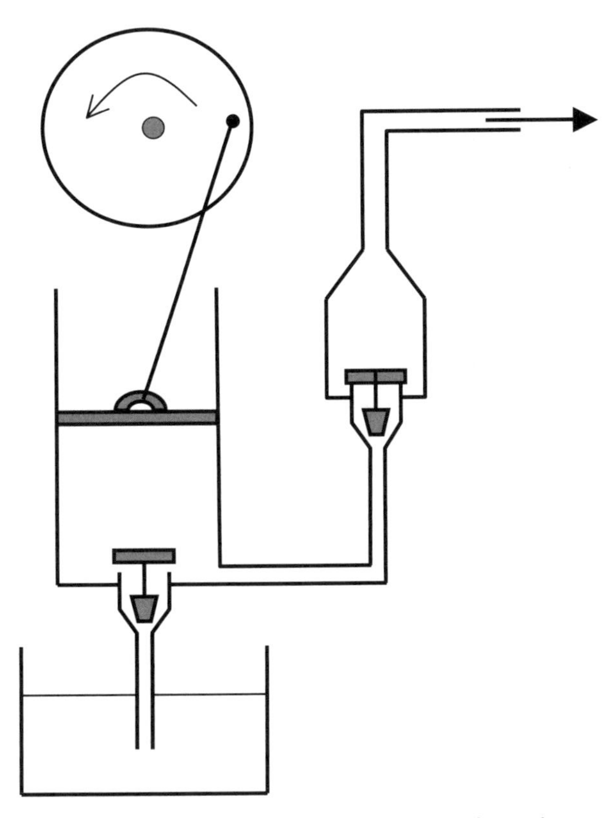

Figura 9.11 Bomba de pistão de movimento alternado.

alimento não depende apenas de sua condutividade térmica. Na prática, o fluxo de calor também depende da facilidade com a qual o calor pode atravessar a superfície do alimento. A resistência ao fluxo de calor na superfície se deve a uma camada estacionária de fluido chamada de camada limite (ver Seção 9.1.3). No caso do processamento dos alimentos essa camada, que é normalmente ar ou água, age como isolante, evitando o fluxo de calor. Além de reduzir o fluxo de calor, a camada limite retarda outros processos, como a transferência de massa durante a secagem.

As taxas relativas de fluxo de calor através da superfície do alimento e da superfície para o centro do alimento são algumas vezes expressas pelo número de Biot:

$$\text{Número de Biot} = \frac{xh}{K} \quad (9.21)$$

Onde:

x é a distância da superfície até o centro (m)
h é o coeficiente de transferência de calor da superfície ($W.m^{-2}.K^{-1}$)
K é a condutividade térmica do alimento ($W.m^{-1}.K^{-1}$)

Números de Biot acima de 40 sugerem uma resistência irrelevante à transferência de calor na superfície, como ocorre com o vapor condensado.

9.2.2 Equação de Fourier

No processamento dos alimentos, a força motriz para todas as transferências de calor é a diferença de temperatura, $\Delta\theta$ (K ou °C), entre o alimento e o meio de aquecimento / resfriamento. Outros fatores que afetam a taxa do fluxo de calor, q (W), incluem a área de contato com o meio de aquecimento, $A(m^2)$, e todas as propriedades térmicas do alimento e das superfícies e / ou fluidos em contato com o alimento. Desse modo:

$$q = UA\Delta\theta \quad (9.22)$$

U é o coeficiente global de transferência de calor total ($W.m^{-2}.K^{-1}$) e considera a condutividade térmica do alimento junto com as resistências ao fluxo de calor, tal como os efeitos isolantes da camada limite. Ainda que o valor U seja uma medida do quão facilmente o calor fluirá, ele é normalmente calculado observando-se as forças de resistência:

$$\frac{1}{U} = \frac{x}{K} + \frac{1}{h} \quad (9.23)$$

A equação de Fourier explica os fatores envolvidos na transferência de calor em estado estacionário e pode ser usada para prever as taxas de aquecimento e resfriamento de alimentos líquidos escoando através de trocadores de calor. No entanto, conforme os alimentos sólidos se aquecem ou esfriam, sua própria temperatura se altera e, portanto, a magnitude da força principal $(\Delta\theta)$ não é constante. Tais situações são chamadas de estado transiente e requerem outra solução para que seja possível prever as taxas de aquecimento.

9.2.3 Trocadores de calor no processamento de alimentos

Considere dois fluidos, A e B, separados por uma superfície condutora de calor. Se $\theta_A > \theta_B$, a lei zero da termodinâmica nos diz que o calor irá fluir de A para B, e a taxa do fluxo de calor (q) será dada pela equação de Fourier. Se A e B estiverem escoando em velocidades determinadas cada uma em sua lateral da superfície, um equilíbrio de temperatura irá se desenvolver através da superfície. Tal sistema estará efetivamente em um estado estável, com o calor sendo constantemente fornecido por A e continuamente transmitido pela superfície para B, de onde é levado embora pela corrente do líquido. Esse tipo de aparato é uma descrição de um trocador de calor. Trocadores de calor comerciais são projetados para maximizar o fluxo de calor de um líquido para outro, com perdas mínimas para o ambiente. Além da eficiência na transferência de calor, os trocadores de calor utilizados no processamento de alimentos precisam ser higiênicos e fáceis de limpar.

Trocadores de calor podem ser configurados de maneiras distintas. Em um escoamento paralelo, os dois fluidos entram pela mesma extremidade do trocador de calor. Como a extremidade mais quente do líquido aquecido é adjacente à extremidade mais fria do líquido frio, existe um fluxo de calor inicial muito rápido, apesar de as temperaturas ao longo da extensão do trocador de calor convergirem uma para a outra. Consequentemente, a temperatura do líquido frio nunca pode exceder a menor temperatura do líquido quente (p. ex., na saída do trocador de calor). Em contraste, é possível configurar o trocador de calor em um escoamento contracorrente, no qual os líquidos frio e quente entram no trocador de calor em extremidades opostas. Nessa situação existe uma diferença de temperatura mais moderada ao longo do trocador de calor, no entanto, o ponto onde o líquido mais frio deixa o trocador de calor é adjacente à temperatura mais alta do líquido quente e a temperatura do líquido frio na saída pode ser maior que a temperatura do líquido quente na saída. Claramente, ambos os padrões possuem uma variedade de temperaturas diferentes ao longo da extensão do trocador de calor. Ainda que a equação de Fourier considere $\Delta\theta$ como constante, em um trocador de calor $\Delta\theta$ varia ao longo de sua extensão. Ao integrar as diferenças de temperatura, obtemos o log da diferença de temperatura média $\Delta\theta_{1m}$, e esse log pode ser encontrado medindo-se a diferença de temperatura nas duas extremidades do trocador de calor e denominando-as $\Delta\theta_1$ e $\Delta\theta_2$.

$$\Delta\theta_{lm} = \frac{\Delta\theta_1 - \Delta\theta_2}{1n\left(\frac{\Delta\theta_1}{\Delta\theta_2}\right)} \quad (9.24)$$

O fluxo de calor também pode ser representado em termos do fluxo de calor "para dentro" e "para fora" de qualquer um dos líquidos. Em tal situação,

$$q = c_p G\,(\theta_{quente} - \theta_{frio}) \quad (9.25)$$

Onde:

c_p é o calor específico do líquido ($J.kg^{-1}.K^{-1}$)
G é a vazão mássica ($kg.s^{-1}$)

θ_{quente} e θ_{frio} são as temperaturas do líquido nas extremidades quente e fria do trocador de calor. Efetivamente ($\theta_{quente} - \theta_{frio}$) é o ganho ou a perda de temperatura do líquido no trocador de calor.

A mensuração de dados para os vários fenômenos envolvidos em trocadores de calor é relativamente direta, com exceção do coeficiente de transferência de calor geral (U). No entanto, como o fluxo de calor (q) ocorre em ambas as equações (9.22) e (9.25), podemos ver que:

$$U = \frac{c_p G\,(\Delta\theta_{quente} - \Delta\theta_{frio})}{A\Delta\theta_{lm}} \quad (9.26)$$

onde o numerador se refere a um dos dois líquidos.

Sabemos pela Equação 9.23 que U é formado por mais de um componente. Na prática, a Equação 9.23 é uma simplificação e podemos acrescentar resistências adicionais à transferência de calor causadas por mudanças nas superfícies de transferência de calor com o tempo. Muitos alimentos são afetados por altas temperaturas, e a desnaturação de proteínas, bem como a precipitação mineral, podem ocorrer durante o aquecimento. O depósito de tais substâncias causa resistências ainda maiores à transferência de calor (da mesma forma que os alimentos em geral, os alimentos precipitados também são péssimos condutores de calor!). Logo, termos adicionais podem ser acrescentados à Equação 9.23, como $\frac{1}{h_{impureza}}$, que é a resistência devido à formação de uma camada de impurezas com o passar do tempo. Não existe solução de fato para o acúmulo de impurezas além do desligamento periódico e limpeza do equipamento. Em contraste, a influência das camadas-limite pode ser minimizada pela criação de turbulência no escoamento dos líquidos em ambos os lados do trocador de calor.

As seções a seguir oferecem exemplos de trocadores de calor usados para alimentos.

9.2.3.1 Trocador de calor a placas

Um tipo comum de trocador de calor usado para alimentos consiste em uma série de placas de aço separadas umas das outras por gaxetas de vedação nas bordas de suas superfícies (Fig. 9.12). O vão entre as placas é preenchido pelo alimento ou pelo

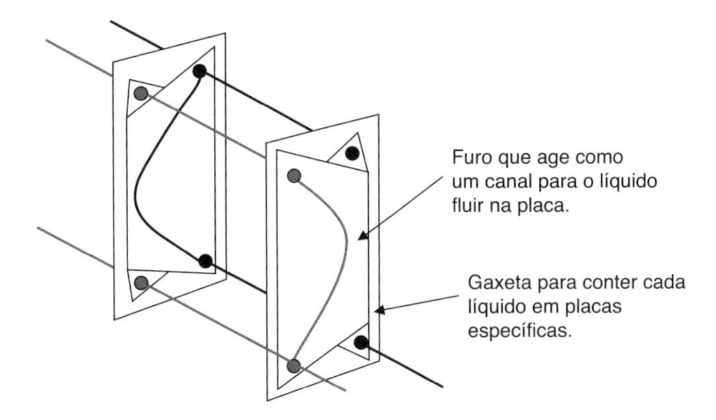

Figura 9.12 Trocador de calor a placas.

fluido de transferência de calor. Na extremidade de cada placa existem dois furos e na frente das placas ao redor de cada um desses furos uma gaxeta pode ser encaixada. Se uma série de placas for empilhada uma sobre a outra, de modo que os furos se alinhem, então os furos com as gaxetas formarão um "tubo", através dos quais cada um dos líquidos pode fluir. Se um furo não estiver vedado com uma gaxeta, então o líquido nesse "tubo" irá escoar pelo vão entre as duas placas adjacentes. Dessa forma, podemos organizar as placas, de modo que os quatro furos correspondam à entrada do fluido A, à entrada do fluido B, à saída do fluido A e à saída do fluido B.

As placas possuem um padrão de saliências impresso na superfície. Essas saliências têm duas funções: (1) aumentar a área de superfície da placa; e (2) promover a turbulência dentro do vão entre as placas, minimizando, assim, a camada limite e aumentando a transferência de calor.

Trocadores de calor a placas são ideais para aquecer ou esfriar líquidos de baixa viscosidade e livres de partículas, como o leite. Eles podem ser desmontados facilmente para uma limpeza completa.

9.2.3.2 Trocador de calor de superfície raspada

Trocadores de calor de superfície raspada normalmente consistem em um tubo de diâmetro largo revestido por uma carcaça por onde escoam os líquidos de aquecimento/resfriamento. Pás presas a um rotor central dentro do tubo raspam a superfície e mantêm o alimento em movimento conforme ele é bombeado através do trocador de calor. Dessa forma, materiais viscosos ou contendo partículas podem ser aquecidos ou resfriados. Além disso, materiais que engrossam durante o aquecimento ou resfriamento podem ser trabalhados, por exemplo, a margarina pode ser resfriada enquanto é agitada, permitindo que os cristais de gordura se formem. Um equipamento similar é usado para fabricar sorvetes (nesse caso, claro, a câmara de revestimento contém um fluido refrigerante).

9.2.4 Predição de temperatura durante transferência de calor em estado não estacionário

Diferentemente da transferência de calor em estado estacionário, no estado transiente a força que impulsiona a transferência de calor diminui gradualmente com o tempo. Um exemplo típico é a transferência de calor dentro de um tanque encamisado, que consiste em um recipiente envolto por uma câmara de aquecimento/ resfriamento na qual o meio de transferência de calor é mantido (Fig. 9.13). Tais tanques são bastante usados no processamento de alimentos em batelada. A diferença de temperatura inicial é relativamente grande, e conforme a temperatura do alimento no recipiente se aproxima da temperatura da câmara que a cerca, a diferença de temperatura diminui. Tal situação é mais difícil

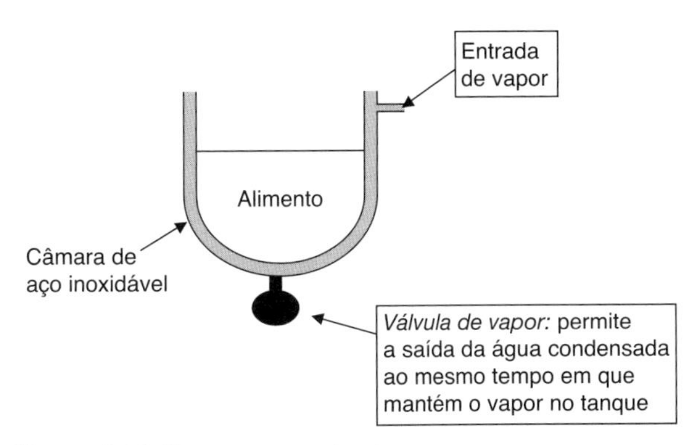

Figura 9.13 Tanque encamisado.

de determinar do que a transferência de calor em estado estacionário, e uma série de equações de predição foram desenvolvidas. No entanto, essas equações são complexas e só praticáveis com o uso de computadores de alta velocidade, que permitem que soluções iterativas sejam realizadas. Antes dos computadores baratos e potentes, a predição da temperatura era conseguida com o uso de soluções gráficas para as equações (p. ex., cartas de Gurney--Lurie) e essa abordagem será usada aqui.

Já que a variedade de diferenças na temperatura inicial é grande, as cartas utilizam uma temperatura adimensional, definida como:

$$\theta_{lm} = \frac{\theta_\infty - \theta_t}{\theta_\infty - \theta_i} \qquad (9.27)$$

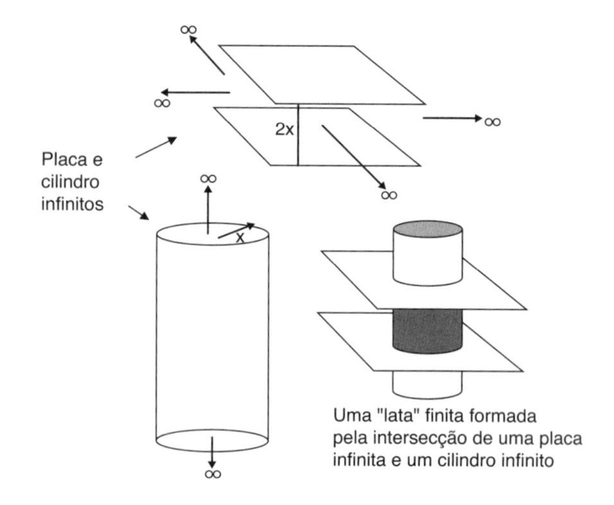

Figura 9.14 Corpos finitos e infinitos.

Desse modo, conforme a temperatura adimensional do alimento varia em direção a zero, ela se aproxima da temperatura média de transferência de calor.

Já consideramos o número de Biot que trata da taxa relativa do fluxo de calor na superfície comparada com a temperatura no centro do fluido (Equação 9.21). Além do fluxo de calor, esperamos uma mudança na temperatura quando um alimento é colocado em um meio de aquecimento/resfriamento. Outra relação útil compara a taxa do fluxo de energia térmica com a taxa de absorção da energia térmica, resultando em um aumento na temperatura do alimento. Essa relação pode ser expressa como outro número adimensional, chamado de número de Fourier:

$$\textit{Número de Fourier} = \frac{kt}{\rho c_p x^2} \qquad (9.28)$$

Claramente a absorção de energia é dependente do tempo e qualquer relação que a compare com a quantidade carregada também é afetada pelo tempo. Em consequência, o número de Fourier cresce progressivamente.

Em situações reais, o calor flui para dentro e para fora dos alimentos tridimensionalmente. Por uma questão de simplicidade, as cartas de Gurney-Lurie consideram o fluxo de calor apenas em uma dimensão; isso é conseguido tratando os sólidos como infinito em todas as direções, exceto uma (Fig. 9.14). Desse modo, um cilindro infinito possui um fluxo de calor radial com um fluxo de calor irrelevante ao longo de sua extensão, e uma placa infinita possui um fluxo de calor direcional através de sua espessura com um fluxo de calor irrelevante ao longo de sua extensão e largura.

A Figura 9.15 é uma carta simplificada de Gurney-Lurie que permite a predição de uma temperatura central tanto para uma placa infinita (de espessura $2x$) quanto para um cilindro infinito (de raio X). Essa carta é projetada, em particular, para um número de Biot infinito. Para um determinado alimento, podemos encontrar valores para a condutividade térmica, densidade, calor específico e distância mais curta (x) do centro para a superfície. Podemos, assim, calcular o número de Fourier em momentos diferentes. Pela interpolação da carta, somos capazes de identificar a temperatura adimensional em qualquer tempo específico.

Geralmente, é apropriado converter as temperaturas previstas para objetos infinitos em temperaturas reais para formas finitas, como uma "lata" de alimento. Em termos de fluxo de calor, esse objeto consiste em um cilindro infinito cujo raio é o da lata, e de uma placa infinita, cuja espessura é o comprimento da lata. A temperatura central de uma lata de alimento pode ser determinada multiplicando-se a temperatura adimensional de tal cilindro pela temperatura da placa. Por fim, a temperatura real pode ser determinada reorganizando a Equação 9.27.

A maioria das cartas publicadas de temperatura de predição em estado não estacionário é mais completa, permitindo ao usuário trabalhar com outros números de Biot, bem como predizer a temperatura em outros pontos além do centro.

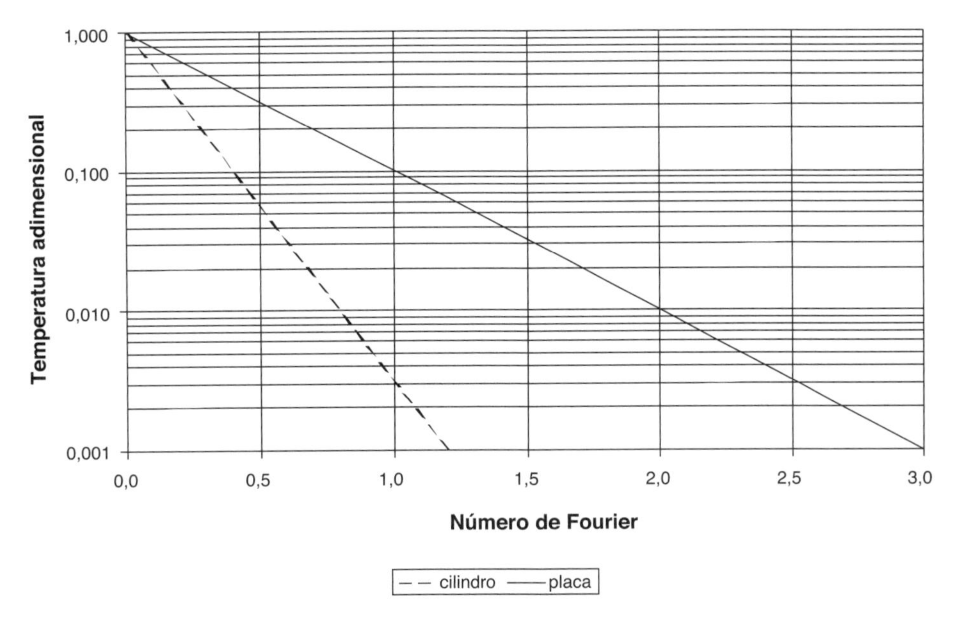

Figura 9.15 Gráfico de Gurney-Lurie para a temperatura no centro da placa e do cilindro (com número de Biot infinito).

9.2.5 Radiação eletromagnética

A energia infravermelha e de micro-ondas são dois exemplos de radiação eletromagnética usada para processar alimentos. A diferença essencial entre a classificação da radiação eletromagnética está em seus comprimentos de onda e, consequentemente, na profundidade da penetração no alimento. A radiação infravermelha possui comprimentos de onda entre 400 nm e 400 µm, e geralmente a profundidade da penetração nos alimentos é discreta. Por outro lado, as micro-ondas possuem um comprimento de onda maior de cerca de 300 mm que penetram muito mais fundo no alimento.

9.2.5.1 Aquecimento por infravermelho

Todos os objetos irradiam energia em graus variados, e a quantidade de energia fluindo de um corpo para o outro é dada por:

$$q = 5{,}7 \times 10^{-8} \varepsilon A(\theta_1^4 - \theta_2^4) \qquad (9.29)$$

Onde:

a constante ($5{,}7 \times 10^{-8}$ W m^{-2} K^{-4}) é a constante de Stefan Boltzmann,

ε é a emissividade do objeto (corpo preto = 1, superfície altamente polida $\rightarrow$ 0)

A é a área

$\theta_{1\&2}$ são as temperaturas absolutas dos dois corpos.

Visto que a profundidade da penetração da energia infravermelha é discreta, a transferência de calor por condução é um fator significativo no aquecimento de alimentos por infravermelho.

9.2.5.2 Aquecimento por micro-ondas

Apenas frequências específicas de micro-ondas podem ser utilizadas (tal como 2.450 MHz na Europa). No interior do alimento, as micro-ondas fazem com que as moléculas que apresentam um dipolo (como as da água) oscilem, dissipando a energia em forma de calor. Ainda que a energia das micro-ondas consiga penetrar nos alimentos, assim como a radiação eletromagnética visível, ela pode ser difratada quando entra em contato com um objeto sólido. Consequentemente, a forma do objeto pode causar uma distribuição desigual da energia de micro-ondas, tanto que objetos esféricos podem concentrar a radiação em seu centro, gerando calor excessivo e até mesmo queimando o objeto.

9.3 Operações unitárias

O processamento de produtos alimentícios exige frequentemente o uso de diferentes procedimentos de operação. Os dispositivos e equipamentos utilizados nessas operações podem variar de forma considerável em termos de projeto, escala, tamanho, etc., mas os princípios de muitas dessas operações individuais com frequência são os mesmos. Por exemplo, a separação da gordura do leite para a produção de leite desnatado pode ser obtida usando o mesmo princípio da separação da polpa do suco de fruta para a produção de suco (p. ex., a separação por centrifugação). Esse mesmo princípio também pode ser usado na fabricação de muitos outros produtos alimentícios. Logo, várias operações industriais podem ser agrupadas em categorias diferentes de acordo com seus princípios de operação e/ou finalidades e são chamadas de operações unitárias. Exemplos de operações unitárias normalmente aplicadas na indústria alimentícia incluem limpeza, manuseio de material, cobertura, concentração, evaporação, secagem, aquecimento/resfriamento, congelamento, fermentação e formação. Esta seção irá discutir as operações unitárias de processos de separação, de mistura, de redução de tamanho e de extrusão. Outras operações unitárias, como tratamento por calor, secagem e congelamento serão discutidas na Seção 9.4.

9.3.1 Processos de separação

Operações de separação são projetadas para a divisão ou remoção física de componentes do alimento com base em mecanismos físicos/mecânicos ou em princípios de equilíbrio químico. Separações baseadas em mecanismos físicos/mecânicos envolvem a aplicação de forças físicas ao fluido em questão, e a separação dos componentes do produto é alcançada devido às diferentes reações dos componentes à força aplicada. Exemplos típicos incluem a centrifugação, filtração e extração. A extração por solvente é um exemplo de separação baseada no equilíbrio dos componentes nas fases sólida e fluída. A separação de um componente é obtida como resultado da mudança na composição de duas fases em contato. Esta seção irá discutir as operações de centrifugação, filtração e extração. Operações projetadas para separar alimentos em classes de acordo com tamanho, cor ou formato, e para limpá-los descartando materiais contaminantes são discutidas na Seção 9.1. A remoção seletiva da água dos alimentos pela evaporação ou desidratação é discutida na Seção 9.4.3.2.

9.3.1.1 Centrifugação

A centrifugação pode ser aplicada para separar dois líquidos imiscíveis ou partículas sólidas em líquidos. O fator de separação é a força centrífuga que surge quando partículas/gotículas e elementos fluidos movem-se em círculos. A magnitude da força é igual à força de aceleração necessária para esse movimento circular, mas em uma direção oposta. A força de aceleração sempre age em direção ao centro do círculo (perpendicular à velocidade instantânea), ao passo que a força centrífuga age para longe do centro. A magnitude da aceleração α_{rad} depende do raio r e da velocidade de rotação v:

$$\alpha_{rad} = \frac{v^2}{r} \tag{9.30}$$

A força, agindo sobre uma partícula de massa m, também age em direção ao centro da rotação (Fig. 9.16) e sua magnitude é dada pela seguinte equação:

$$F = ma_{rad} = m\frac{v^2}{r} \tag{9.31}$$

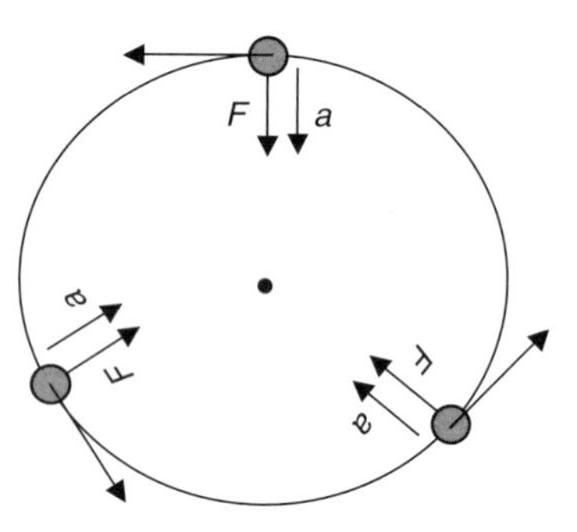

Figura 9.16 Uma força centrífuga agindo sobre uma partícula em movimento circular.

Ao se expor um sistema de dispersão a um campo centrífugo, as partículas/gotículas irão se deslocar de acordo com a magnitude da força centrífuga agindo sobre elas. A fase mais pesada (como a água do leite) se move para a parede da centrífuga, e a fase mais leve (como a gordura do leite) será deslocada para o anel interno. Uma fase de densidade média também pode existir e ser separada (Fig. 9.17). Uma região limítrofe entre as fases leve e pesada, em uma determinada velocidade da centrífuga, forma-se em um raio em que a pressão hidrostática das duas camadas é igual. A posição do raio dessa região limítrofe depende do tamanho geométrico da centrífuga e das densidades das duas fases.

Ainda que a velocidade da rotação seja essencial para uma separação centrífuga eficiente, também

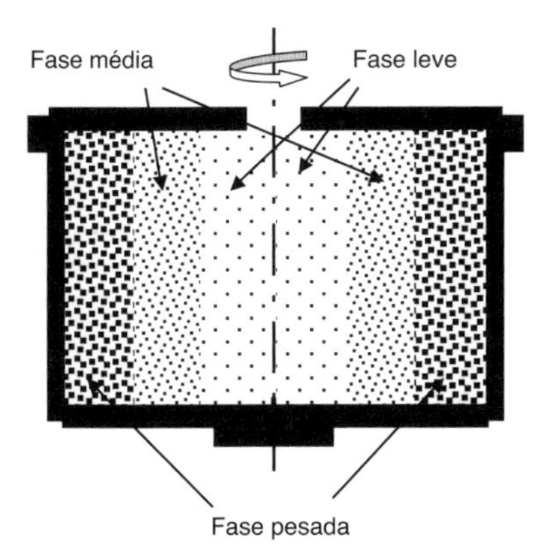

Figura 9.17 Zonas de distribuição da separação centrífuga, com a fase leve no núcleo anelar, a fase pesada na parede e a fase média entre as duas.

vale observar que a diferença de densidade entre as duas fases a serem separadas é fundamentalmente importante na separação centrífuga. Quanto maior a diferença de densidade, mais eficiente a separação por centrifugação. Para a separação de um sistema de dispersão no qual as duas fases possuem densidades muito próximas, a centrifugação não deve ser nunca opção.

Dispositivos de centrifugação são normalmente classificados de acordo com a finalidade da separação: centrífugas para separação de líquidos, como a centrífuga tubular ou a centrífuga de disco (Figs. 9.18A e B); centrífugas clarificadoras, como a centrífuga de disco com bocais (Fig. 9.18C); e centrífugas decantadoras, como a centrífuga tubular contínua (Fig. 9.18D). A Tabela 9.2 relaciona várias centrífugas e suas aplicações possíveis no processamento de alimentos.

9.3.1.2 Filtração

Separações por filtração referem-se à remoção de partículas sólidas de um fluido pela passagem do fluido por um meio filtrante. O fluido pode ser um gás ou um líquido. O tamanho das partículas separadas é o fator mais importante que determina a escolha do meio filtrante e é frequentemente usado como parâmetro para a classificação das técnicas de filtração (ver Tab. 9.3). A hiperfiltração é aplicada para a separação de nanopartículas ou pequenas moléculas, como íons, sacarose e moléculas de sabor. A ultrafiltração é usada para a separação de partículas em submícrons (1-100 nm), como a separação de enzimas, vírus, gelatina e albumina do ovo. A microfiltração é mais útil para a separação de partículas acima do tamanho mícron, como gotículas de gordura em uma emulsão, leveduras e bactérias.

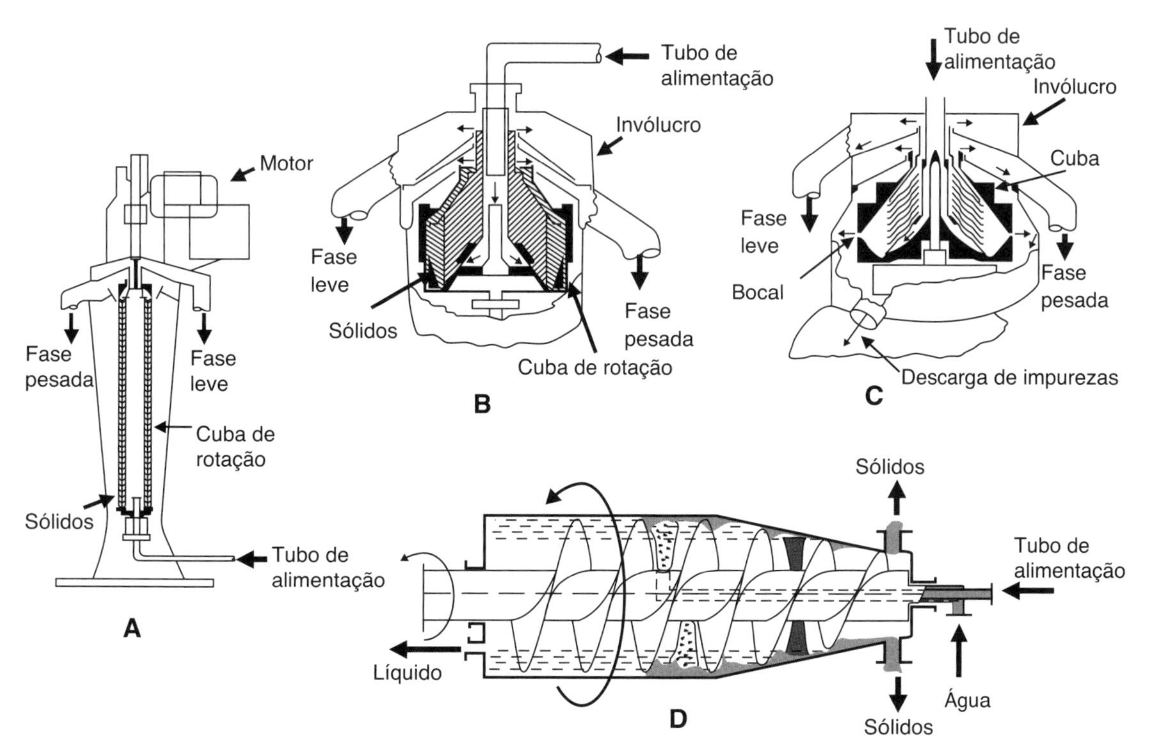

Figura 9.18 Exemplos de centrífugas: **A** centrífuga tubular; **B** centrífuga de disco; **C** centrífuga de descarga por bocal (McCabe et al., 2001); **D** centrífuga tubular contínua (De Leniger e Beverloo, 1975. *Food process engineering*; Edidel Publishing, Holanda.)

Tabela 9.2 Aplicações de centrífugas no processamento de alimentos.

Tipo de centrífuga	Faixa de tamanho das partículas (μm)	Alimentação de conteúdo sólido (% de w/w)	Aplicações							
			A	B	C	D	E	F	G	H
Cuba de disco										
Clarificadora	0,5-500	<5	*	*	*					
Autolimpante	0,5-500	2-10	*	*	*	*	*			*
Cuba com bocal	0,5-500	5-25		*	*	*	*	*		*
Decantadora	5-50.000	3-60		*	*	*	*	*	*	*
De cesto	7,5-10.000	5-60						*	*	
Contínua recíproca	100-80.000	20-75						*	*	

A, extração de líquido-líquido; B, separação de misturas de líquidos; C, clarificação de líquidos; D, concentração de impurezas; E, extração líquido-sólido-líquido; F, desidratação de materiais amorfos; G, remoção da água de alimentos cristalinos; H, classificação de umidade.
Fonte: Fellows (2000).

Tabela 9.3 Classificação das técnicas de filtração.

Filtração	Tamanho da partícula	Pressão aplicada	Aplicação
Microfiltração	0,1 mm-10 mm	200-500 kPa	Partículas suspensas, glóbulos de gordura
Ultrafiltração	1-100 nm	350-1000 kPa	Coloides, macromoléculas
Hiperfiltração	< 1 nm	1-10 MPa	Moléculas pequenas

Meios de filtragem específicos (membranas) são necessários para as separações em filtração de nível molecular e/ou coloidal. Quanto menores as partículas, maior a técnica exigida para a membrana de filtração.

A filtração efetiva sempre exige que uma pressão seja aplicada através do filtro agindo como a força motriz que impulsiona o fluido. As faixas típicas das pressões aplicadas são mostradas na Tabela 9.3. Agindo contra essa força está a resistência do filtro e do bolo de filtração. A resistência do bolo de filtração aumenta conforme mais partículas ficam presas no filtro. A taxa geral de filtração, dV/dt ($m^3.s^{-1}$), dependerá do coeficiente da força motriz e da resistência:

$$\frac{dV}{dt} = \frac{A\Delta P}{\eta R(x_c + x)} = \frac{A\Delta P}{\eta R\left(\frac{SV}{A} + x\right)} \tag{9.32}$$

Onde:

ΔP ($N.m^{-2}$) é a diferença de pressão através do filtro
A (m^2) é a área do filtro
η (Pa.s) é a viscosidade do filtrado
R é a resistência específica do bolo de filtração (m^{-2})
x_c (m) é a espessura do bolo de filtração
x (m) é a espessura do filtro
V (m^3) é o volume de fluido alimentado
S é a fração sólida do fluido alimentado

A filtração pode ser realizada de dois modos diferentes: filtração com pressão constante ou filtração com taxa constante. A primeira aplica uma pressão de variação constante através do filtro e permite que a taxa de fluxo diminua com o tempo. A segunda mantém a taxa de fluxo constante ao aumentar progressivamente a variação da pressão através do filtro.

Na filtração com pressão constante, a taxa de diminuição da filtração depende do aumento da resistência na camada do bolo de filtração. A integração da Equação 9.32 fornece a relação entre o volume de filtrado e o tempo de filtração, logo:

$$\frac{t}{V/A} = \frac{\eta RSV}{2\Delta PA} + \frac{\eta Rx}{\Delta P} \tag{9.33}$$

Isso indica que para uma filtração com pressão constante, o tempo necessário para a filtração de uma unidade de volume aumenta linearmente com o volume do filtrado. Ou seja, a eficiência da filtração diminui linearmente com o volume filtrado. Se $t/(V/A)$ for representado graficamente em relação a V/A, teremos uma linha reta (Fig. 9.19). Essa relação pode ser usada para estimar a resistência específica do bolo (R) e a espessura equivalente do meio filtrante (x). Da mesma forma, para uma filtração com taxa constante, existe uma relação linear entre

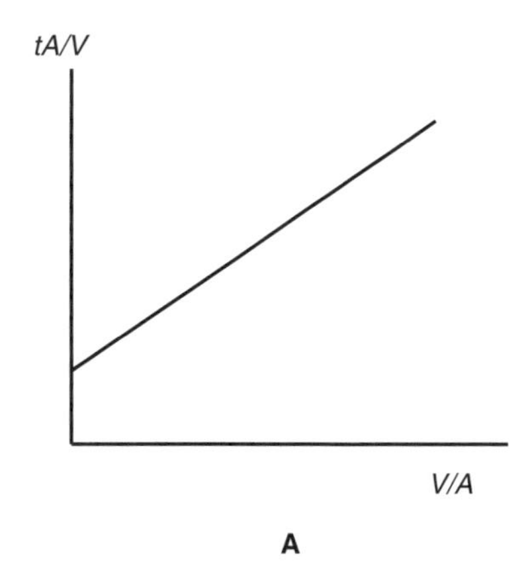

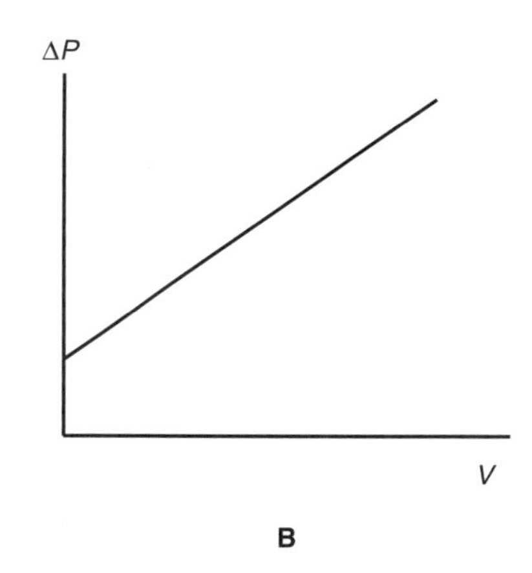

Figura 9.19 Perfil de filtração para (**A**) uma filtração com pressão constante e (**B**) uma filtração com taxa constante.

a variação de pressão através do filtro e o volume de filtrado:

$$\Delta P = \frac{\eta RSQ}{A^2}V + \frac{\eta RQL}{A} \quad (9.34)$$

Onde Q representa a taxa volumétrica de filtração.

Essa relação indica que para manter uma taxa constante de filtração, a pressão através do filtro deve aumentar linearmente com o volume do filtrado (Fig. 9.19). A Equação 9.34 também pode ser usada para calcular a resistência específica do bolo (R) e a espessura equivalente do meio filtrante (x).

Dispositivos de filtração podem ser classificados como filtros de pressão ou a vácuo. No primeiro, uma pressão é aplicada para forçar o fluido a atravessar o filtro, enquanto no segundo é criado um vácuo além do filtro.

Filtros de pressão aplicam uma grande pressão na parte superior do filtro para proporcionar uma filtração economicamente rápida de suspensões viscosas. O filtro prensa é um exemplo de filtro de pressão (Fig. 9.20A). Ele contém uma série de placas projetadas para fornecer uma sequência de câmaras ou compartimentos para a coleta de sólidos. As placas são cobertas com um meio filtrante, como filtros de papel ou tecido. A solução de alimentação é bombeada para cada um dos compartimentos a uma pressão de 3-10 atm, o líquido passa através do filtro e sai por uma tubulação de descarga, deixando uma camada de sólidos úmidos para trás. O processo de filtração precisaria ser interrompido regularmente para o bombeamento de água limpa na direção oposta para a retirada do bolo das placas. Filtros a vácuo geralmente são projetados para operação contínua. A diferença de pressão através do filtro é criada por uma bomba de vácuo anexada na parte inferior do filtro. A Figura 9.20B ilustra um filtro de tambor rotativo. Um cilindro coberto com um tecido de filtração, e conectado a uma bomba de vácuo, é disposto horizontalmente. Conforme o tambor gira, ele mergulha na solução e o filtrado flui através do filtro, conduzido para fora pelos canais do tambor. O bolo de filtração é sugado já sem a solução e lavado com água ao deixar o banho de impureza. Um raspador remove o bolo e libera o vácuo.

Uma microfiltração melhorada pode ser obtida pela combinação da ação centrífuga com a filtração. A pressão resultante da ação centrífuga força a solução através do filtro e deixa o sólido para trás. A Figura 9.20C mostra um filtro centrífugo de transporte contínuo, onde a solução com as impurezas é introduzida em um cesto rotativo por um tubo de alimentação. O filtrado flui através da tela do cesto e deixa uma camada de bolo. O bolo é empurrado para frente pelo eixo do pistão de movimento alternado e seco antes de ser removido. Em comparação com as técnicas de filtração normais, a filtração centrífuga produz um bolo muito mais seco. Isso pode levar a uma economia considerável, se o material filtrado precisar ser seco em seguida por meios térmicos.

A ultrafiltração também é chamada de filtração por membrana ou concentração por membrana. As membranas de ultrafiltração possuem uma porosidade alta e um tamanho de poro estreito distribuídos na camada seletiva e são frequentemente caracterizadas por um limite de peso molecular. Moléculas maiores do que o tamanho limite serão rejeitadas, mas a rejeição parcial de vários tamanhos é muito comum. A aplicação mais comum da ultrafiltração é para a concentração de soro na indústria de laticínios. Outras aplicações incluem a concentração de sacarose e purê de tomate;

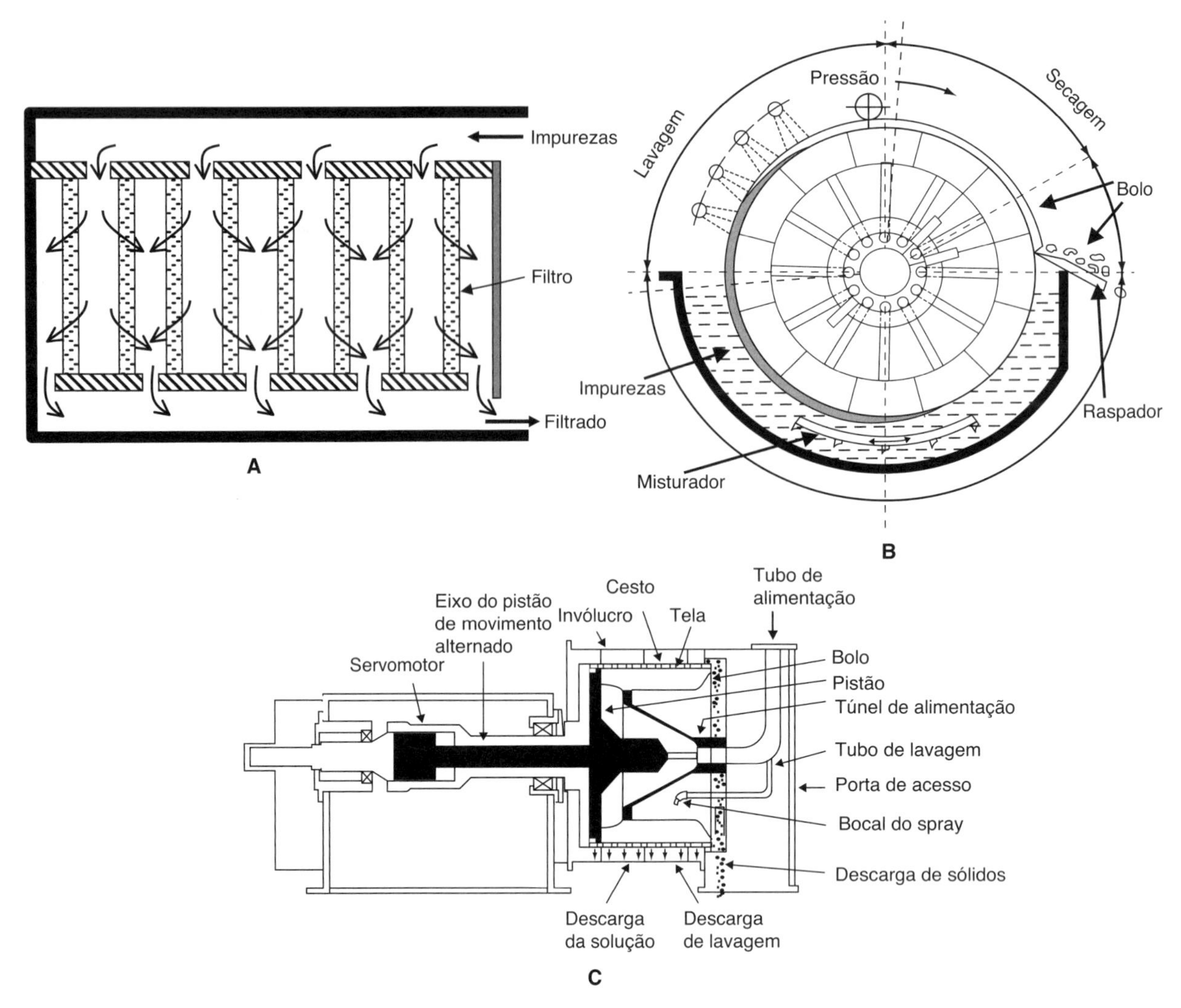

Figura 9.20 Exemplos de dispositivos de microfiltração. **A** um filtro prensa; **B** um filtro de tambor rotativo (de Leniger e Beverloo, 1975); **C** um filtro centrífugo de transporte contínuo (de McCabe et al., 2001).

o tratamento de efluentes nas indústrias cervejeiras e de destilação; a separação e concentração de enzimas, proteínas ou polissacarídeos; e a remoção da opacidade do mel e xaropes.

Na indústria alimentícia, a hiperfiltração é normalmente conhecida como osmose reversa. Essa técnica usa uma membrana semipermeável que seletivamente permite que a água e alguns pequenos solutos em uma solução passem por ela, mas nada mais. O fator de operação da osmose reversa é a pressão osmótica de uma solução. Quando uma solução é separada da água pura por uma membrana, as moléculas de água passam através da membrana para diluir a solução até que a diferença de altura entre a solução e a água alcance um valor típico. Essa diferença potencial típica é chamada de pressão osmótica da solução de soluto.

A osmose reversa funciona pela aplicação de uma pressão maior que a pressão osmótica no lado da solução, de modo que as moléculas de água migram do lado da solução para o lado da água pura e tornam a solução mais concentrada (Fig. 9.21). Pressões osmóticas típicas de soluções de alimentos selecionados são apresentadas na Tabela 9.4, mas a osmose reversa geralmente opera sob uma pressão muito mais elevada (4000-8000 kPa) do que a pressão osmótica. As aplicações principais da osmose reversa são: concentração e purificação de sucos de frutas, enzimas, soluções de fermentação e óleos vegetais; concentração de amido de trigo, clara de ovo, leite, café, xaropes, extratos naturais e sabores; clarificação de vinho e produtos de cervejaria; desidratação de frutas e vegetais; e dessalinização da água do mar.

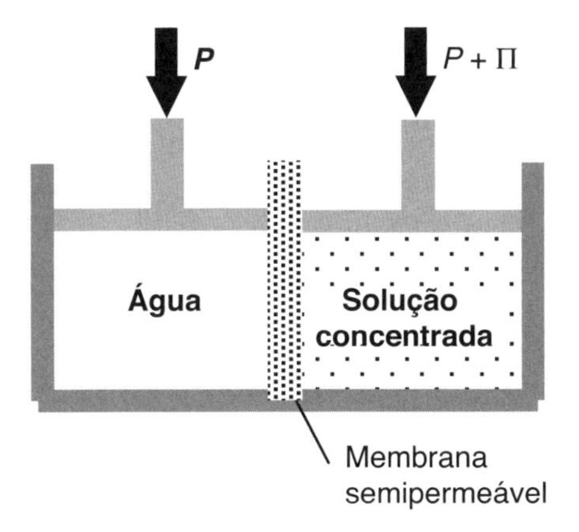

Figura 9.21 Osmose reversa (P é a pressão osmótica da solução).

Tabela 9.4 Pressão osmótica de alimentos e partes de alimentos selecionados em temperatura ambiente.

Alimento	Concentração	Pressão osmótica (kPa)
Leite	9% de sólidos não gordurosos	690
Soro de leite	6% de sólidos totais	690
Suco de laranja	11% de sólidos totais	1587
Suco de maçã	15% de sólidos totais	2070
Suco de uva	16% de sólidos totais	2070
Extrato de café	28% de sólidos totais	3450
Lactose	5% w/v	380
Cloreto de sódio	1% w/v	862
Ácido láctico	1% w/v	552

Fonte: M.Cheryan (1998), *Ultrafiltration and Microfiltration Handbook.*; Technomic Publishing Co., Lancaster, Pennsylvania.

9.3.1.3 Extração por solvente

A extração por solvente é uma operação de separação que emprega um solvente para extrair/separar um componente desejado (o soluto) de um alimento sólido. O fator de separação para a extração por solvente é o equilíbrio químico do componente entre as fases sólida e solvente, e a força motriz para a extração por solvente é a diferença de concentração do componente entre as duas fases. Uma vez que o sólido esteja em contato com um solvente, a diferença de concentração gera um fluxo de solutos a partir da fase sólida para o solvente em uma tentativa de alcançar o equilíbrio. Quanto maior a diferença de concentração, maior a força e mais eficiente a extração.

A extração por solvente não é uma operação de uma só etapa, mas envolve a mistura do alimento com o solvente, um tempo de retenção, e então a separação do solvente. Uma separação maior de soluto do solvente de extração, como nos processos de concentração e/ou desidratação, geralmente é necessária após a separação por extração. As aplicações na indústria de alimentos incluem a extração de óleos de sementes e frutas oleaginosas; sabores, temperos e óleos essenciais de frutas e vegetais; café; chá; e a remoção de cafeína do café e do chá.

É altamente aconselhável utilizar um solvente em condição ótima, que ofereça uma alta capacidade de dissolver o componente-alvo. Os tipos comuns de solventes usados para a extração são a água, solventes orgânicos e fluidos supercríticos (Tab. 9.5). A água é de longe o solvente mais conveniente, com melhor custo-benefício e o mais ecologicamente correto, amplamente usado para a produção de açúcar, café instantâneo e chá. Óleos e gorduras não são

Tabela 9.5 Solventes usados para a extração de componentes de alimentos.

Alimento	Solvente	Temperatura (°C)
Café descafeinado	CO_2 supercrítico, água ou cloreto de metileno	30-50 (CO_2)
Fígado de peixe, subprodutos de carne	Éter etílico ou acetona	30-50
Extrato de lúpulo	CO_2 supercrítico	N/D
Café instantâneo	Água	70-90
Chá instantâneo	Água	N/D
Azeite de oliva	Dissulfeto de carbono	
Óleos de sementes, grãos e oleaginosas	Hexano	60-70
	Heptano	90-99
	Ciclo-hexano	71-85
Beterraba	Água	55-85

Fonte: Fellows (2000).

solúveis em água e precisam de solventes orgânicos para a extração. Em princípio, um solvente ideal deve ter as seguintes características:

- alta capacidade de separação do soluto;
- ser seletivo, dissolvendo o componente específico em grande extensão ao mesmo tempo em que mantém uma capacidade mínima de dissolução dos demais componentes;
- ser quimicamente estável; sem reações irreversíveis com os componentes de contato;
- ser regenerável, de modo que espécies extraídas possam ser separadas dele prontamente e ele possa ser reutilizado diversas vezes;
- ser atóxico e não corrosivo, além de ecologicamente correto;
- ter baixa viscosidade para um bombeamento e deslocamento fáceis.

Os equipamentos para a extração por solvente podem ser na forma de leito fixo, leito móvel ou sólido disperso. A extração por leito fixo é feita em um tanque com a base perfurada para apoiar os sólidos e permitir a drenagem do solvente. Os sólidos são colocados no tanque, pulverizados com o solvente até que o teor de soluto seja reduzido ao mínimo econômico, e removido. Essa técnica é comumente usada para a produção de café instantâneo, em que uma série de tanques de extração são ligados para formar um conjunto de extração. Água quente é adicionada ao tanque com os grânulos de café torrado quase extraídos e então flui através de vários tanques em série antes de ser retirada do tanque recentemente carregado (Fig. 9.22). O projeto de extração em leito móvel frequentemente utiliza uma série de compartimentos com o sólido (como cestos) que se movem dentro de um recipiente maior e que passam por uma série de pulverizações de solvente, uma seção de drenagem, um ponto de descarga e um ponto de alimentação. Quantidades elevadas de solvente são geralmente utilizadas para maximizar a extração, mas isso aumenta os custos de operação

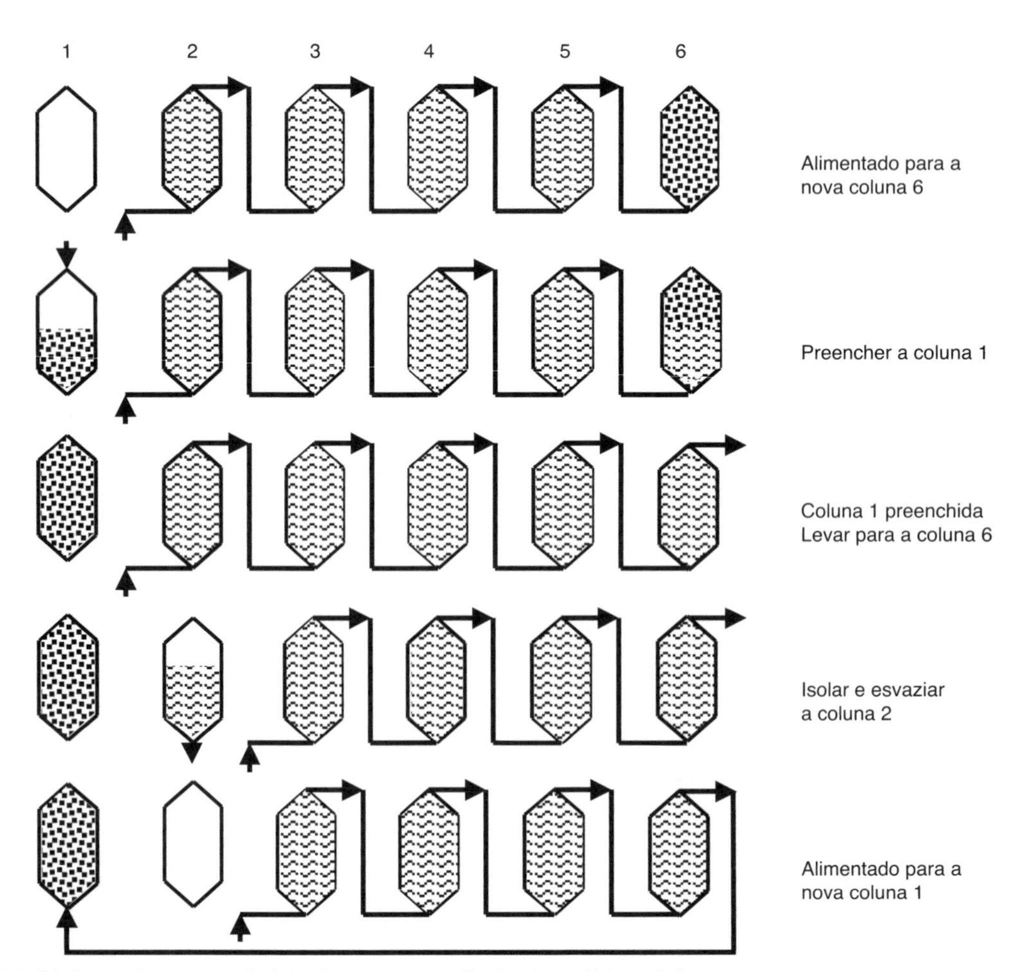

Figura 9.22 Conjunto de extrator de leito fixo para a produção de café instantâneo.

dos processos seguintes de concentração/desidratação. A elevada temperatura e a alta vazão de solvente são desejáveis para uma eficiência maior no processo de extração. Uma temperatura maior leva a uma viscosidade menor do solvente, mas também há uma solubilidade maior do componente no solvente. Uma elevada taxa de fluxo do solvente minimiza a camada estacionária entre a fase sólida e o fluxo do solvente, e aumenta a taxa de transferência de massa entre as duas fases.

A técnica de extração por fluidos supercríticos (SCF) tem se tornado cada vez mais popular no processamento de biomateriais. Diferentemente da extração por solvente normal, as extrações por fluidos supercríticos utilizam fluidos em seu estado supercrítico. O termo supercrítico vem do fato de que um gás (como o CO_2), quando comprimido isotermicamente a uma pressão maior que sua pressão crítica, exibe um poder de solvatação ampliado quando próximo de sua temperatura crítica (Fig. 9.23). Fluidos supercríticos exibem propriedades de transporte desejáveis que aumentam sua adaptabilidade como solventes para processos de extração. Eles possuem densidades próximas a dos líquidos, mas viscosidades comparáveis a dos gases. A alta densidade significa uma alta difusividade do fluido supercrítico e, portanto, uma dissolução mais rápida das partículas do soluto. Comparada com as técnicas normais de extração por solvente, a extração por fluido supercrítico tem as vantagens de ser uma operação atóxica e de não causar danos ao meio ambiente.

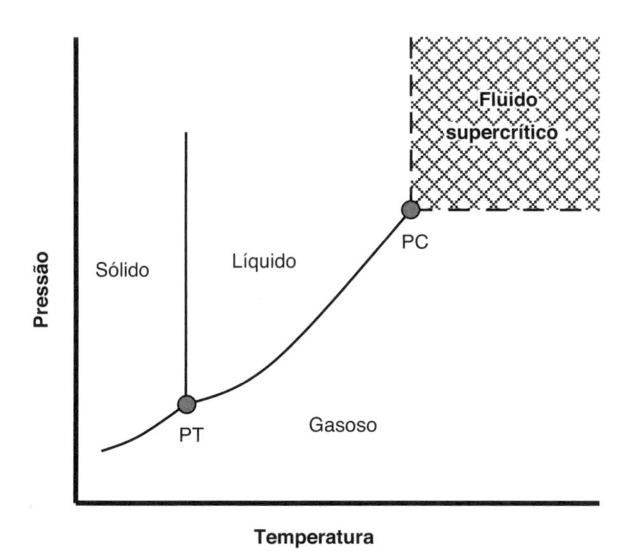

Figura 9.23 Diagrama de fase de um fluido. PT representa o ponto triplo e PC representa o ponto crítico.

Exemplos comuns de fluidos supercríticos aplicados na indústria alimentícia incluem o dióxido de carbono, nitrogênio e etileno. Os pontos críticos (temperatura e pressão) desses gases estão listados na Tabela 9.6. Uma aplicação típica de extração por fluido supercrítico no processamento de alimentos é a descafeinação do café. Os grãos de café são primeiramente mergulhados em água para tornar a extração mais seletiva e então colocados em um recipiente de extração. O CO_2 próximo do ponto crítico, originado de um condensador de armazenagem, é bombeado sob alta pressão e através de um trocador de calor para dentro do recipiente de extração. O estado do CO_2 no extrator é cuidadosamente ajustado a partir do controle da pressão e da temperatura do sistema. A solução é conduzida então para o recipiente de separação, onde é misturada com água fresca sob alta pressão, e a cafeína é transferida do CO_2 para a água. A água, rica em cafeína, é drenada para tratamento posterior, e o CO_2 do recipiente de separação retorna para o condensador resfriado para ser reutilizado (Fig. 9.24).

Tabela 9.6 Pontos críticos de alguns gases.

Fluido	Temperatura crítica (K)	Pressão crítica (MPa)
Hidrogênio	32,97	1,293
Neônio	44,40	2,76
Nitrogênio	126,21	3,39
Oxigênio	154,59	5,043
Dióxido de carbono	304,13	7,375
Metano	190,56	4,599
Etileno	282,34	5,041
Propano	369,83	4,248

9.3.2 Misturador

O misturador é, por natureza, um processo que mescla duas ou mais porções desiguais de um material, pelo qual se obtém um grau de uniformidade (física ou química) desejado no produto final. As aplicações da mistura na indústria de alimentos são projetadas para combinar ingredientes e reduzir a falta de uniformidade ou gradientes na composição, nas propriedades ou na temperatura de materiais brutos ou produtos. A mistura não tem efeito na conservação e é aplicada somente para auxiliar o processamento, de modo a gerar consistência de propriedades e qualidade ao ato de comer para produtos alimentícios. A mistura de formas

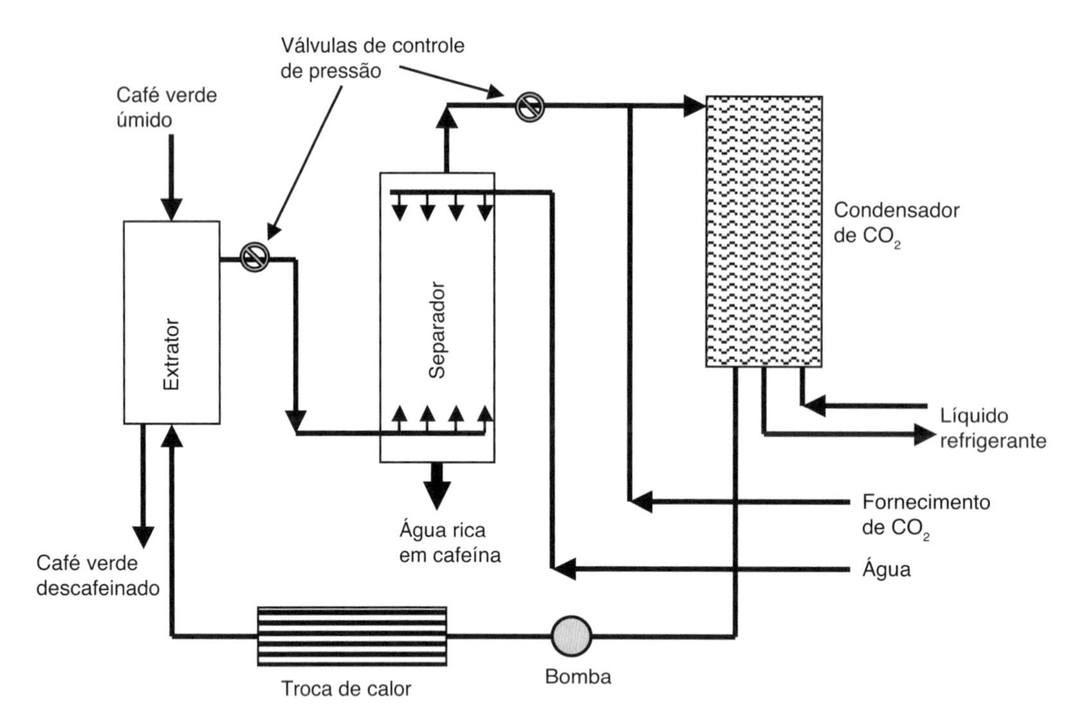

Figura 9.24 Modelo de extração por CO_2 supercrítico para o processo de descafeinação (redesenhado a partir de McHugh e Krukonis, 1994. *Supercritical fluid extraction: principles and practice*, 2. ed. Butterworth-Heinemann, Boston).

diferentes de materiais, como a mistura de líquidos, sólidos ou semissólidos, envolve princípios e mecanismos diferentes e requer equipamentos e métodos diferentes.

A principal preocupação nos misturadores é alcançar um composto satisfatório que tenha uma distribuição uniforme dos ingredientes. O desempenho de uma operação de mistura ou de um misturador é avaliado pelo tempo exigido, consumo de energia e uniformidade do produto. Os critérios de avaliação podem variar bastante de um caso para o outro. Por exemplo, algumas vezes é necessário um grau altíssimo de uniformidade, enquanto em outras uma mistura rápida ou o uso de uma quantidade mínima de energia é fundamental.

O grau de mistura ou uniformidade do produto da mistura é medido pela variância da concentração, em que amostras específicas são analisadas e o desvio-padrão é calculado em vários momentos da mistura. Em um gráfico mostrando a variância da concentração em relação ao tempo da mistura (Fig. 9.25), podemos estimar o tempo mínimo exigido para um determinado misturador ou para um determinado projeto de mistura. Outros pontos a se considerar em operações de mistura são: (1) a taxa da mistura, (2) a potência exigida, (3) o *design* higiênico e (4) os possíveis efeitos da operação de mistura sobre as propriedades dos componentes do alimento.

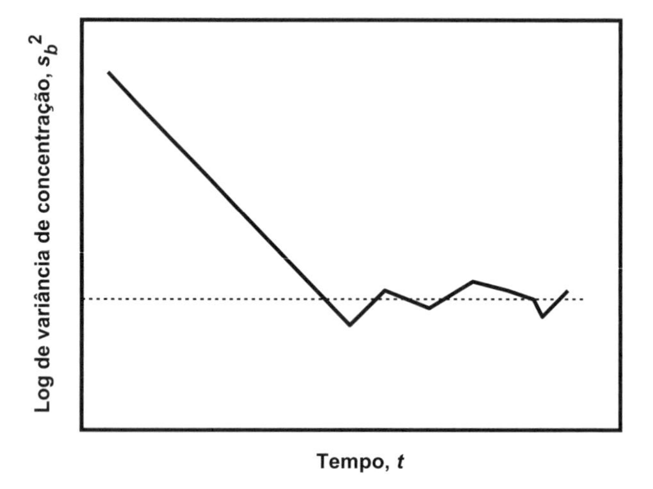

Figura 9.25 Avaliação da uniformidade de uma operação de mistura, em que s_b^2 é o desvio-padrão entre as amostras.

Ao projetar uma operação de mistura, deve-se ter cuidado para evitar uma mistura excessiva que possa causar perda de energia e dano aos componentes dos alimentos.

9.3.2.1 Misturador de materiais líquidos

A mistura de líquidos é alcançada através da difusão, fluxo de deformação e mecanismos de distribuição. As propriedades reológicas e o comportamento do escoamento dos líquidos são extremamente importantes ao selecionar o dispositivo de mistura e definir as condições de operação. Para fluidos Newtonianos de baixa viscosidade, a mistura é relativamente fácil e direta. A turbulência e a difusão podem levar a uma melhor redistribuição dos elementos do fluido e resulta em uma mistura bem-sucedida. Um vórtice faz o líquido girar em um círculo onde as camadas adjacentes do líquido em movimento viajam a uma velocidade similar e, portanto, apresentam pouco efeito na mistura. Dispositivos como pás simples, hélices e turbinas (Fig. 9.26) podem ser usados para a mistura de sistemas de baixa viscosidade. Pás em formato côncavo ou angular também podem ser usadas em agitadores do tipo turbina para melhorar a mistura.

A mistura de fluidos de alta viscosidade (como a mistura de massas) é muito mais difícil. Esses fluidos viscosos são altamente resistentes à deformação e de movimento molecular muito lento. Logo, nem a difusão nem a turbulência são de muita utilidade na mistura desses fluidos. Nesse caso, um fluxo de deformação deve ser introduzido para se conseguir uma mistura efetiva de fluidos viscosos. O fluxo de deformação pode ter a forma de um fluxo de deformação de cisalhamento simples, um fluxo rotatório puro, um fluxo elíptico, um fluxo extensional ou uma mistura desses fluxos (Fig. 9.27). O efeito final desses fluxos é projetado para que as partículas ou elementos do fluido movam-se em velocidades diferentes e, possivelmente, também em direções diferentes. Por exemplo, dentro de um fluxo de cisalhamento simples, as camadas do fluido irão se mover na mesma direção, mas em velocidades diferentes, conforme deslizam uma contra a outra (Fig. 9.27A). O fluxo misturado na Figura 9.27D terá as partículas e elementos do fluido movendo-se em direções e em velocidades diferentes.

Formas diferentes de fluxo podem ser criadas bombeando o fluido por uma passagem pequena, forçando o fluido através de uma saída estreita, pressionando o material contra a parede do recipiente, inserindo a parte não misturada dentro da misturada, esticando o material, entre outras ações. Uma elevada taxa de mistura de fluidos viscosos pode causar estresse no maquinário e uma grande exigência de potência e, portanto, não é recomendada. A mistura excessiva de materiais viscosos pode causar mudanças nas propriedades físicas e reológicas do material e levar a uma textura e microestrutura indesejadas do produto final.

Existe uma grande variedade de dispositivos e equipamentos disponíveis para a mistura de fluidos de alta viscosidade, entre os quais o agitador âncora, o misturador sigma e o agitador de fita são provavelmente as escolhas mais comuns para a mistura de tais sistemas (Fig. 9.28).

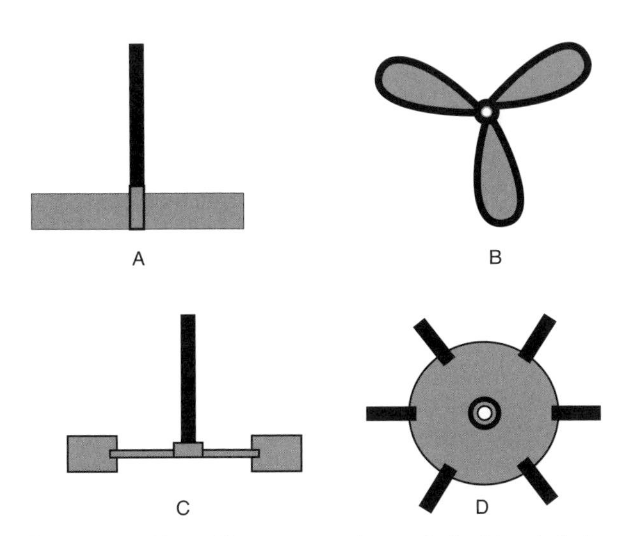

Figura 9.26 Dispositivos para a mistura de líquidos de baixa viscosidade: **A** uma pá; **B** uma hélice de três pás; **C** (vista lateral) e **D** (vista superior) de uma turbina de seis pás.

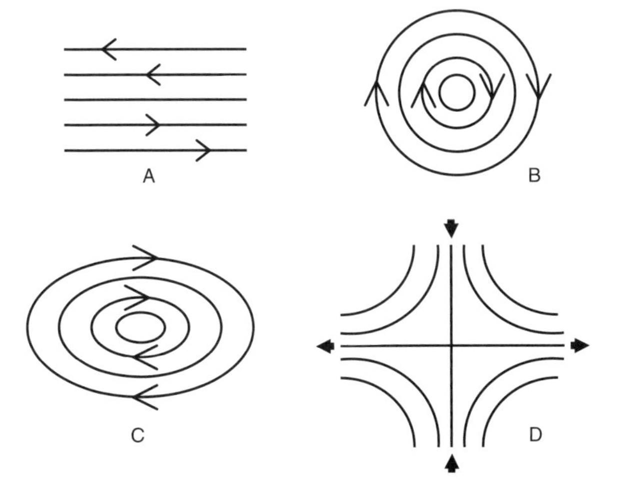

Figura 9.27 Tipos de fluxo: **A** um fluxo de cisalhamento simples; **B** um fluxo rotatório puro; **C** um fluxo elíptico; **D** um fluxo de cisalhamento e extensional misturado.

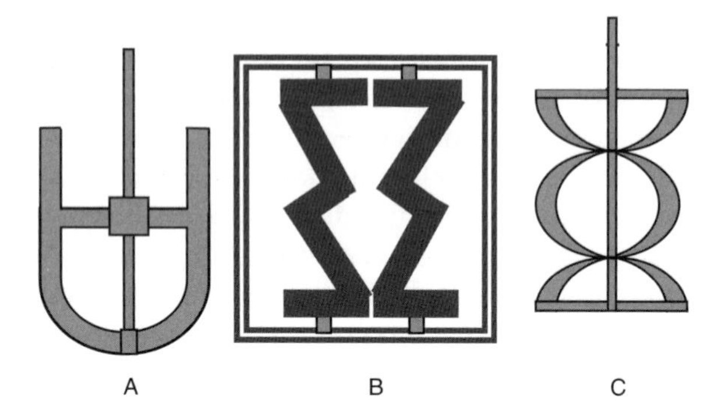

Figura 9.28 Dispositivos para a mistura de fluidos de alta viscosidade: **A** agitador âncora; **B** misturador sigma com dois eixos; **C** agitador de fita de dupla hélice.

9.3.2.2 Mistura de materiais sólidos

A mistura de materiais sólidos difere bastante da mistura de líquidos quanto aos mecanismos de mistura, extensão da homogeneidade, duração da mistura ideal, consumo de energia, projeto do equipamento etc. A mistura de líquidos depende da criação de correntes de fluxo que transportam o material não misturado para a área de mistura próxima ao agitador, mas não existe essa corrente na mistura de materiais sólidos. Para materiais líquidos, a homogeneidade normalmente aumenta com o tempo de mistura, mas na mistura de sólidos com frequência existe uma homogeneidade máxima em um determinado tempo de mistura e haverá segregação após um longo tempo de mistura. Além disso, o significado de produtos "bem misturados" é diferente para materiais líquidos e sólidos. Para a mistura de materiais líquidos, "bem misturado" geralmente significa uma fase líquida verdadeiramente homogênea, da qual amostras aleatórias deverão ter a mesma composição. No entanto, para produtos sólidos "bem misturados" (pastas ou pós), amostras aleatórias pequenas podem apresentar uma composição bastante diferente; amostras desses tipos de mistura devem ser maiores que um determinado tamanho crítico (várias vezes o tamanho da maior partícula individual na mistura) para que os resultados sejam significativos.

Componentes de alimentos secos que requerem uma operação de mistura incluem farinha, açúcar, sal, aromatizantes, cereais em flocos, leite desidratado, vegetais e frutas desidratadas. Os mecanismos principais para a mistura de materiais sólidos não coesivos incluem a mistura convectiva, mistura difusa e mistura por deformação. A mistura convectiva é o movimento da massa de um grupo de partículas forçada por um agitador a ir de um local para outro. A mistura difusa ocorre como resultado do rolamento das partículas sobre uma superfície livre. Esse movimento aleatório das partículas sobre a superfície livre resulta na redistribuição de componentes sólidos. A mistura por deformação é um processo pelo qual as partículas menores, sob a influência da gravidade, tendem a cair pelos vãos que se formam com a deformação das partículas maiores, e isso frequentemente ocorre quando a massa da partícula é dilatada pela aplicação de uma tensão. Os processos acima ajudarão na mistura de materiais sólidos, mas também podem causar a segregação se houver excesso no processamento. Os fatores principais que afetam o processo de mistura incluem o tamanho e o formato das partículas e as diferenças de densidade entre as fases sólidas. Como regra geral, quanto maior a diferença de tamanho e a diferença de densidade entre as fases sólidas, mais difícil será a mistura e maior será a tendência para a segregação.

O desempenho da mistura ou a extensão da mistura de materiais particulados é mais difícil de avaliar do que de materiais líquidos. Um método comum é analisar amostras específicas retiradas da mistura em vários momentos. A fração numérica (para sólidos não coesivos) ou fração mássica (para sólidos coesivos) dos componentes é calculada para cada amostra e usada como uma medida quantitativa da mistura. Uma mistura na qual um componente está distribuído aleatoriamente dentro de outro é dita como completamente misturada. A eficácia ou eficiência da operação de mistura pode ser avaliada pelo tempo necessário para a mistura máxima, pela carga de energia e pelas propriedades do produto.

Os misturadores para materiais sólidos podem ser classificados como segue:

- misturadores de tambor rotativo: duplo cone, *rotocube*, misturador em Y;
- misturadores de tambor fixo com agitador rotativo horizontal (como agitador de fita e misturador Z) ou vertical (como os misturadores Kenwood e Nauta);
- misturadores fluidificantes: agitador de ar, misturador de gravidade de Young.

9.3.3 Redução de tamanho

O termo redução de tamanho é aplicado a todas as operações em que as partículas dos materiais são cortadas ou fragmentadas em pedaços menores. A redução de tamanho tem pouco ou nenhum efeito sobre a conservação dos alimentos, mas é essencial para a consistência e qualidade do ato de comer os alimentos. Os principais benefícios da redução de tamanho para o processamento de alimentos são: (1) aumento na relação área superficial - volume gerando maiores taxas de transferência de massa e/ou calor; e (2) redução no tamanho da partícula para uma mistura mais completa e mais fácil dos ingredientes.

Os principais efeitos da redução de tamanho nos alimentos ocorrem na qualidade sensorial e na possível perda nutricional. Um tamanho menor dos componentes de um alimento pode alterar substancialmente a textura do mesmo. No caso de alimentos sólidos, a redução de tamanho pode aumentar a suavidade do alimento e a liberação rápida de enzimas hidrolíticas. Nos alimentos líquidos, a redução de tamanho de gotículas dispersas afetará a viscosidade e a sensação na boca. No entanto, o aumento da área superficial dos alimentos durante a redução de tamanho irá, inevitavelmente, aumentar a superfície de contato dos alimentos com o ambiente que o circunda (líquido ou ar), o que pode gerar a perda de compostos nutricionais e o aumento da oxidação dos ácidos graxos.

A operação de redução de tamanho pode ser dividida em duas categorias principais, dependendo do fato do material ser um sólido ou um líquido. Para materiais sólidos, as operações são chamadas de *moagem* ou *corte*, e para os líquidos, os termos são *emulsificação* ou *atomização*.

9.3.3.1 Redução de tamanho de alimentos sólidos

A redução de tamanho de alimentos sólidos exige a aplicação de tensões (ou forças) mecânicas. Uma vez que a tensão aplicada exceda seu valor de cedência, o material irá deformar e, por fim, se partir. A relação entre as magnitudes da tensão aplicada e a deformação resultante depende das propriedades mecânicas do material. Como mostrado na Figura 9.29, materiais fortes (curvas 1 e 2) precisariam de tensões altas para serem quebrados; mas materiais fracos (curvas 3, 4 e 5) se partem sob tensões muito menores. Materiais duros (curvas 1, 2 e 3) se quebram sob deformações pequenas, mas materiais macios (curvas 4 e 5) são capazes de suportar deformações maiores antes de se partirem.

As forças usadas para quebrar alimentos sólidos podem ser forças de compressão, impacto ou cisalhamento (atrito). Uma força de compressão é aplicada para partir alimentos friáveis ou quebradiços (p. ex., nozes, cristais de açúcar, grãos de café torrado), ao passo que a força de cisalhamento é usada para cortar alimentos fibrosos (p. ex., carnes, frutas, vegetais). A força de impacto é geralmente usada para fragmentar materiais bastante quebradiços (p. ex., cristais de açúcar) por meio de um objeto móvel (como martelos em trituradores) em contato breve com o material. Os dispositivos para a redução de tamanho de alimentos sólidos aplicam-se para um único tipo de força ou, mais frequentemente, para uma combinação de tipos diferentes de força.

A quantidade de energia exigida para a redução de tamanho de alimentos sólidos pode ser teoricamente calculada com base na extensão da redução de tamanho:

$$\frac{dE}{dD} = cD^{-n_e} \tag{9.35}$$

Onde:

E é a energia exigida para se quebrar a unidade de massa de diâmetro D;
c e n_e são constantes.

Essa relação foi classicamente interpretada de três formas, conhecidas como leis de Rittinger, Kick e Bond (Tab. 9.7), e que estimam o consumo da energia em momentos diferentes da redução de tamanho.

No entanto, a energia total aplicada para a redução de tamanho é sempre muito maior do que a projeção teórica. Isso ocorre porque uma grande quantidade de energia é perdida como resultado da dissipação do calor. Estima-se que apenas 25-60% do consumo de energia chegue ao material sólido e que a porcentagem de energia realmente utilizada para a criação da nova superfície pode ser tão pequena quanto 1%.

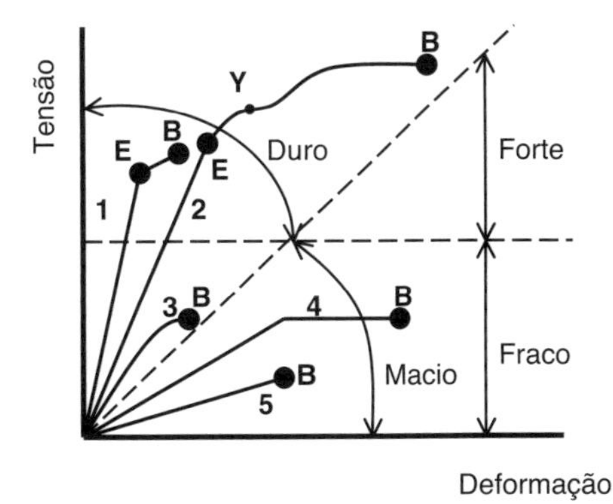

Figura 9.29 Diagrama da tensão-deformação para vários materiais sólidos: *E* limite elástico; *Y* ponto de cedência; *B* ponto de ruptura.

Tabela 9.7 Consumo de energia da redução de tamanho de alimentos sólidos.

Lei	Hipótese	n_e	ΔE	Aplicação
Rittinger	O trabalho exigido é proporcional à nova área de superfície criada	2	$c_R\left(\frac{1}{D_2}-\frac{1}{D_1}\right)$	Adequado para casos de grande aumento de superfície, como moagem fina
Kick	O trabalho exigido é constante para o mesmo coeficiente de redução do tamanho da partícula	1	$c_K \ln\left(\frac{D_1}{D_2}\right)$	Adequado para casos de pequeno aumento da superfície, como moagem grossa
Bond	O trabalho exigido é proporcional à raiz quadrada da relação superfície-volume do produto	1,5	$c_B\,(D_2^{-0,5} - D_1^{-0,5})$	Adequado para um aumento médio na superfície

O consumo de energia, calculado com base nas equações mostradas na Tabela 9.7, pode ser usado para estimar a eficiência energética da operação de redução de tamanho, que consiste na relação entre a energia usada para a criação da superfície e o consumo de energia total.

O projeto de uma operação de redução de tamanho deve objetivar uma dissipação mínima de calor. A dissipação de calor causa não só a perda de energia, como também, ainda mais importante, a perda de componentes sensíveis ao calor (como compostos de sabor e aroma). Os fatores que precisam ser considerados ao se escolher um dispositivo de redução de tamanho incluem:

- as propriedades mecânicas do material (se ele é rígido, quebradiço, macio, forte, fraco etc.);
- a extensão da redução de tamanho (grande, média ou fina);
- a eficiência energética do dispositivo.

Para materiais rígidos, porém macios (p. ex., carnes, frutas, vegetais e muitos outros tipos de materiais fibrosos), dispositivos que aplicam forças de cisalhamento e compressão devem ser considerados, como cortadores, fatiadores, trituradores, fragmentadores e despolpadores. Para materiais rígidos, porém quebradiços (p. ex., açúcar, amido seco, nozes torradas e grãos de café torrados), dispositivos que aplicam forças de impacto e compressão devem ser utilizados, como moinhos de martelo, de esfera, de disco e de cilindro.

9.3.3.2 Redução de tamanho de alimentos líquidos

A redução de tamanho de alimentos líquidos é mais comumente referida como homogeneização ou emulsificação, em que dois líquidos imiscíveis (como a água e o óleo) são misturados dispersando um líquido na forma de gotículas muito pequenas (chamado de fase dispersa) em outro (chamado de fase contínua). Emulsão é o termo geral para esses sistemas dispersos. Exemplos de alimentos que exigem essa operação de redução de tamanho são margarinas, molhos para saladas, maioneses, sorvetes, refrigerantes e leite homogeneizado. A finalidade da redução de tamanho não é a conservação, mas principalmente a alteração sensorial, na textura e a maior estabilidade frente à separação de fases.

Existem dois tipos de emulsão: emulsões tipo óleo-em-água (O/A) (p. ex., leite e sorvete) e emulsões água-em-óleo (A/O) (p. ex., margarina e patês com pouca gordura). Emulsões múltiplas, tais como água-em-óleo-em-água (A/O/A) ou óleo-em-água-em-óleo (O/A/O), são hoje cada vez mais usadas na indústria alimentícia para um controle melhor do sabor e liberação de nutrientes. A emulsificação exige a aplicação de um cisalhamento intenso para quebrar o líquido em gotículas de tamanho mícron ou submícron. Esse efeito de cisalhamento pode ser obtido pela aplicação de uma alta pressão (centenas de unidades de pressão atmosférica) para forçar os líquidos por uma passagem estreita. Forças centrífugas também podem ser usadas para se obter a ação de cisalhamento. Um exemplo típico seria a atomização por disco rotativo. O giro em alta velocidade do disco gera forças de cisalhamento de alta intensidade por onde o líquido flui. A ação de cisalhamento em um líquido também pode ser obtida pelo uso de energia de vibração ultrassônica, como no processo de emulsificação ultrassônica.

Uma consequência da redução de tamanho em líquidos é a criação de áreas de contato enormes entre as duas fases e a energia de superfície. Por exemplo, se 1 m^3 de óleo é disperso em 1 m^3 de água com uma partícula de tamanho médio de 1 mm, a área de superfície total dentro da emulsão será de 3.000.000 m^2. Como a energia de superfície é desfavoravelmente alta, as gotículas dispersas terão uma tendência natural de emergir juntas por meio de um processo de coalescência para uma situação de energia menor. Logo, agentes ativos de superfície (ou emulsificantes) seriam necessários para reduzir a tensão superficial a fim de manter a emulsão estável por um período de tempo específico. Emulsificantes apropriados para uso em alimentos incluem proteínas (p. ex., proteínas do leite, da soja e clara de ovo), fosfolipídios (p. ex., lecitinas) e vários ésteres de ácidos graxos (p. ex., monoestearato de glicerol).

Polissacarídeos e outros hidrocoloides (como pectinas, gomas) são frequentemente adicionados em emulsões de alimentos. Essas moléculas grandes têm atividade de superfície baixa e pouca preferência para a adsorção de superfície. A principal função ou benefício da adição de polissacarídeos é aumentar a viscosidade da fase contínua e, portanto, retardar o processo de desestabilização da emulsão.

Os equipamentos usados para a redução de tamanho em líquidos incluem misturadores de alta velocidade, homogeneizadores de pressão, moinhos coloidais e homogeneizadores ultrassônicos.

9.3.4 Cozimento por extrusão

A extrusão é uma das operações mais versáteis disponíveis na indústria alimentícia para a transformação de ingredientes em produtos intermediários ou acabados. Uma extrusora é um dispositivo que modela os materiais pelo processo de extrusão. Extrusoras podem operar em temperatura ambiente ou em alta temperatura. Se o alimento dentro da extrusora for aquecido acima de 100°C, o processo é chamado de cozimento por extrusão (ou extrusão a quente). A maioria dos processos de extrusão na indústria alimentícia é realizada em altas temperaturas para se conseguir uma melhor gelatinização e/ou desnaturação de amidos e proteínas.

A técnica de cozimento por extrusão tem se tornado cada vez mais popular na indústria alimentícia. As vantagens principais do cozimento por extrusão são as seguintes:

- Versatilidade. Alterando os ingredientes da formulação, as condições de processamento e o formato e tamanho das matrizes, o cozimento por extrusão pode ser aplicado na produção de uma ampla variedade de produtos alimentícios, como produtos à base de cereais (p. ex., massas, salgadinhos expandidos), à base de açúcar (p. ex., balas de goma, de caramelo) e à base de proteínas (p. ex., linguiças, salsichas).
- Alta produtividade. Uma extrusora apresenta um sistema de processamento contínuo e tem capacidade de produção muito maior do que outros sistemas de cozimento/formação.
- Baixo custo. Os custos de operação/mão de obra e a exigência de espaço do processamento por extrusão são mais baixos em comparação a outros sistemas de cozimento/formação.
- Alta qualidade do produto. O fato de altas temperaturas serem aplicadas durante pouco tempo no cozimento por extrusão, ajuda a manter os componentes sensíveis ao calor.
- Ausência de efluentes no processo. A extrusão é uma operação de baixa umidade e não produz efluentes no processo.

A extrusão é principalmente uma operação de formação contínua de plásticos ou materiais macios. O cozimento por extrusão pode ser grosseiramente dividido em quatro estágios diferentes: alimentação, compressão, cozimento final e expansão (Fig. 9.30):

- Alimentação. A zona de alimentação é projetada na extremidade da extrusora, onde os vários ingredientes são inseridos no tambor da mesma. Uma mistura prévia dos ingredientes não é essencial. A taxa de alimentação geral depende da capacidade de transporte da rosca e da capacidade de produção geral. Água ou outros ingredientes líquidos podem ser tanto adicionados com os outros ingredientes quanto injetados pela zona de alimentação. A mistura inicial ocorre nesse estágio.
- Compressão. Nesse estágio, os ingredientes são carregados para frente e comprimidos. A passagem da rosca fica menor nessa parte da extrusora. As matérias-primas perdem sua textura granular. A densidade começa a aumentar, assim como a pressão e a temperatura. Após esse estágio, a matéria-prima particulada se torna homogênea

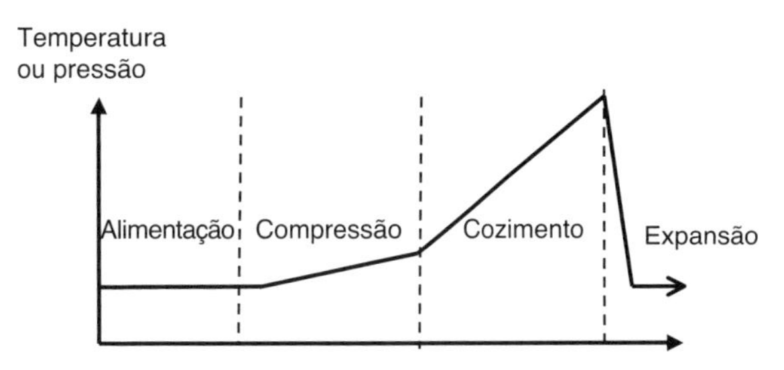

Figura 9.30 Estágios do cozimento por extrusão.

e viscoelástica e estará pronta para o cozimento final.

- Cozimento final. A temperatura e a pressão aumentam mais rapidamente durante esse estágio, devido ao efeito combinado da passagem mais estreita da rosca, da presença da matriz e da câmara de aquecimento. Esse estágio gera a transformação final do material e é o que tem maior influência na densidade, textura, cor e em outras propriedades funcionais do produto final.
- Expansão. O alimento é forçado através da matriz e sofre uma liberação repentina de pressão e diminuição de temperatura. A expansão repentina leva à criação das características de microestrutura e textura do produto final. Esse é o estágio de formação e moldagem do alimento. O tamanho e as propriedades geométricas da matriz desempenham um papel importante na moldagem e formação dos alimentos e nas propriedades de textura do produto final.

O fluxo do material dentro de uma extrusora de rosca única é a combinação do fluxo de arraste com o de pressão. O fluxo de arraste é o fluxo viscoso para frente causado pelo giro da rosca e é proporcional à velocidade da rosca. No entanto, o fluxo de pressão ocorre em uma direção oposta e é causado pela pressão maior da matriz na extremidade da extrusora. As propriedades reológicas dos componentes do alimento e as condições da operação (temperatura, pressão, diâmetro da abertura da matriz, velocidade da rosca etc.) são os principais fatores que afetam o fluxo dentro da extrusora. Para uma determinada matriz, deve-se considerar a taxa de saída geral (produtividade) e para se alcançar o ponto de operação ideal, deve-se levar em conta a pressão dentro da extrusora.

Existem dois tipos de extrusoras de rosca: extrusoras de rosca única e extrusoras de rosca dupla. Uma extrusora de rosca única (Fig. 9.31) é o equipamento de fabricação de alimentos mais simples e sua operação é econômica. O desempenho de uma extrusora de rosca única pode ser ajustado para diversas finalidades com o uso de matrizes variadas (de formatos ou diâmetros diferentes) e ser operado em temperaturas diferentes. No entanto, as extrusoras de rosca única só são adequadas para a fabricação de alimentos que contenham menos de 4% de gordura, 20% de açúcar e 30% de água. A presença de teores maiores de gordura, açúcar ou água reduz significativamente a fricção entre o alimento e a superfície interna do tambor e, portanto, prejudicam a mistura e o fluxo do alimento. Extrusoras de rosca dupla consistem em duas roscas entrelaçadas girando no mesmo sentido ou em sentidos opostos. Elas têm uma capacidade de mistura muito maior do que as extrusoras de parafuso único. Uma vantagem significativa das extrusoras de rosca dupla é a faixa maior de produtos que ela comporta. Os alimentos podem conter até 20% de gordura, 40% de açúcar e 65% de umidade e ainda serem confortavelmente manuseados por uma extrusora de rosca dupla.

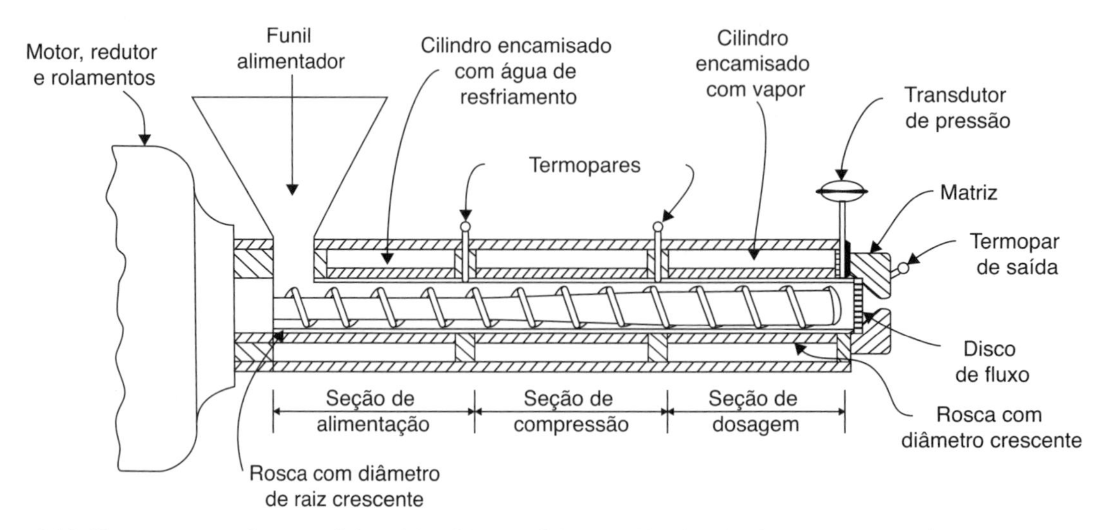

Figura 9.31 Uma extrusora de rosca única típica (Harper JM 1978. *Food technology* 1978; 32, 67).

9.4 Conservação dos alimentos

Os alimentos se originam de matéria biológica cultivada e desenvolvida antes da colheita; e, após a colheita, os alimentos continuam a se modificar. Essas mudanças podem incluir:

- processos enzimáticos como o amadurecimento, que em algumas circunstâncias ocorre pós-colheita. Ainda que o amadurecimento em si seja desejável, algumas vezes mudanças enzimáticas indesejadas podem ocorrer nos alimentos;
- desidratação do alimento;
- dano físico por transporte e manuseio inadequados, e as mudanças enzimáticas que podem se seguir;
- ataque microbiano que resulte na deterioração;
- dano físico causado por pestes, como insetos ou roedores, e o dano microbiano subsequente provável de ocorrer;
- mudanças químicas como a oxidação.

A conservação dos alimentos objetiva o controle desses processos naturais de deterioração para manter alimentos de alta qualidade, seguros e de valor nutritivo, com uma vida de prateleira maior do que se o alimento fosse deixado em condições ambientes. Desse modo, os alimentos passam a estar disponíveis fora de temporada e em regiões do mundo onde não são nativos, ampliando as opções do consumidor. Alguns processos de conservação mantêm o alimento em seu estado natural. Outros processos transformam o alimento em um produto diferente, que pode ser desejável em si, como a desidratação de uvas para a produção de uva passa. Ambas as formas possuem usos distintos, e não há a pretensão de que uvas passas possam ser reidratadas para produzir uvas.

9.4.1 Tratamento térmico

Temperaturas elevadas são empregadas para destruir as atividades enzimática e microbiana que poderiam, de outro modo, causar mudanças organolépticas no alimento ou intoxicação. Uma vez alcançada uma temperatura crítica, a taxa de destruição tanto das enzimas quanto dos micro-organismos é exponencial, gerando um aumento na taxa de destruição conforme a elevação da temperatura. Da mesma forma que os alimentos se apresentam microbiologicamente seguros, o tratamento à alta temperatura pode causar alterações de qualidade nos alimentos conforme eles são preparados.

O mais importante para os fabricantes de alimentos é a segurança de seus produtos e, no caso de enlatados, a maior preocupação é a presença do *Clostridium botulinum* nos alimentos, organismo formador de esporos que oferece o maior perigo. Ainda que a esterilização térmica tenha se originado com Tyndall e Appert no século XIX, grande parte da teoria utilizada hoje foi desenvolvida durante o século XX.

O *Clostridium botulinum* não produz sua toxina em pH abaixo de 4,5 e, consequentemente, produtos de alta acidez ($pH < 4{,}5$) não precisam de um tratamento térmico severo. A seção a seguir examina os fundamentos do processamento térmico de alimentos pouco ácidos (i. e., com $pH > 4{,}5$).

Como a destruição dos micro-organismos (incluindo seus esporos) é exponencial em determinada temperatura, gráficos de log (base 10) do número de sobreviventes em relação ao tempo produzem uma linha reta (Fig. 9.32). O tempo levado para se passar por um ciclo logarítmico é indicado como *tempo de redução decimal* (ou valor *D*). Efetivamente, a população de micro-organismos é reduzida em 90%; por exemplo, ela pode cair de 10^6 para 10^5, o que representa um ciclo logarítmico. Existe um dilema sobre a destruição exponencial nunca chegar a zero, sugerindo que pode haver esporos sobreviventes que poderiam causar envenenamento. A solução para esse problema é o conceito 12D. Considere o pior cenário possível – uma lata cheia de esporos sólidos de *Clostridium botulinum;* em tal situação, temos cerca de 10^{12} esporos por grama. Nesse caso, submeter o alimento a um processo de aquecimento que alcance 12 reduções decimais deveria destruir todos os esporos de *Clostridium botulinum* em um grama, no pior caso possível. A maior parte da teoria para enlatados foi desenvolvida antes da introdução do sistema de unidades SI, e utilizava uma temperatura de referência de 212°C (as unidades de tempo utilizadas eram minutos). Essas condições permaneceram no uso geral, apesar da estranha temperatura de 121°C ser utilizada como temperatura de referência após a conversão. Nessa temperatura, o valor D para o *Clostridium botulinum* é 0,21 minuto; logo o conceito de 12D equivale a 2,52 minutos (que é normalmente arredondado para 3). Com efeito, se pudermos manter o alimento por 3 minutos a 121°C, devemos ter um produto comercialmente estéril.

Como demonstrado na Seção 9.2.4, as latas levam tempo para alcançar temperaturas como 121°C; apesar disso, sabemos que ocorre a destruição de esporos em temperaturas abaixo deste valor. Para

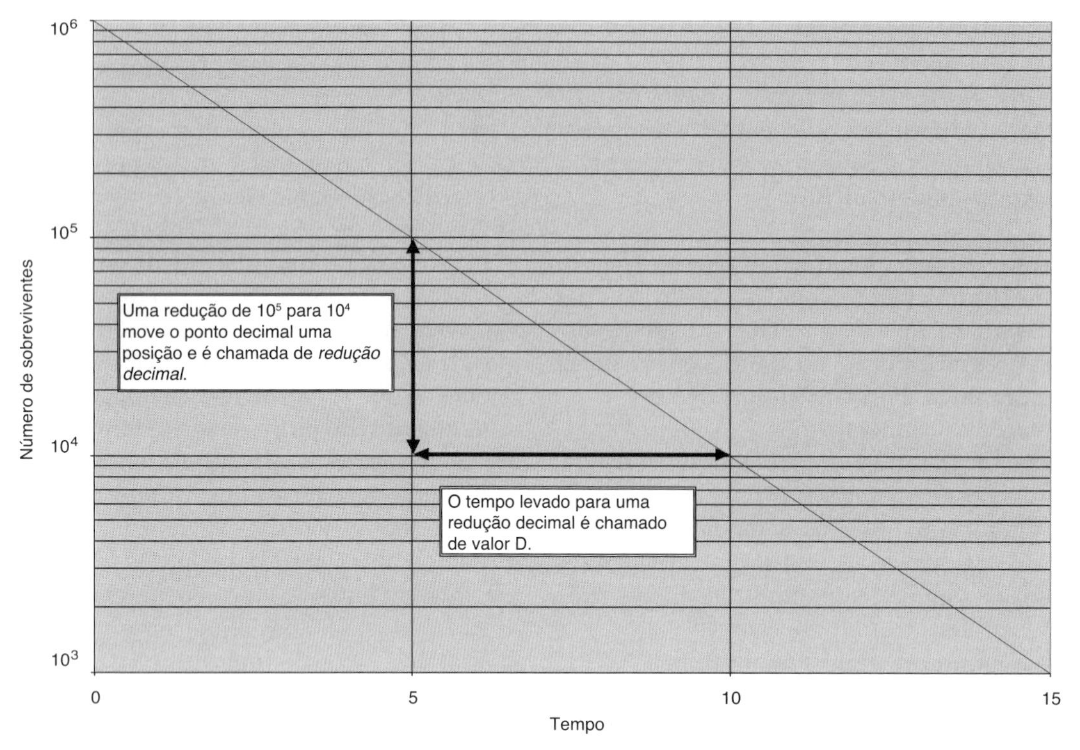

Figura 9.32 Destruição de um micro-organismo em uma temperatura constante.

que possamos calcular a integral da destruição em outras temperaturas e ainda utilizar o conceito 12D, podemos examinar a relação entre os valores *D* em várias temperaturas. Sabemos que os valores *D* mudam exponencialmente com a temperatura e que o gráfico de log (base 10) dos valores *D* em relação à temperatura produz uma linha reta. A faixa de temperatura que alcança uma redução de 10 vezes em valores *D* é chamada de valor z. Acontece que essa faixa de temperatura para o *Clostridium botulinum* é 10°C. Com essa informação podemos representar, de fato, a destruição em qualquer temperatura em termos de destruição equivalente na temperatura de referência:

$$\frac{D_\theta}{D_{121}} = Letalidade = 10^{\frac{(\theta - 121)}{10}} \qquad (9.36)$$

Esse coeficiente de valores *D* em uma determinada temperatura, comparada à temperatura de referência, é também chamada de *Letalidade* e pode ser considerada como a destruição equivalente em minutos a 121°C, alcançada em 1 minuto na temperatura em questão. Podemos somar todas as letalidades para obtermos um tempo equivalente a 121°C; essa soma das letalidades é chamada de valor F_0 e como desejamos 12 reduções decimais nessa temperatura, um valor F_0 de 3 deve proporcionar um alimento seguro, no que se refere ao *Clostridium botulinum.*

9.4.1.1 Branqueamento

O branqueamento envolve uma breve exposição do alimento à água quente (ou vapor). O branqueamento reduz a carga microbiana, mas os propósitos principais do branqueamento são a destruição das enzimas que poderiam resultar na deterioração e a remoção de gás do material, já que gases como o oxigênio podem provocar reações químicas durante a armazenagem.

9.4.1.2 Pasteurização e HTST

Desenvolvida para prevenir a propagação do bacilo da tuberculose no leite, esse tratamento de calor moderado é usado atualmente em vários produtos alimentícios líquidos por eliminar uma grande variedade de células somáticas microbianas.

A pasteurização é conseguida aquecendo-se o alimento a 63°C por 30 minutos. O alimento passa através de trocadores de calor para elevar a sua temperatura e, então, segue para um tubo de retenção com temperatura controlada, cujo volume é tal que o alimento permanece lá por 30 minutos. Após completar o tempo de retenção, o alimento é conduzido para um trocador de recuperação de temperatura (o calor cedido pelo líquido quente serve para aquecer a corrente de alimentação) e é consequentemente resfriado. A temperatura na saída do tubo de retenção é monitorada e, se estiver abaixo de 63°C, o produto é automaticamente desviado para outra linha, já que não atendeu aos critérios de pasteurização.

A teoria da destruição microbiana (Seção 9.4.1) relaciona a taxa de destruição microbiana a temperaturas diferentes, e as condições para pasteurização podem ser alcançadas por um processo com alta temperatura em curto tempo (HTST), que utiliza uma temperatura de 72°C por 15 segundos.

Da mesma forma que os micro-organismos são eliminados pela pasteurização, certas enzimas presentes no alimento também são destruídas. Isso levou ao desenvolvimento de testes para a verificação da pasteurização adequada dos produtos. No caso do leite, a enzima fosfatase alcalina é destruída em condições similares às existentes na pasteurização; logo, a avaliação de sua presença (ou não) fornece uma indicação do sucesso (ou fracasso) do processo. A α-amilase é usada da mesma forma no ovo líquido.

Durante o aquecimento de alimentos líquidos, várias mudanças na qualidade podem ocorrer, como o surgimento de sabores de alimento cozido e reações de escurecimento. Como no caso dos micro-organismos e das enzimas, essas mudanças na qualidade dependem do binômio tempo e temperatura. Assim, como os valores D e z podem ser deduzidos para os micro-organismos, eles também podem ser determinados para as taxas de mudança na qualidade, o que nos dá uma ideia do quão *cozido* o alimento está. O valor z para mudanças na qualidade é maior do que os valores para micro-organismos, e a realização da pasteurização em temperaturas maiores por tempos mais curtos geralmente resulta em um produto de melhor qualidade do que em temperaturas baixas por longos intervalos de tempo.

9.4.1.3 Enlatados

O Capítulo 11 considera a natureza e o envasamento em uma variedade de latas, garrafas e bolsas flexíveis usadas para a conservação térmica dos alimentos. Após o envasamento e a vedação, as latas são esterilizadas por aquecimento em uma autoclave nas temperaturas e pelos tempos conhecidos para a esterilização comercial. Existem vários tipos de autoclaves disponíveis para a produção de alimentos envasados:

- autoclaves industriais são essencialmente recipientes pressurizados cilíndricos que podem ser preenchidos com vapor. Uma opção eficiente em relação ao espaço é a *autoclave vertical*, em que o cilindro fica em pé sobre uma extremidade, e a parte superior é aberta para a colocação dos engradados com as embalagens dos alimentos inseridas no cilindro. A autoclave é então fechada e o processo de aquecimento é iniciado.
  A *autoclave horizontal* se apoia sobre uma de suas laterais com a abertura na extremidade, os engradados são preenchidos com as embalagens de alimentos e colocados na autoclave pelo uso de empilhadeiras ou sistemas de esteira. A vantagem das autoclaves industriais horizontais é que elas podem ser projetadas para girar os engradados durante o aquecimento. Conforme o engradado gira, as latas viram de ponta-cabeça e o espaço superior em cada lata é deslocado pelo alimento líquido mais denso. Efetivamente, a lata é agitada durante o aquecimento, o que resulta em uma convecção forçada e em um aquecimento mais rápido do que aquele obtido por condução;

- autoclaves contínuas exigem um sistema de escotilha para a transferência contínua das latas das condições atmosféricas para o ambiente de vapor a alta pressão, usado para processá-las. Uma segunda escotilha é necessária para permitir que as latas saiam após o processamento. Uma boa solução que permite essa operação contínua é a autoclave hidrostática (Fig. 9.33). Ela consiste em uma torre com três câmaras interligadas. A base da torre é preenchida com água e é injetado vapor na câmara central, forçando a água para as duas colunas laterais externas. Um sistema de esteiras carrega as latas através da coluna de aquecimento para dentro da câmara de vapor e então para fora da autoclave, passando pela coluna de resfriamento.

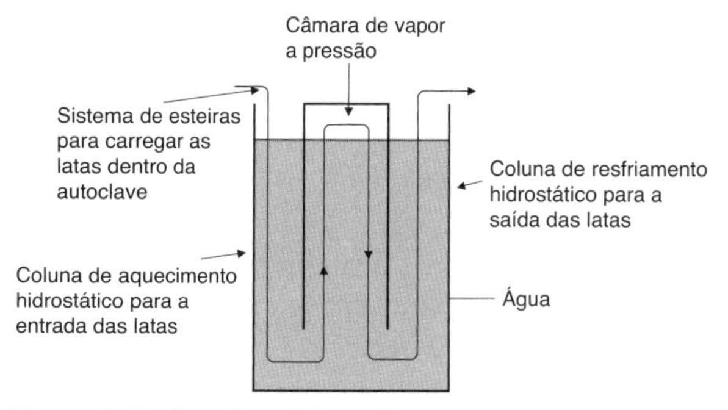

Figura 9.33 Autoclave hidrostática.

9.4.2 Aditivos alimentares

Aditivos alimentares são abordados nos Capítulos 2 e 16 deste livro. Sob a perspectiva da conservação de alimentos, a principal preocupação é com agentes antimicrobianos, que previnem o crescimento dos micro-organismos nos alimentos, e com antioxidantes, que previnem a deterioração das gorduras e óleos. Dito isso, qualquer aditivo que evite a deterioração de um modo ou de outro irá conservar a qualidade do produto e, nesse aspecto, estabilizantes, agentes antiaglomerantes e de barreiras de vapor podem ser todos considerados como aditivos que conservam os alimentos.

9.4.3 Controle da atividade de água

O controle da atividade de água pode ser conseguido de duas formas: aumentando a concentração do soluto ou através da remoção física da água, pela evaporação ou sublimação.

9.4.3.1 Conservação por soluto

Solutos usados para a conservação de alimentos devem ser solúveis em água e seguros para o consumo. Os solutos mais comuns utilizados na preservação dos alimentos são a sacarose e o cloreto de sódio, apesar de outros sais serem incluídos, como o nitrito de sódio e o tripolifosfato de sódio, cada um com sua contribuição funcional específica para o produto. Geralmente são utilizadas soluções concentradas ou saturadas, embora em algumas situações o alimento seja colocado em contato direto com o soluto seco, quando a água da superfície causa alguma dissolução e uma solução saturada se forma rapidamente na superfície. O gradiente de concentração que se desenvolve entre o alimento e a solução resulta em dois fenômenos simultâneos:

- desidratação osmótica, pela qual a água nos tecidos celulares é drenada do alimento para a solução que o circunda. Essa perda de água causa a desidratação dos tecidos. Conforme a água é drenada, as substâncias solúveis como açúcares, sais, ácidos orgânicos de cadeia curta e pigmentos solúveis em água também são drenadas. Essas substâncias solúveis acabam na solução circundante, que pode – com o passar do tempo – perder a coloração e apodrecer;
- difusão de sais a partir do meio circundante para o centro do alimento. Desse modo, a concentração do soluto dentro dos tecidos aumenta e, conforme o soluto se associa à água, a atividade de água é diminuída.

Vários produtos tradicionais são fabricados pela conservação por soluto, como presuntos e bacon. No caso da cura pelo método de Wiltshire, sais secos são esfregados na superfície e deixados para difundir durante um período de tempo. Como uma solução saturada de cloreto de sódio tem uma concentração de cerca de 20%, pode-se perceber que esse é, na verdade, um processo bastante dispendioso. A velocidade da difusão de solutos é explicada pela lei de Fick. Ao lidar com itens grandes de alimento como uma peça de carne, o tempo necessário para o sal penetrar e chegar ao centro do alimento pode ser considerável. Alguns métodos modernos de conservação por soluto resolvem esse problema injetando soluções de salmoura, através de um grupo de pequenas agulhas, no centro do material que precisa ser conservado. Assim, o tempo necessário para se conseguir uma concentração homogênea de sal é bastante reduzido.

A conservação por soluto pode ser usada como uma etapa anterior à remoção da água pela secagem. Por exemplo, na produção de peixe seco, os peixes são primeiro eviscerados e então mergulhados em uma solução de salmoura antes de serem propriamente secos.

9.4.3.2 Secagem

A secagem é a remoção física da água. A aplicação controlada do calor pode ser usada para secar alimentos sob pressão atmosférica através da evaporação ou sob pressão reduzida (abaixo do ponto triplo da água) pela sublimação. Tradicionalmente, os alimentos eram secos como uma forma de conservação; mais recentemente foram produzidos alimentos de conveniência que podem ser reidratados para sua forma original. Falando de modo geral, quando líquidos ou pastas são secos, isso é feito por conveniência, por exemplo, produtos como café ou leite desidratados e purê de batata instantâneo. Por outro lado, alimentos sólidos são geralmente secos como uma forma de conservação. Ainda que essa distinção seja bem arbitrária, a tecnologia usada para secar alimentos sólidos e líquidos tende a diferir. No entanto, dois princípios importantes são aplicados em ambos os casos: secagem a ar e liofilização. Alguns alimentos também são secos por contato direto com uma superfície aquecida, apesar de essa técnica ser cada vez menos comum, já que a qualidade do produto é variável.

Secagem a ar

Para que a água de uma partícula sólida de alimento ou de uma gotícula de alimento líquido seja perdida, ela deve evaporar da superfície e a água no interior da partícula deve subir para a superfície para evaporar em seguida. Como mencionado na Seção 9.2, existe uma camada-limite circundando o alimento que age para inibir tanto a transferência de calor quanto de massa. A quebra dessa camada-limite, com a criação de um fluxo de ar turbulento, auxilia na perda de água da superfície para o ar. Quando os alimentos são secos pelo contato com ar quente, eles tendem a passar por uma taxa inicial constante de perda de água de suas superfícies, conforme a água livre na superfície evapora (Fig. 9.34). Essa fase do processo de secagem é chamada de período de secagem à taxa constante, e a taxa real e sua duração dependem de fatores como a taxa do fluxo de ar da secadora, o teor de umidade, a temperatura do ar e o tamanho das partículas do alimento. Uma vez removida a água da superfície, o chamado *teor crítico de umidade*, a taxa de evaporação é regida pela velocidade com a qual a água pode se difundir do centro do alimento para sua superfície. Essa taxa de difusão é normalmente mais lenta do que a evaporação durante o período à taxa constante; na verdade, qualquer água que alcance a superfície é evaporada rapidamente. A força que impulsiona a difusão da água do centro para a superfície é governada pelo seu gradiente de concentração, mas conforme o alimento vai se tornando mais seco, o gradiente de concentração diminui; assim, quando a velocidade da secagem é controlada pela facilidade da difusão da água do centro do alimento para sua superfície, a taxa de desidratação cai gradualmente e esse último período é frequentemente referido como o período de taxa decrescente.

A curva de saturação na Figura 9.35 mostra a relação entre a quantidade de água que o ar irá manter em várias temperaturas (com a umidade específica sendo a massa de água que uma unidade de massa de ar mantém). Em qualquer temperatura específica, a curva de umidade de 50% é metade da curva de saturação. Para que o ar mantenha a água, ele não pode estar saturado. Conforme o ar é aquecido, sua capacidade de reter a água aumenta e, desse modo, o ar saturado a 40°C (Fig. 9.35, ponto A) pode ser usado para secar alimentos se for aquecido primeiramente (Fig. 9.35, ponto B). Se ar quente ainda não saturado estiver em contato com a superfície de um alimento, seu calor faz com que uma parte da água se evapore e, conforme essa água é absorvida, a temperatura do ar cai. Se houver bastante água na superfície, como ocorre durante o período de secagem à taxa constante, o ar continuará a absorver a umidade e a perder calor até estar saturado (Fig. 9.35, ponto C). A temperatura do alimento quando o ar estiver saturado será a temperatura de bulbo

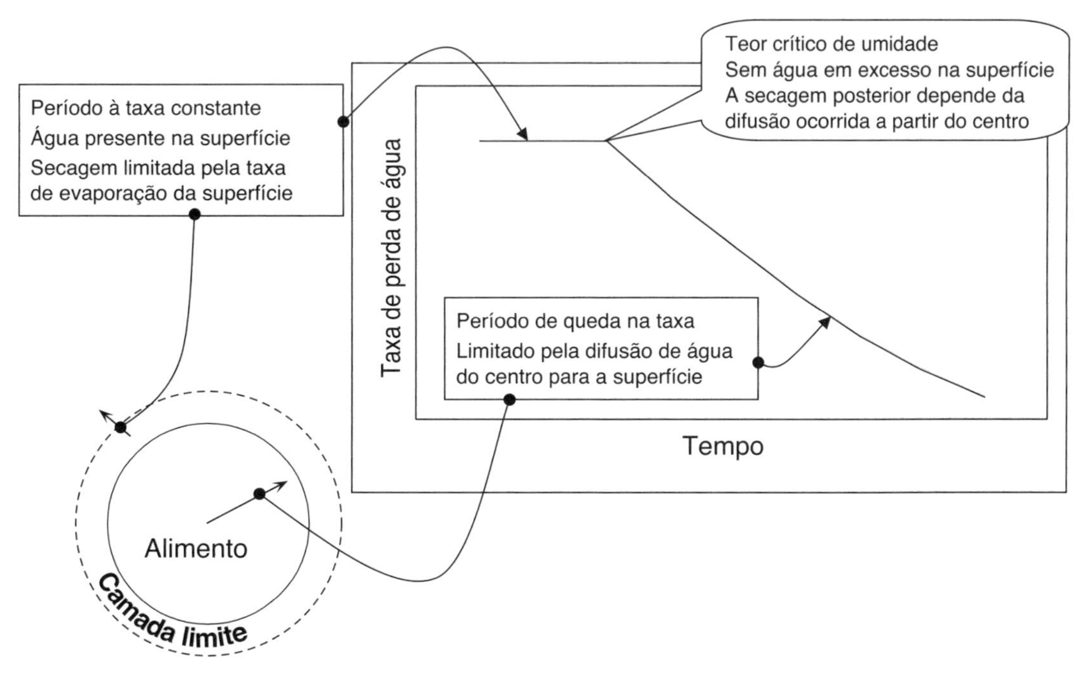

Figura 9.34 Taxa de migração da água nos alimentos durante a secagem.

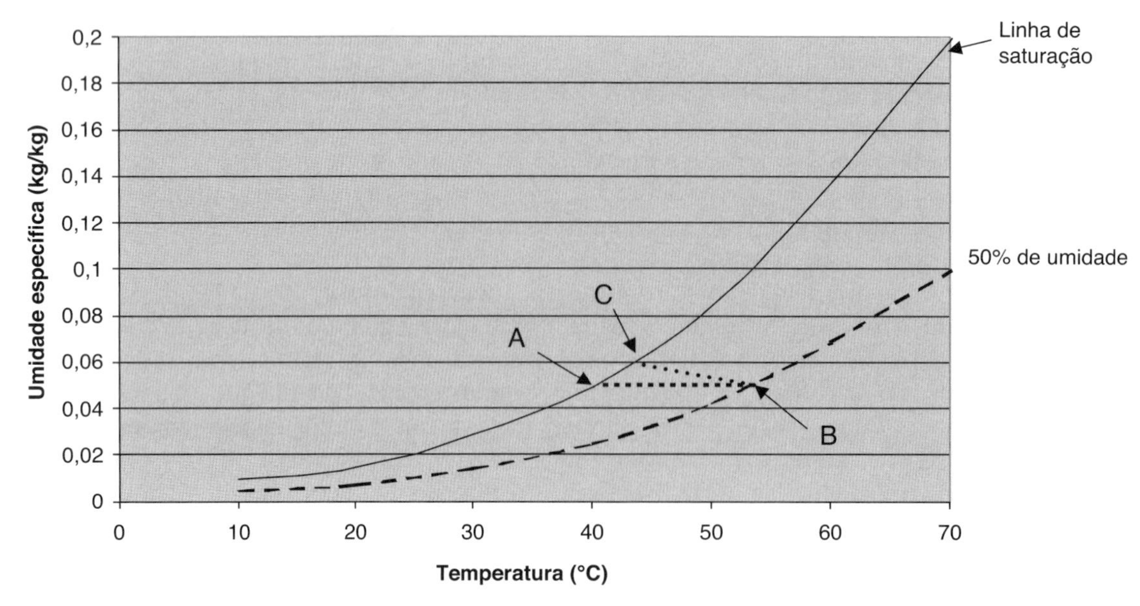

Figura 9.35 A capacidade do ar de manter a água em várias temperaturas (ver legendas no texto).

úmido do ar. Uma vez que o alimento tenha entrado no período de taxa decrescente, já não há água suficiente na superfície do alimento para saturar o ar, e a temperatura da superfície do alimento começa a subir, com as subsequentes mudanças na qualidade, como o desenvolvimento de reações de escurecimento e o encolhimento. A Figura 9.35 é, na verdade, uma tabela psicrométrica simplificada. Tais tabelas podem ser usadas para prever a quantidade necessária de ar para secar os alimentos até um certo teor de umidade.

Técnicas de secagem tradicionais como a secagem ao sol ou a defumação são variantes da secagem a ar. Os alimentos frequentemente recebem um banho preliminar em uma solução de soluto. Eles são então aquecidos sob a luz direta do sol ou pela fumaça quente resultante da queima lenta de serragem e a água presente é carregada pela brisa ou pela fumaça que circula próximo ao fogo. Para que a secagem ocorra, o ar ou a fumaça que circunda o alimento não podem estar saturados, e deve haver alguma circulação do ar/da fumaça ao redor do alimento. Em geral esses processos são relativamente lentos e de difícil controle.

Secadores mecânicos utilizam ventiladores para gerar uma corrente de ar que é aquecida antes de passar pelo alimento, conseguindo-se assim um ambiente controlado no qual o alimento é seco. As diferenças entre os vários tipos de secadores mecânicos dependem da orientação do fluxo de ar em relação ao alimento.

- Secadores de leito fluidizado utilizam um fluxo de ar de alta velocidade, dirigido de baixo para cima do alimento. Esses secadores são usados para alimentos pequenos de cerca de 10 mm de diâmetro. As partículas do alimento permanecem suspensas no ar, formando um leito de cerca de 100 mm de profundidade que se comporta como um fluido. A alta velocidade do ar causa um forte grau de turbulência que anula a camada limite, gerando níveis altos de transferência de calor e massa na superfície.
- Secadores tipo túnel utilizam carrinhos ou esteiras que carregam o alimento através de um túnel com o ar soprando no plano horizontal. O fluxo de ar pode estar na mesma direção do alimento (fluxo paralelo), caso em que o alimento mais úmido fica próximo do ar mais seco, resultando em taxas de secagem muito altas no início do túnel. No entanto, o ar se torna saturado rapidamente, perdendo sua capacidade de secagem, e os alimentos raramente atingem níveis baixos de umidade.

Por outro lado, o fluxo de ar pode estar na direção oposta do movimento do alimento no túnel (contra a corrente). Apesar da taxa de secagem inicial ser menor do que no caso do fluxo paralelo, o ar quente fica próximo do alimento mais seco. A secagem frequentemente entra no período de taxa decrescente, e a temperatura da superfície do alimento tem grandes chances de exceder a temperatura de bulbo úmido, já que a umidade no alimento é reduzida. Reações de escurecimento têm grandes chances de ocorrer conforme a atividade de água atinge a faixa de 0,8 a 0,6, uma faixa conhecida como ideal para tais reações.

Existem secadores híbridos nos quais os alimentos inicialmente passam por uma seção paralela, alcançando taxas iniciais de secagem rápidas, antes de passarem por uma seção com o ar contra a corrente, na qual níveis bem baixos de umidade podem ser conseguidos.

- Secadores por aspersão utilizam ar quente para secar alimentos líquidos e em pasta. Uma atomização fina do alimento é produzida e pulverizada na parte superior de uma câmara alta com ar quente soprado dentro dela. Conforme as gotículas caem passando pelo ar quente, a água da superfície da gotícula evapora. Como as gotículas são pequenas, há pouca distância para a água no centro viajar antes de alcançar a superfície. Quando operado corretamente, as gotas atomizadas são transformadas em pó no momento em que alcançam a saída do secador.

Dispositivos de formação de partículas atomizadas podem consistir tanto em um bocal de pulverização que produz um *spray* muito fino, mas que tende a entupir, quanto de um atomizador centrífugo, que não entope, mas produz um *spray* mais grosso. O ar pode ser soprado através da câmara de secagem ou sugado por pressão negativa. A configuração do fluxo dos secadores varia. É necessário um dispositivo de separação para remover as partículas sólidas do ar suspenso ao final da secagem; geralmente separadores do tipo ciclone são utilizados, apesar de materiais muito finos serem perdidos e precisarem ser removidos por filtros. Ainda que a temperatura do ar possa alcançar cerca de 250°C, o tempo de contato do alimento com o ar é muito curto e ocorre relativamente pouco dano às proteínas. No entanto, a água não é o único componente a vaporizar nessas condições e componentes de voláteis de sabor também podem ser perdidos.

Liofilização

Na liofilização a água é congelada e então sublimada por aquecimento controlado abaixo do ponto triplo (640 Pa e 0,01°C). A etapa de congelamento geralmente é realizada em congeladores separados. Ainda que o alimento fique totalmente sólido em sua temperatura eutética, ele é normalmente resfriado bem abaixo disso antes de ser transferido para o liofilizador. Uma vez no liofilizador, é gerado um vácuo de modo que a pressão sobre o alimento seja menor que o ponto triplo. Manter um ambiente a baixa pressão é de elevado custo e normalmente nenhuma tentativa de se alcançar o vácuo absoluto é feita; em vez disso, o liofilizador opera a cerca de 500 Pa e a temperatura no alimento é elevada gradualmente. O aquecimento ocorre por condução através de uma placa de aquecimento sobre a qual são colocadas as bandejas com alimento. Conforme o calor alcança a água congelada, ocorre uma sublimação gradual.

Diferentemente da secagem a ar, em que a perda de água ocorre a partir da superfície do alimento, na liofilização conforme a água sublima, ela deixa uma estrutura porosa, como uma esponja, e continua agindo a partir da água congelada ainda mais no centro do alimento. Isso gera o problema óbvio de como o calor consegue alcançar a camada congelada através de uma estrutura porosa no vácuo, e a resposta é: "lentamente". Quando a maior parte da água for perdida, a pressão poderá ser reduzida ainda mais para a eliminação dos últimos traços de água. Outro problema com os liofilizadores é que conforme o vapor de água é produzido pela sublimação, ele preenche o vácuo, aumentando a pressão. Em vez de aumentar o uso da bomba de vácuo, o vapor pode ser removido por um condensador. No entanto, como a pressão está abaixo do ponto triplo, a condensação ocorrerá de vapor para sólido e a temperatura do condensador precisará estar abaixo de 0,01°C.

A liofilização normalmente é feita por lotes, apesar de existirem sistemas contínuos com escotilhas sofisticadas que permitem a entrada da matéria-prima e a saída do produto sem perda significativa do vácuo.

Alimentos liofilizados costumam apresentar uma qualidade melhor do que os produzidos pela secagem a ar. Isso porque a temperatura do alimento durante o aquecimento é muito menor. Adicionalmente, a amostra do alimento não passa por uma desidratação gradual, resultando em um período de tempo no qual a a_h é de cerca de 0,6-0,8 (condições ideais para reações de escurecimento); em vez disso, as partes do alimento ficam ou totalmente hidratadas (ainda que congeladas) ou desidratadas, pois a frente de sublimação se move gradualmente através do alimento. Além disso, a baixa temperatura significa que os componentes voláteis não tendem a se perder durante a secagem.

Secagem por contato com uma superfície aquecida

Existe uma variedade de projetos de secadores rotativos. Essencialmente, todos consistem em um tambor de metal giratório, aquecido pela parte interna por vapor. Um alimento em pasta é colocado em contato com a superfície (alguns projetos mergulham uma parte do tambor em um tanque, outros gotejam e espalham o líquido). A pasta seca na superfície conforme o tambor gira e o alimento seco é removido por um raspador acionado por mola.

Secadores de tambor são difíceis de controlar e, portanto, usados apenas com alimentos que podem suportar exposição a altas temperaturas, como o amido.

9.4.4 Conservação a baixa temperatura

Baixar a temperatura de um alimento reduz as taxas de atividade enzimática, química e microbiana. Frequentemente os alimentos são branqueados antes de resfriados para reduzir a atividade enzimática que pode ser retardada, mas não extinta. A mudança no estado que ocorre durante o congelamento e posterior descongelamento pode causar danos à estrutura do alimento com efeitos que repercutem na textura do mesmo quando consumido. A armazenagem em condições abaixo das ambientes, especialmente quando combinada com outras técnicas de conservação (como atmosfera controlada ou conservantes), pode gerar produtos de excelente qualidade.

9.4.4.1 Congelamento

Para apreciar as mudanças que ocorrem durante o congelamento, precisamos entender o processo de formação dos cristais de gelo e os fatores que o influenciam. Cristais de gelo podem tanto surgir em regiões heterogêneas existentes dentro do alimento, quanto se formarem por meio de nucleação homogênea. Em água pura sem a presença de partículas suspensas, a tensão superficial age como uma força de resistência à formação de cristais de gelo. A equação de Laplace (ver Cap. 8) mostra como cristais de gelo muito pequenos têm uma pressão enorme exercida sobre eles, tanto que para a formação de novos cristais de gelo uma energia de ativação deve ser superada. Na prática, isso é conseguido quando o líquido é super-resfriado – ele permanece líquido abaixo do ponto de congelamento de equilíbrio e então se solidifica rapidamente (voltando ao ponto de congelamento). A energia de ativação vem do aumento espontâneo de temperatura até o ponto de congelamento. Se isso é conseguido, então pequenos cristais de gelo se formam dentro do líquido.

A nucleação homogênea depende de um alto grau de super-resfriamento e isso exige taxas de resfriamento muito rápidas. O resfriamento rápido é conseguido por uma grande diferença de temperatura entre o alimento e o meio de congelamento. Se apenas um super-resfriamento limitado for alcançado, o congelamento ainda ocorrerá; no entanto, os cristais de gelo se formarão nas regiões heterogêneas existentes, como componentes de células (retículo endoplasmático, parede celular, mitocôndria etc.). Como esses componentes não se espalham por igual no alimento, os cristais ficam mais isolados uns dos outros.

Em ambos os casos, o congelamento progride com a formação de cristais, onde mais gelo é formado pelo depósito de água sólida sobre os cristais existentes. Obviamente, no caso de nucleação homogênea, os núcleos são numerosos e se espalham pelos tecidos de modo que o crescimento posterior dos cristais também ocorre por todos os tecidos, enquanto no caso do super-resfriamento limitado a quantidade de núcleos é menos numerosa e formam-se menos cristais de tamanho maior. Quando cristais grandes se desenvolvem, eles tendem a destruir os tecidos nos quais crescem, rompendo as delicadas paredes celulares. Além disso, conforme os cristais isolados crescem, eles arrastam a água dos tecidos ao redor causando desidratação. Quando esses alimentos descongelam, os tecidos desidratados não reidratam, a água derretida dos cristais de gelo maiores se perde por *precipitação* e a textura do alimento é geralmente inferior a de produtos congelados similares com um grau maior de super-resfriamento.

Durante os estágios iniciais do congelamento, a superfície congela e a perda de calor subsequente ocorre através de uma camada congelada na superfície. Como o calor latente do congelamento da água é relativamente alto, o tempo levado para os alimentos congelarem pode ser prolongado. Fatores que influenciam o tempo de congelamento incluem o calor latente real λ ($J.kg^{-1}$) dos componentes do alimento, sua densidade, tamanho e formato, bem como o fato de ele ser inversamente proporcional à diferença de temperatura entre o alimento e o meio de congelamento, a condutividade térmica do alimento congelado e o coeficiente de transferência de calor da superfície.

Foram feitas várias tentativas para se conseguir um modelo de tempo de congelamento, e um exemplo de equação preditiva foi desenvolvido por Plank pressupondo que:

- o alimento está em seu ponto de congelamento mas não está congelado (i. e., apenas a perda de calor latente é considerada);
- o alimento congela sob condições estáveis (i. e., a diferença de temperatura durante o congelamento permanece constante);
- existe apenas uma temperatura de congelamento e o alimento possui um formato definido (p. ex., uma esfera).

Na equação de Plank, o tempo de congelamento t (s) é calculado como segue:

$$t = \frac{\lambda\rho}{\Delta\theta}\left(\frac{0{,}167x}{h} + \frac{0{,}042x^2}{k}\right) \quad (9.37)$$

Onde:

$\Delta\theta$ é a diferença de temperatura entre o ponto de congelamento do alimento e o meio de congelamento.

As constantes 0,167 e 0,042 são específicas para o formato de uma esfera; outros formatos para os quais existem constantes são um cilindro infinito e uma placa infinita.

Ainda que tais equações preditivas forneçam uma estimativa do tempo de congelamento, elas são limitadas pela validade de seus pressupostos. No caso da equação de Plank, os alimentos raramente entram em congeladores em seu ponto de congelamento e, ainda que o calor específico dos alimentos seja geralmente pequeno comparado ao calor latente, na prática isso resulta em um valor subestimado. Um problema maior é a ideia de haver apenas um ponto de congelamento, pois ainda que materiais puros tenham relações de temperatura e pressão definidas, quando os solutos estão presentes, o ponto de congelamento diminui; além disso, a composição da mistura muda conforme a água congela para fora da solução, deixando as soluções mais concentradas e com pontos de congelamento ainda menores.

Tecnologia de congelamento

A refrigeração será discutida em profundidade no Capítulo 10 deste livro, logo, esta introdução rápida é para contextualizar os termos utilizados. Quando uma substância evapora, ocorre uma absorção de calor da vizinhança. Esses materiais são chamados de *fluidos refrigerantes primários*, e no caso da refrigeração estão normalmente contidos dentro de um sistema vedado, onde podem ser recomprimidos em líquido. A superfície do equipamento onde ocorre a evaporação fica fria conforme o calor é removido do ambiente ao redor. Os alimentos são resfriados ao serem deixados em contato direto com essa superfície, ou passando outro material, como o ar, pela superfície fria e levando-o até o alimento – esses materiais são chamados de *fluidos refrigerantes secundários*. Os alimentos podem ser congelados das seguintes formas:

- no caso de congeladores de placas, o alimento é separado do fluido refrigerante primário por uma placa de metal plana, e o calor é perdido pelo alimento através da uma placa condutora de calor para o fluido refrigerante. Conforme o alimento é posicionado entre essas placas há um bom contato e muito pouca resistência à transferência de calor. Congeladores de placas são muito eficientes em relação ao espaço e podem ser usados para congelar peixes em blocos dentro de navios; assim como para congelar alimentos já embalados. Obviamente, a geometria das placas é uma limitação aos tipos de alimentos que podem ser congelados;
- congeladores de leito fluidizado sopram ar frio verticalmente de baixo para cima através de um leito fino de alimento. As partículas do alimento devem ser menores que 15 mm para se tornarem fluidizadas. A alta velocidade do ar anula a camada limite; isso e o tamanho relativamente pequeno das partículas levam ao congelamento rápido;
- o congelamento rápido utiliza ar frio soprado dentro de uma câmara fria que contém o alimento. O alimento não é limitado pelo formato ou tamanho, apesar deles interferirem no tempo de congelamento. A exposição prolongada a um vento de ar frio pode causar a desidratação da superfície, chamada de queimadura de congelamento. Isso pode ser minimizado pela adição de uma pequena quantidade de água na superfície do alimento, na forma de uma película de gelo;
- o congelamento criogênico envolve deixar o alimento em contato direto com um material que absorva o calor enquanto muda de estado. Por exemplo, nitrogênio líquido pode ser pulverizado sobre o alimento conforme passa por um túnel. A temperatura extremamente baixa do nitrogênio líquido garante uma taxa de congelamento rápida, resultando em pouco dano ao alimento congelado e em uma qualidade excelente do alimento após o descongelamento. É

claro que tais processos têm um custo alto e, consequentemente, só podem ser usados para congelar produtos de elevado valor.

9.4.4.2 Temperaturas subambientes

A distribuição refrigerada estende a vida de prateleira de alimentos frescos sem mudar as propriedades aparentes dos produtos. As temperaturas baixas retardam, mas não impedem a deterioração microbiana e enzimática. A armazenagem refrigerada geralmente é combinada com a embalagem com atmosfera modificada (ver Cap. 11).

Ainda que o armazenamento refrigerado seja eficaz para a distribuição de produtos frescos, deve-se observar que nem todos os alimentos são adequados ao processo, e algumas frutas tropicais, como o abacate, sofrem danos enzimáticos devido ao frio.

9.4.4.3 Tecnologia de obstáculos

Sabe-se que algumas das técnicas de conservação mencionadas neste capítulo podem ser prejudiciais à qualidade do alimento. Processos severos tanto destroem micro-organismos quanto reduzem a excelência sensorial. A tecnologia de obstáculos é a aplicação sinergética de várias técnicas de conservação menos letais. Isso pode incluir um tratamento de calor moderado, seguido pelo armazenamento refrigerado em uma embalagem com atmosfera modificada que também contém níveis baixos de conservante alimentício.

9.4.5 Irradiação

A irradiação é potencialmente uma forma valiosa de conservação de alimentos, no entanto, seu uso é prejudicado pela percepção pública, mal-entendidos e por alguns bem divulgados abusos da tecnologia.

A profundidade da penetração das partículas e dos raios a partir do decaimento radioativo resulta em apenas duas entidades de uso prático:

- partículas β (elétrons) podem ser usadas para esterilizar películas finas de embalagem, mas não alcançam qualquer penetração significativa nos alimentos.
- raios γ normalmente gerados a partir do decaimento de ^{60}Co podem ser usados para expor os alimentos à esterilização. A fonte de cobalto é alojada em um compartimento especialmente construído em formato labiríntico para evitar que os raios (que viajam em linha reta) escapem. Uma esteira de transporte passa em frente da fonte levando o alimento embalado. Como é praticamente impossível distinguir os alimentos processados dos não processados, é necessário separar a porção processada na planta de irradiação da seção de matérias-primas.

Anteriormente vista como panaceia na conservação de alimentos, na prática, a irradiação não é adequada para alimentos gordurosos, já que causa a radiólise, que gera rancidez. Outro problema é o efeito que ela tem sobre muitos materiais da embalagem – causando escurecimento e opacidade. O alto custo do processo obviamente é adicionado ao preço do produto, o que limita seu uso em itens de valor relativamente alto.

9.5 Fluxogramas e processos dos alimentos

Os objetivos e finalidades principais do processamento de alimentos moderno são:

- produzir alimentos que permaneçam saudáveis por um período de tempo satisfatório (vida de prateleira);
- aumentar a variedade de alimentos na dieta e torná-los convenientes ao consumidor;
- manter consistência na qualidade dos alimentos (qualidade sensorial e nutricional);
- desenvolver métodos/técnicas que possam facilitar várias etapas da fabricação;
- aumentar a economia de tempo e a lucratividade dos fabricantes.

Alcançar esses objetivos exige um grande cuidado em cada aspecto dos procedimentos de fabricação, do manuseio da matéria-prima à embalagem e distribuição.

Ao desenvolver novos produtos, tecnólogos de alimentos precisam investigar várias formulações e opções de ingredientes. Um procedimento de fabricação que transforme matérias-primas em produtos de alta qualidade também precisa ser desenvolvido e a indústria alimentícia frequentemente utiliza um fluxograma para esse fim.

O objetivo principal do fluxograma é definir as operações unitárias necessárias para a fabricação de um produto e colocar essas operações na ordem adequada. Um fluxograma deve ser completo, informativo, mas também breve. Informações técnicas-chave (dispositivos, equipamentos, condições de operação etc.) devem ser acrescentadas ao fluxograma ao lado de cada operação unitária, como comentário, ou como notas de rodapé.

A Figura 9.36 representa um fluxograma para a produção de leite desidratado, na qual operações unitárias como mistura, aquecimento, concentração, redução de tamanho, desidratação e embalagem são necessárias. Informações técnicas-chave (incluindo princípios e condições de operação) são apresentadas ao lado de cada etapa de operação.

A Figura 9.37 é um fluxograma bastante simples para a fabricação de café instantâneo, na qual apenas uma lista das operações unitárias aplicadas é fornecida. Os detalhes técnicos para um fluxograma como esse estariam descritos em detalhes como notas separadas, como segue:

- *matérias-primas e mistura de grãos.* Grãos de café verde de diversas fontes (locais e safras) são selecionados. A mistura dos grãos pode proporcionar um sabor particular para a marca e também ajudar a reduzir o risco de escassez ou flutuação no preço decorrente do uso de um único fornecedor de matéria-prima. Os grãos são misturados por porção em peso e não é necessário nenhum arranjo especial para a mistura. A operação seguinte, de torrefação, irá proporcionar a mistura necessária dos grãos.
- *torrefação.* Essa é uma operação-chave, na qual são desenvolvidos o sabor e o aroma característicos do café no espaço livre. Existem grosseiramente dois estágios na transformação: a remoção de 12% da umidade livre e a pirólise com o inchamento dos grãos. O primeiro estágio leva cerca de 80% do tempo da torrefação e os grãos verdes gradualmente se tornam cor de palha e depois marrom claro. O escurecimento rápido, acompanhado da emissão de uma fumaça oleosa e do som de estalos, ocorre durante o segundo estágio da torrefação. A composição química dos grãos também muda rapidamente durante esse estágio. Forma-se uma microestrutura porosa e a densidade do grão de café cai quase pela metade após a torrefação (de 1,3 $g.ml^{-1}$ para 0,7 $g.ml^{-1}$). O grau de torrefação é o parâmetro-chave para a consistência da qualidade do produto final. A cor externa ou a densidade dos grãos torrados podem ser usadas para medir o grau de torrefação. Para uma operação de torrefação bem controlada (temperatura, velocidade do ar quente etc.), o tempo de torrefação pode ser ajustado para um grau de torrefação predeterminado. Os torradores disponíveis para operações de torrefação incluem torrador de cilindro rotativo vertical, de tambor estático vertical, de tambor rotativo horizontal, de leito fluidizado e de pressão. Os torradores de tambor rotativo horizontal são provavelmente os mais populares e podem ter a parede sólida ou perfurada.
- *moagem.* Essa é uma operação de redução de tamanho, na qual os grãos de café torrado são triturados em partículas pequenas. Normalmente um moinho de vários cilindros é utilizado, por onde os grãos de café passam por até quatro estágios de redução de tamanho. O vão entre os cilindros diminui a cada estágio da redução de tamanho.
- *extração.* Essa é uma operação de separação, na qual sólidos solúveis e componentes do aroma/sabor voláteis são extraídos dos grânulos de café moído. A água quente é usada como solvente. Um conjunto de extratores por percolação (Fig. 9.22) é um exemplo típico de um dispositivo de extração. Um extrator de rosca contínuo contracorrente é outra opção possível, no qual um sistema de alimentação de água pressurizada pode ser usado para aumentar a eficiência da extração.
- *secagem.* Tanto a secagem por aspersão quanto a liofilização (ver Seção 9.4.3.2) são normalmente usadas para a fabricação do café instantâneo. Por operar em altas temperaturas, a secagem por aspersão oferece um método eficiente e econômico para a desidratação da solução de café. A liofilização proporciona uma retenção muito melhor dos compostos de aroma/sabor, mas a um custo relativamente maior.
- *aromatização.* O café seco tem pouco ou nenhum aroma. Os fabricantes geralmente recuperam componentes voláteis aromáticos de várias formas durante os processos de moagem dos grãos ou de extração, e os pulverizam de volta sobre o produto pouco antes da operação final de envasamento. Isso trará a fragrância de café quando a embalagem for aberta. O portador desses componentes voláteis geralmente é o óleo de café e é necessário encher as embalagens sob um manto de gás inerte como CO_2 para reduzir o risco de oxidação.
- *envasamento e embalagem.* A vedação da embalagem é necessária para a retenção de composto volátil e para evitar a entrada de umidade. Com um teor de umidade de 7%, o café instantâneo começa a "empedrar". Garrafas de vidro ou latas de metal são geralmente utilizadas como recipientes de café instantâneo.

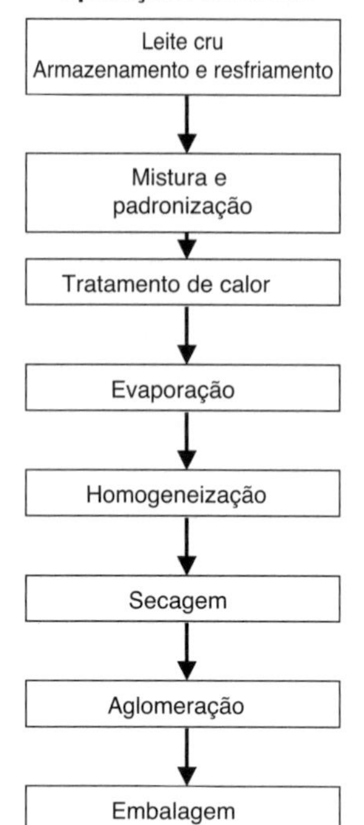

Condições de operação	Operações unitárias	Princípios técnicos
Recepção do leite cru e armazenamento em tanques de aço inoxidável a 5°C.	Leite cru Armazenamento e resfriamento	Evitar o crescimento de micro-organismos.
Mistura do leite cru com nata ou leite desnatado.	Mistura e padronização	Manter a consistência do produto e a proporção desejada de gordura do leite em relação aos sólidos totais.
15-30 segundos a 88-95°C ou 3 segundos a 130°C.	Tratamento de calor	Pasteurizar o leite para um consumo seguro e obter a estabilidade do leite pelo calor.
Efeitos múltiplos do evaporador de filme descendente a 68-70°C e condição de vácuo.	Evaporação	Aumentar o teor de sólidos para 30-35% para secagem rotativa ou 40-45% para secagem por aspersão.
Homogeneizador de alta pressão (5-15 MPa) acima de 40°C.	Homogeneização	Reduzir o tamanho dos glóbulos de gordura para 1 µm ou menos.
Vapor saturado a 150°C para secador rotativo; 90-100°C na câmara de secagem para secagem por aspersão.	Secagem	Remover a maior parte da umidade.
Reidratação e ressecagem em um leito fluidizado vibratório.	Aglomeração	Formar partes maiores a partir de partículas menores para melhor solubilidade.
Embalagem em sacos de papel de multicamadas, latas ou recipientes plásticos.	Embalagem	Minimizar a entrada de O_2 e umidade.

Figura 9.36 Fluxograma para a produção de leite desidratado.

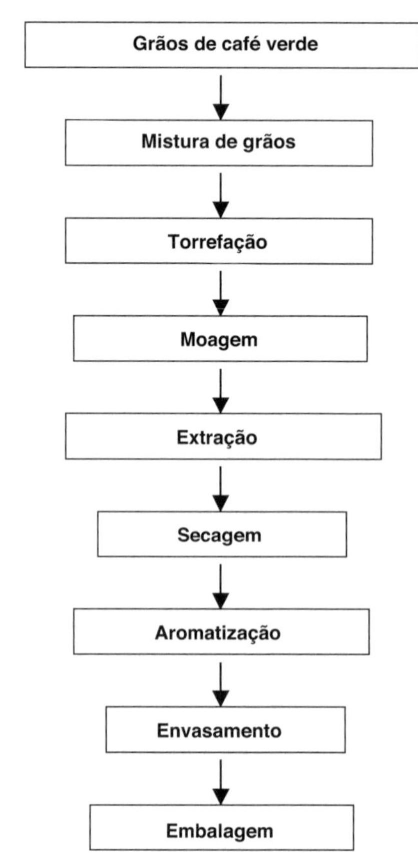

Figura 9.37 Fluxograma para a fabricação de café instantâneo.

Apêndice – símbolos utilizados

Caracteres romanos

A Área (m^2)
c Constante do consumo de energia para redução de tamanho de partícula
c_p Calor específico em pressão constante ($J.kg^{-1}.K^{-1}$)
D Diâmetro da partícula (m)
Valor D Tempo de redução decimal – tempo (normalmente em minutos) a uma temperatura fixa para se alcançar uma redução em 10 vezes do número de um organismo ou esporo. No caso de D_{121}, o número subscrito se refere à temperatura em °C
d Diâmetro interno de uma tubulação (m)
e Rugosidade da superfície
E Energia
Subscritos:
E_p Energia potencial de uma unidade de fluido ($J.kg^{-1}$)
E_k Energia cinética de uma unidade de fluido ($J.kg^{-1}$)
E_r Energia de pressão de uma unidade de fluido ($J.kg^{-1}$)
F Força (N)
G Vazão mássica ($kg.s^{-1}$)
g Aceleração devido à gravidade (9,81 $m.s^{-2}$)
h Coeficiente de transferência de calor da superfície ($W.m^{-2}.K^{-1}$)
K Condutividade térmica ($W.m^{-1}.K^{-1}$)
k Fator de atrito de conexões de tubulações
L Comprimento da tubulação (m)
m Massa (kg)
n Índice de comportamento do fluxo de fluidos da lei da potência
n_e Índice do consumo de energia na redução do tamanho de partículas
P Pressão (Pa)
Q Vazão volumétrica ($m^3.s^{-1}$)
q Fluxo de calor (W)
R Resistência específica do bolo de filtração e do meio de filtração (m^{-2})
r_0 Raio interno da tubulação (m)
S Fração sólida do filtrado
t Tempo (s)
U Coeficiente global de transferência de calor ($W.m^{-2}.K^{-1}$)
V Volume do filtrado (m^3)
v Velocidade ($m.s^{-1}$)
$\overline{v}$ Velocidade média ($m.s^{-1}$)
x Distância ou espessura do filtro (m)
x_c Espessura do bolo de filtração (m)
z Altura (m)
Valor z Faixa de temperatura para se atingir uma redução em 10 vezes dos valores D

Caracteres gregos

Δ Como prefixo indica uma diferença, por exemplo, ΔP é uma diferença de pressão, ou $\Delta\theta$ uma diferença de temperatura
ε Emissividade
$\dot{\gamma}$ Taxa de cisalhamento (s^{-1})
η Viscosidade (Pa.s)
K Índice de consistência de fluidos da lei da potência
π Calor latente ($J.kg^{-1}$)
Π Pressão osmótica (Pa)
θ Temperatura K (ou °C)
Subscritos:
θ_∞ Infinito, isto é, se deixado por um período infinito
θ_t Em um determinado tempo t
θ_i Inicial
$\Delta\theta_{lm}$ Log de diferença de temperatura média
ρ Densidade ($kg.m^{-3}$)
σ Tensão de cisalhamento (Pa)
σ_0 Tensão de cedência (Pa)

Referências bibliográficas e sugestões de leitura

Fellows, P.J. (2000) *Food Processing Technology: Principles and Practice*, 2nd edn. Woodhead, Cambridge.
Lindley, J.A. (1991) Mixing process for agricultural and food materials: 1. Fundamentals of mixing; 2. Highly viscous liquids and cohesive materials; 3. Powders and particulates. *Journal of Agricultural Engineering Research*, **48**, 153–70; **48**, 229–47; **49**, 1–19.
McCabe, W.L., Smith, J.C. and Harriott, P. (2001) *Unit Operations of Chemical Engineering*, 6th edn. McGraw-Hill, Boston.
McHugh, M. and Krukonis, V. (1994) *Supercritical Fluid Extraction: Principles and Practice*, 2nd edn. Butterworth-Heinemann, Boston.

10 Engenharia de alimentos

R. Paul Singh

Pontos-chave

- A engenharia dos alimentos envolve um estudo detalhado de várias operações unitárias e um entendimento fundamental sobre momento, transferência de massa e calor relevantes para o processamento de alimentos.
- Este capítulo introduz conceitos relevantes ao *design* higiênico dos equipamentos usados no processamento, manuseio e armazenagem de alimentos, a aplicação de sistemas de controle de processos comuns, e abordagens empregadas no manuseio das águas residuais geradas em uma fábrica de processamento de alimentos.
- Esses tópicos são apresentados em detalhes suficientes para que seja possível apreciar o papel importante da engenharia dos alimentos em determinados aspectos do processamento.

10.1 Aspectos de engenharia na operação e *design* higiênico

Em uma fábrica de processamento de alimentos, o alimento cru é convertido e processado nos produtos desejados por meio de uma variedade de equipamentos. Ao se projetar equipamentos de processamento de alimentos para qualquer finalidade, um engenheiro deve considerar vários critérios inerentes a um processo. Por exemplo, ao projetar um trocador de calor, deve-se considerar a transferência de calor, o escoamento do fluido, e as várias alterações físicas, químicas e biológicas que ocorrem em um alimento. Além disso, um critério fundamental ao se projetar equipamentos de processamento de alimentos é o *design* sanitário. Cada equipamento e produto em uma fábrica de processamento de alimentos deve cumprir com algumas exigências específicas para garantir uma operação sanitária. Existem vários requisitos sanitários gerais que são comuns à maioria dos projetos de equipamentos. Nesta seção, iremos abordar muitas das questões que um engenheiro de alimentos deve considerar cuidadosamente sempre que projetar equipamentos para o processamento de alimentos. Mais detalhes sobre os tópicos apresentados nesta seção estão disponíveis em Jowitt (1980) e Ogrydziak (2004).

10.1.1 *Design* de equipamentos para o processamento de alimentos

O *design* higiênico do equipamento é essencial em uma fábrica de processamento de alimentos moderna. Uma das principais preocupações no processamento de alimentos é evitar a contaminação microbiana que pode ser facilitada por um maquinário mal projetado que seja difícil ou demorado de limpar ou demande um uso maior de produtos químicos. Os princípios-chave de um *design* higiênico são os seguintes:

- uso de materiais de construção adequados para o processamento higiênico do alimento;
- superfícies de contato com o produto que facilitem o acesso à inspeção e limpeza;
- características de projeto que evitem locais para o acúmulo e crescimento microbiano.

Para garantir equipamentos de processamento de alimentos limpos, a superfície de contato com o produto tem um papel importante. Se a superfície for áspera e/ou porosa, provavelmente irá permitir o acúmulo de partículas de alimento e será mais difícil limpá-la em comparação com uma superfície lisa e polida. A superfície de contato não deve interagir quimicamente com o alimento e seus ingredientes. Não deve apresentar corrosão e deve ser inerte aos produtos químicos usados durante a limpeza.

Se a superfície de contato não for visível para inspeção, será impossível saber se está adequadamente limpa. Logo, todas as superfícies de contato devem ser acessíveis durante a inspeção e limpeza. Em alguns casos, a desmontagem completa do equipamento pode ser necessária; em outras circunstâncias, aberturas para inspeção podem ser estrategicamente posicionadas. Frequentemente, portas de acesso são fornecidas para a inspeção da superfície de contato. Os fechos das portas devem ser fáceis de abrir sem a necessidade do uso de ferramentas; fechos de abertura rápida são preferíveis. A maioria dos equipamentos pequenos, como bombas, deve ser instalada a 15 cm ou mais do chão, ao passo que partes maiores do equipamento devem ficar 30 cm acima do chão, para que as áreas do piso abaixo delas possam ser limpas com facilidade. A vedação de equipamentos de processo com o chão deve ser evitada, já que os vedantes (como calafetagem) racham com o passar do tempo.

Superfícies que não sejam de contato devem ser projetadas para evitar o acúmulo de quaisquer materiais sólidos e impedir qualquer absorção de líquidos ou água.

Os motores usados nesses equipamentos devem ser posicionados em locais onde nenhum lubrificante usado no motor possa contaminar o produto. Sistemas de transmissão direta costumam ser preferíveis. Ainda que pingadeiras possam ser usadas, elas devem ser evitadas sempre que possível pelo uso de um sistema de transmissão direta. Outra fonte de contaminação em sistemas de transmissão são os rolamentos. O uso de materiais apropriados para a indústria alimentícia, como náilon, vedações ou rolamentos autolubrificantes é preferível. Além disso, as vedações devem ser atóxicas e não absorventes, e fáceis de remover para fins de inspeção e limpeza. Exaustores usados para a coleta de pó ou vapor também devem ser fáceis de limpar. Para o processamento de alimentos líquidos, as caldeiras devem ser do tipo autodrenante. Para caldeiras equipadas com misturadores, o lubrificante do misturador não deve entrar no produto.

Se o vapor for injetado diretamente, todos os aditivos usados na água devem ser de uso alimentício. Ar comprimido que entre em contato com o alimento ou com superfícies de contato com o alimento não deve conter pó, pólen ou óleos lubrificantes. Muitos lubrificantes usados em compressores são tóxicos. Filtros colocados no bocal de descarga podem ser necessários para evitar qualquer tipo de pó ou poeira. Dessecantes e filtros são úteis para a remoção de materiais indesejados.

10.1.2 Materiais de construção

Vários materiais estão disponíveis para a fabricação de equipamentos para o processamento de alimentos. No entanto, cada material tem suas vantagens e limitações, que devem ser cuidadosamente consideradas antes da sua seleção. No caso de superfícies de contato com o produto, a interação entre ambos deve ser cuidadosamente avaliada.

10.1.2.1 Aço inoxidável

Esse é o material mais comum na fabricação de equipamentos para processamento de alimentos. O aço inoxidável é uma liga de ferro e cromo. Quando o cromo é adicionado ao ferro em mais de 10%, ele confere resistência à corrosão. Outros elementos são acrescentados para finalidades específicas. Em relação a equipamentos para o processamento de alimentos, um grau de 18-8 (18% de cromo e 8% de níquel) é ideal na fabricação de equipamentos para processamento. Dentro do grau 18-8, existem tipos diferentes que conferem propriedades especiais:

- o tipo 302 é usado para superfícies externas principalmente na aparência;
- o tipo 303 possui aditivos como o S e o Se. Na maioria das vezes é usado para fabricar eixos e moldes. Seu precipitado é nocivo;
- o tipo 304 é menos suscetível à corrosão. É usado em tubos e em situações em que se antecipa uma corrosão moderada;
- o tipo 316 é bastante resistente ao calor e à corrosão. Quando um alto grau de corrosão é esperado, o tipo 316 é o mais adequado. Quando o equipamento for pretendido para o processamento em altas temperaturas, o tipo 316 é o mais durável.

Existem tipos diferentes de acabamento disponíveis para o aço inoxidável. Um acabamento plano, chamado de acabamento 2 B, está disponível como padrão em moinhos de aço; já os números 6 a 8 referem-se a acabamentos altamente polidos.

10.1.2.2 Titânio

O titânio é um metal de peso leve (aproximadamente 44% mais leve que o aço inoxidável), mas muito forte. É resistente à corrosão.

10.1.2.3 Inconel

O inconel, uma liga de Ni-Cr (contendo 77% de níquel e 18% de cromo), é mais maleável que o aço e também é resistente à corrosão.

10.1.2.4 Aço macio/ferro

Esse material é usado para superfícies não de contato ou para produtos como xaropes e ingredientes secos. O aço e o ferro corroem em tais aplicações.

10.1.2.5 Alumínio

O alumínio reage com o ácido clorídrico e solução cáustica. É um material macio e facilmente sujeito a goivagem e ranhuras. O alumínio é usado para aplicações de produtos secos e manteigas. Não deve ser usado quando a limpeza exigir soluções cáusticas fortes ou ação corrosiva de metais diferentes.

10.1.2.6 Latão/cobre/bronze

Esses materiais podem sofrer corrosão na presença de produtos químicos de limpeza. Também podem conferir sabor e aroma indesejados ao alimento, o que pode ser problemático. Como resultado, latão ou bronze não são aceitáveis em superfícies de contato com o produto ou em superfícies que possam entrar em contato com soluções de limpeza. No entanto, em áreas que não entram em contato com alimentos, eles são aceitáveis.

10.1.2.7 Materiais galvanizados

O uso de metais galvanizados deve ser avaliado cuidadosamente. Por exemplo, o ferro galvanizado (o ferro coberto com zinco) não é adequado para sucos, já que os ácidos das frutas podem dissolver o zinco. No entanto, para aplicações em estruturas, ele pode ser bastante adequado.

10.1.2.8 Estanho

O estanho é extremamente resistente à corrosão, mas é macio e facilmente arranhado.

10.1.2.9 Cádmio

O cádmio é tóxico e qualquer superfície coberta com este elemento químico, incluindo fechos, não deve ser utilizada.

10.1.2.10 Vidro

O vidro deve ser evitado e substituído por materiais poliméricos. Ele só é usado quando existe uma necessidade funcional comprovada. Nesse caso, deve ser usado um tipo de vidro claro, resistente ao calor e à quebra.

10.1.2.11 Madeira

A madeira deve ser evitada, já que farpas e lascas podem causar problemas.

10.1.2.12 Arame

Os arames devem ser de materiais com propriedades magnéticas, para que os detectores de metal possam efetivamente removê-los ao longo da linha de processamento.

10.1.3 Características da construção

Durante a fabricação de equipamentos, várias características de construção exigem uma atenção cuidadosa para evitar a criação de locais que permitam a infestação de insetos ou o acúmulo do produto, difíceis de remover durante a limpeza.

- Juntas soldadas: insetos podem se desenvolver em minúsculas rachaduras, vãos, ou no local onde um pedaço de metal é soldado sobre o outro. O material soldado deve ser polido. As extremidades de metal devem estar unidas.
- Saliências: devem ser evitadas na zona de contato, onde o produto possa acumular.
- Áreas vazias: espaços difíceis de acessar para limpeza, onde insetos possam se abrigar, devem ser eliminados e vedados.
- Pontos mortos: esses pontos, quando existentes em tubulações e transportadoras helicoidais, podem acumular o produto e, portanto, devem ser evitados.

- Bordas enroladas: são necessárias para fortalecer a borda da folha de metal. Se não forem adequadamente vedadas, podem abrigar bactérias.
- Cantos arredondados: os cantos devem ser arredondados para facilitar a limpeza.
- Côncavos: pontos de solda em cantos devem ser polidos e suaves.
- Emendas: é preferível que juntas sejam soldadas continuamente para evitar emendas.
- Rachaduras: deve-se utilizar a soldagem contínua. Qualquer calafetagem pode ser utilizada em superfícies que não entrem em contato com o produto.
- Esquadrias: é preferível o uso de formatos tubulares para evitar o acúmulo excessivo de poeira. Estruturas horizontais devem estar pelo menos a 30 cm do chão.
- Soldas na área do produto: elas devem ser contínuas. Em equipamentos para o processamento de leite e ovos, é necessário um acabamento alinhado e polido.
- Materiais de calafetagem: apenas silicone pode ser utilizado para vedar fendas ou superfícies exteriores que não entram em contato com o produto. A calafetagem não é aceitável em superfícies de contato com o produto.
- Tintas: apenas superfícies que não entram em contato com o produto podem ser pintadas. As peças que apresentem áreas tanto de contato quanto de não contato precisam ser lavadas e não devem ser pintadas.
- Lubrificantes: no caso de haver a possibilidade de um lubrificante entrar em contato com o alimento, apenas os lubrificantes classificados como 21 CFR 178-375 (de acordo com o órgão americano Food and Drug Administration – FDA[1]) são permitidos. Por exemplo, uma camada fina de óleo mineral em cilindros pode ser usada para evitar a aderência do queijo.
- Acabamento: um acabamento liso resulta em uma limpeza mais fácil da superfície. As superfícies de contato com o produto são aparadas ou polidas até alcançarem um alto grau de suavidade que evita a aderência microbiana. O acabamento de superfície mais recomendado é o número 4. Um acabamento de número 4 tem um Ra máximo de 0,812 mm ou 32 min. O número de Ra é a altura média da rugosidade expressa em mícrons (mm) ou micropolegadas (min). As juntas soldadas também são alinhadas e polidas até um acabamento de número 4. Grãos de carboneto de silício de granulometria 150 mesh, quando devidamente aplicados ao aço inoxidável, seriam equivalentes ao acabamento de número 4.
- Gaxetas: para junções contendo gaxetas, não deve haver vãos justos ou material da gaxeta saliente e sem apoio, e que possam abrigar micro-organismos.
- Fixadores: porcas do tipo borboleta, porcas em "T", ou porcas de segurança são preferíveis em comparação a porcas sextavadas ou porcas calotas. Os fechos devem facilitar a limpeza e a desmontagem. Exceções são feitas nos casos em que vácuo, pressão ou questões de segurança estejam envolvidos.

10.2 Limpeza e sanitização

A limpeza e a sanitização em uma fábrica de processamento de alimentos são procedimentos que envolvem várias etapas. A primeira delas é a remoção de qualquer sujeira grossa, quando um agente químico é usado para remover quaisquer resíduos visíveis de sujeira. Em seguida, o agente de limpeza é enxaguado. O enxágue é seguido pelo uso de um saneante que auxilia na eliminação, remoção ou inibição do crescimento de quaisquer micro-organismos. Se necessário, um ciclo final de enxágue pode ser usado para remover o saneante.

A limpeza é influenciada pela temperatura, tempo, concentração de produtos químicos e pela ação mecânica utilizada no processo de limpeza. O uso de temperaturas mais altas para a limpeza de gordura e graxa é benéfico, no entanto, a temperatura não deve ser excessivamente alta para não causar a adesão de proteínas a uma superfície.

Os vários tipos de sujeira derivada de alimentos são mostrados na Tabela 10.1 de acordo com sua solubilidade na água. Muitas propriedades da sujeira são importantes para se determinar a facilidade ou dificuldade em removê-la, como por exemplo, tamanho da partícula, viscosidade, tensão de superfície, molhabilidade, solubilidade de uma sujeira líquida em uma sólida, reatividade química com o substrato, aderência da sujeira a uma superfície ou em vãos, e quaisquer forças como coesão, molhagem ou ligações químicas que influenciam a adesão.

---

[1] N.R.C.: No Brasil, a Anvisa criou um regulamento técnico para lubrificantes de equipamentos que podem ter contato com alimentos.

Tabela 10.1 Vários tipos de sujeira resultantes de alimentos e os detergentes usados para removê-las (Adaptado de Katsuyama, 1993).

	Tipo de sujeira (de alimentos)	Detergentes usados
Solúvel em água	Açúcares, sais, ácidos orgânicos	Alcalino (moderado)
	Alimentos com alto teor de proteína (carnes, peixes e aves)	Alcalino clorado
Parcialmente solúvel em água	Alimentos ricos em amido, tomates, frutas e vegetais	Alcalino (moderado)
Não solúvel em água	Alimentos gordurosos (carnes gordurosas, manteiga, margarina, óleos)	Alcalino moderado ou forte
	Alimentos formadores de depósitos minerais: depósitos minerais de leite, cerveja e espinafre	Alcalino clorado ou moderado, alternado com limpador à base de ácido a cada 5 dias
	Dureza da água precipitada pelo calor	Ácido

A escolha de um composto de limpeza depende:

- do tipo de sujeira na superfície;
- do tipo de superfície a ser limpa;
- da quantidade de sujeira na superfície;
- do método de limpeza (como embebição, uso de espuma ou limpeza no local);
- do tipo de agente de limpeza – líquido ou pó;
- da qualidade da água;
- do tempo disponível para o ciclo de limpeza;
- do custo do composto.

A limpeza envolve, primeiro, a separação da sujeira da superfície, seguida pela dispersão da sujeira em um meio detergente. É importante que a sujeira não se deposite novamente na superfície. A eficácia de um detergente é avaliada com base em sua:

- penetração e capacidade de molhagem;
- controle da dureza da água;
- remoção eficiente da sujeira;
- facilidade de enxágue;
- não corrosividade da superfície.

As propriedades desejadas dos detergentes são obtidas pela mistura adequada de determinados produtos químicos. Vários tipos de detergentes e suas características-chave estão listados na Tabela 10.2.

10.2.1 Saneante

Um saneante utilizado na indústria alimentícia deve produzir uma redução de 99,999% (ou redução logarítmica 5) em populações de 75-125 milhões de *Escherichia coli* e *Staphylococcus aureus* dentro de 30s a 20°C. A finalidade do uso de um saneante é destruir patógenos ou outros organismos em uma superfície limpa. Além disso, o saneante não deve afetar de modo adverso o equipamento ou a saúde do consumidor.

Saneantes podem ser classificados como físicos ou químicos. Alguns dos saneantes físicos comumente utilizados no processamento de alimentos são mostrados na Tabela 10.3.

Um grande número de saneantes químicos foi desenvolvido especificamente para a indústria alimentícia. Alguns dos saneantes químicos mais comuns estão listados a seguir:

- hipoclorito: um dos saneantes mais utilizados na indústria alimentícia é a forma líquida do hipoclorito de sódio. Os micro-organismos são destruídos pelo ácido hipocloroso (HOCl);
- gás cloro: quando o gás cloro é injetado na água, forma-se o ácido hipocloroso. Visto que a solubilidade dos gases diminui com o aumento da temperatura, sua eficácia em aplicações de alta temperatura deve ser examinada cuidadosamente;
- dióxido de cloro: o gás dióxido de cloro é amplamente utilizado no tratamento da água para o processamento de frutas e vegetais em concentrações de até 1 ppm. É mais eficiente que o ácido hipocloroso sob condições alcalinas de pH até cerca de 10. Frequentemente, o dióxido de cloro é produzido no próprio local de uso, mas é um método caro de sanitização;
- cloretos orgânicos: formam o ácido hipocloroso a uma taxa lenta. Seu índice de eliminação microbiana também é lento;
- iodóforos: um iodóforo contém iodo e um surfactante que age como agente de solubilização. Quando misturado com a água, o iodóforo libera o iodo livre lentamente. Frequentemente os

Tabela 10.2 Vários tipos de detergentes usados na limpeza de equipamentos para o processamento de alimentos (Ogrydziak, 2004).

Detergentes	Vantagens	Desvantagens
Água	A água dissolve efetivamente açúcares e sais. O uso de água em alta pressão (600-1200 psi) é eficaz para a remoção de muitos sólidos insolúveis e solúveis	Uso limitado na limpeza
Alcalino	Na presença de gorduras, produz sabão Na presença de proteínas desnaturadas, produz peptídeos solúveis	Corrói alumínio, metal galvanizado e estanho Enxágue difícil Causa a formação de precipitados em água dura
Base forte (NaOH)	Detergente mais forte Baixo custo Bom valor germicida	Muito corrosivo para quase todas as superfícies, incluindo metal, vidro e pele Enxágue difícil Sem capacidade de tamponamento Pouco poder de desfloculação e emulsificação
Base moderada (carbonatos, boratos, silicatos, fosfatos)	Poder de dissolução moderado Menos corrosivo que bases fortes	
Sabão (Na^+ ou K^+ de ácidos graxos)	Eficaz para lavar as mãos com água pura	Não muito solúvel em água fria Uso limitado como limpador em fábricas de alimentos
Ácidos	Dissolve depósitos minerais, calcificação por água dura, de cerveja, leite e oxalato de cálcio Alguns ácidos são agentes sequestrantes Usados com pH = 2,5 ou menos (ácido a 0,5%)	Não eficaz contra gorduras, óleos e proteínas
Ácidos inorgânicos (ácidos clorídrico, sulfúrico, nítrico, fosfórico)	Usado com inibidores de corrosão O ácido fosfórico é usado para películas de água dura sobre azulejos	O íon de hidrogênio é corrosivo para metais, especialmente ácido inoxidável e ferro galvanizado
Ácidos orgânicos (acético, láctico, cítrico)	Não tão corrosivo quanto os ácidos inorgânicos Causa menos irritação da pele Os ácidos cítrico, tartárico e glucônico possuem propriedades quelantes Usados com inibidores de corrosão	

Tabela 10.3 Saneantes físicos usados em equipamentos para o processamento de alimentos (Ogrydziak, 2004).

Saneantes físicos	Tratamento típico	Comentários
Vapor	15 min a > = 76,7°C ou 5 min a > = 93,3°C	
Água quente	Imersão por 5 min a 76,7°C	Na prática, usar > 82,2°C por > 15 min para equipamentos maiores
Ar quente	>180°C por > 20 min em uma câmara de ar quente	Medir a temperatura na área mais fria
Luz ultravioleta	Limitada a correntes de fluido translúcido	Usada no tratamento de água engarrafada

iodóforos são misturados com ácido fosfórico ou cítrico para garantir um pH ideal (4,0-4,5). Os iodóforos são saneantes eficazes para uma grande faixa de micro-organismos, mas são menos eficazes contra esporos e bacteriófagos. Eles podem manchar superfícies de plástico e de aço inoxidável sujas. Na forma diluída são atóxicos.

- compostos de ácido e surfactante aniônico: incluem surfactantes aniônicos e ácidos como o fosfórico ou cítrico. São estáveis em altas temperaturas, mas ineficazes em pH acima de 3,5. Em equipamentos de processamento de laticínios, são eficazes no controle da pedra do leite (um carbonato formado durante o processamento desses produtos), e não são corrosivos para o aço inoxidável;
- compostos de ácido graxo e surfactante aniônico: ácidos graxos como o octanoico e o decanoico são usados junto com surfactantes. Eles se destacam por causar pouca espuma;
- saneantes de ácido peracético: incluem uma mistura equilibrada de peróxido de hidrogênio, ácido acético e ácido peracético. Eles se quebram em oxigênio, água e ácido acético e são eficazes contra uma ampla faixa de micro-organismos, incluindo esporos, vírus e fungos. São eficazes em temperaturas baixas;
- saneantes de amônio quaternário: também chamados de "quats", envolvem uma molécula surfactante catiônica combinada com um ânion de cloro. São estáveis em temperaturas altas e eficazes em uma faixa ampla de pH e na presença de matéria orgânica. Não são compatíveis com saneantes à base de cloro. Se a concentração de quats for menor que 200 ppm, não é necessário o enxágue com água após o tratamento;
- agentes sequestrantes: esses compostos formam complexos solúveis com íons de metais. Sua função principal é evitar a formação de películas sobre equipamentos e utensílios. Produtos químicos comuns usados para esse fim incluem o pirofosfato de tetrassódio, tripolifosfato de sódio e hexametafosfato de sódio. Os fosfatos são instáveis em soluções ácidas;
- agentes de molhagem: são usados para molhar superfícies. Podem penetrar em vãos e tecidos. Agentes aniônicos de molhagem agem como emulsificantes para óleos, gorduras, ceras e pigmentos. Exemplos: sabões, amidas sulfonatos e alquil aril sulfonatos. Alguns desses agentes formam espuma em excesso. Agentes não iônicos de molhagem, como condensados de ácido graxo e óxido de etileno, são detergentes excelentes para óleos. Eles podem ser sensíveis a ácidos. Agentes catiônicos de molhagem, como compostos de amônio quaternário, têm um efeito antibacteriano. Não são compatíveis com agentes aniônicos de molhagem.

Em uma fábrica de processamento de alimentos, a limpeza deve ocorrer tanto dentro quanto fora. Áreas diferentes dentro da fábrica, e ao redor dela, exigem cuidados específicos para serem mantidas limpas. A Tabela 10.4 descreve vários itens que devem ser considerados para manter o ambiente limpo em fábricas de processamento de alimentos.

Já que fábricas de alimentos exigem uma limpeza frequente, a desmontagem de equipamentos pode consumir muito tempo. Para evitar períodos longos de interrupção na produção, tornou-se comum o uso da técnica de limpeza no local, *clean-in-place* (CIP). Em um sistema CIP, as tubulações são limpas pelo bombeamento de água com o detergente apropriado de modo turbulento. Câmaras, tanques e outros recipientes maiores são limpos com a instalação de esferas de pulverização ou jatos rotativos. Esses dispositivos garantem que cada vão e canto dentro do recipiente sejam limpos. Após a limpeza com detergente, são usados saneantes para desinfetar as superfícies internas. Com controles de processo apropriados, o sistema CIP pode ser operado de modo totalmente automático após cada turno.

10.3 Controles de processo

Controles de processo podem ser definidos como a manipulação de variáveis do processo para se conseguir os atributos desejados do produto. As variáveis empregadas em um processo têm uma forte influência nos atributos finais do produto. Logo, um controle apropriado dessas variáveis é objetivo importante nas operações de processamento de alimentos.

Os avanços na tecnologia dos computadores, desde os anos 1970, tornaram possível automatizar operações de processo. Controlando as variáveis do processo, é possível alcançar a uniformidade desejada da operação, além de custos reduzidos de produção e melhorias na segurança. Quando os equipamentos começam a se desviar dos objetivos para os quais foram projetados, os controles automáticos proporcionam um controle maior da uniformidade do que se a intervenção humana fosse permitida, o que geralmente gera níveis maiores de variabilidade. A produtividade é aumentada, já que são produzidos menos

Tabela 10.4 Itens relacionados à limpeza dentro e ao redor de uma fábrica de processamento de alimentos (Ogrydziak, 2004).

Área	Item específico	Itens que requerem atenção durante a limpeza
Fora da fábrica	Pisos	O mato na área externa pode abrigar pestes como roedores
	Áreas de estacionamento	Sujeira e mato levam contaminação para dentro da fábrica
	Descarte de resíduos	Fonte de odor e alimento para pestes, roedores
Área de recepção	Contêineres	Qualquer resíduo de alimento que atrairá pestes
	Silos, tanques, latas	Qualquer resíduo de matéria orgânica e produto incrustado que possam servir como alimento para pestes
	Pisos, calhas, paredes	Qualquer resíduo de matéria-prima, rachaduras ou fendas
	Materiais de construção	Tinta descascando, ferrugem, peças corroídas
	Docas de carga	Sujeira, pedaços de madeira, plástico, lascas
	Congeladores e câmaras frias	Ralos sujos, rachaduras na parede
Preparação	Canais de escoamento	Qualquer resíduo de produto, biofilmes
	Esteiras, transportadores, elevadores	Qualquer resíduo de alimento ou orgânico
	Lavadores	Fuligem e resíduos de alimento, sujeira ou matéria orgânica
	Descascadores	Resíduos de produtos, fuligem, matéria orgânica
	Fatiadores	Resíduos de produtos, gordura, óleo e graxa
	Piso, calhas, passagens	Sujeira, fendas e rachaduras
	Controle de insetos e roedores	Rachaduras, áreas de acesso, vãos
Processamento	Transportadores	Espaços entre esteiras interligadas e embaixo das esteiras
	Tanques e dutos	Soldas, manutenção dos equipamentos de CIP
	Fritadeiras	Filtros de óleo, depósitos em exaustores de vapor
	Pisos, ralos, calhas, passagens	Infestação bacteriana
	Exaustores, filtros, telas	Sujeira
Embalagem	Transportadores, embaladoras	Pó, sujeira
	Filtros	Pó
	Tubulação, encanamento, bombas	Sujeira na superfície
Armazenamento	Paletes	Fezes de roedores, insetos, lascas
	Pisos e paredes	Fezes de roedores, produto respingado
	Docas	Sujeira, produtos respingados
	Caminhões	Larvas sob o piso, sujeira

produtos fora das especificações. Controles automáticos oferecem um nível maior de detecção de condições inadequadas para melhorar a segurança geral do equipamento.

10.3.1 Modelo de retroalimentação do processo

Considere um controle de temperatura manual instalado sobre um suco sendo bombeado através de um trocador de calor de vapor. A temperatura do suco é o parâmetro de controle. O dispositivo de medição é um termômetro usado para medir a temperatura. Um operador decide se a temperatura está quente ou fria demais. Uma válvula de vapor é usada para fazer os ajustes. Se a temperatura do suco estiver muito alta, o operador ajusta a válvula em direção à posição fechada. Esse é um exemplo de um controle de retroalimentação negativo, porque um erro positivo exige uma resposta negativa do operador. Inicialmente, o ajuste do operador pode ser excessivo. Quando o ponto de ajuste necessário está próximo, o operador é capaz de fazer ajustes mais finos.

Um modelo simples de retroalimentação do processo é apresentado na Figura 10.1. A variável do processo é medida e comparada com um ponto de ajuste, e isso gera um sinal de erro. Para um sinal de erro específico, é usado um algoritmo capaz de determinar o tipo de resposta de controle que manipula o elemento de controle. Desse modo, a variável de controle é modificada e o ciclo se repete. Com a diminuição do erro, a resposta de controle é menor.

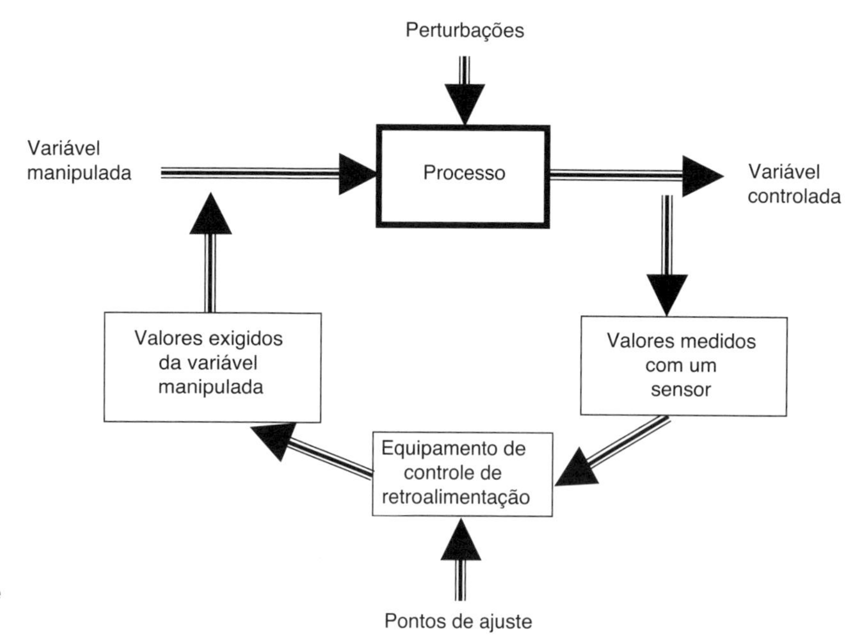

Figura 10.1 Um sistema de controle de retroalimentação.

Como mostra a Figura 10.1, a informação flui por vários elementos do ciclo de controle. Os elementos-chave de um ciclo de controle estão descritos abaixo.

10.3.1.1 Transdutor

Um transdutor é um elemento sensor que detecta a variável do processo. Ele converte o sinal em uma quantidade mensurável. Frequentemente, a quantidade mensurável é um sinal elétrico. Por exemplo, um termopar recebe informações sobre a temperatura e converte essas informações em um sinal de milivolts.

O sinal de saída de um transdutor pode ou não ser adequado para ser transmitido por uma longa distância. Os sistemas de controle modernos podem acomodar uma variedade de sinais, como milivolt, frequência e variação na corrente. O sinal de saída pode ou não ser linear em relação à quantidade medida.

10.3.1.2 Transmissor

Os transmissores ajudam a converter a variável medida em um sinal padrão. Frequentemente a variável é alinhada ao sinal medido. A saída típica de um transmissor é 4-20 mA. Geralmente, uma fonte de energia com cerca de 24 V é usada como fonte de corrente direta, e qualquer outra voltagem gerada por ruído elétrico não costuma ser um problema, já que apenas a mudança na corrente é medida. Dentro dos limites da fonte de energia, dispositivos podem ser acionados ao serem incluídos dentro do ciclo de 4 a 20 mA.

10.3.1.3 Controlador

Um controlador lê o sinal transmitido e o compara com o ponto de ajuste. Os controladores são capazes de manusear uma variedade de sinais elétricos como corrente, voltagem ou frequência. Em situações especiais em que circuitos elétricos podem causar condições perigosas como explosões, são utilizados controladores pneumáticos.

Controladores digitais são usados para converter sinais analógicos em digitais. O sinal digital é lido por um computador que processa os dados e calcula o desvio do sinal transmitido a partir do ponto de ajuste. O controlador digital converte então o sinal digital recebido do computador em um sinal analógico na forma de 4-20 mA; no entanto, outros sinais de saída também são possíveis. O sinal de saída é usado para ajustar o elemento de controle. No caso de uma corrente para um conversor pneumático, o sinal de 4 a 20 mA é convertido em um sinal de 3 a 15 psig. Além das válvulas de controle, outros dispositivos de processamento de alimentos também podem ser controlados, como um motor de velocidade variável usado para acionar uma bomba.

10.3.1.4 Sensores

Existe uma grande variedade de sensores usados na indústria, como mostrado na Tabela 10.5. Vários fatores precisam ser considerados quando se busca um sensor para aplicação em processamento de alimentos, incluindo o tipo de material em contato com o alimento, além do alcance, precisão e custo do sensor.

No caso de aplicações de CIP, é importante assegurar que um volume morto não seja criado ao redor do sensor. Além disso, o compartimento do sensor pode precisar de lavagem e, portanto, são necessárias especificações apropriadas de classificação tipo 3 (à prova de intempéries), 4 (à prova de água) ou 5 (à prova de poeira), de acordo com a Associação de Fabricantes de Produtos Elétricos do Reino Unido (NEMA).

10.3.2 Dinâmica do processo

Sempre que um processo precisa de ajustes, alguns fatores podem retardar a resposta do sistema. Esses fatores incluem a inércia, os atrasos e o tempo morto.

A inércia é frequentemente associada a sistemas mecânicos como aqueles que envolvem o controle de fluidos. No caso de líquidos, sua natureza incompressível minimiza o intervalo devido à inércia.

O atraso é bastante comum em várias aplicações. Por exemplo: considere um alimento líquido sendo aquecido em um recipiente encamisado de aquecimento a vapor. Após o vapor ser ligado, leva tempo até que produto comece a se aquecer devido às resistências inerentes do recipiente e do produto. Tipicamente, uma equação de primeira ordem é usada para descrever o atraso, como mostrado na equação a seguir:

$$\tau\frac{dy}{dt} + y = Kx \qquad (10.1)$$

Onde:

y é a saída como uma função de tempo
x é a entrada como uma função de tempo
τ é a constante de tempo do sistema
K é uma constante

Um atraso de primeira ordem é o tipo mais comum de resposta em controle de processos. A Figura 10.2 mostra como um processo responde quando há uma mudança repentina na entrada. A curva da resposta é exponencial; ela se aproxima do novo valor de estabilidade de um modo assintótico. O comportamento de resposta desse tipo de sistema é caracterizado pelo cálculo da constante de tempo.

Tabela 10.5 Sensores comuns usados em operações de processamento de alimentos.

Parâmetro de medição	Sensor	Faixa de aplicação
Temperatura	Termopar	
	Tipo J	–160 a 760°C
	Tipo T	–154,4 a 398,9°C
	Tipo K	–160 a 1371,1°C
	Detector de temperatura de resistência (RTD)	221 a 648,9°C
Fluxo volumétrico	Magnético	Até 3,785 x10^{-4} m^3/min
	Turbilhão	Até 0,04536 kg/min
Fluxo de massa	Coriolis	Até 0,04536 kg/min
	Perda de calor	Até 0,5 cm^3/min
Densidade	Vibração	Até 0,2 g/ cm^3
	Nuclear	Até 0,1 g/ cm^3
Nível de pressão	Extensômetro	Até 0,136 atm
	Pressão diferencial	Até < 2,54 x 10^{-2} m de coluna de água
	Capacitância	Ponto de nível > 6,09 m
	Impedância RF	Ponto de nível > 6,09 m
	Ultrassônico	Vários metros até 60,96 m
Umidade	Infravermelho	1-100%
	Micro-ondas	0 a > 35%
Viscosidade	Vibração	1 x 10^{-4} a 0,106 Pa.s

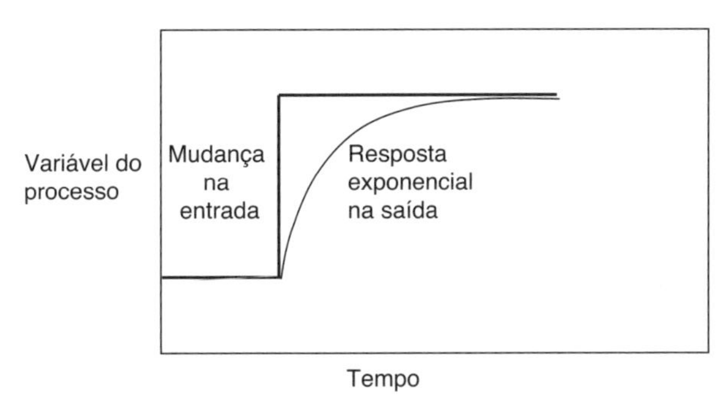

Figura 10.2 Resposta exponencial a uma mudança na entrada.

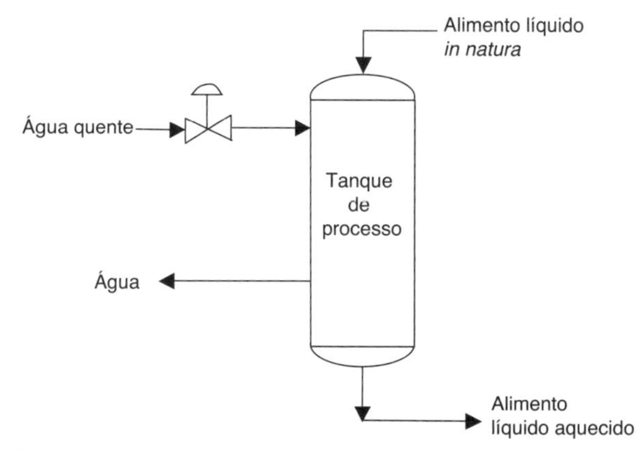

Figura 10.3 Um tanque de processo para aquecer alimentos líquidos usando água quente.

Após uma constante de tempo, o sistema responde a 63,2% da mudança na entrada.

O tempo morto é associado ao modo como o equipamento é projetado. Por exemplo, ao medir a temperatura de um líquido em um tanque, se o líquido for bombeado até uma tubulação onde está o detector de temperatura, levará um tempo até que o líquido alcance o detector de temperatura, o que resultará em um atraso.

10.3.3 Modos de controle do processo

Para compreender os diferentes modos de controle do processo, considere um recipiente com uma serpentina de aquecimento submersa (Fig. 10.3). Um alimento líquido entra no recipiente pela parte superior e sai pela base. Para aquecer o alimento, a água quente circula através da serpentina de aquecimento. Uma válvula é instalada na tubulação de água quente que alimenta a serpentina e um sensor de temperatura é usado para medir a temperatura do alimento dentro do recipiente. A temperatura do alimento dentro do recipiente deve ser mantida constante (para esse exemplo, digamos em 50°C). Consideraremos os diferentes modos de controle que podemos usar para alcançar esse objetivo.

10.3.3.1 Controle de liga/desliga

O sistema liga/desliga é talvez o método mais simples de controle. Em nosso exemplo, para manter a temperatura do suco em 50°C, um operador observaria o sensor de temperatura; se a temperatura caísse abaixo do ponto de ajuste de 50°C, a válvula seria totalmente aberta (ligada) para permitir que a água quente circulasse pela serpentina. Quando a temperatura do suco ultrapassa o ponto de ajuste de 50°C, a válvula deve ser totalmente fechada (desligada).

O controle de liga/desliga pode ser expresso matematicamente como segue:

$$e = P_v - S_p \tag{10.2}$$

Onde:

e é o erro
P_v é a variável do processo
S_p é o ponto de ajuste

Esse algoritmo de controle responde a uma mudança no sinal do erro ligando ou desligando o sistema. Ainda que um controle de liga/desliga seja capaz de manter uma temperatura média, esta pode apresentar grandes variações próximo ao ponto de ajuste. Em um aquecedor para volumes maiores, uma certa redução na variação de temperatura pode ser conseguida com uma boa agitação.

Para evitar oscilações excessivamente rápidas, zonas mortas são usadas como mostrado na Figura 10.4. O sistema é ligado antes de alcançar a zona morta inferior e então desligado quando alcança a zona morta superior.

10.3.3.2 Controle proporcional

Em nosso exemplo, se conduzirmos um simples balanço energético em nosso sistema, descobriremos que há uma certa taxa de fluxo de água quente estável e ideal que manterá a temperatura do suco em 50°C. No entanto, essa taxa de fluxo ideal será diferente para taxas de fluxo diferentes entrando e saindo do recipiente. Desse modo, para controlar o

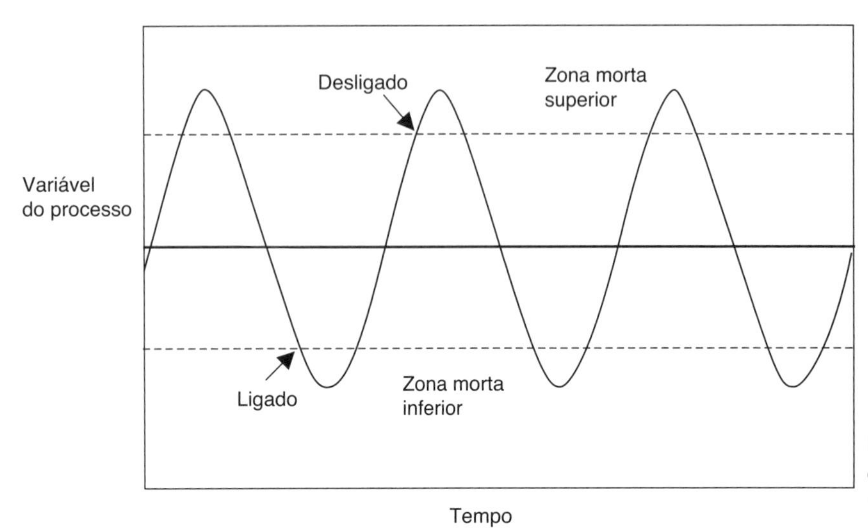

Figura 10.4 Controle de liga/desliga com zonas mortas. (Adaptado de Bresnahan, 1997.)

processo precisamos realizar duas tarefas: (1) determinar a taxa de fluxo da água quente que manterá o suco a 50°C, para uma taxa de fluxo normal do suco entrando e saindo do recipiente, e (2) observar que qualquer aumento ou diminuição no erro (diferença no ponto de ajuste e na temperatura do suco) deve causar uma mudança correspondente na taxa de fluxo da água quente.

Essa é a base do controle proporcional que pode ser pensado em termos de ganho. Matematicamente, em um algoritmo de controle proporcional, os cálculos a seguir são usados para determinar a saída com base no erro entre o ponto de ajuste e a variável medida:

$$C_o = Ge + m \tag{10.3}$$

Onde:

C_o é a saída de controle (como a posição de uma válvula de controle)
G é o ganho proporcional
e é o erro
m é a tendência do controlador

Essa equação sugere que existe uma relação direta entre o erro e a saída de controle (ou posição da válvula controladora). Em nosso exemplo, a válvula usada para controlar a água quente deve ser ajustável (como um acionador de diafragma operado elétrica ou pneumaticamente). No caso de um controlador de ação reversa, se houver um erro positivo maior, então a saída irá diminuir, e vice-versa para controladores de ação direta.

Em muitos controladores industriais, o mecanismo de ajuste de ganho é expresso em relação à banda de proporcionalidade. A banda de proporcionalidade representa uma mudança percentual na saída com base na mudança na entrada. A equação a seguir é usada para calcular a banda proporcional:

$$B_p = \frac{100}{G} \tag{10.4}$$

Onde:

B_p é a banda proporcional
G é o ganho proporcional

Logo, um ganho de 1,0 corresponde a uma banda proporcional de 100%, ao passo que um ganho 0,5 corresponde a uma banda proporcional de 200%.

Um controle apenas proporcional raramente consegue manter a variável de processo no ponto de ajuste. Como mostrado na Figura 10.5, com uma mudança no erro, a saída de controle também passa por uma mudança. Essa mudança no controlador faz com que a variável do processo comece a responder. Isso causa uma diminuição no erro, que resulta em uma diminuição na saída de controle. Após algum tempo, o erro diminui e não há mudanças associadas a ele. Da mesma forma, a saída de controle também não muda, porque é um produto do ganho e da mudança no erro. Nenhuma mudança no erro resulta em mudança na saída. Isso significa que haverá erro ou compensação constante. Para minimizar esse fato, o ganho G pode ser tornado maior. No entanto, isso também pode causar oscilações excessivas

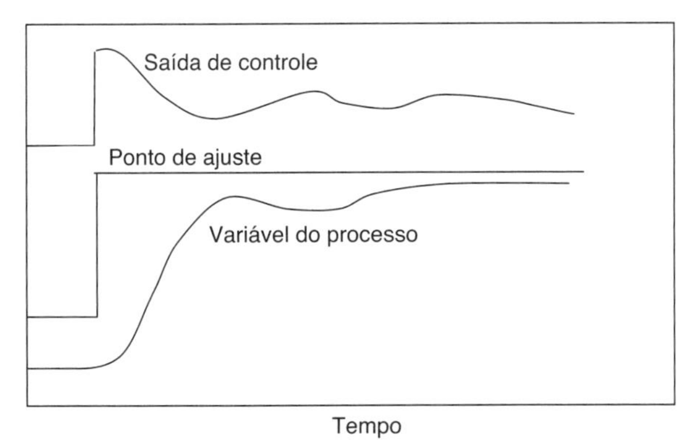

Figura 10.5 Variável do processo, ponto de ajuste e saída de controle em um controle proporcional.

quando há um atraso na resposta do sistema. Em algumas aplicações, como medição de pressão, a variável de controle tem uma resposta muito rápida, e um controlador proporcional de ganho rápido é bastante adequado. No caso de medições de fluxo, devido ao ruído considerável, esses controladores não são adequados, já que respondem erroneamente ao ruído e ao sinal real.

10.3.3.3 Controle proporcional integral

Para eliminar o erro de compensação, observado no controle proporcional, uma estratégia seria ajustar o controlador proporcional. A restauração manual pode ser automatizada ao se mover a válvula a uma taxa proporcional ao erro. Isso significa que se o desvio ou o erro é dobrado, o elemento de controle irá se mover duas vezes mais rápido para responder. Por outro lado, se não houver desvio, o erro é zero, e o elemento de controle permanece estacionário.

A ação integral (ou restauração) é frequentemente combinada com o controle proporcional e é chamada de controle proporcional integral (PI).

Controles integrais envolvem o uso de um erro cumulativo na determinação da saída de controle junto com a ação instantânea do componente proporcional do controlador. Desse modo, apenas o termo de viés para cada ponto de ajuste precisa ser ajustado.

A equação a seguir aplica-se ao controle proporcional integral:

$$C_o = Ge + \frac{G}{t_i}\int edt \qquad (10.5)$$

Onde:

t_i é o parâmetro de ajuste do tempo de restauração.

O parâmetro ajustável para o modo integral é t_i ou o tempo de restauração (suas unidades são tempos por repetição, como por exemplo, minutos por repetição). Em alguns controladores, utiliza-se $1/t_i$, chamado de repetições por unidade de tempo. Ao utilizar a equação supracitada, os termos e unidades devem ser verificados cuidadosamente.

A significância do tempo de restauração, como utilizado nas equações anteriores, pode ser entendido a seguir. Para um determinado erro, o tempo de restauração é o tempo para a ação integral gerar uma mudança no sinal de saída igual àquela fornecida pelo modo de controle proporcional. Considere um exemplo em que $t_i = 1$ minuto; se o erro no momento zero sofrer uma mudança de 0 a 1, a saída a partir da equação anterior terá uma magnitude instantânea de G para o primeiro termo do lado direito da equação. Após 1 minuto, se o erro permanecer constante em 1, então a saída será igual a 2 G (contribuições tanto da parte integral quanto proporcional da equação). Após outro minuto, outro G será acrescentado e assim por diante. Isso continuará até que o erro desapareça ou o controlador alcance o ponto de saturação de 0 ou 100%. A vantagem do controle PI é a eliminação da compensação. No entanto, pode haver alguma instabilidade devido ao componente integral.

10.3.3.4 Controle derivativo

A derivativa de um controlador acrescenta, à saída de controle, um termo na proporção da taxa de mudança do erro em relação ao tempo. Teoricamente, pode-se considerar um controlador baseado apenas na taxa de mudança do erro, mas em situações práticas isso significará que nos casos em que haja um grande erro , mas constante, haverá um controle de saída zero. Portanto, é necessário acrescentar um controle proporcional ao controle derivativo. Uma equação para um controle proporcional, integral e derivativo (PID), pode ser escrita como

$$C_o = Ge + \frac{G}{t_i}\int edt + Gt_d\frac{de}{dt} \qquad (10.6)$$

Onde:

t_d é o parâmetro de ajuste do tempo derivativo.

Uma ação corretiva adicional para o controlador PID é obtida pela determinação da inclinação do erro em relação à curva de tempo, e também através da multiplicação pelo parâmetro de ajuste derivativo.

Outra abordagem para a determinação do termo derivativo, é modificar a variável do processo pelo uso da inclinação de sua mudança com o tempo, para prever um novo valor futuro. O valor projetado é, então, usado no cálculo do erro, em vez da variável real do processo (Bresnahan, 1997).

A ação derivativa em controladores PID contorna os problemas encontrados por outros algoritmos com atraso significativo ou grande variação em relação aos pontos de ajuste. Considere um caso de aquecimento de um líquido viscoso em que há uma resposta dinâmica lenta. Se um controlador não possui uma ação derivativa, então o erro mudará os sinais e o ponto de ajuste do processo será ultrapassado consideravelmente; isso pode resultar na queima do produto ou em um acúmulo de sujeira na superfície de transferência de calor. Um controlador PID reduz as oscilações. Normalmente, um controle derivativo não é empregado quando a resposta do sistema é rápida demais.

Uma discussão mais detalhada sobre controles de processos utilizados na indústria alimentícia está disponível em Bresnahan (1997), Murril (2000) e Hughes (2002).

10.4 Recipientes de armazenamento

10.4.1 Tanques para alimentos líquidos

No processamento de alimentos líquidos, os tanques são essenciais para a armazenagem em curto e longo prazos. Considere o processamento do leite em uma fábrica de laticínios. Em uma fábrica de laticínios moderna, o tamanho dos tanques varia entre 110 e 150.000 litros. O projeto de um tanque deve atender aos requisitos específicos do processo e do produto manuseado.

O leite cru recebido em uma fábrica de laticínios é armazenado em grandes tanques verticais com capacidades que variam de 25.000 a 150.000 litros. Tanques maiores, em geral localizados na área externa, são normalmente construções de parede dupla, com a parede interna feita de aço inoxidável e a parede externa de chapas de metal soldadas. Entre as paredes, utiliza-se um mínimo de 70 mm de material isolante feito de lã mineral. Em tanques de leite cru, realiza-se uma agitação leve com um agitador de hélice, para evitar a separação da nata pela gravidade (Fig. 10.6). Indicadores de nível são utilizados para fornecer uma proteção no nível inferior, garantindo

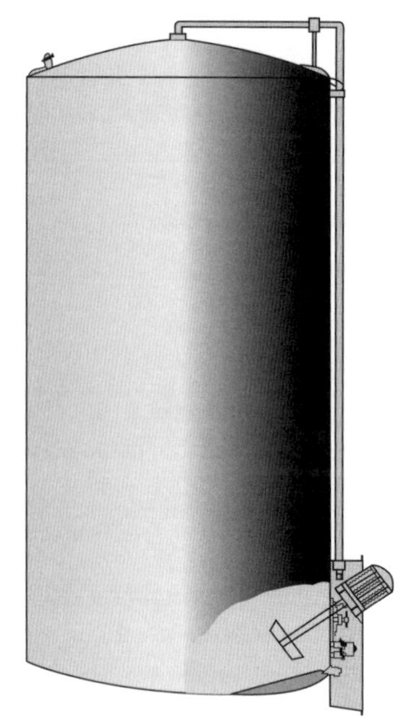

Figura 10.6 Tanque com agitador de hélice. (Fonte: *Dairy Processing Handbook*, Tetra Pak.)

que o agitador esteja submerso antes de ser ligado, além de uma proteção de vazão para evitar derramamento. Uma indicação de tanque vazio é usada para garantir que o tanque esteja completamente vazio antes do ciclo de enxágue. Em instalações modernas, os dados obtidos a partir desses indicadores são transmitidos diretamente para uma central local.

A base do tanque é inclinada para baixo em direção à saída com uma inclinação de cerca de 6% para facilitar a drenagem (Fig. 10.7). Conexões sanitárias e aberturas para ventilação, ambas adequadas, são usadas para evitar o acúmulo de pressão durante o enchimento ou a formação de vácuo durante o esvaziamento.

Após o leite passar por um tratamento térmico, ele é geralmente depositado em tanques de armazenagem intermediários, isolados para manter uma temperatura constante. Nesses tanques, tanto as paredes internas quanto externas são de aço inox e o espaço entre elas é preenchido com lã mineral para isolamento. Esses tanques intermediários também são usados para armazenamento temporário; tipicamente utiliza-se uma capacidade temporária de no máximo 1,5 hora de operação normal (Fig. 10.8).

Além dos tanques de armazenagem, uma fábrica de processamento de laticínios também pode usar vários tanques de processo onde o leite, ou outros produtos lácteos, são processados: por exemplo, tanques para produtos de cultura como iogurte, tanques de amadurecimento para creme de manteiga e tanques para a preparação de culturas iniciadoras de produtos fermentados.

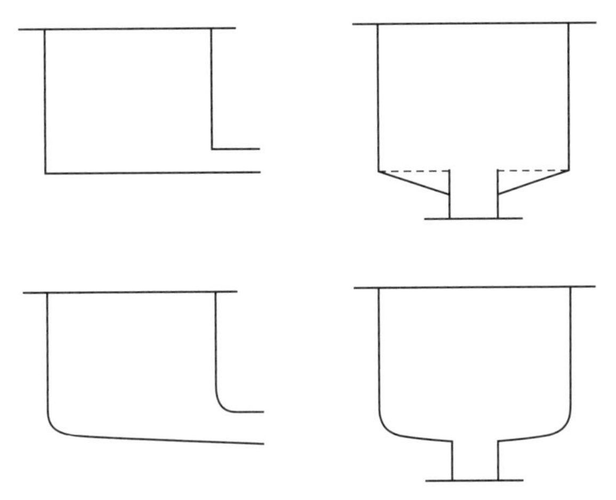

Figura 10.7 Projetos diferentes de pisos de tanques com uma certa inclinação para facilitar a drenagem.

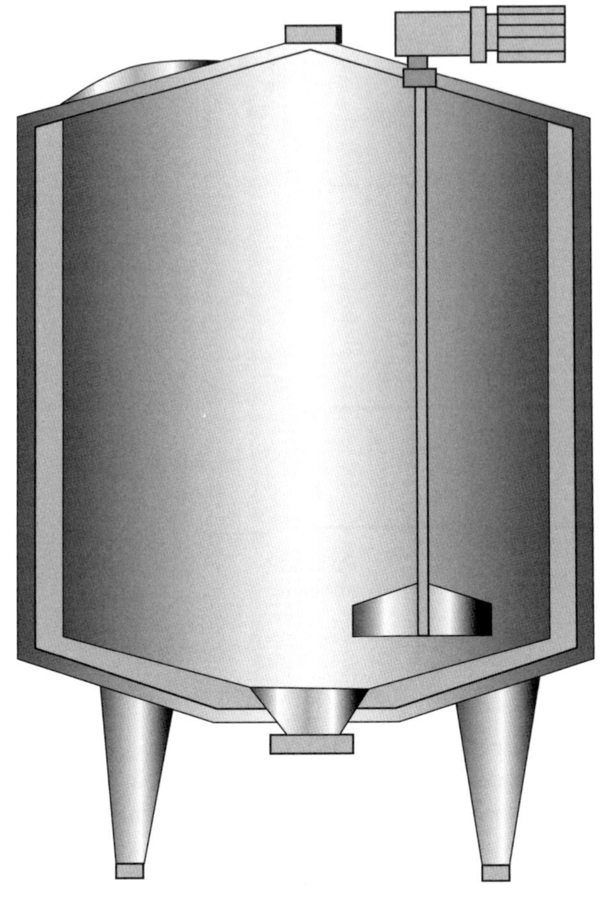

Figura 10.8 Tanque usado para fornecer capacidade temporária em uma linha de processamento. (Fonte: *Dairy Processing Handbook*, Tetra Pak.)

Ao projetar um sistema de transporte para alimentos líquidos como o leite, alguns problemas em potencial devem ser considerados. Por exemplo, o produto, sendo bombeado, não deve conter ar para que a bomba centrífuga funcione adequadamente; a pressão em todos os pontos da entrada deve ser mais alta que a pressão do vapor do líquido para evitar cavitação; deve haver a possibilidade de redirecionamento do fluxo se o processo tornar-se inadequado, e a pressão de sucção na bomba deve permanecer constante para um fluxo uniforme. Para evitar esses tipos de problemas, tanques de equilíbrio ficam localizados próximos da sucção da bomba (Fig. 10.9). O nível do líquido em um tanque de equilíbrio é sempre mantido em um determinado nível mínimo, por meio de uma boia, para proporcionar uma altura constante no lado de sucção da bomba.

10.5 Manejo de alimentos sólidos em uma fábrica de processamento

O projeto, o *layout* da fábrica e o modo como os materiais são manuseados entre os vários equipamentos de processamento, têm um impacto significativo na eficiência da produção. No caso do transporte de alimentos sólidos em uma fábrica de processamento de alimentos, é típico considerar o movimento do produto em qualquer direção, horizontal ou vertical. Uma variedade de transportadores e elevadores são utilizados para esse fim, incluindo transportadores tipo esteira, corrente, helicoidal, por gravidade e pneumáticos, além de elevadores de canecas. Em alguns casos, empilhadeiras e guindastes são utilizados. Algumas características importantes desses transportadores especiais estão descritas a seguir.

10.5.1 Esteira transportadora

Uma correia contínua, operando entre duas ou mais polias, é uma das transportadoras mais onipresentes no transporte de alimentos sólidos em uma fábrica de processamento (Fig. 10.10). Roldanas livres são utilizadas entre as polias para suportar o peso da esteira. Algumas das vantagens e desvantagens principais das esteiras transportadoras são as seguintes:

- Vantagens
  - Alta eficiência mecânica, já que a carga é levada sobre rolamentos sem fricção.
  - Dano mínimo ao produto, pois não há movimento relativo entre o produto e a esteira.

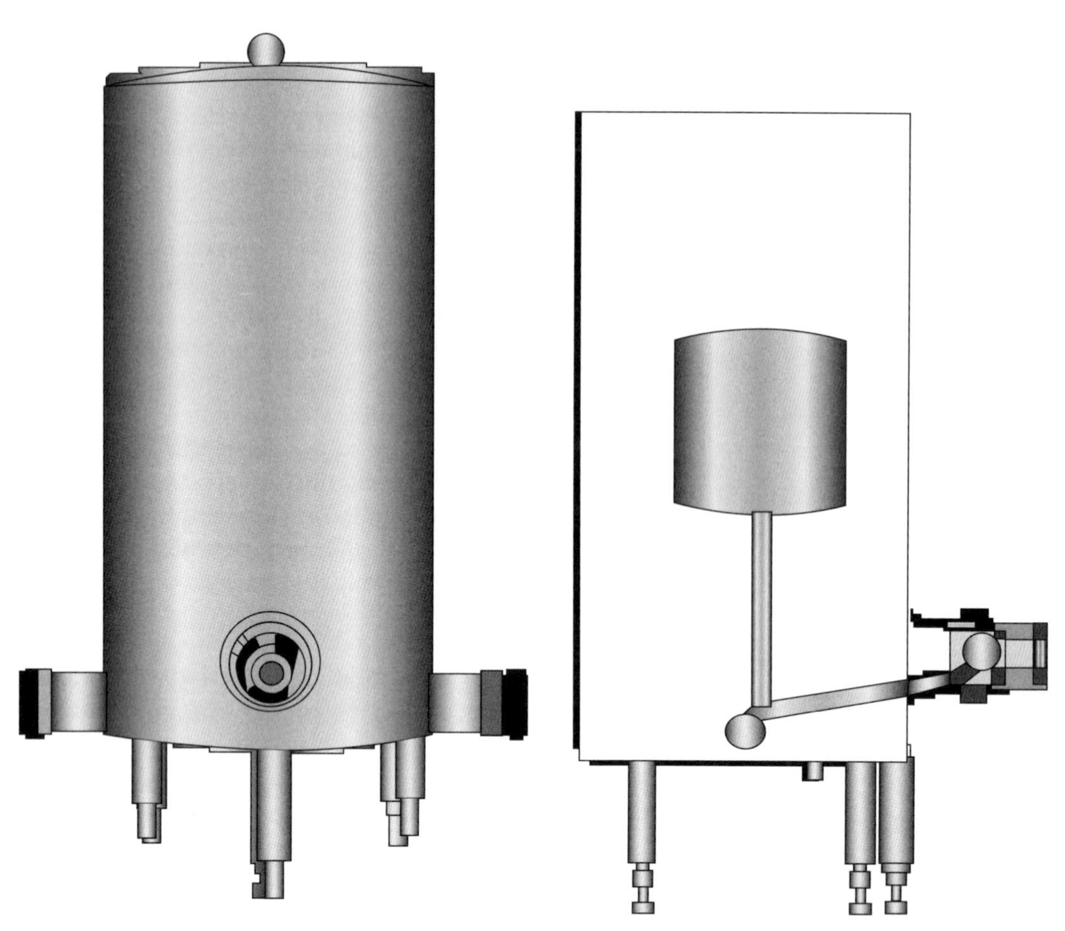

Figura 10.9 Tanque de equilíbrio localizado no lado de sucção de uma bomba. (Fonte: *Dairy Processing Handbook*, Tetra Pak.)

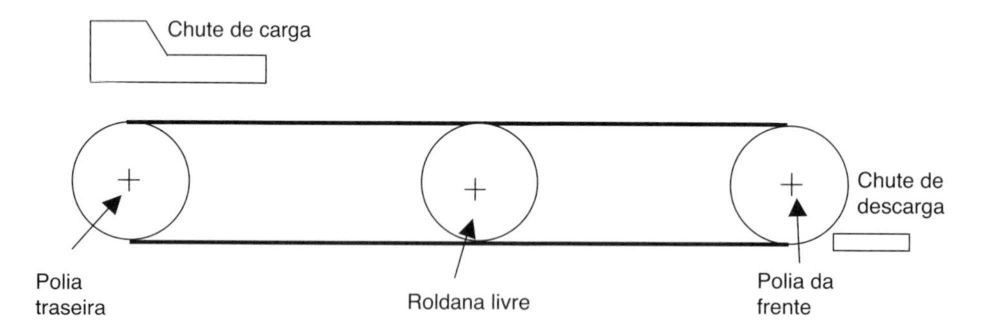

Figura 10.10 Esteira transportadora.

- Alta capacidade de carga.
- Capacidade de cobrir longas distâncias.
- Vida útil longa.

■ Desvantagens
- Custo inicial alto.
- Exigência de um espaço significativo.

Ao se projetar esteiras transportadoras, o tipo de motor e de esteira, a tensão da correia, as roldanas livres e os dispositivos de carga e descarga da esteira devem ser considerados. Vários materiais são usados nas esteiras dependendo das exigências do produto. Em muitos casos, as esteiras devem ser lavadas após cada turno para manter as condições de saneamento. O motor é localizado na extremidade de descarga da esteira, e uma área de contato suficiente entre a polia e a esteira é necessária para manter um acionamento positivo.

Esteiras transportadoras podem ser tanto planas quanto em formato de calha (Fig. 10.11). Esteiras tipo calha são adequadas para grãos, farinha e outros alimentos de partículas menores. O ângulo entre as roldanas livres e a horizontal é chamado de ângulo de inclinação. Para o transporte de partículas pequenas como grãos, o ângulo de inclinação varia entre 20 e 45°. A velocidade da esteira é mantida abaixo de 2,5 m/s para evitar o derramamento e a poeira ao se transportar partículas pequenas.

10.5.2 Transportador helicoidal

Transportadores helicoidais consistem de uma hélice girando dentro de uma calha circular ou em formato de U (Fig. 10.12). Transportadores helicoidais são adequados para o manejo de pós, produtos aderentes e viscosos (como pasta de amendoim) e materiais granulares. Eles também são úteis para misturas em modo contínuo ou em lotes, e para esvaziar silos de farinha e materiais em pó. Geralmente são usados como dispositivos de medição.

As espirais dos transportadores helicoidais são confeccionadas de vários materiais, incluindo aço inoxidável. Seu consumo de energia é alto, mas esses transportadores são utilizados para distâncias menores que 25 m. Em um transportador helicoidal padrão, o passo do parafuso é igual ao diâmetro. Transportadores helicoidais são adequados para

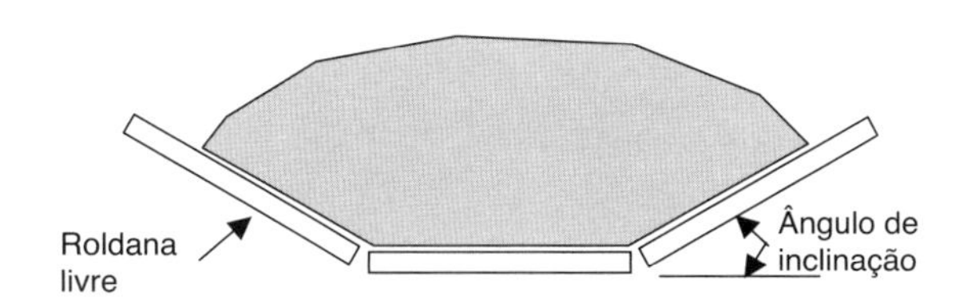

Figura 10.11 Corte transversal de uma esteira transportadora do tipo calha.

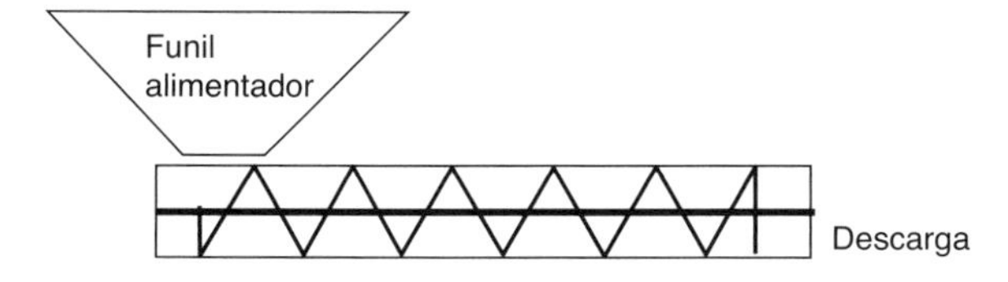

Figura 10.12 Transportador helicoidal.

transporte horizontal ou inclinado até um ângulo de 20°. Para transportadores horizontais é utilizada uma calha oval, ao passo que para transportadores de inclinação pronunciada é necessária uma calha cilíndrica.

O consumo de energia de um transportador helicoidal depende de vários fatores, incluindo:

- comprimento do transportador;
- elevação;
- passo;
- velocidade;
- tipo de espiral e braçadeiras de suporte;
- peso e propriedades do material sendo transportado;
- coeficiente de fricção entre o produto e o material da espiral e do compartimento.

O consumo de energia para iniciar um transportador helicoidal é geralmente maior do que para sua operação contínua.

10.5.3 Elevadores de canecas

O elevador de canecas consiste de uma correia contínua com canecas presas a ela. A correia opera sobre duas polias; a polia superior é chamada de acionadora e a da base é chamada de pé. Elevadores de canecas são bastante eficientes, já que não há perda friccional entre o produto e o material do compartimento. Os elevadores de caneca são fechados em um compartimento único chamado de perna; em certos casos, o retorno é abrigado em uma segunda perna. Uma corrente (ou correia) é usada para carregar as canecas que têm a base em formato arredondado ou reto. A correia (ou corrente) opera entre duas polias – a acionadora e o pé. Para distâncias maiores, roldanas livres são instaladas para evitar a instabilidade da correia.

O produto carregado pelas canecas é descarregado na parte superior quando a caneca gira na polia superior, e o produto é jogado pela força centrífuga. A velocidade da caneca, ao dar a volta na polia superior, deve ser mantida dentro de certos limites para garantir que o produto seja descarregado na região desejada (Fig. 10.13).

A capacidade de transporte de um elevador de canecas depende da densidade do produto, da velocidade da correia, tamanho da caneca e espaçamento entre as canecas na correia. As aplicações típicas de elevadores de canecas são o manejo de cereais em grãos, ração animal e farelo. O consumo de energia de transportadoras de canecas para cereais em grãos varia entre 0,1 e 0,2 kWh/m³.

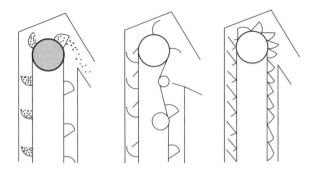
Figura 10.13 Transportadora de caneca com as canecas dando a volta na polia acionadora.

10.5.4 Transportadoras pneumáticas

Uma transportadora pneumática consiste em um soprador, duto de transporte, e um dispositivo para a introdução do produto no duto e para sua saída (Fig. 10.14).

Em uma transportadora pneumática, o alimento particulado é transportado em um duto fechado por uma corrente de ar em alta velocidade. A transportadora pneumática pode ser operada como:

- um sistema de sucção, operando em pressão mais baixa que a pressão atmosférica;
- um sistema de sucção de baixa pressão, usando ar de baixa densidade e alta velocidade, gerado por um ventilador centrífugo;
- um sistema de alta pressão, usando ar de alta densidade e baixa velocidade, gerado por sopradores de deslocamento positivo;
- um sistema fluidizado que usa ar de alta densidade e alta pressão para mover material com baixas velocidades de transporte.

Exemplos de transportadoras pneumáticas incluem o uso de sistemas de sucção para descarregar grãos de caminhões, contêineres e sistemas de pressão para carregar contêineres ou tanques de armazenagem.

As velocidades de ar típicas, usadas no transporte pneumático de alguns produtos comuns, são:

- grãos de café: 3.000-3.500 pés por minuto (fpm) 914-1.067 $m.min^{-1}$;
- milho: 152-2.134 $m.min^{-1}$;
- aveia: 1.372-1.829 $m.min^{-1}$;
- sal: 1.676-2.286 $m.min^{-1}$;
- trigo: 1.524-2.134 $m.min^{-1}$.

Procedimentos empíricos geralmente são usados para determinar o consumo de energia do transporte pneumático. Na entrada do transportador, a velocidade da partícula é zero, e a energia necessária para acelerar o produto pode ser substancial. Os mecanismos envolvidos no movimento das partículas em uma transportadora pneumática incluem a força horizontal que age sobre as partículas, devido ao movimento do ar e a força vertical devido à gravidade. Quando as partículas alcançam a base do conduíte, deslizam e rolam, e são então erguidas novamente pela ação do movimento do ar; elas também podem se juntar com outras partículas e mover-se com um fluxo intermitente. Esses mecanismos tornam complexo o desenvolvimento de uma descrição teórica do processo. O consumo de energia de transportadoras pneumáticas para grãos varia entre 0,6 e 0,7 kWh/m^3.

As principais vantagens e desvantagens de uma transportadora pneumática são:

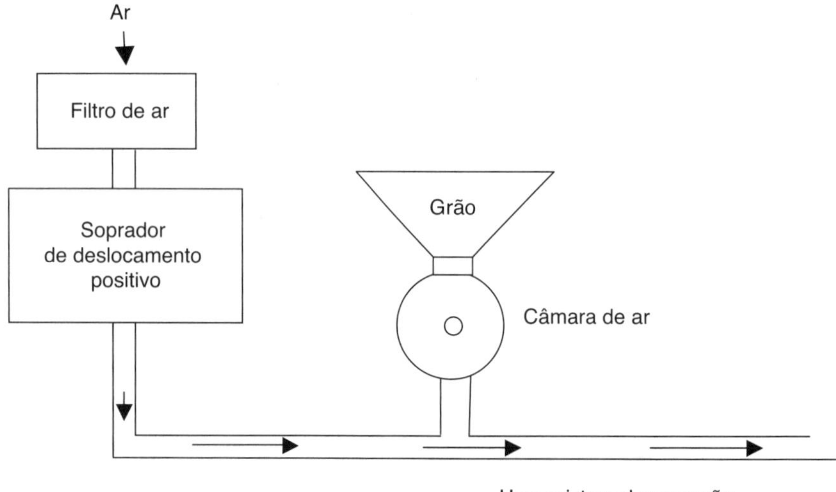

Figura 10.14 Uma transportadora pneumática.

- Vantagens
  - Baixo custo inicial.
  - Projeto mecânico simples com apenas uma parte móvel (um ventilador).
  - Caminho aleatório do transporte com muitas ramificações.
  - Facilidade para alterar o caminho do transporte.
  - Grande variedade de materiais que podem ser transportados.
  - Sistema autolimpante.

- Desvantagens
  - Alto consumo de energia.
  - Possível dano ao produto.

Mais informações sobre sistemas de transporte usados na indústria agrícola e de processamento de alimentos está disponível em Labiak and Hines (1999).

10.6 Armazenamento de frutas e vegetais

Muitas frutas e vegetais são altamente perecíveis. Logo, no gerenciamento pós-colheita, o uso de técnicas apropriadas para o manejo e armazenagem de frutas e vegetais é essencial para minimizar perdas. O índice de perdas pós-colheita varia entre 5 e 50% ou até mais. Em países em desenvolvimento, as perdas pós-colheita são enormes e provocadas geralmente pela falta de infraestrutura adequada e práticas de manejo ruins. Como resultado, os produtores e aqueles envolvidos na cadeia de manejo do alimento são os que sofrem as maiores perdas financeiras. Além disso, a vida de prateleira desses produtos é drasticamente reduzida e um produto de má qualidade é entregue ao consumidor. Infelizmente quaisquer ganhos obtidos no aumento da produção de frutas e vegetais são comprometidos por um aumento nas perdas pós-colheita devido ao uso de práticas inadequadas.

Em países industrializados foram feitos grandes progressos no desenvolvimento de sistemas apropriados para o manuseio de frutas e vegetais. As perdas pós-colheita foram reduzidas de modo significativo e o produto chega ao consumidor com uma perda mínima de qualidade.

10.6.1 O processo de respiração

As frutas e vegetais continuam a passar por mudanças físicas após a colheita. Essas mudanças são em grande parte resultado do processo de respiração. As vias metabólicas ativas, em um processo de respiração, são complexas. Como resultado do processo de respiração, o amido e os açúcares presentes no tecido vegetal são convertidos em dióxido de carbono e água. O oxigênio desempenha um papel importante no processo de respiração. A concentração de oxigênio dentro de um produto é muito similar à concentração de oxigênio na atmosfera normal. Quando uma quantidade suficiente de oxigênio está disponível, a respiração é chamada de aeróbica. Se a atmosfera ao redor possuir pouco oxigênio, ocorre a respiração anaeróbica. A respiração anaeróbica resulta na produção de cetonas, aldeídos e álcool. Esses produtos geralmente são tóxicos para o tecido vegetal e aceleram sua morte e deterioração. A respiração anaeróbica deve, portanto, ser evitada. Além disso, para estender a vida de prateleira de frutas e vegetais, a concentração de oxigênio deve ser controlada para permitir a respiração aeróbica em uma taxa reduzida. O controle do processo de respiração tornou-se um dos métodos mais importantes de armazenagem na prática comercial.

Junto com os produtos finais da respiração aeróbica, o dióxido de carbono e o oxigênio, também há o aumento do calor. A quantidade de calor gerado devido à respiração varia com produtos diferentes, como mostrado na Tabela 10.6. As partes em crescimento de uma planta, como verduras, possuem taxas maiores de geração de calor do que tecidos vegetais nos quais o crescimento cessou, como tubérculos. Reduzir a temperatura de armazenagem controla a taxa do processo de respiração. A taxa de respiração é expressa em termos de produção de dióxido de carbono por unidade de massa. Uma classificação dos produtos com base em suas taxas de respiração é apresentada na Tabela 10.7.

Uma mudança fisiológica importante durante o armazenamento das frutas é a produção de gás etileno. Com base na produção de etileno, as frutas são classificadas como climatéricas ou não climatéricas. Frutas climatéricas produzem uma grande quantidade de etileno e dióxido de carbono quando maduras. A Tabela 10.8 lista alguns frutos de acordo com essa classificação. A taxa de produção de etileno pode ser controlada pela temperatura de armazenagem, oxigênio atmosférico e concentração de dióxido de carbono. Os resultados do gás etileno no processo de amadurecimento das frutas e vegetais incluem a mudança da cor verde (devido à perda

Tabela 10.6 Calor da respiração de algumas frutas e vegetais.

	Watts por megagrama (W/Mg)			
Produto	**0°C**	**5°C**	**10°C**	**15°C**
Maçã	10-12	15-21	41-61	41-92
Damasco	15-17	19-27	33-56	63-101
Feijão, feijão-verde ou vagem	—	101-103	161-172	251-276
Brócolis, broto	55-63	102-474	—	514-1000
Repolho	12-40	28-63	36-86	66-169
Cenoura, rama	46	58	93	117
Alho	9-32	17-29	27-29	32-81
Ervilhas, ervilhas verdes (na vagem)	90-138	163-226	—	529-599
Batatas, batatas maduras	—	17-20	20-30	20-35
Rabanete, rama	16-17	23-24	45-47	82-97
Espinafre	—	136	327	529
Morangos	36-52	48-98	145-280	210-273
Nabo, raízes	26	28-30	—	63-71

Tabela 10.7 Classificação de frutas e vegetais com base nas taxas de respiração.

Taxas de respiração	Faixa de produção de CO_2 a 5°C (mg CO_2/kg h)	Produtos
Muito baixa	< 5	Nozes, tâmaras, frutas secas, vegetais
Baixa	5-10	Maçã, frutas cítricas, uva, kiwi, alho, cebola, batata (madura), batata-doce
Moderada	10-20	Damasco, banana, cereja, pêssego, nectarina, pera, ameixa, figo (fresco), repolho, cenoura, alface, pimenta, tomate, batata (verde)
Alta	20-40	Morango, amora, framboesa, couve-flor, feijão-de-lima, abacate
Muito alta	40-60	Alcachofra, vagem, cebola verde, couve-de-bruxelas
Extremamente alta	> 60	Aspargo, brócolis, cogumelo, ervilha, espinafre, milho verde

Tabela 10.8 Classificação de frutas e vegetais com base no comportamento de respiração durante o amadurecimento.

Frutos climatéricos		Frutos não climatéricos	
maçã	melão	amora	oliva
damasco	nectarina	cacau	laranja
abacate	papaia	caju	pimenta
banana	maracujá	cereja	abacaxi
mirtilo	pêssego	pepino	romã
fruta-pão	pera	berinjela	framboesa
fruta-do-conde	caqui	uva	tangerina morgot
goiaba serrana	banana-da-terra	toranja	morango
figo	ameixa	fruta da jujuba	abóbora-menina
goiaba	sapota	limão-siciliano	tamarilo
jaca	graviola	limão	tangerina
kiwi	tomate	nêspera	
manga	melancia	lichia	

de clorofila), o escurecimento dos tecidos (devido a mudanças nos compostos fenólicos e antocianinas) e o surgimento da cor amarela ou vermelha (devido ao desenvolvimento de antocianinas e carotenoides, respectivamente).

Durante a armazenagem, a perda de água de um produto causa as principais mudanças de deterioração. Além da perda de peso, a qualidade da textura também é alterada, o que faz com que o produto perca sua suculência e característica crocante.

Frutas e vegetais podem sofrer três tipos de decomposição fisiológica, todas causadas por práticas pós-colheita ruins. Elas incluem dano pelo frio, por congelamento e pelo calor. Danos pelo frio ocorrem principalmente em produtos de regiões tropicais e subtropicais, quando são armazenados em temperaturas acima de seu ponto de congelamento e abaixo de 5-15°C. Esse tipo de dano causa um amadurecimento desigual, deterioração, crescimento de fungos na superfície, desenvolvimento de sabores indesejados e descoloração tanto na superfície quanto internamente.

O manejo inadequado também causa danos na superfície e na parte interna de frutas e vegetais. Da mesma forma, a decomposição patológica causada por bactérias e fungos aumenta a deterioração do produto. Geralmente o dano físico facilita a infecção do tecido vegetal por bactérias e fungos. Logo, sistemas de manejo como transporte e embalagem devem ser projetados para minimizar o dano físico do produto sendo manuseado.

10.6.2 Armazenagem em atmosfera controlada

Uma grande quantidade de frutas e vegetais se beneficia da armazenagem em condições de atmosfera controlada. Um nível reduzido de oxigênio e um aumento na concentração de dióxido de carbono no ambiente imediatamente próximo da fruta ou do vegetal retarda sua taxa de respiração. Com uma taxa de respiração reduzida, o tempo de armazenamento do produto aumenta. Um número considerável de pesquisas tem sido feito para determinar as concentrações mais adequadas de oxigênio e dióxido de carbono que estendam o tempo de armazenamento de frutas e vegetais. A Tabela 10.9 é uma compilação das condições recomendadas de composição de gás. A tecnologia de atmosfera controlada é bem desenvolvida, e para certos produtos, como maçãs, por exemplo, é usada no mundo todo.

10.7 Transporte refrigerado de frutas e vegetais

Uma das formas mais comuns de transporte de alimentos perecíveis, como frutas e vegetais, é o uso de um contêiner refrigerado, que pode tanto ser acoplado a um caminhão para transporte rodoviário, quanto colocado em um navio para transporte marítimo. Qualquer produto perecível armazenado no contêiner deve ser mantido refrigerado durante todo o tempo. Um contêiner refrigerado típico, mostrado na Figura 10.15, inclui um sistema de refrigeração para resfriar o ar e um sistema para distribuir o ar dentro do contêiner. É vital que haja uma distribuição uniforme do ar dentro desse contêiner. Caso contrário, áreas sem circulação de ar podem causar o aquecimento e a deterioração do produto (Thompson et al., 2002).

O controle da temperatura do ar circulando dentro do contêiner é essencial no transporte de alimentos perecíveis. Os contêineres modernos são equipados com sensores e controladores de temperatura que automaticamente controlam a unidade de refrigeração com base na temperatura do ar que deixa a unidade de refrigeração. O controle da temperatura do ar na saída da unidade de refrigeração é importante na proteção do produto fresco, sensível ao dano por frio ou congelamento. A temperatura do termostato nesses sistemas é ajustada para uma variação de 0,5°C dentro da temperatura de armazenagem por longo período. Nos contêineres mais antigos, usados para produtos sensíveis ao frio/congelamento, o controle de temperatura é tipicamente baseado no ar de retorno para a unidade de refrigeração, e os controladores devem ser ajustados em no mínimo 1,5-2,5°C acima da temperatura de armazenagem por longo período do produto. Para produtos congelados, a temperatura é controlada com base na temperatura do ar de retorno. O contêiner usado para produtos congelados deve ser ajustado em -18°C ou mais frio. A indústria de alimentos congelados geralmente exige que no momento do carregamento no contêiner, a temperatura do alimento congelado seja menor que -12°C.

Quando a carga de um contêiner incluir mais de um tipo de produto, deve-se ter cuidado para que eles sejam compatíveis em termos de temperatura de armazenamento e sensibilidade ao etileno. A Tabela 10.10 lista alguns dos efeitos nocivos nos vegetais devido à exposição ao etileno em excesso. Vegetais sensíveis ao etileno não devem ser misturados com frutas produtoras de etileno.

Tabela 10.9 Condições recomendadas para armazenamento em atmosfera controlada (AC) de frutas e vegetais.

Nome comum	Nome científico	Temperatura de armazenagem (°C)	Umidade relativa (%)	Maior temperatura de congelamento (°C)	Produção de etileno	Sensibilidade ao etileno	Vida de prateleira aproximada	Benefício da atmosfera controlada
Maçã, variedades não sensíveis ao frio		–1,1	90-95	–1,5	MA	A	3-6 meses	AC muda de acordo com a variedade
Maçã, sensíveis ao frio	Yellow Newtown, Grimes Golden, McIntosh	4	90-95	–1,5	MA	A	1-2 anos	AC muda de acordo com a variedade
Damasco	*Prunus armeniaca*	–0,5-0,0	90-95	–1,1	M	A	1-3 semanas	2-3% O_2 + 2-3% CO_2
Alcachofra	*Cynara acolymus*	0	95-100	–1,2	MB	B	2-3 semanas	2-3% O_2 + 3-5% CO_2
Aspargo verde, branco	*Asparagus officinalis*	2,5	95-100	–0,6	MB	M	2-3 semanas	5-12% CO_2 no ar
Abacate Fuerte, Haas	*Persea americana*	3-7	85-90	–1,6	A	A	2-4 semanas	2-5% O_2 + 3-10% CO_2
Banana	*Musa paradisiaca* var. *sapientum*	13-15	90-95	–0,8	M	A	1-4 semanas	2-5% O_2 + 2-5% CO_2
Feijão, vagem, amarelos, verdes	*Phaseolus vulgaris*	4-7	95	–0,7	B	M	7-10 dias	2-3% O_2 + 4-7% CO_2
Feijão-de-lima	*Phaseolus lunatus*	5-6	95	–0,6	B	M	5-7 dias	
Morango	*Fragaria* spp.	0	90-95	–0,8	B	B	7-10 dias	5-10% O_2 + 15-20% CO_2
Acelga	*Brassica campestris* var. *perkinensis*	0	95-100	–0,9	MB	A	2-3 meses	1-2% O_2 + 0-5% CO_2
Cenouras, rama	*Daucus carota*	0	98-100	–1,4	MB	A	6-8 meses	Sem benefício de AC

(*continua*)

Tabela 10.9 Condições recomendadas para armazenamento em atmosfera controlada (AC) de frutas e vegetais (*continuação*).

Nome comum	Nome científico	Temperatura de armazenagem (°C)	Umidade relativa (%)	Maior temperatura de congelamento (°C)	Produção de etileno	Sensibilidade ao etileno	Vida de prateleira aproximada	Benefício da atmosfera controlada
Cenouras, molho	*Daucus carota*	0	98-100	–1,4	MB	A	10-14 dias	O etileno causa amargor
Couve-flor	*B. oleracea* var. *botrytis*	0	95-98	–0,8	MB	A	3-4 semanas	2-5% O_2 + 2-5% CO_2
Fruta-do-conde	*Annona cherimola*	13	90-95	–2,2	A	A	2-4 semanas	3-5% O_2 + 5-10% CO_2
Limão-siciliano	*Citrus limon*	10-13	85-90	–1,4			1-6 meses	5-10% O_2 + 0-10% CO_2
Laranja	*Citrus sinensis,* Califórnia, seca	3-9	85-90	–0,8	MB	M	3-8 semanas	5-10% O_2 + 0-5% CO_2
Laranja	*Citrus sinensis,* Flórida, úmida	0-2	85-90	–0,8	MB	M	8-12 semanas	5-10% O_2 + 0-5% CO_2
Pepino	*Cucumis sativus*	10-12	85-90	–0,5	B	A	10-14 dias	3-5% O_2 + 3-5% CO_2
Berinjela	*Solanum melongena*	10-12	90-95	–0,8	B	M	1-2 semanas	3-5% O_2 + 0% CO_2
Alho	*Allium sativum*	0	65-70	–0,8	MB	B	6-7 meses	0,5% O_2 + 5-10% CO_2
Gengibre	*Zingiber officinale*	13	65		MB	B	6 meses	Sem benefício de AC
Uva	*Vitis vinifera*	-0,5-0	90-95	–2,7	MB	B	2-8 semanas	2-5% O_2 + 1-3% CO_2
Goiaba	*Psidium guajava*	5-10	90		B	M	2-3 semanas	
Alface	*Lactuca sativa*	0	98-100	–0,2	MB	A	2-3 semanas	2-5% O_2 + 0% CO_2
Nêspera	*Eriobotrya japonica*	0	90	–1,9			3 semanas	
Lichia	*Litchi chinensis*	1-2	90-95		M	M	3-5 semanas	3-5% O_2 + 3-5% CO_2
Manga	*Mangifera indica*	13	85-90	–1,4	M	M	2-3 semanas	3-5% O_2 + 5-10% CO_2

(*continua*)

Tabela 10.9 Condições recomendadas para armazenamento em atmosfera controlada (AC) de frutas e vegetais (*continuação*).

Nome comum	Nome científico	Temperatura de armazenagem (°C)	Umidade relativa (%)	Maior temperatura de congelamento (°C)	Produção de etileno	Sensibilidade ao etileno	Vida de prateleira aproximada	Benefício da atmosfera controlada
Melão, melão rosado	*Cucurbita melo*	5-10	85-90	–1,1	M	A	3-4 semanas	3-5% O_2 + 5-10% CO_2
Cogumelo	*Agaricus*	0	90	–0,9	MB	M	7-14 dias	3-21% O_2 + 5-15% CO_2
Quiabo	*Abelmoschus esculentus*	7-10	90-95	–1,8	B	M	7-10 dias	Ar + 4-10% CO_2
Papaia	*Carica papaya*	7-13	85-90		A	A	1-3 semanas	2-5% O_2 + 5-8% CO_2
Pêssego	*Prunus persica*	-0,5-0	90-95	–0,9	A	B	2-4 semanas	1-2% O_2 + 3-5% CO_2
Pimentão	*Capsicum annuum*	7-10	95-98	–0,7	B	B	2-3 semanas	2-5% O_2 + 2-5% CO_2
Caqui Fuyu	*Dispyros kaki*	7-10	95-98	–0,7	B	B	2-3 semanas	2-5% O_2 + 2-5% CO_2
Caqui Hachiya	*Dispyros kaki*	10	90-95	–2,2	B	A	1-3 meses	
Abacaxi	*Ananas comosus*	5	90-95	–2,2	B	A	2-3 meses	
Romã	*Punica granatum*	5	90-95	–3,0			2-3 meses	3-5% O_2 + 5-10% CO_2
Batata, precoce	*Solanum tuberosum*	10-15	90-95	–0,8	MB	M	10-14 dias	
Batata, tardia	*Solanum tuberosum*	4-12	95-98	–0,8	MB	M	5-10 meses	
Espinafre	*Spinacia oleracea*	0	95-100	–0,3	MB	A	10-14 dias	5-10% O_2 + 5-10% CO_2
Tomate maduro verde	*Lycopersicon esculentum*	10-13	90-95	–0,5	MB	A	1-3 semanas	3-5% O_2 + 2-3% CO_2
Tomate firme maduro	*Lycopersicon esculentum*	10	85-90	–0,5	A	B	7-10 dias	3-5% O_2 + 3-5% CO_2
Melancia	*Citrullus vulgaris*	10-15	90	–0,4	MB	A	2-3 semanas	Sem benefício de AC

MB, muito baixo; B, baixo; M, médio; A, alto; MA, muito alto.

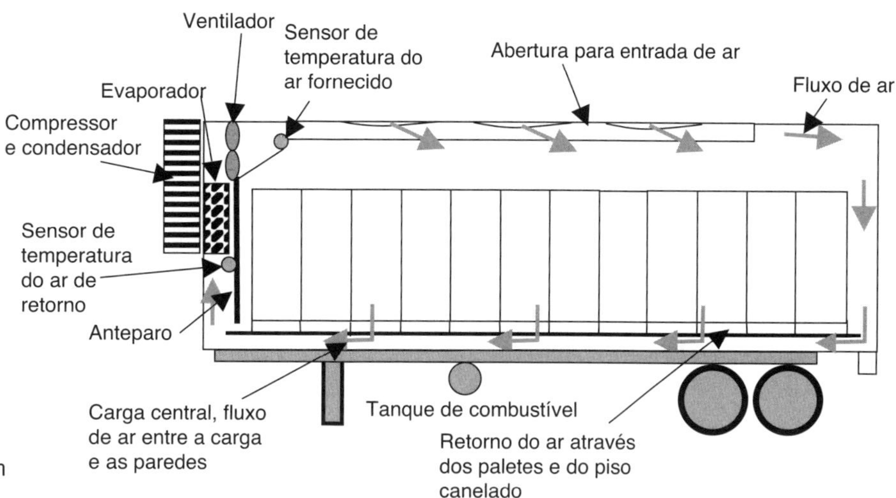

Figura 10.15 Fluxo de ar em um contêiner refrigerado.

Tabela 10.10 Sensibilidade ao etileno de alguns vegetais durante a armazenagem.

Produto	Sintomas do dano por etileno
Aspargo	Aumento na rigidez dos brotos
Feijão, vagem	Perda da cor verde
Brócolis	Amarelamento, abscisão das flores
Repolho	Amarelamento, abscisão foliar
Cenoura	Desenvolvimento de sabor amargo
Couve-flor	Abscisão e amarelamento das folhas
Pepino	Amarelamento e amolecimento
Berinjela	Abscisão do cálice, escurecimento da polpa e das sementes, deterioração acelerada
Verduras	Perda da cor verde
Alface	Manchas marrons
Pastinaca	Desenvolvimento de sabor amargo
Batata	Surgimento de brotos
Batata-doce	Descoloração marrom e sabor desagradável percebido ao cozinhar
Nabo	Aumento na rigidez
Melancia	Diminuição na firmeza, maceração da polpa resultando em uma casca mais fina e sabor ruim

Em um contêiner refrigerado, costuma ser difícil fazer circular ar suficiente entre as caixas. Como resultado, geralmente não é possível resfriar o produto armazenado. Na verdade, em um contêiner mal projetado ou gerenciado, o produto pode se aquecer durante o transporte.

A Figura 10.16 mostra uma lista de condições a serem verificadas no contêiner antes de carregá-lo com alimentos. O padrão de carregamento dos paletes dentro do contêiner tem uma influência significativa no fluxo de ar. O fluxo de ar em um contêiner refrigerado típico de estrada é mostrado na Figura 10.15. O ar que deixa o evaporador da unidade de refrigeração é dirigido para o teto (geralmente através de uma escotilha), entre as paredes e ao redor da porta traseira, ele retorna através do piso canelado para o anteparo, na frente. Para o ar circular dessa maneira, é importante que haja espaço adequado entre a carga e o teto, paredes, portas traseiras e piso. Vários tipos de arranjos são utilizados para a carga de paletes; um arranjo comum para 24 paletes-padrão é mostrado na Figura 10.17.

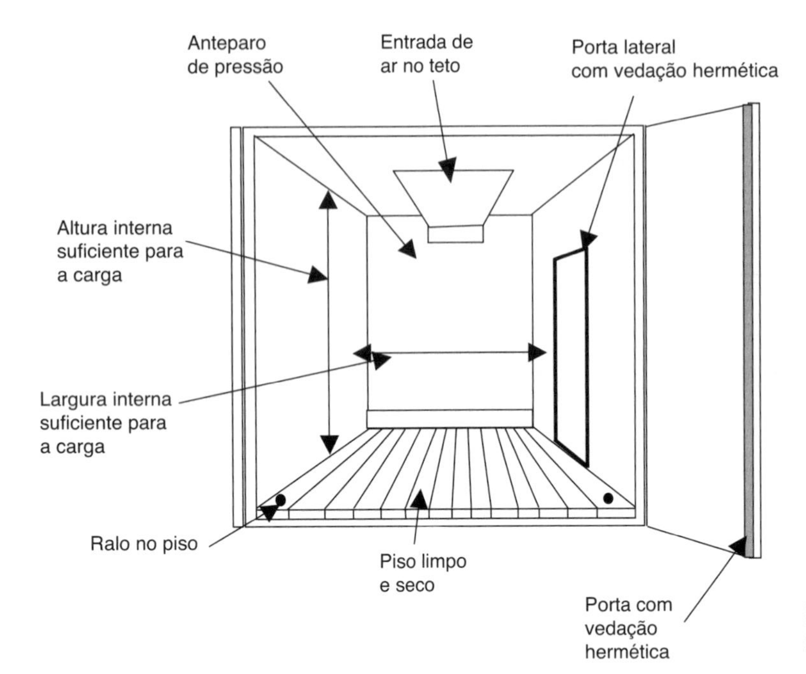

Figura 10.16 Características principais de um contêiner refrigerado.

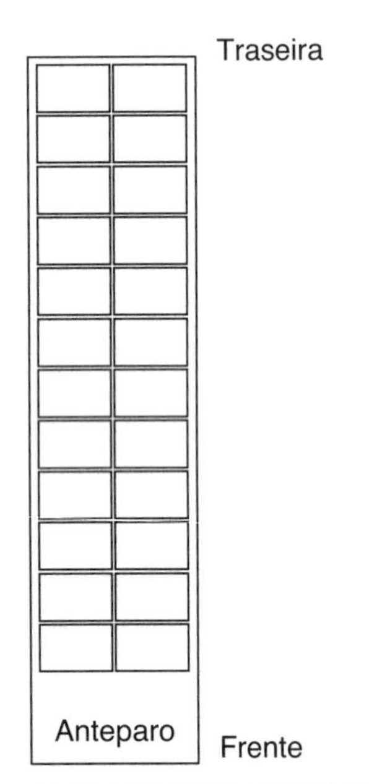

Figura 10.17 Arranjo de uma carga com 24 paletes carregados em um caminhão refrigerado.

Em transportes de longa distância, o dano causado ao produto pela vibração pode ser um fator significativo e é mais grave em contêineres com eixos suspensos por molas de aço. Observa-se uma redução enorme no dano de vibração em contêineres com suspensão a ar. Se o eixo traseiro do contêiner tiver molas de aço, produtos como peras e frutas silvestres não devem ser carregados na parte traseira do contêiner.

10.8 Qualidade da água e tratamento da água residual no processamento de alimentos

A água é um recurso onipresente em nosso planeta. Ainda assim, a disponibilidade de um suprimento de água limpa e confiável está se tornando cada vez mais escassa. A indústria de processamento de alimentos está fortemente baseada no acesso à água limpa. O uso da água no processamento de alimentos aumentou com a disseminação da mecanização de operações de colheita; produtos agrícolas crus que chegam à fábrica de processamento de alimentos exigem grandes quantidades de água para sua limpeza (Fig. 10.18). Dentro da fábrica, a água é usada em uma variedade de operações de processamento e manejo como transporte do produto, descascamento, branqueamento, resfriamento, geração de vapor, e na lavagem de equipamentos e pisos (Figs. 10.19 e 10.20).

A qualidade da água usada no processamento de alimentos depende de sua função no processo de fabricação. Por exemplo, a qualidade da água exigida para a limpeza inicial do produto cru é diferente da água necessária para a formulação de bebidas, cerveja e água engarrafada. A água obtida de poços subterrâneos ou de áreas na superfície (como lagos, rios e fontes) pode precisar de algum tratamento antes de ser usada no processamento de alimentos. Se a água apresentar níveis altos de dureza devido à presença de sólidos dissolvidos, então processos como a precipitação, troca iônica, destilação, ou osmose reversa podem ser usados. Para remover a turbidez, a água doméstica é geralmente pré-tratada por coagulação, floculação, sedimentação ou filtração. A presença de orgânicos dissolvidos pode causar sabor indesejado, odor ou cor frequentemente removidos por adsorção de carvão ativado.

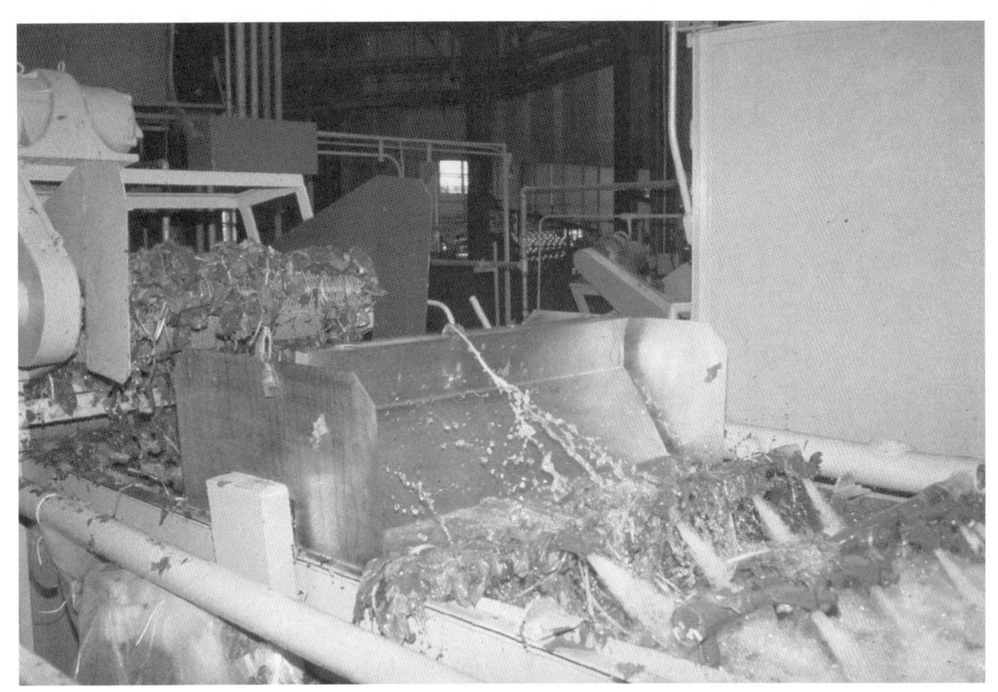

Figura 10.18 Pulverizadores de água são usados na lavagem de espinafre. Verduras exigem uma quantidade considerável de água para a remoção de quaisquer insetos e outros detritos presos às folhas.

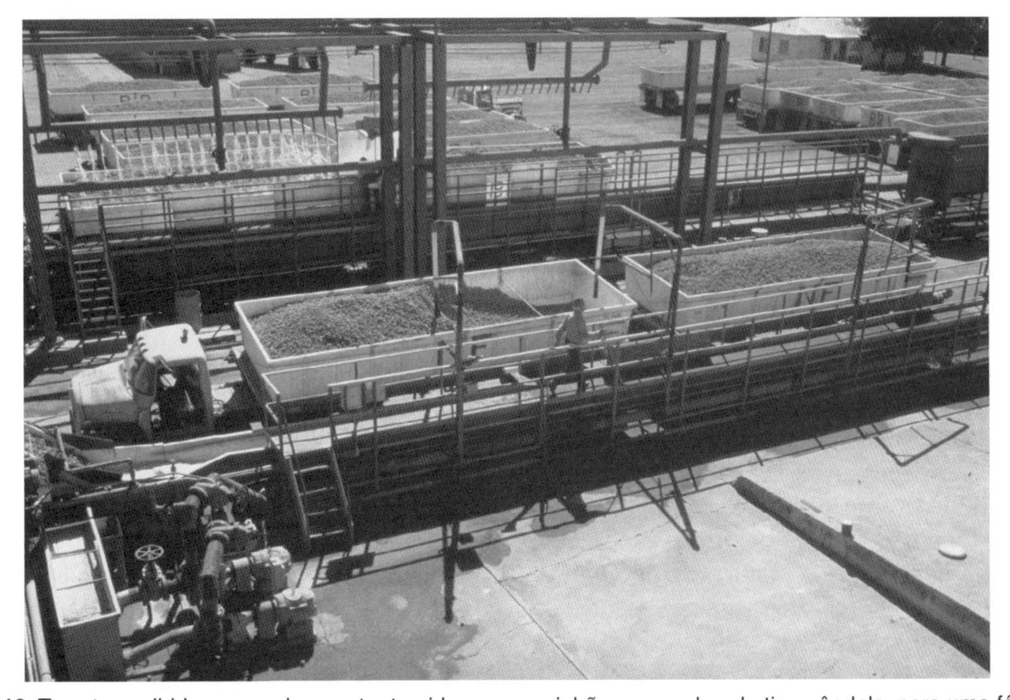

Figura 10.19 Tomates colhidos mecanicamente, trazidos em caminhões-caçamba, do tipo gôndola, para uma fábrica de processamento. São removidos pelo bombeamento de água nas caçambas e transferidos para calhas de transporte.

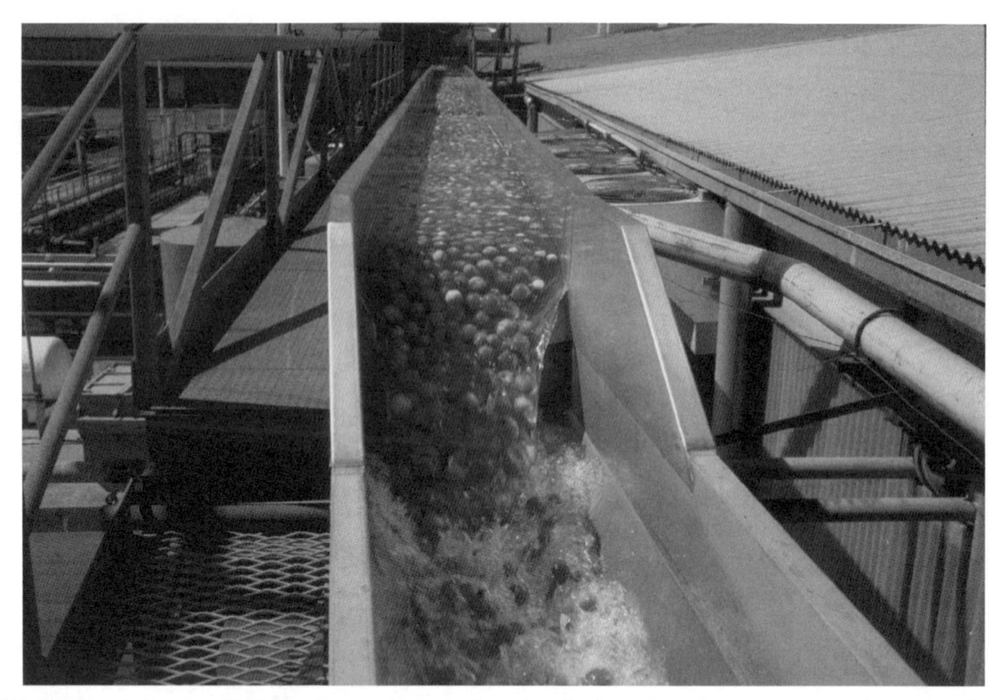

Figura 10.20 A calha de transporte é usada para levar os tomates da área de entrega para o equipamento de processamento.

10.8.1 Características da água residual do processamento de alimentos

Os alimentos processados em uma fábrica de processamento influenciam a composição da água residual descartada. Por exemplo, em uma fábrica de frutas e vegetais enlatados, a água residual contém os resíduos de produtos gerados a partir das operações de descascamento, branqueamento, corte, lavagem, aquecimento e resfriamento, e cozimento. Por exigências sanitárias, os equipamentos e o piso são lavados frequentemente, gerando grandes volumes de água residual. Quaisquer detergentes e lubrificantes usados nos equipamentos de processamento e substâncias químicas como solução cáustica (NaOH), para descascamento por lixiviação de vegetais, também são misturados à água. Outros componentes típicos da água residual incluem óleo emulsionado, coloides orgânicos, inorgânicos dissolvidos e sólidos suspensos.

A quantidade e a composição da água residual, gerada por diferentes fábricas de processamento de alimentos, variam muito. A maioria dos poluentes encontrados na água residual de processamento de alimentos é de natureza orgânica. Até 80% da matéria orgânica total na água residual, vinda de fábricas de processamento de alimentos, pode estar na forma dissolvida.

A qualidade da água residual é expressa por duas quantidades normalmente medidas, chamadas de demanda bioquímica de oxigênio e demanda química de oxigênio.

10.8.1.1 Demanda bioquímica de oxigênio (DBO)

A DBO é a medida do oxigênio necessário para oxidar o conteúdo orgânico em uma amostra de água pela a ação de micro-organismos. O conteúdo biodegradável presente na água residual é expresso pela demanda biológica de oxigênio por cinco dias (120 horas) a 20°C (DBO_5). O valor de DBO é geralmente usado para determinar a eficiência do tratamento da água residual. O procedimento para medir a DBO_5 envolve as seguintes etapas (Schroeder, 1977):

- obter amostras da água residual garantindo o mínimo de intervalo entre a coleta e o início do teste;
- fazer a diluição com uma solução nutriente para que um DBO máximo de <6 mg/L seja obtido;
- adicionar uma "semente" bacteriana à amostra;
- encher garrafas padrão (300 mL) com a água residual diluída e vedar. Preparar também amostras neutras com garrafas cheias de água diluída contendo a "semente";

- determinar imediatamente o teor de oxigênio de pelo menos duas amostras e duas garrafas neutras;
- incubar as amostras a 20°C por cinco dias; determinar o teor de oxigênio das amostras e das garrafas neutras restantes;
- calcular o DBO_5 usando a equação a seguir:

$$DBO_5 = D_f\,[(DO_0 - DO_5)]_{amostra} - [(DO_0 - DO_5)]_{neutra} \tag{10.7}$$

Onde:

DO_0 é o oxigênio dissolvido inicial,
DO_5 é o oxigênio dissolvido ao final de cinco dias,
D_f é o fator de diluição

Alguns valores típicos de DBO da água residual medida em fábricas de processamento de alimentos são mostrados na Tabela 10.11.

Tabela 10.11 Valores típicos de DBO medidos em fábricas de processamento de alimentos (*Environmental Protection Service*, 1979b).

Setor da indústria	DBO_5 (mg/L)
Laticínios	
Queijo	790-5900
Leite líquido	1210-9150
Sorvete	330-230
Frutas e vegetais	
Produtos da maçã	660-3200
Cenouras	640-2200
Milho	680-5300
Feijão-verde	130-380
Pêssegos	750-1900
Ervilhas	270-2400
Peixe	
Arenque em filés	3200-5800
Carne e aves	
Abate de carne vermelha	200-6000
Processamento de aves	100-2400
Abate de aves	400-600

10.8.1.2 Demanda química de oxigênio (DQO)

A DQO é a medida de oxigênio (em partes por milhões) necessária para oxidar matéria orgânica e inorgânica em uma amostra de água residual. Um oxidante químico forte é usado para determinar o valor de DQO. Ainda que não haja relação direta entre a DQO e a DBO_5, a DQO é útil para estimar a demanda de oxigênio porque é um teste rápido que leva menos de duas horas, em comparação com a medição do DBO_5 que leva 120 horas. Existem procedimentos-padrão de teste disponíveis para medir a DQO da água residual (American Society of Testing and Materials, 2006).

10.8.2 Tratamento da água residual

O tratamento de água residual é geralmente classificado como primário, secundário ou terciário. O tratamento primário é, com frequência, um processo físico-químico que envolve sedimentação; o secundário consiste em tratamento biológico com sedimentação; e o tratamento terciário envolve a remoção de materiais residuais e não biodegradáveis.

A matéria orgânica dissolvida na água residual é removida com o uso de tratamento biológico e adsorção, ao passo que a matéria inorgânica dissolvida exige o uso de troca iônica, osmose reversa, evaporação e/ou destilação. Qualquer matéria orgânica suspensa costuma ser removida por métodos de tratamento físico-químico e biológico. Outros conteúdos orgânicos ou inorgânicos suspensos são removidos por triagem, sedimentação, filtração e coagulação.

10.8.3 Métodos físico-químicos de tratamento de água residual

Vários métodos físico-químicos são utilizados na separação de sólidos da água residual. Nesta seção são apresentados alguns métodos comuns. Mais detalhes sobre essas operações são apresentados por Schroeder (1977) e Liu (2007).

10.8.3.1 Triagem

Telas são utilizadas para separar quaisquer detritos ou outros materiais sólidos suspensos da água residual. Tipicamente o tamanho da malha de telas grossas é 6 mm ou mais, enquanto em telas finas é 1,5-6 mm. As telas são feitas de aço inoxidável e podem ser eficazes na redução de sólidos suspensos para níveis similares aos obtidos pela sedimentação. Para minimizar o entupimento das telas, é utilizado um sistema de raspagem. Telas de tambor rotativo, no qual a tela fica dentro de um tambor de formato cilíndrico, também são usadas para separar matéria particulada.

10.8.3.2 Sistemas de flotação

Em águas residuais que contenham óleo e graxa, geralmente são usados sistemas de flotação. Em um sistema de flotação, a difusão de ar na água residual faz com que o óleo e a graxa flutuem em direção à superfície. Outras partículas de sedimentação lenta também são separadas, já que se ligam às bolhas de ar e emergem para a superfície, onde são removidas com o uso de separadores. No caso de haver gordura emulsionada presente na água residual, a emulsão deve ser primeiro desestabilizada pelo uso de aditivos para aumentar a eficiência da remoção da gordura.

10.8.3.3 Sedimentação

A sedimentação é um método amplamente usado para o tratamento de água residual. O processo é simples, já que envolve encher um tanque com água residual e deixar a gravidade agir, provocando a sedimentação no fundo do tanque de particulados sólidos com uma gravidade específica >1. A água residual entra no tanque pela base e se move para cima ou em uma direção radial no tanque. A matéria sólida que se acomoda em um tanque de sedimentação é chamada de lodo. Na água residual de processamento de alimentos, o lodo é orgânico por natureza e é periodicamente removido para tratamento posterior.

Se realizarmos um balanço de forças em uma esfera rígida caindo em um líquido Newtoniano, iremos obter a seguinte expressão para a velocidade da partícula, v_p:

$$v_p = \frac{d_p^2 g\,(\rho_p - \rho_L)}{18\mu} \tag{10.8}$$

Onde:

d_p é o diâmetro da partícula sólida
g é a constante gravitacional
ρ_p é a densidade das partículas
ρ_L é a densidade do líquido
μ é a viscosidade do líquido

A partir da Equação 10.8, a velocidade da partícula, v_p, é função do diâmetro e da densidade das partículas, e da densidade e viscosidade do líquido. No tanque de sedimentação, a densidade e a viscosidade do líquido não podem ser alteradas, mas a agregação de partículas menores às maiores pode aumentar o tamanho da partícula e a densidade. Ainda de acordo com a Equação 10.8, partículas maiores descerão mais rápido e, portanto, a etapa de coagulação é geralmente empregada.

Além disso, as partículas presentes na água residual são frequentemente coloidais e possuem a mesma carga. Como resultado, elas se repelem criando uma suspensão estável. No entanto, para permitir que as partículas cresçam, é preciso desestabilizar a suspensão através do uso de coagulantes, como sulfato de alumínio ($Al_2(SO_4)_3$), cloreto férrico ($FeCl_3$) e óxidos ou hidróxidos de metal (CaO ou $Ca(OH)_2$).

10.8.3.4 Filtração

Na natureza, a água é filtrada conforme se move por diferentes camadas de areia, solo e materiais granulares. Assim como os sistemas naturais, os sistemas de filtração foram desenvolvidos usando materiais como areia, terra de diatomáceas, carvão ativado e perlite.

A complexidade do processo de filtração é evidente quando consideramos que o movimento da água, através de um leito granular, pode envolver uma variedade de interações diferentes entre o meio de filtração e o material que é separado. Por exemplo, existe influência da gravidade, difusão e adsorção sobre o meio de filtração. A variabilidade na composição da corrente de alimentação aumenta a complexidade do processo. Quando há uma concentração alta de sólidos suspensos, é necessário realizar a limpeza e a retrolavagem frequente do filtro. Qualquer matéria orgânica presente na água residual resulta no acúmulo de limo biológico no filtro, causando problemas com a limpeza. Por essa razão, a filtração costuma ser usada apenas no tratamento terciário da água.

Dois sistemas de filtração normalmente usados são o filtro pré-capa e de areia.

Filtro pré-capa

Em um filtro pré-capa, uma camada de particulados é aplicada em um meio de suporte feito de tecido ou malha fina de metal. O suporte e o revestimento de particulados agem como filtro. Em alguns casos, os sólidos presentes no fluxo de água residual fornecem o meio de pré-capa.

Filtro de areia

Um filtro de areia é construído usando um material granular com porosidade variada, apoiado sobre uma camada de cascalho. O meio de filtração é geralmente areia de diferentes granulometrias. Os filtros de profundidade exigem retrolavagem para que se mantenham limpos. O fluxo do líquido em um sistema de filtração é descrito pela lei de Darcy,

$$v = KS \tag{10.9}$$

Onde:

v é a velocidade aparente obtida pela divisão da taxa de fluxo pela área transversal
K é o coeficiente de permeabilidade
S é o gradiente de pressão

Usando a lei de Darcy, Kozeny propôs a seguinte equação para calcular o fluxo através de um meio com porosidade uniforme (Schroeder, 1977):

$$\frac{h_L}{H} = \frac{k\mu v}{g\rho} \frac{(1-\phi)}{\phi^3} a_v^2 \tag{10.10}$$

Onde:

H é a profundidade do leito
h_L é a perda de carga através do leito de profundidade H
ϕ é a porosidade do leito
ρ é a densidade do líquido
g é a constante gravitacional
a_v é a razão entre a área média de superfície do grão e o volume
k é o coeficiente adimensional (tipicamente seu valor é 5 para filtração de água residual)

10.8.4 Tratamento biológico da água residual

Ainda que as operações físico-químicas descritas nas seções anteriores sejam úteis na separação e remoção de sólidos de dimensões variadas, essas operações são frequentemente incapazes ou ineficientes na remoção de matéria orgânica dissolvida ou coloidal. Para essa finalidade, emprega-se o tratamento biológico da água residual. Qualquer matéria orgânica que não assente, ou que esteja dissolvida, é tratada com micro-organismos. Na presença de oxigênio, micro-organismos aeróbicos quebram a matéria orgânica. O tratamento anaeróbico envolve atividade microbiana na ausência de oxigênio.

Lagoas e tanques são bastante usados para o tratamento biológico de água residual do processamento de alimentos. As lagoas cobrem áreas grandes de superfície de até vários metros quadrados. A base desses tanques é revestida com material impermeável como plástico. A água residual é mantida nesses grandes tanques por um determinado número de dias e então bombeada para fora. Lagoas ou tanques são adequados quando há bastante espaço disponível. Dois tipos comuns de tanques usados no tratamento de água residual do processamento de alimentos são os tanques aeróbicos e anaeróbicos.

Nos tanques anaeróbicos, a quebra da matéria orgânica envolve duas etapas. Na primeira etapa, bactérias produtoras de ácido quebram a matéria orgânica em compostos como ácidos graxos, aldeídos e alcoóis. A segunda etapa envolve bactérias que convertem esses compostos em metano, dióxido de carbono, amônia e hidrogênio. Tanques anaeróbicos normalmente têm 3-5 m de profundidade e na grande maioria estão desprovidos de oxigênio.

Em tanques aeróbicos, sistemas mecânicos são usados na mistura e aeração da água residual. Com oxigênio em excesso, o crescimento microbiano ocorre em condições aeróbicas. Um alto teor de oxigênio dissolvido é mantido na água residual pela aeração, assim como pelo crescimento de algas. Conforme as bactérias quebram a matéria orgânica, são liberados nutrientes para o crescimento de mais algas. A atividade fotossintética das algas ajuda a manter as condições aeróbicas. Tanques aeróbicos são rasos em profundidade (cerca de 1 m) para que os raios solares possam penetrar até a base do tanque e promover o crescimento das algas. Estudos de caso envolvendo o uso de tanques no tratamento de diferentes águas residuais, utilizadas no processamento de alimentos, são apresentados no *Environmental Protection Service* (1979b).

A atividade microbiana durante o tratamento biológico da água residual gera material sólido. Procedimentos de sedimentação, como os descritos nas seções anteriores, são usados para assentar os sólidos suspensos. O material sólido removido dos tanques de sedimentação é geralmente chamado de lodo biológico. O papel das bactérias no processamento da água residual e a taxa da cinética da atividade microbiana foram desenvolvidos por Liu (2007).

Outro método normalmente usado para o tratamento biológico de água residual do processamento de alimentos é o filtro de gotejamento. Um filtro de gotejamento é constituído de um grande tanque, contendo os seguintes componentes:

- um meio de filtração inerte (como cascalho, pedras, madeira ou particulados de plástico), com micro-organismos ligados a ele, formando uma camada de limo ou biofilme;

- um sistema de distribuição de água;
- uma tubulação que transporta a água residual que chega para um sistema de distribuição de água, de modo que a água possa gotejar uniformemente através do meio de filtração;
- um sistema de drenagem inferior para servir de suporte para o meio de filtração e garantir que o oxigênio esteja disponível uniformemente por todo o tanque.

Um filtro de gotejamento é um exemplo de um sistema de fluxo de filme, em que uma camada fina de água residual flui sobre o biofilme ligado ao meio de filtração. Conforme a água residual goteja passando pelo meio de filtração, os micro-organismos ligados ao biofilme no meio de filtração utilizam a matéria orgânica. Para evitar o entupimento do meio de filtração, a água residual passa por um tratamento primário que remove sólidos suspensos e outros materiais grossos antes de ser levada ao filtro de gotejamento.

Em todo o mundo, o custo da água para o processamento de alimentos continua a subir devido à demanda competitiva pela água nas áreas urbanas, bem como pelas mudanças nas condições climáticas com secas periódicas. Os regulamentos que governam o descarte da água residual tornaram-se mais restritos, aumentando o custo da disposição da água residual gerada por fábricas de processamento. Tanto por razões econômicas quanto ambientais, há um aumento na necessidade de reduzir o uso da água em fábricas de processamento de alimentos. Existem oportunidades consideráveis para o reuso da água dentro de uma fábrica de processamento de alimentos. A reciclagem da água de uma operação para outra, com o tratamento adequado entre as operações, ajudaria a alcançar esse objetivo (Maté and Singh, 1993).

Referências bibliográficas e sugestões de leitura

American Society of Testing and Materials (2006) *Standard Test Methods for Chemical Oxygen Demand (Dichromate Oxygen Demand) of Water, Standard D1252 – 06*. ASTM International,West Conshohocken, Pennsylvania., www.astm.org.

Brennan, J.G., Butters, J.R., Cowell, N.D. and Lilley, A.E.V. (1990) *Food Engineering Operations*, 3rd edn. Elsevier Applied Science, London.

Bresnahan, D. (1997) Process control. In: *Handbook of Food Engineering Practice* (eds E. Rotstein, R.P. Singh and K. Valentas). CRC Press, Boca Raton, Florida.

Bylund, G. (1995) *Dairy Processing Handbook*. TetraPak, Lund.

Chakravarti, A, and Singh, R.P. (2002) *Postharvest Technology. Cereals, Pulses, Fruits and Vegetables*. Science Publishers, New York.

Environmental Protection Service (1979a) *Evaluation of Physical-Chemical Technologies for Water Reuse, Byproduct Recovery and Wastewater Treatment in the Food Processing Industry. Economic and Technical Review Report EPS-3-WP-79-3*.EPS, Environment Canada, Ottawa.

Environmental Protection Service (1979b) *Biological Treatment of Food Processing Wastewater Design and Operations Manual. Economic and Technical Review Report EPS-3-WP-79-7*. EPS, Environment Canada, Ottawa.

Hughes, T.A. (2002) *Measurement and Control Basics*, 3rd edn. ISI – The Instrumentation Systems and Automation Society, Research Triangle Park, North Carolina.

Jowitt, R.E. (1980) *Hygienic Design and Operation of Food Plant*. AVI Publishing Co., Westport, Connecticut.

Kader, A.A. (2002) *Postharvest Technology of Horticultural Crops*, 3rd edn. DANR Publication 3311, University of California, Davis.

Katsuyama, A.M. (1993) *Principles of Food Processing Sanitation*. Food Processors Institute, London.

Labiak, J.S. and Hines, R.E. (1999) Grain handling. In: *CIGR Handbook of Agricultural Engineering, Vol IV, Agro Processing Engineering* (eds F.W. Bakker-Arkema, J. De-Baerdemaker, P. Amirante, M. Ruiz-Altisent and C.J. Studman). American Society of Agricultural Engineers, St Joseph, Michigan.

Liu, S.X. (2007) *Food and Agricultural Wastewater Utilization and Treatment*. Blackwell Publishing, Ames, Indiana.

Maté, J.I. and Singh, R.P. (1993) Simulation of the water management system of a peach canning plant. *Computers and Electronics in Agriculture*, **9**, 301–317.

Murrill, P.W. (2000) *Fundamentals of Process Control Theory*, 3rd edn. Instrument Society of America, Research Triangle Park, North Carolina.

Ogrydziak, D. (2004) *Food Plant Sanitation*. Unpublished Class Notes. Department of Food Science, University of California, Davis, California.

Rotstein, E., Singh, R.P. and Valentas, K. (1997) *Handbook of Food Engineering Practice*. CRC Press, Boca Raton, Florida.

Schroeder, E.D. (1977) *Water and Wastewater Treatment*. McGraw Hill, New York.

Singh, R.P. and Erdogdu, F. (2009) *Virtual Experiments in Food Processing*, 2nd edn. RAR Press, Davis, California.

Singh, R.P. and Heldman, D.R. (2009) *Introduction to Food Engineering*, 4th edn. Academic Press, London.

Thompson, J.F., Brecht, P.E. and Hinsch, T. (2002) *Refrigerated Trailer Transport of Perishable Products. ANR Publication 21614*. University of California, Davis, California.

11 Embalagens de alimentos

Gordon L. Robertson

Pontos-chave

- Requisitos dos materiais de embalagens: contenção; proteção; conveniência; comunicação.
- Classificação dos materiais de embalagens: metal; vidro; papel; plástico.
- Características de permeabilidade das embalagens plásticas.
- Interações entre os materiais de embalagens e o alimento: corrosão; migração.
- Sistemas de embalagem: embalagem com atmosfera modificada; embalagem ativa.
- Fechamento e integridade das embalagens.
- Impactos ambientais das embalagens: lixo doméstico; redução das fontes; reciclagem e compostagem; incineração para produção de energia; aterro; avaliação do ciclo de vida; legislação sobre resíduos de embalagem.

As embalagens são hoje globalmente difundidas e essenciais na sociedade, já que envolvem, melhoram e protegem os produtos, desde o momento em que são processados e manufaturados até o armazenamento e a venda ao consumidor final. A importância da embalagem dificilmente precisa ser enfatizada, já que é quase impossível pensar em mais de um ou dois produtos vendidos sem qualquer embalagem. No entanto, apesar da importância e do importante papel que as embalagens desempenham, elas são frequentemente vistas de modo negativo pela sociedade e consideradas como um custo desnecessário. Essa visão surge porque as funções que a embalagem desempenha são desconhecidas ou mal interpretadas e porque, no momento em que a maioria dos consumidores entra em contato com a embalagem, sua função está praticamente terminada.

11.1 Requisitos dos materiais de embalagens

Uma embalagem primária é aquela que entra em contato direto com o produto. Ela proporciona a primeira, e geralmente a principal, barreira de proteção. Exemplos de embalagens primárias incluem latas de metal, caixas de papelão, garrafas de vidro e sacos plásticos. Frequentemente, é apenas a embalagem primária que o consumidor adquire nos pontos de venda de varejo. Uma embalagem secundária contém várias embalagens primárias, por exemplo, uma caixa ou invólucro de papelão. Ela é importante para a distribuição física e o transporte das embalagens primárias e cada vez mais é projetada para que possa ser colocada diretamente nas prateleiras dos pontos de venda para a exposição das embalagens primárias (também chamadas de *display* de ponto de venda). Uma embalagem terciária é formada por várias embalagens secundárias, sendo o exemplo mais comum paletes de caixas de papelão envolvidos em filme plástico. Este capítulo irá se concentrar na discussão sobre embalagens primárias.

A embalagem é uma disciplina sociocientífica que assegura a entrega dos produtos ao consumidor final nas condições adequadas para o uso. Ela envolve o acondicionamento de produtos dentro de um sistema, como um pacote, sacola, caixa, copo, bandeja, lata, tubo, garrafa ou outro formato de recipiente que sirva para uma ou mais das seguintes funções: contenção, proteção, conveniência e comunicação.

11.1.1 Contenção

Todos os produtos devem ser contidos em uma embalagem antes que possam ser armazenados ou movidos de um local para outro; sem a contenção, a perda do produto e a poluição ambiental seriam comuns.

11.1.2 Proteção

A embalagem deve proteger seu conteúdo dos efeitos ambientais externos, sejam eles água, vapor de água, gases, odores, micro-organismos, pó, choques, vibrações, forças compressivas etc., e proteger o ambiente do produto. Para muitos produtos alimentícios, a proteção fornecida pela embalagem é uma parte essencial do processo de conservação. Em geral, uma vez violada a integridade da embalagem, o produto não estará mais conservado.

11.1.3 Conveniência

A sociedade industrializada moderna criou uma demanda por uma conveniência maior nos alimentos; por exemplo, alimentos que sejam pré-preparados e que possam ser consumidos fora de casa ou cozidos/reaquecidos rapidamente, de preferência sem removê-los de suas embalagens primárias; e molhos e condimentos que possam ser aplicados diretamente da embalagem com o mínimo de sujeira etc. Logo, as embalagens desempenham um papel importante no uso conveniente dos alimentos. O formato (as proporções relativas) da embalagem primária está relacionado à conveniência do uso pelos consumidores (p. ex., se é fácil de segurar, abrir, despejar, fechar novamente) e à eficiência na montagem das embalagens secundária e terciária.

11.1.4 Comunicação

Os métodos modernos de *marketing* para o consumidor falhariam se não fosse pelas mensagens, imagens, formas diferentes, rótulos e marcas informadas pela embalagem, que possibilitam ao consumidor reconhecer instantaneamente e usar corretamente os produtos. A embalagem deve funcionar como um vendedor silencioso.

11.1.5 Atributos

Além das funções supracitadas, existem também vários atributos da embalagem que são importantes. Um deles (relacionado à função de conveniência) é que ela deve ser eficiente do ponto de vista comercial e da produção, isto é, o seu preenchimento, fechamento, manuseio, transporte e armazenagem devem ser eficientes. Outra questão é que a embalagem deve ter, durante seu ciclo de vida, desde a extração da matéria-prima até o descarte final após o uso, impactos ambientais mínimos. Um terceiro atributo é que a embalagem não deve transferir ao alimento quaisquer contaminantes indesejados. Ainda que esse último atributo possa parecer óbvio, há vários casos da chamada migração de substâncias por contato do material da embalagem para o alimento. Não surpreendentemente, os materiais de embalagem para alimentos são bastante regulados na maioria dos países, para garantir a segurança do consumidor.

11.2 Classificação dos materiais de embalagens

A proteção oferecida por uma embalagem é determinada pela natureza do material da embalagem e pelo formato ou tipo de sua construção. Vários materiais são usados em embalagens, e as embalagens primárias consistem de um ou mais dos seguintes materiais: metal, vidro, papel e polímeros plásticos. Esses materiais serão descritos de maneira resumida a seguir.

11.2.1 Metais

Quatro metais são normalmente usados para embalar alimentos: aço, alumínio, estanho e cromo. Estanho e aço, bem como cromo e aço, são usados como material composto na forma de folha de flandres (FF) ou *tin plate* (TP) em inglês, e folha cromada (FC), às vezes chamada de folha de aço livre de estanho ou *tin free steel* (TFS), em inglês. O alumínio é usado na forma de ligas puras, que contêm quantidades pequenas e cuidadosamente controladas de magnésio e manganês.

O termo folha de flandres (FF) refere-se à chapa de aço com baixo teor de carbono, espessura que varia entre 0,15 e 0,5 mm, e uma camada de estanho entre 2,8 e 17 g.m^{-2} (0,4-2,5 μm de espessura) sobre cada superfície do material. A combinação do estanho com o aço produz um material forte, combinado com excelente qualidade de fabricação e com uma superfície resistente à corrosão e de aparência brilhante, em razão das propriedades específicas do estanho.

A folha de flandres é fabricada pela deposição eletrolítica de uma camada fina de estanho sobre uma chapa de aço que, dependendo da aplicação final, irá conter níveis variados de carbono, silício, manganês, fósforo, cobre e enxofre. Após a deposição, a camada é passivada por tratamento eletrolítico em dicromato de sódio, para proporcionar uma superfície mais estável e resistente, e coberta com uma camada fina de óleo. A estrutura final da cobertura completa é mostrada na Figura 11.1.

A produção da folha cromada (FC) é bastante similar à eletrodeposição de estanho. A FC consiste em uma camada dupla de cromo metálico e sesquióxido de cromo, o que resulta em uma camada de peso total de aproximadamente 0,15 g.m^{-2}). Isso é bem mais fino do que o menor grau da folha de flandres eletrolítica, que tem uma espessura de estanho de 2,8 g.m^{-2}. A superfície da FC aceita melhor coberturas de camadas protetoras, tintas de impressão e vernizes do que a folha de flandres. No entanto, a FC é menos resistente à corrosão do que a folha de flandres e, portanto, deve ser revestida de ambos os lados.

O alumínio é usado para fabricar desde latas a papel-alumínio, com espessuras que variam de 4 a 150 μm, além de folhas metálicas mais finas que 25 μm contendo microfuros minúsculos para a passagem de gases e vapor de água. Em ambas as aplicações, agentes de ligação, incluindo silício, ferro, cobre, manganês, magnésio, cromo, zinco e titânio, são acrescentados para conferir força e melhorar a moldabilidade e a resistência à corrosão.

11.2.2 Vidro

O vidro é um produto da fusão, inorgânico e amorfo que foi resfriado até uma condição de rigidez sem cristalização. Apesar de rígido, o vidro é um líquido altamente viscoso, que existe em estado vítreo ou vitrificado. Uma fórmula típica do vidro de soda-cal é:

- sílica, SiO_2 68-73%;
- cal, CaO 10-13%;
- soda, Na_2O 12-15%;
- alumina, Al_2O_3 1,5-2%;
- óxido de ferro, FeO 0,05-0,25%.

A perda na ignição ou perda por fusão (geralmente dos óxidos de carbono e enxofre) pode variar de 7 a 15%, dependendo da quantidade de vidro fragmentado (vidros usados e descartados), sendo que quanto maior a quantidade de vidro fragmentado, menor é a perda por fusão. O vidro de soda-cal corresponde a 90% de todo o vidro produzido e é usado para a fabricação de recipientes que não requerem

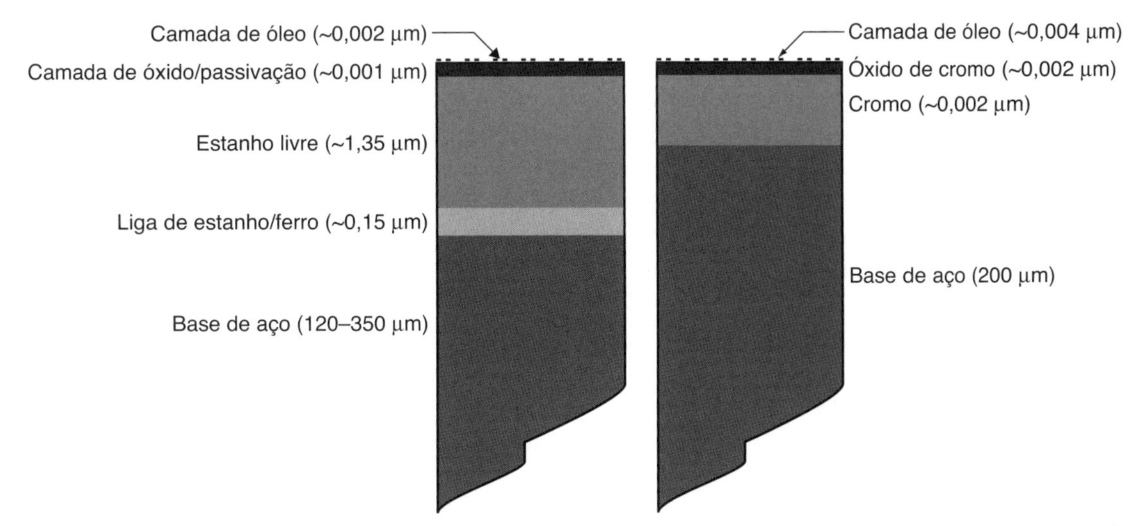

Figura 11.1 Estrutura esquemática (não em escala) da folha de flandres e do FC mostrando as principais camadas funcionais. (Copyright 2006. De *Food Packaging Principles & Practice*, de G.L. Robertson. Reproduzido com a permissão de Routledge/Taylor & Francis Group, LLC.)

uma durabilidade química excepcional nem resistência ao calor.

Os dois principais tipos de recipiente de vidro usados como embalagem para alimentos são as garrafas (que têm o gargalo estreito) e os potes (que têm a boca larga). Cerca de 75% de todos os recipientes de vidro para alimentos são garrafas, e cerca de 85% dos recipientes são de vidro claro, com o restante sendo principalmente de cor âmbar ou verde. Atualmente, os recipientes de vidro são mais leves, porém mais fortes, que seus predecessores, e, por causa desse desenvolvimento, os recipientes de vidro permaneceram competitivos e continuam a desempenhar um papel importante na embalagem de produtos alimentícios.

O acabamento do recipiente (assim chamado porque no início da fabricação do vidro essa era a parte fabricada por último) é o vidro que circunda a abertura do recipiente, que prende a tampa ou o fecho. Ele deve ser compatível com a tampa ou o fecho utilizado e pode ser classificado de modo amplo pelo tamanho (ou seja, pelo diâmetro) e pelo método de vedação (p. ex., tampa de rosca, rolha).

11.2.3 Papel

A celulose é a matéria-prima fibrosa usada para a produção de papel, papelão, papelão ondulado e outros produtos de fabricação similar. Ela é obtida a partir de fibra vegetal e, portanto, é um recurso renovável. Quase todo o papel é convertido ao passar por tratamento posterior após a fabricação, como aplicação de relevo, revestimento, laminação e moldagem em formatos e tamanhos especiais, como sacolas e caixas. Outros tratamentos da superfície que envolvem a aplicação de adesivos e tintas de impressão também são comuns, dependendo do uso final. Ainda que o papel laminado ou revestido por polímeros plásticos possa proporcionar uma boa barreira contra gases e vapor de água, outras embalagens de papel oferecem pouco mais que proteção contra a luz e danos mecânicos menores.

O papel é geralmente chamado de papelão quando sua gramatura excede 224 ($g.m^{-2}$). O papelão de multicamadas é produzido pela prensagem de uma ou mais camadas intercaladas em uma única folha de papelão, que é então transformada em caixas rígidas, dobráveis, caixas para bebidas e produtores similares.

11.2.4 Plásticos

Plásticos são polímeros orgânicos com a característica única de cada molécula ser uma cadeia longa ou uma rede de unidades repetidas. As propriedades dos plásticos são determinadas pela natureza química e física dos polímeros usados na sua fabricação, e as propriedades dos polímeros são determinadas pela sua estrutura molecular, peso molecular, grau de cristalinidade e composição química. Esses fatores, por sua vez, afetam a densidade dos polímeros e as temperaturas nas quais eles passam por transições físicas.

As cadeias poliméricas podem e realmente se alinham em estruturas ordenadas, e a termodinâmica desse estado ordenado determina propriedades como ponto de fusão, temperatura de transição vítrea e propriedades elétricas e mecânicas. No entanto, é a natureza química do polímero que determina sua estabilidade em relação à temperatura, luz, água e solventes, e, portanto, o grau de proteção que proporciona ao alimento quando esse polímero é usado como material de embalagem.

Uma grande variedade de polímeros é utilizada na embalagem de alimentos, e as suas principais características estão resumidas a seguir:

11.2.4.1 Poliolefinas

As poliolefinas formam uma classe importante de termoplásticos e incluem polietilenos de baixa densidade, polietilenos lineares de baixa densidade e polietilenos de alta densidade (PEBD, PELBD e PEAD, respectivamente), bem como polipropileno (PP). Os polietilenos têm a fórmula nominal $-(CH_2-CH_2)_n-$ e são produzidos com uma quantidade variável de ramificações, sendo que cada ramificação contém um grupo terminal ($-CH_3$). Cadeias ramificadas evitam a interação das principais cadeias poliméricas, o que resulta na produção de polietilenos de baixa densidade (densidade nominal < 940 kg m^{-3}).

O PEBD é um material resistente, flexível e levemente translúcido, que funciona como uma boa barreira ao vapor de água, mas não aos gases. Ele é amplamente utilizado para embalar alimentos e facilmente selado por calor.

O PELBD contém várias cadeias curtas e possui uma melhor resistência química e à perfuração, além de ser mais forte que o PEBD.

O PEAD possui uma estrutura bem mais linear do que o PEBD, é mais rígido e mais duro, e proporciona uma resistência superior a óleo e graxa. É usado tanto em forma de filme, na qual possui uma aparência branca, translúcida, quanto em forma de embalagens rígidas, como garrafas.

O PP é um polímero linear de baixa densidade, ponto de amolecimento mais alto e propriedades de barreira melhores do que as dos polietilenos. Na forma de filme plástico, ele é normalmente usado no estado biorientado (BOPP), no qual possui uma claridade brilhante; também pode ser soprado e moldado por injeção, para produzir invólucros e recipientes de paredes finas.

11.2.4.2 Olefinas substituídas

Os monômeros nos quais cada grupo de etileno possui um único substituinte são chamados de compostos de vinila, e as propriedades dos polímeros resultantes dependem da natureza do substituinte, do peso molecular, da cristalinidade e do grau de orientação.

O mais simples é o cloreto de polivinila (PVC) com uma unidade de repetição de ($-(CH_2-CHCl)_n-$). Vários filmes de PVC, com propriedades bastante variáveis, podem ser obtidos a partir de um polímero básico. As duas principais variáveis são as mudanças na formulação (principalmente o teor de plastificante) e a orientação.

O filme de PVC fino e plastificado é amplamente utilizado para envolver bandejas com carne vermelha fresca e produtos de hortifrúti. A taxa de transmissão de vapor de água relativamente alta do PVC evita a condensação dentro do filme. Filmes orientados retráteis são usados para embalar produtos de hortifrúti e carne fresca, mas nos últimos anos os filmes de PELBD vêm substituindo cada vez mais os filmes orientados em muitas aplicações.

O PVC não plastificado no formato de uma folha rígida é termomoldado para produzir uma grande variedade de divisórias, de caixas de bombons a bandejas de biscoitos. Garrafas de PVC não plastificado são mais claras, mais resistentes ao óleo e têm propriedades de barreira melhores do que aquelas feitas de PEAD. No entanto, elas amolecem na presença de certos solventes, principalmente cetonas e hidrocarbonetos clorados. Elas são bem difundidas no mercado em uma grande variedade de alimentos, incluindo sucos de frutas e óleos comestíveis, mas recentemente têm sido cada vez mais substituídas pelo PET.

Já o cloreto de polivinilideno (PVdC) possui uma unidade de repetição de ($-(CH_2-CCl_2)_n-$), e o homopolímero produz um filme bastante rígido que não é adequado para fins de embalagens. Quando o PVdC é copolimerizado com 5–50% (mas tipicamente com 20%) de cloreto de vinila (VC), o resultado é um filme macio, forte e relativamente impermeável. Ainda que esses filmes sejam copolímeros de VdC e VC, eles costumam ser chamados simplesmente de copolímero de PVdC e suas propriedades específicas variam de acordo com o grau de polimerização e das propriedades e proporções relativas dos copolímeros presentes. As propriedades incluem uma combinação única de baixa permeabilidade a vapor de água, gases e odores, assim como a graxas e álcoois. Eles também têm a capacidade de suportar conteúdos quentes e processos de aquecimento/esterilização na embalagem e, portanto, são usados como um componente de recipientes com várias camadas de barreiras. Ainda que bastante transparentes, possuem um tom amarelado. Como um componente importante de muitos laminados, copolímeros de PVdC podem ser selados a eles mesmos ou a outros materiais. O copolímero é frequentemente usado como um filme retrátil, já que a orientação melhora a resistência à tração, a flexibilidade, a clareza, a transparência e a resistência ao impacto. Da mesma forma, a permeabilidade ao gás e à umidade é baixa e o início da ruptura torna-se difícil.

O álcool poliviníllico (PVOH) tem a fórmula geral de ($-(CH_2-CHOH)_n-$) e é formado pela alcoólise do acetato de polivinila (PVA) ($-(CH_2-CHOCOCH_3)_n-$). Filmes de PVOH não são boas barreiras para o vapor de água, mas são excelentes barreiras para o O_2 (quando secas) e graxas. O filme molhado tem pouca força, mas a força do filme seco é alta. Como é solúvel em água, seu processamento é difícil.

Copolímeros de etileno e álcool vinílico (EVOH) são produzidos por uma hidrólise controlada do copolímero de etileno e acetato de vinila (EVA). O processo hidrolítico transforma o grupo VA em VOH; não há VOH envolvido na copolimerização. Os copolímeros EVOH oferecem não apenas uma excelente processabilidade, como também barreiras superiores a gases, odores, fragrâncias, solventes etc., quando secos. São essas características que permitiram aos recipientes de plástico com camadas de EVOH substituírem muitos recipientes de vidro e metal para embalar alimentos.

A fórmula geral do poliestireno (PS) é ($-(CH_2-CHC_6H_5)_n-$). O PS cristal (GPPS) pode ser transformado em filme, mas é quebradiço, a menos que o filme seja biorientado. Ainda que seja uma barreira razoavelmente boa para gases, não serve como barreira para vapor de água. O filme orientado pode ser termomoldado em vários formatos. Para eliminar a característica de fragilidade do PS, borrachas sintéticas (normalmente isômero

1,3-butadieno CH_2=CH–CH–CH_2) podem ser adicionadas durante a polimerização em níveis que geralmente não excedem 25% w/w para plásticos rígidos. As propriedades químicas desse poliestireno reforçado ou de alto impacto (PSAI ou HIPS, em inglês) são praticamente as mesmas dos poliestirenos não modificados ou de uso geral (GPPS). Além disso, o PSAI é um material excelente para a termomoldagem. Ele é moldado por injeção em formato de tubos, com um amplo uso em embalagens de alimentos.

11.2.4.3 Poliésteres

O politereftalato de etileno (PET) é um produto da condensação do etileno glicol (EG) e do ácido tereftálico, e sua fórmula geral é (–OOC–C_6H_5–$COOCH_2$–CH_2–$)_n$. As propriedades de destaque do filme PET como material para embalagem de alimentos são sua grande resistência à tração, excelente resistência química, baixo peso, elasticidade e estabilidade dentro de uma faixa ampla de temperaturas (–60°C até 220°C). Os filmes PET são mais amplamente utilizados na forma biorientada por apresentar maior estabilidade térmica.

Para melhorar as propriedades de barreira do PET, são usados revestimentos de PEBD e copolímero de PVdC. O filme PET revestido por extrusão com PEBD é muito fácil de selar e bastante forte. O revestimento de ambos os lados com copolímero de PVdC proporciona uma barreira forte, e um exemplo de aplicação especial seria a embalagem de fatias individuais de queijo. O PET também é usado em bandejas que podem ir ao forno, para alimentos congelados e refeições pré-preparadas, em que são preferíveis em relação às bandejas de alumínio, pelo fato de poderem ser levadas ao forno de micro-ondas sem a necessidade de uma proteção de papel externa.

As garrafas PET são expandidas e moldadas por sopro, sendo que a biorientação ou expansão é necessária para se obter o máximo em resistência de tração e barreira de gás, o que por sua vez permite que o peso da garrafa seja baixo o suficiente para que ela seja econômica.

11.2.4.4 Poliamidas

As poliamidas (PA) são polímeros de condensação, geralmente termoplásticos lineares feitos a partir de monômeros com grupos funcionais de ácido carboxílico e aminas que resultam em ligações de amida (–CONH–) na cadeia polimérica principal, o que confere a força mecânica e as propriedades de barreira. O náilon 6 refere-se à PA feita a partir de um polímero de ε-caprolactama, material que contém 6 átomos de carbono. O náilon 11 refere-se à PA feita a partir de um polímero de ω-undecanolactama, que possui 11 átomos de carbono. O náilon 6,6 é formado pela reação de hexametilenodiamina com ácido adípico. Cada material contém 6 átomos de carbono. O náilon 6,10 é feito pela reação de hexametilenodiamina com ácido sebácico (HOOC–$(CH_2)_8$–COOH). A diamina tem 6 átomos de carbono e é seguida pelo ácido que contém 10 átomos de carbono. Filmes feitos a partir do náilon 6 são mais resistentes a óleo, graxa e altas temperaturas do que filmes de náilon 11.

Uma poliamida relativamente nova é a MXD6 feita a partir de metaxililenodiamina e ácido adípico, com o 6 indicando o número de átomos de carbono no ácido. Ela possui propriedades de barreira para gás melhores do que o náilon 6 e o PET em qualquer umidade, e é melhor que o EVOH em umidade relativa de 100%, em razão da existência do anel de benzeno na cadeia polimérica da MXD6. O filme biorientado produzido pela MXD6 é usado em várias aplicações de embalagens, já que possui propriedades de barreira de vapor de água e gás significativamente maiores, além de mais força e rigidez do que outras PAs. Junto com sua alta claridade e boa processabilidade, as propriedades acima tornam o filme MXD6 adequado como substrato de base para estruturas de filmes laminados, para o uso em tampas e pacotes, especialmente quando o filme é exposto a condições drásticas.

11.2.4.5 Celulose regenerada

Filmes de celulose regenerada (FCR) são feitos a partir de celulose e são, portanto, polímeros renováveis e naturais. No entanto, já que compete com os polímeros sintéticos em aplicações de embalagem de alimentos, ele será discutido aqui. O termo genérico celofane é geralmente usado para se referir a ele, e ainda é um nome registrado em alguns países. O FCR pode ser considerado um papel transparente e é plastificado para ser utilizado como embalagem de alimentos (tipicamente com etilenoglicol) e revestido em um ou ambos os lados. O tipo de revestimento determina em boa parte as propriedades protetoras do filme. Os revestimentos mais comuns são PEBD, PVC e copolímero de PVdC.

11.3 Características de permeabilidade de embalagens plásticas

11.3.1 Permeabilidade

Em contraste com os materiais de embalagem feitos de vidro ou metal, as embalagens de polímeros termoplásticos são permeáveis em graus variáveis a moléculas pequenas como gases, vapor de água, vapores orgânicos e outros compostos de peso molecular baixo. Um polímero plástico que funcione como uma boa barreira possui uma permeabilidade baixa.

Sob condições estacionárias, um gás ou vapor irá se difundir através de um polímero a uma taxa constante se uma diferença de pressão constante for mantida pelo polímero. O fluxo de difusão, J, de um permeante em um polímero pode ser definido como a quantidade que passa através de um plano (superfície) de uma unidade de área normal na direção do fluxo durante uma determinada unidade de tempo, isto é:

$$J = Q / A \bullet t \tag{11.1}$$

onde Q é a quantidade total de permeante que passou pela área A durante o tempo t.

A relação entre a taxa de permeação e o gradiente de concentração é proporcionalmente direta e obedece a primeira lei de Fick:

$$J = -D\frac{\delta c}{\delta x} \tag{11.2}$$

onde

J é o fluxo por unidade de área de permeante através do polímero,

D é o coeficiente de difusão (ele reflete a velocidade na qual o permeante se difunde através do polímero),

c é a concentração do permeante,

$\delta c / \delta x$ é o gradiente de concentração do permeante através da espessura δx.

Considere a Figura 11.2, que mostra um material polimérico de X mm de espessura e área A, exposto a um permeante a pressão p_1 em um dos lados e a uma pressão menor p_2 do outro. A concentração do permeante na primeira camada do polímero é c_1, e na última camada, c_2. Quando a difusão estacionária é alcançada, J = constante e a Equação 11.2 pode ser integrada por meio da espessura total X do polímero, e entre as duas concentrações, presumindo que D seja constante e independente de c:

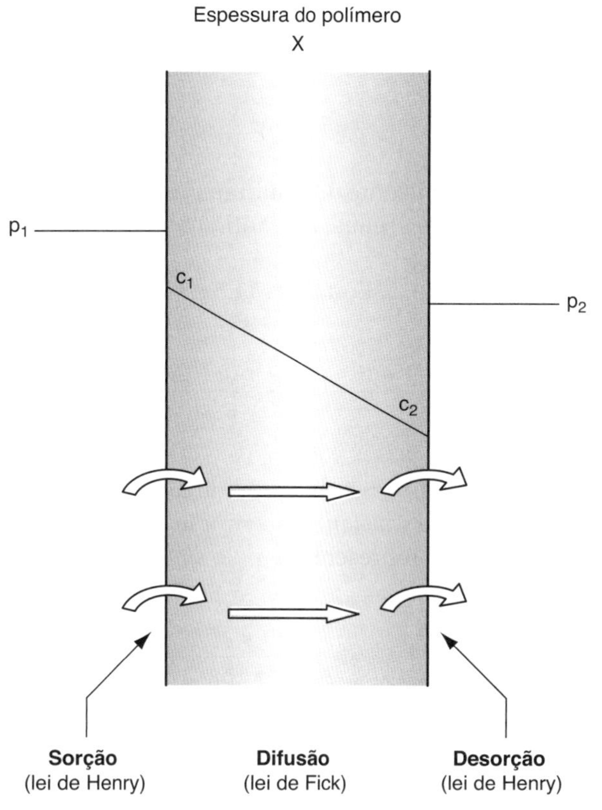

Figura 11.2 Modelo de permeabilidade para a transferência de gás ou vapor através de um polímero. (Copyright 2006. *De Food Packaging Principles & Practice*, de G.L. Robertson. Reproduzido com a permissão de Routledge/Taylor & Francis Group, LLC.)

$$J \bullet X = -D \bullet (c_2 - c_1) \tag{11.3}$$

e

$$J = \frac{D \bullet (c_1 - c_2)}{X} \tag{11.4}$$

Substituindo J pela Equação 11.1, a quantidade de permeante que se difunde através de um polímero de área A em um tempo t pode ser calculada:

$$Q = \frac{D \bullet (c_1 - c_2) \bullet A \bullet t}{X} \tag{11.5}$$

Em vez da concentração real, quando o permeante é um gás, é mais conveniente medir a pressão do vapor p que está em equilíbrio com o polímero. A lei de Henry se aplica em baixas concentrações e c pode ser expresso como:

$$c = S \bullet p \quad (11.6)$$

onde S é o coeficiente de solubilidade do permeante no polímero (ele reflete a quantidade de permeante no polímero).

Combinando as Equações 11.5 e 11.6:

$$Q = \frac{D \bullet S \bullet (p_1 - p_2) \bullet A \bullet t}{X} \quad (11.7)$$

O produto de D • S é chamado de *coeficiente de permeabilidade* (ou *constante*) ou simplesmente de *permeabilidade* e é representado pelo símbolo P. Logo:

$$P = \frac{Q \bullet X}{A \bullet t \bullet (p_1 - p_2)} \quad (11.8)$$

ou

$$\frac{Q}{t} = \frac{P}{X} \bullet A \bullet (\Delta p) \quad (11.9)$$

O termo P/X é chamado de *permeância*.

A consideração da Equação 11.8 sugere que as dimensões de P são:

$$P = \frac{\text{(quantidade de permeante em condições estacionárias) (espessura)}}{\text{(área) (tempo) (queda de pressão através do polímero)}} \quad (11.10)$$

A quantidade de permeante pode ser expressa em massa, mol ou unidades de volume. Para os gases é preferível o volume, expresso como a quantidade permeável em condições normais de temperatura e pressão (CNTP: 273,15 K e 1,01325 x 10^5 Pa). Ainda que apareçam mais de 30 unidades diferentes para P na literatura científica, as unidades métricas a seguir são as mais utilizadas:

$$\frac{10^{-11}\ \text{(mL na CNTP) cm}}{\text{cm}^2\ \text{s (cm Hg)}}$$

Coeficientes de permeabilidade amplamente representativos para vários polímeros em relação a vários gases e ao vapor de água são apresentados na Tabela 11.1, e a interpretação desses dados é mostrada abaixo.

Tabela 11.1 Coeficientes de permeabilidade representativos de vários polímeros e permeantes a 25°C e umidade relativa de 90%.

	P x 10^{11} [mL(CNTP) cm cm^{-2} s^{-1} $(cm\ Hg)^{-1}$]			
Polímero	O_2	CO_2	N_2	H_2O RH 90%
Polietileno de baixa densidade	30-69	130-280	1,9-3,1	800
Polietileno de alta densidade	6-11	45	3,3	180
Polipropileno	9-15	92	4,4	680
Filme de cloreto de polivinila	0,05-1,2	10	0,4	1.560
Filme de poliestireno (orientado)	15-27	105	7,8	12-18.000
Náilon 6 (RH 0%)	0,12-0,18	0,4-0,8	0,95	7.000
Náilon MXD6	0,01			
Politereftalato de etileno				
(amorfo)	0,55-0,75	3,0	0,04-0,06	
(40% cristalino)	0,30	1,6	0,07	1.300
Filme de policarbonato	15	64		
Copolímero de PVdC	0,05	0,3	0,009	14
Copolímero de EVOH				
etileno 27 mol%	0,0018	0,024		
etileno 44 mol%	0,0042	0,012		

Exemplo Qual é o coeficiente de permeabilidade do polipropileno para o O_2 a 25°C expresso em unidades padrão? Usando o valor máximo da faixa mostrada na Tabela 11.1:

$$P \times 10^{11} = 15\ [\text{mL(CNTP) cm cm}^{-2}\ \text{s}^{-1}\ (\text{cm Hg})^{-1}]$$

e, portanto,

$$P = 15 \times 10^{-11}\ [\text{mL(CNTP) cm cm}^{-2}\ \text{s}^{-1}\ (\text{cm Hg})^{-1}]$$
$$= 1{,}5 \times 10^{-10}\ [\text{mL(CNTP) cm cm}^{-2}\ \text{s}^{-1}\ (\text{cm Hg})^{-1}]$$

O tratamento supracitados para a difusão estacionária presume que tanto D quanto S não dependem da concentração, mas na prática ocorrem desvios. A Equação 11.8 não se aplica quando há interação como a que ocorre entre materiais hidrofílicos (p. ex, copolímeros do EVOH e algumas PAs) e o vapor de água, ou para materiais heterogêneos como filmes revestidos ou laminados. A propriedade é determinada então como a taxa de transmissão (TR) do material, onde:

$$TR = \frac{Q}{A \bullet t} \qquad (11.11)$$

onde

Q é a quantidade de permeante que passa através do polímero,
A é a área,
t é o tempo.

A permeabilidade dos polímeros em relação à água e compostos orgânicos é frequentemente apresentada dessa forma, e, no caso da água e do oxigênio, os termos TPVA (taxa de permeabilidade ao vapor de água) e TPO2 (taxa de permeabilidade ao oxigênio) são comumente usados. É essencial que a espessura do filme ou laminado, a temperatura e a diferença de pressão parcial do gás ou do vapor de água sejam especificadas para uma determinada taxa de permeabilidade. Tornou-se comum incluir para as unidades de TPVA um termo de espessura, caso em que a TPVA, estritamente falando, deveria ser referida como o fluxo normalizado para a espessura. Dados sobre as TPVAs a 38°C e umidade relativa de 95% são apresentados na Tabela 11.2 que mostra, por exemplo, que o polietileno de baixa densidade tem uma TPVA de 0,315-0,59 g mm m^{-2} dia^{-1}. Para converter uma TPVA ou TPO2 medida para P, multiplique-a pela espessura do filme e divida o resultado pela diferença de pressão parcial usada para fazer a medição.

Tabela 11.2 Taxas de permeabilidade ao vapor de água a 38°C e umidade relativa de 95%.

Polímero	Taxa de permeabilidade (g mm m^{-2} dia^{-1}) x 10^{-2}
Copolímero de PVdC	4,1-19,7
Polipropileno	7,8-15,7
Polietileno de alta densidade	0,1-0,2
Cloreto de polivinila	19,7-31,5
Polietileno de baixa densidade	31,5-59
Politereftalato de etileno	1-10
Poliestireno	280-393
Copolímero de EVOH	546
Náilon 6	634-863

Adaptado de Karel e Lund (2003).

Exemplo Calcule o coeficiente de permeabilidade de um filme de polietileno de baixa densidade para o O_2 a 25°C, dado que a TPO2 através de um filme de espessura de $2{,}54 \times 10^{-3}$ cm com ar de um dos lados e gás inerte do outro é $3{,}5 \times 10^{-6}$ mL cm^{-2} s^{-1}.

A diferença de pressão parcial do O_2 através do filme é 0,21 atm = 16 (cm Hg), o que está dentro da faixa apresentada na Tabela 11.1.

$$P = \frac{TPO2}{\Delta p} \times \text{espessura}$$
$$= \frac{3{,}5 \times 10^{-6}\ \text{mL cm}^{-2}\ \text{s}^{-1}}{16\ (\text{cm Hg})} \times 2{,}54 \times 10^{-3}\ \text{cm}$$
$$= 0{,}55 \times 10^{-9}\ [\text{mL(CNTP) cm cm}^{-2}\ \text{s}^{-1}\ (\text{cm Hg})^{-1}]$$
$$= 55 \times 10^{-11}\ [\text{mL(CNTP) cm cm}^{-2}\ \text{s}^{-1}\ (\text{cm Hg})^{-1}]$$

Em muitas aplicações de embalagens de alimento, as taxas de permeabilidade de vários compostos orgânicos, como sabores, aromas, odores e solventes, através dos polímeros são de interesse. A permeação de vapores orgânicos através de filmes poliméricos é muito mais complicada do que a dos gases, por causa do coeficiente de solubilidade dependente da pressão e do coeficiente de difusão dependente da concentração. Ainda que muitos estudos tenham sido feitos sobre a permeabilidade, solubilidade e difusividade de vários vapores orgânicos no PEBD, muito menos dados estão disponíveis para outros polímeros. Visto que a ação solvente dos vapores orgânicos varia de polímero para polímero, a permeabilidade não pode ser comparada de modo similar ao que ocorre com os gases permanentes e vapor de água.

Muitos alimentos exigem uma proteção maior do que aquela que um único material pode oferecer para que o produto tenha a vida de prateleira pretendida. Nos casos em que outras barreiras contra os gases e/ou o vapor de água são necessárias, é mais econômico incorporar uma camada fina do material de barreira do que simplesmente aumentar a espessura de uma camada única. Materiais de camadas múltiplas podem ser considerados como uma sequência de membranas. No caso de três camadas em série (espessura total de $X_T = X_1 + X_2 + X_3$), e assumindo um fluxo estacionário, a taxa de permeação através de cada camada deve ser constante, isto é

$$Q_T = Q_1 = Q_2 = Q_3 \qquad (11.12)$$

Da mesma forma, as áreas também serão constantes, de modo que:

$$A_T = A_1 = A_2 = A_3 \qquad (11.13)$$

Se as espessuras e os coeficientes de permeabilidade individuais forem conhecidos para cada camada, e desde que os coeficientes de permeabilidade sejam independentes da pressão, então a Equação 11.14 pode ser usada para calcular o coeficiente de permeabilidade de qualquer material de camadas múltiplas:

$$P_T = \frac{X_T}{(X_1/P_1) + (X_2/P_2) + (X_3/P_3)} \qquad (11.14)$$

11.3.2 Efeitos da temperatura

A dependência do coeficiente de solubilidade em relação à temperatura sobre faixas relativamente pequenas de temperatura pode ser representada por uma relação do tipo Arrhenius:

$$S = S_o \exp(-\Delta H_s/RT) \qquad (11.15)$$

onde ΔH_s é o calor da solução. Para os gases permanentes, ΔH_s é pequena e positiva e, portanto, o S aumenta levemente com a temperatura. Para vapores facilmente condensáveis, ΔH_s é negativo, em razão da contribuição do calor da condensação e, portanto, o S diminui com o aumento da temperatura.

A dependência do coeficiente de difusão em relação à temperatura também pode ser representada por uma relação do tipo Arrhenius:

$$D = D_o \exp(-E_d/RT) \qquad (11.16)$$

onde E_d é a energia de ativação para o processo de difusão. A E_d é sempre positiva, e o coeficiente de difusão aumenta com o aumento da temperatura. A partir das duas equações acima decorre que:

$$P = P_o \exp(-E_p/RT) \qquad (11.17)$$

$$= (D_o S_o) \exp[-(E_d + \Delta H_s)/RT] \qquad (11.18)$$

onde

E_p $(= E_d + \Delta H_s)$ é a energia de ativação aparente para a permeação,
E_p, E_d e ΔH_s são expressos em kJ mol^{-1},
R $= 8{,}3145$ J mol^{-1} K^{-1},
T é a temperatura absoluta em Kelvin.

Logo, o coeficiente de permeabilidade de um sistema permeante polímero específico pode aumentar ou diminuir com o aumento da temperatura dependendo do efeito relativo da temperatura nos coeficientes de solubilidade e difusão do sistema. Geralmente o coeficiente de solubilidade aumenta com o aumento da temperatura para gases e diminui para vapores, e o coeficiente de difusão aumenta com a temperatura tanto para gases quanto para vapores. Por essas razões, os coeficientes de permeabilidade de diferentes polímeros estabelecidos para uma certa temperatura podem não ser da mesma ordem relativa em outras temperaturas.

11.3.3 Troca de umidade e vida de prateleira

Quando um alimento é colocado em um ambiente a uma temperatura e umidade relativa constantes, ele entrará em equilíbrio com esse ambiente. O teor de umidade correspondente em estado estacionário é chamado de teor de umidade de equilíbrio. Quando esse teor de umidade (expresso como massa de água por unidade de massa de matéria seca) é demonstrado em um gráfico em relação à umidade relativa correspondente ou a_w (atividade de água) em temperatura constante, o resultado é uma isoterma de sorção de umidade. Esses gráficos são muito úteis para avaliar a estabilidade dos alimentos e para a escolha de uma embalagem eficaz. Já que a a_w depende da tempe-

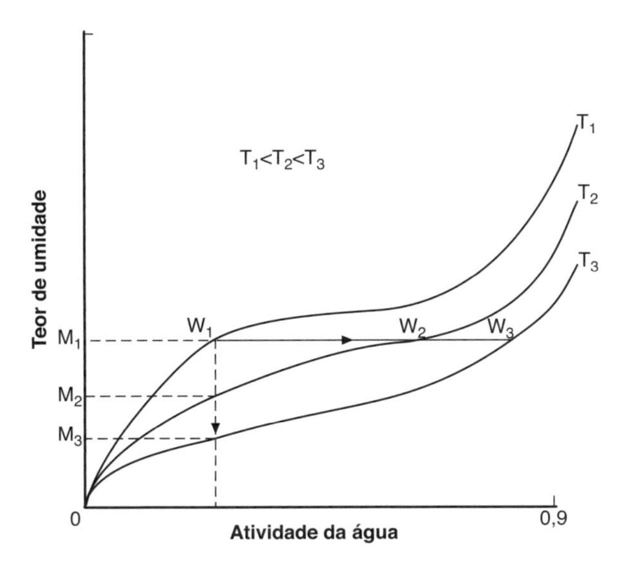

Figura 11.3 Esquema de uma isoterma de sorção de umidade típica mostrando o efeito da temperatura sobre a atividade da água e o teor de umidade. (Copyright 2006. De *Food Packaging Principles & Practice*, de G.L. Robertson. Reproduzido com a permissão de Routledge/Taylor & Francis Group, LLC.)

ratura, as isotermas de sorção de umidade também devem mostrar dependência em relação à temperatura. Assim, para qualquer teor de umidade, a a_w aumenta com o aumento da temperatura, como mostrado na Figura 11.3.

A vida de prateleira de um alimento é controlada pelas características do produto, incluindo:

- parâmetros de formulação e processamento (fatores intrínsecos);
- o ambiente ao qual o produto está exposto durante a distribuição e o armazenamento (fatores extrínsecos);
- as propriedades da embalagem.

Exemplos de fatores intrínsecos incluem pH, atividade da água, enzimas, micro-organismos e concentração de compostos reativos. Muitos desses fatores podem ser controlados pela seleção de matérias-primas e ingredientes, assim como pela escolha dos parâmetros de processamento.

Exemplos de fatores extrínsecos incluem temperatura, umidade relativa, luz, pressão total e parcial de diferentes gases, e tensões mecânicas, incluindo o manuseio pelo consumidor. Muitos desses fatores podem afetar as taxas de reações de deterioração que ocorrem durante a vida de prateleira de um produto.

As propriedades da embalagem podem ter um efeito significativo sobre muitos fatores extrínsecos e, portanto, indiretamente nas taxas das reações de deterioração. Logo, a vida de prateleira de um alimento pode ser alterada pela mudança de sua composição e formulação, pelos parâmetros de processamento, sistema de embalagem ou pelo ambiente ao qual está exposto.

Os alimentos podem ser classificados de acordo com o grau de proteção necessário (ver Tab. 11.3), que se concentra nos principais requisitos da embalagem, como ganho de umidade ou consumo de O_2 máximos, e possibilita que cálculos sejam feitos para se determinar se um material de embalagem forneceria ou não a barreira necessária para proporcionar a vida de prateleira desejada para o produto. Latas de metal e recipientes de vidro com uma boa vedação são considerados essencialmente como impermeáveis à passagem de gases, odores e vapor de água, ao passo que materiais de embalagem à base de papel podem ser considerados como permeáveis. Com isso, sobram os materiais de embalagens à base de plástico, que fornecem graus variados de proteção, dependendo bastante da natureza dos polímeros utilizados na fabricação.

A expressão para a permeação em estado estacionário de um gás ou vapor através de um material termoplástico foi estabelecida anteriormente (ver Eq. 11.9) e pode ser reescrita como:

$$\frac{\delta w}{\delta t} = \frac{P}{X} \bullet A \bullet (p_1 - p_2) \qquad (11.19)$$

onde $\delta w / \delta t$ é a taxa de transporte de vapor ou gás através do filme, com o último termo correspondendo ao Q/t na forma integrada da expressão (Eq. 11.9).

A predição da transferência de umidade tanto a partir de como para um alimento embalado requer a análise da equação acima de acordo com certas condições limitantes. Se assumido que P/X seja constante, que o ambiente externo está em temperatura e umidade constantes e que p_2, a pressão do vapor da água no alimento, segue uma função simples do teor de umidade, então uma análise simples pode ser feita.

No entanto, visto que as condições externas não permanecerão constantes durante o armazenamento, a distribuição e a exposição de um alimento embalado, P/X não será constante. Se o alimento for vendido em mercados em locais de clima temperado, então as TPVAs determinadas a 25°C/RH 75% podem ser usadas. Uma análise do 'pior caso possível' pode ser feita usando TPVAs estabelecidas a

Tabela 11.3 Grau de proteção exigido por vários alimentos e bebidas (presumindo uma vida de prateleira de um ano a 25°C).

Alimento/bebida	Quantidade máxima de ganho de O_2 (ppm)	Proteção necessária a outro gás	Ganho ou perda máximos de água	Exige alta resistência ao óleo	Exige boa barreira a voláteis orgânicos
Leite enlatado e alimentos à base de carne	1-5	não	perda de 3%	sim	não
Comida para bebê	1-5	não	perda de 3%	sim	sim
Cervejas e vinhos	1-5	perda de <20% CO_2 (ou SO_2)	perda de 3%	não	sim
Café instantâneo	1-5	não	ganho de 2%	sim	sim
Sopas, vegetais e molhos enlatados	1-5	não	perda de 3%	não	não
Frutas enlatadas	5-15	não	perda de 3%	não	sim
Oleaginosas, salgadinhos	5-15	não	ganho de 5%	sim	não
Alimentos secos	5-15	não	ganho de 1%	não	não
Sucos de frutas e bebidas	10-40	não	perda de 3%	não	sim
Refrigerantes	10-40	perda de <20% CO_2	perda de 3%	não	sim
Óleos e gorduras	50-200	não	ganho de 10%	sim	não
Molhos para saladas	50-200	não	ganho de 10%	sim	sim
Geleias, gelatinas, caldas, picles, azeitonas, vinagres	50-200	não	ganho de 10%	sim	não
Bebidas alcoólicas	50-200	não	perda de 3%	não	sim
Condimentos	50-200	não	ganho de 1%	não	sim
Pasta de amendoim	50-200	não	ganho de 10%	sim	não

Adaptado de Salame (1974) com a permissão de Springer Science e Business Media.

38°C / RH 90%. Uma outra hipótese é que o gradiente de umidade dentro da embalagem seja insignificante, isto é, a embalagem seria a maior resistência ao transporte do vapor de água. Esse é o caso sempre que P / X for menor que cerca de 10 g m^{-2} dia^{-1} (cm $Hg)^{-1}$, que é o caso para a maioria dos filmes sob condições de umidade alta.

A Equação 11.19 mostra que a pressão interna do vapor não é constante, mas varia de acordo com o teor de umidade do alimento a qualquer momento. Consequentemente, a taxa de ganho ou perda de umidade não é constante, mas cai conforme o Δp se torna menor. Assim, para possibilitar projeções precisas, alguma função de p_2, a pressão interna do vapor, bem como uma função do teor de umidade, devem ser incluídas na equação. Presumindo que uma taxa constante resulte em um produto superprotegido.

Em alimentos de umidade baixa ou intermediária, a pressão interna do vapor é determinada apenas pela isoterma de sorção de umidade do alimento. No caso mais simples, quando a isoterma é tratada como uma função linear:

$$m = b \bullet a_w + c \qquad (11.20)$$

onde

m é o teor de umidade em g H_2O por g sólidos,
a_w é a atividade da água,
b é a inclinação da curva,
c é a constante.

O teor de umidade pode ser substituído pelo ganho de água, e após alguma manipulação matemática a seguinte expressão é obtida:

$$\mathrm{In} = \frac{m_e - m_i}{m_e - m} = \frac{P}{X} \bullet \frac{A}{W_s} \bullet \frac{p_o}{b} \bullet t \qquad (11.21)$$

onde

m_e é o teor de umidade de equilíbrio do alimento se exposto à umidade relativa de fora da embalagem,
m_i é o teor de umidade inicial do alimento,
m é o teor de umidade do alimento no momento t,
p_o é a pressão do vapor de água pura em temperatura de armazenagem (*não* a pressão do vapor real fora da embalagem).

O fim da vida de prateleira do produto ocorre quando $m = m_c$, o teor de umidade crítico, em que o tempo $t = q_s$, a vida de prateleira.

Equações como a Equação 11.21 foram exaustivamente testadas para alimentos e descobriu-se que elas oferecem projeções excelentes do ganho ou da perda de peso real. Essas equações podem ser usadas para calcular o efeito sobre a vida de prateleira de mudanças na permeabilidade do filme de embalagem, condições externas como temperatura e umidade, a razão entre área de superfície e volume da embalagem, e variações no teor de umidade inicial do produto.

11.4 Interações entre os materiais de embalagens e o alimento

11.4.1 Corrosão

A estrutura química que dá aos metais suas valiosas propriedades práticas também é responsável por sua principal fraqueza: a suscetibilidade à corrosão, a reação química entre um metal e o ambiente. Todos os metais são afetados em maior ou menor grau, e, porque a reação ocorre na superfície do metal, a taxa de ataque pode ser reduzida e controlada modificando-se as condições da superfície.

Quando um metal é corroído, os átomos do metal são perdidos a partir da superfície como cátions, deixando para trás uma quantidade essencial de elétrons no corpo do metal. Logo, no caso de um metal M:

$$M \rightarrow M^{n+} + n \text{ elétrons}$$
$$\text{(reduzido) (oxidado)} \qquad (11.22)$$

Ferro e estanho sempre tenderão a corroer em ambientes aquosos, já que a reação de corrosão ou ionização pode ser equilibrada pela redução dos íons de hidrogênio (i. e., evolução do gás hidrogênio):

$$2Fe \rightarrow Fe^{2+} + 2e \qquad (11.23)$$
$$2H^+ + 2e \rightarrow H_2 \qquad (11.24)$$

Se a concentração dos íons de hidrogênio for aumentada (i. e., o ambiente aquoso tiver um pH mais baixo), a taxa da reação tenderá a aumentar.

Se houver O_2 disponível, a reação de corrosão será equilibrada pela absorção de O_2 e, no caso do estanho, as reações equilibradas seriam:

$$Sn \rightarrow Sn^{2+} + 2e \qquad (11.25)$$
$$\tfrac{1}{2} O_2 + 2H^+ + 2e \rightarrow H_2O \qquad (11.26)$$

Bebidas e produtos alimentícios são sistemas químicos extremamente complexos, com uma ampla variedade de propriedades de tamponamento e pH, assim como um teor variável de inibidores ou aceleradores de corrosão. Os fatores que influenciam sua corrosividade podem ser divididos em dois grupos: a intensidade e o tipo de ataque corrosivo inerente ao alimento em si, e a corrosividade em razão do processamento e das condições de armazenagem. Todos esses fatores estão interligados e podem se combinar de modo sinergético para acelerar a corrosão.

Os aceleradores de corrosão mais importantes nos alimentos incluem o O_2, antocianinas, nitratos, compostos de enxofre e trimetilaminas. Algumas reações típicas de corrosão associadas a esses aceleradores e seus equivalentes estequiométricos do estanho dissolvido são apresentados na Tabela 11.4. Ainda que concentrações altas de estanho no alimento possam causar desconforto estomacal em algumas pessoas, é improvável que isso ocorra nos casos em que as concentrações de estanho permanecem abaixo do limite legal de 200 mg kg^{-1} (100 mg kg^{-1} em bebidas enlatadas e 50 mg kg^{-1} em alimentos enlatados para bebês).

Sob o ponto de vista da corrosividade, é conveniente dividir os alimentos em 5 tipos:

1 os altamente corrosivos, como sucos de maçã e de uva, frutas silvestres, cerejas, ameixas, picles e chucrute;
2 os moderadamente corrosivos, como maçãs, pêssegos, peras, frutas cítricas e suco de tomate;
3 os levemente corrosivos, como ervilhas, milho, carne e peixe;
4 os que causam remoção do estanho, como feijão-verde, espinafre, aspargo e produtos de tomate;
5 as bebidas são convenientemente consideradas um quinto tipo.

Tabela 11.4 Alguns agentes de corrosão e seus modos de reação.

Acelerador de corrosão	Produto da redução	Equivalente em peso
Próton (H^+)	H_2	1 mL H_2 = 5,3 mg Sn^{2+}
Oxigênio (O_2)	H_2O	1 mL O_2 = 10,6 mg Sn^{2+}
Dióxido de enxofre (SO_2)	H_2S	1 mL SO_2 = 5,5 mg Sn^{2+}
Enxofre (S)	H_2S	1 mL S = 3,7 mg Sn^{2+}
Nitrato (NO_3)	NH_3	1 mg NO_3 = 7,65 mg Sn^{2+}
Óxido de trimetilamina (TMAO)	TMA	1 mg TMAO = 1,57 mg Sn^{2+}

De Mannheim e Passy (1982). Reproduzido com a permissão de Routledge/Taylor & Francis Group, LLC.

A camada de cromo/óxido de cromo em latas de FC é apenas cerca de 1/30 a 1/50 da espessura do revestimento de uma folha de flandres típica. Logo, a FC não pode ser usada para embalar alimentos, a menos que seja envernizada primeiro, por causa de sua falta de resistência à corrosão.

O alumínio forma rapidamente um filme óxido protetor quando exposto ao ar ou à água:

$$4Al + 3O_2 \rightarrow 2Al_2O_3 \qquad (11.27)$$

O filme é extremamente fino (cerca de 10 nm), mas torna o metal completamente passivo na faixa de pH de 4-9.

11.4.2 Migração

Além da permeabilidade, existem dois outros fenômenos de transporte de massa nos sistemas de embalagens: a sorção e a migração. A sorção envolve a retirada de moléculas do alimento pela embalagem (p. ex., compostos de sabor de sucos de fruta pelos plásticos). Além disso, compostos presentes no ambiente que cerca o alimento embalado podem ser sorvidos pela embalagem e migrar para dentro do alimento (p. ex., perfumes de sabonetes podem ser passados para alimentos gordurosos embalados em plásticos em certas circunstâncias).

A migração é a transferência de moléculas originalmente contidas no material de embalagem (p. ex., plastificante, monômero residual, antioxidantes) para dentro do produto e possivelmente para o ambiente externo. A migração geral (MG) é a soma de todos os componentes móveis (geralmente desconhecidos) da embalagem liberados por unidade de área do material de embalagem dentro de condições de teste definidas, enquanto a migração específica refere-se a apenas um único componente identificável. A migração geral, portanto, é a medida de todos os componentes transferidos para o alimento, sejam eles de interesse toxicológico ou não, e irá incluir substâncias que são fisiologicamente inofensivas.

A migração das moléculas do material da embalagem para o alimento é um fenômeno complexo, e as abordagens matemáticas dos processos de transporte em sua maioria são derivadas inicialmente da consideração de uma difusão gasosa, como discutido anteriormente. Vale observar que a difusão em líquidos é aproximadamente um milhão de vezes mais lenta do que em gases, e a difusão em sólidos é cerca de um milhão de vezes mais lenta do que em líquidos.

11.5 Sistemas de embalagem

11.5.1 Embalagem com atmosfera modificada (EAM)

EAM é o acondicionamento do alimento em uma embalagem na qual a atmosfera dentro da embalagem é modificada ou alterada para fornecer uma atmosfera ideal para o aumento da vida de prateleira, mantendo-se a qualidade do alimento. A modificação da atmosfera pode ser conseguida de modo ativo ou passivo. A modificação ativa envolve o deslocamento do ar por meio de uma mistura desejada e controlada de gases, processo geralmente chamado de descarga de gás. A modificação passiva (também conhecida como AM gerada por acomodação) ocorre como uma consequência da respiração do alimento e/ou do metabolismo de micro-organismos associados ao alimento; a estrutura da embalagem normalmente incorpora uma película polimérica e, portanto, a permeação de gases através da película (que varia de acordo com a natureza da película e da temperatura de armazenagem) também influencia a composição da atmosfera que se desenvolve.

Em embalagens a vácuo, níveis elevados de CO_2 podem ser produzidos por micro-organismos ou pela respiração de frutas e hortaliças. Desse modo, a embalagem a vácuo de alimentos que respiram ou de alimentos que contenham micro-organismos viáveis, tais como carnes, é uma forma de EAM, visto que, após a modificação inicial da atmosfera pela remoção da maior parte do ar, a ação biológica continua a alterar ou modificar a atmosfera dentro da embalagem.

Com exceção de alimentos assados, a EAM é sempre associada a temperaturas baixas (geralmente entre -1° e +7°C). O efeito conservador do frio pode ser bastante ampliado quando combinado com a modificação da atmosfera de gases, pois muitas reações de deterioração envolvem respiração aeróbia, na qual o alimento ou micro-organismo consome O_2 e produz CO_2 e água. Ao se reduzir a concentração de O_2, a respiração aeróbia pode ser retardada. Aumentando a concentração de CO_2, o crescimento microbiano pode ser retardado ou inibido.

A composição normal do ar por volume é 78,08% nitrogênio, 20,95% oxigênio, 0,93% argônio, 0,03% dióxido de carbono e traços de nove outros gases em concentrações muito baixas. Os três gases principais usados na EAM são O_2, CO_2 e N_2, sozinhos ou combinados. Ainda que a literatura sobre a aplicação e os benefícios deles seja limitada, gases nobres ou "inertes", como o argônio, estão sendo usados comercialmente em uma variedade de produtos. O argônio é 1,43 vez mais denso que o N_2 e pode, assim, fluir como um líquido por entre espaços de ar, ao passo que o N_2, não. O uso de monóxido de carbono (CO) e dióxido de enxofre (SO_2) também tem sido reportado.

As misturas de gases usadas para EAM de diferentes alimentos dependem da natureza do alimento e dos mecanismos de deterioração prováveis. No caso da deterioração ser principalmente microbiana, os níveis de CO_2 na mistura de gases devem ser os mais altos possíveis, limitados apenas pelos efeitos negativos do CO_2 (p. ex., colapso da embalagem) naquele alimento específico. Composições típicas de gases para essa situação são 30-60% CO_2 e 40-70% N_2. Para produtos sensíveis ao oxigênio, onde a deterioração ocorre principalmente por rancidez oxidativa, utiliza-se 100% N_2 ou misturas de N_2/CO_2 (se a deterioração microbiana também for significativa). Para produtos que respiram, é importante prevenir a respiração anaeróbia, para tanto, deve-se evitar um nível de CO_2 alto demais ou de O_2 baixo demais.

Equipamentos para EAM geralmente devem ser capazes de remover o ar da embalagem e substituí-lo por uma mistura de gases. Três tipos de equipamentos para embalagem costumam ser usados para a EAM: máquinas de câmara, que usam pacotes ou bandejas pré-moldados; máquinas tipo *snorkel*, que usam sacos ou pacotes pré-moldados; e máquinas tipo FEF (formação, enchimento e fechamento) horizontais ou verticais, que usam pacotes ou bandejas.

As principais características a serem consideradas ao se escolher materiais de embalagem para EAM são a permeabilidade da embalagem quanto a gases e vapor de água, propriedades mecânicas, vedação por calor e transparência. Para produtos que não respiram, todas as estruturas comuns de barreira para gases são usadas na EAM, incluindo filmes laminados e coextrudados que contenham copolímeros de PVdC, EVOH e PAs. Para proporcionar uma boa vedação por calor e uma barreira ao vapor de umidade, a camada interna é geralmente de PEBD.

A escolha de materiais de embalagem adequados para a EAM de produtos que respiram, como frutas e hortaliças é muito mais complexa, e não há soluções fáceis disponíveis, por causa da natureza dinâmica do produto. Idealmente, o material de embalagem deve manter uma concentração baixa de O_2 (3-5%) no espaço livre e evitar que os níveis de CO_2 excedam 10–20%. Nenhum dos polímeros plásticos discutidos anteriormente é capaz de fazer isso.

A EAM vem sendo usada com sucesso ao redor do mundo para estender a vida de prateleira e manter a qualidade de uma grande variedade de alimentos. A Tabela 11.5 apresenta exemplos de alimentos atualmente embalados em atmosferas modificadas, junto com as misturas de gases geralmente usadas.

11.5.2 Embalagem ativa

A embalagem ativa é *a embalagem na qual componentes auxiliares são intencionalmente incluídos tanto no material da embalagem quanto no espaço livre dentro da mesma para melhorar o desempenho do sistema de embalagem*. As duas palavras mais importantes são 'intencionalmente' e 'melhorar'. Implícito nessa definição está o fato de que o desempenho do sistema de embalagem inclui manter os aspectos sensoriais, de segurança e qualidade do alimento.

Um tipo comum de embalagem ativa envolve a absorção ou captura do O_2 dentro da embalagem. Os sequestrantes de O_2 mais usados consistem em pequenos sachês com vários pós a base de ferro junto com uma variedade de catalisadores que capturam o O_2 dentro da embalagem do alimento e irreversivelmente convertem-no em um óxido estável. A água é essencial para que os absorvedores de O_2 funcionem, e em alguns sachês a água necessária é adicionada durante a fabricação, enquanto em outros a umidade deve ser absorvida do alimento antes que o O_2 possa ser absorvido. O pó de ferro é separado do alimento mantido em um sachê pequeno (onde se lê

Tabela 11.5 Exemplos de misturas de gases para alguns produtos alimentícios.

Produto	Temperatura (°C)	O_2 (%)	CO_2 (%)	N_2 (%)
Produtos de carne				
Carne vermelha fresca	0-2	40-80	20	Equilíbrio
Carne curada	1-3	0	30	70
Carne de porco	0-2	40-80	20	Equilíbrio
Miúdos	0-1	40	50	10
Carne de aves	0-2	0	20-100	Equilíbrio
Frutos do mar				
Peixe branco	0-2	30	40	30
Peixes gordurosos	0-2	0	60	40
Salmão	0-2	20	60	20
Lagostim	0-2	30	40	30
Camarão	0-2	30	40	30
Frutas e vegetais				
Maçãs	0-4	1-3	0-3	Equilíbrio
Brócolis	0-1	3-5	10-15	Equilíbrio
Aipo	2-5	4-6	3-5	Equilíbrio
Alface	< 5	2-3	5-6	Equilíbrio
Tomates	7-12	4	4	Equilíbrio
Produtos assados				
Pão	TA*		60	40
Bolos	TA		60	40
Blinis	TA		60	40
Crepes	TA		60	40
Tortas de frutas	TA		60	40
Pão sírio	TA		60	40
Massas e refeições prontas				
Macarrão	4		80	20
Lasanha	2-4		70	30
Pizza	5		52	50
Quiche	5		50	50
Enroladinho de linguiça	4		80	20

* Temperatura ambiente; o envelhecimento é acelerado em temperaturas de refrigeração.
De Brody (2000). Reproduzido com a permissão de John Wiley & Sons, Inc.

Não ingerir) altamente permeável ao O_2 e, em alguns casos, ao vapor de água.

Absorvedores de O_2 têm sido usados para vários alimentos, incluindo carnes curadas e produtos de aves cozidos e fatiados, café, pizza, produtos especiais de panificação, ingredientes de alimentos secos, bolos, pães, biscoitos, *croissants*, massas frescas, peixe curado, chás, leite em pó, ovo seco, temperos, ervas, salgadinhos e confeitos.

Sachês que contêm $Ca(OH)_2$ além do pó de ferro absorvem tanto CO_2 quanto O_2 (sachês que absorvem apenas CO_2 são raros). Eles encontram aplicação em embalagens de café torrado ou moído, já que café recentemente torrado libera quantidades consideráveis de CO_2 (formado pela reação de Maillard durante a torrefação), o que pode causar o inchaço e até a ruptura do pacote, a menos que seja removido.

Durante o amadurecimento de frutas e vegetais é produzido o hormônio vegetal etileno (C_2H_4); ele pode causar tanto efeitos negativos quanto positivos sobre o produto fresco. Muitas substâncias de adsorção de C_2H_4 têm sido descritas em patentes, mas aquelas que são comercializadas se baseiam em permanganato de potássio, que oxida o C_2H_4 em uma série de reações para acetaldeído e, então, ácido acético, que pode ser ainda oxidado para CO_2 e H_2O.

O etanol exibe efeitos antimicrobianos mesmo em baixas concentrações, e sachês de etanol (55%) e água (10%) que são adsorvidos sobre pó de SiO_2 (35%) e colocados dentro de um sachê de papel/copolímero de EVA estão disponíveis comercialmente. O conteúdo do sachê absorve a umidade do alimento e libera vapor de etanol.

Água líquida pode se acumular em embalagens como resultado da transpiração de produtos de horticultura, flutuações de temperatura em embalagens com muita umidade e por fluidos de tecidos liberados por carnes. Essa água pode gerar o crescimento de fungos e bactérias, assim como o embaçamento de filmes, se for permitido que ela se acumule na embalagem. Logo, almofadas absorvedoras de umidade (compostas de grânulos de um polímero superabsorvente presos entre duas camadas de um polímero microporoso ou não tecido) são usadas em embalagens de carne para absorver a água líquida. Sais de poliacrilato e copolímeros enxertados de amido são os polímeros usados mais frequentemente e podem absorver 100-500 vezes seu próprio peso em água.

Agentes antimicrobianos incorporados aos materiais de embalagem podem ser usados para evitar o crescimento de micro-organismos na superfície do alimento e, desse modo, aumentar a vida de prateleira e/ou melhorar a segurança microbiana do alimento. O crescente interesse em embalagem de alimentos antimicrobiana é movido pela demanda crescente do consumidor por alimentos minimamente processados e sem conservantes. O uso de filmes antimicrobianos garante que apenas níveis baixos de conservantes entrem em contato com o alimento, em comparação à adição direta de conservantes no alimento.

Apesar do grande número de estudos experimentais sobre antimicrobianos em materiais de embalagens, existem poucas aplicações comerciais, e o aspecto legal dos antimicrobianos é um fator limitante em sua comercialização.

11.6 Fechamento e integridade das embalagens

Ainda que a escolha de um material adequado de embalagem seja extremamente importante para se alcançar a vida de prateleira desejada para um produto, o fechamento ou vedação adequada da embalagem após o enchimento é igualmente importante. A qualidade da vedação resultante é de importância vital na integridade da embalagem.

Para recipientes de vidro, uma grande variedade de tampas feitas de metal ou plásticos está disponível. Tampas de metal são estampadas em chapas de folha de flandres, FC ou alumínio e podem ter quatro formas: tampas de rosca, coroa, de potes com garra e tipo *roll-on*. As tampas de plástico são geralmente moldadas por compressão ou injeção, a primeira com base nas resinas ureia-formaldeído ou fenol-formaldeído, e a segunda com base em uma variedade de polímeros termoplásticos incluindo PS, PEBD, PEAD, PP e PVC.

A tampa usada para manter uma pressão interna de 200-800 kPa, como a encontrada em refrigerantes e cervejas, tem sido tradicionalmente a tampa coroa, uma tampa encaixada e removida por alavanca feita de folha de flandres com a aba dentada e uma rolha ou forro de plastisol. Tampas tipo *roll-on* invioláveis, de alumínio ou plástico, são usadas onde necessidades críticas de vedação, como retenção de gás, de vácuo e vedação hermética, precisam ser atendidas e são especialmente populares em recipientes maiores de refrigerante em que o reuso é comum. As mesmas tampas são utilizadas em garrafas de plástico e vidro. A tampa mais comum projetada para conter e proteger conteúdos sem pressão interna (p. ex., vinho em garrafa) é a tradicional rolha de cortiça, obtida a partir do sobreiro (*Quercus suber*).

Três tipos de tampas feitas de metal (de folha de flandres ou FC) são usadas para manter o vácuo dentro de um recipiente de vidro, que tipicamente contém alimentos processados por calor: uma tampa de pote com garra ou de rosca; tampas tipo "pressione e gire" presas principalmente pelo vácuo com a ajuda de saliências na parede da área de vedação; e uma tampa removida por alavanca (vedação lateral), amplamente usada em produtos que passam por esterilização e que consiste em um anel de vedação de borracha cortada e presa no lugar em que é prensada na borda. Tampas a vácuo frequentemente têm um botão de segurança ou uma área para abertura que consiste em uma área circular, levantada no centro da tampa, que funciona como indicador visual para o consumidor de que a embalagem está devidamente vedada.

Em embalagens de metal, a borda é mecanicamente unida ao corpo cilíndrico da lata por uma operação de costura dupla (recravação), como ilustrado na Figura 11.4. Na primeira operação, a curva da borda é gradualmente rolada para dentro, para que sua extremidade fique bem encaixada abaixo do gancho do corpo. Na segunda operação, a costura é compactada (fechada) por um rolete de costura mais raso. A qualidade final da costura dupla é definida por seu comprimento, espessura e extensão da sobreposição do gancho da extremidade com o gancho do corpo.

Filmes de vedação por calor são aqueles filmes que podem ser juntados pela aplicação normal de

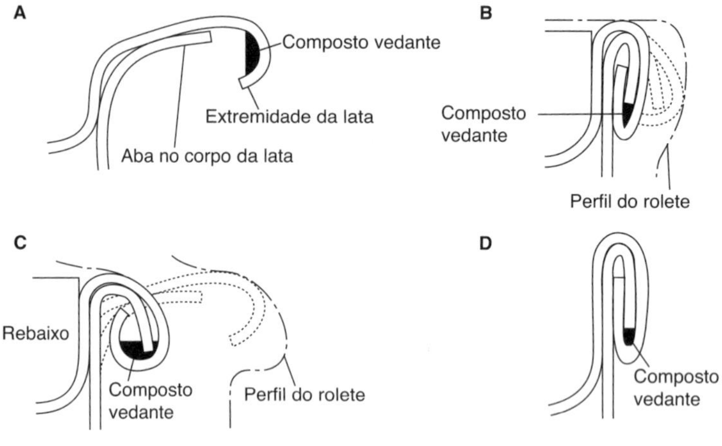

Figura 11.4 Costura dupla de bordas de metal em recipientes de metal: A, a extremidade e o corpo são colocados juntos; B, primeira operação de costura; C, segunda operação de costura; D, corte transversal da costura final. (Copyright 2006. *De Food Packaging Principles & Practice*, de G.L. Robertson. Reproduzido com a permissão de Routledge/Taylor & Francis Group, LLC.)

calor. Filmes que não sejam de vedação por calor não podem ser selados dessa forma, mas geralmente podem ser transformados em termossoldáveis pela aplicação de um revestimento termossoldável. Dessa forma, as duas superfícies revestidas aderem uma à outra pela aplicação de calor e pressão pelo tempo necessário. Os métodos para vedação por calor dos filmes plásticos incluem condução, impulso, indução, ultrassom, dielétrica e fio quente.

Embalagens de papel são tipicamente fechadas com o uso de adesivos que podem ser feitos de material natural (p. ex., amido, proteína ou látex de borracha) ou de materiais sintéticos (p. ex., PVA). A última categoria pode ser tanto feita à base de água quanto à base de solvente; termoadesivos e adesivos tipo *cold seal* também são amplamente disponíveis. Para conferir propriedades de barreira para vapor de água e/ou gás, o papel é revestido com um filme contínuo geralmente de PEBD, que também torna possível a vedação por calor das camadas revestidas.

11.7 Impactos ambientais das embalagens

As pessoas envolvidas no projeto, desenvolvimento, produção ou uso de embalagens e materiais de embalagem não podem mais permanecer alheias às exigências ambientais existentes atualmente. Essas exigências surgem como uma consequência dos materiais e processos que são usados, e da embalagem que é produzida, utilizada e descartada.

11.7.1 Lixo doméstico

O lixo doméstico é simplesmente o que sobra dos produtos que foram usados ou consumidos nas casas, escritórios, instituições e comércios, incluindo embalagens e restos de comida.

Em seu relatório de 1989 intitulado *The Solid Waste Dilemma: Agenda for Action* (O dilema do lixo sólido: pauta para ação), a agência de proteção ambiental dos Estados Unidos (EPA) definiu o que se refere como uma hierarquia das opções de gerenciamento de resíduos com o reuso, redução e reciclagem em seu ápice, e aterros e incineração em sua base. Muitas variações dessa hierarquia estão atualmente em circulação, mas é importante observar que tal hierarquia não é o resultado de nenhum estudo científico e não tenta medir os impactos das opções individuais ou do sistema em geral. Apesar dessas falhas, a hierarquia tornou-se aceita como um dogma em alguns países e entre alguns legisladores, políticos e ambientalistas que insistem, por exemplo, que o reuso é sempre preferível à reciclagem, apesar das realidades em uma localização geográfica específica, por exemplo, a distância que garrafas retornáveis teriam de viajar para serem cheias novamente.

Por causa da grande variedade de componentes do lixo doméstico, não há uma solução única e global para tratar da questão da recuperação e reciclagem de embalagens. Cada programa de gerenciamento de resíduos exige abordagens técnicas específicas, que refletem diferenças geográficas tanto na composição quanto nas quantidades de resíduos gerados, assim como diferenças na disponibilidade de algumas opções de descarte (p. ex., incineradores de lixo doméstico são raros em muitos países). Da mesma forma, os custos de diferentes opções de gerenciamento de resíduos variam bastante entre e dentro dos países (p. ex., os custos para separar as embalagens pós-consumo).

O conceito do gerenciamento integrado de resíduos (GIR) começou, desde a metade dos anos

1990, a substituir a hierarquia como uma estrutura de organização mais útil quando se considera o gerenciamento de resíduos como um todo. O GIR reconhece que todas as opções de descarte podem ter um papel a desempenhar no gerenciamento de resíduos e enfatiza as inter-relações entre as opções. Geralmente utilizam-se várias opções de gerenciamento de resíduos, dependendo das condições específicas do local, com o objetivo de otimizar o sistema como um todo e não apenas suas partes, tornando-o econômica e ambientalmente sustentável.

Várias práticas de gerenciamento de lixo doméstico como redução das fontes, reciclagem e compostagem evitam ou desviam os materiais do fluxo de resíduos. Outras práticas, como a incineração e os aterros, tratam dos materiais que exigem descarte.

11.7.2 Redução das fontes

A redução das fontes envolve alterar o projeto, a fabricação ou o uso de produtos e materiais, para que menos material seja usado no todo e, consequentemente, menos resíduo seja gerado ao final. Embalagens mais leves também exigem menos energia para o transporte, reduzindo desse modo os impactos ambientais da produção de energia e do uso. Tem havido reduções significativas de 20-46% no peso das embalagens primárias de alimentos nos últimos 40 anos.

11.7.3 Reciclagem e compostagem

A reciclagem desvia itens como papel, vidro, plásticos e metais do fluxo de resíduos. O ciclo fechado de reciclagem refere-se à reciclagem de um material em particular em um produto similar, por exemplo, a reciclagem de garrafas de vidro em novas garrafas de vidro. Antes de qualquer material de embalagem pós-consumo poder ser reciclado, ele primeiro precisa ser coletado e separado, para que uma fonte de material limpo possa ser entregue ao reciclador. Ainda que alguns tipos de embalagens sejam separados pelos consumidores antes da coleta, a maioria das embalagens é coletada misturada e a separação ocorre em unidades de separação de material reciclável. O projeto e a operação dessas unidades variam bastante dentro e entre os países, sendo que os países desenvolvidos contam com mais equipamentos automáticos de separação, em um esforço para aumentar a eficiência e reduzir os custos.

A compostagem envolve a decomposição microbiana de resíduos orgânicos, como restos de comida e plantas, além de papel não revestido e outros materiais de embalagem biodegradáveis, para a produção de uma substância similar ao húmus.

11.7.4 Incineração para produção de energia

A combustão ou incineração é outra prática de tratamento do lixo doméstico que ajuda a reduzir a quantidade de espaço necessário em aterros. Os incineradores queimam o lixo doméstico em altas temperaturas, reduzindo o volume do lixo e geralmente gerando eletricidade a partir do calor do lixo. O teor de energia gerado pelo lixo doméstico varia de 6 a 8 MJ kg^{-1}, dependendo da proporção de resíduos de alimentos e plantas. Entre os materiais de embalagens plásticas comuns, o PEBD tem um teor de energia de 43,6, o PS de 38,3 e PVC de 22,7 MJ kg^{-1}. Caixas de bebidas (papelão laminado, papel alumínio e PEBD) têm um teor de energia de 21,3 MJ kg^{-1}. Como comparação, lascas de madeira têm teor de energia de 8,3, carvão, 26,0, e óleo, 41,0 MJ kg^{-1}.

A operação dos incineradores resulta na produção de uma variedade de gases e emissão de particulados, muitos dos quais, acredita-se, com sérios impactos para a saúde. Precipitadores eletrostáticos e ciclones podem ser usados para remover as cinzas volantes (partículas dos gases de combustão), e gases ácidos (HCl, SO_2, e HF) podem ser removidos usando depuradores e soluções de CaO ou NaOH.

11.7.5 Aterros

Os aterros são instalações físicas usadas para o descarte de resíduos sólidos na superfície do solo. Uma instalação construída para o descarte de lixo doméstico projetada e operada para minimizar os impactos ambientais e os riscos para a saúde é chamada de aterro sanitário.

A decomposição anaeróbica da matéria orgânica em um aterro irá gerar uma combinação de gases (aproximadamente 50% de CH_4 e 50% de CO_2) a uma taxa de aproximadamente 0,002 m^3 kg^{-1} de resíduo por ano. O metano tem 22 vezes mais impacto como gás do efeito estufa do que o CO_2 e, consequentemente, a recuperação do CH_4 e sua conversão em eletricidade reduz a capacidade do gás de aterro de agir como gás do efeito estufa.

11.7.6 Avaliação do ciclo de vida (ACV)

A ACV é uma ferramenta de gerenciamento ambiental que tenta considerar o recurso e o uso de energia, bem como a carga ou impacto ambiental resultante, durante todo o ciclo de vida de uma embalagem, produto ou serviço – da extração das matérias-primas, passando pela manufatura/conversão, distribuição e uso para recuperação ou descarte. Algumas vezes é referida como análise 'do berço ao túmulo' e tipicamente compara dois ou mais produtos que têm a mesma função ou uso equivalente. Desse modo, a ACV torna possível isolar os estágios no ciclo de vida de um processo ou produto que mais contribuem em seu impacto ambiental. As primeiras ACVs foram realizadas em recipientes de bebidas em 1972 nos Estados Unidos.

Apesar da crescente popularidade das ACVs tanto na indústria quanto nos governos, a técnica tem limitações significativas que costumam ser desconsideradas. Uma delas é que as ACVs não são capazes de avaliar os efeitos ambientais reais das emissões e resíduos de um produto ou embalagem, porque os efeitos reais dependerão de quando, onde e como eles serão liberados no ambiente. Outra questão é que as ACVs não consideram fatores econômicos, como os custos de matérias-primas, fabricação, transporte e recuperação ou descarte. Além disso, as conclusões geradas por ACVs são específicas apenas para o sistema exato que é estudado e não podem ser extrapoladas para generalizações universais como, por exemplo, uma determinada embalagem ser sempre melhor do que outra em todas as situações.

Apesar das limitações supracitadas, a ACV pode ser uma ferramenta muito útil em duas áreas importantes. Primeiramente, o projeto, desenvolvimento e melhorias de embalagens beneficiam-se dos resultados da ACV, pois esses podem ajudar a identificar quando ocorre o uso de um recurso, resíduos e emissões significativos, e assim sugerir onde mudanças ou melhorias significativas podem ser feitas. Em situações onde uma comparação simples é suficiente, apenas o peso das embalagens é usado, já que a embalagem mais leve quase sempre é a que gera o menor impacto ambiental (o PVC é uma exceção). Em segundo lugar, a ACV é uma ferramenta útil para avaliar as opções de gerenciamento de resíduos e para planejar sistemas integrados de gerenciamento de resíduos sólidos com base regional e de acordo com o caso.

11.7.7 Legislação sobre resíduos de embalagem

A Diretriz 94/62/EC da União Europeia sobre Embalagens e Resíduos de Embalagens foi a primeira regulação específica para um produto na área da política sobre resíduos da União Europeia e estabeleceu metas quantitativas para a recuperação (i. e., reciclagem de materiais, incineração para a produção de energia e compostagem) e reciclagem de resíduos de embalagem. Um aumento substancial nas metas para a recuperação e reciclagem foi incluído na emenda à Diretriz (2004/12/EC) emitida em fevereiro de 2004.

Em 31 de dezembro de 2008, um mínimo de 60% do peso do resíduo da embalagem deve ser recuperado e um mínimo de 55% e máximo de 80% do peso deve ser reciclado, com as seguintes metas mínimas de reciclagem para cada material (por peso):

- 60% para vidro, papel e papelão;
- 50% para metais;
- 22,5% para plásticos (contando exclusivamente o material que seja transformado novamente em plástico);
- 15% para madeira.

A Diretriz afirma que a recuperação de energia deve ser encorajada onde ela for preferível em relação à reciclagem do material por razões ambientais ou de custo-benefício, e as metas de reciclagem para cada material de resíduo específico devem levar em conta as avaliações do ciclo de vida e as análises de custo-benefício que indiquem diferenças claras tanto nos custos quanto nos benefícios da reciclagem.

Referências bibliográficas e sugestões de leitura

Brody, A.L. (2000) Packaging: Part IV – controlled/modified atmosphere/vacuum food packaging. In: *The Wiley Encyclopedia of Food Science and Technology*, 2nd edn. (ed. F.J. Francis), Vol 3, pp. 1830–39. JohnWiley, New York.

Brody, A.L. and Marsh, K.S. (eds) (1997) *The Wiley Encyclopedia of Packaging Technology*, 2nd edn. John Wiley, New York.

Chiellini, E. (ed.) (2008) *Environmentally Compatible Food Packaging*.Woodhead Publishing, Cambridge.

Han, J.H. (ed.) (2005) *Innovations in Food Packaging*. Elsevier Academic Press, San Diego.

Karel, M. and Lund, D.B. (2003) Protective packaging. In: *Physical Principles of Food Preservation*, 2nd edn, p.551. Marcel Dekker, New York.

Krochta, J.M. (2007) Food packaging. In: *Handbook of Food Engineering*, 2nd edn (eds D.R. Heldman and D.B. Lund), pp. 847–927. CRC Press, Boca Raton.

Lee, D.S., Yam, K.L. and Piergiovanni. L. (2008) *Food Packaging Science and Technology*. CRC Press, Boca Raton.

Mannheim, C. and Passy, N. (1982) Internal corrosion and shelf-life of food cans and methods of evaluation. *CRC Critical Reviews in Food Science and Nutrition*, **17**, 371–407.
Piringer, O.-G. and Baner, A.L. (eds) (2008) *Plastic Packaging Interactions with Food and Pharmaceuticals*, 2nd edn.Wiley-VCH, Weinheim.
Robertson, G.L. (2006) *Food Packaging Principles & Practice*, 2nd edn. CRC Press, Boca Raton.
Robertson, G.L. (2009) Packaging of food. In: *The Wiley Encyclopedia of Packaging Technology*, 3rd edn. (ed. K.L. Yam). John Wiley, New York.
Robertson, G.L. (ed.) (2009) *Food Packaging and Shelf Life: A Practical Guide*. CRC Press, Boca Raton.
Salame, M. (1974) The use of low permeation thermoplastics in food and beverage packaging. In: *Permeability of Plastic Films and Coatings* (ed. H.B. Hopfenberg), p. 275. Plenum Press, New York.
Selke, S.E.M., Culter, J.D. and Hernandez, R.J. (2004) *Plastics Packaging Properties, Processing, Aplications and Regulations*, 2nd edn. Hanser Publishers, Munich.

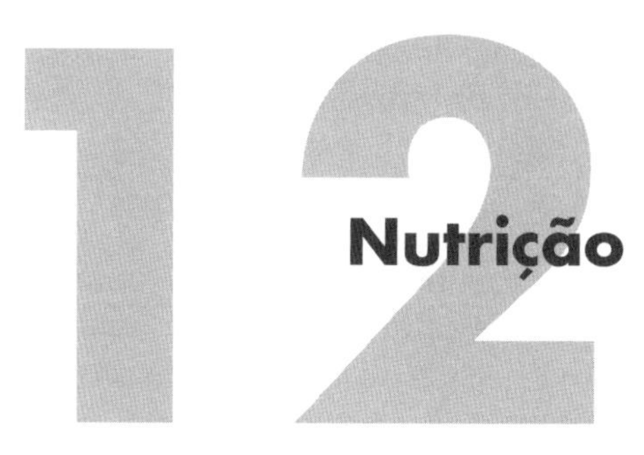

Nutrição

C. Jeya Henry e Lis Ahlström

Pontos-chave

- Cálculo das necessidades energéticas e de proteína.
- Necessidades ideais de nutrientes para a saúde e o bem-estar.
- Necessidades de nutrientes durante a vida.
- Necessidades especiais durante o crescimento, a gravidez e a lactação.
- Fontes de alimentos ricos em nutrientes.

12.1 Introdução

A nutrição pode ser definida como "a ciência do alimento, seus nutrientes e substâncias, sua ação, interação e equilíbrio em relação à saúde ou doença, e o processo pelo qual os organismos ingerem, digerem, absorvem, transportam, utilizam e excretam as substâncias dos alimentos" (segundo o Conselho sobre Alimento e Nutrição da Associação Médica Americana). A descoberta das vitaminas no início do século XX (1906) pode ser vista como um marco na origem da ciência da nutrição. No entanto, foi apenas nos últimos 40 anos que ela capturou o interesse e a imaginação de legisladores e do público. Hoje em dia, não apenas a nutrição está moldando o desenvolvimento de novos produtos alimentícios, como também as inovações tecnológicas ajudaram a criar uma variedade de alimentos nutritivos e funcionais. Este capítulo oferece informações básicas relevantes para os cientistas, os estudiosos da tecnologia e os fornecedores da área de alimentos.

O alimento é necessário por quatro razões principais:

1 como fonte de energia;
2 como fonte de matérias-primas para o desenvolvimento e crescimento;
3 para fornecer substâncias químicas que servem para regular processos metabólicos vitais;
4 para fornecer componentes alimentares (fitoquímicos) que retardam o desenvolvimento e a progressão de doenças degenerativas.

12.2 Necessidades humanas de energia

Não é exagero dizer que a ciência da nutrição foi fundamentada no estudo do metabolismo da energia. A maior contribuição ao gasto de energia é a taxa de metabolismo basal (TMB). A TMB pode ser definida como a soma total da atividade mínima de todas as células de tecido do corpo sob condições estacionárias. Ela também é referida como a taxa mínima de gasto de energia compatível com a vida.

Ainda que a TMB possa ser medida usando a calorimetria direta, sua medição costuma ser feita indiretamente. A calorimetria indireta mede o consumo de oxigênio, a expiração de dióxido de carbono e a eliminação do nitrogênio pela urina. Esses dados podem ser usados então para medir a oxidação do combustível. A partir do quociente respiratório (QR), que é a razão entre o dióxido de carbono expirado e o oxigênio inalado, é possível calcular a quantidade de calor produzida.

12.2.1 Calorimetria indireta

A calorimetria indireta refere-se ao cálculo da produção de calor que utiliza a medição da troca de gases – especificamente, o oxigênio consumido e o dióxido de carbono expelido. Ainda que o calor equivalente da troca respiratória seja geralmente calculado a partir disso, ele também depende da razão entre os mols de dióxido de carbono produzidos e os mols de oxigênio consumidos, o que é chamado de quociente de respiração (QR):

$$QR = \frac{\text{mols de } CO_2}{\text{mols de } O_2}$$

O QR varia quando carboidratos, lipídios e proteínas são oxidados. As diferenças em suas composições determinam a quantidade de oxigênio necessária para a oxidação completa. O QR para os carboidratos é 1,0. A quantidade de oxigênio molecular necessária para a oxidação é igual ao dióxido de carbono produzido durante a combustão dos carboidratos. A oxidação da glicose pode ser ilustrada como:

$$C_6H_{12}O6 + 6\ O_2 \rightarrow 6\ CO_2 + 6\ H_2O$$

Os lipídios exigem mais oxigênio que os carboidratos para a combustão, já que a molécula de lipídio contém uma razão menor de oxigênio para carbono e hidrogênio. Assim, para lipídios, o QR é representado como:

$$2\ C_{57}H_{110}O_6 + 163\ O_2 \rightarrow 114\ CO_2 + 110\ H_2O$$

$$\frac{CO_2}{O_2} = \frac{114}{163} = 0{,}70$$

O cálculo do QR para as proteínas é mais complexo do que para os lipídios ou carboidratos, já que a proteína não é oxidada completamente. Tanto carbono quanto oxigênio são excretados pela urina, principalmente como ureia. Quando é feito um ajuste na excreção urinária, a razão do dióxido de carbono produzido em relação ao oxigênio consumido é aproximadamente de 1:1,2, produzindo um QR de 0,80.

A Tabela 12.1 mostra o QR não proteico e o equivalente calorífico para o oxigênio e o dióxido de carbono. A equivalência calórica apenas do oxigênio é geralmente usada para estimar o gasto energético, já que ele varia pouco dentro da faixa de 0,7 a 0,86 QR (comparado ao CO_2).

Tabela 12.1 Quociente respiratório (QR) não proteico e equivalente calorífico para o oxigênio e o dióxido de carbono.

	Oxigênio		Dióxido de carbono	
QR não proteico	kcal/L	kJ/L	kcal/L	kJ/L
0,70	4,686	19,60	6,694	28,01
0,72	4,702	19,67	6,531	27,32
0,74	4,727	19,78	6,388	26,73
0,76	4,732	19,80	6,253	26,16
0,78	4,776	19,98	6,123	25,62
0,80	4,801	20,09	6,001	25,11
0,82	4,825	20,19	5,884	24,62
0,84	4,850	20,29	5,774	24,16
0,86	4,875	20,40	5,669	23,72
0,88	4,900	20,50	5,568	23,30
0,90	4,928	20,62	5,471	22,89
0,92	4,948	20,70	5,378	22,50
0,94	4,973	20,81	5,290	22,13
0,96	4,997	20,91	5,205	21,78
0,98	5,022	21,01	5,124	21,44
1,00	5,047	21,12	5,047	21,12

A Tabela 12.2 representa o oxigênio consumido, o dióxido de carbono produzido e a equivalência energética do oxigênio, quando proteínas, lipídios e carboidratos são metabolizados.

12.2.2 Estimativa do gasto energético: um método rápido

Há mais de 60 anos, Weir (1949) mostrou que o gasto energético (E) pode ser calculado sem a necessidade de se obter o QR, como mostrado na equação abaixo:

$$E\ (kJ^{-1}\ min) = \frac{20{,}58\dot{V}}{100}\ (20{,}93 - O_{2e})$$

onde

$\dot{V}$ é o volume de ar expirado em litros por minuto sob condições normais de temperatura e pressão (CNTP),

O_{2e} é expresso como a porcentagem do teor de oxigênio do ar expirado.

Tabela 12.2 Liberação de energia do amido, lipídio e proteína.

Nutriente	O_2 consumido (L^{-1} g)	CO_2 produzido (L^{-1} g)	QR	Energia liberada (kJ^{-1} g)	Energia liberada (kJ^{-1} L O_2)
Amido	0,83	0,83	1,0	17,5	21,1
Lipídio	1,98	1,40	0,7	39,1	19,8
Proteína	0,96	0,78	0,8	18,5	19,3

12.2.3 Método para o cálculo das necessidades energéticas

Um uso prático da TMB é o cálculo das necessidades energéticas para grupos da população e subsequentemente de suas necessidades alimentares. O relatório da FAO (Organização das Nações Unidas para Agricultura e Alimentação), da OMS (Organização Mundial da Saúde) e da UNU (Universidade das Nações Unidas) sobre Necessidades Energéticas e Proteicas (1985) estabeleceu pela primeira vez de modo claro os dois principais objetivos da determinação das necessidades energéticas. O primeiro objetivo é o prescritivo, ou seja, para que se possa fazer recomendações sobre o nível de consumo que deve ser mantido em uma população; o segundo é o diagnóstico, ou seja, a avaliação da adequabilidade ou não da situação alimentar de uma população. O documento recomenda que as necessidades diárias devem ser calculadas pela medição do gasto energético. Essa recomendação aumentou significativamente a importância da medição da TMB, que corresponde ao maior componente do gasto energético total (GET). Historicamente, a TMB era medida usando a calorimetria indireta, ou seja, pela avaliação do consumo de oxigênio. Em 1919, uma série de equações preditivas foi desenvolvida, mas especificamente as equações de Harris e Benedict para calcular a TMB. As equações de Harris e Benedict podem ser descritas como segue:

- Homens: $h = 66{,}4730 + 13{,}7516W - 5{,}0033S - 6{,}7750A$
- Mulheres: $h = 665{,}0955 + 9{,}5634W + 1{,}8496S - 4{,}6756A$
  (h = kcal dia^{-1}, W = peso em quilogramas, S = estatura em centímetros, A = idade em anos)

As equações de Harris e Benedict ainda são amplamente utilizadas na nutrição clínica. A análise de Quenouille em 1951 representou a primeira pesquisa completa de todos os estudos sobre TMB conduzidos no mundo em mais de 8.600 indivíduos. A revisão de Quenouille das primeiras publicações sobre TMB forneceu a base das equações de Schofield, agora amplamente referidas como as equações da FAO/OMS/UNU (1985) para o cálculo da TMB. A Tabela 12.3 mostra as equações preditivas para a taxa de metabolismo basal com base na idade, no gênero e no tamanho corporal.

Tabela 12.3 Equação para calcular a TMB a partir do peso corporal.

Idade (anos)	TMB (MJ/dia)	TMB (kcal/dia)
Homens		
< 3	0,249 kg – 0,127	59,512 kg – 30,4
3-10	0,095 kg + 2,110	22,706 kg + 504,3
10-18	0,074 kg + 2,754	17,686 kg + 658,2
18-30	0,063 kg + 2,896	15,057 kg + 692,2
30-60	0,048 kg + 3,653	11,472 kg + 873,1
≥ 60	0,049 kg + 2,459	11,711 kg + 587,7
Mulheres		
< 3	0,244 kg + 0,130	58,317 kg – 31,1
3-10	0,085 kg + 2,033	20,315 kg – 485,9
10-18	0,056 kg + 2,898	13,384 kg – 692,6
18-30	0,062 kg + 2,036	14,818 kg – 486,6
30-60	0,034 kg + 3,538	8,126 kg – 845,6
≥ 60	0,038 kg + 2,755	9,082 kg – 658,5

Adaptado da FAO/OMS/UNU (1985).

Ainda que várias equações para o cálculo da TMB estejam disponíveis, uma equação simples e fácil de usar é a de Kleiber-Brody, como mostrada abaixo. Sua simplicidade e facilidade de aplicação tornam-na a equação ideal para calcular a TMB na maioria dos mamíferos, incluindo o homem:

$$\text{TMB } (\text{kcal}^{-1} \text{ dia}) = 70W^{0,75}$$

onde W é o peso em quilogramas.

12.2.4 Cálculo da TMB

A TMB representa aproximadamente 50-75% do GET em adultos e é influenciada pelo gênero, tamanho corporal, composição corporal e idade. Ela é medida usando a calorimetria direta ou indireta sob condições metabólicas bem específicas, incluindo o seguinte:

1 10-14 horas após uma refeição;
2 desperto em posição do corpo com a face para cima;
3 após 8-10 horas de descanso físico sem exercícios cansativos no dia anterior;
4 em um ambiente de temperatura neutra que não estimule calafrios ou suor.

Logo, a medição da TMB é um processo altamente técnico e relativamente invasivo. Por isso, é comum calcular a TMB pelo uso de equações preditivas.

O GET é composto de:

- TMB;
- termogênese induzida pela dieta (TID) ou efeito térmico da alimentação (ETA);
- atividade física (AF);
- crescimento.

Em homens e em mulheres que não estejam grávidas ou em lactação, o crescimento não contribui para o gasto energético, logo,

$$GET = TMB + TID + AF$$

A TID (ETA) é o segundo componente do gasto energético. A porcentagem de aumento no gasto energético sobre a TMB em razão da TID varia de 8 a 15% dependendo da composição do alimento consumido. Sabe-se que uma dieta rica em proteínas gera TID maiores (até 15%). O valor mais comumente usado para a TID é 10% do valor calórico das refeições misturadas consumidas durante um período de 24 horas.

A atividade física ou exercício (AF) é o mais variável dos componentes; também é o único componente que pode ser alterado facilmente.

12.2.5 Cálculo fatorial do gasto energético total e do nível de atividade física (NAF)

Uma vez estimada a TMB por meio das equações preditivas, é necessário aumentá-la por um "fator" para acomodar o custo da energia da AF e TID. Essa abordagem fatorial é hoje amplamente reconhecida como o melhor método para se estimar as necessidades energéticas dos seres humanos. Os humanos variam em relação ao tamanho corporal, composição corporal e níveis de AF. De modo a considerar as diferenças na AF, o GET é estimado por meio de cálculos fatoriais, combinando o tempo gasto em atividades e o custo energético de cada atividade. Alguns exemplos desses cálculos são mostrados na Tabela 12.4. O custo energético das diferentes atividades também é expresso como um múltiplo da TMB por minuto. Essa é a chamada razão da atividade física (RAF). As necessidades energéticas de 24 horas, quando expressas como um múltiplo da TMB, são conhecidas como o nível de atividade física (NAF).

Tabela 12.4 Cálculos fatoriais do gasto energético total para um grupo da população com estilo de vida ativo ou moderadamente ativo.

Principal atividade diária	Tempo gasto (horas)	Custo energético (RAF)	Tempo x custo energético	NAF médio (TMB multiplicada por 24 h)
Dormir	8	1	8	
Cuidados pessoais (banho, vestir-se etc.)	1	2,3	2,3	
Comer	1	1,5	1,5	
Ficar em pé, carregar pouco peso	8	2,2	17,6	
Ir/voltar do trabalho de ônibus	1	1,2	1,2	
Andar em ritmos variados sem peso	1	3,2	3,2	
Exercícios aeróbicos de baixa intensidade	1	4,2	4,2	
Atividades de lazer leves (conversar, assistir à TV, etc.)	3	1,4	4,2	
Total	**24**		**42,2**	**42,2 / 24 = 1,76**

RAF: Razão da atividade física; NAF: Nível de atividade física.

Adaptado da FAO/OMS/UNU (2001).

Os valores de NAF baseados nos níveis de AF são os mesmos para ambos os gêneros. Entretanto, a fim de reconhecer a variabilidade biológica nos níveis de aptidão física e na composição corporal, uma faixa de valores de NAF é apresentada em cada categoria (Tab. 12.5).

Tabela 12.5 Classificação do estilo de vida em relação à intensidade da atividade física habitual ou NAF.

Categoria	Valor de NAF
Estilo de vida sedentário ou com atividade leve	1,40-1,69
Estilo de vida ativo ou com atividade moderada	1,70-1,99
Estilo de vida vigoroso ou com atividade vigorosa	2,00-2,40*

* Um valor de NAF > 2,40 é difícil de manter por um longo período.
Adaptado da FAO/OMS/UNU (2001).

12.2.6 Procedimento para o cálculo das necessidades energéticas humanas

1 Usar equações preditivas (Tab. 12.3) para calcular a TMB. Exemplo: um homem entre 18-30 anos, com peso corporal de 70 kg. TMB = 7,306 MJ/dia.

2 NAF (estilo de vida com atividade moderada), valor médio 1,85 (Tab. 12.5).

3 GET = TMB (7,306) × NAF (1,85)
= 13,5 MJ/dia (3.230 kcal/dia) ou 13,5 MJ/70 (3.230/70)
= 193 kJ/kg/dia (46 kcal/kg/dia).

12.2.7 Necessidades energéticas durante a gravidez

As necessidades energéticas durante a gravidez podem ser consideradas como uma necessidade adicional de energia, acima do valor normal para mulheres adultas (veja o procedimento acima). A necessidade energética adicional para a gravidez baseia-se na média do ganho de peso gestacional de cerca de 12 kg. Visto que o custo energético da gravidez não é distribuído por igual durante o período gestacional, a necessidade energética adicional total para uma gravidez bem-sucedida foi estimada em 321 MJ (77.000 kcal). A necessidade energética adicional da gravidez durante o primeiro, segundo e terceiros trimestres é mostrada na Tabela 12.6.

Tabela 12.6 Necessidades energéticas adicionais durante a gravidez.

Trimestre	MJ/dia	kcal/dia
1	0,4	85
2	1,2	285
3	2,0	475

12.2.8 Necessidades energéticas durante a lactação

O custo energético da lactação é muito alto para mulheres que alimentam seus bebês apenas com leite materno. Isso demanda necessidades energéticas adicionais acima das necessidades diárias. Ainda que a gordura acumulada durante a gravidez possa contribuir, em parte, com a demanda de energia da lactação, as mulheres que amamentam precisam consumir mais energia. Calcula-se que uma necessidade energética adicional de 2,8 MJ/dia (675 kcal/dia) deva atender às demandas da lactação.

12.2.9 Unidades de energia

A energia pode ser medida de várias formas (calorias, ergs, joules, watts). No entanto, os nutricionistas normalmente usam quilocalorias (kcal) ou a unidade SI para energia, o joule (J), para expressar a energia.

1 caloria = 1 kcal = 1.000 calorias
1 joule = 10 ergs = 0,2239 calorias
1 kJ = 1.000 joules = 0,239 calorias
1 kcal = 4,184 kJ (quilojoules)
1.000 kJ = 1 megajoule (MJ)

Especificamente, 1 kcal é a quantidade de calor necessária para elevar a temperatura de 1 kg de água de 14,5°C para 15,5°C. A necessidade energética de um ser humano pode, portanto, ser descrita em qualquer uma dessas unidades.

Convencionalmente, na nutrição, as necessidades energéticas são expressas em quilocalorias (usualmente chamadas de "calorias" nos meios populares) ou megajoules. Uma necessidade energética de 3.000 kcal/dia também pode ser expressa como 12,5 MJ/dia.

12.2.10 Valor energético dos alimentos: cálculo do teor de energia dos alimentos

Desde os experimentos clássicos de Lavoisier sobre a origem da produção do calor animal, sabe-se que os alimentos queimados fora do corpo produzem uma quantidade de calor idêntica aos alimentos oxidados pelo lento processo metabólico do corpo humano. Essa é a base da lei de Hess. Quando o alimento é queimado em um calorímetro, a energia gerada é definida como energia bruta. O valor de energia bruta do alimento, porém, não representa a energia disponível para o corpo humano, já que ela não leva em consideração a digestibilidade dos alimentos. Alguns alimentos não digeridos serão excretados pelas fezes. A energia bruta corrigida em relação à digestibilidade é chamada de energia digestível. A digestibilidade da maioria dos alimentos é alta; em média, 97% dos carboidratos ingeridos, 95% dos lipídios e 92% das proteínas são absorvidas pelo sistema digestório humano.

Ainda que os carboidratos e os lipídios sejam oxidados completamente em dióxido de carbono e água no corpo humano, as proteínas são oxidadas de modo ineficiente. Logo, compostos como ureia, ácido úrico, creatinina e outras proteínas nitrogenadas são excretados pela urina. Essa perda metabólica deve ser subtraída da energia digestível da proteína. A energia digestível corrigida em relação às perdas pela urina é chamada de energia metabolizável (EM). A energia metabolizável representa a energia potencial disponível ao corpo humano quando os alimentos são ingeridos. A Figura 12.1 ilustra o fluxo esquemático do valor energético no alimento. O valor energético do alimento é geralmente expresso em quilocalorias ou quilojoules (1 kcal = 4,184 kJ).

"Quantas calorias tem uma pizza?" É uma pergunta comum hoje em dia. Conhecendo a composição da pizza (a quantidade de proteína, lipídios e carboidratos por 100 g), esses valores são convertidos em unidades de energia usando os "fatores de Atwater". O procedimento usado para calcular o valor energético dos alimentos pode ser traçado até o trabalho de Atwater em 1899. Atualmente, são utilizados os fatores de Atwater de 4, 9 e 4 kcal como a EM da proteína, do lipídio e do carboidrato, respectivamente.

12.2.11 Preparação das tabelas de composição de alimentos

A composição do alimento e a identificação de seus vários componentes têm sido assunto de interesse desde os tempos de Liebig (1803-1873). Em 1843, Jonathan Pereira publicou seu livro *Treaties on Food and Diet*, trazendo várias análises de alimentos diferentes. No final do século XIX, Atwater (1906) produziu nos Estados Unidos uma das tabelas de composição alimentar mais completas. A partir dos anos 1930, McCance e Widdowson iniciaram uma parceria que

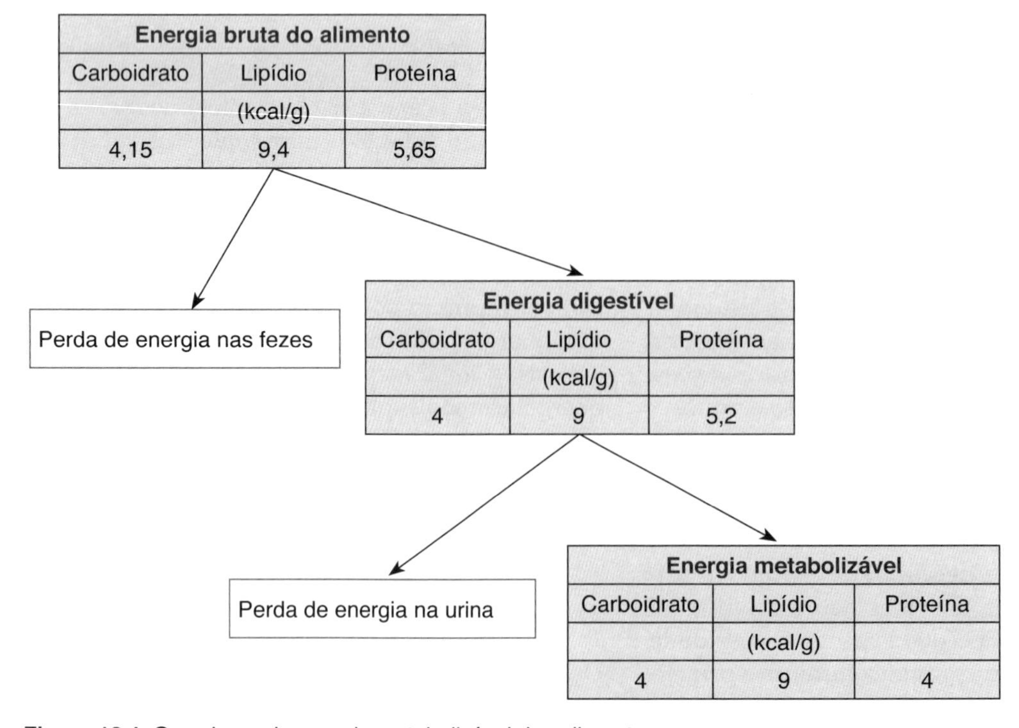

Figura 12.1 Os valores de energia metabolizável dos alimentos.

durou por quase 70 anos, analisando e apresentando tabelas de composição alimentar no Reino Unido.

O antigo cálculo dos carboidratos pela "diferença" significava que a proteína, os lipídios e a água eram calculados, e o restante presumia-se que se tratava de carboidrato. Como isso incluía uma quantia considerável de estruturas celulares não disponíveis na fração dos carboidratos, o cálculo invariavelmente superestimava o teor de carboidrato. Hoje em dia, métodos químicos são adotados para determinar separadamente os vários tipos de carboidratos incluindo amido, sacarose, glicose, frutose e maltose.

12.2.12 Densidade de energia

A densidade de energia é definida como o teor de energia por grama de alimento. O alto teor de gordura e a baixa umidade da maioria dos alimentos ocidentais tornam a densidade de energia uma contribuição importante para a regulação de energia e sobrepeso. Apesar da adição de açúcar e gordura aumentar a palatabilidade e o sabor, ambos também contribuem para a densidade de energia dos alimentos. Em muitos países em desenvolvimento, onde os alimentos básicos têm como base cereais ou tubérculos, a densidade de energia durante o cozimento é muito baixa. Isso se deve principalmente a uma absorção considerável de água durante a gelatinização do amido. A Tabela 12.7 traz a densidade de energia de vários alimentos.

A densidade de energia dos alimentos pode variar de 0 (água) a 37 kJ/g (gordura) (0-9 kcal/g). A densidade de energia média dos alimentos consumidos na Europa e nos Estados Unidos varia de 4,2 a 8 kJ/g (1-2 kcal/g). Visto que a densidade de energia é essencialmente dependente do teor de umidade e gordura, vários alimentos de baixa caloria disponíveis hoje em dia são fabricados por meio da alteração do teor de umidade e/ou de gordura.

Alimentos com baixa densidade de energia são feitos dando-se uma atenção considerável à sua palatabilidade. No entanto, vários estudos mostraram que eles têm pouco ou nenhum efeito na supressão do apetite.

Tabela 12.7 Teor de gordura e densidade de energia de alguns alimentos comuns.

	Teor de gordura	Densidade de energia	
Alimento	**(g)**	**(kcal/g)**	**(kJ/g)**
Farinha de soja	23,5	4,47	18,7
Farinha de trigo	2,0	3,24	13,6
Massa fresca crua	2,4	2,74	11,5
Massa fresca cozida	1,5	1,59	6,7
Arroz parboilizado cru	3,6	3,83	16,0
Arroz parboilizado cozido	1,3	1,38	5,8
Pizza de queijo e tomate	10,3	2,77	11,6
Leite integral	3,9	0,66	2,8
Creme de leite com alto teor de gordura	53,7	4,96	20,8
Queijo cheddar	34,9	4,16	17,4
Ovos de galinha crus	11,2	1,51	6,3
Bacon cru	16,5	2,15	9,0
Pastel assado de carne	16,3	2,67	11,2
Frango ao *curry*	9,8	1,45	6,1
Peixe empanado	15,4	2,47	10,3
Salmão cru	11,0	1,80	7,5
Amendoim torrado	53,0	6,02	25,2
Batata *chips*	34,2	5,30	22,2
Batata frita	15,5	2,80	11,7

Fonte: *The Composition of Foods de McCance e Widdowson* (Food Standards Agency, 2002).

12.3 Proteínas

A determinação das necessidades de proteínas do ser humano gerou debates consideráveis no último século. Por exemplo, no final do século XIX tanto Voit quanto Atwater sugeriam um consumo de aproximadamente 120 g de proteína/dia. O cálculo deles era baseado na pesquisa sobre o consumo habitual de alimentos em uma população predominantemente alemã. Em contraste, Chittenden, que trabalhava nos Estados Unidos, sugeriu um consumo diário de 55 g de proteína. Hoje sabe-se que as necessidades mínimas de proteína do homem estão mais próximas do valor sugerido por Chittenden do que por Voit e Atwater.

As proteínas são conhecidas por serem hidrolisadas em aminoácidos durante a digestão. A digestibilidade das proteínas depende da presença de polifenóis das fibras e de outros componentes menores dos alimentos. Como as proteínas são formadas por aminoácidos (essenciais e não essenciais), a composição de aminoácidos dita o valor biológico da proteína. Os aminoácidos essenciais (indispensáveis) aos seres humanos são aqueles que não podem ser sintetizados pelo organismo em quantidades adequadas.

Para calcular o teor de proteína de um alimento, o teor de nitrogênio total do alimento é multiplicado por 6,25. Esse valor é derivado do fato da proteína pura conter 16% de nitrogênio. Desse modo, 1 g de nitrogênio corresponde a 100 ÷ 16 = 6,25 g de proteína. Teor de proteína = N × 6,25.

Como 6,25 é um fator de média, ele não é apropriado para certas proteínas. Por exemplo, o valor do nitrogênio dos cereais deve ser multiplicado por 5,7, e o do leite, por 6,36.

Os termos teor de nitrogênio e proteína serão usados de modo intercambiável neste capítulo.

12.3.1 Teor de proteína do alimento

O teor de proteína do alimento varia principalmente de acordo com sua composição de aminoácidos e propriedades funcionais. A Tabela 12.8 traz o teor de proteína de algumas das principais categorias de alimentos. Para ilustrar ainda mais a variabilidade do teor de proteína dos cereais, a Tabela 12.9 traz alguns exemplos.

Tabela 12.8 Teor de proteína dos grupos alimentares.

Alimentos	Faixa do teor de proteína (g/100g)
Cereal	6-15
Leguminosas	18-45
Sementes oleaginosas	17-28
Frutos do mar	11-23
Peixe	18-22
Carne	18-24
Leite (fresco)	3,5-4,0

Tabela 12.9 Teor de proteína dos cereais.

Cereal (seco)	Teor de proteína (g/100g)
Trigo	11,6
Arroz	7,9
Milho	9,2
Cevada	10,6
Aveia	12,5
Centeio	12,0
Sorgo	10,4
Painço	11,8

12.3.2 Digestibilidade das proteínas

A presença de fibras e polifenóis e a influência do processamento em alta temperatura podem afetar a digestibilidade das proteínas. Em sua forma mais simples, a digestibilidade pode ser avaliada medindo-se a diferença entre o consumo e as perdas fecais. A "digestibilidade aparente da proteína (N)" e a "digestibilidade real da proteína (N)" são calculadas como mostrado abaixo. A diferença entre as duas é que a digestibilidade real considera a perda fecal quando não há ingestão de proteína na dieta.

$$\text{Digestibilidade aparente da proteína (N) \%} = \frac{I - F}{I} \times 100$$

$$\text{Digestibilidade real da proteína (N) \%} = \frac{I - (F - F_k)}{I} \times 100$$

onde

I é o consumo de nitrogênio,
F é a perda fecal de nitrogênio na dieta de teste,
F_k é a perda fecal de nitrogênio em uma dieta sem proteína.

A digestibilidade das proteínas animais é muito mais alta do que das proteínas vegetais. Além disso, a digestibilidade das dietas de países em desenvolvimento (por causa da presença de um teor maior de fibras e polifenóis) é menor do que nas dietas ocidentais. Curiosamente, a adição de uma pequena quantidade de proteína animal (p. ex., leite) aumenta consideravelmente a digestibilidade das proteínas vegetais.

A Tabela 12.10 apresenta algumas fontes de proteína e a digestibilidade real de alguns alimentos comuns.

Tabela 12.10 Fontes de proteína e digestibilidade real.

Fonte de proteína	Digestibilidade real
Ovo	97
Leite, queijo	95
Carne, peixe	94
Milho	85
Arroz polido	88
Trigo integral	86
Aveia	86
Ervilhas maduras	88
Farinha de soja	86
Feijão	78

(continua)

Tabela 12.10 Fontes de proteína e digestibilidade real (*continuação*)

Fonte de proteína	Digestibilidade real
Milho + feijão	78
Milho + feijão + leite	84
Dieta indiana com arroz	77
Dieta mista chinesa	96
Dieta mista filipina	88
Dieta mista americana	96
Dieta indiana com arroz + feijão	78

Adaptado de *Energy Requirements* (FAO/OMS/UNU, 2001).

12.3.3 Fontes de proteínas na dieta

Os alimentos fornecem todos os 20 aminoácidos usados para a síntese de proteínas, peptídeos e outros compostos de nitrogênio. A maioria das proteínas vegetais é deficiente em um ou mais aminoácidos essenciais. Essa deficiência pode ser superada pelo consumo de refeições mistas que contenham fontes diferentes de proteínas vegetais. Por exemplo, quando pão e feijão cozido são consumidos separadamente, as duas fontes de proteína são deficientes tanto em lisina (pão) quanto em metionina (feijão cozido). Entretanto, quando o pão e o feijão cozido são consumidos juntos, os aminoácidos se complementam, levando a uma fonte de proteína "completa". A Tabela 12.11 traz algumas fontes de proteína e seus aminoácidos limitantes.

Tabela 12.11 Fontes de proteína e seus aminoácidos limitantes.

Fonte de proteína	Aminoácido limitante
Trigo	Lisina
Milho	Triptofano
Arroz	Treonina
Leguminosas	Metionina
Soja	Metionina

Ainda que o cozimento tenda a proporcionar sabores e aromas, vários aminoácidos são perdidos durante o processo de cozimento: notadamente os aminoácidos sulfúricos, treonina e triptofano. Enquanto a biodisponibilidade geral da proteína melhora com o cozimento, certos aminoácidos combinados com açúcares induzem reações de escurecimento. Isso produz a cor dourada atraente das batatas fritas e a casca marrom do pão fresco.

12.3.4 Influências do processamento térmico no valor nutricional dos alimentos

O tratamento térmico dos alimentos traz as seguintes vantagens e desvantagens:

- inativa ou desativa micro-organismos;
- inativa fatores antinutricionais (inibidores de tripsina, hemaglutininas);
- melhora o desenvolvimento de sabores e cores;
- produz sabores voláteis;
- desnatura a proteína;
- gelatiniza o amido;
- destrói certas vitaminas;
- aumenta a rancidez dos óleos.

12.3.5 Necessidades de aminoácidos

Usando estudos metabólicos em homens adultos alimentados com uma dieta purificada, Rose, em 1935, demonstrou inicialmente que oito aminoácidos são necessários para a manutenção do equilíbrio de oxigênio. São eles: isoleucina, leucina, lisina, metionina, fenilalanina, treonina, triptofano e valina. Historicamente, os aminoácidos que não podem ser sintetizados em um nível ou velocidade adequados foram chamados de aminoácidos essenciais (indispensáveis). Atualmente, os termos aminoácidos indispensáveis, condicionalmente indispensáveis e dispensáveis são usados (Tab. 12.12). As necessidades de aminoácidos estimadas em várias idades são mostradas na Tabela 12.13.

Tabela 12.12 Aminoácidos.

Indispensáveis	Condicionalmente indispensáveis	Dispensáveis
Valina	Glicina	Ácidos glutâmicos (?)
Isoleucina	Arginina	Alanina
Leucina	Glutamina	Serina
Lisina	Prolina	Ácido aspártico
Metionina	Cisteína	Asparagina
Fenilalanina	Tirosina	
Treonina		
Triptofano		
Histidina		

Tabela 12.13 Necessidades de aminoácidos estimadas para crianças e adultos.

Aminoácido	Bebês (3-4 meses) (mg/kg/dia)	Crianças (2 anos) (mg/kg/dia)	Adultos (mg/kg/dia)
Histidina	28	?	8-12
Isoleucina	70	31	10
Leucina	161	73	14
Lisina	103	64	12
Metionina + cisteína	58	28	13
Fenilalanina + tirosina	125	69	14
Treonina	87	37	7
Triptofano	17	12,5	3,5
Valina	93	38	10
Total de aminoácidos essenciais	714	352	84

Adaptado de *Energy and Protein Requirements* (FAO/OMS/UNU, 1985).

12.3.6 Necessidades de proteínas

As necessidades de proteínas dos seres humanos dependem de uma série de fatores. Alguns desses fatores incluem: gênero, idade, peso e composição corporal, consumo de energia e composição de micronutrientes da dieta. As necessidades de proteína de um indivíduo representam as quantidades necessárias na dieta para evitar perdas da proteína do corpo e para acomodar, conforme apropriado, índices de reserva para o crescimento, gravidez e lactação.

Quando a dieta é deficiente em proteína, a perda de nitrogênio na urina e nas fezes totaliza aproximadamente 49 mg N / kg do peso corporal em adultos. A esse número deve-se acrescentar 5 mg N / kg de peso corporal, para considerar as perdas no suor, cabelo, pele etc. A perda total de nitrogênio é, portanto, de 54 mg N / kg de peso corporal quando não há ingestão de proteínas na dieta. Essa é chamada algumas vezes de perda de nitrogênio obrigatória e representa a perda inevitável de nitrogênio (proteína) quando o corpo recebe uma dieta sem proteína.

Historicamente, a perda de nitrogênio obrigatória era usada para calcular as necessidades de proteína. A quantidade de proteína necessária era calculada como a quantidade necessária para repor essa perda obrigatória depois de ajustes em relação ao padrão de aminoácidos das proteínas e da ineficiência da utilização da proteína. Esse método é frequentemente chamado de "método fatorial para o cálculo das necessidades de proteína". No entanto, vários estudos demonstraram que o equilíbrio de nitrogênio podia não ser alcançado mesmo quando proteínas de alta qualidade eram ingeridas para substituir a perda de nitrogênio. Era óbvio, portanto, que uma nova abordagem para o cálculo das necessidades de proteína era necessária.

12.3.7 Conceito do equilíbrio de nitrogênio

O método do equilíbrio de nitrogênio envolve a subtração do consumo de nitrogênio da quantidade excretada nas fezes, urina, suor e outras formas menores de perda. De modo simplificado, o balanço de N = consumo de N – perda de N (nas fezes + perda de N na urina). Para estimar as necessidades de proteína, quantidades graduais de proteína são ingeridas e a necessidade é estimada como a quantidade necessária para alcançar zero no equilíbrio de nitrogênio.

A Tabela 12.14 resume os estudos de equilíbrio de nitrogênio conduzidos com adultos jovens saudáveis que utilizaram fontes únicas de proteína de alta qualidade ou dietas mistas em vários países.

Com base em uma série de estudos de duração variada sobre o equilíbrio de nitrogênio, foi sugerido que um valor de 0,6 g de proteína / kg / dia representa a necessidade média de proteína de alta qualidade como ovos, leite, queijo e peixes. De modo a acomodar a variação da população quanto às necessidades e variabilidade na qualidade da proteína, o nível seguro de consumo de proteína foi estabelecido em 0,75 g de proteína / kg / dia para proteínas de alta qualidade. Assim, para um adulto de 70 kg, as necessidades de proteína por dia seriam 52,5 g, muito similar ao valor recomendado por Chittenden em 1901. O consumo de 0,75 g de proteína / kg / dia é definido como o nível seguro de consumo de proteínas para adultos. Essa quantidade refere-se às proteínas com um suplemento completo de aminoácidos essenciais e alta digestibilidade. É óbvio que as proteínas com um suplemento inadequado de aminoácidos essenciais e/ou pouca digestibilidade devem ser consumidas em quantidades maiores, para que se alcance o equilíbrio de nitrogênio.

Tabela 12.14 Estudos sobre o equilíbrio de nitrogênio que utilizam fontes de proteína únicas e de alta qualidade ou dietas mistas.

Proteínas únicas, de alta qualidade		
Fonte de proteína	**Indivíduos (*n*)**	**Necessidade média (g de proteína/kg/dia)**
Ovo	31	0,63
Clara de ovo	9	0,49
Carne de boi	7	0,56
Peixe	7	0,71
Média		0,62
Dietas mistas, comuns		
País	**Indivíduos (*n*)**	**Necessidade (g de proteína/kg/dia)**
China	10	0,99
Índia	6	0,54
Chile	7	0,82
Japão	8	0,73
México	8	0,78

Adaptado de *Energy and Protein Requirements* (FAO/OMS/UNU, 1985).

12.3.8 Necessidades de proteína na gravidez

Supondo um ganho de peso de 12,5 kg durante a gravidez e um peso de nascimento de 3,5 kg, estima-se que a necessidade de proteína total durante a gravidez é cerca de 925 g. Como a taxa de armazenamento de proteínas durante a gravidez não é constante durante os três trimestres, a Tabela 12.15 mostra o nível seguro de proteína adicional necessária durante a gravidez.

Tabela 12.15 Necessidades adicionais de proteína durante a gravidez.

Trimestre	Necessidade adicional de proteína (g/dia)
1	1,2
2	6,1
3	10,7

Adaptado de *Energy and Protein Requirements* (FAO/OMS/UNU, 1985).

12.3.9 Necessidades de proteína durante a lactação

Presumindo um teor de proteínas do leite materno de 1,15 g/mL a partir do segundo mês de lactação e um volume de leite materno de 700-800 mL/dia durante os primeiros 6 meses de lactação, a Tabela 12.16 mostra as necessidades de proteína adicionais durante a lactação. Por exemplo, a necessidade de proteína adicional durante o primeiro mês de lactação é 16,6 g.

Tabela 12.16 Necessidades adicionais de proteína durante a lactação.

	Necessidade adicional de proteína (g/dia)		
Mês	**Volume (mL/dia)**	**Média**	**+ 2 SD**
0-1	719	13,3	16,6
1-2	795	13,0	16,3
2-3	848	13,9	17,3
3-6	822	13,5	16,9
6-12	600	9,9	12,3

Adaptado de *Energy and Protein Requirements* (FAO/OMS/UNU, 1985).

Os valores apresentados na Tabela 12.17 baseiam-se no consumo de proteína de alta qualidade, como leite, carne, peixe ou ovo. Portanto, é importante lembrar que as necessidades de proteína por quilograma de peso corporal serão maiores se o consumo for apenas de proteínas vegetais. Embora as exigências de proteína para crianças e adultos sejam baseadas em estudos de nitrogênio de curto e longo prazo, o cálculo das necessidades de proteína em lactentes é baseado na estimativa de consumo de proteínas em indivíduos alimentados exclusivamente com leite materno.

Tabela 12.17 Resumo dos níveis seguros de necessidades de proteína em idades diferentes.

Grupo	Idade (anos)	Níveis seguros de proteína (g/kg/dia)
Bebês	0,3-0,5	1,47
	0,75-1,0	1,15
Crianças	3-4	1,09
	9-10	0,99
Jovens (homens)	13-14	0,94
(mulheres)	13-14	0,97
	≥ 19	0,75
Mulheres mais velhas	> 60	0,75

Adaptado de *Energy and Protein Requirements* (FAO/OMS/UNU, 1985).

12.3.10 Cálculo da qualidade da proteína

O valor nutritivo das proteínas tem sido de interesse biológico desde meados do século XVIII. Ao longo dos anos, vários métodos foram desenvolvidos para estimar a qualidade de proteína com base no crescimento, na excreção de nitrogênio e no equilíbrio de nitrogênio. O método mais antigo para estimar a qualidade de proteína foi desenvolvido por Osborne e Mendel em 1919 e é chamado de quociente de eficiência proteica (PER):

$$PER = \frac{\text{Ganho de peso corporal}}{\text{Quantidade de proteína consumida } (N \times 6{,}25)}$$

O PER é frequentemente avaliado utilizando ratos de laboratório e é um dos métodos mais simples para avaliar a qualidade da proteína. Como o PER depende somente de avaliação de ganho de peso, não é possível avaliar as necessidades de proteína para manutenção.

12.3.11 Valor biológico (VB)

O valor biológico é uma simples medição do nitrogênio retido para crescimento ou manutenção dividido pelo nitrogênio absorvido. Ele é determinado pelo equilíbrio de nitrogênio (o equilíbrio entre a ingestão e a excreção) e é aplicável em humanos e animais de laboratório. O VB pode ser escrito como:

$$VB = \frac{I - (F - F_0) - (U - U_0)}{I - (F - F_0)}$$

onde

- I é o consumo de nitrogênio,
- U é o nitrogênio na urina,
- F é o nitrogênio nas fezes,
- U_0 e F_0 é a excreção de nitrogênio pelas fezes e urina quando os indivíduos são alimentados com uma dieta sem nitrogênio.

A qualidade da proteína e a maior fonte de proteína de vários alimentos são apresentadas na Tabela 12.18.

12.3.12 Utilização líquida da proteína (NPU)

A NPU é uma medida única que combina o VB e a digestibilidade (D) de uma proteína. Logo:

Tabela 12.18 Qualidade e fonte das proteínas.

Proteína	Fonte	Valor biológico
Lactalbumina	Laticínios	Alto
Caseína	Laticínios	Alto
Ovalbumina	Clara de ovo	Alto
Miosina	Carne magra	Alto
Gelatina	Hidrólise de tecido animal	Baixo
Gliadina	Trigo	Baixo
Glutenina	Trigo	Alto
Prolamina	Centeio	Baixo
Glutelina	Milho	Alto
Zeína	Milho	Baixo
Glicinina	Soja	Alto
Legumelina	Soja	Baixo
Legumina	Ervilhas e feijão	Baixo
Faseolina	Feijão-branco	Baixo

$$NPU = \text{valor biológico (VB)} \times \text{digestibilidade (D)}.$$

Quando ambas as equações previamente descritas são rearranjadas, a seguinte equação descreve a NPU:

$$NPU = \frac{I - (F - F_0) - (U - U_0)}{I - (F - F_0)} \times \frac{I - (F - F_0)}{I}$$

$$NPU = \frac{I - (F - F_0) - (U - U_0)}{I}$$

Dessa forma:

$$NPU = \frac{\text{N retido}}{\text{consumo de N}}$$

A NPU é comumente avaliada utilizando ratos de laboratório, e existe uma extensa literatura sobre a avaliação da qualidade da proteína de vários alimentos que utiliza esse método. No caso dos seres humanos, a NPU é avaliada pela medição de equilíbrio de nitrogênio.

A NPU de proteínas animais é muito maior do que das proteínas vegetais, como mostrado na Tabela 12.19. Isso ocorre principalmente porque as proteínas vegetais têm uma digestibilidade menor e são deficientes em um ou mais aminoácidos essenciais.

Tabela 12.19 Valores de NPU de alguns alimentos.

Alimento	NPU
Cevada	65
Milho	50
Aveia	73
Arroz	62
Trigo	40
Feijão-de-corda	47
Carne	74
Frango	79
Leite (de vaca)	84
Peixe	94
Ovo	98
Soja	66

12.3.13 Porcentagem de energia proteica líquida na dieta (NDPcal %)

A NDPcal % é a razão entre a qualidade e a quantidade de proteína em relação ao consumo de energia. Esse único fator pode ser usado para avaliar a adequabilidade do consumo de proteína do ser humano. A NDPcal % é obtida pela seguinte equação:

$$\text{NDPcal}\,\% = \frac{\text{energia proteica}}{\text{consumo de energia total}} \times 100 \times \text{NPUop}$$

$$\text{Energia proteica}\,\% = \frac{\text{N} \times 6{,}25 \times 4 \times 4{,}18\,(\text{kJ})}{\text{ME do alimento}} \times 100$$

onde

ME é a energia metabolizada,
NPUop é a NPU operacional.

NPUop é a NPU quando uma fonte de proteína é consumida acima do necessário para manter o equilíbrio de nitrogênio. Quando o nível seguro de proteína é expresso em porcentagem da necessidade de energia total, esse valor pode ser usado para prever a adequação de qualquer alimento dentro das necessidades de proteína.

Exemplo: usando as necessidades de proteína e energia para um homem de 30 anos que pesa 70 kg e realiza atividade física leve:

52,5 g de proteína (necessidades de proteína)
2.514 kcal (necessidades de energia)
52,5 × 4 = 210/2.514 × 100 = 8,3% fornecidos pela proteína na dieta.

Desse modo, qualquer alimento que forneça mais de que 8% de energia proteica atenderá às necessidades de proteína para um indivíduo.

A Tabela 12.20 mostra a porcentagem de energia proteica, NPUo, e NDPcal % de alguns alimentos básicos. Uma comparação dos valores com a porcentagem de energia proteica estimada para adultos sedentários sugere que a maioria dos alimentos básicos, com exceção da cevada, não atenderão às necessidades de proteína se eles forem consumidos sozinhos. Esse é apenas um exemplo de como a NDPcal % de um alimento ou dieta pode ser avaliada em relação à sua adequação às necessidades de proteína.

Tabela 12.20 Porcentagem do uso líquido e da energia líquida da proteína em alimentos básicos selecionados.

Alimento	Calorias da proteína (%)	NPUop	NDpE %
Cevada	14	60	8,4
Milho	11	48	5,3
Aveia	12	66	8,0
Arroz	9	57	5,1
Sorgo	11	56	6,2
Trigo	13	40	5,2
Mandioca	2	50	1,0
Banana-da-terra	3	50	1,5

Apesar de a NPU ser uma medida útil da qualidade da proteína, sua aplicação é limitada pela necessidade de ser conduzida em animais. Em 1991, a FAO propôs um método chamado de escore de aminoácido corrigido pela digestibilidade proteica (PDCAAS), que pode ser calculado usando tabelas internacionais de composição alimentar. O método usa a digestibilidade da proteína e compara os valores de aminoácidos de uma dieta ou de uma única proteína com as exigências de aminoácidos para uma criança de 2-5 anos. Desse modo,

$$\text{PDCAAS} = \frac{\text{Concentração do aminoácido mais limitante, com a digestibilidade corrigida em um teste de proteína}}{\text{Concentração desse aminoácido dentro do padrão de referência do escore de aminoácido da FAO/OMS 1991}}$$

O PDCAAS é um método simples e útil para estimar a qualidade da proteína em dietas no mundo todo. Um exemplo de como determinar o PDCAAS é mostrado na Tabela 12.21.

Tabela 12.21 Um exemplo de como determinar PDCAAS para uma mistura de trigo, grão-de-bico e leite em pó.

	Análise química							Quantidades na mistura				
	Peso (g) A	Proteína (g/100g) B	Lys C	Aminoácidos sulfúricos (mg/g proteína) D	Thr E	Trp F	Fator de digestibilidade G	Proteína (g) A x B/100 = P	Lys (mg) P x C	TSAA (mg) P x D	Thr (mg) P x E	Trp (mg) PxF
Trigo	350	13	25	35	30	11	0,85	45,5	1138	1593	1365	501
Grão-de-bico	150	22	70	25	42	13	0,80	33	2310	825	1386	429
Leite em pó	50	34	80	30	37	12	0,95	17	1360	510	629	204
Totais								95,5	4808	2928	3380	1134
Aminoácidos (mg/g)									50	31	35	12
Valores de referência utilizados		58	25	34	11							
Valores de aminoácidos para a mistura									0,86	1,24	1,03	1,09
Aminoácidos/g de proteína dividido pelo valor de referência												
Média ponderada da soma dos valores de digestibilidade da proteína [proteína x fator (P×G)] dividido pela proteína total							0,85					
Valor ajustado para a digestibilidade (PDCAAS) (0,85 x 0,86)									0,73 (ou 73%) com lisina como limitante			

Adaptado de *Protein Quality Evaluation. FAO Food and Nutrition Paper 51* (FAO, 1991).

12.4 Carboidratos

Os carboidratos constituem a principal fonte de energia para a maioria dos seres humanos em todo o mundo. Por exemplo, arroz, trigo ou milho são consumidos por aproximadamente 70% da população mundial. Outras fontes básicas de carboidratos incluem batata, batata-doce, inhame, araruta, *teff*, sorgo, painço, pão, frutas e mandioca.

O amido é composto de duas formas de polissacarídeos, a amilose (cadeia linear) e a amilopectina (cadeia ramificada). O teor de amilose de alguns alimentos é apresentado na Tabela 12.22. A razão influencia a temperatura de gelatinização, a viscosidade, a retrogradação e a formação de gel. Do ponto de vista nutricional, o teor de amilose influencia significativamente o índice glicêmico (IG) dos alimentos. Alimentos com maior teor de amilose demonstraram produzir uma resposta glicêmica mais baixa e um IG mais baixo.

Tabela 12.22 Teor de amilose nas amostras de amido (% peso seco de amido).

Alimento	Teor médio de amilose (% de amido)
Arroz integral	23
Arroz polido	24
Milho	23
Espaguete branco	25
Pão branco	24
Batata	17
Ervilha	32
Feijão	28
Lentilha	28
Grão-de-bico	28

Adaptado de Rosin et al. (2002).

Vários fatores influenciam o IG dos alimentos à base de amido. São eles:

- razão entre amilose e amilopectina;
- inclusão de farinha integral;
- pH;
- presença de lipídios e proteína;
- presença de polifenóis;
- presença de fibras viscosas;
- extensão da gelatinização do amido;
- o fato de o amido estar protegido por encapsulamento.

O índice glicêmico (IG) foi introduzido pela primeira vez em 1981 por Jenkins. É uma classificação do potencial de elevação da glicose no sangue por alimentos com carboidratos. Ele é definido como a área de aumento abaixo da curva de glicose no sangue (IAUC) de uma porção de 50 g de carboidrato de um alimento teste expresso como uma porcentagem da resposta à 50 g de carboidrato de um alimento de referência consumido pelo mesmo indivíduo, em um dia diferente (FAO/OMS, 1998). O IG pode ser definido como segue:

$$\text{IG de um alimento} = \frac{\text{Área de aumento abaixo da curva de resposta da glicose no sangue para um alimento teste que contém 50 g de carboidrato disponível}}{\text{Área correspondente após uma porção equivalente de carboidrato de um alimento de referência)}} \times 100$$

Os alimentos podem ser classificados como tendo IG baixo, médio ou alto, dependendo de sua capacidade de elevar a glicose no sangue. Os pontos de corte utilizados para classificação são:

- Baixo ≤ 55
- Médio 56-69
- Alto ≥ 70

Desde que o conceito de IG foi introduzido pela primeira vez, muitos estudos investigaram os potenciais benefícios à saúde de alimentos de baixo IG. Hoje, existem várias evidências para apoiar o potencial terapêutico das dietas com baixo IG, não apenas no caso da diabetes, mas também em indivíduos com hiperlipidemia. Além disso, alimentos de baixo IG têm sido associados a uma maior resistência durante a atividade física, sensibilidade melhorada à insulina e regulação do apetite.

O uso do IG para a classificação dos alimentos ricos em carboidratos foi endossado pela FAO e pela OMS, que recomendaram que o IG de alimentos seja considerado junto com a composição dos alimentos para orientar as escolhas alimentares (FAO/OMS, 1998). Os valores de IG representam a resposta glicêmica dos alimentos isoglicídicos (geralmente com 50 g de carboidratos disponíveis) e, portanto, nem sempre são representativos do efeito glicêmico de uma porção típica desse tipo de alimento. Para quantificar o efeito glicêmico global de uma porção padrão de alimentos, foi introduzido o conceito de carga glicêmica (CG). A CG de uma porção típica de comida é o produto da quantidade disponível de carboidrato na porção com o IG dos alimentos dividido por 100. Frequentemente é necessário considerar a CG junto com valores de IG, especialmente quando o teor de carboidrato do alimento é relativamente pequeno. Por exemplo, mostrou-se que as favas têm um IG alto, mas, porque elas contêm muito pouco carboidrato, têm também uma CG baixa. A CG pode ser definida como o IG multiplicado pelo teor de carboidratos da porção de alimento consumida.

O IG de alimentos varia significativamente em razão de fatores como tamanho da partícula, cozimento e processamento dos alimentos, outros componentes do alimento (p. ex., lipídios, proteína e fibra alimentar) e estrutura do amido. Como resultado, há frequentemente uma variação considerável no IG do mesmo alimento produzido em diferentes países ou por fabricantes diferentes.

A maior tabela de valores de IG e CG lista mais de 750 itens diferentes dentro uma gama de produtos alimentícios e marcas, e foi publicada por Foster-Powell et al. (2002). Uma seleção de valores é apresentada na Tabela 12.23.

Tabela 12.23 Alguns valores de IG e CG.

Alimento	IG	CG
Kellog's All Bran®	30	4
Kellog's Corn Flakes(TM)	92	24
Kellog's Nutrigrain(TM)	66	10
Aveia tradicional	42	9
Kellog's Raisin Bran(TM)	61	12
Arroz basmati	58	22
Macarrão com ovos – *fettucine*	40	12
Espaguete	38	18
Bagel	72	25
Croissant	67	17
Pães multigrão	49	6
Pão sírio	57	10
Pão de centeio	58	8
Pão branco	70	10
Cenoura	47	3
Batata assada	85	26
Batata nova	57	12
Milho verde	60	11

(*continua*)

Tabela 12.23 Alguns valores de IG e CG (continuação)

Alimento	IG	CG
Batata-doce	61	17
Feijão cozido	48	7
Fava europeia	79	9
Feijão-fava	31	6
Grão-de-bico	28	8
Feijão-roxo	28	7
Soja	18	1
Maçã	38	6
Banana	51	13
Cereja	22	3
Uva	46	8
Kiwi	53	6
Manga	51	8
Pêssego fresco	42	5
Pera	38	4
Abacaxi	59	7
Melancia	72	4
Leite integral	27	3
Sorvete tradicional	61	8
Iogurte desnatado	33	10

Os efeitos da redução da glicose no sangue pelo consumo de um pão de baixo IG em contraste com um pão de alto IG em dez indivíduos durante um período de 24 h são mostrados na Figura 12.2. A concentração de glicose no sangue no café da manhã, almoço e jantar foram consideravelmente mais baixas quando os indivíduos eram alimentados com o pão de baixo IG.

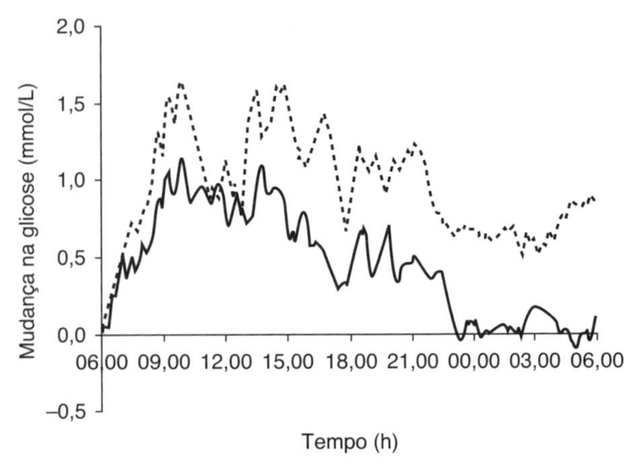

Figura 12.2 Mudança na glicose do sangue durante um período de 24 h para dez indivíduos em resposta a pão de baixo IG (–) e pão de alto IG (---) (Henry et al., 2006).

A classificação dos carboidratos em IG baixo, médio ou alto foi uma das descobertas mais importantes na nutrição em relação aos carboidratos. O consumo de uma dieta de baixo IG mostrou trazer benefícios para saúde em relação a uma variedade de doenças crônicas, incluindo resistência à insulina, diabetes, doenças cardiovasculares, obesidade e câncer.

Os monossacarídeos presentes em vários vegetais e na composição de várias frutas são exibidos nas Tabelas 12.24 e 12.25, respectivamente.

12.5 Lipídios e densidade de energia

Entre os macronutrientes proteínas, gorduras e carboidratos, as gorduras são a maior fonte de energia, representando 9 kcal/g (37 kJ/g). Consequentemente, as gorduras fornecem quase duas vezes mais energia metabolizada por unidade de peso (9 kcal/g, 38 kJ/g) do que a proteína (4 kcal/g, 17 kJ/g) e os carboidratos (kcal/g 4, kJ/g 17). As gorduras agem como um transportador das vitaminas lipossolúveis, melhoram a palatabilidade dos alimentos e alteram a sensação na boca e a textura dos alimentos. Elas também são uma importante fonte de compostos de sabor. Além disso, contribuem para as necessidades de ácidos graxos essenciais. Com o aumento dos níveis de obesidade e doenças cardiovasculares pelo mundo, a qualidade e a quantidade de gordura consumidas são uma questão de interesse considerável para a saúde pública.

Os óleos e gorduras são por vezes considerados em conjunto como lipídios. O termo lipídio é definido como: "Um grupo de substâncias que são normalmente solúveis em clorofórmio, éter e outros solventes, e apenas limitadamente solúveis em água". Costuma-se definir os óleos como líquidos à temperatura ambiente e as gorduras como sólidas à temperatura ambiente. Globalmente, há uma variação considerável na qualidade e na quantidade de gordura consumida na dieta. A América do Norte e a Europa consomem as maiores quantida-

Tabela 12.24 Tipos, composição e fontes de alguns carboidratos importantes nos alimentos.

Tipo de carboidrato	Tipo	D-Frutose	L-Frutose	D-Glicose	Ácido D-Glucurônico	D-Galactose	Ácido D-Galacturônico	D-Manose	L-Ramnose	D-Xilose	Algumas fontes comuns na dieta
Lactose	D			X		X					Laticínios
Maltose, isomaltose	D			X							Malte
Sacarose	D	X		X							Maioria das frutas e vegetais
a-Trealose	D			X							Fungos
Rafinose, estaquiose	O	X		X		X					Leguminosas
Celulose	P			X							Estrutura celular vegetal e fibras
Glicogênio	P			X							Tecidos animais
Hemicelulose	P			X	X	X	X	X	X	X	Fibras vegetais, estrutura celular, cereais e farelo
Inulina (um frutano)	P	X									Alcachofra de Jerusalém, tubérculos
Substâncias pécticas	P		X			X	X		X		Maioria das frutas
Pentosanas	P									X	Ocorre com a hemicelulose e substâncias pécticas
Amido, dextrinas	P			X							Cereais, leguminosas, raízes e tubérculos

D Dissacarídeo; O Oligossacarídeo; P Polissacarídeo.

Adaptada de Zapsalis e Beck (1985).

Tabela 12.25 Tipo e quantidade de açúcares em certas frutas.

Fruta	D-Frutose	Porcentagem D-Gllcose	Sacarose
Maçã	5,0	1,7	3,1
Cereja	7,2	4,7	0,1
Uva (Concord)	4,3	4,8	0,2
Melão (Cantaloupe)	0,9	1,2	4,4
Laranjas (vários tipos)	1,8	2,5	4,6
Pêssego	1,6	1,5	6,6
Pera (Bartlett)	5,0	2,5	1,5
Abacaxi (maduro)	1,4	2,3	7,9
Ameixa (doce)	2,9	4,5	4,4
Framboesa	2,4	2,3	1,0

Adaptado de Zapsalis e Beck (1985).

des de gordura, e a Ásia e a África consomem uma quantidade modesta. As classificações simples dos ácidos graxos são:

- ácidos graxos saturados
- ácidos graxos monossaturados *cis*
- ácidos graxos poli-insaturados *cis*
    - ácidos graxos *n*-6
    - ácidos graxos *n*-3
- ácidos graxos *trans* (AGT)

As Tabelas 12.26a e 12.26b detalham a composição dos ácidos graxos comuns de vários óleos.

A hidrogenação é um exemplo do uso da tecnologia de alimentos para simular um alimento nutritivo. Trata-se da indução direta de hidrogênio em ácidos graxos com ligações duplas na presença de um catalisador. A adição de hidrogênio a essas ligações duplas altera as características físico-químicas da gordura. A hidrogenação, portanto, converte os óleos líquidos em gorduras maleáveis, permitindo a fabricação de margarina. A hidrogenação é conhecida por gerar os ácidos graxos *trans* (AGT). Os AGT são ácidos graxos insaturados que contêm duplas ligações na posição *trans* (Fig. 12.3). Isso contrasta com a ligação dupla *cis* (Fig. 12.4), ácidos graxos insaturados que são comumente encontrados na natureza. Mostrou-se que o consumo de AGT traz riscos consideráveis à saúde, especificamente, um aumento no risco de doença cardiovascular. A Dinamarca foi o primeiro país no mundo a estabelecer limites para o teor de AGT nos alimentos. Naquele país, foi proposto que os AGT não devem constituir mais do que 2% do teor de gordura de qualquer alimento.

12.5.1 Ácido linoleico conjugado (CLA)

O CLA tem gerado um grande interesse na nutrição, já que estudos com animais mostraram que o consumo desses ácidos graxos reduz a distribuição da gordura e melhora a formação de tecido magro. As fontes comuns de CLA são carne e laticínios. A concentração de CLA varia de 0,5 a 5,0 mg/g de gordura, dependendo do tipo de laticínio. Produtos à base de carne podem conter entre 5 e 15 mg/g de gordura.

12.5.2 Ácido graxos essenciais (n-3 e n-6)

12.5.2.1 Ácidos graxos poli-insaturados n-3 (PUFA)

Esses ácidos graxos são altamente insaturados (e, portanto, propensos à rancidez), com uma das ligações duplas localizada na posição do carbono 3 da extremidade metila. Os PUFA n-3 mais importantes são:

- ácido α-linolênico 18:3
- ácido eicosapentaenoico 20:5
- ácido docosapentaenoico 22:5
- ácido docosahexaenoico 22:6

Como o ácido α-linolênico 18:3 não pode ser sintetizado pelo corpo humano, ele é considerado um ácido graxo essencial. É também o precursor do ácido eicosapentaenoico 20:5 e do ácido docosahexaenoico 22:6, que são encontrados em peixes gordurosos. Os óleos de peixe têm sido amplamente recomendados por seus benefícios à saúde na prevenção de doenças cardíacas coronarianas e trombose e, mais recentemente, para melhorar a capacidade cognitiva.

Tabela 12.26a Classificação dos ácidos graxos encontrados nos alimentos.

Saturados	Monoinsaturados	Poli-insaturados
Propiônico (3:0)	Oleico (18:1n-9)	Linoleico (18:2n-6)
Butírico (4:0)	Elaídico (*trans*-18:1n-9)	γ-linolênico (18:3n-6)
Valérico (5:0)	Vaccênico (18:1n-12)	Dihomo-γ-linolênico (20:3n-6)
Caproico (6:0)	Eurícico (22:1n-9)	n-6 Docosapentaenoico (22:5n-6)
Caprílico (8:0)		α-linolênico (18:3n-3)
Cáprico (10:0)		Eicosapentaenoico (20:5n-3)
Láurico (12:0)		n-3 Docosapentaenoico (22:5n-3)
Mirístico (14:0)		Docosahexaenoico (22:6n-3)
Palmítico (16:0)		
Margárico (17:0)		
Esteárico (18:0)		
Araquídico (20:0)		
Behênico (22:0)		
Lignocérico (24:0)		

Tabela 12.26b Composição de ácidos graxos de vários óleos à base de plantas (g 100 g^{-1} total de ácidos graxos).

Ácido graxo	Coco	Milho	Azeite	Dendê	Palmiste	Amendoim	Soja	Girassol
8:0	8	0	0	0	4	0	0	0
10:0	7	0	0	0	4	0	0	0
12:0	48	0	0	tr	45	tr	tr	tr
14:0	16	1	tr	1	18	1	tr	tr
16:0	9	14	12	42	9	11	10	6
16:1	tr	tr	1	tr	0	tr	tr	tr
18:0	2	2	2	4	3	3	4	6
18:1	7	30	72	43	15	49	25	33
18:2	2	50	11	8	2	29	52	52
18:3	0	2	1	tr	0	1	7	tr
20:0	1	tr	tr	tr	0	1	tr	tr
20:1	0	0	0	0	0	0	2	3
22:0	0	tr	0	0	0	3	tr	tr
22:1	0	0	0	0	0	0	0	0
Outros	0	1	1	2	0	2	2	3

tr: Traço

Adaptado de Gurr (1992).

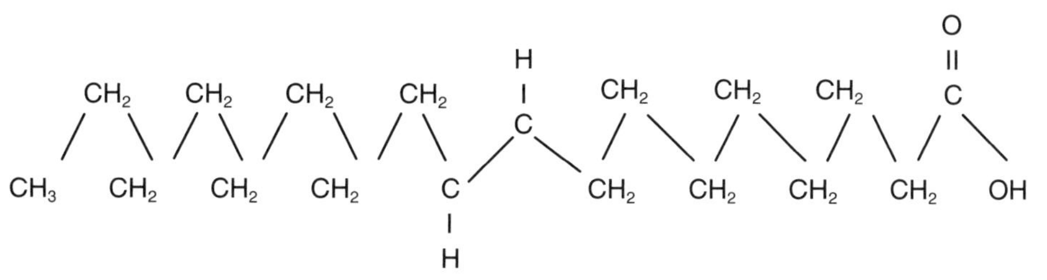

Figura 12.3 Ácido *trans*.

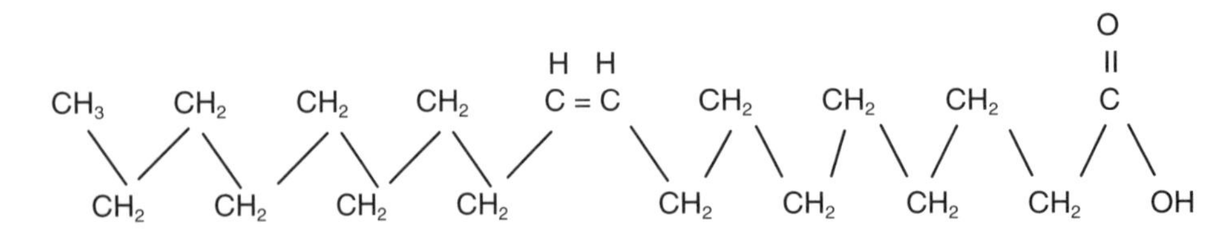

Figura 12.4 Ácido *cis*.

12.5.2.2 Ácidos graxos poli-insaturados n-6 (PUFA)

Além de altamente insaturados, uma das ligações duplas dos ácidos graxos poli-insaturados n-6 está localizada na posição do carbono 6 a partir da extremidade metila. Os PUFA n-6 mais importantes são:

- ácido linoleico 18:2
- ácido γ-linolênico 18:3
- ácido dihomo-γ-linolênico 20:3
- ácido araquidônico 20:4
- ácido docosapentaenoico 22:5

Como o ácido linoleico não pode ser sintetizado pelo corpo humano, ele também é classificado como um ácido graxo essencial. É também um precursor do ácido araquidônico 20:4. Recomenda-se que 5-10% da energia diária seja derivada do ácido linoleico e 0,5-1,3% da energia do ácido linolênico.

12.6 Micronutrientes – vitaminas, minerais e oligominerais

Existe uma diferença fundamental entre micronutrientes e macronutrientes. Enquanto os micronutrientes são necessários apenas em quantidades diárias mínimas (miligramas ou microgramas), os macronutrientes são necessários em quantidades muito maiores (de dezenas a centenas de gramas por dia).

Ainda que as vitaminas não possam produzir qualquer energia, elas são vitais durante a transformação da energia. As vitaminas também são necessárias para a reparação e o crescimento celular. Tanto os macronutrientes quanto os micronutrientes são orgânicos, disponíveis nos alimentos e vitais. Na verdade, o termo vitamina deriva de aminas vitais. O organismo sintetiza proteínas transportadoras especiais para certas vitaminas para auxiliar e promover a absorção. Como compostos orgânicos, as vitaminas são facilmente destruídas e podem ser oxidadas ou quebradas (Tabs. 12.27 e 12.28). Quando as vitaminas são destruídas, elas não podem desempenhar seu papel. Portanto, um cuidado especial é necessário durante a manipulação e preparação dos alimentos, a fim de minimizar essas perdas.

12.6.1 Perdas de nutrientes durante o processamento de alimentos

O termo "processamento de alimentos" é bastante amplo, indo da ebulição à irradiação. Os nutrientes dos alimentos podem ser perdidos de três formas diferentes:

1. Perdas intencionais, como as que ocorrem ao moer cereais, descascar vegetais, ou por nutrientes individuais extraídos de matérias-primas.
2. Perdas inevitáveis, por causa do branqueamento, esterilização, cozimento e secagem dos alimentos.
3. Perdas acidentais, ou que poderiam ser evitadas, como resultado de processamento insuficiente ou sistemas de armazenamento inadequados.

A moagem envolve a separação mecânica do endosperma do gérmen, da casca da semente e do pericarpo, resultando em alterações na composição dos micronutrientes. Farinhas com taxa de extração elevada retêm muito mais micronutrientes do que as de baixa taxa de extração. Como os nutrientes não são distribuídos por igual no grão, as perdas de nutrientes durante o processamento não são lineares e são específicas para cada nutriente. Por exemplo, a tiamina fica mais concentrada no escutelo e na camada de aleurona na maioria dos cereais, enquanto a riboflavina se espalha com mais uniformidade por todo o grão, embora esteja predominantemente concentrada no gérmen. A moagem comercial remove aproximadamente 70% da tiamina, 60-65% da riboflavina e 85% da piridoxina do trigo integral. O ferro e o zinco, que ficam localizados na periferia do núcleo, também são consideravelmente reduzidos pelas taxas de extração comercial.

Tabela 12.27 Estabilidade dos nutrientes conforme a influência do pH, oxigênio, luz e calor.

Nutriente	Efeito do pH			Ar ou oxigênio	Luz	Calor	Perda máxima no cozimento (%)
	pH 7 neutro	pH < 7 ácido	pH > 7 alcalino				
Ácido ascórbico (C)	I	E	I	I	I	I	90-100
Caroteno (pro-A)	E	I	E	I	I	I	20-30
Colina	E	E	E	I	E	E	0-5
Cobalamina (B_{12})	E	E	E	I	I	E	0-10
Ácidos graxos essenciais	E	E	I	I	I	E	0-10
Ácido fólico	I	I	E	I	I	I	90-100
Niacina (PP)	E	E	E	E	E	E	65-75
Piridoxina (B_6)	E	E	E	E	I	I	30-40
Riboflavina (B_2)	E	E	I	E	I	I	65-75
Tiamina (B_1)	I	E	I	I	E	I	70-80
Tocoferol (E)	E	E	E	I	I	I	45-55
Vitamina A	E	I	E	I	I	I	30-40
Vitamina D	E	E	I	I	I	I	30-40
Vitamina K	E	I	I	E	I	E	0-5

I: Instável; E: Estável.

Adaptado de Harris (1988).

Tabela 12.28 Fatores que afetam a estabilidade das vitaminas e minerais.

	Fator
☑	Oxigênio
☑	Temperatura
☑	Umidade
☑	Luz
☑	pH
☑	Presença de íons como Fe, Cu
☑	Agentes de redução e oxidação
☑	Outros aditivos alimentares, como dióxido de enxofre

12.6.2 Biodisponibilidade de micronutrientes

Os nutricionistas hoje reconhecem que apenas uma parte dos nutrientes ingeridos são biologicamente disponíveis. Um dos fatores mais importantes que influenciam a biodisponibilidade é a presença de fitatos e polifenóis.

12.6.3 Fitatos

A maioria dos cereais e leguminosas contêm altos níveis de fitato ou ácido fítico. O ácido fítico é liberado quando o grão germina. É a forma de armazenamento do fósforo nos cereais e fica geralmente localizado na camada externa dos cereais e leguminosas. A maior parte do fitato é removida quando os cereais são moídos e quando as leguminosas são descascadas.

12.6.4 Compostos fenólicos (taninos)

Os compostos fenólicos abrangem uma variedade de compostos, incluindo flavonoides, ácido fenólico, polifenóis e taninos. Eles são amplamente distribuídos por todo o reino vegetal e são encontrados no chá, vegetais (p. ex., leguminosas e berinjelas), cereais (sorgo) e em muitas sementes. Os compostos fenólicos são importantes nutricionalmente, visto que eles se ligam a nutrientes como o ferro e as proteínas, reduzindo sua disponibilidade.

As vitaminas têm inúmeras funções no corpo humano. Elas são divididas em duas categorias, vitaminas solúveis em água (hidrofílicas) e lipossolúveis (hidrofóbicas). As vitaminas solúveis em água consistem nas vitaminas B e vitamina C. Elas podem ser absorvidas diretamente pela corrente sanguínea, onde são capazes de viajar livremente, difundindo-se nos compartimentos cheios de água do corpo. As vitaminas lipossolúveis (A, D, E e K) precisam entrar no sistema linfático antes de serem absorvidas pela corrente sanguínea. As vitaminas lipossolúveis tendem a ficar presas nas células de gordura. Qualquer excesso de vitaminas solúveis em água é excretado pelos rins, ao passo que qualquer excesso de vitaminas lipossolúveis fica armazenado na gordura do corpo. É por isso que as vitaminas lipossolúveis são mais propensas a alcançar níveis tóxicos.

12.6.5 Vitaminas hidrossolúveis (Tab. 12.29)

A tiamina foi descoberta e isolada pela primeira vez em 1937. Ela é importante para o metabolismo energético e é parte da coenzima difosfato de tiamina (TDP). O desenvolvimento e a manutenção do sistema nervoso também dependem da tiamina.

A riboflavina, como a tiamina, desempenha um papel vital na produção de energia a partir da gordura, carboidratos e proteínas. Assim como as coenzimas mononucleotídeo de flavina e flavina-adenina dinucleotídeo, a riboflavina faz parte da cadeia de transporte de elétrons.

As niacinas – NAD e NAFP – são as coenzimas da niacina, que desempenham um papel central no metabolismo da glicose, das gorduras e do álcool. Ao contrário de outras vitaminas do tipo B, o fígado é capaz de sintetizar a niacina a partir do triptofano.

A vitamina B_6 possui muitas funções vitais no corpo, que são facilitadas por meio de vários sistemas enzimáticos. A vitamina B_6 é importante para um sistema imunológico saudável, por meio da produção de células brancas do sangue. Ela também converte o triptofano em niacina e está envolvida na transaminação (a síntese de aminoácidos). Desempenha papéis importantes na produção de energia pela quebra do glicogênio e pela gluconeogênese.

O folato, também conhecido como ácido fólico ou folacina, é vital durante o desenvolvimento fetal. O folato é essencial para o crescimento e o desenvolvimento durante a divisão celular e a síntese de DNA. Ele também é importante na maturação das células vermelhas do sangue e na reparação dos tecidos. Consequentemente, o ácido fólico é importante na prevenção da anemia.

A vitamina B_{12} é vital para o metabolismo do ácido fólico. Ela também é essencial para o crescimento e o desenvolvimento dos tecidos e para um sistema cardiovascular saudável. No sistema nervoso, a vitamina B_{12} ajuda a manter a bainha de mielina que protege os nervos. Ela também ajuda os ácidos graxos a entrarem no ciclo de Krebs.

A biotina é um cofator para muitas enzimas e é importante no metabolismo das proteínas, dos lipídios e dos carboidratos. Ela também está envolvida

Tabela 12.29 Vitaminas hidrossolúveis.

Nome padrão	Outro nome	Fontes nos alimentos	Deficiência	Toxicidade
Tiamina	B_1	Carne, oleaginosas, leguminosas, cereais fortificados, farelo de gérmen de trigo, levedura	Beri béri	> 3g/dia
Riboflavina	B_2	Fígado, rim, laticínios, cereais fortificados, Marmite®	Deficiência de riboflavina	Sem relatos até 120 mg/dia
Niacina	B_3	Fígado, rim, arroz, trigo, aveia, Marmite®	Pelagra	> 200 mg/dia
Vitamina B_6	Piridoxina	Carne, peixe, grãos, batatas, oleaginosas, sementes, bananas, abacates, leite	Anemia (microcítica)	2-7 g/dia
Folato	Ácido fólico	Fígado, rim, oleaginosas e sementes, cereais fortificados, vegetais frescos	Anemia (macrocítica)	
Vitamina B_{12}	Cobalamina	Fígado, sardinha, ostra, carne e produtos de origem animal como ovo, queijo, leite	Anemia perniciosa	
Biotina		Fígado, gema de ovo, levedura, cereais, farinha de soja	Muito rara	Sem relatos até 10 mg/dia
Ácido pantotênico		Grãos integrais, leguminosas, produtos de origem animal	Muito rara	Sem relatos até 10 g/dia
Vitamina C	Ácido ascórbico	Frutas e vegetais frescos, especialmente espinafre, batatas, brócolis, tomates, morangos	Escorbuto	5-10 g/dia

na quebra e na síntese dos ácidos graxos, incluindo a gluconeogênese.

O ácido pantotênico estimula o crescimento e é parte da coenzima A (CoA). A CoA ajuda na circulação do acetato e de outras moléculas por meio da glicose, ácidos graxos e vias metabólicas.

A vitamina C é um antioxidante que previne danos causados pelos radicais livres e é importante para um sistema imunológico saudável. Ela também ajuda a promover a absorção de ferro e é essencial para a síntese do colágeno.

12.6.6 Vitaminas lipossolúveis: A, D, E e K (Tab. 12.30)

Vitamina A: existem três formas ativas da vitamina A no corpo, conhecidas como retinoides – retinol (um álcool), retinaldeído (um aldeído) e ácido retinoico (um ácido). Os carotenoides (pigmentos de plantas) também podem ser convertidos em vitamina A pelo fígado. A vitamina A é necessária para muitas funções diferentes no organismo, incluindo a manutenção das bainhas das células nervosas, a produção de células vermelhas do sangue, a preservação das membranas mucosas e da pele, a função imunológica, a promoção de uma boa visão noturna e a estabilização das membranas celulares.

A *vitamina D* pode ser sintetizada pelo organismo com a ajuda da luz do sol e, portanto, não é uma vitamina essencial. Desde que o corpo seja exposto ao sol por tempo suficiente, não há necessidade de vitamina D na dieta.

A *vitamina E* é um poderoso antioxidante. Desde que haja vitamina E suficiente armazenada nas membranas celulares, ela irá proteger as membranas e os lipídios dos danos oxidativos. A vitamina E também é eficaz na proteção do corpo contra formação de radicais livres resultante da oxidação de ácidos graxos poli-insaturados (PUFA). Algumas vezes, é chamada de vitamina antienvelhecimento, já que protege os tecidos conjuntivos profundos.

A função principal da *vitamina K* é na coagulação do sangue, sendo essencial na síntese de um quarto das proteínas necessárias durante a coagulação do sangue. Ela também é conhecida por ser necessária para uma das proteínas durante a formação óssea normal. Sem a presença da vitamina K, a proteína não consegue se ligar aos minerais dos ossos.

12.6.7 Minerais e oligominerais (Tab. 12.31)

O *cálcio* é essencial para a formação e a manutenção da saúde óssea. Ele também é necessário para a coagulação do sangue e para as funções musculares e nervosas. A deficiência de cálcio pode levar à osteomalacia e à osteoporose em adultos e ao raquitismo e ao crescimento retardado em crianças. Um consumo excessivo pode causar a formação de pedras nos rins e disfunção neuromotora.

O *magnésio* é importante para os dentes e para a estrutura óssea. Além disso, é necessário como um cofator de várias enzimas envolvidas no metabolismo energético e na síntese de proteínas, RNA e DNA. Assim como o cálcio, o magnésio é necessário para a coagulação do sangue.

O *ferro* aparece de duas formas diferentes: ferro heme (na carne, miúdos) e não heme (em grãos, legumes, cereais e laticínios). O ferro auxilia no transporte do oxigênio por meio da hemoglobina presente nos glóbulos vermelhos. Ele é importante para a função imunológica e participa da produção de energia por meio de várias enzimas. A deficiência de ferro é provavelmente a deficiência nutricional mais comum em todo o mundo e afeta todas as populações.

Tabela 12.30 Vitaminas lipossolúveis.

Vitamina	Fontes nos alimentos	Deficiência	Toxicidade
A	Fígado, laticínios, peixes gordurosos		> 100 × RNI
	β-caroteno: cenouras, damasco, verduras escuras		
D	Gema de ovo, peixes gordurosos, manteiga e leite fortificados; luz do sol é a melhor fonte	Osteomalacia (adultos) Raquitismo (crianças)	> 150 ng/mL (plasma)
E	Óleos vegetais	Miopatias, neuropatias, necrose do fígado	
K	Vegetais verdes, como couve crespa, espinafre, salsinha, repolho, brócolis	Sangramento por deficiência de vitamina K	

RNI: Valor de referência de consumo de nutrientes

Tabela 12.31 Minerais e oligominerais.

Nome	Fontes nos alimentos	Deficiência	Toxicidade
Selênio	Peixe, miúdos, carne, cereais e laticínios	Doença de Keshan, doença de Kaschin-Beck	> 400 μ/dia
Magnésio	Ostras, peixe, frutos do mar, leguminosas, grãos, vegetais	Hipertensão, metabolismo de CHO prejudicado	Hipermagnesemia > 350 mg/dia
Zinco	Carne vermelha magra, cereais integrais, leguminosas	Retardo no crescimento, hipogonadismo e atraso na maturidade sexual, problemas de cicatrização, deficiência imunológica	> 1 g/dia
Ferro	Carne, fígado, cereais, pão	Anemia	Danos aos órgãos
Iodo	Peixe, frutos do mar, carne, leite, ovos, cereais	Função mental prejudicada, hipotireoidismo, bócio, cretinismo	Efeito de Wolff--Chaikoff
Cálcio	Carne, peixe, laticínios	Adultos: osteomalacia, osteoporose	Pedras nos rins

O *zinco* está presente em todos os tecidos do corpo e é importante para o sistema imunológico, síntese de proteínas, crescimento e cicatrização de feridas. É também vital para a síntese da insulina.

O *sódio* e o *cloro* ajudam a manter o balanço hídrico do corpo, e o sódio é essencial para as funções nervosas e musculares. O excesso de cloreto de sódio pode resultar em pressão sanguínea elevada, ao passo que a falta de sal pode causar cãibras musculares.

O *selênio* é essencial para a produção de células vermelhas do sangue e para o desenvolvimento do sistema imunológico. Ele também é importante no metabolismo da tireoide. Regiões com baixos índices de selênio no solo têm maior prevalência de deficiência de selênio.

O *iodo* é essencial para a síntese da tiroxina. O hormônio da tireoide controla os processos metabólicos no corpo e afeta o metabolismo energético, bem como a função mental.

As três deficiências de micronutrientes de maior relevância para a saúde pública mundial são a anemia por deficiência de ferro, a deficiência de vitamina A e a deficiência de iodo. A anemia por deficiência de ferro pode ser definida como uma baixa concentração de hemoglobina (Hb) no sangue. Além do ferro, uma deficiência de B_{12}, ácido fólico e riboflavina também pode levar à anemia. A anemia é diagnosticada pela medição da Hb no sangue. Os valores de corte para a anemia em várias idades são fornecidos na Tabela 12.32. A deficiência de ferro é motivo de preocupação na saúde pública porque aumenta a morbidade e a mortalidade das mulheres grávidas, afeta negativamente a capacidade física e o desempenho no trabalho, e pode prejudicar desempenho cognitivo em todas as idades.

Tabela 12.32 Valores de corte da hemoglobina usados para definir anemia.

Grupos	Valores (g/L)
Crianças	
0,5-5 anos	< 110
5-11 anos	< 115
12-13 anos	< 120
Homens	< 130
Mulheres	< 120
Mulheres grávidas	< 110

12.6.8 Alimentos funcionais (Tab. 12.33)

O crescente interesse pelos fitoquímicos tem gerado o desenvolvimento de alimentos funcionais. Os alimentos funcionais também são chamados, às vezes, de nutracêuticos ou suplementos alimentares. Eles podem ser definidos como qualquer alimento que tenha um impacto positivo na saúde do indivíduo, no desempenho físico ou no estado de espírito, além de seu valor nutritivo. Além disso, os japoneses acrescentaram três outras condições que precisam ser atendidas para que um alimento possa ser classificado como um alimento funcional:

1 O ingrediente é um alimento derivado de uma fonte que ocorre naturalmente.
2 O produto pode e deve ser consumido como parte de uma dieta diária.
3 O produto tem uma função específica quando ingerido e promove um ou mais dos seguintes benefícios:

a prevenção ou retardo de uma doença específica;
b melhora da capacidade cognitiva;
c melhora da resposta imunológica;
d retardamento do processo de envelhecimento.

Tabela 12.33 Algumas fontes de fitoquímicos nos alimentos

Fitoquímicos	Fontes nos alimentos
Polifenóis	Frutas, vegetais, alho, cebola, vinho tinto, cerveja escura, chá (chá verde em particular)
Indóis	Vegetais crucíferos
Isotiocianatos	Vegetais crucíferos (brócolis em particular)
Carotenoides	Frutas e vegetais (verde, amarelo e laranja)
Alicina	Alho, cebola, cebolinha
Isoflavonas	Leguminosas
Monoterpeno	Óleo de oleaginosas, sementes, frutas cítricas e cerejas
Ácido fítico	Leguminosas, grãos integrais
Lignanas	Frutas e vegetais, semente de linho
Ácidos fenólicos	Frutas e vegetais, sementes do morango e banana
Ácido clorogênico	Frutas e vegetais
Saponinas	Feijões, leguminosas
Curcumina	Cúrcuma

O alimento tem sido considerado uma fonte de combustível e energia desde o tempo do homem primitivo. Hoje a necessidade do alimento não é apenas para a sobrevivência, mas também uma fonte de nutrientes para uma boa saúde e maior longevidade. Um bebê recém-nascido pesa cerca de 3,5 kg; ao atingir a idade adulta, seu peso corporal terá aumentado para 70 kg. Esse aumento em 20 vezes o peso corporal é inteiramente por causa da formação de tecidos. Essa formação é o resultado dos nutrientes absorvidos a partir dos alimentos e retidos pelo corpo humano. Em média, uma pessoa adulta consome cerca de uma tonelada de comida e bebida por ano. Logo, a frase "você é o que você come" deveria ser "você é o que você come e consegue reter".

Os avanços na nutrição devem melhorar a qualidade de vida das pessoas em todo o mundo. Além disso, tais avanços também irão proporcionar determinações de nutrientes especialmente concebidas para as necessidades individuais.

Referências bibliográficas e sugestões de leitura

Brand-Miller, J., Wolever, T.M.S, Foster-Powell, K. and Colagiuri, S. (2003) *The New Glucose Revolution*, 2nd edn. Marlowe and Company, New York.

FAO (1991) *Protein Quality Evaluation. FAO Food and Nutrition Paper 51*. Food and Agriculture Organization of the United Nations, Rome.

FAO/OMS (1998) *Carbohydrates in Human Nutrition. Report of a Joint FAO/WHO Expert Consultation*. Food and Agriculture Organization of the United Nations, Rome.

FAO/OMS/UNU (1985) *Technical Report Series 724*. World Health Organization, Geneva.

FAO/OMS/UNU (2001) *Human Energy Requirements. Food and Nutrition Technical Report Series. World Health Organization*, Rome.

Food Standards Agency (2002) *McCance and Widdowson's The Composition of Foods*, 6th summary edn. Royal Society of Chemistry, Cambridge.

Foster-Powell, K., Holt, S. and Brand-Miller, J. (2002) International table of glycaemic index and glycaemic load values: 2002. *American Journal of Clinical Nutrition*, **76**, 5–56.

Gurr, M.I. (1992) *Role of Fats in Food and Nutrition*, 2nd edn. Elsevier, Oxford.

Harris, R.S. (1988) General discussion on the stability of nutrients. In: *Nutritional Evaluation of Food Processing* (eds E. Karmes and R.S. Harris), 3rd edn. AVI/Van Nostrand Reinhold, New York.

Henry, C.J.K., Lightowler, H.J., Tydeman, E.A. and Skeath, R. (2006) Use of low-glycaemic index bread to reduce 24-h blood glucose: implications for dietary advice to non-diabetic and diabetic subjects. *International Journal of Food Science and Nutrition*, 57(3/4), 273–8.

Karmas, E. and Harris, R.S. (1988) *Nutritional Evaluation of Food Processing*, 3rd edn. AVI, New York.

Rosin, P.M., Lajolo, F.M. and Menezes, E.W. (2002) Measurement and characterization of dietary starches. *Journal of Food Composition and Analysis*, 15(4), 367–77.

Weir, J.B. de V. (1949) New methods for calculating metabolic rate with special reference to protein metabolism. *Journal of Physiology*, 109, 1–9.

Zapsalis, C. and Beck, R.A. (1985) *Food Chemistry and Nutritional Biochemistry*. John Wiley and Sons, Toronto.

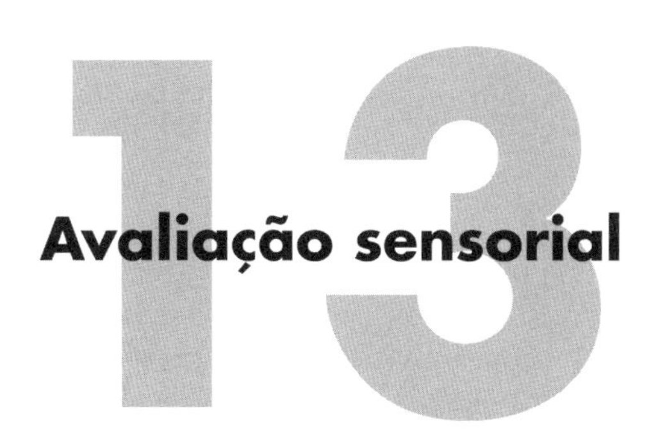

13 Avaliação sensorial

Herbert Stone e Rebecca N. Bleibaum

Pontos-chave

- Avaliação sensorial é a ciência que mede a resposta das pessoas aos produtos pelo modo como eles são percebidos pelos sentidos. Conhecimentos sobre o comportamento humano e a fisiologia dos sentidos são essenciais para se obter informações significativas.
- A informação sensorial é única, ela não é fácil ou diretamente obtida por outros meios, e seu valor vai além dos resultados diretos de um teste específico.
- Uma razão importante para os testes sensoriais é medir o impacto das propriedades físicas sobre as características sensoriais e, por fim, saber como elas afetam a preferência do consumidor e seu comportamento de compra.
- A configuração do laboratório (as instalações) onde os testes são conduzidos é importante para o sucesso de qualquer programa de testes sensoriais.
- Existem dois tipos de métodos, o analítico e o afetivo, e cada um fornece tipos diferentes de informações.
- Os métodos analíticos consistem em teste discriminatório e análise descritiva. A análise descritiva é o mais útil dos métodos sensoriais, possibilitando ao pesquisador identificar similaridades e diferenças perceptuais no produto.
- Os sujeitos que irão participar da pesquisa devem ser qualificados para participar de métodos analíticos baseados na acuidade sensorial com produtos reais da categoria que será testada.
- Os consumidores-alvo devem ser qualificados para métodos afetivos com base em critérios de uso e consumo. Os métodos afetivos oferecem informações sobre a preferência e aceitação de produtos, conceitos, benefícios, usos, atitudes etc.

13.1 Introdução

Avaliação sensorial é a ciência que mede a resposta das pessoas aos produtos pelo modo como eles são percebidos pelos sentidos. Os produtos podem ser qualquer coisa, de um simples estímulo, como uma solução aquosa de cloreto de sódio, uma combinação de extratos de frutas usada para dar sabor a uma bebida, a um produto final disponível para a compra, como um jantar preparado e congelado, ou ainda algo que não seja um alimento, como um tênis de corrida ou tacos de golfe. Os resultados de um teste sensorial são usados em várias aplicações, além das teorias de avaliação da percepção. Algumas aplicações importantes são a medição de respostas a mudanças nos ingredientes, os efeitos das mudanças no processo, a correlação entre mudanças no ingrediente e as preferências, e assim por diante. Os benefícios dessas aplicações mencionadas são fáceis de entender e são responsáveis pelo crescente interesse no uso de recursos sensoriais; no entanto, essas oportunidades apresentam desafios únicos.

Primeiramente e acima de tudo, a avaliação sensorial é uma "ciência das pessoas" e conhecimentos sobre o comportamento humano e sua mensuração, bem como sobre a fisiologia dos sentidos, são essenciais para se obter informações significativas. Para alguns, a avaliação sensorial é considerada em termos psicológicos e/ou fisiológicos, enquanto para outros ela é considerada em termos estatísticos. Para outras pessoas ainda, ela sequer é considerada um processo científico; isto é, qualquer um pode realizá-la e, portanto, ela tem pouca reputação científica, diferentemente das disciplinas de química, microbiologia ou engenharia. No entanto, organizar e levar a campo um teste que produza informações úteis exige uma compreensão plena das disciplinas mencionadas anteriormente, assim como conhecimentos sobre a tecnologia dos produtos que serão testados. Falhas nesse processo comprometem o valor potencial da informação, principalmente quando a informação não é consistente com as expectativas.

Parte do problema, como observado anteriormente, é a natureza aparentemente simples do processo. Com um cartão de avaliação e um produto em mãos, a maioria dos consumidores, quando solicitado, fornecerá respostas independentemente de ter compreendido ou não a tarefa ou de ser ou não uma pessoa qualificada para participar da avaliação. As marcações em um cartão de avaliação (ou em uma tela, ou em qualquer outro meio de captura das respostas) não representam nada além disso, marcações; apenas com as respostas de um número suficiente de sujeitos qualificados é que se pode obter confiança de que a informação é mais que uma série de eventos aleatórios. A questão sobre o que constitui um sujeito ou consumidor qualificado também demanda explicação. Como já observado, a aparente facilidade com que se obtém uma resposta é frequentemente mal interpretada, levando a situações em que um tecnólogo e/ou um gerente de uma marca confronta resultados que são inconsistentes com suas expectativas. Visto que essas pessoas avaliam produtos regularmente, é fácil presumir que o julgamento delas é tão bom quanto o do consumidor, se não melhor, ou tão bom quanto o de um sujeito qualificado em um teste sensorial. Na verdade, alguns deles irão interpretar os resultados de modo bem diferente, na crença de que sabem mais que os consumidores testados. Quando combinado com outros tipos de informações sobre o produto, isso pode ter consequências inesperadas e geralmente negativas para os negócios (ver Stone e Sidel, 2007, para mais informações sobre o assunto).

Para profissionais da área de avaliação sensorial, esses são alguns dos desafios que devem ser enfrentados para se obter informações úteis e precisas. Outras questões que são igualmente importantes e parte do processo incluem decidir quais consumidores serão testados, qual método de teste e análise de dados será utilizado e, por fim, a interpretação e a apresentação dos resultados. Como mencionado no início, as informações sensoriais são únicas, elas não são fácil ou diretamente obtidas por outros meios, e seu valor vai além dos resultados diretos de um teste específico. As empresas fazem investimentos substanciais buscando e/ou desenvolvendo novos produtos, reformulando produtos já existentes, alterando processos e protegendo suas franquias da competição. As informações sensoriais trazem respostas a muitos desses objetivos e fazem com que eles sejam alcançados mais rápido e a um custo muito mais baixo que por outros meios. Este capítulo destaca os princípios e práticas dos testes sensoriais e o modo de organizar e levar um teste a campo.

13.2 Histórico e definição

Antes de discutir recursos e aplicações, é útil apresentar uma definição de avaliação sensorial (Institute of Food Technologists, 1975). Tal definição é particularmente importante porque oferece um contexto para discussões posteriores e uma perspectiva ao leitor:

> Avaliação sensorial é uma disciplina científica usada para gerar, medir, analisar e interpretar reações às características de alimentos e materiais, conforme percebidos pelos sentidos da visão, olfato, paladar, tato e audição.

Essa definição afirma que a avaliação sensorial é uma ciência que envolve a mensuração de percepções, e nesse exemplo específico, percepções derivadas de alimentos e bebidas como fonte do estímulo. Ela também é relevante para produtos que não sejam alimentos e bebidas. As respostas refletem o que é percebido em sua totalidade, com o que o produto se parece, qual o cheiro, sabor etc., e também considera a experiência passada de cada pessoa com aquele produto ou produtos relacionados.

A questão do "percebido em sua totalidade" é um aspecto do processo sensorial geralmente desconsiderado ou não totalmente apreciado mesmo por profissionais da área. Ao se planejar um teste e considerar o processo de avaliação, há uma tendência de reduzir a preocupação para a questão do "aroma ou sabor", no entanto, isso não representa o quadro completo do que é percebido. Mesmo ao se testar produtos que não sejam alimentos, deve-se estar atento à extensão na qual uma modalidade, por exemplo, a aparência, é excluída do questionário, porque o experimentador não considera que essa seja uma propriedade importante do produto, ou relevante para o objetivo. Porém, a inter-relação entre as modalidades não pode ser ignorada. Os receptores sensoriais e seus caminhos até os centros nervosos do cérebro são anatomicamente únicos; ou seja, a cor e a aparência são percebidas com os olhos e os caminhos para os centros funcionais no cérebro são bem definidos e independentes dos caminhos para o paladar etc. No entanto, conforme os receptores são estimulados e os sinais transmitidos para os centros no cérebro, ocorrem modificações nesses sinais. Essas modificações refletem outras informações sensoriais (p. ex., aroma), bem como o estímulo de estruturas associadas, levando a uma resposta mais complexa do que aquela derivada do estímulo inicial.

A memória (fatores cognitivos) também tem impacto sobre a resposta. Em termos práticos, isso significa que, por exemplo, a aparência de um produto será influenciada pela memória do consumo anterior daquele produto (ou pelo menos, irá trazer para a consciência desse indivíduo uma variedade de pensamentos relevantes quanto ao produto). Ela também afetará as expectativas e o julgamento do consumidor sobre o aroma do produto, o sabor e assim por diante.

Essas inter-relações sensoriais devem ser consideradas independentemente do tipo de teste planejado. Caso contrário, informações úteis serão perdidas e o valor geral do recurso sensorial fica comprometido. Por exemplo, é sugerido que por meio de treinamento adequado pode-se desenvolver um grupo de pesquisa cujo foco seja uma única modalidade; por exemplo, textura, que use a Texture Profile Analysis©, como desenvolvido por Brandt et al. (1963), Szczesniak (1963) e Szczesniak et al. (1963). Não há dúvida sobre o fato de que é possível ensinar os indivíduos a limitarem suas respostas a algumas características específicas e a ignorar outras (modificar o comportamento); no entanto, é ingênuo presumir que os indivíduos respondam dessa forma ao avaliar um produto, como se a aparência, o aroma etc. não estivessem presentes. A textura também não é uma experiência de percepção única.

Como observado, há um risco grande de que percepções não incluídas em um cartão de avaliação estejam embutidas nos julgamentos que os sujeitos são capazes de fazer. Por outro lado, alguns sujeitos farão um esforço consciente para responder conforme o que foi solicitado, mas subconscientemente não irão fazê-lo, o que levará a erros e terá impacto sobre qualquer conclusão apresentada. Pode haver situações, por exemplo, em que separar a aparência do aroma pode ser necessário e um protocolo adequado pode ser desenvolvido. Por exemplo, utilizar um recipiente com uma tampa de plástico transparente permitirá a avaliação visual, sem a influência do aroma na resposta. Tal teste seria parte de uma avaliação na qual todas as percepções são medidas, mas pode haver uma razão comercial para se isolar e medir somente uma modalidade. Outra armadilha comum é o pedido de se instruir os sujeitos a ignorarem uma modalidade como a aparência e "avaliar apenas o sabor", já que só o sabor foi alterado, presumindo que o sabor não afeta outras modalidades, uma suposição quase sempre equivocada. Esse é um exemplo de uma prática que persiste, apesar de todos os esforços para eliminar tal pensamento por parte dos solicitantes (ou dos profissionais da área sensorial). Isso reflete uma falta de conhecimento sobre as complexidades e a natureza integrativa do sistema sensorial e de compreensão do comportamento humano.

Para a maioria dos leitores, estar ciente dessas interações deveria ser intuitivamente óbvio, apesar disso, existem muitas pesquisas sobre o porquê isso é ignorado sem considerar as consequências. Em termos mais práticos, isso certamente ajuda a explicar muitas falhas de produtos novos.

A definição de avaliação sensorial enfatiza o que é percebido como distinto das propriedades físicas de um produto. Uma razão importante para muitos testes sensoriais é medir o impacto dessas propriedades físicas (derivadas dos ingredientes e do processo) nas características sensoriais e como essas mudanças afetam a preferência, a intenção de compra etc. Outra finalidade seria identificar as medidas físico-químicas que podem explicar diferenças sensoriais específicas, bem como identificar as diferenças sensoriais específicas que não podem ser medidas pelas medidas físico-químicas existentes. Tais informações possuem uma considerável aplicação prática; por exemplo, identificar as características do produto que sejam importantes para as expectativas de qualidade do consumidor. Isso fornece à equipe de controle de qualidade a oportunidade de atribuir pesos à importância de medidas específicas, medidas físicas, químicas e sensoriais que sejam mais importantes para a qualidade do produto para o consumidor. Tudo isso é possível, desde que haja sujeitos qualificados, as metodologias relevantes sejam usadas e as análises reflitam os parâmetros do projeto.

A atenção agora será voltada aos principais elementos que constituem uma capacidade sensorial contemporânea – instalações, sujeitos e métodos.

13.3 Instalações

O arranjo do laboratório (as instalações) no qual o teste é conduzido é importante para o sucesso de qualquer programa de teste sensorial. Se as instalações não forem planejadas adequadamente, a capacidade de se fornecer informações com rapidez fica comprometida, os resultados dos testes não ficam disponíveis quando esperado e, no fim, o serviço deixará de ser utilizado. Logo, manter essas instalações significa ter um planejamento sobre como os sujeitos chegam e saem do local do teste, como os produtos são preparados e testados, como os resultados são analisados e o modo pelo qual as informações são comunicadas para os solicitantes. Esta seção oferece um tipo de *checklist* para o profissional da área sensorial planejar o projeto de uma instalação.

Um programa sensorial deve ter uma área dedicada às suas atividades, em parte como uma demonstração de apoio da administração a essa atividade, e também para demonstrar o grau de cuidado dedicado ao teste dos produtos. Uma instalação contemporânea possui controles ambientais, uma área para receber e orientar os sujeitos, espaço para realizar a seleção, o treinamento, e a coleta de dados, áreas de armazenamento e espaço disponível para a equipe. De modo geral, as empresas que testam alimentos e bebidas precisam usar materiais de construção que estejam de acordo com normas de segurança alimentar locais e, se necessário, internacionais.

Descrições detalhadas e requisitos básicos das instalações são descritos em Eggert e Zook (1986), Stone e Sidel (2004), e Kuesten e Kruse (2008). O leitor interessado deve acessar esses documentos antes da apresentação e início de qualquer consideração séria sobre um projeto real de instalações. Ao se considerar uma instalação nova ou já existente, o profissional da área sensorial deve revisar as informações disponíveis, como dimensões do espaço e localização de todas as colunas estruturais e linhas da rede elétrica e de água. Uma vez ciente disso, fica mais fácil identificar como usar melhor o espaço. Um *checklist* que abrange as áreas e atividades dentro do espaço é apresentado abaixo:

1 Preparação e serviço
2 Armazenamento
3 Controles climáticos
4 Recepção, treinamento e cabines
5 Instalações auxiliares
6 Escritório administrativo

13.3.1 Preparação e serviço

Liste todos os equipamentos necessários para preparar e servir os produtos. Geralmente são necessários equipamentos como congeladores, refrigeradores, fogões, fornos, micro-ondas, torradeiras, agitadores, bandejas e utensílios. Quando necessário, o tipo de equipamento, se para uso comercial e/ou doméstico, deve ser levado em consideração, isto é, se os produtos são usados pelos consumidores, o equipamento deverá ser o equipamento típico disponível para os consumidores, e não do tipo usado em restaurantes.

Deve haver gabinetes, bancadas e ilhas centrais com espaço suficiente para permitir o manuseio fácil dos produtos durante um teste e para a apresentação deles antes e entre os testes. Todas as bancadas precisam ser altas o bastante para minimizar a tensão postural durante o serviço e largas o bastante para acomodar os produtos, suprimentos e cartões de avaliação ou equipamento eletrônico usado para a entrada direta de dados. As cabines devem ter aberturas para passagem de amostras, largas o bastante para acomodar bandejas e com espaço atrás de cada cabine para acomodar o movimento do sujeito para entrar e sair das cabines. Na área de serviço, o espaço acima e abaixo das bancadas pode ser usado para armazenamento extra.

Um sistema de comunicação que ligue a área de recepção à área de preparação/serviço e entre essa área e os sujeitos deve ser incluído no planejamento. Isso minimiza comunicações desnecessárias durante as atividades do teste. Os telefones devem ser equipados com um alerta visual, como uma luz, para que o alerta sonoro possa ser desligado durante os testes.

13.3.2 Armazenamento

Todas as instalações precisam ter capacidade de armazenamento suficiente não apenas para os utensílios, serviço de mesa e recipientes de servir (tigelas, copos etc.), mas também para os produtos que aguardam para ser testados. Em alguns casos, os produtos podem estar acomodados em grandes volumes. Em algumas empresas, o prédio possui espaço suficiente, mas, caso contrário, a equipe da área sensorial deve se preocupar em ter espaço suficiente para a armazenagem. Outra preocupação é a quantidade de fogões, refrigeradores, congeladores e agitadores que podem ser necessários para alguns, mas não para todos os testes. O espaço disponível pode não comportar o armazenamento dessas unidades, e a capacidade de armazená-las quando estiverem fora de uso precisa ser considerada.

13.3.3 Controles climáticos

A temperatura e a qualidade do ar são importantes em uma instalação de testes. As principais áreas para um controle mais rígido são as cabines individuais e a área / sala de treinamento. Controles climáticos incluem o sistema de ventilação com uma leve pressão de ar positiva das cabines para a área de preparação e na área / sala de treinamento. A intenção é minimizar a transferência de odor da preparação ou de outras áreas adjacentes para as áreas de avaliação. Essas áreas devem ser o mais silenciosas possível, minimizando a influência de ruídos externos. A temperatura recomendada na área é uma temperatura ambiente confortável (20-23°C), com umidade relativa entre 50 e 55%.

13.3.4 Recepção, treinamento e cabines

A avaliação do produto consiste em três áreas funcionais – recepção, treinamento e teste. Essas áreas devem estar próximas umas das outras para facilitar o acesso, mas separadas das áreas de preparação e serviço do produto. Idealmente, elas devem estar localizadas em uma área tranquila, no entanto, a acessibilidade deve prevalecer em comparação com um local em que se leva tempo para chegar.

13.3.4.1 Recepção

Ao chegar às instalações, os sujeitos identificam-se e recebem informações sobre o teste. Essa área deve ser acolhedora, bem iluminada, e deve contar com algum material de leitura. Deve haver um balcão e uma área para alguém da equipe, um forma de comunicação com a área de preparação e um sistema para contatar sujeitos que possam ter se esquecido de comparecer ao compromisso etc. Deve haver cadeiras suficientes, entre 10-15, para possibilitar que todos os sujeitos estejam sentados para a orientação. Um quadro de informações (quadro branco ou mural) pode estar localizado na área com informações sobre o tipo de produto e a quantidade de produtos a ser avaliada na sessão. Uma mesa também pode estar disponível com sucos, água, biscoitos, balas, etc., quando apropriado, imediatamente após a participação no teste. A área de recepção deve permitir o acesso fácil, mas estar visualmente separada das cabines. Isso irá minimizar a distração dos sujeitos no meio de um teste. As dimensões da área de recepção dependerão do número de sujeitos que precisa acomodar e a quantidade de espaço disponível para todas as atividades sensoriais.

13.3.4.2 Treinamento

Geralmente é necessário que os sujeitos recebam algum tipo de instrução ou treinamento, especialmente ao se iniciar um grupo de análise descritiva. Essas discussões são tipicamente conduzidas em uma sala de conferência, como uma instalação para um grupo de discussão, que pode acomodar entre 12 e 15 sujeitos além da equipe da área sensorial. Idealmente, essa sala fica localizada próxima à área de preparação do produto, é facilmente acessada pelos sujeitos e pela equipe de pesquisa, e não sofre a interferência de ruídos ou odores externos. Recomenda-se que haja um espaço livre suficiente para acomodar listas de atributos sensoriais desenvolvidos por um grupo de discussão. Um espelho de uma face para uma sala adjacente, equipada para a gravação de vídeo e áudio, pode acomodar observadores (p. ex., da equipe de *marketing* e desenvolvimento) sem distrair os sujeitos durante o treinamento, parecida com os tipos mais tradicionais de instalações para grupos de discussão. Essa sala também pode ser usada para apresentações, treinamento de pessoal, etc.

13.3.4.3 Cabines

Para minimizar as distrações e permitir que os sujeitos se concentrem na tarefa específica são necessárias cabines individuais. Elas devem ser confortáveis, grandes o bastante para acomodar bandejas e monitores se um sistema de entrada direta de dados for utilizado. A área ao redor deve ter cores e materiais neutros, ter iluminação adequada, uma estrutura para a passagem das amostras, um sistema para expectoração (copos descartáveis ou pias para cuspir) e um meio de comunicação com o pessoal do serviço. Existem normas para as cores e a iluminação das cabines (p. ex., ASTM International MNL 60 (Kuesten e Kruse, 2008) e normas ISO). Além disso, a área da cabine deve ter uma pressão positiva, ou seja, o ar limpo e filtrado deve fluir para dentro da área da cabine, e o ar deve fluir das cabines para a cozinha, e não o contrário. Podem ser necessárias tomadas elétricas para computadores ou outros aparelhos na área de avaliação. Pias individuais, usadas para expectoração, costumam ser a principal fonte de odor. Se a opção for por pias, é aconselhável a escolha de uma com um excelente sistema de enxágue.

A maioria das cabines sensoriais são estruturas permanentes, no entanto, cabines temporárias podem ser construídas com papelão resistente ou compensado revestido, e podem ser desmontáveis ou dobráveis com dobradiças ou encaixes para portabilidade. Cabines temporárias podem ser transportadas para locais de teste fora das instalações.

13.3.5 Instalações auxiliares

Ainda que a maioria dos testes seja conduzida em laboratórios, como descrito acima, pode haver situações em que as avaliações são melhores quando conduzidas fora de um local identificado; isto é, no escritório de uma empresa. Os testes também podem ser conduzidos em locais específicos para a produção e manutenção da qualidade do produto. Essas instalações auxiliares são geralmente menores, já que exigem menos espaço e equipamentos para preparação, bem como menos cabines. Independentemente de onde o teste seja conduzido, as mesmas regras gerais se aplicam para a manutenção desses locais, ou seja, um ambiente de teste limpo, calmo, sem odores e ruídos.

13.3.6 Escritório administrativo

A equipe da área sensorial precisa de uma área/estação de trabalho para administrar as atividades do teste, preparar relatórios, encontrar os solicitantes e outras atividades associadas. Idealmente, o escritório estará localizado dentro do espaço sensorial. Essa área deve incluir uma biblioteca com material relevante, publicações especializadas, livros e acesso a material *on-line*. Em algumas empresas, esse recurso fica em um local centralizado para uso de toda a equipe.

Como previamente observado, existem várias referências úteis sobre o projeto de instalações e o leitor interessado pode acessar essas informações, assim como visitar algumas instalações, onde for permitido.

13.4 Sujeitos

Uma grande prioridade em qualquer discussão sobre avaliação sensorial deve ser a escolha dos sujeitos. Todos aqueles interessados em participar devem ser voluntários e qualificados para a participação com base no teste sensorial em questão, não em amizade, *status* ou posição dentro de uma empresa, ou no caso de não funcionários, alguém que não seja familiar próximo. Para testes sensoriais analíticos (discriminativo e descritivo – definidos na seção "Métodos"), a qualificação é baseada na habilidade sensorial demonstrada. Para um teste de preferência, a qualificação baseia-se no uso do produto e não na habilidade sensorial. A maioria dos profissionais da área sensorial irá concordar com a necessidade dos sujeitos serem qualificados, no entanto, as especificidades da qualificação são diferentes dependendo da perspectiva de cada um.

A literatura revela uma variedade de abordagens, incluindo um programa completo que leva 3 meses ou mais, enquanto outros exigem apenas 2 semanas. Em algumas indústrias, os indivíduos passam por vários anos de aprendizado com um profissional experiente antes de serem considerados "qualificados". No entanto, essa característica reflete melhor as qualificações de um perfumista ou aromista, e não de um sujeito de um teste sensorial. Em outros exemplos, a base para qualificar um indivíduo é o fato de ele ter participado de testes sensoriais por vários anos e/ou seu envolvimento em julgamentos da qualidade de produto para uma associação (ver, p. ex., Irigoyen et al., 2002; Larráyoz et al., 2002).

Várias associações de indústrias (como a ASTM International) e organizações paragovernamentais (como a Organização Internacional de Normatização) possuem comitês organizados e instruções completas emitidas sobre a qualificação de sujeitos. O valor das diretrizes é lembrar que os sujeitos devem ser qualificados, além de oferecer orientação sobre a melhor forma de proceder com o processo de qualificação. No entanto, elas não devem ser seguidas como uma receita, porque cada categoria de produto e tipo de teste terá requisitos específicos. Logo, acredita-se que um grupo básico de diretrizes é bem mais útil para um profissional da área sensorial que estabelece um grupo de sujeitos qualificados, e deve incluir:

- confirmar ao voluntário que toda a informação é confidencial (questão da privacidade);
- confirmar que o indivíduo não sofre de alergias nem é portador de qualquer condição médica que possa ser afetada pelo teste;
- assegurar-se que o sujeito não tem envolvimento direto na tecnologia dos produtos;
- selecionar sujeitos que sejam considerados usuários na média ou acima da média dos produtos de interesse;
- selecionar sujeitos que tenham aprovação de seu superior para participar (no caso de funcionários);
- selecionar sujeitos que demonstrem habilidade sensorial para os produtos ou categoria de produto a ser testada;
- confirmar ao sujeito que ele pode interromper sua participação a qualquer momento – pois se trata de um esforço estritamente voluntário.

Essa lista é única e não define produtos ou "materiais padrão", nem estabelece um método de teste específico. Listar um produto pode ser enganoso, já que ele pode não estar disponível em algum mercado específico, ou pode ser culturalmente inapropriado. Estabelecer um método específico é igualmente arriscado, já que ele, também, pode não ser relevante para a natureza do problema. Por exemplo, um produto pode ter um efeito duradouro que interfere na habilidade do sujeito de detectar uma diferença em comparação com outro produto. O método especificado pode aumentar a exposição ao produto de tal forma que haverá fadiga sensorial, e a sensibilidade será significativamente reduzida, levando à seleção de indivíduos que não sejam qualificados.

A qualificação de sujeitos, como visto anteriormente, deve ser baseada na habilidade sensorial com os produtos que serão testados; isto é, o(s) produto(s) usado(s) deve(m) ser o produto real da categoria que será testada. Por exemplo, se uma determinada empresa está no negócio de refrigerantes de cola, então o uso de colas é apropriado, mas o uso de biscoitos não. O segundo requisito é que os sujeitos devem demonstrar que podem identificar as diferenças entre os produtos melhor do que por acaso. A decisão sobre a qualificação será feita pelo experimentador, com base em seu conhecimento sobre o desempenho anterior do indivíduo, no(s) objetivo(s) do teste etc. Isso será discutido mais à frente nesta seção.

Outro aspecto interessante relacionado à qualificação de sujeitos é o uso de testes de limiar para tipos específicos de estímulos, por exemplo, doce, azedo, amargo, sendo o limiar definido como a concentração mais baixa de um estímulo para que ele possa ser detectado 50% das vezes ou mais. Essa é uma prática que foi demonstrada ineficaz para se prever o desempenho de um sujeito ao avaliar um produto (Mackey e Jones, 1954). Periodicamente, os autores são informados de que os resultados originais estão corretos, o que significa dizer que o teste de limiar não é um bom modo de prever o desempenho da avaliação futura de um produto. Isso não deveria ser uma surpresa. Testes de limiar absolutos fazem uso de estímulos puros, como uma solução de sal, e a resposta é apenas se a diferença foi detectada; ou seja, dado duas amostras, elas são iguais ou diferentes, ou há algum padrão similar? Os produtos são quimicamente mais complexos, não há dois produtos iguais, e as percepções do sujeito serão igualmente complexas. Ainda que possa ser interessante determinar a sensibilidade de limiar como um exercício, ela não é útil para identificar quem está melhor qualificado para avaliar produtos específicos.

Um tipo similar de situação existe quando os sujeitos são treinados para um teste de análise descritiva. O uso de referências foi discutido por algum tempo (ver Rainey, 1986; Meilgaard et al., 1999), e existem vários exemplos de seu uso na literatura mais recente (ver, p. ex., O'Sullivan et al., 2002 e Gambaro et al., 2003) ou em qualquer publicação especializada atual que publique resultados de testes sensoriais descritivos. Alguns pesquisadores passam 3 meses ou mais (relatório de 60 a até 100 horas) nessa atividade, no entanto, nenhuma evidência de eficácia foi reportada, apenas que o procedimento foi utilizado antes, ou em alguns casos, durante a coleta de dados.

Considerando todas as questões psicológicas envolvidas em um esforço de treinamento dessa proporção, é surpreendente que não haja evidência de sua eficácia. Um processo longo corre o risco de modificar o comportamento de cada participante em maior ou menor grau. Não há dúvida de que alguns indivíduos aprendem a usar seus sentidos mais lentamente que outros, entretanto, atrasar o início dos testes faz menos sentido do ponto de vista comercial. Além disso, aqueles indivíduos já qualificados provavelmente perderão o interesse enquanto esperam que os outros se tornem qualificados.

Os objetivos principais da seleção (não necessariamente em ordem de importância) são identificar e eliminar os indivíduos que não sejam capazes de seguir instruções, que não sejam sensíveis às diferenças entre os produtos que estão sendo avaliados ou que demonstrem pouco interesse na atividade (se voluntariam por uma recompensa), e, talvez o mais importante, identificar os indivíduos que possam identificar diferenças, mais do que por acaso, entre os produtos de interesse. Esses últimos são os indivíduos identificados como qualificados. Isso pode ser facilmente conseguido em 5-6 horas (durante vários dias e sessões), começando com indivíduos sem experiência anterior, ou seja, sujeitos ingênuos.

O treinamento é uma atividade relacionada, frequentemente parte do processo de seleção. É no treinamento que as referências e normas são usadas com maior frequência. Os defensores argumentarão que o uso de normas ou referências garante que todos os sujeitos sejam comparáveis, o que possibilita comparações de resultados entre testes, locais ou momentos etc. Esses argumentos são surpreendentes, já que há muitos anos existem procedimentos estatísticos para possibilitar tais comparações e que são mais significativos do que tentar mudar o comportamento e/ou mascarar diferenças de sensibilidade ou alegar tal efeito. Não é realista pensar que alguém pode treinar sujeitos para que sempre estejam de acordo um com o outro ou pensar que o uso de referências pode conseguir isso. Cada indivíduo é diferente em termos de sensibilidade e habilidade para diferenciar produtos. Se fosse possível treinar as pessoas para serem igualmente sensíveis, por que seria necessário um grupo com mais de um sujeito? Se o objetivo de tal treinamento é demonstrar que um grupo de pessoas pode ser treinado para dar a mesma resposta cada vez que um estímulo específico é apresentado (uma associação aprendida), seria possível discutir os méritos dessa abordagem, mas qual seria o valor prático disso? A habilidade de uma pessoa em repetir uma resposta quando apresentada ao mesmo estímulo em várias ocasiões representaria evidência de confiabilidade, mas dificilmente representaria ou se constituiria em algo mais.

Alguém pode facilmente demonstrar essa "habilidade" usando um estímulo apropriado, um que seja facilmente reconhecido, e uma escala de insensibilidade (preferencialmente uma com números que sejam fáceis de lembrar). Essa demonstração não valeria muito em relação ao que as pessoas percebem, que é do que se trata a avaliação sensorial, entretanto ela pode ser eficaz para indivíduos sem apreço pela psicologia comportamental ou fisiologia dos sentidos. Seria bem mais produtivo se os sujeitos demonstrassem suas habilidades sensoriais com os produtos que estarão avaliando.

Um objetivo importante da seleção é testar os produtos com consumidores do segmento da população com capacidade de discriminação. Esses consumidores terão maior probabilidade de detectar diferenças e, como consequência, terão maior probabilidade em reagir a quaisquer mudanças percebidas. Consumidores que não são bons diferenciadores podem ou não detectar uma diferença e, portanto, a probabilidade de eles responderem a uma mudança é menor. Isso significa que concluir que não há diferença quando há traz sérias consequências aos negócios. Da mesma forma que a pesquisa de mercado/percepção do cliente recruta segmentos específicos da população, como o usuário médio (ou acima da média) de uma marca específica, número de moradores por residência ou respondentes do teste de aceitação, as habilidades sensoriais também devem recrutar os indivíduos com mais probabilidade de detectar diferenças. É uma questão de minimizar o risco em decisões sobre produtos.

Os indivíduos podem ser recrutados em uma companhia ou na comunidade local. A decisão sobre quais (ou ambos) depende dos custos, da disponibilidade, da credibilidade dos resultados pela administração e do acesso aos locais de teste. A decisão é sempre baseada em critérios específicos da companhia. Independentemente da fonte, todos os indivíduos são contatados por meio de várias técnicas, como telefone, anúncios e/ou internet. Aqueles que expressam interesse, como já observado, devem ser usuários/apreciadores do tipo ou tipos de produto e, mais importante, demonstrar as habilidades sensoriais requisitadas. Identificar usuários/apreciadores como "exercício intelectual" também serve como uma seleção inicial, pela identificação daqueles que não usam um produto em determinada frequência previamente especificada e daqueles que não seguem instruções. Não surpreendentemente, aqueles que não seguem instruções também tendem a não seguir as instruções durante o teste e raramente demonstram o nível de habilidade exigido. Detalhes sobre esse assunto estão descritos em Stone e Sidel (2004).

Uma vez que os indivíduos estejam identificados e atendam aos critérios iniciais de uso do produto, a seleção sensorial pode ser de fato agendada. Recomenda-se o uso do modelo discriminatório como o método mais útil para a qualificação de sujeitos para testes de análise sensorial. Se uma pessoa não consegue discriminar diferenças entre os produtos que ela geralmente consome (mais do que por acaso), é improvável que essa mesma pessoa se saia bem em um teste, e empiricamente isso é o que se observa. O modelo de discriminação, um tipo de hierarquia, é fundamental para qualquer tarefa sensorial, como a pontuação. A chave para o sucesso nesse modelo de seleção é levar em consideração as diferenças no tempo em que as pessoas levam para aprender a usar seus sentidos, e a importância da motivação. Ao criar um modelo pelo qual a tarefa se torna progressivamente mais difícil, os sujeitos têm a oportunidade de aprender como realizar um teste e como usar seus sentidos, e o experimentador pode identificar mais facilmente aqueles que estão aprendendo e se tornando qualificados. Além disso, todas as modalidades são testadas, no caso de haver indivíduos daltônicos ou anósmicos, por exemplo.

Em termos práticos, isso significa que o profissional da área sensorial deve apresentar a gama de produtos (a serem testados), identificar as diferenças observáveis e preparar uma série de pares de produtos que incluam diferenças visuais, de aroma, sabor, textura e sabor residual. O número de pares deve ser de no mínimo 15 e no máximo 20, e as diferenças devem variar de fácil a difícil entre as modalidades. Com replicação, isso resulta em 30-40 testes/julgamentos, o suficiente para os sujeitos demonstrarem suas habilidades e para o profissional da área ser capaz de classificar os indivíduos com base em suas sensibilidades e confiabilidades. Como guia, pode-se selecionar qualquer indivíduo que tenha alcançado pelo menos 51% das combinações corretas em todos os testes, no entanto, pode-se adotar uma abordagem mais conservadora, por exemplo, um corte de 65%. A decisão sobre qual porcentagem usar é de responsabilidade do profissional da área sensorial. Se houver um número suficiente de indivíduos que atendam ao critério de 65% ou mais, então se pode continuar com esse valor de corte para a participação.

A eficácia dessa abordagem baseia-se no desempenho do teste subsequente desses indivíduos. Obviamente, deve-se ter em mente o grau de dificuldade dos pares de produto. Se os pares de produto forem fáceis de diferenciar, então o processo de seleção não será eficaz, já que quase todas as pessoas irão se qualificar. Apenas depois desse procedimento ser usado uma ou duas vezes é que o profissional saberá se os pares representam as opções desejadas fáceis, moderadas e difíceis. É razoável esperar que algumas mudanças sejam necessárias, entretanto, isso irá gerar um processo de seleção que pode ser usado com confiança. No equivalente a 6 horas de teste, é possível identificar sujeitos qualificados e iniciar os testes. De modo interessante, observou-se que cerca de 30% daqueles que se voluntariam não se qualificam e essa observação é independente da idade, gênero, profissão, país etc. Outras discussões sobre o assunto podem ser encontradas em Stone e Sidel (2004).

13.5 Métodos

Existem muitos métodos disponíveis para o profissional da área sensorial, e novos métodos são regularmente descritos na literatura; a maioria refere-se a extensões ou modificações de métodos existentes, e não a métodos totalmente novos. Detalhes sobre esses métodos podem ser encontrados em Lawless e Heymann (1999), Schutz e Cardello (2001), e Stone e Sidel (2004). A discussão aqui apresentada segue um sistema de classificação previamente descrito, e baseia-se no tipo de informação obtida, analítica ou afetiva. Isso também é uma forma de lembrar ao leitor, ainda que indiretamente, que não se deve misturar e/ou combinar métodos. Provavelmente o método mais comum é solicitar um julgamento de preferência após um sujeito fornecer um julgamento discriminatório. Essa é uma tarefa fácil de cumprir, mas os resultados apresentam um dilema ao profissional da área sensorial em relação a como tratar respostas de preferência de um sujeito sem capacidade de discriminação. Haverá mais informações sobre essas práticas mais adiante nesta seção.

Existem duas categorias de métodos, a analítica e a afetiva, e cada uma fornece tipos de informações diferentes:

1. *Os métodos analíticos* proporcionam análises dos produtos; por exemplo, no caso de duas formulações de um produto, elas são percebidas como distintas? Que tipos de diferenças são percebidas? E qual a magnitude dessas diferenças? Exemplos desses métodos incluem o modelo de discriminação e o descritivo. O primeiro identifica se a diferença foi percebida, e o segundo determina os tipos e a magnitude dessas diferenças.
2. *Os métodos afetivos* oferecem informações de aceitação/preferências sobre os produtos. Exemplos desses métodos incluem preferência pareada e avaliação hedônica. A primeira identifica qual entre dois produtos é o preferido e a segunda mede o grau de aceitação/preferência de cada produto.

Antes de discutir detalhes sobre os métodos analíticos, deve-se lembrar que nenhum método é superior ou mais sensível que outro. Alegações de superioridade de um método devem ser vistas com cuidado, já que elas frequentemente se baseiam no produto testado e não no método. Ao selecionar um estímulo apropriado como uma substância química pura e pares que são facilmente diferenciados, é possível demonstrar um efeito, no entanto, quando o método é aplicado em alimentos ou bebidas complexas, o efeito geralmente se perde.

Uma alegação de superioridade bem conhecida é a do método de discriminação triangular. Essa alegação baseia-se principalmente na probabilidade de 1/3 (existem três amostras codificadas) de significância estatística em comparação com o método pareado ou duo-trio com uma probabilidade de 1/2 (existem duas amostras codificadas). Ainda que isso esteja estatisticamente correto, ou seja, são necessárias menos combinações corretas para se alcançar significância estatística, logicamente, seria esperado que um teste que envolvesse quatro, cinco ou mais produtos fosse ainda mais sensível, por causa da redução concomitante na probabilidade.

Empiricamente, observou-se que, conforme o número de amostras aumenta, há uma diminuição na sensibilidade, como mostrado pelos poucos testes nos quais se obtém significância. Existem duas explicações possíveis para isso: o efeito da fadiga sensorial decorrente da amostragem de muitos produtos e o efeito associado de se ter muitas opções. Como resultado, o profissional da área sensorial deve ser cuidadoso quanto a alegações de superioridade de um método em comparação a outro.

O teste discriminatório, como mencionado anteriormente, é a essência da análise sensorial. A tarefa é indicar se dois estímulos são percebidos como diferentes, nada além disso. É um caso especial de ordenação. Se um indivíduo não consegue ordenar produtos com base em qual é diferente, ou qual é mais forte, é preciso se manter cético em relação a qualquer julgamento (desse indivíduo) que envolva uma tarefa similar ou relacionada, como julgar a força de um produto. Como observado na discussão sobre qualificação, a maioria das pessoas precisa de orientação e treinamento sobre como usar seus sentidos e como se tornar um sujeito em um teste sensorial. Tornar-se um sujeito de um teste analítico não é uma experiência diferente de uma prova da escola com alternativas. Com alguma prática é razoável esperar que qualquer voluntário seja capaz de demonstrar sua habilidade sensorial.

O número de sujeitos necessário para um teste de discriminação depende dos objetivos da pesquisa. Na maioria dos casos, o uso de 25 sujeitos qualificados é suficiente para determinar se uma diferença é percebida. A chave é usar sujeitos qualificados, como descrito na seção anterior. Alguns investigadores propõem que o número de sujeitos seja baseado em premissas estatísticas e que se utilize pessoas recrutadas da população em geral, e não sujeitos que tenham atendido aos critérios de seleção descritos anteriormente. O uso de consumidores ingênuos não faz sentido, já que os produtos são comercializados para segmentos específicos da população, e esses serão mais sensíveis do que a população em geral. Para mais detalhes o leitor pode consultar Lawless e Heymann (1999), e Stone e Sidel (2004).

13.5.1 Métodos analíticos

13.5.1.1 Discriminação

O teste de discriminação é uma das duas metodologias analíticas disponíveis para o profissional da área sensorial. Os métodos de discriminação podem ser ainda categorizados como direcional ou não direcional. Um exemplo do primeiro seria o teste pareado, no qual duas amostras codificadas são apresentadas e o sujeito é instruído a identificar a amostra que tenha "mais..." do atributo que está sendo testado (ver Fig. 13.1). Como a forma mais antiga de teste de discriminação (Cover, 1936), ele teve uma popularidade considerável até o momento em que as tecnologias de processamento e o uso de ingredientes mais complexos tornaram difícil especificar a natureza da diferença, o que provavelmente encorajou o desenvolvimento de outros métodos, não direcionais. Os pesquisadores também perceberam que nem todos os sujeitos entendiam o atributo que era designado, o que complicava ainda mais tanto a decisão quanto a interpretação dos resultados.

Os métodos *triangular* (Helm e Trolle, 1946) e *duo-trio* (Peryam e Swartz, 1950) representam os esforços dos pesquisadores em resolver essas questões. Ambos são métodos não direcionais, que dão uma solução simples ao problema de especificar a diferença. Os dois métodos rapidamente ultrapassaram o método pareado em termos de aplicações e popularidade, e ainda permanecem populares atualmente. Entretanto, os métodos não são equivalentes; não apenas em relação às suas respectivas probabilidades, mas também em relação às aplicações e ao grau de complexidade das respectivas tarefas.

Comparação pareada (versão A)

Existem dois produtos codificados; a tarefa é indicar qual é mais doce. Circule o código no espaço fornecido.

Qual produto é mais doce? ____ ou circule 647 129

A/não A (versão B)

Existem dois produtos codificados; a tarefa é indicar se eles são iguais ou diferentes. Indique sua opção circulando a palavra ou colocando um X na linha ao lado da palavra que representa sua decisão.

Igual Diferente

Figura 13.1 Teste de discriminação analítica sensorial – comparação pareada e A/ não A.

O método triangular é um teste de três amostras (Fig. 13.2): todas as três amostras são codificadas, e a tarefa do sujeito é indicar qual amostra é a mais diferente em relação às outras duas. O duo-trio também é um teste de três amostras (Fig. 13.3), no entanto, apenas duas das três amostras são codificadas e a outra é identificada como referência ou recebe alguma designação similar. A tarefa é indicar qual das amostras codificadas é a mais parecida com a amostra de referência. O método triangular pode ser visto como comparações de três pares (A com B, B com C, A com C), enquanto o duo-trio envolve comparações pareadas (A com a Ref. e B com a Ref.). Para produtos com fortes efeitos duradouros, isto é, que aderem ao paladar, faz sentido minimizar o número de amostras para se chegar à decisão, o que levaria à escolha do método duo-trio.

Como observado anteriormente, o método triangular é geralmente citado como o método usado com mais frequência, e essa escolha baseia-se na

Estas são duas versões do teste pareado. A escolha de qual utilizar baseia-se no objetivo específico. Veja o texto para ter mais detalhes sobre a escolha.

Existem três produtos codificados; a tarefa é indicar...

527 613 484

Qual produto é o mais diferente dos outros dois? ____

Figura 13.2 Teste de discriminação analítica sensorial – triangular.

Existem dois produtos codificados e um terceiro marcado como referência; a tarefa é indicar...

R 813 921

Qual produto é o mais parecido com a referência? ____

Figura 13.3 Teste de discriminação analítica sensorial – duo-trio.

alegação estatística de uma sensibilidade maior ($p = 1/3$ *versus* $p = 1/2$). A alegação de superioridade estatística é interessante em vista da evidência resultante de uma pesquisa informal feita com cerca de 15 empresas, em que se relatou que a significância estatística não era obtida com frequência. Visto que todos os produtos são diferentes, apenas contando com a sorte, alguém poderia esperar que diferenças significativas fossem obtidas cerca de um terço das vezes. Isso pode ocorrer por causa do uso de sujeitos com experiência, mas não selecionados, da falta de replicação ou da maior probabilidade de fadiga sensorial durante a amostragem até se chegar a uma decisão. A sensibilidade não seria um problema, presumindo que os sujeitos sejam qualificados e a replicação seja parte do projeto.

A replicação deve ser uma parte integrante de todo teste analítico. Replicação significa que, em uma única sessão, um sujeito fornece dois julgamentos. Um grupo de produtos codificados é servido e uma decisão é tomada, os produtos e o cartão de avaliação são removidos, e após um intervalo de 2-3 minutos, outro grupo de produtos e um cartão de avaliação são apresentados, e o processo se repete. Em uma única sessão de cerca de 10-15 minutos, duas decisões são tomadas e os resultados proporcionam ao experimentador substancialmente mais informações e confiança para que ele faça uma recomendação ao solicitante do teste. Isso aumenta o número total de julgamentos e também o poder do teste, ou seja, o risco b é minimizado pelo aumento da probabilidade de que se uma diferença pode ser detectada, ela será. A replicação possibilita que sejam examinados padrões de resposta, por exemplo, a porcentagem de acertos do primeiro teste em comparação com o segundo, e promove uma compreensão melhor dos resultados, o que leva a uma confiança maior na recomendação.

O modelo de discriminação permaneceu surpreendentemente sólido como metodologia sensorial. Isso provavelmente está relacionado à simplicidade e facilidade com a qual as respostas podem ser obtidas e os resultados, reportados. Ele também atraiu o interesse de pesquisadores (ver, p. ex., Sawyer et al., 1962; Bradley, 1963), focados em questões como seleção de sujeitos, e aumentou a precisão dos resultados e/ou expandiu os resultados para além da questão central dos produtos serem percebidos como diferentes. Mais recentemente, métodos como o Índice-R, o *n*-AFC (teste de escolha forçada entre *n* alternativas) e o método de similaridade têm sido descritos.

A teoria da detecção de sinal e o Índice-R exigem que os sujeitos indiquem sua confiança ou certeza em suas escolhas particulares (O'Mahony, 1986; Ennis, 1990). O índice é um valor de probabilidade baseado em conceitos de detecção de sinal que fornecem uma medida do grau de diferença entre dois produtos. Como muitos métodos psicofísicos, essas abordagens exigem avaliações numerosas e isso tem um impacto direto na fadiga sensorial e na redução concomitante da sensibilidade. Por fim, e talvez igualmente importante, está o fato de que nenhuma evidência foi apresentada para demonstrar que esse é um método mais sensível que os métodos típicos.

O teste *dual-standard* é outro teste discriminatório usado para comparar dois produtos (Fig. 13.4). Os sujeitos recebem duas amostras de referência e duas amostras codificadas que são as mesmas que as amostras de referência. A tarefa do sujeito é corresponder cada amostra codificada com a respectiva amostra de referência. A probabilidade de escolha correta é $p = 1/2$ ou 50%, e as tabelas duo-trio são referenciadas para significância.

Várias abordagens têm sido usadas com *testes de discriminação de múltiplas amostras*, como o *teste "dois de cinco"*. Mais uma vez, como nos outros métodos de discriminação, ele é usado para comparar dois produtos. Nesse teste, os sujeitos recebem cinco produtos codificados, dois de um produto, e três do outro. A tarefa do sujeito é separar os produtos em dois grupos, isto é, identificar as duas amostras estranhas em comparação com as três restantes que combinam. A probabilidade de selecionar o primeiro dos dois produtos diferentes corretamente é de 2 em 5 chances (2/5). Com os quatro produtos restantes, a probabilidade de escolher corretamente o segundo produto diferente é de 1 para 4 (1/4). Os dois eventos de seleção são dependentes, logo, as probabilidades associadas a cada evento são multiplicadas para calcular a probabilidade total de se escolher a resposta correta: $2/5 \times 1/4 = 1/10$.

Existem dois produtos codificados e dois marcados como referência 1 e 2; a tarefa é indicar...

Qual produto codificado é mais parecido com a referência 1? ____

Qual produto codificado é mais parecido com a referência 2? ____

Figura 13.4 Teste de discriminação analítica sensorial – dual-*standard*.

O teste de discriminação *A/não A* é usado para comparar dois produtos. Antes do teste os sujeitos são familiarizados com cada produto ("A" e "não A"), e informados que eles podem receber dois "As" ou dois "Bs", além das ordens AB, BA. Os sujeitos recebem então uma série de produtos e são solicitados a identificá-los como "A" ou "não A". A probabilidade desse teste é $p = 0,50$.

Outro tipo de teste de discriminação é o *teste de diferença de atributo.* A pergunta feita nesse teste é "Como um determinado atributo difere entre os produtos?" Esses testes podem ser usados para determinar se os produtos diferem na intensidade de um atributo sensorial – qual é o mais salgado, tem mais sabor de baunilha etc. Dependendo da hipótese nula, esses testes podem ser unicaudais ou bicaudais; ou você sabe que um produto tem mais de um atributo (unicaudal) ou não sabe (bicaudal). Antes do teste é importante determinar se as probabilidades unicaudal e bicaudal serão usadas para analisar os dados. A tarefa do sujeito é determinar qual produto é forte no atributo identificado. Esse método é chamado de teste 2-AFC (teste de escolha forçada entre 2 alternativas).

A *metodologia n-AFC* foi promovida ativamente por Ennis e seus colegas (Ennis, 1993; Bi et al., 1997). Nesse método, o atributo que varia deve ser identificado antes do teste e presume-se que nenhum outro atributo mude. O método é um esforço para ampliar a comparação pareada e ainda sofre do mesmo problema: o atributo que está sendo avaliado é o único alterado e os sujeitos podem detectar o atributo. O *teste 3-AFC* é uma versão triangular do teste.

O teste de *similaridade* é uma abordagem que alguns adotaram sem uma consideração das consequências. O teste de similaridade é descrito (Meilgaard et al., 1999) como um método para determinar se os produtos em um teste de diferença são os mesmos. Isso se baseia em um teste de diferença onde não há diferença estatística entre dois produtos, levando à conclusão de que os produtos devam ser o mesmo. Presumir que produtos que não sejam significativamente diferentes um do outro sejam o mesmo é errado. Concluir que os produtos são similares seria incorreto em comparação com concluir que o efeito é tão pequeno que sua importância é mínima ou inexistente. Dizer a um gerente de marca que os produtos são o mesmo seria fornecer uma informação errônea, já que os dois produtos não são o mesmo. Uma discussão detalhada sobre esse conceito pode ser encontrada em Cohen (1977).

Outras modificações na metodologia de discriminação incluem fornecer um julgamento de preferência, uma medida da magnitude da diferença e fazer com que o sujeito descreva a base para a diferença ou responda a um grupo de atributos previamente listados. Em cada caso existem problemas. Em todas essas modificações, a característica comum é o tratamento das respostas dos sujeitos que não fizeram a escolha discriminatória correta. Se um sujeito não consegue fazer uma combinação correta, o examinador deveria relutar em usar qualquer outra informação obtida desse indivíduo. Apesar de algoritmos estatísticos terem sido desenvolvidos (Bradley e Harmon, 1964), a questão básica não foi abordada, o que significa dizer, por que coletar informações com o conhecimento prévio de que pelo menos 50% dessas informações não poderão ser utilizadas (presumindo que as diferenças sejam suficientemente pequenas para que até metade das correspondências de produto estejam incorretas)? Como mencionado para as outras melhorias propostas ao modelo de discriminação, nenhuma evidência foi apresentada para fundamentar uma alegação de superioridade na tomada de decisão em comparação aos procedimentos de discriminação tradicionais.

13.5.1.2 Análise descritiva

Os métodos de análise descritiva representam o outro método analítico disponível para os cientistas da área sensorial. Eles são os métodos sensoriais mais úteis, possibilitando ao pesquisador identificar quais produtos são diferentes e a base específica e a magnitude da diferença ou diferenças. Por exemplo, documentar as diferenças específicas do atributo do sabor para uma variedade de produtos concorrentes é essencial para compreender diferenças na preferência e na intenção de compra. Para produtos não alimentares, por exemplo, higiene pessoal, limpeza doméstica, vestuário, equipamentos de *fitness*, eletrônicos e automotivos, a análise descritiva fornece descrições detalhadas do produto antes, durante e depois do uso. Essa habilidade de medir as percepções que levam em consideração toda a experiência do uso adiciona um valor significativo a qualquer estratégia de marca, por isso o interesse crescente no uso da metodologia.

Muita coisa já foi escrita sobre a metodologia, e o leitor interessado pode consultar Lawless e Heymann (1999), Stone e Sidel (2003, 2004), e Sidel e Stone (2006) para uma descrição dos vários métodos, detalhes sobre a formação de grupos e as análises recomendadas dos resultados. O método *Flavor Profile*® (Perfil de Sabor) foi o primeiro método publicado e logo seguido pelo *Texture Profile*® (Perfil de Textura), um método baseado no Perfil de Sabor com foco apenas na textura. A isso se seguiu a Análise Descritiva Quantitativa – ADQ (*Quantitative Descriptive Analysis – QDA*®). Desde a introdução desse último, outros métodos vêm sendo descritos na literatura, no entanto, a maioria parece ser baseada nos métodos mencionados anteriormente. Como era de se esperar, todos os métodos descritivos compartilham algumas características, como o número limitado de sujeitos, geralmente menos de 20, e a necessidade dos sujeitos serem treinados para desenvolver uma linguagem ou aprenderem a usar uma já existente. Existem diferenças nos métodos; por exemplo, como os sujeitos são selecionados, como a linguagem é desenvolvida e se os sujeitos podem mudar uma linguagem, o uso de referências e/ou padrões, se o líder do grupo funciona como sujeito, como a força/intensidade dos atributos é medida e os tipos de análise usados.

O Perfil de Sabor e o Perfil de Textura são métodos focados em modalidades específicas, com um grupo típico de seis sujeitos, cada um deles assumindo o posto de líder do grupo em determinado momento. A quantidade de atributos também é limitada. No Perfil de Textura os atributos estão ligados a escalas padronizadas com vários produtos-âncora especificados. Obviamente, métodos focados em apenas uma única modalidade correm o risco de terem algumas percepções não capturadas, ou estarem embutidas em outros atributos. Como observado frequentemente, a dependência é a regra e a independência é a exceção, ou seja, ainda que os receptores sejam únicos, os sinais que alcançam os centros mais altos no cérebro interagem com outros sinais e produzem respostas bem mais complexas. A aparência de um produto irá influenciar a expectativa de sabor de um sujeito, e assim por diante. Curiosamente, esses métodos também dedicam um tempo considerável ao treinamento do sujeito, o que não é diferente de exigir que os sujeitos reconheçam certos estímulos e atribuam intensidades com base nesses estímulos. Esses procedimentos serão discutidos mais adiante.

A análise descritiva foi descrita formalmente pela primeira vez na literatura por meio de um método chamado de *Perfil de Sabor* (Cairncross e Sjöstrom, 1950; Sjöstrom e Cairncross, 1954; Caul, 1957). Esses investigadores demonstraram que era possível selecionar e treinar um grupo de indivíduos para descrever suas percepções de um produto de um modo consensual e reportar os resultados como o esforço de um grupo. Esse método levou a resultados úteis sem a dependência de um "especialista" individual. Entretanto, métodos descritivos informais e menos sofisticados já existiam bem antes do Perfil de Sabor ser publicado como método. Os antigos químicos costumavam usar seus sentidos para descrever várias substâncias químicas, e os perfumistas e aromistas são exemplos duradouros de pessoas que usam termos descritivos para caracterizar e comunicar percepções sobre os produtos com os quais trabalham. Especialistas em vinho, chá, café, destilados, chocolate e em uma variedade de outras indústrias tradicionais usam há tempos alguma forma de linguagem descritiva para caracterizar produtos, ainda que elas nem sempre tenham sido objetivas.

O método de Perfil de Sabor atraiu um interesse considerável, assim como controvérsia, mas não há dúvida quanto a sua importância histórica para a ciência sensorial. Desde então, outros métodos foram descritos e a aplicação da análise descritiva aumentou substancialmente. O método descritivo seguinte em importância foi o Perfil de Textura, desenvolvido pela General Foods Research Center (Brandt et al., 1963; Szczesniak, 1963; Szczesniak et al., 1963). Esse método trouxe avanços no desenvolvimento da terminologia, incluindo o uso de escalas para o registro de intensidades, o desenvolvimento de referências de intensidade com palavras e âncoras específicas para cada categoria de escala. Todas as outras partes do método são iguais ao do Perfil de Sabor.

Os objetivos desses métodos de perfil eram eliminar a dependência em um único especialista pelo uso de um grupo qualificado de pessoas, por meio de um treinamento extenso para eliminar a variabilidade do sujeito, permitir a comparação direta dos resultados com materiais de referência conhecidos e proporcionar uma ligação direta com medidas instrumentais. Ter referências para cada escala pode parecer um meio ideal de focar as respostas e reduzir ou eliminar totalmente a variabilidade, entretanto, essas ações são contraprodutivas à luz do conhecimento sobre comportamento. Não é realista esperar eliminar a variabilidade sem recorrer a alguma forma de modificação do comportamento, o que pareceria ser inconsistente com a mensuração do comportamento com uma parcialidade mínima. As pessoas variam de um momento para o outro, de um dia para o outro, e, não surpreendentemente, entre elas. Além disso, o uso das referências cria seu próprio conjunto de desafios, já que as referências em si são uma fonte de variabilidade. Se as referências são produtos comerciais, elas estão sujeitas a mudanças com base em condições de mercado e a questões de negócio relacionadas. Logo, treinar sujeitos para serem invariáveis em seu comportamento é irrealista.

Os métodos de perfil também fornecem atributos aos sujeitos com base em seu próprio conhecimento e consulta com tecnólogos do produto. Os sujeitos são familiarizados com isso por meio de sessões de treinamento durante um longo período (geralmente cerca de 3 meses ou mais). Uma segunda preocupação com os métodos de perfil é a separação da textura ou sabor das outras propriedades sensoriais, como aparência, aroma e efeitos / sabores residuais. Como observado anteriormente, os receptores são específicos, mas a transmissão dos sinais para outras estruturas no cérebro torna claras as interações que ocorrem, levando a uma resposta mais complexa. A falha em medir todas as percepções torna provável que informações úteis se percam. Ao medir as respostas para todas as percepções, o experimentador pode obter um quadro mais completo das propriedades sensoriais do produto.

Os métodos de perfil e os sistemas especializados relacionados tratam as diferenças dos sujeitos como erros indesejados, e seus programas de treinamento recorrem a procedimentos de modificação de comportamento em uma tentativa de eliminar essa fonte de variação. O líder do grupo treina os sujeitos para fornecer o que o líder julga serem as respostas corretas a um estímulo, e os sujeitos são treinados para concordarem e repetirem essas respostas na presença do estímulo. A abordagem ignora a importância das diferenças individuais que são um reflexo dos consumidores em geral.

O interesse em eliminar a variabilidade do sujeito é, a princípio, uma ideia razoável (ainda que pouco provável ou prática), mas não deve dar passagem a procedimentos que sacrificam a validade do sistema de medição. O homem é um organismo vivo e mutável, influenciado pelas condições fisiológicas e psicológicas que melhor suportam um conceito de variabilidade esperada. Os produtos também são variáveis. Por essas razões é que se utiliza um grupo de sujeitos, e não um único sujeito (o que representa um afastamento do especialista), e a replicação tornou-se um item fundamental na maioria dos métodos de análise descritiva atuais. Práticas estatísticas contemporâneas possibilitam ao pesquisador levar em conta essas fontes de variação.

É importante para os cientistas sensoriais compreender o desenvolvimento dos métodos descritivos e reconhecer essas limitações. Os profissionais da área sensorial devem ser capazes de avaliar adequadamente os méritos de todos os métodos relativos ao seu objetivo de pesquisa ou negócio.

O marco seguinte na análise descritiva foi o desenvolvimento do método da Análise Descritiva Quantitativa (ADQ) por Stone et al. (1974). Esse método foi desenvolvido em resposta às críticas mencionadas anteriormente aos métodos existentes. Naquela época, as empresas vivenciavam um crescimento no desenvolvimento de novos produtos e um aumento na concorrência, e os consumidores buscavam novas experiências sensoriais. O conhecimento sobre o comportamento e sua mensuração, e o uso de sistemas computadorizados para a coleta de dados e análises criaram um ambiente para o desenvolvimento de novos métodos. A ADQ da Tragon Corporation (Stone et al., 1974; Stone e Sidel, 1998; 2003) representou esse novo método. Foi um afastamento substancial dos métodos de perfil mencionados anteriormente, a começar pelo modo como os sujeitos eram selecionados, a fonte da linguagem, o uso da replicação e a análise das respostas. Ele abordou questões comportamentais e de medição, deficiências dos métodos de perfil e também questões relacionadas às respostas necessárias à indústria de produtos para o consumidor. Detalhes sobre essas diferenças são discutidos mais adiante neste capítulo.

Como observado anteriormente, todos os métodos descritivos compartilham algumas características comuns, mas também existem diferenças importantes.

Recrutamento

O método ADQ recomenda o recrutamento de sujeitos de fora do centro de tecnologia, e de preferência de fora da companhia. Isso evita o uso de especialistas técnicos ou de quaisquer indivíduos com conhecimento técnico prévio sobre aquele produto, já que o julgamento deles pode ser parcial em razão desse conhecimento. Cerca de 20-25 pessoas são recrutadas com base em seu uso do produto e em critérios relacionados. Após a seleção, 12-15 sujeitos são identificados como candidatos potenciais para a linguagem com base em sua acuidade sensorial e disponibilidade para completar o projeto.

Seleção

A seleção é feita com os sujeitos recrutados, utilizando-se o modelo de discriminação com produtos da categoria a ser testada. Para a ADQ é importante selecionar sujeitos usando produtos de interesse real, em vez de simples estímulos em soluções de água, como usado nos métodos de perfil. Cerca de 15-20 pares de produtos replicados são necessários, representando uma faixa de dificuldade crescente na discriminação da fácil até a muito difícil. Os pares de produto são selecionados pela equipe sensorial para representar todas as modalidades e incluem quaisquer diferenças conhecidas como importantes para o comportamento de aceitação e compra do consumidor. Os sujeitos são selecionados com base em seu desempenho durante todos os testes, e aqueles com mais de 65% de acertos são contatados para a etapa seguinte, desenvolvimento de linguagem.

Desenvolvimento da linguagem

O treinamento da linguagem no método ADQ concentra-se no uso da linguagem do dia a dia para descrever os produtos, junto com o desenvolvimento de um protocolo de avaliação. O líder do grupo age como um facilitador e mantém a conversa focada nessas duas tarefas. Para a maioria das categorias de produtos, por volta de 40-50 atributos são suficientes para cobrir todas as modalidades. Contrariamente, os métodos de perfil focam em um grupo muito menor de palavras, geralmente uma linguagem de base técnica e um grupo preestabelecido de "referências universais" obtidas do experimentador. "A escolha da terminologia e das normas de referência são fatores importantes demais para serem deixados por conta dos participantes do grupo, ainda que bem treinados" (Meilgaard et al., 1991). A ADQ também usa referências, entretanto, elas são selecionadas diretamente a partir da categoria do produto, introduzidas apenas quando ajudam a facilitar a discussão e oferecem uma experiência comum para os sujeitos. Os atributos e definições da ADQ exigem menos tempo para serem desenvolvidos, e o processo de desenvolvimento de toda a linguagem leva entre 5 e 10 horas, o que se consegue em cinco sessões de 90 minutos, em vez de levar vários meses.

Coleta de dados

Uma vez pronto o vocabulário descritivo, os sujeitos avaliam os produtos individualmente em cabines ou, no caso de um uso estendido da ADQ, em suas casas ou pelo uso do produto em circunstâncias normais (p. ex., itens de higiene pessoal, limpeza, vestuário funcional). Em geral, os sujeitos avaliam de 2 ou 3 itens até mais de 20 em um tipo de projeto experimental de teste. Uma ordem equilibrada de serviços em blocos é usada, e cada sujeito avalia cada produto de três a quatro vezes. Isso proporciona dados suficientes para várias análises. Os produtos são avaliados um de cada vez, com intervalos de descanso e agentes de enxágue (p. ex., para alimentos e bebidas, água e bolachas sem sal) entre as avaliações para minimizar a fadiga. Ao fazer a avaliação, os sujeitos usam uma escala de pontuação gráfica para determinar a intensidade de cada atributo em cada produto. A escala consiste em uma escala linear de 6 polegadas (~15 cm) ancorada a 1/2 polegada a partir de cada extremidade para identificar a direção (p. ex., levemente a muito; fraco para forte) para cada atributo. A escala não tem números e reduz a parcialidade das palavras. Isso ajuda a manter o intervalo característico da escala.

Análise

De uma perspectiva histórica, a ADQ foi o primeiro método de grupo treinado a insistir em, e fornecer, análise estatística do desempenho dos sujeitos além do foco primário nas diferenças do produto. As respostas do grupo na escala são convertidas em valores numéricos (0-60) para análise. A ADQ também introduziu o uso de gráficos de radar ou "gráficos de aranha" para comunicar imediatamente as similaridades e diferenças do produto, e esse sistema de representação gráfica tornou-se uma norma na indústria (Figs. 13.5 e 13.6). Assim que os dados são convertidos em números, uma série de análises examina todos os aspectos do "desempenho" do sujeito e do atributo. As análises incluem os modelos de Análise de Variância com um ou dois fatores, junto com análises de ordem hierárquica, quando necessário. Além disso, existem algoritmos específicos para medir a variabilidade dos sujeitos, interações de magnitude e cruzamentos, uso da escala e mapeamento sensorial. Uma descrição das várias análises pode ser encontrada em Stone e Sidel (2004).

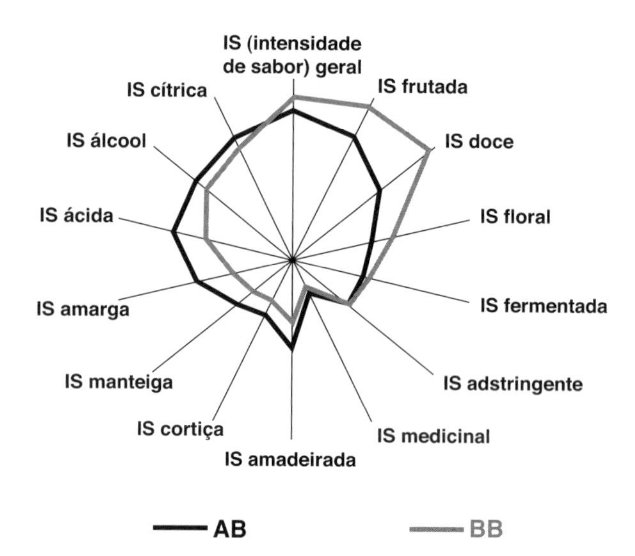

Figura 13.5 Gráfico de radar ADQ de atributos sensoriais. Cada traço no círculo representa um atributo sensorial. As entradas são valores médios do produto para cada atributo. Próximo ao centro do círculo = baixa intensidade; próximo à extremidade de cada traço = alta intensidade. Os produtos que exibem diferenças sensoriais quantificáveis podem ser avaliados por consumidores--alvo. Em seguida, com o uso de técnicas de análise multivariadas, as características sensoriais que mais influenciam a aceitação do consumidor-alvo podem ser levadas para os produtos, bem como servir de referencial para comparação com os principais concorrentes. Quando técnicas de avaliação sensorial baseadas no consumidor são usadas em conjunto com o *marketing* e com as técnicas de pesquisa de *marketing*, elas proporcionam uma estratégia de negócio eficaz para o gerenciamento de marcas.

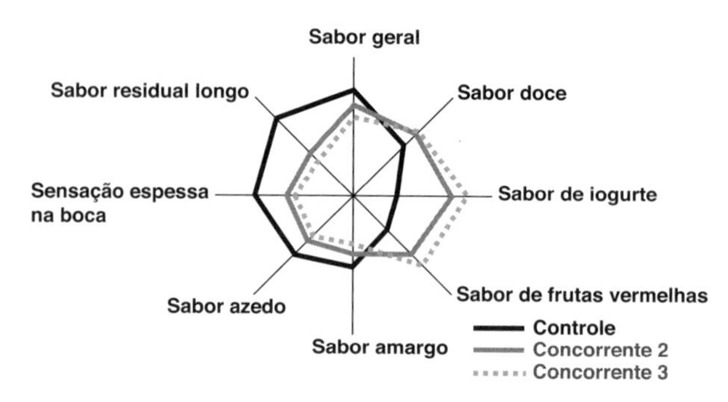

Figura 13.6 Exemplo de um gráfico de radar ADQ de iogurte de fruta. Os resultados ilustram as similaridades e diferenças do produto por atributo. O controle foi: *maior/mais forte* no sabor geral, sabor amargo, sabor azedo, sensação espessa na boca e sabor residual longo; *menor/mais fraco* em sabor doce, sabor de iogurte e sabor de framboesa.

Outros métodos

Outros métodos foram introduzidos com o passar dos anos; por exemplo, o Método *Spectrum* desenvolvido por Gail Civille et al. no final dos anos 1980 (Meilgaard et al., 1991). Esse método é similar ao Perfil de Sabor, com treinamento intensivo (cerca de 14 semanas ou mais), avaliações absolutas e uso extenso de referências e pontos de calibração. É uma abordagem tecnológica / de engenharia à análise descritiva. O treinamento é longo, como observado anteriormente, e programas de treinamento separados são necessários para a textura, sabor e outras modalidades. Os sujeitos são ensinados sobre os processos sensoriais e sobre as escalas de avaliação e vocabulário de atributos definidos pelo experimentador. Essas escalas de avaliação estão ancoradas em pontos múltiplos com padrões de referência definidos pelo experimentador. O método, no entanto, inclui testes de discriminação de categoria específica, escalas de intensidade, exposição a uma ampla variedade de produtos da categoria, avaliação em cabines de teste individuais e aplicação de análise estatística. Entretanto, esses não são especificados. Até o momento, o método não mostrou adequadamente a alegação de escalas absolutas, nem reconheceu o conceito de diferenças individuais na percepção.

O *Free-Choice Profiling* (FCP), de Williams e Langron (1984) também foi descrito. Os autores propuseram um procedimento radicalmente diferente que não requer a seleção dos sujeitos e nenhum treinamento de linguagem. Infelizmente esses pesquisadores logo descobriram que era necessário tempo para que os sujeitos racionalizassem as diferenças no uso da linguagem, eliminando assim o tempo economizado pela não seleção e pela ausência de reuniões.

A análise descritiva que utiliza um grupo sensorial treinado continua a aumentar em popularidade por causa do seu uso na compreensão das similaridades e diferenças do produto. Essa informação é benéfica para os negócios em uma variedade de aplicações. Em sua maioria, muitos dos métodos descritivos são mais diagnósticos por natureza, ou são variações das duas principais abordagens da análise descritiva – os métodos de perfil e ADQ. Alguns outros métodos tentaram se estabelecer como diferentes.

Larson-Powers e Pangborn (1978) introduziram o uso de um produto de referência contra o qual os outros produtos são avaliados. Com o produto de referência, os outros produtos devem ser apresentados simultaneamente, reduzindo assim o número de produtos que podem ser avaliados em uma única sessão. Os criadores do Perfil de Sabor (Hanson et al., 1983) introduziram uma nova versão de análise descritiva chamada) Análise do Perfil dos Atributos (APA), que incluiu escalas de intensidade de sete pontos para possibilitar o tratamento estatístico dos resultados. Além disso, Stampanoni (1993) introduziu o "*Quantitative Flavor Profiling*" como um método híbrido baseado no Perfil de Sabor e na ADQ. Vários outros autores propuseram métodos com elementos de perfil e ADQ, frequentemente referidos como AD ou análise descritiva genérica (Einstein, 1991; Gilbert e Heymann, 1995; Lawless e Heymann, 1999).

A metodologia de análise descritiva evoluiu com o tempo e tornou-se uma fonte estratégica de informações sobre o produto para as empresas. Os desenvolvimentos na análise descritiva podem ser traçados desde o uso de especialistas em produtos até a abordagem mais formal e rigorosa aplicada no método ADQ. Mudanças e desenvolvimento continuarão a ocorrer durante o crescimento e a aplicação da metodologia, com uma ênfase especial na teoria da medição, comportamento do consumidor, psicologia, dados quantitativos e procedimentos estatísticos melhores. A aplicação bem-sucedida e contínua da análise descritiva irá resultar em uma maior consciência e no papel da avaliação sensorial dentro da área de negócios à medida que ela continua a evoluir como fonte estratégica de informações sobre o produto.

Referências bibliográficas e sugestões de leitura

Bi, J., Ennis, D.M. and O'Mahoney, M. (1997) How to estimate and use the variance of *d'* from difference tests. *Journal of Sensory Studies*, **12**, 87–104.

Bradley, R.A. (1963). Some relationships among sensory difference tests. *Biometrics*, **19**, 385–97

Bradley, R.A. and Harmon, T.J. (1964) The modified triangle test. *Biometrics*, **20**, 608– 625.

Brandt, M.A., Skinner, E.Z. and Coleman, J.A. (1963) Texture profile method. *Journal of Food Science*, **28**(4), 404–409.

Cairncross, W.E. and Sjöström, L.B. (1950) Flavor Profile – a new approach to flavor problems. *Food Technology*, **4**, 308–311.

Caul, J.F. (1957) The profile method of flavor analysis. *Advances in Food Research*, **7**, 1–40.

Cohen, J. (1977) *Statistical Power Analysis for the Behavioral Sciences*, revised edn. Academic Press, New York.

Cover, S. (1936) A new subjective method of testing tenderness in meat – the paired-eating method. *Food Research*, **1**, 287–95.

Eggert, J. and Zook, K. (eds) (1986) *Physical Requirement Guidelines for Sensory Evaluation Laboratories*. ASTM Special

Technical Publication 913. American Society for Testing and Materials, Philadelphia.

Einstein, M.A. (1991) Descriptive techniques and their hybridization. In: *Sensory Science: Theory and Applications in Foods* (eds H.T. Lawless and B.P. Klein). Marcel Dekker, New York, pp. 317–38.

Ennis, D.M. (1990) Relative power of difference testing methods in sensory evaluation. *Food Technology*, **44**(4), 114, 116–117.

Ennis, D.M. (1993) The power of sensory discrimination methods. *Journal of Sensory Studies*, **8**, 353–70.

Gambaro, A., Varela, P., Boido, E., Gimenez, A., Medina, K. and Carrau, F. (2003) Aroma characterization of commercial red wines of Uruguay. *Journal of Sensory Studies*, **18**, 353–66.

Gilbert, J.M. and Heymann, H. (1995) Comparison of four sensory methodologies as alternatives to descriptive analysis for the evaluation of apple essence aroma. *The Food Technologist (NZIFST)*, **24**(4), 28–32.

Hanson, J.E., Kendall, D.A., Smith, N.F. and Hess, A.P. (1983) The missing link: correlation of consumer and professional sensory descriptions. *Beverage World*, November, 108–15.

Helm, E. and Trolle, B. (1946) Selection of a taste panel. *Wallerstein Laboratories Communications*, **9**(28), 181–94.

Institute of Food Technologists (1975) *Minutes of Division Business Meeting*. Institute of Food Technologists – Sensory Evaluation Division, Chicago.

Irigoyen, A., Castiella, M., Ordonez, A.I., Torre, P. and Ibanez, F.C. (2002) Sensory and instrument evaluations of texture in cheeses made from ovine milks with differing fat contents. *Journal of Sensory Studies*, **17**, 145–61.

Kuesten, K. and Kruse, L. (eds) (2008) *Physical Requirement Guidelines for Sensory Evaluation Laboratories: 2nd Edition*. ASTM Special Technical Publication MNL 60. American Society for Testing and Materials, Philadelphia.

Larráyoz, P., Mendia, C., Torre, P., Barcína, Y. and Ordóñez, A.I. (2002) Sensory profile of flavor and odor characteristics in Roncal cheese made from raw ewe's milk. *Journal of Sensory Studies*, **17**, 415–27.

Larson-Powers, N. and Pangborn, R.M. (1978) Descriptive analysis of the sensory properties of beverages and gelatins containing sucrose or synthetic sweeteners. *Journal of Food Science*, **43**, 42–51.

Lawless, H.T. and Heymann, H. (1999) *Sensory Evaluation of Food: Principles and Practices*. Aspen, Gaithersburg, Maryland.

Mackey, A.O. and Jones, P. (1954) Selection of members of a food tasting panel: discernment of primary tastes in water solution compared with judging ability for foods. *Food Technology*, **8**, 527–30.

Meilgaard, M., Civille, G.V. and Carr, B.T. (1991) *Sensory Evaluation Techniques*, 2nd edn. CRC Press, Boca Raton.

Meilgaard, M., Civille, G.V. and Carr, B.T. (1999) *Sensory Evaluation Techniques*, 3rd edn. CRC Press, Boca Raton.

Naes, T. and Risvik, E. (1996) *Multivariate Analysis of Data in Sensory Science*. Elsevier, Amsterdam.

O'Mahony, M. (1986) *Sensory Evaluation of Food: Statistical Methods and Procedures*. Marcel Dekker, New York.

O'Sullivan, M.G., Byrne, D.V.,Martens, H. and Martens, M. (2002) Data analytical methodologies in the development of a vocabulary for evaluation of meat quality. *Journal of Sensory Studies*, **17**(6), 539–58.

Peryam, D.R. and Swartz, V.W. (1950) Measurement of sensory differences. *Food Technology*, **4**, 390–395.

Rainey, B.A. (1986) Importance of reference standards in training panelists. *Journal of Sensory Studies*, **1**, 149–54.

Sawyer, F.M., Stone, H., Abplanalp, H. and Stewart, G.F. (1962) Repeatability estimates in sensory-panel selection. *Journal of Food Science*, **27**, 386–93.

Schutz, H.G. and Cardello, A.V. (2001) A labeled affective magnitude (LAM) scale for assessing food liking / disliking. *Journal of Sensory Studies*, **16**, 117–59.

Sidel, J. and Stone, H. (2006) Sensory science: methodology. In: *Handbook of Food Science, Technology, and Engineering*, Vol. 2 (ed. Y.H. Hui). CRC Taylor & Francis, London, pp. 1–24.

Sjöström, L.B. and Cairncross, S.E. (1954) The descriptive analysis of flavor. In: *Food Acceptance Testing Methodology* (eds D.R. Peryam, F.J. Pilgrim and M.S. Peterson). National Academy of Sciences – National Research Council,Washington, DC, pp. 25–30.

Stampanoni, C.R. (1993) The quantitative flavor profiling technique. *Perfumer Flavorist*, **18**, 19–24.

Stone, H., Sidel, J.L., Oliver, S., Woolsey, A. and Singleton, R.C. (1974) Sensory evaluation by quantitative descriptive analysis. *Food Technology*, **28**(11),24–34.

Stone, H. and Sidel, J.L. (1998) Quantitative descriptive analysis: developments, applications, and the future. *Food Technology*, **52**(8), 48–52.

Stone, H. and Sidel, J.L. (2003) Descriptive analysis. In: *Encyclopedia of Food Science*, 2nd edn. Academic Press, London, pp. 5152–61.

Stone, H. and Sidel, J. (2004) *Sensory Evaluation Practices*, 3rd edn. Academic Press, San Diego.

Stone, H. and Sidel, J.L. (2007) Sensory research and consumer-led food product development. In: *Consumer-led Food Product Development* (ed. H. MacFie).Woodhead Publishing, Cambridge.

Szczesniak, A.S. (1963) Classification of textural characteristics. *Journal of Food Science*, **28**, 385–9.

Szczesniak, A.S., Brandt, M.A. and Friedman, H.H. (1963) Development of standard rating scales for mechanical parameters of texture and correlation between the objective and the sensory methods of texture evaluation. *Journal of Food Science*, **28**, 397–403.

Williams, A.A. and Langron, S.P. (1984) The use of free-choice profiling for the evaluation of commercial ports. *Journal of the Science of Food and Agriculture*, 35, 558–68.

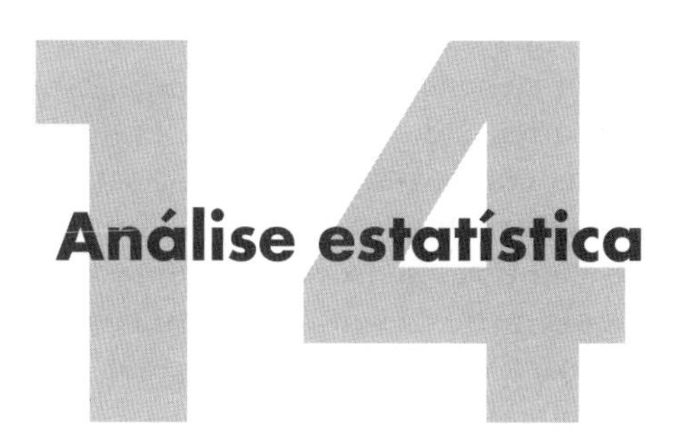

Análise estatística

Herbert Stone e Rebecca N. Bleibaum

Pontos-chave

- Este capítulo introduz o planejamento e a análise de dados, bem como guia o cientista de alimentos na tomada de decisão a partir de uma perspectiva aplicada, em vez de teórica.
- Por causa dos aspectos comportamentais do instrumento de medida (seres humanos), a análise de dados é abordada de uma forma bastante diferente da abordagem utilizada nas ciências físicas (dados instrumentais, dados químicos, etc.).
- Os cientistas de alimentos devem compreender os vários tipos de escalas e os diversos tipos de análises associados a cada escala. Também devem conhecer os métodos analíticos de variáveis múltiplas e sua ampla variedade de aplicações.
- A análise de variância (ANOVA) constitui o teste estatístico mais comumente utilizado na pesquisa sensorial. Essa análise acomoda facilmente os grupos de indivíduos, múltiplas condições de tratamento e produtos múltiplos.
- As correlações e equações de regressão são úteis para examinar as relações sensoriais/instrumentais, bem como na pesquisa de otimização do produto, em que os atributos sensoriais são utilizados para prever a preferência do consumidor, a adequação e outras medidas comportamentais.
- A análise de conjunto é extensivamente utilizada na pesquisa de otimização sensorial, para identificar grupos únicos de preferência do consumidor, sendo também empregada na análise descritiva, para identificar grupos de indivíduos únicos.
- A apresentação visual da pesquisa sensorial é importante para transmitir os dados. Gráficos e quadros revelam ideias que nem sempre são prontamente observadas com outras formas de exposição, além de simplificarem os resultados para audiências menos técnicas.

14.1 Introdução

Na avaliação sensorial, o processo de medir a força das percepções, o uso de produtos, as atitudes e as preferências é abordado de maneira diferente dos dados das ciências físicas (dados instrumentais, dados químicos, etc.), por causa dos aspectos comportamentais do instrumento de medida, isto é, os seres humanos. Entretanto, há sempre muita discussão acerca dos tipos de procedimentos estatísticos utilizados na análise dos resultados oriundos dos testes sensoriais, se esses resultados fazem parte de um projeto de pesquisa ou de um teste de determinado produto antes de sua introdução no mercado.

Na maioria dos casos, os cientistas sensoriais contam com escalas ordinais e/ou de intervalos para capturar as respostas. Muitas vezes, os testes são planejados e as análises concluídas sem que o cientista sensorial forneça uma entrada suficiente de dados e, de modo não surpreendente, os resultados conduzem a uma resposta não definitiva ou, em certos casos, a uma conclusão incorreta. Os cientistas sensoriais devem conhecer o tipo de escala que está sendo proposta em comparação às alternativas e aos tipos de análises associadas à escolha da escala.

Uma vez escolhida a escala, a estatística passa a ser uma parte fundamental do processo de avaliação sensorial, fornecendo a base para resumir as informações e, assim, chegar às conclusões acerca das diferenças de desempenho do indivíduo e do produto. Existem numerosos procedimentos estatísticos disponíveis, e novos procedimentos são regularmente pesquisados e descritos. A escolha da estatística apropriada a ser utilizada pode ser uma tarefa desafiadora, em parte porque os cientistas sensoriais e os estatísticos frequentemente possuem pontos de vista discordantes quanto ao modo como as respostas devem ser tratadas, que análise é mais ou menos adequada, a extensão da transformação de qualquer tipo de dados e assim por diante. Além disso, existe uma ampla variedade de pacotes de *softwares* estatísticos relativamente econômicos que são dirigidos por menu – isto é, de fácil utilização para os novatos e, portanto, bastante atraentes. Entretanto, essa qualidade não os torna adequados. O uso de uma estatística correta minimiza o risco de tomar uma decisão equivocada e de fato diminui as chances de erro na tomada de decisão. Nada justifica a falta de conhecimento suficiente do cientista sensorial acerca do planejamento e da análise de um teste.

As metas deste capítulo são introduzir o planejamento e a análise dos testes sensoriais e de preferência correlata, bem como orientar o cientista sensorial na tomada de decisão segundo uma perspectiva aplicada, em vez de teórica. Existem diversos livros-texto sobre estatística, e muitos enfocam especificamente a avaliação sensorial. Estes livros estão listados ao final do capítulo. Aqui serão apresentados os princípios e serão fornecidos exemplos de práticas mais adequadas para obtenção de informações comportamentais. No entanto, como esta não é nem pode ser uma discussão completa, a discussão mais aprofundada dos detalhes será deixada para outros textos (p. ex., Lawless e Heymann, 1999; Stone e Sidel, 2004). Neste capítulo, serão focadas as análises que se julga serem especialmente úteis para os tipos básicos de testes sensoriais.

14.2 Estatística descritiva

Na maioria dos testes, os indivíduos utilizam em geral alguma forma de escala para registrar a força de um atributo de um determinado produto (p. ex., doçura). O tipo de escala empregada costuma ser ordinal ou intervalar, enquanto as respostas são resumidas e submetidas a uma série de análises, muitas vezes referidas como análises de estatística descritiva. Por exemplo, é possível computar uma medida de tendência central, como a média, com uma medida de distribuição ou dispersão de escores, como o desvio padrão. Essas informações resumidas usualmente são referidas como estatística descritiva. Os resultados muitas vezes são exibidos em tabelas e gráficos, permitindo ao leitor comparar facilmente os resultados de uma série de produtos, cuja discussão é bem mais simples do que quando se utiliza apenas escores brutos.

Todavia, é preciso ter cautela para garantir que esse resumo não mascare nem distorça a informação fornecida por respostas individuais ou agrupadas.

14.2.1 Medidas de tendência central

Para as medidas de tendência central, a média, a moda e a mediana são úteis para resumir os dados referentes à resposta individual. A média aritmética é a medida mais amplamente utilizada na avaliação sensorial. Consiste na soma de todas as avaliações dividida pelo número de respostas somadas. As médias podem ser distorcidas por escores extremos e, nesses casos, a média harmônica ou geométrica pode ser uma escolha mais adequada. Outra medida útil é a moda, que não sofre influência dos escores extremos. A moda é a categoria de escala que contém o maior número de respostas. A mediana é outra medida que também não sofre influência dos escores extremos. Representa a categoria que contém o 50%, dividindo pela metade uma distribuição ordenada.

14.2.2 Medidas de dispersão

As medidas de dispersão, como a variação, a variância e o desvio padrão, são as três estatísticas mais frequentemente utilizadas na descrição dos resultados. A variação refere-se à diferença absoluta entre o escore mais baixo e o escore mais alto, sendo facilmente influenciada pelos escores extremos. Por si só, a variação tem valor limitado, contudo fornece uma quantidade bem mais significativa de informação quando combinada a outras medidas, como medidas de tendência central, variância e distribuições de frequência. A variância fornece uma medida da dispersão dos escores em torno da média. É calculada subtraindo-se cada escore da média e, em seguida, elevando-se ao quadrado o valor obtido, para eliminar os números negativos. Essas diferenças elevadas ao quadrado são somadas e, então, divididas pelo número de respostas subtraído de 1. A variância assim calculada é expressa como "S2" e representa os dados da amostra, em vez dos dados da população. O desvio padrão consiste na raiz quadrada da variância e é expresso como "S", representando os dados da amostra. O desvio padrão será sempre menor que a variância, que diminui a influência dos escores extremos.

14.2.3 Distribuições de frequência

Uma distribuição de frequência consiste no número de respostas para cada categoria na escala. Os dados das distribuições de frequência são tipicamente expressos em tabelas ou gráficos, e fornecem informação importante sobre quão bem outras estatísticas (p. ex., média e variação) representam os dados de resposta. Os cientistas sensoriais devem examinar as distribuições de frequência de cada produto e ordem de serviço, bem como de diferentes grupos de indivíduos, a fim de descobrir tendências em meio aos dados. Os produtos com distribuições de frequência similares podem ser incluídos nos testes de significância, enquanto aqueles com distribuições de formato significativamente diferente podem não ser incluídos.

14.3 Estatística dedutiva

A estatística dedutiva é utilizada pelos cientistas sensoriais para determinar o risco associado à declaração de que uma diferença observada em um teste representa uma diferença real passível de generalização a outras populações de teste ou a uma população maior de consumidores. Várias publicações detalham a estatística dedutiva. Dessa forma, a discussão irá se concentrar na estatística dedutiva mais comumente utilizada pelos profissionais sensoriais, tanto a não paramétrica como a paramétrica.

14.3.1 Testes não paramétricos

Os testes estatísticos não paramétricos são adequados para escalas ordinais e nominais, quando os dados de grupos ou de produtos a serem comparados assumem a forma de contagens (i. e., frequências), percentuais ou postos. Os dados desses tipos de escala não são adequados para a estatística paramétrica, como média, testes-t, análise de variância e comparações de médias múltiplas. Há um vasto número de testes estatísticos não paramétricos, sendo possível encontrar discussões adicionais em muitas referências úteis existentes na literatura sobre estatística sensorial. Neste capítulo, serão discutidos alguns testes úteis e importantes para o profissional sensorial.

Os dados fornecidos pelos testes de escolha forçada, como a maioria dos testes de discriminação (triângulo, duo-trio, etc.) e os testes de preferência pareados, podem ser analisados quanto à significância estatística utilizando tabelas baseadas na distribuição binomial. Para números pequenos de indivíduos, existem tabelas de distribuição binomial cumulativa que fornecem a probabilidade exata do resultado. Para números maiores de indivíduos, é possível utilizar cálculos aproximados de distribuição normal, que são expressos como escores Z.

A estatística não paramétrica também inclui o quiquadrado (α^2), que é útil para determinar se o número observado de respostas difere significativamente de um determinado número de respostas esperado. Na pesquisa sensorial, o qui-quadrado é utilizado primariamente no teste do consumidor, para determinar se duas distribuições (ou populações) de resposta são significativamente distintas. O qui-quadrado também é utilizado como teste inicial para isolar e comparar duas categorias de resposta entre diversas categorias testadas. Como existem várias formulações de qui-quadrado, a fórmula selecionada baseia-se no modo como os dados são coletados e no número de categorias a serem comparadas.

Além dos testes já mencionados, existe uma variedade de testes não paramétricos diferentes que podem ser úteis para a avaliação sensorial. Estes incluem (mas não se limitam aos) testes de Cochran Q, Friedman, Kruskal-Wallis, Mann-Whitney U, McNemar e Wilcoxon.

14.3.2 Testes paramétricos

Os testes paramétricos são considerados mais poderosos do que os testes não paramétricos, e isso se deve em parte aos tipos de escalas apropriados para essas medidas. Os testes paramétricos requerem dados que satisfaçam aos limites da curva normal, que incluem as medidas nas escalas de intervalo e de proporção.

A maioria das escalas utilizadas na avaliação sensorial apresenta características de intervalo adequadas que permitem o uso da estatística paramétrica na análise. Mesmo que a quantificação não se ajuste completamente à teoria e às hipóteses da estatística, os resultados sensoriais ainda podem ser confiáveis, válidos e úteis. No caso da pesquisa sensorial aplicada, pode ser mais benéfico modificar a teoria e as hipóteses da estatística, do que desistir de aplicar a análise paramétrica.

A primeira e mais simples estatística paramétrica é o *teste-t*, que é empregado para determinar se as médias de dois produtos são significativamente diferentes. As fórmulas de teste-t são discretamente diferentes, dependendo das condições experimentais, como observações dependentes ou independentes, número pequeno ou grande, proporções e números iguais ou desiguais de observações. O teste-t é mais apropriado para as situações em que duas populações únicas de consumidores avaliam, cada uma, um produto. Entretanto, essa estatística não é a melhor opção para situações em que os mesmos indivíduos avaliam ambos os produtos, caso em que a análise de variância deve ser substituída. O teste-t também é inadequado para as situações em que mais de dois produtos são avaliados e estatisticamente comparados. Isso equivale a analisar os mesmos dados com múltiplos testes-t e constitui um erro comumente observado na pesquisa sensorial.

O teste estatístico mais comumente empregado na pesquisa sensorial é a *análise de variância (ANOVA)*. Trata-se de um procedimento estatístico útil, que acomoda facilmente vários grupos de indivíduos, condições terapêuticas múltiplas e múltiplos procedimentos. A ANOVA é utilizada para determinar se um dado efeito (principal ou interação) é estatisticamente significativo. Quando uma diferença é encontrada, utiliza-se um teste de variação múltipla para determinar se as médias diferem de maneira significativa. Diversos modelos de ANOVA são amplamente utilizados na pesquisa sensorial, entre os quais *one-way* para médias independentes, *two-way* para médias dependentes, tratamento de x níveis para condições terapêuticas diferentes (p. ex., x níveis de variáveis distintas) e modelos de análise *split-plot* para grupos diferentes de indivíduos, avaliando o mesmo tratamento ou tratamentos distintos.

Os desafios a serem enfrentados para seleção do melhor modelo de ANOVA consistem em determinar qual modelo é mais adequado às condições do teste e considerar todas as fontes de variância existentes no teste, bem como em selecionar o termo de erro apropriado para testar a significância de um dado efeito. A significância estatística, na ANOVA, baseia-se em uma razão F calculada, que consiste em uma variância de efeito no numerador e uma variância de erro no denominador. As tabelas de probabilidade para significância do F calculado são publicadas na maioria dos livros de estatística. A maioria dos pacotes estatísticos para dados sensoriais e comportamentais inclui a análise de ANOVA e as probabilidades exatas para o F calculado.

Os *testes de variação múltipla* são aplicados após a ANOVA, para determinar em meio a conjunto de médias de uma variável significativa quais são significativamente diferentes. Os diferentes testes de variáveis refletem o que está para ser comparado e a respectiva preferência do pesquisador em termos de controle das diversas taxas de erro durante a realização de comparações múltiplas para um único conjunto de dados. Um teste conservador demais fará com que seja mais difícil encontrar significância estatística e resultará em mais erros de tipo II. Por outro lado, um teste menos conservador pode resultar em diferenças falsas (i. e., erro de tipo I). Nesse ponto, cabe alertar o cientista sensorial de que as hipóteses teóricas subjacentes para um teste de variação múltipla podem discordar da experiência prática na utilização desse teste. Nesse caso, desde que se esteja atento para o risco, ainda é possível seguir adiante com cuidado. Os testes de variação múltipla frequentemente utilizados são: Fisher LSD (*least significance difference* – mínima diferença significativa), Bonferroni, Duncan, Dunnett, além de alguns testes desenvolvidos por Tukey, S-N-K (Student-Newman-Keuls) e Scheffe. Seja qual for o teste escolhido, os resultados devem ser examinados para determinar se estão de acordo com o conhecimento e a expectativa do pesquisador acerca dos produtos e do teste sensorial.

A pesquisa de avaliação sensorial tipicamente produz amplos conjuntos de dados, especialmente quando há envolvimento de dados oriundos de testes de consumidores e de testes analíticos (químicos/físicos). O tamanho do conjunto de dados depende do número de indivíduos, atributos, produtos, tratamentos, etc. Diante desses conjuntos de dados amplos, outros tratamentos estatísticos tornam-se necessários, como os métodos de análises multivariada.

14.3.3 Análise multivariada

Os métodos de análise de dados multivariada destinam-se a ilustrar as principais estruturas e relações existentes em amplos conjuntos de dados, produzindo tabelas e gráficos de produção relativamente simples, que contêm o máximo de informação e um mínimo de repetição e ruído. As relações existentes entre os dados raramente são univariadas, e a análise de dados multivariada permite reduzir os dados com o mínimo de perda de informação. Essas técnicas multivariadas geram produção gráfica e proporcionam uma compreensão simples e ao mesmo tempo aprofundada das relações apresentadas pelos dados. Os cientistas sensoriais devem conhecer os métodos de análise multivariada e a ampla variedade de suas aplicações.

14.4 Correlação, regressão e estatística multivariada

Os cientistas sensoriais com frequência se interessam pelas relações existentes entre diferentes conjuntos de dados, e há vários procedimentos estatísticos que analisam mais de uma variável de cada vez. As respostas aos produtos podem ser influenciadas por uma variedade de fatores ou variáveis, incluindo diferentes grupos de indivíduos, produtos, atributos, perguntas, contexto do teste ou combinações desses fatores. Os métodos de correlação e análise multivariada são empregados em uma tentativa de entender essas relações. Como a correlação não implica envolvimento de uma causa, as estatísticas resumidas e gráficos representativos de associação são úteis para redução, substituição e predição de dados, e geralmente para melhorar a compreensão acerca das variáveis. Diferentes estatísticas são úteis para tipos distintos de escalas de medida (p. ex., nominal, ordem de postos ou contínua), sendo que o cientista sensorial deve conhecer os tipos de perguntas aplicadas e também os tipos de análises mais apropriadas.

As correlações são úteis para examinar e compreender as relações sensoriais e instrumentais, bem como na pesquisa de otimização do produto baseada no consumidor, em que os atributos sensoriais são utilizados como variáveis de predição das preferências do consumidor, adequação e outras medidas comportamentais. A medida preditiva consiste na equação de regressão ($y = bX + a$), que indica a relação existente entre duas variáveis. Essa equação também aponta até que ponto é possível prever uma medida conhecendo-se o outro valor (p. ex., se o aroma de caramelo possui uma força de escore igual a 25, então a preferência global deve ter um escore igual a 7,2) ou até que ponto as duas variáveis estão associadas. A regressão ajusta a "melhor" reta aos dados, por meio da minimização da soma dos termos de erro:

$$y = bX + a$$

onde:
a = coeficiente linear
b = inclinação ou coeficiente de regressão
X = valor da variável independente

14.4.1 Correlação

Um exemplo simples de uma correlação entre duas variáveis consiste em representar os resultados em um gráfico de dispersão, com os dados de uma variável (p. ex., aroma de caramelo) dispostos no eixo X e os dados da outra variável (preferência do consumidor) dispostos no eixo Y. Os resultados de um conjunto de produtos podem ser graficamente representados, e pode ser calculada uma correlação para a relação existente entre as duas medidas. O coeficiente de correlação produto-momento de Pearson (r) mede o grau de relação linear entre duas variáveis. Esse coeficiente é utilizado para dados em escala contínua e é expresso por r, cujos valores podem variar de -1 a +1. Quanto mais próximo de 0 estiver esse valor, mais fraca é a associação entre as duas variáveis. O sinal descreve a direção da relação.

O coeficiente de correlação produto-momento de Pearson é útil apenas para dados lineares. Os dados curvilineares podem produzir valores baixos, que se aproximam de 0, levando o observador casual a concluir erroneamente que as variáveis não estão correlacionadas. A correlação também pode ser determinada para dados em escala não contínua. Um exemplo é o coeficiente de correlação de postos de Spearman.

14.4.2 Correlação múltipla (R)

A correlação múltipla é utilizada para determinar o grau de associação existente entre uma variável dependente e um conjunto de variáveis preditoras. Essa correlação é útil na ciência sensorial, especialmente na pesquisa de otimização do produto, em que vários atributos sensoriais (variáveis independentes) podem ser incluídos como preditores importantes da aceitação do consumidor (variável dependente), enquanto a correlação múltipla (R) descreve o grau de associação existente entre as variáveis dependentes e independentes. Diversos livros foram publicados sobre o tópico da regressão/correlação múltipla (RCM). O leitor interessado pode encontrar uma discussão mais aprofundada sobre essas técnicas no artigo de Cohen e Cohen (1983).

14.4.3 Regressão

O termo geral "regressão" é aplicado às equações que ajustam uma reta aos pontos correspondentes aos dados observados. É possível realizar uma regressão linear simples, não linear e múltipla, sendo que a reta de regressão resultante é utilizada com frequência para prever o valor da variável dependente (y) a partir dos valores da variável independente (x). O cientista sensorial considera as equações de regressão úteis para prever a intensidade percebida de um atributo, com base na concentração de ingredientes. Na pesquisa de otimização, a regressão múltipla é utilizada para predizer a preferência do consumidor a partir de uma combinação de atributos sensoriais e suas intensidades. As medidas analíticas químicas/físicas também podem ser utilizadas como variáveis preditoras da aceitação na otimização, seja de forma isolada ou aliada a medidas sensoriais.

14.4.4 Métodos multivariados adicionais

Além dos testes previamente descritos, vários outros são empregados na avaliação sensorial para examinar simultaneamente múltiplas variáveis. A análise multivariada com frequência permite compreender relações importantes que não são prontamente observáveis de outro modo. O livro de Dillon e Goldstein (1984) fornece mais explicações acerca dos métodos de análise multivariada adicionais, sua utilidade e aplicação.

14.4.5 Análise de variância multivariada (MANOVA)

A MANOVA consiste em uma extensão da análise de variância (ANOVA), que se aplica a uma variável e, contudo, é destinada a situações que envolvem múltiplas variáveis. Essa análise determina se existem diferenças significativas entre os tratamentos, quando estes são comparados com todas as variáveis dependentes de interesse. Um bom exemplo seria uma análise descritiva quantitativa em que vários atributos são avaliados para um conjunto de produtos. Enquanto a ANOVA avalia uma variável dependente de cada vez, a MANOVA analisa todas as variáveis dependentes ao mesmo tempo. A matriz de correlação dos atributos sensoriais e medidas físicas e químicas fornece hipóteses úteis de potenciais relações causais. É provável que a matriz apresente redundâncias, isto é, pode haver sobreposição daquilo que está sendo medido. Os métodos multivariados (como aqueles descritos adiante) permitem identificar essas relações.

A MANOVA fornece uma única estatística F, baseada no lambda de Wilks, que avalia a influência de todas as variáveis ao mesmo tempo. Uma estatística F significativa (por causa de um lambda de Wilks pequeno) implica amostras significativamente diferentes ao longo das variáveis dependentes e requer a realização de ANOVAs individuais para cada variável. Por outro lado, se a estatística F não for significativa, as ANOVAs individuais são desnecessárias. Realizar uma MANOVA primeiro protege o estatístico contra uma taxa geral de erro de tipo I aumentada, que poderia levar à realização de um alto número de ANOVAs individuais. Por fim, a MANOVA também avalia a colinearidade (através da matriz de covariância) existente entre as variáveis, que pode apontar um grupo de variáveis discriminatórias entre os produtos e, assim, proteger contra erros de tipo II.

14.4.6 Análise discriminatória

A análise discriminatória consiste em uma metodologia utilizada para encontrar combinações lineares de variáveis independentes, que podem exercer funções de pontuação para determinar a qual das diversas categorias de classificação existentes pertence uma determinada observação. Os cientistas sensoriais empregam este e outros procedimentos relacionados (p. ex., correlação canônica) na pesquisa de otimização, com o objetivo de identificar o estilo de vida, a atitude e as informações classificatórias que melhor identificam a associação a diferentes grupos de preferências de consumidores.

14.4.7 Análise de componentes principais (ACP)

A ACP é uma técnica de redução ou simplificação de dados utilizada para transformar o conjunto original de variáveis em algumas poucas combinações lineares, que sejam suficientes para explicar uma parte significativa da variação total. Para melhor entender como essa análise funciona, a ACP primeiramente localiza o centro dos dados. Em seguida, procura encontrar uma reta que atravesse o centro dos dados e contribua tanto quanto possível para a variação observada. Na etapa seguinte, a ACP procura uma nova reta que contribua tanto quanto possível para o restante da variação e continua a realizar essa abordagem. Os chamados componentes principais são representados como gráficos duplos, que contêm objetos e/ou variáveis. As combinações lineares, identificadas como fatores ou componentes, independem de todos os outros fatores. O método com frequência é aplicado aos dados de um painel descritivo sensorial, com o objetivo de reduzir o número de atributos ou identificar um conjunto menor de atributos independentes para serem incluídos como variáveis independentes no desenvolvimento de múltiplos modelos de regressão para a pesquisa de otimização. Esse método também é utilizado na pesquisa de otimização, para identificar produtos que compõem grupos independentes baseados em atributos sensoriais.

Como calcular quantos componentes principais devem ser examinados e representados graficamente? Valores próprios (*eigenvalues*) estão associados a cada componente principal. Um componente principal com valor próprio acima de 1,0 em geral possui alguma relevância no conjunto de dados. Os *scree plots* de valores próprios decrescentes permitem entender melhor em que ponto o número de componentes principais é suficiente para descrever os dados e em que ponto é possível omiti-los sem que haja perda significativa de informação.

O uso de gráficos duplos de componentes principais proporciona uma melhor compreensão da relação existente entre as variáveis (produtos e atributos sensoriais). Essas variáveis são representadas como vetores no gráfico duplo, e sua posição revela as potenciais relações contidas nos dados. Um ângulo menor formado entre dois vetores geralmente indica a existência de uma alta correlação positiva entre ambos, enquanto um ângulo de 90° sugere independência e os vetores representados em um ângulo de 180° tipicamente apresentam uma alta correlação negativa entre as duas variáveis. É importante saber que a posição de um vetor no gráfico é determinada por sua relação com TODOS os outros vetores. Portanto, as relações podem requerer um estudo minucioso da matriz de correlação ou covariância, para verificar as relações existentes entre as variáveis.

Para melhor conhecer os atributos sensoriais dos produtos a partir de um gráfico duplo de ACP, é preciso examinar a posição dos produtos em relação à localização dos vetores. Um produto que apresenta escores altos em um componente principal pode apresentar intensidade relativamente alta dos atributos com cargas vetoriais elevadas em um componente principal. Lembre-se de que a ACP é uma técnica de redução de dados, e é importante verificar os achados utilizando o produto original e os valores de média dos atributos da análise de variância. Entretanto, se os produtos estiverem relativamente separados no gráfico de ACP, serão percebidos como sendo mais diferentes do que produtos que são espacialmente mais similares.

14.4.7.1 Análise fatorial

Similar à ACP, a análise fatorial é uma técnica de redução de dados, exceto quanto ao enfoque na parte da variação total que uma variável compartilha com as outras variáveis no conjunto. Essa técnica analisa as inter-relações entre um grande número de variáveis e, em seguida, as agrupa com base nas dimensões subjacentes comuns. Os resultados baseiam-se na matriz de correlação ou covariância. As cargas fatoriais consistem em correlações das variáveis com os fatores. A solução inicial pode ser rotacionada para facilitar a interpretação. Os fatores oblíquos estão correlacionados, enquanto os fatores ortogonais não apresentam correlação. Estatísticas adicionais, como os valores próprios, sugerem o número de fatores a serem extraídos. As soluções de fator fornecem variância e agrupamentos de atributo explicados por cada fator. As comunalidades explicam o quão satisfatoriamente os fatores respondem por um atributo. Alguns pesquisadores sensoriais preferem construir modelos de otimização utilizando escores de fator, em vez de atributos identificados por ACP. No entanto, esse tipo de resultado possui valor limitado quando a informação é aplicada, por exemplo, na modificação do produto.

14.4.7.2 Métodos de análise fatorial

Os métodos de análise fatorial tentam descrever uma matriz de dados em termos de soma de alguns fatores latentes subjacentes (eixos, dimensões, componentes principais, fatores ou "principais tendências de variação"). Esses fatores constituem um sistema de eixos mais simples, por exemplo, um espaço de dimensões mais baixas (tipicamente 2 ou 3), do que um espaço dimensional gerado pelas variáveis originais presentes nos dados brutos.

Por meio do fornecimento da localização de cada ponto na primeira dimensão, não há perda de quantidade significativa de informação durante o processo de redução. Os métodos de análise fatorial reduzem uma matriz de atributos descritivos sensoriais a alguns fatores, sem que haja perda significativa de muita informação em relação aos atributos originais.

Os métodos de análise fatorial em geral consistem em duas etapas independentes. A redução de postos é realizada para descobrir o número de fatores importantes existente em cada matriz de dados. Cada fator é descrito por seus escores fatoriais para os objetos (produtos) e, então, pelas cargas fatoriais (atributos sensoriais). A interpretação fatorial constitui o processo de encontrar a transformação linear dos fatores resultantes mais adequada para a interpretação dos resultados sensoriais. Isso pode incluir expansão / contração, rotação ou translação.

14.4.7.3 Análise de conjunto

Esta técnica de redução de dados é utilizada para encontrar um número menor de grupos cujos membros possuam elementos mais similares entre si do que os membros de outro grupo. O agrupamento hierárquico produz um dendograma a partir de alguma medida de similaridade ou de dissimilaridade. O agrupamento não hierárquico arbitrariamente atribui *n* conjuntos aos dados. Os métodos de análise de conjunto diferem primariamente quanto ao modo como é calculada a distância a partir de um ponto central. Essa distância pode ser calculada em relação ao ponto mais próximo no conjunto, ao ponto mais distante no conjunto ou em relação a algum ponto próximo do centro do conjunto.

A análise de conjunto mostra que os objetos localizados em um mesmo conjunto são mais similares entre si do que os objetos (p. ex., produtos, indivíduos) encontrados em conjuntos diferentes. A análise de conjunto é extensivamente utilizada na pesquisa de otimização sensorial, para identificar grupos únicos de preferência de consumidor em um mercado e entre mercados ou países, sendo empregada do mesmo modo na análise descritiva, para identificar grupos únicos de indivíduos. Nessa última situação, a singularidade pode indicar a necessidade de um painel de treinamento adicional.

14.4.7.4 Metodologia de superfície de resposta (MSR)

Trata-se de uma abordagem de planejamento experimental adaptada da indústria química. Essa metodologia possui requerimentos específicos, segundo os quais é necessário que as variáveis importantes para a pesquisa sejam conhecidas antes de iniciar o teste e os produtos sejam sistematicamente variados, com base nas variáveis importantes. O débito dessas variáveis pode ser medido (limitado aos produtos fabricados). A otimização baseada apenas em testes sem quaisquer produtos competitivos restringe o valor dos resultados.

A MSR baseia-se na análise de regressão e fornece informações sobre como a resposta (variável dependente) varia através dos fatores (variáveis independentes) e seus níveis. A MSR permitirá determinar uma combinação ideal de níveis de fatores e também é útil para investigar os efeitos das interações entre as variáveis dependentes.

O modelo matemático para MSR inclui os efeitos lineares de cada fator, os efeitos de segunda ordem ou quadráticos (valores elevados ao quadrado) e as interações (a combinação dos fatores).

Ao utilizar a MSR em programas de otimização sensorial e baseados no consumidor, há várias considerações que devem ser cumpridas ou totalmente compreendidas, porque constituem aspectos que comprometem a utilidade da pesquisa:

- os fatores decisivos ao produto devem ser conhecidos;
- a região de interesse, onde os níveis fatoriais influenciam o produto, deve ser conhecida;
- os fatores devem variar continuamente ao longo de toda a variação experimental testada;
- deve haver uma função matemática que relacione os fatores à resposta medida;
- a resposta que é definida por sua função deve ser uma superfície plana.

Dependendo de quais componentes da equação de regressão são significativos, a superfície de resposta pode ter forma de plano (apenas o componente linear da equação é significativo), cúpula (com um valor máximo), berço (com um valor mínimo) ou sela (os componentes quadrático e de produto cruzado também são significativos). As razões F correspondentes aos respectivos componentes da equação são produzidas pela análise e atestam sua significância (ou falta de significância).

Diversas técnicas distintas de análise de dados multivariada não são abordadas aqui, entre as quais a regressão dos quadrados mínimos parcial (QMP), análise generalizada de procrustes (AGP), RCP, STATIS e redes neurais. Existe uma tendência à aplicação altamente especializada dessas análises. Contudo, aquelas aqui descritas são mais frequentemente utilizadas para análise de dados sensoriais.

14.4.7.5 *Softwares de análise de dados e apresentação visual*

Na pesquisa sensorial, os *softwares* de análises de dados e a apresentação visual constituem uma parte importante do processo de compreensão e transmissão dos dados. Os gráficos e quadros mostram eventos e tendências existentes nos dados, que não são prontamente observadas de outros modos, além de simplificarem os resultados para audiências menos técnicas e não estatísticas. A disponibilidade imediata de computadores na maioria das empresas e países permite que os cientistas sensoriais supervisionem grandes quantidades de dados. Também existem técnicas disponíveis para alongar, encolher, rotacionar, organizar e reorganizar quantidades amplas e pequenas de dados com apenas um ou dois toques de teclado e, assim, examinar inúmeras relações entre indivíduos, atributos e produtos, bem como estabelecer bancos de dados de informações, desenvolver valores normativos e fornecer ideias sobre produtos, indivíduos e consumidores. Além do amplo número de *softwares* de gráficos e de análise em geral disponíveis, como SAS® e JMP® (SAS Institute Inc., Cary, NC), S-PLUS® (Insightful, Nova York, NY), SPSS (SPSS Inc., Chicago, IL), BMDP Statistical Solutions, Saugus, MA), programas personalizados têm sido desenvolvidos por diversas empresas para aplicação na avaliação sensorial. Neste último caso, recomenda-se ao leitor interessado procurar as seguintes empresas: The Unscrambler®, CAMO Software Inc., Woodbridge, NJ; Compusense, Guelph, Ontario, Canada; Sensory Computer Systems LLC, Morrisontown, NJ; e Tragon Corporation, Redwood Shores, CA. Alguns exemplos de gráficos e quadros úteis para o cientista sensorial são descritos adiante.

14.4.7.6 *Histogramas*

Os histogramas de frequência e as medidas de tendência central e variância fornecem informações valiosas sobre as respostas sensoriais aos produtos e para comparações de produtos. Essas medidas também permitem determinar o quão adequadamente os dados satisfazem as considerações exigidas por outros testes estatísticos. A Figura 14.1 ilustra um produto segundo a distribuição da ordem das porções de produtos servidas, com cada indivíduo

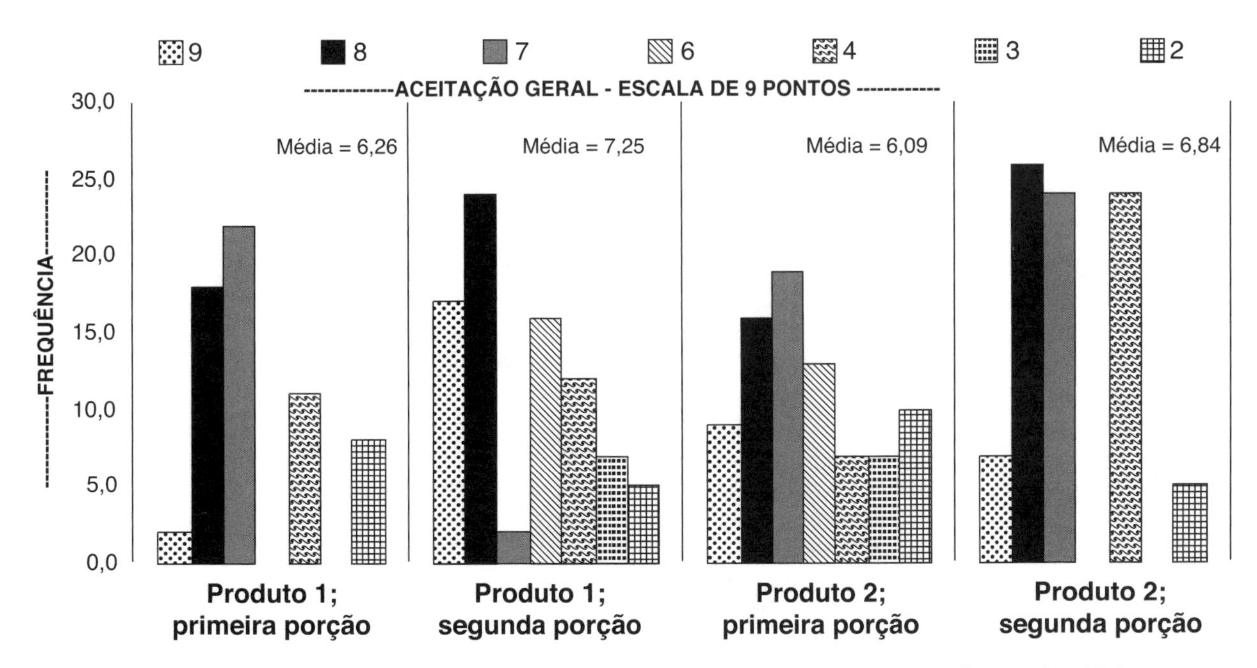

Figura 14.1 Frequência de respostas à escala hedônica de 9 pontos. (Copyright 2008 Tragon Corporation. Todos os direitos reservados.)

avaliando dois produtos. As médias foram mais baixas para ambos os produtos na segunda porção, demonstrando a possível existência de distorção – um achado comum em estudos sensoriais e justificativa primária para a utilização de ordens equilibradas para servir as porções. As diferenças de variância e distribuição bimodal para o produto 1, quando servido em segundo lugar, alertariam o pesquisador sensorial de que pode ser arriscado ou até mesmo inapropriado realizar testes estatísticos para esse resultado, caso a homogeneidade das variâncias esteja em questão.

14.4.7.7 Gráficos de radar de análise descritiva quantitativa (ADQ)

A Figura 14.2 representa uma forma popular de representação gráfica para painel de resultados descritivos. Ao examinar essa figura, pode-se observar prontamente as diferenças de produto referentes aos atributos individuais, relações entre atributos e tendência geral do produto a apresentar baixa pontuação (produto A), alta pontuação (produto B) ou escores intermediários (produto C), em comparação aos outros produtos avaliados.

14.4.7.8 Mapas sensoriais

O mapeamento é utilizado com frequência para exibir os resultados da pesquisa de otimização de produto, envolvendo dados de aceitação do consumidor e de painel descritivo sensorial. Os mapas em geral agrupam produtos de boa aceitação com os atributos sensoriais e os segmentos de mercado, benefícios, usos, demografia de consumidores e informações psicográficas (p. ex., estilo de vida, renda, sexo, uso e atitude) identificadas como altamente relacionadas àquelas preferências de produtos. No caso dos dados do painel descritivo, muitas vezes é útil exibir visualmente os produtos por meio dos resultados de atributo.

A Figura 14.3 exemplifica esse tipo de gráfico e demonstra como os produtos podem diferir, ou se agrupar, com base em vários atributos através de modalidades distintas. Aqui, pode-se notar que os produtos A e X apresentam alta pontuação para atributos diferentes, enquanto o produto B está situado entre estes dois. Nesse caso, seria possível concluir que o produto X é um produto forte e de alto impacto em várias áreas.

A Figura 14.4 exemplifica um mapa de densidade obtido a partir de uma análise de conjunto dos escores de aceitação do consumidor para uma ampla variedade de produtos do tipo caracteristicamente incluído em uma categoria de *benchmarking* ou programa de otimização. O mapa de conjunto mostra três segmentos de preferência únicos embutidos na população total. Em geral, uma vez identificados os segmentos estáveis, a etapa seguinte consiste em aplicar as técnicas estatísticas de regressão múltipla para desenvolver modelos de atributo sensorial que melhor se adaptem a cada segmento de preferência, bem como um ou mais modelos de produto de estilo "ponte" que melhor satisfaçam a população total.

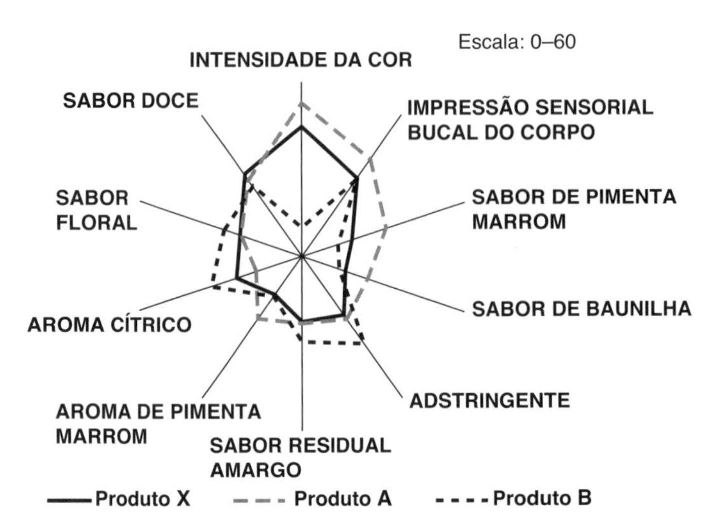

Figura 14.2 Gráfico de radar de ADQ. (Copyright 2008 Tragon Corporation. Todos os direitos reservados.)

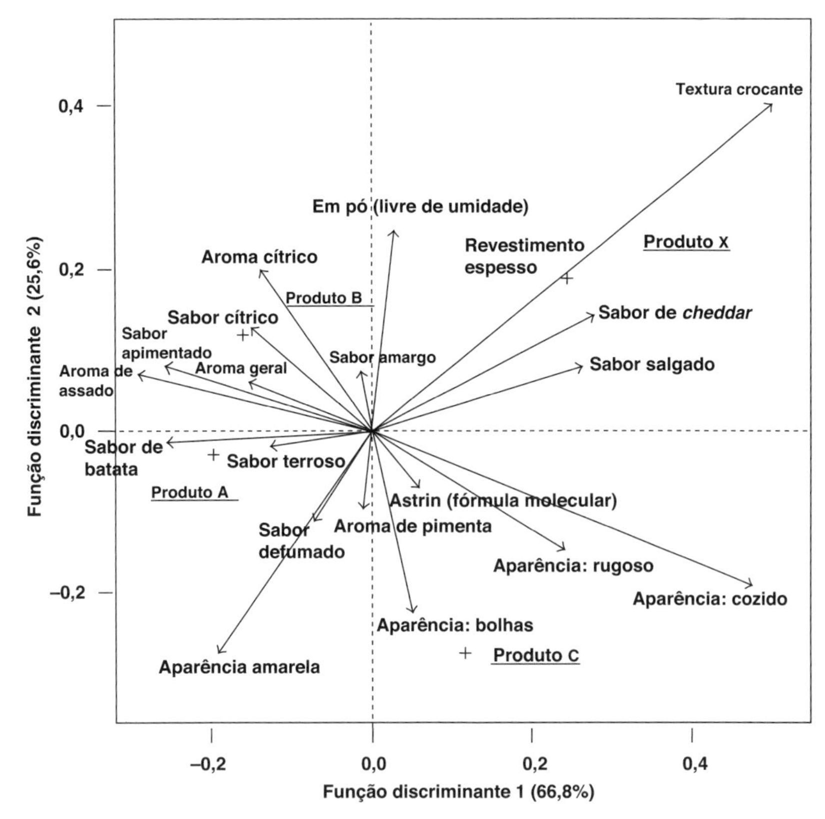

Figura 14.3 Mapa sensorial de produto. (Copyright 2008 Tragon Corporation. Todos os direitos reservados.)

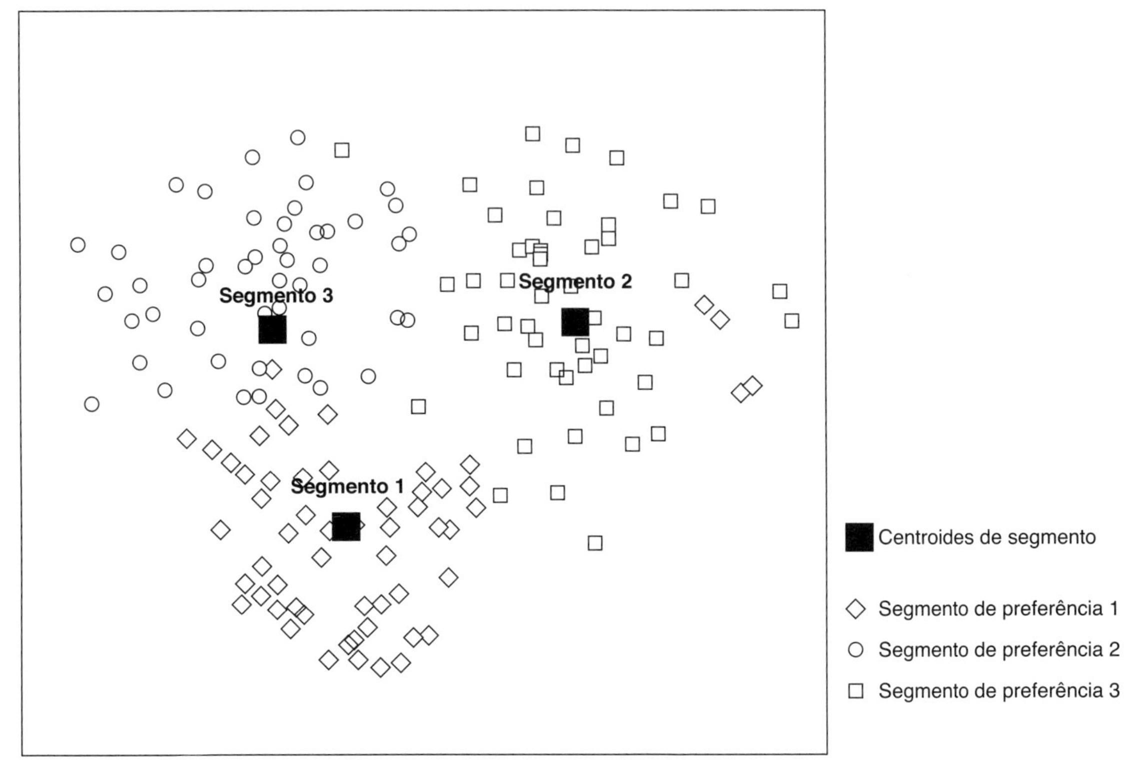

Figura 14.4 Segmentos de preferência. (Copyright 2008 Tragon Corporation. Todos os direitos reservados.)

A Figura 14.5 ilustra um mapa sensorial que inclui resultados de análises de *benchmarking* e de análises descritivas sensoriais para um arranjo de produtos não alimentares (loções para as mãos). As relações relativas apresentadas aqui fornecem informações úteis para desenvolvedores de produto e pesquisadores de mercado. Esses mapas ajudam a identificar os atributos sensoriais mais estreitamente associados aos produtos principais. Quando utilizados de forma efetiva, esses meios de exibição de dados podem ajudar a revelar oportunidades de inovação e ajudar as empresas a fornecerem produtos que apresentam boa aceitação pelos consumidores. Esses tipos de mapas sensoriais são tipicamente derivados do rendimento da análise fatorial (AF) ou da análise de componente principal (ACP).

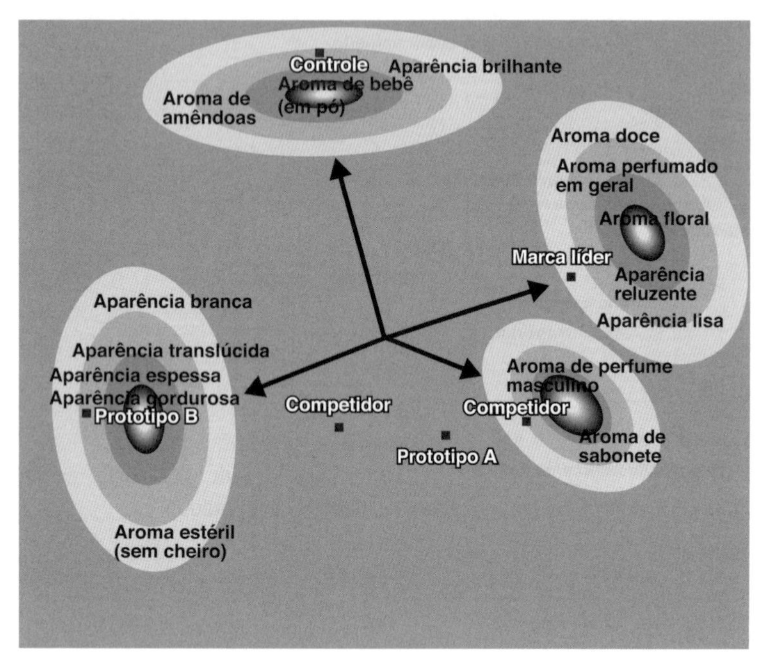

Figura 14.5 Mapa sensorial do produto e do consumidor. (Copyright 2008 Tragon Corporation. Todos os direitos reservados.)

Referências bibliográficas e sugestões de leitura

Cohen, J. and Cohen, P. (1983) *Applied Multiple Regression/Correlation Analysis for the Behavioral Sciences*, 2nd edn. Lawrence Erlbaum Associates, Hillsdale, New Jersey.

Dillon,W.R. and Goldstein, M. (1984) *Multivariate Analysis: Methods and Applications (Wiley Series in Probability and Statistics)*. Wiley, New York.

Giovanni, M. (1983) Response surface methodology for product optimization. *Food Technology*, **37**(11), 41–45, 83.

Gower, J.C. (1975) Generalized Procrustes analysis. *Psychometrika*, **40**(1), 33–51.

Green, B.G., Shaffer, G.S. and Gilmore, M.M. (1993) Derivation and evaluation of a semantic scale of oral sensation magnitude with apparent ratio properties. *Chemical Senses*, **18**, 683–702.

Green, B.G., Dalton, P., Cowart, B., Shaffer, G., Rankin, K. and Higgins, J. (1996) Evaluating the "labeled magnitude scale" for measuring sensations of taste and smell. *Chemical Senses*, **21**, 323–34.

Guinard, J.-X. and Cliff, M.C. (1987) Descriptive analysis of Pinot noir wines from Carneros, Napa and Sonoma. *American Journal of Enology and Viticulture*, **38**, 211–15.

Lawless, H.T. and Heymann, H. (1998) *Sensory Evaluation of Food. Principles and Practices*. Chapman and Hall, New York.

Lee, S.-Y., Luna-Guzman, I., Chang, S., Barrett, D.M. and Guinard, J.-X. (1999) Relating descriptive analysis and instrumental texture data of processed diced tomatoes. *Food Quality and Preference*, **10**, 447–55.

Martens, H. and Russwurm H. Jr (1983) *Food Research and Data Analysis*. Applied Science Publishers, London.

Naes, T. and Risvik, E. (1996) *Multivariate Analysis of Data in Sensory Science*. Elsevier, Amsterdam.

Noble, A.C.,Williams, A.A. and Langron, S.P. (1984) Descriptive analysis and quality ratings of 1976 wines from four Bordeaux communes. *Journal of the Science of Food and Agriculture*, **35**, 88–98.

O'Mahony, M. (1986) *Sensory Evaluation of Food: Statistical Methods and Procedures*. Marcel Dekker, New York.
Pangborn, R.M., Guinard, J.-X. and Davis, R.G. (1988) Regional aroma preferences. *Food Quality and Preference*, **1**, 11–19.
Parducci, A. (1965) Category judgment: a rangefrequency model. *Psychological Review*, **72**, 407–418.
Rummel, R.J. (1970) *Applied Factor Analysis*, Chapter 22. Northwestern University Press, Evanston, Illinois.
Schiffman, S.S., Reynolds, M.L. and Young, F.W. (1981) *Introduction to Multidimensional Scaling. Theory, Methods and Applications*. Academic Press, New York.
Schutz, H.G. (1983) Multiple regression approach to optimization. *Food Technology*, **37**(11), 46–8, 62.
Williams, A.A. and Langron, S.P. (1984) The use of free-choice profiling for the evaluation of commercial Ports. *Journal of the Science of Food and Agriculture*, **35**, 558–68.

15

Garantia de qualidade e legislação

David Jukes

Pontos-chave

- Os consumidores esperam contar com um fornecimento de alimentos seguro e com o desenvolvimento de uma legislação que os ajude a garantir isso. Os cientistas e tecnólogos de alimentos precisam conhecer o sistema operante em seus próprios países.
- Os sistemas nacionais de controle de alimentos são afetados por acordos regionais e internacionais. Com relação a esse aspecto, o uso da análise de risco constitui um elemento decisivo, cujo papel é considerado.
- A Comissão do Codex Alimentarius e desenvolve padrões internacionais na área de alimentos que possuem um *status* especial para a Organização Mundial de Comércio (OMC). A relação entre os padrões do Codex e a OMC é descrita.
- Os cientistas, engenheiros e tecnólogos de alimentos são fundamentais à implementação de sistemas de gestão da qualidade que capacitam os negócios do ramo alimentício a fornecer aos clientes os produtos que atendem suas necessidades.
- Há procedimentos de gestão da qualidade a serem considerados e seus principais componentes devem ser descritos.
- A exigência de atender aos padrões privados tornou-se um elemento importante na cadeia de fornecimento de alimentos. Alguns exemplos desses padrões são considerados.
- A garantia de qualidade requer a aplicação de técnicas estatísticas válidas. O presente capítulo introduz conceitos estatísticos essenciais, bem como os gráficos de controle de Shewhart e a aceitação por amostragem.

15.1 Introdução

Os cientistas, engenheiros e tecnólogos de alimentos exercem um papel decisivo ao atuarem na produção de alimentos seguros e sadios, que atendam às necessidades do consumidor. Em uma fábrica, esses profissionais se fazem necessários para garantir a realização de vistorias de suprimentos adequadas, estabelecer sistemas de qualidade efetivos e ajudar a manter a segurança e qualidade dos produtos. Diante de uma cadeia global de fornecimento de alimentos, o trabalho desses profissionais abrange desde a rede de fornecedores, que podem estar a milhares de quilômetros de distância, e envolve a colaboração dos consumidores, que também podem estar em qualquer parte do mundo. Dada a natureza complexa da cadeia de fornecimento de alimentos, foram estabelecidos controles nos níveis nacional e internacional com o intuito de proteger os consumidores e garantir práticas de comércio íntegras. A manutenção e o aprimoramento desses controles também requer o conhecimento detalhado sobre ciência, engenharia e tecnologia de alimentos. Por esse motivo, os cientistas, engenheiros e tecnólogos de alimentos muitas vezes trabalham para organizações nacionais de controle de alimentos.

Portanto, é necessário que esses profissionais conheçam os elementos-chave do controle de alimentos – seja para aplicação em um negócio ou em uma autoridade governamental. Os controles podem ser legalmente estabelecidos ou baseados nas demandas mais rigorosas do mercado. Neste capítulo, são considerados três tópicos relacionados:

1 Os fundamentos da legislação de alimentos, em que os elementos básicos dos controles nacionais são considerados e as ligações com os desenvolvimentos internacionais são descritas.
2 Os sistemas de gestão da qualidade em alimentos, que descreve o papel dos sistemas de qualidade e discute os elementos-chave destes.
3 Aspectos do controle estatístico do processo, que introduz algumas das ferramentas matemáticas que podem ser utilizadas para garantir a adequação às exigências de qualidade.

Com relação a esse capítulo, um ponto essencial a ser considerado é o fato de que, diferentemente dos numerosos conceitos científicos descritos nos outros capítulos, seu conteúdo baseia-se sobretudo nas políticas e práticas. Sendo assim, esse conteúdo está sujeito a alterações baseadas nas ameaças recém-identificadas ou na mudança das prioridades do governo. Esse capítulo consequentemente tenta enfocar os elementos decisivos e emprega a legislação e os padrões vigentes para ilustrá-los. Os leitores devem ser preparados de modo a garantir que sejam capazes de identificar quaisquer alterações ocorridas antes de tomarem decisões com base nesses exemplos.

15.2 Fundamentos da legislação de alimentos

15.2.1 Objetivos essenciais

Quando uma sociedade acredita que necessita de proteção, é usual que o governo nacional responda aprovando uma legislação que conceda tal proteção. As antigas leis referentes ao controle de alimentos datam de muitos séculos atrás, porém os conceitos modernos de legislação de alimentos baseiam-se principalmente nas ideias desenvolvidas na metade do século XIX. Naquele tempo, os avanços científicos, incluindo a microscopia e as análises químicas, deixaram claro que o suprimento alimentício frequentemente apresentava contaminação e muitas vezes era prejudicial.

Com a continuidade dos avanços na ciência e na tecnologia, aliada à rápida urbanização de uma parte considerável da população mundial, a cadeia de fornecimento de alimentos tornou-se cada vez mais complexa e globalizada. Embora os avanços tenham permitido que a maioria das pessoas passasse a desfrutar de um suprimento alimentício regular e diversificado, muitos consumidores ainda relutam em aceitar o papel da ciência e da tecnologia moderna no fornecimento de alimentos. A resistência existente em algumas partes do globo aos alimentos irradiados e geneticamente modificados exemplifica com clareza os locais onde os avanços têm encontrado resistência e os legisladores tentam adotar controles que garantam a segurança dos alimentos, mas também propiciem o direito do consumidor à escolha.

A legislação de alimentos é somente uma parte do sistema utilizado para tentar proporcionar proteção ao consumidor. Enquanto o cientista, o engenheiro ou o tecnólogo podem se concentrar no conteúdo da legislação (p. ex., o nível de aditivos permitido), a implementação efetiva de um sistema de controle de alimentos nacional depende da operação regular e eficiente de vários elementos distintos. Um conjunto moderno e bem delineado de documentos legais aparentemente é o bastante. Entretanto, na prática, a legislação provavelmente será ineficaz sem uma equipe administrativa efetiva junto ao governo, sem uma equipe de sanção profissional e comprometida, e sem o suporte de um serviço laboratorial bem dotado de recursos.

A legislação de alimentos pode ser usualmente identificada como pertencente a uma dentre duas fundamentais áreas de proteção – segurança de alimentos e qualidade de alimentos. Um terceiro aspecto – o uso da legislação para melhorar a qualidade nutricional da dieta – representa um avanço mais recente.

- *Segurança de alimentos*: Para proteger os consumidores contra os efeitos adversos à saúde, a legislação usualmente atribui aos fornecedores de alimentos a responsabilidade de garantir que eles são seguros. Para facilitar a execução legal, foi desenvolvida uma legislação detalhada para estabelecer com clareza o que constitui um alimento seguro. Alguns exemplos são os controles de higiene da produção e distribuição; os limites dos níveis de compostos químicos adicionados aos alimentos (seja de forma proposital ou como contaminação natural); os sistemas de aprovação para controle de novos processos (p. ex., irradiação de alimentos ou alimentos geneticamente modificados); e especificações para os materiais das embalagens.

- *Qualidade de alimentos:* Os alimentos podem ser perfeitamente seguros, mas podem não ser satisfatórios. Para ilustrar essa diferença, considere o exemplo de um recipiente com leite. O leite pode ser submetido a controles de higiene rigorosos e estar totalmente seguro para consumo. Entretanto, se um pouco de água for adicionado ao leite durante a coleta e/ou distribuição, e ele continuar sendo vendido como leite puro, o consumidor que o comprar estará pagando na verdade por uma mistura de leite e água. Se esse produto foi vendido como leite, então o consumidor que o comprou foi enganado. A legislação de alimentos, portanto, é desenvolvida para proteger os consumidores quanto à qualidade da composição dos alimentos adquiridos. Os usos desses controles variam e existem diferentes abordagens possíveis.
  - "*Abordagem vertical*": em um extremo, é possível estabelecer especificações detalhadas para uma ampla gama de produtos alimentícios. Nesse caso, os fabricantes são solicitados a fabricar somente produtos que atendam a essas especificações legais. Esse método garante que os consumidores possam ter certeza de estarem comprando alimentos que atendem aos padrões nacionalmente aprovados. Entretanto, essa abordagem impõe limites ao fabricante, reprime o desenvolvimento do produto e restringe as opções de escolha do consumidor.
  - "*Abordagem horizontal*": no outro extremo, é possível conceder liberdade total aos fabricantes para fabricar qualquer produto alimentício, todavia, para que a legislação requeira a inclusão das informações descritivas completas do produto no rótulo, permitindo que o consumidor possa decidir se compra ou não o alimento a partir da informação constante no rótulo.

  Na prática, muitos países adotaram uma combinação dessas duas abordagens. Com base na "abordagem vertical", é comum fornecer certo número de controles para produtos considerados importantes para a dieta nacional (p. ex., pão e leite). Os fabricantes contam com uma liberdade bem maior para manufaturar outros produtos, desde que atendam às regras da rotulagem. O equilíbrio entre essas duas abordagens varia. Nos países em desenvolvimento, com baixos índices de alfabetização ou com falta de consciência do consumidor, a dependência da rotulagem pode conferir uma proteção insuficiente ao consumidor. Nesses países, existe uma tendência a uma maior dependência em relação aos padrões de produto. Em muitos países ou regiões economicamente desenvolvidas, a abordagem da prescrição legal que prevalecia na metade do século XX foi amplamente substituída pelo uso dos controles de rotulagem informativa.

- *Controle dietético*: Durante algum tempo, foram realizadas tentativas limitadas de usar a legislação de alimentos para proteger ou melhorar a saúde. O principal controle tem sido a necessidade de enriquecer certos alimentos, bem como de intensificar o consumo de micronutrientes essenciais. Alguns exemplos são a adição de vitaminas à margarina, a adição de vitaminas e minerais à farinha e/ou aos pães, e a iodização do sal. Esses usos direcionados da intervenção dietética em geral têm sido bem-sucedidos no alcance de seus objetivos limitados.

  Em uma escala maior, todavia, muitos países estão enfrentando problemas de saúde pública significativos em decorrência das mudanças na dieta e no estilo de vida. Alguns desses problemas são os níveis aumentados de diabetes e de doença cardiovascular. Entretanto, a questão é como lidar com as causas. É possível incentivar a população a adotar um estilo de vida mais saudável, porém a adoção de políticas que possam conduzir a uma dieta mais saudável também está sendo considerada e praticada. Entre as possíveis opções, está a retomada de alguns controles verticais, embora outra alternativa seja usar uma rotulagem mais detalhada e controles de propaganda, incluindo uma orientação nutricional aprimorada e controles mais rigorosos sobre as legações de saúde e nutrição.

Esses três objetivos diferentes abrangem a maioria dos aspectos normalmente considerados como legislação de alimentos. Entretanto, como os alimentos podem ter grande importância na cultura e economia de um país, nos lugares onde as leis são aprovadas frequentemente surgem questões que exercem impacto sobre a situação do suprimento de alimentos, mas que têm origem fora dos objetivos já descritos. Os países que possuem uma ampla economia agrícola podem procurar proteger seus agricultores ou indústrias rurais adotando certas medidas protetoras, enquanto outros países usam a legislação de alimentos para garantir a complacência com as regras religiosas. Muitas vezes, os controles gerais aplicados para proteger a sociedade contra uma ampla gama de riscos também exercem impacto sobre os negócios da cadeia de alimentos (p. ex., pesos e medidas, saúde e segurança, costumes e impostos ou controles ambientais). Esses controles mais amplos normalmente não são considerados "legislação de alimentos" e não serão abordados aqui. Contudo, aquele que for montar um negócio no ramo de alimentos precisará conhecer todas as leis que afetarão seus negócios.

15.2.2 O papel da análise de risco

As abordagens atuais de controle de segurança de alimentos frequentemente giram em torno do conceito de "análise de risco". Os diferentes componentes da análise de risco são representados no diagrama mostrado na Figura 15.1.

A consideração das evidências científicas é conhecida como processo de "avaliação de risco". Entretanto, a avaliação de risco por si só é insatisfatória. Quando os resultados da "avaliação de risco" são conhecidos, então os demais precisarão considerar quais ações se fazem necessárias para conferir proteção – pode ser necessário considerar várias opções. O processo de se avaliar qual opção é aplicável é considerado um componente à parte denominado "gestão de riscos".

Por fim, para garantir que o público esteja ciente da necessidade de haver controles e do modo como estes são desenvolvidos, os assessores e gestores de riscos devem participar de um processo de "comunicação de risco". Enquanto a população muitas vezes espera que os alimentos sejam 100% seguros, a compreensão de que essa segurança é inatingível pode ser um conceito difícil de explicar. A publicação dos resultados de estudos científicos que possam sugerir a existência de uma ameaça tóxica pode ser manchete em jornais respeitáveis, porém os estágios de avaliação e gestão dos riscos podem sugerir uma situação mais complexa, em que determinados riscos podem ser inevitáveis. A comunicação de risco efetiva, em que a situação é explicada ao público, torna-se vital quando se deve apoiar as medidas de controle adotadas pela autoridade nacional.

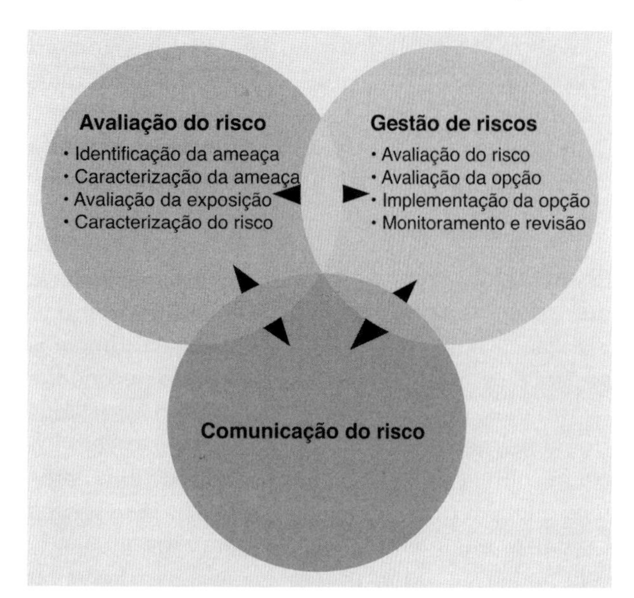

Figura 15.1 Estrutura da análise de risco.

A aplicação de métodos científicos modernos à cadeia de fornecimento de alimentos têm deixado muitos consumidores preocupados com a segurança e a integridade dos alimentos que consomem. Os temores relativos à saúde, como a encefalopatia espongiforme bovina (EEB), a gripe aviária e a contaminação com dioxina, constituem preocupações importantes e ocorreram em momentos similares ao desenvolvimento de novas tecnologias, tais como a modificação genética e a irradiação de alimentos. Talvez, não surpreenda que os consumidores muitas vezes busquem alimentos mais naturais (alimentos apenas produzidos sem aditivos alimentares ou que atendam a critérios mais específicos [p. ex., "orgânicos"]). Isso é percebido como um retorno aos métodos tradicionais de produção de alimentos. Entretanto, com a moderna cadeia de fornecimento de alimentos, até os "alimentos naturais" podem trazer riscos e a "análise de riscos" ainda é aplicável a eles.

Definições funcionais detalhadas relacionadas à análise de risco foram adotadas pela Comissão do Codex Alimentarius (discutida a seguir) e são listadas na Tabela 15.1.

15.2.3 Sistemas nacionais de controle de alimentos

Conforme já descrito, um sistema nacional de controle de alimentos requer a montagem e a interconexão efetiva de alguns elementos diferentes. Existem cinco componentes essenciais que frequentemente são identificados como envolvidos nele (FAO, 2006):

- gerenciamento do controle de alimentos;
- legislação de alimentos;
- inspeção de alimentos;
- laboratórios de controle de alimentos;

Tabela 15.1 Algumas definições de termos relacionados à análise de riscos. (De Codex Alimentarius Commission, 2007.)

Ameaça: um agente biológico, químico ou físico presente em (ou na condição de) alimentos, que tenha potencial de causar efeito adverso à saúde.
Risco: uma função da probabilidade de um efeito adverso à saúde e da gravidade desse efeito, consequente à(s) ameaça(s) presente(s) nos alimentos.
Análise do risco: processo que consiste em três componentes: avaliação do risco, gestão de riscos e comunicação do risco
Avaliação do risco: um processo de base científica, que consiste nas seguintes etapas: (i) identificação da ameaça; (ii) caracterização da ameaça; (iii) avaliação da exposição; e (iv) caracterização do risco.
Gestão de riscos: processo de ponderar alternativas políticas, diferente da avaliação do risco, realizado em consulta com todas as partes interessadas e considerando a avaliação do risco e outros fatores relevantes para a proteção da saúde dos consumidores e para a promoção de práticas comerciais corretas, bem como (se necessário) seleção de opções apropriadas de prevenção e controle.
Comunicação do risco: troca de informações e opiniões que ocorre ao longo de todo o processo de análise do risco, que diz respeito aos riscos, fatores relacionados aos riscos e percepções dos riscos, envolvendo assessores de riscos, gestores de riscos, consumidores, indústria, comunidade acadêmica e outras partes interessadas, incluindo a explicação dos achados de avaliação do risco e a base das decisões da gestão de riscos.

- informação, educação e comunicação sobre qualidade e segurança de alimentos.

15.2.3.1 Gerenciamento do controle de alimentos

Definição (FAO, 2006, p. 18)
O *gerenciamento do controle de alimentos* é um processo contínuo de planejar, organizar, monitorar, coordenar e comunicar, de forma integrada, uma ampla gama de decisões e ações baseadas em riscos, para garantir a segurança e a qualidade de alimentos domesticamente produzidos e importados.

O abastecimento de alimentos seguros e de qualidade num país não é apenas um simples acontecimento – o processamento requer gerenciamento e manutenção. Essa tarefa normalmente é assumida por uma ou mais partes do governo. Como já mencionado, a importância política do sistema de fornecimento de alimentos pode variar e, como consequência, a alocação de responsabilidades também pode variar. No caso dos países cuja economia é dominada pela agricultura, o gerenciamento do controle de alimentos pode ser visto como uma atividade agrícola, em que o Ministério da Agricultura assume o papel de líder. Entretanto, os aspectos relacionados à saúde podem ser mais dominantes em outro país, onde o Ministério da Saúde pode assumir a responsabilidade da liderança. Em outros países, outras prioridades podem conduzir a outras estruturas e a indústria, o comércio ou os ministérios do governo local podem assumir a liderança. A natureza complexa do sistema de fornecimento de alimentos implica o fato de que o sistema certo para um dado país pode ser inadequado para outro.

As falhas no sistema de controle decorrentes da existência de responsabilidades sobrepostas, hiatos entre componentes ou grupos concorrentes não cooperantes levam a um enfoque significativamente maior sobre a estrutura do sistema geral, bem como ao uso crescente da estrutura de administração de "agência isolada", numa tentativa de prevenir e resolver questões.

15.2.3.2 Legislação de alimentos

Definições (FAO, 2006, p. 39)
A *legislação de alimentos* (ou *lei de alimentos*) constitui o corpo completo de textos legais (leis, regulamentações e padrões) que estabelecem princípios amplos para o controle de alimentos de um país, além de governar todos os aspectos da produção, manipulação e comércio de alimentos como forma de proteger os consumidores contra alimentos não seguros e práticas fraudulentas.
As *regulamentações de alimentos* são instrumentos legais subsidiários (normalmente instituídos por um ministro, e não por parlamentares) que prescrevem requisitos obrigatórios aplicáveis a vários aspectos da produção, manipulação, *marketing* e comercialização de alimentos, além de fornecerem detalhes suplementares que permanecem em aberto na legislação em nível parlamentar principal.
Os *padrões de alimentos* são procedimentos e diretrizes nacional ou internacionalmente aceitos (voluntários ou obrigatórios) que se aplicam a diversos aspectos da produção, manipulação, *marketing* e comercialização de alimentos, para intensificar e/ou garantir a segurança e a qualidade dos alimentos.

A criação de uma base legal para controle dos alimentos é vital para conferir uma proteção efetiva aos consumidores. É de se esperar que a vasta maioria dos fornecedores de alimentos deseje garantir que o alimento fornecido seja seguro e atenda às necessidades do consumidor. Entretanto, haverá aqueles que, por negligência ou visando garantir lucros pessoais, estarão preparados para oferecer riscos. A legislação é necessária para que sejam adotadas providências adequadas para a minimização do número de fornecedores preparados para assumir os riscos.

Os documentos legais impressos precisam fornecer uma estrutura abrangente para o controle de alimentos. Os elementos-chave usualmente encontrados nas principais legislações de alimentos são:

- Cláusulas introdutórias: a legislação trabalha melhor quando existem definições claras e é comum encontrar termos-chave definidos na lei. As definições comuns são para "alimento" e "negócios do ramo alimentício".
- Cláusulas capacitadoras e administrativas: identificarão as autoridades públicas que possuem responsabilidades perante a lei e podem estabelecer uma agência ou conselho para representar o governo. A lei também especificará a autoridade para o cumprimento da lei e os poderes dos inspetores de entrar nos estabelecimentos e obter amostras.
- Violações e penalidades: usualmente são criadas violações importantes que conferem proteção geral contra um alimento perigoso ou alimento rotulado de forma incorreta. As penalidades devem ser suficientes para deter os potenciais transgressores.
- Cláusulas específicas sobre alimentos: dependendo das prioridades de um país, a lei tende a conter certo número de controles específicos. Estes podem estar relacionados a condições importantes de importação e exportação ou a requisitos relacionados a registros ou licenciamentos. De um modo mais geral, a lei tende a conceder autoridade para a adoção de regulamentações de alimentos secundárias.

Embora possa ser desnecessário alterar com frequência os componentes fundamentais da legislação de alimentos principal, é necessário garantir que esta continue sendo um documento legal efetivo. Para tanto, é preciso revisar as cláusulas regularmente.

A legislação secundária, sob a forma de regulamentações de alimentos, irá conter os principais detalhes necessários a um controle de alimentos efetivo. Essas regulamentações podem ser classificadas em três tipos principais:

- regulamentações que afetam os produtos alimentícios em geral (p. ex., higiene e rotulagem de alimentos);
- regulamentações que afetam produtos alimentícios específicos (p. ex., pão, chocolate, alimentos para bebês);
- regulamentações para fins organizacionais ou de coordenação (p. ex., o procedimento para emissão de licenças ou obtenção de amostras).

Os requerimentos de caráter mais técnico contidos nas regulamentações de alimentos tendem a ser atualizados com mais frequência à medida que são disponibilizadas novas informações sobre potenciais perigos ou os avanços tecnológicos introduzem novas substâncias ou processos na cadeia de fornecimento de alimentos.

15.2.3.3 Inspeção de alimentos

Definição (FAO, 2006, p. 66)
A *inspeção de alimentos* consiste na análise de alimentos ou de sistemas de controle de alimentos, matérias-primas, processamento e distribuição, incluindo testes de produtos em processamento e concluídos, com o objetivo de verificar a conformidade com as exigências. A inspeção de alimentos pode ser operada por agências do governo, bem como organizações independentes que foram oficialmente reconhecidas pelas autoridades nacionais.

A inspeção de todos os estágios do fornecimento de alimentos por oficiais de execução oficial é necessária para garantir ao público que os não cumpridores das exigências legais estão sendo detectados e impedidos de continuar a agir de tal forma. Também é útil que os negócios do ramo alimentício cumpridores da lei saibam que os concorrentes que falham em atender aos mesmos padrões serão impedidos de prosseguir.

Os sistemas de inspeção modernos utilizam uma abordagem profissional e sistemática, fundamentada em um programa de inspeções baseado em riscos.

Alguns exemplos de componentes-chave do sistema de inspeção de alimentos são:

- políticas e procedimentos documentados para inspeção baseada em riscos;
- banco de dados de premissas de alimentos classificadas de acordo com o risco;
- oficiais de alimentos profissionais e adequados, submetidos a um treinamento apropriado, qualificados e experientes;
- acesso a recursos, incluindo instalações, equipamentos, meios de transporte e vias de comunicação;
- procedimentos para coleta e manipulação de amostras de alimentos;
- procedimentos para manipulação de alimentos em situações de emergência, epidemias de doenças transmitidas por alimentos e queixas de consumidores.

15.2.3.4 Laboratórios de controle de alimentos

Depois que os oficiais de execução coletam uma amostra, torna-se essencial submetê-la aos testes apropriados. Para tanto, é preciso contar um laboratório oficial disponível, que possa fornecer ao oficial uma declaração clara e acurada sobre as condições físicas, químicas ou microbiológicas da amostra de alimento. É preciso que o resultado da análise possa ser utilizado como evidência em quaisquer processos judiciais subsequentes. Por esse motivo, a análise precisa ser conduzida com um alto nível de integridade, garantindo que a metodologia utilizada seja apropriada e esteja em conformidade com os padrões nacionais e internacionais.

Uma forma de ajudar a garantir que os laboratórios contem com uma equipe adequada de funcionários e utilizem técnicas apropriadas consiste na participação em esquemas de proficiência, em que o desempenho dos laboratórios é julgado de maneira independente, em comparação aos demais laboratórios oficiais. A manutenção de padrões elevados de procedimentos analíticos associados ao uso de métodos padronizados contribui para a acurácia dos resultados.

Embora muitas análises de rotina possam ser conduzidas com uma gama bastante limitada de equipamentos analíticos, os avanços tecnológicos e a necessidade de detectar baixos níveis de contaminantes (p. ex., resíduos de pesticidas ou aflatoxinas) ampliaram a variedade e a sofisticação dos equipamentos necessários nos laboratórios oficiais.

15.2.3.5 Informação, educação e comunicação sobre qualidade e segurança de alimentos

Embora o governo possa estabelecer a legislação e contar com serviços bem equipados de execução legal e análises laboratoriais, a vasta maioria dos alimentos não será vista por nenhum oficial durante a passagem pela cadeia alimentícia. Como etapa final na cadeia, os consumidores consequentemente exercem papel decisivo na manutenção e intensificação dos padrões de segurança dos alimentos. Para que sejam um componente efetivo do sistema de controle dos alimentos, é necessário que os consumidores tenham acesso à informação sobre segurança e qualidade de alimentos. Os consumidores esclarecidos são mais propensos a identificar alimentos perigosos e manter seus hábitos em qualquer lugar – esses consumidores também são mais propensos a alertarem as autoridades sobre a existência desses perigos, possibilitando uma resposta rápida aos alimentos vendidos ilegalmente.

O processo de educação vai além do consumidor. Na maioria dos países, o sistema de fornecimento de alimentos consiste em um grande número de pequenos negócios que frequentemente não têm contato com cientistas, engenheiros nem tecnólogos treinados. A educação e a comunicação também precisam identificar métodos convenientes de fornecer informação relevante aos pequenos negócios, a fim de garantir, que estes, em especial, produzam e vendam alimentos seguros, em conformidade com as exigências legais.

15.2.4 Padrões internacionais de alimentos

Embora os governos tenham a responsabilidade de proteger suas respectivas populações, a adoção em larga escala de diferentes exigências legislativas em diferentes países pode representar um obstáculo importante para o comércio. Como o objetivo da legislação era proteger o consumidor, parecia ser provável que algum acordo fosse obtido em nível internacional para definir os controles necessários. Com a aceitação desses controles pelos governos nacionais, deveria ser possível tanto oferecer proteção adequada como possibilitar um comércio desimpedido. Estas foram as origens do Programa de Padronização de Alimentos, coordenado pela Organização das Nações Unidas para Agricultura e Alimentação (*Food and Agriculture Organization*, FAO) e pela Organização Mundial da Saúde (OMS), envolvendo a Comissão do Codex Alimentarius (CCA).

15.2.5 Comissão do Codex Alimentarius (CCA)

A CCA foi fundada em 1961 com a missão de atuar como fórum internacional para adoção dos padrões de alimentos. Os padrões de alimentos, então, poderiam ser utilizados por países individuais que se basearíam em suas próprias leis e regulamentações. Com uma base única, esperava-se que haveria maior uniformidade e, consequentemente, menos barreiras.

Embora muitas dessas expectativas tenham sido alcançadas durante os primeiros 30 anos de sua existência, a incorporação dos padrões do Codex à legislação nacional foi limitada. Os países desenvolvidos, em particular, perceberam que os padrões do Codex poderiam diluir os controles nacionalmente desenvolvidos no decorrer de vários anos. Os países em desenvolvimento que adotaram os padrões do Codex constataram que o acesso aos mercados desenvolvidos ainda era limitado. Contudo, a CCA ganhou ainda mais autoridade com a formação da Organização Mundial do Comércio (OMC), em 1995. Esse fato promoveu um novo reconhecimento do Codex, em que seus padrões estabelecidos atuando como referencial pelo qual as legislações nacionais poderiam ser avaliadas com relação à regras da OMC (ver a seguir).

O Codex Alimentarius é financiado e dirigido pela FAO e pela OMC. A associação é aberta a qualquer país, seja ele membro da FAO ou da OMC. As organizações internacionais interessadas também podem participar do trabalho do Codex e ajudar no desenvolvimento dos padrões.

Atualmente, a principal reunião da CCA é um encontro anual aberto a todas as nações-membros e organizações participantes. Nesse evento, são tomadas decisões referentes à adoção dos padrões e sobre os aspectos gerais que afetam o trabalho da CCA. A maior parte do trabalho preparatório é conduzida nas reuniões de diversos comitês responsáveis por diferentes áreas de trabalho (ver Fig.15.2). Alguns desses comitês consideram questões de natureza "horizontal" (p. ex., higiene de alimentos, rotulagem de alimentos ou contaminantes de alimentos), enquanto outros consideram questões de natureza "vertical" (p. ex., gorduras e óleos, açúcares, e frutas e vegetais). Esses comitês também são abertos a todas as nações-membros e organizações participantes. Um procedimento "por etapas" definido governa a adoção de padrões e permite que todos os países participem, mesmo que não compareçam em todas as reuniões.

A CCA também hospeda as reuniões dos comitês regionais, que possibilitam a discussão de questões referentes a diversas regiões do mundo. Esses comitês regionais têm sido particularmente valiosos para as áreas em desenvolvimento do globo, onde o compartilhamento de experiências incentiva a adoção de abordagens convenientes à situação de cada região.

Embora o processo do Codex possa parecer bastante demorado e o tempo necessário para a adoção dos padrões possa ser surpreendentemente longo, pode ser difícil chegar a um acordo com relação aos aspectos sensíveis dos alimentos. O Codex tenta trabalhar na base do consenso, com os padrões sendo adotados mediante concordância geral. Embora ocasionalmente sejam realizadas votações, diante da existência de diferenças de opinião evidentes, a consequente adoção de um padrão controverso não costuma resultar na conclusão da questão. Uma análise mais detalhada das diferenças e uma compreensão mais aprofundada dos aspectos envolvidos na disputa eventualmente podem conduzir a um padrão mais concordante.

15.2.6 Organização Mundial do Comércio (OMC)

A criação da Organização Mundial do Comércio (OMC), em 1995, resultou na criação de um novo conjunto de regras operacionais para o comércio mundial. Embora a OMC tenha representado um avanço significativo, suas origens podem remontar às tentativas de estabelecer regras comerciais internacionais concordantes, posteriores à Segunda Guerra Mundial. Em consequência, foi criado o Acordo Geral sobre Tarifas e Comércio (AGTC), que se expandiu de forma progressiva com várias rodadas de negociação.

No que se refere aos padrões alimentícios, a OMC estabeleceu regras mais específicas. Estas estavam contidas em dois acordos associados ao tratado principal da OMC. O primeiro acordo – "Agreement on the Application of Sanitary and Phytosanitary Measures" (Acordo Sobre a Aplicação de Medidas Sanitárias e Fitossanitárias) (acordo SPS) – considera, no que se refere aos alimentos, os aspectos que afetam a saúde humana. As potenciais barreiras ao comércio decorrentes das diferenças relacionadas a outros aspectos geralmente são tratadas pelo "Agreement on Technical Barriers to Trade" (Acordo Sobre as Barreiras Técnicas ao Comércio) (acordo TBT). Além disso, com a adoção de procedimentos para resolução de disputas, atualmente existe uma estrutura considerável para prevenção e superação de potenciais problemas comerciais relacionados aos alimentos.

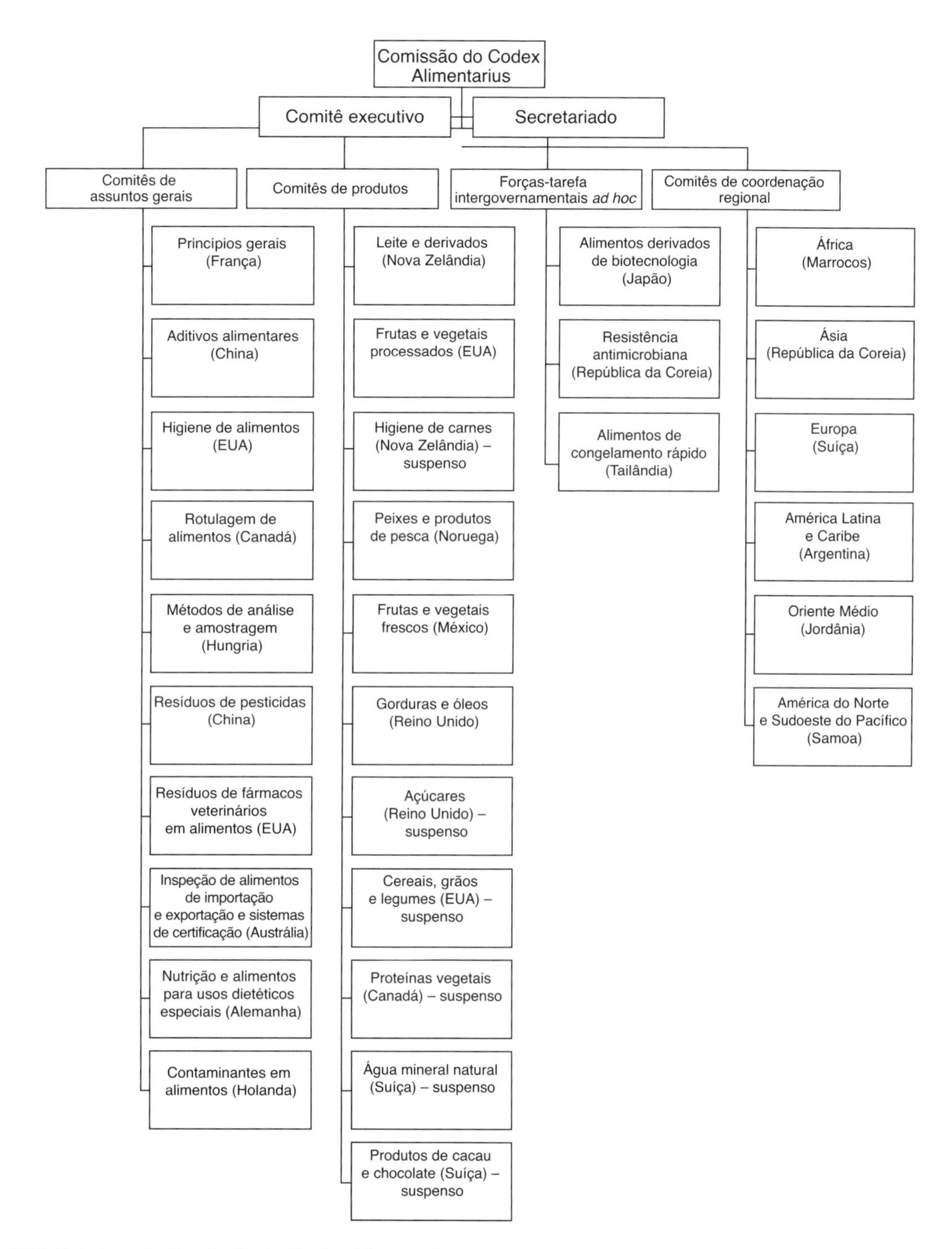

Figura 15.2 Estrutura da Comissão do Codex Alimentarium.

15.2.6.1 Acordo sobre a aplicação de medidas sanitárias e fitossanitárias (SPS)

Quando uma exigência alimentícia nacional está relacionada à segurança de alimentos, usualmente é abrangida pela definição de uma medida sanitária. A Tabela 15.2 fornece duas definições-chave. O acordo SPS cobre questões relacionadas aos alimentos humanos, rações para animais e saúde das plantas. No caso dos alimentos, o acordo estipula que os padrões, diretrizes e recomendações da CCA sejam utilizados como base para julgar a complacência com os requerimentos do acordo.

O artigo 3 do acordo estabelece os conceitos ligados à harmonização. As primeiras três partes do artigo 3 foram reproduzidas na íntegra na Tabela 15.3.

Segundo o artigo 3.1, os países devem adotar padrões, diretrizes e recomendações internacionais, a menos que existam alternativas permitidas em outros artigos do mesmo acordo. Por força das definições, no caso dos alimentos, isso está relacionado às publicações da Comissão do Codex Alimentarius. O Artigo 3.2 estabelece que qualquer país que adote esses padrões está em conformidade com os termos do acordo. O artigo 3.3 estabelece que os países podem introduzir controles mais rigorosos, que conferem um nível de proteção maior, caso seu uso seja cientificamente justificado ou o nível de proteção escolhido exija controles mais rígidos. Estes, no entanto, devem ser desenvolvidos em conformidade com os outros artigos do acordo, sobretudo com o Artigo 5.

Um requisito essencial para a adoção de controles alternativos é que estes sejam baseados em uma avaliação de riscos. É necessário que os países garantam a aplicação da metodologia de avaliação de riscos, considerando as orientações da CCA. Como já discutido, o processo de avaliação de riscos envolve a avaliação de dados científicos e a quantificação do risco. Isso possibilita que os gestores de risco identifiquem a medida de controle apropriada.

O Artigo 5.7 é particularmente controverso. Este artigo estabelece que:

> Nos casos em que as evidências científicas forem insuficientes, um membro pode adotar medidas sanitárias ou fitossanitárias em caráter provisório, com base nas informações pertinentes disponíveis, incluindo aquelas oriundas de organizações internacionais relevantes e de medidas sanitárias/fitossanitárias aplicadas por outros membros. Nessas circunstâncias, os membros devem buscar as informações adicionais necessárias a uma avaliação mais objetiva dos riscos, bem como rever a medida sanitária/fitossanitária adequadamente, dentro de um período de tempo razoável.

Tabela 15.2 Terminologia empregada no Acordo Sanitário e Fitossanitário.

Medida sanitária ou fitossanitária Qualquer medida aplicada para: **a.** proteger a vida/saúde animal ou vegetal no território do país membro contra os riscos advindos da entrada, estabelecimento ou disseminação de pestes, doenças e organismos vetores ou causadores de doenças. **b.** proteger a vida/saúde humana ou animal no território do país membro contra os riscos associados a aditivos, contaminantes, toxinas ou organismos causadores de doenças presentes em alimentos, bebidas ou rações. **c.** proteger a vida/saúde humana ou animal no território do país membro contra os riscos associados a doenças trazidas por animais, plantas ou produtos correlatos, ou contra a entrada, estabelecimento ou disseminação de pestes. **d.** prevenir ou limitar outros danos dentro do território do país membro decorrentes da entrada, estabelecimento ou disseminação de pestes.
As medidas sanitárias ou fitossanitárias incluem todas as leis, decretos, regulamentações, exigências e procedimentos relevantes, incluindo, *inter alia*, critérios referentes a produtos-alvo; processos e métodos de produção; testes, inspeção, certificação e procedimentos de aprovação; tratamentos de quarentena que incluam requisitos relevantes associados ao transporte de animais ou plantas ou os materiais necessários à sobrevida destes durante o transporte; cláusulas sobre métodos estatísticos relevantes, procedimentos de amostragem e métodos de avaliação de riscos; e exigências referentes ao embalamento e rotulagem diretamente relacionadas à segurança de alimentos. **Padrões internacionais, diretrizes e recomendações** **a.** Para segurança de alimentos: os padrões, diretrizes e recomendações estabelecidos pela Comissão do Codex Alimentarium referentes aos aditivos alimentares, fármacos de uso veterinário e resíduos de pesticidas, contaminantes, métodos de análise e amostragem, bem como códigos e diretrizes da prática de higiene. **b.** Para saúde animal e zoonoses: os padrões, diretrizes e recomendações desenvolvidos sob os auspícios do International Office of Epizootics. **c.** Para saúde vegetal: os padrões, diretrizes e recomendações internacionais desenvolvidos sob os auspícios do Secretariat of the International Plant Protection Convention em colaboração com organizações regionais operantes junto à estrutura da International Plant Protection Convention. **d.** Para questões não contempladas pelas organizações anteriormente mencionadas: padrões adequados, diretrizes e recomendações promulgadas por outras organizações internacionais relevantes abertas para associação a todos os países membros, conforme identificado pelo comitê.

Tabela 15.3 Artigos essenciais do Acordo Sanitário e Fitossanitário.

Artigo 3.1-3.3
1 Para harmonizar as medidas sanitárias e fitossanitárias em uma base tão ampla quanto possível, os países membros devem fundamentar suas medidas sanitárias ou fitossanitárias em padrões, diretrizes ou recomendações internacionais, quando houver, a menos que sejam fornecidos por este artigo e, em particular, no parágrafo 3.
2 As medidas sanitárias e fitossanitárias que estiverem em conformidade com os padrões, diretrizes ou recomendações internacionais devem ser consideradas necessárias à proteção da vida/saúde humana, animal ou vegetal, e presumivelmente consistentes com as cláusulas relevantes deste acordo e do AGTC 1994.
3 Os membros podem introduzir ou manter as medidas sanitárias ou fitossanitárias que resultam em um nível maior de proteção sanitária ou fitossanitária do que aquele que seria alcançado por medidas baseadas em padrões, diretrizes ou recomendações internacionais relevantes, caso haja justificativa científica ou em consequência de um nível de proteção sanitária ou fitossanitária determinado por um país membro como apropriado, em concordância com as cláusulas relevantes que constam nos parágrafos 1-8 do artigo 5. Não obstante o exposto, todas as medidas que resultam em um nível de proteção sanitária ou fitossanitária diferente daquele que seria alcançado pelas medidas baseadas em padrões internacionais, diretrizes ou recomendações não devem ser inconsistentes com nenhuma outra cláusula deste acordo.

Em algumas partes do mundo, mais notavelmente na União Europeia, esse artigo tem sido utilizado como justificativa básica para a aplicação de um conceito conhecido como "princípio precautório". Após a crise da confiança na segurança de alimentos causada pela epidemia de EEB no gado, percebeu-se que futuramente seria necessário agir com maior rapidez diante do evento de outras doenças em potencial, em que a saúde humana possa ser exposta a riscos. Nos casos em que pode haver risco significativo à saúde humana, segundo o conceito do Princípio Precautório, seriam conduzidas ações para implementar medidas preventivas antes da obtenção de uma compreensão científica completa ou da realização de uma avaliação de riscos integral.

Contudo, aquilo que se disputa é a base de qualquer ação conduzida. A preocupação dos opositores à aplicação do "princípio", mais notavelmente os EUA, reside no fato de que, como as evidências científicas podem ser limitadas, outros fatores serão considerados para chegar a uma decisão. Esses outros fatores poderiam ser influenciados por questões políticas, econômicas ou culturais. Essa perspectiva contrária, portanto, acredita que mesmo quando as evidências científicas são limitadas, quaisquer decisões tomadas ainda devem ser baseadas nessas evidências científicas limitadas disponíveis. Com isso em mente, a aplicação de um princípio especial é considerada inútil – uma terminologia alternativa, que emprega termos como "abordagem precautória", passa a ser considerada mais válida.

15.2.6.2 Acordo sobre as barreiras técnicas ao comércio (TBT)

As exigências técnicas constantes nas legislações nacionais e não abrangidas pelo acordo SPS tendem a ser cobertas pelo Acordo Sobre as Barreiras Técnicas ao Comércio (TBT). Nesse caso, o nível de detalhamento é menor que aquele do acordo SPS, porém o TBT é projetado para tentar alcançar objetivos similares. Os países são solicitados a garantir que suas regulamentações e padrões técnicos (ver as definições na Tab. 15.4) não criem barreiras injustificáveis ao comércio.

O acordo reconhece que os países podem estabelecer exigências diferentes baseadas, por exemplo, no próprio nível específico de desenvolvimento ou situação ambiental. Essas exigências podem levar os países a adotarem regulamentações ou padrões diferentes. Entretanto, algumas regras são estabelecidas. Quaisquer controles não devem ser mais restritivos ao comércio que o necessário para alcançar o objetivo desejado. As regulamentações e padrões também não devem discriminar produtos de fabricação própria e produtos importados. Espera-se que os governos, sendo possível alcançar seus objetivos, adotem padrões internacionais para servir de base às próprias exigências.

Tabela 15.4 Terminologia empregada no Acordo de Barreiras Técnicas ao Comércio.

Regulamentação técnica
Documento que lança as características de um produto ou os métodos e processos de produção relacionados a esse produto, incluindo as cláusulas administrativas aplicáveis, cujo cumprimento é obrigatório. O documento também pode incluir ou lidar exclusivamente com a terminologia, os símbolos, o embalamento, as exigências de marca ou de rotulagem, uma vez que estas se aplicam a um produto, processo ou método de produção.
Padrão
Documento aprovado por uma corporação reconhecida, que fornece, para uso comum e repetido, regras, diretrizes ou características de produtos ou processos e métodos de produção relacionados, dos quais o cumprimento não é obrigatório. Também pode incluir ou lidar exclusivamente com a terminologia, os símbolos, o embalamento, as exigências de marca ou de rotulagem, uma vez que estas se aplicam a um produto, processo ou método de produção.

15.2.6.3 Entendimento sobre a resolução de disputas

Também foi utilizada a adoção de regras detalhadas para a OMC aliada ao estabelecimento de um procedimento específico para tentar resolver as disputas. O acordo de regras detalhadas foi estabelecido no *Dispute settlement understanding* [entendimento sobre a resolução de disputa] (DSU). Quando um país considera que outro país está falhando em cumprir as regras, é autorizado a abrir um processo junto ao DSU para tentar garantir a complacência. As decisões são tomadas pelo Dispute Settlement Body [Grupo de Resolução de Disputa] (DSB).

Os países são incentivados a tentar resolver a disputa via negociação. Porém, diante da falha evidente das negociações, o país que apresentou a queixa pode solicitar a formação de um "júri" para considerar as evidências e chegar a uma conclusão. O júri usualmente é composto por três especialistas, que são peritos na interpretação dos vários documentos da OMC. Um componente-chave do DSU consiste no cronograma apertado que é aplicado aos diferentes estágios do processo. Isso deve significar que uma disputa em geral é resolvida dentro de 15 meses após a solicitação de formação do júri.

Uma vez que um relatório do júri seja adotado pelo DSB, qualquer lado da disputa tem direito de apelar da decisão. Entretanto, a apelação deve ser baseada em questões legais ou na interpretação legal desenvolvida pelo júri. Um cronograma rígido é aplicado novamente, de tal modo que a decisão do grupo apelatório usualmente é alcançada e adotada dentro de 3 meses. Um país que tenha sido descoberto falhando em atender a qualquer uma das cláusulas da OMC é solicitado a agir imediatamente para remediar a situação. A falha em agir possibilitará que outros países requeiram compensações ou adotem a ação retaliativa acordada, para tentar incentivar a complacência.

Enquanto muitas disputas são resolvidas por negociação antes da constituição de um júri, várias diferenças significativas existentes entre as legislações nacionais de alimentos acabam levando à formação dos júris. Em particular, as abordagens adotadas pela União Europeia (UE) em relação à restrição ao uso de hormônios em carnes e a aprovação lenta dos organismos geneticamente modificados (OGMs) levaram, em cada caso, a uma consideração detalhada por um júri. Em ambos os casos, a política da UE era mais restritiva e cautelosa do que a política adotada pelos EUA, que foi o país a abrir o processo. Mesmo com a adoção do relatório do júri (em 1998 no caso dos hormônios, e em 2006 no caso dos OGMs), foi difícil resolver os problemas. No caso dos hormônios, os EUA foram autorizados a aplicar a ação retaliativa, mas isso levou a um novo desafio por parte da UE, que resultou na formação de outro júri. No ano de 2009, o problema ainda não havia sido resolvido. Ambos os casos estão ligados a questões de segurança e à avaliação científica dos riscos. Apesar da existência do DSU e de seus procedimentos, a preocupação pública existente na UE com relação a esses dois problemas impõe uma dificuldade politicamente considerável para que se chegue a um acordo.

15.2.7 Regionalização: o trabalho dos blocos regionais

Conforme descrito anteriormente, os governos de países individuais possuem a responsabilidade de oferecer proteção adequada a seus cidadãos. Entretanto, esses governos também têm a responsabilidade de promover o desenvolvimento econômico e a promoção do comércio é considerada uma forma efetiva de alcançar esse objetivo. A adoção de uma legislação nacional pode ser importante para a proteção do consumidor, mas, se cada país adotar seu próprio conjunto de controles, o resultado pode ser a criação de barreiras adicionais, que tornam as trocas comerciais complexas e onerosas – seja nas importações ou nas exportações. Um dos principais objetivos do trabalho conjunto em blocos regionais consiste em tentar adotar controles harmonizados, que possibilitem a remoção das barreiras e a realização do comércio de maneira mais regular e apenas com interrupções limitadas ao cruzar as fronteiras.

Atualmente, os diversos agrupamentos regionais existentes ao redor do mundo exercem papéis distintos e possuem objetivos diferentes – alguns vão bem além da harmonização pretendida, mas ainda incorporam os objetivos gerais de harmonização e abolição das barreiras. Um exemplo é a UE, que é descrita em mais detalhes no Quadro 15.1.

15.3 Sistemas de gestão de qualidade de alimentos

Muito tempo já se passou desde a época em que a maioria das pessoas produzia o próprio alimento – seja por meio da caça ou do cultivo. Para chegar até a maioria das pessoas, o suprimento diário de alimentos passa por uma enorme rede interconectada, na qual em cada estágio há um fornecedor e um consumidor. Garantir que os consumidores finais obtenham o alimento desejado – seja da perspectiva da segurança, características sensoriais, vida de prateleira, conveniência ou valor – envolve a execução de procedimentos detalhados.

Na maioria dos processamentos industrializados constatou-se ser necessário adotar uma abordagem sistemática para qualificar e implementar os sistemas de gestão projetados para distribuir produtos que atendam (ou ultrapassem) às expectativas de seus consumidores. A natureza complexa da cadeia de alimentos, a natureza variada das dificuldades em potencial, a variedade das diferentes matérias-primas e as elevadas expectativas de muitos consumidores em termos de segurança absoluta dificultam a identificação e o estabelecimento de sistemas de qualidade apropriados. Os sistemas necessários à distribuição da qualidade correta aos consumidores têm sido progressivamente desenvolvidos e refinados.

A força motriz da manutenção dos padrões de qualidade advém do consumidor final dos alimentos. Nas economias desenvolvidas, os múltiplos varejistas trabalham arduamente para identificar com sucesso as necessidades dos consumidores e transmitir esta informação de volta através da cadeia de alimentos. Essas exigências podem estar baseadas em requisitos legais nacionais mínimos, mas frequentemente podem ir além disso. Requisitos mais detalhados muitas vezes são estabelecidos como "padrões privados", que podem ser:

- específicos para um varejista ou negócio;
- acordados por um grupo de varejistas ou negócios em nível nacional;
- adotados como padrões internacionais, seja pela Organização Internacional para Padronização (ISO) ou por outro grupo global (Tab. 15.5).

Nesta seção, nós exploramos os vários blocos constituintes dos sistemas modernos de gestão de qualidade de alimentos e observamos como alguns padrões privados atuam.

15.3.1 O que é "qualidade"?

O ponto de partida de qualquer discussão sobre sistemas de gestão de qualidade é necessariamente a definição do termo "qualidade" em si. Os diferentes usos dessa palavra criam confusão. Assim, por exemplo, é possível usar expressões como "um produto de qualidade" e "baixa qualidade", em que a palavra assume significados bastante diferentes. Além disso, um alimento poderia ser considerado como de "boa qualidade" por um comprador e, todavia, como sendo de "baixa qualidade" por outro. O aspecto essencial a ser observado é que o cliente ou o consumidor são quem deve determinar se um dado produto é correto e de "qualidade" adequada.

Ao comprar alimentos, os consumidores têm ideias bastante variadas acerca daquilo que necessitam. Embora muitas dessas ideias estejam relacionadas à questão da segurança de alimentos, a maioria das escolhas alimentícias será feita com base nas preferências pessoais em termos de conveniência, nutrição e características sensoriais. O setor de desenvolvimento de produtos em muitas empresas de alimentos tenta criar produtos que correspondam com sucesso a essas preferências.

Para os propósitos de uma terminologia consistente, a ISO estabeleceu uma abordagem sistemática dos termos empregados nos padrões da gestão de qualidade. As definições-chave, incluindo a própria definição de "qualidade" em si, são descritas na Tabela 15.6.

Quadro 15.1 Legislação de alimentos na União Europeia (UE)

A UE é um dos blocos comerciais mais influentes. A legislação de alimentos desenvolvida pela UE é utilizada com frequência por outros países que buscam desenvolver controles modernos. Ao tentar proteger seus cidadãos, a UE também exige que as importações estejam em conformidade com as exigências internas e isso muitas vezes tem consequências legais em outras localidades.

Principais características da UE

A UE atualmente é constituída por 27 Estados-membros, que concordaram em trabalhar juntos para alcançar certos objetivos comuns. Os métodos pelos quais isso é feito foram estabelecidos em alguns tratados, que contam com estruturas, procedimentos e regras estabelecidas que governam a operação da União. Os novos membros são solicitados a concordar com os termos desses tratados, embora seja possível negociar os acordos de transição. As alterações ou acréscimos aos tratados requerem a concordância de todos os Estados-membros.

Para fins de entendimento da legislação de alimentos da UE, dois pontos essenciais precisam ser conhecidos – as instituições e os documentos legais. Os tratados estabelecem vários órgãos com poderes e responsabilidades. Esses órgãos são denominados "instituições". Para nossos propósitos, quatro dessas instituições são importantes:

- Conselho
  O conselho de ministros representa as perspectivas dos Estados-membros. É composto pelos ministros de cada governo. Dependendo do tópico que é discutido, ministros diferentes comparecem às reuniões. Além disso, existem reuniões de chefes de Estado, que são conhecidas como reuniões do "Conselho Europeu". Esta instituição da UE não deve ser confundida com uma instância à parte conhecida como "Conselho da Europa", que envolve um número bem maior de países.
- Comissão Europeia
  A comissão atua no desenvolvimento da UE e na implementação das políticas estipuladas. Cada Estado-membro possui um comissário que, uma vez indicado, passa a atuar de modo independente de seu país. A Comissão propõe uma nova legislação e, em alguns casos, tem autoridade para adotar uma legislação. Os comissários são auxiliados por funcionários públicos que trabalham na Comissão.
- Parlamento Europeu
  O parlamento fornece o elemento democrático da UE. Atualmente, existem 785 MPEs (Membros do Parlamento Europeu) que são eleitos para um mandato de 5 anos. O parlamento exerce um papel influente na adoção da legislação da UE.
- Corte de Justiça Europeia
  A corte de justiça fornece uma sólida base legal para todas as atividades da UE – seja outra instituição, o governo de um dos Estados-membros, um negócio ou uma pessoa. A corte fundamenta seu julgamento nos tratados e garante que os procedimentos estipulados estejam sendo seguidos. A corte garante que a lei da UE seja interpretada e aplicada igualmente em toda a UE.

Legislação europeia

A legislação europeia pode assumir várias formas e pode ser adotada por diversos procedimentos definidos nos tratados. A vasta maioria da legislação de alimentos europeia é adotada sob a forma de "regulamentação" ou "diretiva":

- Uma "regulamentação" da UE é diretamente aplicável em todos os Estados-membros e, portanto, constitui um documento legal. O cumprimento de uma regulamentação se faz necessário. Entretanto, os Estados-membros podem ter que introduzir uma legislação nacional para promover o cumprimento das exigências e a aplicação das devidas sanções em caso de não cumprimento. Atualmente, essa é a forma preferida de documento legal, porque proporciona a aplicação efetiva de qualquer legislação nova de forma simultânea em todos os Estados-membros.
- Uma "diretiva" da UE consiste num acordo para aplicação de suas exigências, embora o método de aplicação possa variar em cada Estado-membro. A maioria das diretivas resultará na promulgação de um documento legal equivalente e, como o processo legislativo será variável entre os Estados-membros, o impacto geral de uma diretiva pode ser protelado.
A principal via de adoção da lei de alimentos – o procedimento de codecisão – é estabelecido pelo artigo 251 do tratado. Esse procedimento requer afinal que ambos, o conselho de ministros e o parlamento europeu, concordem com o texto final – daí o termo "codecisão". No entanto, o conceito original para a legislação será preparado pela comissão. Essa proposta será delineada e discutida com uma ampla gama de partes interessadas e com os Estados-membros antes de a comissão adotar sua proposta formal. O procedimento de codecisão, então, permite que o parlamento europeu considere a proposta e sugira correções (conhecida como "primeira leitura"). O conselho considera a proposta, bem como quaisquer correções indicadas pelo parlamento, e tenta chegar a um acordo em uma "posição comum" – isso pode ser feito por meio da votação da maioria qualificada. A posição comum, então, é considerada pelo parlamento ("segunda leitura") e novas correções podem ser solicitadas. As observações do parlamento são, então, novamente consideradas pelo conselho – se alguma correção for aceitável, a medida pode ser adotada. Se o conselho se opuser a qualquer correção, solicita-se um período de negociação envolvendo um "comitê de conciliação", que tenta deliberar um texto conjunto. Qualquer texto estipulado será, então, considerado tanto pelo conselho como pelo parlamento europeu e, correndo tudo bem, o texto é adotado. Ao longo de todo o processo, a comissão permanece observando o documento e as correções, podendo fazer suas próprias propostas de correção.

Como é possível deduzir do parágrafo anterior, a codecisão é complexa e demorada.

Legislação de alimentos da UE: análise de riscos e aconselhamento científico

Problemas significativos de segurança de alimentos surgiram na UE durante o final da década de 1980 e na década de 1990. Aliados à necessidade de mostrar o cumprimento das regras da OMC, esses problemas levaram a UE a reavaliar a abordagem geral dos controles de segurança de saúde e, em particular, a alocação de responsabilidades para os componentes da análise de riscos. Embora fosse claro que a comissão europeia exercia o papel de líder na gestão de riscos, o fornecimento de aconselhamento científico para a comissão ("avaliação de riscos") não havia sido estabelecido de maneira efetiva. Estava obscura a relação existente entre o aconselhamento científico dado pelos comitês nacionais e aquele fornecido para a comissão por seus próprios comitês. Para fornecer uma base legal mais rigorosa para a segurança de alimentos na UE e restaurar a confiança pública na segurança de alimentos, uma nova regulamentação foi adotada em 2002 (Regulamentação [EC] nº 178/2002). Para enfrentar o problema do aconselhamento científico, a regulamentação também estabeleceu uma nova corporação – o European Food Safety Authority (EFSA) – que atua em conformidade com os procedimentos estabelecidos na regulamentação.

Tabela 15.5 Normas ISO selecionadas, vinculadas aos sistemas de gestão de qualidade.

ISO 9000:2005 Sistemas de gestão da qualidade – Fundamentos e vocabulário
ISO 9001:2008 Sistemas de gestão da qualidade – Requisitos
ISO 9004:2000 Sistemas de gestão da qualidade – Diretrizes para melhora do desempenho
ISO 10002:2004 Gestão da qualidade – Satisfação do cliente – Diretrizes para lidar com reclamações em organizações
ISO 10005:2005 Sistemas de gestão da qualidade – Diretrizes para planos de qualidade
ISO 10006:2003 Sistemas de gestão da qualidade – Diretrizes para gestão da qualidade em projetos
ISO 10007:2003 Sistemas de gestão da qualidade – Diretrizes para gestão de configuração
ISO 10012:2003 Sistemas de gestão de medidas – Requisitos para processos de medida e equipamentos medidores
ISO/TR 10013:2001 Diretrizes para documentação de sistemas de gestão da qualidade
ISO 10014:2006 Gestão da qualidade – Diretrizes para concretização de benefícios financeiros e econômicos
ISO 10015:1999 Gestão da qualidade – Diretrizes para treinamento
ISO/TR 10017:2003 Orientação sobre técnicas estatísticas para a ISO 9001:2000
ISO 10019:2005 Diretrizes para seleção de consultores de sistemas de gestão da qualidade e uso de seus serviços
ISO 15161:2001 Diretrizes sobre a aplicação da ISO 9001:2000 para a indústria de alimentos e bebidas
ISO 17000:2004 Avaliação de conformidade – Vocabulário e princípios gerais
ISO 17011:2004 Avaliação de conformidade – Requisitos gerais para órgãos de acreditação que concedem acreditação a órgãos de avaliação de conformidade
ISO 17021:2006 Avaliação de conformidade – Requisitos para órgãos prestadores de auditoria e certificação para sistemas de gestão
ISO 17024:2003 Avaliação de conformidade – Requisitos gerais para órgãos que operam a certificação de indivíduos
ISO 17025:2005 Requisitos gerais para competência de laboratórios de testes e calibrações
ISO 19011:2002 Diretrizes para auditoria de sistemas de gestão de qualidade e/ou gestão ambiental
ISO 22000:2005 Sistemas de gestão de segurança de alimentos – Requisitos para qualquer empresa na cadeia de alimentos
ISO/TS 22003:2007 Sistemas de gestão de segurança de alimentos – Requisitos para corporações prestadoras de auditoria e certificação para sistemas de gestão de segurança de alimentos
ISO/TS 22004:2005 Sistemas de gestão de segurança de alimentos – orientação sobre a aplicação da ISO 22000:2005

15.3.2 Especificações

O ponto de partida para qualquer sistema de controle deve ser uma definição daquilo que de fato é necessário. No caso do consumidor final, é possível que a necessidade jamais seja de fato expressada – por escrito ou verbalmente. Os consumidores que visitam o supermercado local podem ter apenas um conceito vago a respeito do que poderiam querer comer ou sobre o que podem desejar preparar para uma refeição especial. Embora a maioria das pessoas saiba de forma bastante precisa o que é necessário para preparar uma refeição, muitas serão influenciadas por aquilo que encontrarem na loja. A habilidade do varejista bem-sucedido reside em identificar as tendências emergentes e fornecer uma gama de produtos que atendam a diferentes necessidades do mercado. Com um *marketing* eficiente, os consumidores apreciarão a seleção disponível e poderão preparar refeições satisfatórias e agradáveis.

Por outro lado, os varejistas devem garantir a obtenção de fornecimentos consistentes de qualidade adequada, na devida quantidade e no momento certo. Os contratos devem ser firmados e, para tanto, é preciso definir com precisão a natureza do produto – o principal documento para essa finalidade é a especificação. Qualquer aquisição é feita mediante uma especificação definida e toda disputa acerca da qualidade do produto é julgada em relação à especificação concordada.

Em uma especificação, existem alguns aspectos sobre os quais é relativamente fácil chegar a um acordo (p. ex., o peso ou volume; o tamanho e formato de uma receita). Entretanto, outros aspectos podem ser mais complicados (p. ex., cor, aroma e textura).

As especificações podem ser acordadas entre as duas partes de um contrato – o fornecedor e o cliente – mas também serão necessárias dentro de um processo de produção. As especificações do processo estabelecem os requisitos do produto, à

Tabela 15.6 Seleção de definições essenciais da ISO relacionadas à garantia da qualidade.

Termo	Definição (as palavras em negrito são definidas no padrão)
Qualidade	Grau com que um conjunto de **características** inerentes atende aos **requisitos**.
Requisito	Necessidade ou expectativa estabelecida, em geral implicada ou obrigatória.
Característica	Aspecto distintivo.
Especificação	**Documento** que estabelece os **requerimentos**.
Gestão da qualidade	Atividades coordenadas para dirigir e controlar uma **organização** no que se refere à **qualidade**.
Planejamento da qualidade	Parte da **gestão da qualidade** que enfoca o estabelecimento dos **objetivos de qualidade** e a especificação dos **processos** operacionais necessários, bem como de recursos correlatos para atender aos objetivos de qualidade.
Controle da qualidade	Parte da **gestão da qualidade** que enfoca o atendimento dos **requisitos** de qualidade.
Garantia da qualidade	Parte da **gestão da qualidade** que se concentra em proporcionar confiança no atendimento dos **requisitos** de qualidade.

medida que este avança pelos diversos estágios do processo de produção. O cumprimento de diferentes requisitos (p. ex., as combinações de temperatura/tempo da pasteurização ou a temperatura de fritura do óleo usado na produção de batatas fritas) irá garantir que o produto siga em condições adequadas para o próximo estágio do processo.

15.3.3 Controle de qualidade (CQ)

Conhecendo as necessidades redigidas na especificação, torna-se possível delinear uma estratégia para tentar garantir a distribuição do produto correto. Em uma operação de fabricação, existem três pontos a serem considerados ao se estabelecer um sistema de controle de qualidade:

- matérias-primas;
- condições de processamento;
- produto acabado.

Embora possa parecer lógico considerar esses três fatores na ordem descrita, é mais relevante considerá-los na ordem inversa, uma vez que é a natureza do produto acabado que determina o processamento necessário e, a partir deste, a natureza das matérias-primas a serem adquiridas.

- *Produto acabado*
  Os fabricantes desejam garantir que o produto será aceito por seus clientes e, por isso, querem monitorar o produto final. Muitas vezes também é necessário obter dados sobre a natureza dos produtos concluídos, para que seja possível confirmar o cumprimento das exigências legais.

  Entretanto, o teste do produto acabado é um processo oneroso e, se todas as etapas precedentes do processo tiverem sido de acordo com as exigências, então as chances de se encontrar um produto inaceitável ao final da linha de produção podem ser limitadas. O final da linha de produção também é tardio demais para permitir a introdução de modificações, caso o produto apresente não conformidades.
- *Condições de processamento*
  O valor do controle é bem mais evidente quando são consideradas as etapas durante o processo de fabricação. Nesse ponto, é provável que o controle se faça necessário para garantir que o processo de produção siga em conformidade com as especificações. A equipe do controle de qualidade irá monitorar as diferentes etapas do processo e comparar os resultados com as especificações do processo. Nos casos em que as checagens sugerirem um desvio do processo em relação aos valores-alvo, pode ser conduzida uma ação para ajustar o processo e, assim, mantê-lo dentro dos parâmetros de desempenho exigidos.
- *Matérias-primas*
  É sensato checar as matérias-primas que chegam – nenhum fabricante desejaria iniciar o processamento utilizando matérias-primas insatisfatórias. Entretanto, assim como as checagens de produtos acabados, este pode ser um processo caro se for necessário realizar testes em quantidade suficiente para obter um procedimento estatisticamente válido. Dependendo da natureza do processo e do potencial de haver insucessos, os testes serão rea-

lizados para tentar garantir que apenas matérias-primas aceitáveis sejam utilizadas. As matérias-primas que não atenderem às especificações de compra poderão, então, ser excluídas.

Embora o processo de controle de qualidade seja necessário, particularmente junto ao processo de produção, para monitorar as condições de produção e garantir que estas permaneçam dentro dos níveis esperados, é difícil justificar a realização de testes de matérias-primas e produto acabado via aplicação de um extensivo controle de qualidade.

15.3.4 Garantia da qualidade (GQ ou QA)

Os sistemas de inspeção necessários para garantir que os materiais fora das especificações não sejam utilizados nem produzidos são frequentemente incapazes de oferecer o nível adequado de proteção. É impossível "inspecionar a qualidade dentro de um produto". É muito melhor primeiro tentar construí-la no produto. O controle de qualidade por si só é insuficiente – sistemas mais extensivos se fazem necessários.

O uso de técnicas para criar condições que assegurem a produção de alimentos dentro das exigências de qualidade do cliente é considerado uma forma melhor de administrar um processo. Considerando os três pontos descritos anteriormente, é possível citar alguns exemplos:

- *Matérias-primas* – trabalhar junto aos fornecedores para garantir que estes estejam atendendo às suas exigências de qualidade é uma ação que em longo prazo resultará em benefícios que irão reduzir a necessidade de testar as matérias-primas.
- *Processamento* – analisar as fontes de variabilidade da qualidade do produto a partir de um processo de produção pode possibilitar a instalação de um controle mais eficiente e, assim, permitir a redução da frequência das inspeções.
- *Produto acabado* – obter dos clientes informações sobre a reação deles ao seu produto permitirá que você monitore a percepção deles acerca de sua qualidade e identifique o que melhorou.

O termo "garantia da qualidade", portanto, é utilizado para representar essas atividades mais amplas, que são conduzidas para ajudar a garantir a distribuição do produto correto aos seus clientes. A aplicação efetiva de técnicas avançadas de garantia da qualidade irá minimizar a necessidade de realizar um extensivo controle de qualidade.

O reconhecimento de que a qualidade dos seus produtos frequentemente dependerá da qualidade dos produtos recebidos do fornecedor levou à intensificação das checagens junto aos fornecedores e, no caso dos varejistas, resultou na designação de fornecedores aprovados. No entanto, assim como as inspeções constantes de matérias-primas são onerosas, a inspeção dos fornecedores envolve gastos consideráveis de tempo e recursos. O número crescente de inspeções conduzidas pelos varejistas junto aos fornecedores de alimentos também resultou em queixas por parte dos fabricantes. Um método mais sistemático tornou-se necessário e isso levou ao desenvolvimento de padrões nacionais e internacionais contra os quais os sistemas de qualidade pudessem ser julgados.

15.3.5 Padrões internacionais de gestão de qualidade

15.3.5.1 ISO 9001

A ideia de criar uma norma internacional que determinasse as necessidades de gestão da qualidade pode ser datada de muitos anos atrás. No entanto, a adoção do *British Standard BS5750*, em 1979, foi o marco de um avanço importante. Em 1987, essa norma foi tomada como base para a criação de três normas internacionais – ISO 9001, ISO 9002 e ISO 9003. Destes, a ISO 9001 é a mais abrangente, porém a ISO 9002 (excluída a seção sobre desenvolvimento de produto) poderia ser aplicada às situações da produção de alimentos. A ISO 9003 é uma versão significativamente menor e com um escopo mais limitado. Em 1994, as normas foram submetidas a algumas revisões menores, contudo uma revisão radical subsequente levou a um relançamento importante das normas em 2000. Pequenas alterações adicionais foram realizadas nas definições da ISO 9000, em 2005, e uma revisão mais significativa levou à publicação de uma nova versão da ISO 9001. Embora não contenha novas exigências, essa nova versão da ISO 9001 fornece alguns esclarecimentos adicionais baseados na experiência e algumas correções que garantem a consistência com os demais padrões.

As três normas principais existentes são, portanto:

- ISO 9000:2005 Sistemas de gestão de qualidade – Fundamentos e vocabulário
- ISO 9001:2008 Sistemas de gestão de qualidade – Requisitos
- ISO 9004:2000 Sistemas de gestão de qualidade – Diretrizes para melhora do desempenho

A ISO 9000 delimita os conceitos básicos e, de modo significativo, estabelece um conjunto detalhado de definições. Uma seleção destas é apresentada na Tabela 15.6.

A ISO 9001 fornece os requisitos detalhados para avaliação dos sistemas de qualidade. As organizações têm que atender a um requisito geral – de modo específico, devem "estabelecer, documentar, implementar e manter um sistema de gestão de qualidade, bem como aprimorar continuamente sua efetividade em conformidade com os requisitos desse padrão internacional" (extraído da seção 4.1 do padrão). O próprio sistema de gestão da qualidade precisa ser gerido e a administração sênior da organização assume esta responsabilidade. É fornecido um detalhamento resumido dos principais documentos, que deve incluir:

- uma declaração da política de qualidade;
- um manual sobre qualidade;
- procedimentos;
- documentos relativos ao controle de processo, contendo instruções de trabalho.

Sugestões adicionais para o conteúdo desses documentos foram incluídas em outra publicação da ISO – as diretrizes ISO/TR 10013:2001, para documentação de sistemas de gestão da qualidade.

Dessa forma, a norma utiliza uma abordagem de processos para identificar os aspectos decisivos de sistema de gestão da qualidade e fornece quatro componentes-chave:

- responsabilidades administrativas;
- administração de recursos;
- realização do produto;
- quantificações, análises e aprimoramentos.

Cada um desses componentes está subdividido em vários aspectos-chave, que devem ser incorporados ao sistema de qualidade da organização (ver Tab. 15.7).

Embora a ISO 9001 tenha alcançado ampla aceitação em muitos setores da indústria, sua adoção pela indústria alimentícia não tem sido fácil. As principais empresas do ramo de alimentos que possuem departamentos de garantia da qualidade funcionando integralmente conseguiram garantir que seus sistemas incluíssem todos os componentes requeridos. Entretanto, em muitos países, o fornecimento de alimentos aos consumidores é realizado através de numerosos negócios de pequeno porte, em que apenas a família ou um pequeno número de funcionários estão envolvidos. Não é fácil para essas empresas entender e implementar o padrão. Além disso, a indústria alimentícia já adotou a abordagem Análise de Perigos e Pontos Críticos de Controle (APPCC) para controle de alimentos. Muitos países agora contam com uma legislação de alimentos que espera um controle baseado na APPCC. A ISO 9001 não discute a APPCC e a relação entre esses dois padrões pode ser confusa.

Numa tentativa de encorajar os negócios do ramo de alimentos a adotarem a ISO 9001, a ISO publicou outro documento para tentar ilustrar o modo como as empresas que implementaram a APPCC de forma efetiva poderiam incorporar esse padrão a um sistema de gestão da qualidade total que atendesse aos requisitos da ISO 9001. Essas diretrizes foram publicadas em 2001, como diretrizes da ISO 15161 sobre a aplicação da ISO 9001:2000 na indústria de alimentos e bebidas.

15.3.5.2 ISO 22000

Embora a ISO 15161 tenha proporcionado ajuda extra aos negócios do ramo alimentício desejosos de obter acreditação, continuava sendo uma tarefa difícil equiparar os sistemas da indústria alimentícia ao conteúdo da ISO 9001. Muitas empresas de alimentos, incluindo os principais varejistas em particular, estavam começando a estabelecer padrões privados (discutidos adiante) que seus fornecedores tinham que cumprir. Esses padrões eram desenvolvidos para proporcionar aos varejistas maior confiança na habilidade de seus fornecedores de atender às necessidades dos consumidores em termos de alimentos seguros.

Em consequência, a ISO reconheceu a necessidade de fornecer um padrão de gestão da qualidade mais concentrado, que tratasse especificamente das necessidades da indústria alimentícia. Depois de muita discussão, em setembro de 2005, foi publicada a norma ISO 22000:2005 Sistemas de gestão de segurança de alimentos – requisitos para qualquer organização da cadeia de alimentos.

Embora esteja fundamentado nos conceitos e requisitos estabelecidos na ISO 9001, o conteúdo da ISO 22000 é projetado para tratar diretamente dos requisitos especiais da indústria alimentícia. Os pontos listados a seguir merecem ser observados:

- o padrão diz respeito a "qualquer organização incluída na cadeia de alimentos" e, portanto, pode ser utilizado por quaisquer fornecedores da ca-

Tabela 15.7 Cabeçalhos de seção utilizados na ISO 9001 e na ISO 22000.

ISO 9001: 2008	ISO 22000: 2000
1 Escopo	**1 Escopo**
2 Referências normativas	**2 Referências normativas**
3 Termos e definições	**3 Termos e definições**
4 Sistema de gestão da qualidade	**4 Sistema de gestão de segurança de alimentos**
4.1 Requisitos gerais	4.1 Requisitos gerais
4.2 Requisitos de documentação	4.2 Requisitos de documentação
5 Responsabilidade administrativa	**5 Responsabilidade administrativa**
5.1 Compromisso administrativo	5.1 Compromisso administrativo
5.2 Enfoque no cliente	
5.3 Política de qualidade	5.2 Política de segurança de alimentos
5.4 Planejamento	5.3 Planejamento de sistema de gestão de segurança de alimentos
5.5 Responsabilidade, autoridade e comunicação	5.4 Responsabilidade e autoridade
	5.5 Líder da equipe de segurança de alimentos
	5.6 Comunicação
	5.7 Prontidão e resposta a emergências
5.6 Revisão administrativa	5.8 Revisão administrativa
6 Gestão de recursos	**6 Gestão de recursos**
6.1 Fornecimento de recursos	6.1 Provisão de recursos
6.2 Recursos humanos	6.2 Recursos humanos
6.3 Infraestrutura	6.3 Infraestrutura
6.4 Ambiente de trabalho	6.4 Ambiente de trabalho
7 Concretização do produto	**7 Planejamento e concretização de produtos seguros**
7.1 Planejamento de concretização do produto	7.1 Geral
7.2 Processos relacionados ao consumidor	7.2 Programas de pré-requisito (PPRs)
7.3 Planejamento e desenvolvimento	7.3 Etapas preliminares para capacitação da análise de ameaças
7.4 Compra	7.4 Análise de ameaças
7.5 Produção e fornecimento de serviço	7.5 Estabelecimento de programas de pré-requisito (PPRs) operacionais
7.6 Controle de equipamento de medida e monitoramento	7.6 Estabelecimento do plano de APPCC
	7.7 Atualização de informação preliminar e documentos especificadores de PPRs e do plano de APPCC
	7.8 Planejamento da verificação
	7.9 Sistema de rastreabilidade
	7.10 Controle de discordância
8 Medida, análise e aprimoramento	**8 Validação, verificação e aprimoramento do sistema de gestão de segurança de alimentos**
8.1 Geral	8.1 Geral
8.2 Monitoramento e medida	8.2 Validação de combinações de medida de controle
8.3 Controle de produto discordante	8.3 Controle de monitoramento e medida
8.4 Análise de dados	8.4 Verificação do sistema de gestão da segurança de alimentos
8.5 Aprimoramento	8.5 Aprimoramento

deia alimentícia – incluindo fazendeiros, fornecedores de embalagens, companhias de água e fabricantes de ingredientes – bem como pelos fabricantes do produto final;

- o principal tópico abordado é a "segurança dos alimentos", sendo que os aspectos relacionados às questões mais gerais sobre qualidade de alimentos podem não ser diretamente afetados pelo padrão;
- embora esteja substancialmente fundamentado nos conceitos do sistema APPCC, é possível que ocorra alguma confusão porque a norma introduziu uma categoria adicional de controle. Na maioria das empresas que adotaram o sistema

APPCC, muitas das potenciais questões referentes à segurança dos alimentos são minimizadas pelos procedimentos de rotina (usualmente conhecidos como "programas de pré-requisito") e, em seguida, controles importantes são implementados nos pontos de controle críticos (PCC). Na ISO 22000, foi introduzida uma categoria adicional, conhecida como "programas de pré-requisito operacional", que permite que alguns dos controles importantes sejam implementados por meio de mais procedimentos de rotina. Isso permite que a administração mantenha um nível elevado de vigilância junto aos pontos de controle selecionados, designados como PCC. As definições empregadas pela ISO 22000 para esses três elementos de controle são listadas na Tabela 15.8.

Tabela 15.8 Definições essenciais utilizadas na ISO 22000.

PPR/Programa de pré-requisito: condições básicas e atividades necessárias à manutenção de um ambiente higiênico em toda a cadeia de alimentos, que seja conveniente para a produção, manipulação e fornecimento de produtos finais e de alimentos seguros para o consumo humano.
PPR operacional/Programa de pré-requisito operacional: o PPR identificado por análise de ameaças como essencial ao controle da probabilidade de introduzir ameaças à segurança dos alimentos e/ou contaminação ou proliferação de ameaças à segurança dos alimentos no(s) produto(s) ou no ambiente de processamento.
PCC/Ponto crítico de controle: etapa em que o controle pode ser aplicado e é essencial à prevenção ou eliminação de uma ameaça à segurança dos alimentos ou para sua redução a níveis aceitáveis.

15.3.6 Padrões privados

A aplicação de sistemas de gestão de qualidade sistemáticos e abrangentes é vista por muitas empresas como uma ferramenta administrativa valiosa. Entretanto, o uso destes sistemas nem sempre constitui uma exigência legal. Como já descrito, a aplicação da legislação se limita a algumas áreas em que o potencial para falha e / ou fraude da segurança dos alimentos requer uma ação nacional para exigir que os negócios do ramo alimentício adotem medidas de proteção mínimas. Muitos varejistas tentam garantir que seus fornecedores atendam aos requisitos adicionais estabelecidos em diversas normas privadas. O acordo bem-sucedido de um contrato de fornecimento para esses varejistas pode depender de o fornecedor ter sido certificado como estando em conformidade com uma ou mais dessas normas privadas adicionais.

Embora a ISO 9001 e a ISO 22000 tenham sido discutidas anteriormente, como seu uso não é legalmente exigido, é possível classificá-las como normas privadas.

O número crescente de novas normas, muitas das quais foram desenvolvidas por organizações varejistas nacionais, foi reconhecido como causador de problemas para fornecedores em todo o mundo. Numa tentativa de proporcionar uma abordagem mais consistente para essas normas, os varejistas estabeleceram uma organização para coordenar seu trabalho. Sob os auspícios do *Comité International d'Entreprises a` Succursales* (CIES ou Comitê Internacional das Cadeias Varejistas de Alimentos), estabeleceu-se a *Global Food Safety Initiative* (GFSI). A GFSI produziu um documento de *benchmarking* que é utilizado para avaliar outras normas. Se um fornecedor de alimentos atende aos requisitos de uma das normas de *benchmarking*, espera-se que seus produtos sejam aceitáveis para todos os varejistas que estabeleceram a GFSI.

Os padrões-chave submetidos ao *benchmarking* pela GFSI incluem:

- *British Retail Consortium (BRC) – Global Food Standard*. Esse foi um dos primeiros padrões privados adotados em nível nacional. No Reino Unido, as mudanças ocorridas na legislação aumentaram a pressão sobre os varejistas para que estes monitorassem seus fornecedores. Para evitar a inspeção excessiva e repetitiva por diferentes varejistas, o BRC publicou sua primeira norma, em 1998. Essa norma foi rapidamente aceita como padrão essencial a ser alcançado pelas empresas – não só os fornecedores dos principais varejistas. A norma tem sido progressivamente atualizada e sua quinta versão foi publicada em janeiro de 2008.
- *IFS International Food Standard*. O IFS é semelhante ao BRC em muitos aspectos, contudo foi desenvolvido por varejistas alemães e franceses.
- *SQF 2000 – Safe Quality Food Scheme*. Esse esquema foi desenvolvido para atender às necessidades de uma marca varejista australiana e atualmente consiste em duas normas: SQF 1000, que enfoca o fornecimento agrícola de matérias-primas alimentícias, e a SQF 2000, que incorpora o requisito mais abrangente aplicável às operações de fabri-

cação e distribuição de alimentos. O esquema foi adotado pelo *Food Marketing Institute* (FMI), nos EUA, onde se tornou a principal norma privada.

- *Dutch APPCC Scheme*. Apesar de ter sido originalmente desenvolvido para proporcionar uma forma segura de demonstrar a aplicação bem-sucedida do sistema APPCC em uma empresa, esse esquema também foi submetido ao *benchmarking* pelo GFSI.

Outra norma privada que alcançou importância internacional foi a norma adotada pela GLOBALGAP (antiga EUREPGAP), que estabeleceu padrões relacionados à boa prática agrícola (GAP, *good agricultural practice*). Como a certificação pela GLOBALGAP pode ser um requisito para a comercialização com os principais varejistas, em particular na Europa, essa norma tem sido amplamente adotada em muitas das principais regiões produtoras de alimentos. A norma promove a administração de cultivos integrada (em particular com relação à aplicação de pesticidas) e a consideração do bem-estar do trabalhador.

O uso crescente das normas privadas pelos grandes varejistas no mundo desenvolvido tem gerado algumas preocupações. Os exportadores dos países em desenvolvimento já estão encontrando dificuldades em atender às exigências estabelecidas pelos países desenvolvidos, em particular da Europa e da América do Norte. O acesso a esses mercados lucrativos é visto como uma forma de os países em desenvolvimento melhorarem seu desempenho econômico. A realidade atual é a de que o atendimento às exigências legais não basta. A necessidade de um fornecedor cumprir uma determinada norma privada antes que um contrato possa ser firmado acrescenta um novo conjunto de requerimentos. Esses requerimentos adicionais podem se somar aos gastos financeiros que devem ser bancados pelos fornecedores antes mesmo que estes sejam capazes de competir pelo contrato. Como não há garantia de que os fornecedores vencerão a competição, os riscos podem ser considerados altos demais.

15.3.7 Atendimento às exigências das normas

O desafio de estar em conformidade com as normas descritas anteriormente muitas vezes é responsabilidade do cientista, engenheiro ou tecnólogo de alimentos contratado por um negócio do ramo alimentício. Muitas das decisões acerca da natureza e do tipo de gestão de qualidade necessária serão tomadas com base nos processos de ciência e tecnologia de alimentos, bem como de fabricação de alimentos. A natureza multidisciplinar da ciência, engenharia e tecnologia de alimentos capacita os cientistas e tecnólogos de alimentos a assumirem a liderança.

Diante dessa tarefa, o desafio pode parecer grande. Entretanto, existem vários elementos-chave que podem ser utilizados para tornar o desenvolvimento de sistemas de qualidade um processo mais estruturado. Um processo de implementação em estágios que disponibilize tempo suficiente para que cada estágio seja concluído de maneira efetiva é altamente recomendável.

Um elemento essencial especificado na maioria das normas é o comprometimento da administração sênior do negócio com a política de qualidade geral. Tentativas de implementar um sistema de qualidade como se fossem um simples exercício de *marketing*, sem acreditar no valor inerente do sistema, provavelmente conduzirão ao insucesso. Além disso, qualquer tentativa de incumbir o desenvolvimento do sistema de qualidade a um nível inferior de administração junto a uma subdivisão do negócio fará com que as demais partes do negócio sintam que têm pouca participação no desenvolvimento e implementação do sistema de qualidade. E, mais uma vez, é provável que haja insucesso.

Certas considerações adicionais são listadas aqui, porém existem publicações específicas que fornecem as diretrizes para criação de sistemas de qualidade efetivos que atendam aos requisitos das normas.

15.3.7.1 Boas práticas de fabricação (BPF)

O conceito de boas práticas de fabricação (BPF) pode estar relacionado ao conceito de "programas de pré-requisito" adotado no APPCC e na ISO 22000. Entretanto, em alguns países (e em algumas indústrias, notavelmente as indústrias farmacêuticas), a manutenção e/ou operação de BPF pode ser um requisito legal para a operação do negócio. A sigla BPF, então, será encontrada em documentos legais relevantes e é provável que sejam fornecidas orientações detalhadas sobre o que a constitui. Assim, a complacência com as exigências específicas será essencial.

No contexto dos sistemas de qualidade mais voluntários, a BPF pode fornecer uma base para o desenvolvimento de um sistema de qualidade efetivo. O Institute of Food Science and Technology, do Reino Unido, publicou um texto que obteve reconhecimento internacional com o título *Food and drink: good manufacturing practice – a guide to its responsible management* [Alimentos e bebidas: boas práticas de fabricação – um guia para a gestão responsável] (2006).

O guia enfatiza que a boa prática de fabricação requer a aplicação de certas atividades essenciais, denominadas na publicação como "operações de fabricação efetivas", que são sustentadas pelo "controle de alimentos" (que por si só consiste na "garantia da qualidade" e no "controle da qualidade"). A descrição dos requisitos gerais para uma BPF efetiva é dada no guia, e a maior parte dessa publicação consiste em recomendações práticas detalhadas sobre os procedimentos e ações adequados para uma ampla gama de sistemas de qualidade e para diferentes setores alimentícios. O valor do guia advém da grande quantidade de detalhes fornecidos sobre questões específicas referentes ao controle de alimentos. Além de uma parte considerável das diretrizes ir além das exigências legais mínimas ao especificar os procedimentos que podem ser considerados "eficientes", os cientistas, engenheiros e tecnólogos de alimentos que contribuíram para o guia disponibilizaram uma ferramenta bastante valiosa para ser utilizada por outros no aprimoramento de suas próprias operações e procedimentos.

15.3.7.2 APPCC

Fundamental a quase todos os sistemas de gestão de qualidade de alimentos é a aplicação do sistema Análise de Perigos e Pontos Críticos de Controle (APPCC). O sistema em si é descrito em outras seções deste livro no que se refere a sua utilização no controle e prevenção dos riscos microbiológicos. Para saber mais detalhes, o leitor deve consultar essas seções.

É preciso enfatizar, todavia, que a aplicação do APPCC não se limita aos aspectos microbiológicos; destaca-se com frequência a existência de três tipos de risco que precisam ser considerados – microbiológicos, químicos e físicos. Os riscos microbiológicos muitas vezes são considerados os mais importantes e com frequência podem ser controlados com a manutenção de condições adequadas de processamento e/ou armazenamento. Pode haver uma dependência do controle da contaminação microbiológica antes da chegada das matérias-primas na fábrica e será necessário garantir que os princípios do APPCC sejam aplicados em toda a cadeia de alimentos (p. ex., conforme exigido pela ISO 22000).

A contaminação química também pode ocorrer em qualquer ponto da cadeia de alimentos. A contaminação da ração animal com dioxina, ocorrida em 1999, na Bélgica, demostrou claramente aos reguladores europeus que a cadeia de alimentos se estende em processos anteriores através de muitas ligações. Um risco químico pode ser introduzido em qualquer ponto da cadeia e, apesar da possibilidade de diluição, existem alguns compostos químicos que continuam sendo perigosos mesmo quando presentes em baixos níveis. A aplicação dos princípios do APPCC precisa ser feita para que seja possível identificar esses riscos.

Outro risco importante é a presença de contaminantes físicos – muitas vezes denominados "corpos estranhos". Esse tipo de risco pode ser trazido por alguma matéria-prima (p. ex., talos e pedras) e existem muitas operações de processamento preparatórias projetadas para tentar remover esses contaminantes.

A maioria das fábricas do setor alimentício presta atenção especial à possível contaminação de alimentos com metais e vidro. Esses contaminantes podem resultar da quebra de lâminas cortantes, que permite a entrada de fragmentos pontiagudos de metal nos alimentos. O método usual de proteção contra esses riscos consiste em garantir que todos os produtos embalados passem por um detector de metais equipado com dispositivo de rejeição automático. Nas operações de fabricação menores, uma checagem regular da condição das facas e lâminas de serras pode ser suficiente para demonstrar a ausência de contaminação.

A contaminação com vidro pode surgir de diversas fontes existentes na própria fábrica (p. ex., janelas, luminárias ou frascos de vidro). Muitas empresas minimizam o uso de vidro para, dessa forma, minimizar o risco de contaminação no evento de uma quebra. Nas fábricas em que o vidro é utilizado como método de acondicionamento de produtos, torna-se necessário adotar controles mais específicos. O uso de um equipamento de raio X alinhado seria justificável.

A implementação de um APPCC efetivo deve resultar na identificação desses riscos e garantir sua minimização, seja por meio de programas de pré-requisito adequados ou via monitoramento de pontos de controle críticos.

15.3.7.3 Documentação

Um requisito essencial na maioria dos sistemas de gestão de qualidade descritos anteriormente consiste na "documentação" do sistema. À medida que o sistema é desenvolvido, somente é possível propor, discutir, concordar e corrigir as partes do sistema caso estas tenham sido redigidas. Os documentos redigidos também constituem uma parte essencial do processo de auditoria (ver a seguir), que permite aos auditores externos avaliar os componentes dos sistemas e considerar seu grau de efetividade em termos de atendimento às exigências de uma norma.

A dependência excessiva da documentação tem sido uma das principais críticas dirigidas contra as normas. A preparação do conjunto completo de documentos considerados necessários para uma auditoria podem levar os funcionários a pensar que os documentos são mais importantes do que o uso efetivo da informação neles contida.

Uma indicação da provável estrutura da documentação foi fornecida pela ISO sob a forma de "Diretrizes para documentação do sistema de gestão da qualidade" (ISO 10013:2001). A Figura 15.3 revisa a hierarquia da documentação. Os principais componentes descritos pela ISO são:

- *Manual de qualidade*: o sistema de gestão de qualidade total deve ser descrito no manual de qualidade principal. Esse manual contém uma cópia da política de qualidade acordada do negócio, em que a organização se compromete em trabalhar de maneira efetiva para atender aos objetivos de qualidade essenciais, conforme determinado pelas necessidades do cliente. O manual da qualidade possui seções que descrevem a organização geral, as responsabilidades e a autoridade para garantir a qualidade dentro da organização. Assim, o manual apresentará seções mais detalhadas sobre diferentes aspectos da gestão da qualidade. Para a maioria dos negócios do ramo de alimentos, o APPCC tomará a maior parte do manual. Entretanto, serão descritos muitos aspectos adicionais referentes à gestão da qualidade (p. ex., garantia da qualidade do fornecedor, como lidar com reclamações, programas de pré-requisito). No desenvolvimento de uma estrutura para o manual da qualidade, muitas vezes é útil tomar como base os vários componentes do padrão utilizado pela organização, o que garantirá que o sistema atenda a todos os requisitos do padrão e ajudará a demonstrar essa complacência em qualquer auditoria subsequente.
- *Procedimentos*: o procedimento consiste num documento mais detalhado, que descreve o modo como as principais exigências do sistema de gestão da qualidade são de fato implementadas.
- *Instruções de trabalho*: no nível mais baixo da hierarquia, estão as instruções de trabalho que

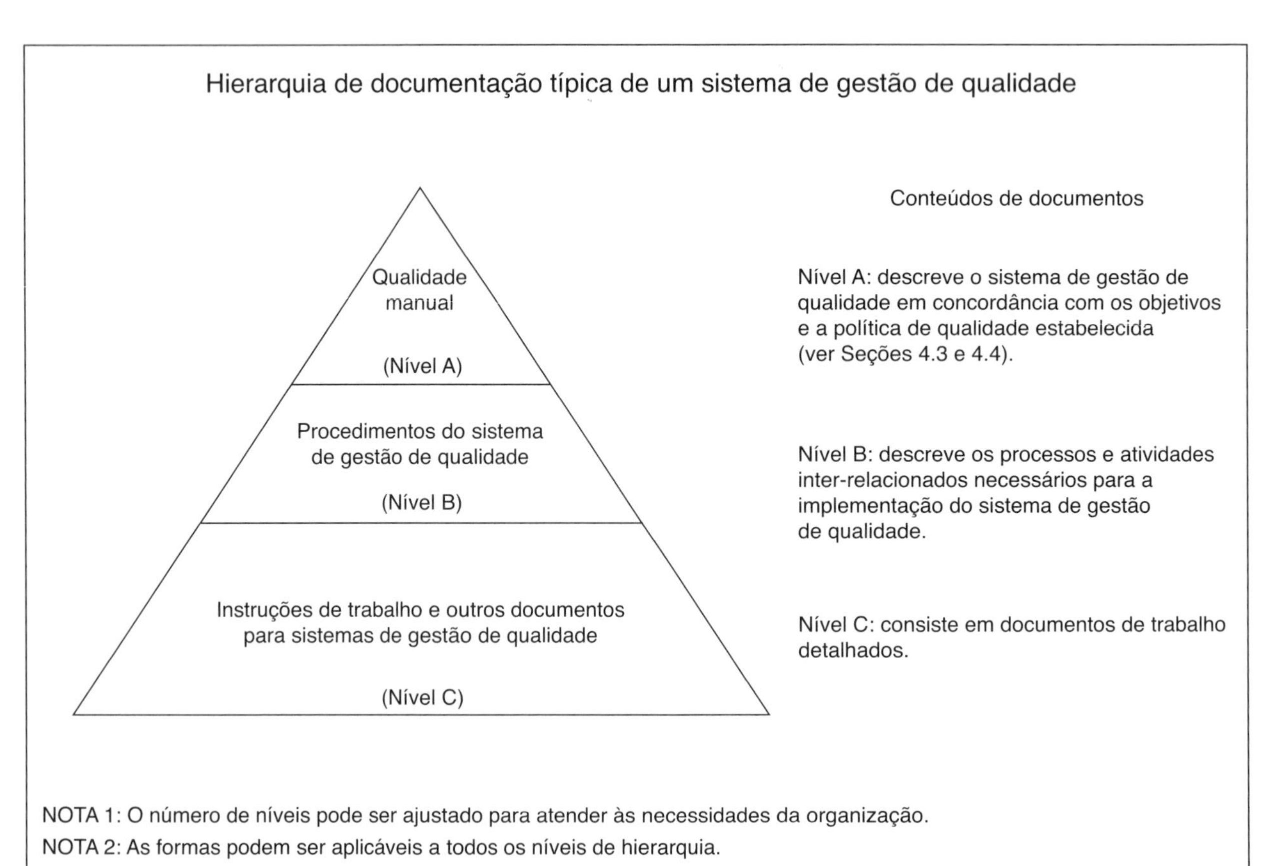

Figura 15.3 Representação da hierarquia de documentação descrita na ISO 10013.

delimitam as tarefas específicas a serem desempenhadas para concluir o procedimento definido. A quantidade de detalhes contida nas instruções de trabalho pode ser excessiva e é necessário ter atenção ao redigi-las para que sejam descritos apenas os elementos essenciais ao cumprimento das exigências do procedimento relacionado.

Além desses três elementos principais, é provável que exista um número considerável de documentos e registros diferentes, que são necessários para demonstrar a aplicação efetiva do sistema de gestão da qualidade.

15.3.7.4 Auditoria, certificação e acreditação

O conceito de auditoria interna é fundamental para a maioria das normas de gestão da qualidade. A ISO 9001, por exemplo, especifica (na Seção 8.2.2) que:

> "A organização deve realizar auditorias internas a intervalos programados, para determinar se o sistema de gestão da qualidade:
> a. está em conformidade com os arranjos planejados, com os requisitos da norma internacional e com as exigências do sistema de gestão da qualidade estabelecidas pela organização; e
> b. está sendo implementada e mantida de maneira efetiva."

A ISO 22000 contém uma exigência idêntica (na Seção 8.4.1), exceto quanto à palavra "qualidade", que foi substituída por "segurança de alimentos".

A auditoria interna permite que a organização avalie por si mesma se o sistema de gestão planejado está alcançando seus objetivos. A auditoria pode considerar se:

- o sistema estabelecido é apropriado para atender às metas declaradas do sistema (às vezes, denominada "auditoria de sistemas"); e
- o sistema está sendo operado na prática (às vezes, denominada "auditoria de adesão ou conformidade").

A auditoria está se transformando, contudo, em uma atividade bastante importante, que demonstra a complacência com as normas. Uma terminologia comum baseia-se em:

- *Auditorias de primeira parte*: na prática, trata-se de uma terminologia alternativa para auditorias internas. Abrange a situação em que a própria organização checa o próprio sistema, para verificar a conformidade.
- *Auditorias de segunda parte*: a segunda parte, nesse contexto, geralmente é o cliente da organização. Para verificar se a organização é capaz de atender aos requisitos do contrato, o cliente pode decidir realizar uma auditoria junto ao fornecedor – seja antes de o contrato ser firmado ou a intervalos subsequentes. As auditorias de segunda parte podem ser a parte decisiva do programa de garantia da qualidade do fornecedor (GQF), estabelecido para garantir a segurança das matérias-primas.
- *Auditorias de terceira parte*: uma auditoria independente conduzida sem que o auditor tenha conexão direta com nenhum contrato é considerada uma auditoria de terceira parte. Nela, a única tarefa do auditor consiste em checar se a organização atende às exigências de uma determinada norma privada (p. ex., uma norma ISO ou uma norma submetida ao *benchmark* pela GFSI). Se o auditor estiver convencido de que este é o caso, poderá emitir um certificado demonstrando a conformidade com a norma. A organização, então, pode usar esse documento para mostrar aos clientes (atuais ou futuros) que é confiável e está em conformidade com as exigências da norma. Com isso, as auditorias de segunda parte tornam-se desnecessárias.

Existe ainda um aspecto adicional. Como é possível mostrar que os auditores de terceira parte (ou as organizações que os empregam) são competentes para realizar esse trabalho? As empresas que oferecem auditorias de terceira parte são frequentemente denominadas "orgão de certificação", pois têm como objetivo fornecer certificados. É necessário que esses orgãos de certificação também estejam em conformidade com certas normas. Dentro do sistema de normas ISO, essa questão é abordada por meio da emissão de normas adicionais. Para conduzirem auditorias de ISO 9001, os orgãos de certificação precisarão atender às exigências da ISO 17021:2006 Avaliação de conformidade – requisitos para orgãos prestadores de auditoria e certificação de sistemas de gestão. Para os orgãos de certificação que realizam auditorias de ISO 22000, foi publicado um documento mais específico (atualmente, como norma técnica): ISO/TS 22003:2007 Sistemas de gestão de segurança de alimentos – requisitos para orgãos de certificação prestadores de auditorias e certificação de sistemas de gestão de segurança de alimentos.

Para demonstrar a conformidade com essas normas, os orgãos de certificação devem se submeter a uma auditoria realizada por outra organização. Essas organizações adicionais são denominadas "orgãos de acreditação". Os países com frequência estabelecem um único orgão de acreditação de nível nacional para supervisionar a operação efetiva dos orgãos de certificação. Esta pode ser a organização de normas nacionais ou outro orgão especialmente designado. Como uma inspeção final do sistema como um todo, os orgãos de acreditação têm fornecido orientação. Essa orientação está contida na ISO 17011:2004 Avaliação da conformidade – requisitos gerais para orgãos de acreditação que atestam orgãos de avaliação da conformidade.

Toda essa sucessão de níveis está demonstrada na Figura 15.4.

É possível observar que o trabalho de um auditor é fundamental para a operação bem-sucedida de todo um processo de certificação e acreditação. A ISO reconheceu esse fato e emitiu outra norma adicional, que fornece orientação sobre como uma auditoria deve ser conduzida, bem como sobre o treinamento e competência dos auditores. Essa orientação está incluída na ISO 19011:2002 Diretrizes para auditoria de sistemas de gestão da qualidade e/ou ambiental.

Conforme destaca a ISO, a auditoria deve ser baseada em cinco princípios estritos, identificados do seguinte modo:

1 *Conduta ética*: a base do profissionalismo.
2 *Apresentação íntegra*: a obrigação de se reportar de forma verdadeira e correta.
3 *Tratamento profissional devido*: a aplicação de diligência e julgamento na realização da auditoria.
4 *Independência*: a base da imparcialidade da auditoria e da objetividade das conclusões da auditoria.
5 *Abordagem baseada em evidências*: método racional de chegar a conclusões de auditoria confiáveis e reproduzíveis em um processo de auditoria sistemático.

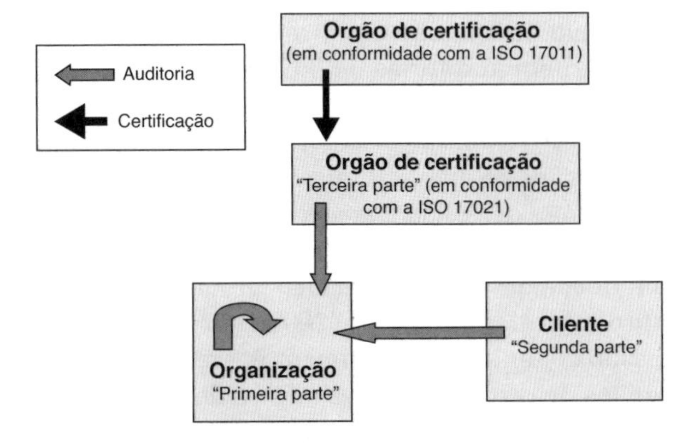

Figura 15.4 Relação existente entre auditoria e certificação.

Para que um indivíduo se torne um auditor eficiente, é necessário que desenvolva e utilize alguns atributos pessoais. A ISO descreveu a seguinte seleção de atributos:

- ética (i. e., que seja íntegro, verdadeiro, sincero, honesto e discreto);
- receptividade (i. e., que esteja disposto a considerar ideias ou pontos de vista alternativos);
- diplomacia (i. e., que tenha tato para lidar com pessoas);
- poder de observação (i. e., que seja ativamente consciente do ambiente físico e das atividades);
- percepção (i. e., que seja indistintamente consciente e capaz de compreender situações);
- versatilidade (i. e., que tenha pronta adaptação a diferentes situações);
- tenacidade (i. e., que seja persistente, concentrado em alcançar objetivos);
- poder de decisão (i. e., que chega a conclusões no devido momento, baseando-se no raciocínio lógico e na análise);
- autoconfiante (i. e., que age e funciona de modo independente ao interagir efetivamente com os outros).

Além desses atributos, um auditor precisa ter uma gama de habilidades genéricas associadas ao processo de auditoria, bem como as habilidades específicas convenientes relacionadas aos aspectos de gestão da qualidade de alimentos. Os cientistas e tecnólogos de alimentos treinados, que possuem os atributos pessoais corretos e tenham passado por treinamento nas habilidades de auditoria genéricas, podem ser bastante competentes como auditores de negócios do ramo alimentício.

15.3.7.5 Rastreabilidade, recolhimento de produtos e administração de crises

Diante de um problema de qualidade ou segurança de alimentos, é de interesse geral – consumidores, varejistas, distribuidores, fabricantes e fornecedores de matérias-primas – poder identificar a causa e evitar o consumo ou a distribuição e venda adicional de qualquer estoque afetado. A falha em agir pronta e efetivamente resultará em danos maiores à confiança da população na empresa e, de modo mais amplo, em toda a cadeia de fornecimento de alimentos. Muitas empresas atualmente prezam a importância de se preparar contra tais problemas e de planejar com antecedência os procedimentos a serem seguidos, caso estes ocorram.

Um elemento-chave de qualquer ação desse tipo consiste na habilidade de identificar (1) a fonte do problema e (2) a extensão do estoque possivelmente afetado. Os procedimentos de implementação dessas ações são conhecidos como "rastreabilidade" ou "rastreamento do produto". Em seu nível mais simples, um negócio do ramo alimentício precisará saber a procedência de suas matérias-primas e o local de venda de seus produtos. Isto é conhecido como *one up, one down* ("um para cima, um para baixo") e representa o mínimo atualmente exigido pela lei europeia.

O valor desse conceito básico, todavia, pode ser significativamente intensificado se o negócio for capaz de identificar os lotes específicos de matérias-primas que podem estar associados aos códigos específicos dos produtos concluídos – chamado de rastreabilidade interna. Quando combinada aos dados existentes nos recibos, a informação adicional pode ser inestimável para fins de rastreamento dos problemas ao longo da cadeia de alimentos. Estão sendo empregados sistemas cada vez mais sofisticados que estabelecem ligações entre diferentes componentes da cadeia de alimentos, possibilitando que as origens de muitos ingredientes utilizados na fabricação de um produto alimentício sejam rastreadas até suas fontes. Após alguns problemas ocorridos no passado, notavelmente decorrentes da EEB que se abateu sobre o gado, sistemas altamente desenvolvidos passaram a ser utilizados com frequência no rastreamento das carnes, de modo a possibilitar a identificação de todo o histórico desses alimentos.

Apesar do uso dos sistemas de gestão da qualidade, ainda existe a possibilidade de algo dar errado e um produto de qualidade inadequada acabar sendo vendido. A extensão da falha e os potenciais riscos ao consumidor e à reputação da empresa precisam ser avaliados, sendo necessário conduzir uma ação cabível para minimizar o impacto. Nos casos em que a segurança do consumidor corre risco, torna-se necessário agir rapidamente para prevenir novas exposições. Os negócios terão que considerar a possibilidade de se implementar a "retirada do produto" ou, caso os produtos tenham chegado até o consumidor, o "recolhimento do produto". Quando apropriado, as exigências legais deverão ser consideradas e as discussões com as autoridades nacionais de controle de alimentos quase certamente serão necessárias.

Diante da necessidade de retirar ou recolher um produto, a empresa tem que implementar procedimentos efetivos de administração de crise. Essa implementação é mais bem conduzida se os sistemas e procedimentos tiverem sido desenvolvidos com antecedência, como parte de um sistema de gestão da qualidade. O planejamento para uma crise, combinado à realização de triagens de planos, possibilitará que a implementação seja feita com rapidez diante do evento de um problema real. Os componentes decisivos de um plano de administração de crises tendem a incluir:

- *Política de recolhimento de produto*: diante da ocorrência de um incidente com potencial de causar danos aos consumidores ou à imagem/marca da empresa, será melhor se for possível avaliar o caso contra critérios previamente estabelecidos. De modo simplificado, isso significa que os critérios podem ser delineados durante o estabelecimento de uma política que, diante da ocorrência de um incidente, deve possibilitar a rápida concordância acerca da necessidade de recolher o produto.
- *Plano de recolhimento do produto*: uma vez que se tenha concordado com a necessidade de recolher um produto, torna-se necessário implementar o recolhimento rapidamente. Um plano já preparado permite que qualquer um saiba de antemão qual papel deverá exercer no processo do recolhimento.
- *Avaliação do risco*: um componente-chave do processo de tomada de decisão consiste na avaliação das evidências científicas relacionadas ao incidente. Durante os estágios iniciais da crise, o nível de risco pode ser desconhecido. Exemplificando, se os consumidores começarem a relatar doenças ou cheiro de estragado em determinado produto, deverá haver evidências que determinem se o problema tem origem microbiológica ou química. O acesso a laboratórios dotados de equipamento analítico avançado e que forneçam um serviço de resposta rápida possibilitará a análise científica de qualquer amostra. A informação analítica possibilitará a realização de uma avaliação do risco para determinar a melhor forma de minimizar os riscos à saúde dos consumidores.

- *Equipe de gestão de incidentes*: é altamente recomendável que as empresas estabeleçam um grupo de funcionários essenciais que, atuando em conjunto, possam formar uma equipe de gestão de incidentes. Diante da ocorrência de um incidente real (que pode acontecer a qualquer hora do dia ou da noite), é importante garantir que essa equipe seja reunida. Como o recolhimento de um produto envolve muitos aspectos diferentes do negócio, é útil que todos estejam representados na equipe. Esta pode incluir funcionários de diferentes departamentos, tais como departamento técnico, de controle da qualidade, vendas, *marketing*, relações públicas, compras, produção, distribuição, logística e jurídica. A equipe não deve solicitar a presença de indivíduos que possam estar indisponíveis na eventualidade de um incidente. Uma única pessoa deve ser designada como líder da equipe e será quem assumirá a responsabilidade final pela execução do recolhimento.
- *Rastreabilidade e documentação*: conforme discutido anteriormente, a rastreabilidade fornece um componente essencial para a análise do processo de recolhimento, podendo torná-lo restrito a um pequeno número de lotes ou códigos. Considerando que a velocidade representa um fator decisivo, o acesso à documentação apropriada é essencial. Uma parte considerável dessa documentação pode estar sob a forma de dados computadorizados, aos quais a equipe de gestão de incidentes terá que ganhar acesso (seja diretamente ou através de outra equipe). Sem dúvida, será útil para a equipe se o desenvolvimento do sistema de informação tiver sido projetado levando-se em consideração sua potencial utilização durante o evento do recolhimento de um produto.
- *Processo de comunicação*: a comunicação veloz e acurada é vital para o sucesso do recolhimento do produto. A equipe de gestão de incidentes precisará ter acesso a telefones, aparelhos de fax e e-mail. A informação transmitida verbalmente deve ser acompanhada de uma confirmação documentada (fax ou e-mail). Além da comunicação entre pessoas da própria empresa, haverá grande necessidade de estabelecer comunicação com pessoas que estão fora dela. Entre essas estão fornecedores, distribuidores, clientes, corporações nacionais de controle, oficiais de execução legal, organizações de mídia, laboratórios analíticos, consultores legais e, em alguns casos, forças policiais. O fornecimento de números de telefones exclusivos evitará quaisquer problemas com bloqueio de linhas telefônicas pela recepção das ligações.
- *Treinamento*: um recolhimento de produtos eficiente, que resulte em danos mínimos para a empresa, não acontece por acaso. É necessário haver uma preparação para possíveis eventualidades, bem como realizar uma triagem com exercícios de recolhimento de produto, a fim de se testar o sistema com antecedência. Por meio do treinamento, as pessoas ficam conscientes do papel que exercem no recolhimento e se tornam capazes de responder rapidamente ao evento quando este vier a ocorrer. Os exercícios de treinamento também permitem identificar e eliminar os hiatos ou pontos fracos apresentados pelos procedimentos. Será necessário submeter o plano a testes regulares, a fim de garantir a participação de uma nova equipe de funcionários, sendo que para checar o plano é preciso considerar alterações envolvendo outros aspectos dos sistemas da empresa.

15.3.7.6 Acreditação laboratorial

A implementação bem-sucedida dos procedimentos de garantia da qualidade requer a aplicação eficiente de princípios científicos e tecnológicos. O controle de processos repousa na medida acurada de parâmetros do processo (temperatura, pressão, peso etc.). Os testes mais complexos usualmente são conduzidos em laboratórios onde as amostras são analisadas e os resultados são utilizados na tomada de decisões acerca da qualidade de matérias-primas, dos produtos intermediários ou do produto acabado. A precisão dos resultados laboratoriais é decisiva para se chegar às decisões corretas.

Outra área em que a precisão é vital está associada às exigências legais. Ao obterem uma amostra oficial, os oficiais de execução legal a enviam para ser analisada por um laboratório competente. O resultado da análise, então, pode ser utilizado em qualquer instauração de processo subsequente que esteja relacionado à falha de um dado alimento em atender às exigências legais – seja em decorrência de alguns aspectos da composição química ou referentes à segurança microbiológica do alimento. A acurácia do resultado analítico é importante para a operação segura do processo legal.

Existem processos que foram estabelecidos para proporcionar meios de se determinar se os laboratórios estão operando em conformidade com padrões de qualidade reconhecidos. Outra norma ISO delimita os requisitos – ISO 17025:2005 Requisitos gerais para competência de laboratórios de testes e calibrações. A primeira edição da ISO 17025, publicada em 1999, seguiu-se aos documentos anteriores que haviam sido produzidos em nível internacional (ISO/IEC Guide 25) e em nível europeu (EN 45001), tendo sido ambos substituídos.

A ISO 17025 agora contém todos os requisitos que os laboratórios de testes e calibrações devem cumprir, caso desejem demonstrar que operam um sistema de gestão, são tecnicamente competentes e podem gerar resultados válidos do ponto de vista técnico. As normas foram redigidas de forma a serem consistentes com os requisitos da ISO 9001.

15.4 Controle estatístico de processo

A garantia de qualidade eficiente requer a análise de dados e sua correta interpretação. O controle de processo estatístico fornece a ferramenta para realizar essa tarefa.

O controle dos riscos de segurança de alimentos não pode ser restrito a um sistema baseado no controle estatístico de processo. Embora seja impossível garantir 100% de segurança, os sistemas de gestão de segurança de alimentos são projetados para garantir a segurança nos produtos, em vez de contar com uma avaliação estatística do produto acabado. Os sistemas modernos, como o APPCC, estão voltados para as medidas preventivas.

Por outro lado, existem situações em que a amostragem é feita de maneira adequada e o uso de técnicas estatísticas válidas proporciona orientação acerca da ação correta a ser conduzida. A técnicas utilizadas são baseadas em uma avaliação de probabilidades.

Essa seção enfoca os controles baseados na amostragem. Duas situações são observadas com frequência:

1 Quando monitorar um processo de produção para garantir o cumprimento dos requisitos.
2 Quando decidir aceitar ou rejeitar a entrega de um alimento produzido em outro lugar.

No primeiro caso, serão obtidas amostras regulares, de modo a checar o desempenho do processo. O uso de gráficos de controle, como os gráficos de controle de Shewhart descritos adiante, permite identificar variações inesperadas e conduzir ações para corrigi-las. No segundo caso, a avaliação está relacionada a um lote inteiro e são empregadas técnicas de amostragem de diferentes graus de aceitação.

A ISO adotou um conjunto abrangente de padrões projetados para garantir a aplicação consistente de critérios válidos. Uma seleção de padrões essenciais é apresentada na Tabela 15.9.

15.4.1 Conceitos básicos

15.4.1.1 Variação

Em qualquer processo de produção, haverá variação. O maquinário moderno, com seus controles sofisticados, pode ser capaz de realizar operações bastante precisas. Entretanto, até mesmo esse tipo de maquinário ainda apresentará uma variação mínima. Os equipamentos mais antigos, que tinham menos controles, apresentarão uma variação maior. A variação advém de uma gama de flutuações menores (p. ex., temperaturas, níveis, pressões, posição e densidade). Essas flutuações, quando combinadas, são inerentes ao processo de produção e são conhecidas como "causas aleatórias". Embora possa ser possível identificar sua origem, essa variação usualmente é aceita como parte do processo. A redução da variação tende a requerer investimentos em novos controles ou novo maquinário.

Os controles de processo consideram que a variação de causa aleatória faz parte do processo e, todavia, é utilizada para identificar a variação que ocorre a partir dela. Quando algo sofre uma mudança de forma inesperada, ocorre variação adicional sobre aquela produzida por causas aleatórias. Essas variações adicionais derivam de "causas atribuíveis". Os procedimentos de controle de processo são utilizados para identificar e eliminar essas causas.

Quando a única variação presente é devida a causas aleatórias, considera-se que o processo está em "estado de controle estatístico". Se houver variação adicional devida a causas atribuíveis, esta pode ser considerada "fora de controle".

Algumas definições relevantes, tomadas da ISO 3534 Parte 2, são listadas na Tabela 15.10.

15.4.1.2 Dados de variáveis e dados de atributo

Na análise de uma situação, é possível gerar dados por meio de duas formas distintas. O tipo de dados determinará a técnica estatística a ser utilizada subsequentemente.

Os dados de variáveis representam observações obtidas por meio da medida e registro da grandeza numérica de uma determinada característica. Como a escala é contínua, os dados podem assumir qualquer valor e, dependendo do equipamento utilizado, é possível determiná-los com acurácia. Alguns exemplos são o comprimento, o pH e o peso.

A abordagem alternativa consiste em obter observações baseadas na presença (ou ausência) de alguma característica. Os dados são contados e, consequentemente, somente são expressos como números inteiros. Existem dois tipos de dados de atributo:

- *Unidades discordantes (defeituosas)*: contagem de unidades que são concordantes (aceitáveis) ou discordantes (defeituosas). São exemplos: uma lata danificada, um biscoito despedaçado, uma batata esmagada.
- *Discordâncias (defeitos)*: contagem do número de discordâncias (defeitos) encontrados em uma unidade. Podem ser exemplificadas pelo número de latas danificadas encontradas em uma caixa, números de biscoitos despedaçados em um pacote ou número de regiões amassadas em uma batata.

Tabela 15.9 Normas ISO selecionadas, vinculadas a técnicas de controle do processo estatístico.

Terminologia e símbolos

ISO 3534 Estatísticas – Vocabulário e símbolos:

- Parte 1: Termos de estatística gerais e termos empregados em probabilidade (2006)
- Parte 2: Estatística aplicada (2006)
- Parte 3: Elaboração de experimentos (1999)

Amostragem de aceitação

ISO 2859 Procedimentos de amostragem para inspeção por atributos:

- Parte 1: Esquemas de amostragem indexados pelo nível de qualidade aceitável (NQA) para inspeção de lote por lote (1999)
- Parte 2: Especificação para planos de amostragem indexados pela qualidade limite (QL) para inspeção de lote isolado (1985)
- Parte 3: Procedimentos de amostragem pulando lotes (2005)
- Parte 4: Procedimentos para avaliação dos níveis de qualidade declarados (2002)
- Parte 5: Sistema de planos de amostragem sequencial indexados pelo nível de qualidade aceitável (NQA) para inspeção de lote por lote (2005)
- Parte 10: Introdução à série ISO 2859 de normas de amostragem para inspeção por atributos (2006)

ISO 3951 Procedimentos de amostragem para inspeção por variáveis:

- Parte 1: Especificação para planos de amostragem isolada indexados pelo nível de qualidade aceitável (NQA) para inspeção de lote por lote de uma característica de qualidade única e de um NQA único (2005)
- Parte 2: Especificação geral para planos de amostragem isolada indexados pelo nível de qualidade aceitável (NQA) para inspeção lote por lote de características de qualidade independentes (2006)
- Parte 3: Esquemas de amostragem dupla indexados pelo nível de qualidade aceitável (NQA) para inspeção de lote por lote (2007)
- Parte 5: Planos de amostragem sequencial indexados pelo nível de qualidade aceitável (NQA) para inspeção por variáveis (desvio-padrão conhecido) (2006)

ISO 8422 Procedimentos de amostragem para inspeção por atributos: especificação para planos de amostragem sequencial (1991)

ISO 8423 Procedimentos de amostragem para inspeção por variáveis: especificação para planos de amostragem sequencial para percentual de unidades discordantes. Desvio-padrão conhecido (1991)

ISO/TR 8550 Guia para seleção de um sistema, esquema ou plano de amostragem de aceitação para inspeção de itens discretos em lotes (1994)

Controle do processo

ISO 7870 Gráficos de controle – guia geral e introdução (1993)

ISO 7873 Gráficos de controle para média aritmética com limites de advertência (1993)

ISO 7966 Gráficos de controle de aceitação (1993)

ISO 8258 Gráficos de controle de Shewhart (1991)

Tabela 15.10 Definições de ISO selecionadas, vinculadas ao controle do processo.

Processo no controle: processo em que cada uma das medidas de qualidade (p. ex., média e variabilidade ou fração discordante ou número médio de discordâncias do produto ou serviço) está em estado de controle estatístico.
Estado de controle estatístico: estado em que as variações entre os resultados de amostragem observados podem ser atribuídas a um sistema de causas aleatórias, que aparentemente não muda com o passar do tempo.
Causas atribuíveis: fator (usualmente sistemático) que pode ser detectado e identificado como contribuidor para a ocorrência de mudança em uma característica de qualidade ou nível de processo.
Notas:
1 As causas atribuíveis às vezes são denominadas causas especiais de variação.
2 Muitas causas pequenas de mudança são atribuíveis, entretanto pode não ser econômico julgá-las ou controlá-las. Nesse caso, essas causas podem ser tratadas como causas aleatórias.

Causas aleatórias: são fatores, muitos geralmente numéricos, cuja importância é relativamente pequena e que contribuem para variações. Estas, por sua vez, não necessariamente foram identificadas.
Nota: as causas aleatórias são às vezes denominadas causas comuns de variação.

15.4.1.3 Distribuição normal

A produção da variação de processo geral, baseada em causas aleatórias, mais frequentemente produz dados que exibem características de distribuição normal. Como resultado, a maioria das técnicas de controle de processo estatístico parte do princípio de que os dados seguem uma distribuição normal.

Como é desnecessário ter uma compreensão detalhada acerca da matemática da distribuição normal, esta não é abordada aqui. Entretanto, em consequência da fundamentação matemática, é possível identificar certos elementos-chave. Existem dois componentes que são utilizados para esse propósito: o "desvio-padrão", que fornece uma medida da dispersão dos dados, e a "média", que fornece um ponto central desses dados. (Observe: o desvio-padrão pode ser mais facilmente encontrado por meio da utilização de uma função estatística em uma planilha (p. ex., a fórmula STDEV [A1:A10], do MS Excel, fornece o desvio-padrão dos 10 números contidos nas células A1 a A10]). A maioria das calculadoras científicas também permite o cálculo fácil do desvio-padrão de um conjunto de números informados.

A dispersão dos valores, medida pelo desvio-padrão, permite estabelecer as seguintes afirmações (ver também Fig. 15.5):

- 68,3% dos valores encontram-se dentro do desvio-padrão de ± 1 em torno da média;
- 95,4% dos valores encontram-se dentro do desvio-padrão de ± 2 em torno da média;
- 99,7% dos valores encontram-se dentro do desvio-padrão de ± 3 em torno da média.

Se os valores da média e do desvio-padrão forem conhecidos, então é possível determinar, utilizando-se valores padronizados, as proporções dos itens que estariam localizados além de certos pontos na distribuição. Ver Quadro 15.2 e os valores tabulados na Tabela 15.11.

15.4.1.4 Riscos de amostragem

Ao tomar decisões baseadas em probabilidades estatísticas, é necessário estar atento para a ocorrência de dois tipos de erros.

Na primeira situação, os dados podem sugerir que houve alguma mudança num determinado processo ou que uma distribuição não atende à especificação requerida. Contudo, isso pode ser em razão da variação de amostragem aleatória, que ocorre quando a população real está em conformidade com os requerimentos. Nesse caso, qualquer decisão tomada para modificar o processo ou rejeitar a distribuição se mostrará errada e provavelmente resultará em novos ajustes. Isso muitas vezes é referido como "erro de primeiro tipo" ou, de modo mais simples, "erro de tipo I".

No segundo caso, os dados podem sugerir que o processo continua sob controle ou que uma distribuição atende à especificação. Entretanto, mais uma vez, em razão da variação aleatória do processo de amostragem, os dados podem não ter identificado uma mudança ou um lote produzido de maneira precária. Nesse caso, não serão feitas alterações no processo ou uma distribuição pode ser aceita quando deveria ser rejeitada. Isso é conhecido como um "erro de segundo tipo" ou, mais simplesmente, "erro de tipo II".

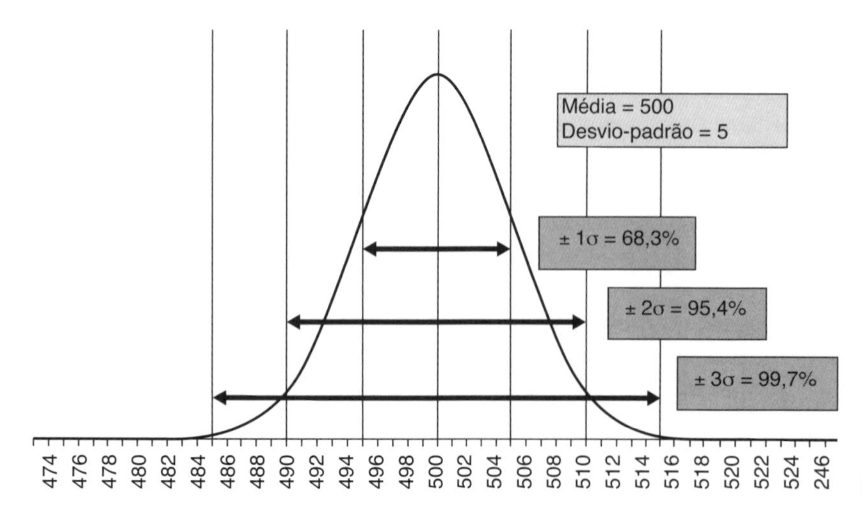

Figura 15.5 Conceito de desvio-padrão e a distribuição normal.

Quadro 15.2 Exemplo de cálculo que emprega a distribuição normal

Durante uma rodada de produção, o produto embalado é pesado e o peso médio obtido foi de 505 g (μ), com um desvio-padrão (σ) de 3,4 g. Se a especificação do produto exigisse um peso de 500 ± 10 g, quanto da produção estaria fora da especificação permitida? Se o processo estivesse centralizado em 500 g, com o mesmo desvio-padrão, qual seria a proporção fora dos limites da especificação?

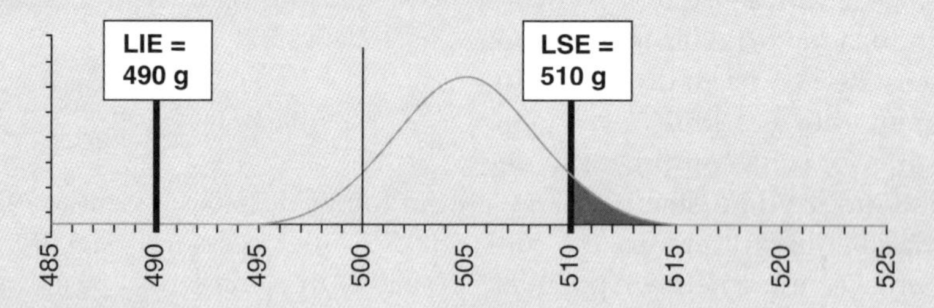

A figura mostra que o principal aspecto preocupante está relacionado com o limite de especificação superior (LSE), em 510 g. As proporções situadas abaixo da cauda de uma distribuição normal podem ser encontradas fazendo-se referência a um valor padronizado (z), que é dado pela equação:

$$z = (X - \mu)/\sigma$$

onde
X é o valor de interesse,
μ é a média da distribuição normal,
σ é o desvio-padrão da distribuição normal.

Neste exemplo, X = 510 g, μ = 505 g, e σ = 3,4 g, resultando em:

$$z = (510 - 505)/3,4$$
$$z = 1,47$$

Consultando os valores tabelados de z e P (ver Tab. 15.11), obtém-se um valor de P de aproximadamente 0,93 ou 93%. Os valores tabelados de P, contudo, representam a proporção abaixo do valor X (nesse caso igual a 510, que é o valor do LSE). Neste exemplo, nosso interesse real é uma proporção maior que 510. Como as proporções totais devem acrescentar até 1,00 (ou 100%), a proporção acima do LSE é 1,00 – 0,93 = 0,07 ou 7%.

Também é possível notar que, teoricamente, a distribuição normal também terá uma proporção abaixo do limite de especificação inferior. Embora o diagrama sugira que esse valor provavelmente é bem menor do que os 7% calculados para o LSE, o valor real pode ser determinado. Usar um valor de 490 g para o LSE resulta em X = 490 g, μ = 505 g, e σ = 3,4. Assim:

$$z = (490 - 505)/ 3,4$$
$$z = -4,29$$

A partir da tabela, é possível observar que isso fornece uma proporção aproximada de apenas 0,00001 ou 0,001%.

Se o processo tivesse sido centralizado com uma média de 500 g, a cauda seria idêntica em ambos os limites de especificação. Um único cálculo, portanto, pode ser realizado utilizando-se um limite de especificação e o resultado é duplicado para obter a proporção geral fora de ambos os limites. Desse modo:

$$z = (490 - 500)/ 3,4$$
$$z = -2,94$$

A partir da tabela, esse valor fornece uma proporção aproximada de 0,0016 ou 0,16%. O total fora de ambos os limites de especificação, então, será o dobro desse valor (-0,0032 ou 0,32%).

Tabela 15.11 Proporções em uma distribuição normal.

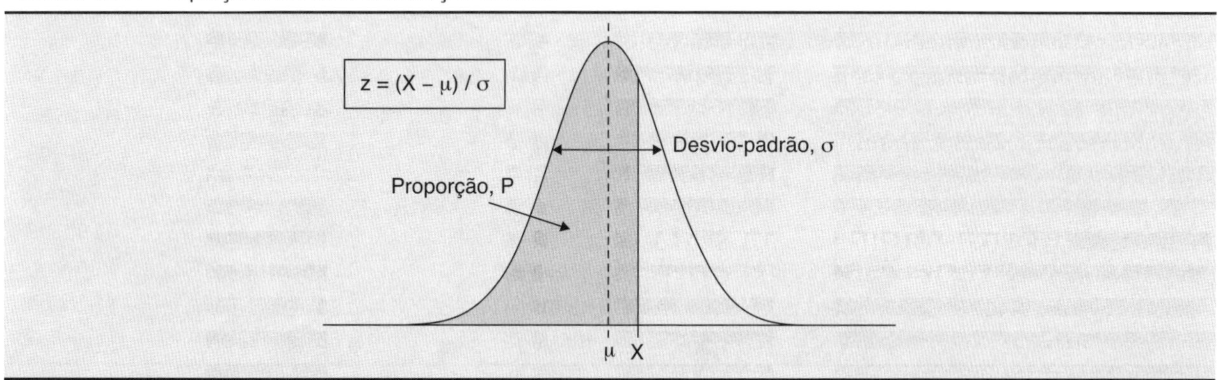

z	P	z	P	z	P	z	P	z	P
–5,00	0,000000	–3,00	0,001350	–1,00	0,158655				
–4,95	0,000000	–2,95	0,001589	–0,95	0,171056	1,05	0,853141	3,05	0,998856
–4,90	0,000000	–2,90	0,001866	–0,90	0,184060	1,10	0,864334	3,10	0,999032
–4,85	0,000001	–2,85	0,002186	–0,85	0,197663	1,15	0,874928	3,15	0,999184
–4,80	0,000001	–2,80	0,002555	–0,80	0,211855	1,20	0,884930	3,20	0,999313
–4,75	0,000001	–2,75	0,002980	–0,75	0,226627	1,25	0,894350	3,25	0,999423
–4,70	0,000001	–2,70	0,003467	–0,70	0,241964	1,30	0,903200	3,30	0,999517
–4,65	0,000002	–2,65	0,004025	–0,65	0,257846	1,35	0,911492	3,35	0,999596
–4,60	0,000002	–2,60	0,004661	–0,60	0,274253	1,40	0,919243	3,40	0,999663
–4,55	0,000003	–2,55	0,005386	–0,55	0,291160	1,45	0,926471	3,45	0,999720
–4,50	0,000003	–2,50	0,006210	–0,50	0,308538	1,50	0,933193	3,50	0,999767
–4,45	0,000004	–2,45	0,007143	–0,45	0,326355	1,55	0,939429	3,55	0,999807
–4,40	0,000005	–2,40	0,008198	–0,40	0,344578	1,60	0,945201	3,60	0,999841

(*continua*)

Tabela 15.11 Proporções em uma distribuição normal (*continuação*).

z	P	z	P	z	P	z	P	z	P
–4,35	0,000007	–2,35	0,009387	–0,35	0,363169	1,65	0,950529	3,65	0,999869
–4,30	0,000009	–2,30	0,010724	–0,30	0,382089	1,70	0,955435	3,70	0,999892
–4,25	0,000011	–2,25	0,012224	–0,25	0,401294	1,75	0,959941	3,75	0,999912
–4,20	0,000013	–2,20	0,013903	–0,20	0,420740	1,80	0,964070	3,80	0,999928
–4,15	0,000017	–2,15	0,015778	–0,15	0,440382	1,85	0,967843	3,85	0,999941
–4,10	0,000021	–2,10	0,017864	–0,10	0,460172	1,90	0,971283	3,90	0,999952
–4,05	0,000026	–2,05	0,020182	–0,05	0,480061	1,95	0,974412	3,95	0,999961
–4,00	0,000032	–2,00	0,022750	**0,00**	**0,500000**	2,00	0,977250	4,00	0,999968
–3,95	0,000039	–1,95	0,025588	0,05	0,519939	2,05	0,979818	4,05	0,999974
–3,90	0,000048	–1,90	0,028717	0,10	0,539828	2,10	0,982136	4,10	0,999979
–3,85	0,000059	–1,85	0,032157	0,15	0,559618	2,15	0,984222	4,15	0,999983
–3,80	0,000072	–1,80	0,035930	0,20	0,579260	2,20	0,986097	4,20	0,999987
–3,75	0,000088	–1,75	0,040059	0,25	0,598706	2,25	0,987776	4,25	0,999989
–3,70	0,000108	–1,70	0,044565	0,30	0,617911	2,30	0,989276	4,30	0,999991
–3,65	0,000131	–1,65	0,049471	0,35	0,636831	2,35	0,990613	4,35	0,999993
–3,60	0,000159	–1,60	0,054799	0,40	0,655422	2,40	0,991802	4,40	0,999995
–3,55	0,000193	–1,55	0,060571	0,45	0,673645	2,45	0,992857	4,45	0,999996
–3,50	0,000233	–1,50	0,066807	0,50	0,691462	2,50	0,993790	4,50	0,999997
–3,45	0,000280	–1,45	0,073529	0,55	0,708840	2,55	0,994614	4,55	0,999997
–3,40	0,000337	–1,40	0,080757	0,60	0,725747	2,60	0,995339	4,60	0,999998
–3,35	0,000404	–1,35	0,088508	0,65	0,742154	2,65	0,995975	4,65	0,999998
–3,30	0,000483	–1,30	0,096800	0,70	0,758036	2,70	0,996533	4,70	0,999999
–3,25	0,000577	–1,25	0,105650	0,75	0,773373	2,75	0,997020	4,75	0,999999
–3,20	0,000687	–1,20	0,115070	0,80	0,788145	2,80	0,997445	4,80	0,999999
–3,15	0,000816	–1,15	0,125072	0,85	0,802337	2,85	0,997814	4,85	0,999999
–3,10	0,000968	–1,10	0,135666	0,90	0,815940	2,90	0,998134	4,90	1,000000
–3,05	0,001144	–1,05	0,146859	0,95	0,828944	2,95	0,998411	4,95	1,000000
				1,00	0,841345	3,00	0,998650	5,00	1,000000

Em ambos os casos mencionados, é difícil prever os erros. No entanto, quando a análise é baseada em técnicas estatísticas válidas, qualquer decisão será a melhor diante das circunstâncias vigentes. O fato de essa decisão posteriormente se mostrar comprovadamente errônea não pode ser atribuído ao indivíduo que a tomou. Todas as partes, seja a comercial, a técnica ou a de produção, precisam aceitar que existem ocasiões em que se comprova que uma decisão tomada era inadequada. Por outro lado, a falha em usar técnicas estatísticas válidas pode levar a argumentos significativos e potenciais reinvindicações de recuperação de perdas. O uso de padrões estatísticos reconhecidos é, portanto, fortemente recomendado.

15.4.1.5 Capacidade do processo

É importante considerar se um processo está em estado de controle estatístico, ao tentar operar uma linha de produção. Os clientes, porém, não estão diretamente interessados nos aspectos relacionados ao controle em particular e precisam confiar que suas necessidades serão atendidas – eles estão mais interessados no potencial do processo de atender às especificações. Isso conduz à ideia isolada de "capacidade do processo".

A capacidade do processo baseia-se em sua medida de dispersão. Por isso, está ligada ao desvio-padrão, que é a medida estatística da dispersão. Como 6 desvios-padrão (6σ) cobrem 99,7% da população (ver

Fig. 15.5), é prática comum calcular um "índice de capacidade do processo" ou capabilidade (Cp ou Cpk) com base em 6σ. Existem dois limites de especificação: um limite superior de especificação (LSE) e um limite inferior de especificação (LIE). Esses limites podem ser calculados como proporção da diferença entre ambos dividida por 6σ ou:

$$Cp = (LSE - LIE)/6\sigma$$

Caso exista apenas uma especificação ou se o processo não for centralizado, então torna-se mais apropriado considerar os limites de especificação separadamente e calcular a capabilidade, utilizando a média (m), como a menor dentre duas alternativas:

$$C_{pk} = (LSE - \mu)/3\sigma \text{ ou } (\mu - LIE)/3\sigma$$

Valores de Cp ou Cpk abaixo de 1 indicam que o processo, do modo como está estabelecido, é incapaz e não atenderá aos requisitos do cliente, mesmo que esteja sob controle. Valores entre 1 e aproximadamente 1,33 são considerados como de capacidade baixa a média, enquanto os valores acima de 1,33 são altos e indicam que não deve ser difícil para o processo satisfazer os requisitos.

É importante reconhecer que isto pode conduzir a quatro situações:

- *O processo é capaz e está sob controle.* Esta corresponde à situação ideal.
- *O processo é incapaz, mas está sob controle.* Neste caso, a produção está ocorrendo de acordo com as expectativas, contudo as chances de que venha a causar variação são altas demais para os limites de especificação. Geralmente, há necessidade de se introduzir modificações na linha de produção, de modo a reduzir a variação geral.
- *O processo é capaz, mas está fora de controle.* A produção apresenta alguma variação inesperada (provavelmente devida a uma causa atribuível). Todavia, enquanto não for excessiva, é provável que o produto final continue a atender aos requerimentos do cliente. O controle rígido do processo é desnecessário e é possível relaxar alguns dos procedimentos de controle.
- *O processo é incapaz e está fora de controle.* A produção, aqui, apresenta variação inesperada. Entretanto, mesmo que esta fosse inexistente, não haveria chances de se atender às especificações. Ao mesmo tempo em que se tenta obter o controle do processo, é necessário considerar que há necessidade de realizar alterações que tornem o processo mais capacitado.

Alguns exemplos das diferentes distribuições e suas relações com a capacidade do processo são mostradas no Quadro 15.3.

15.4.2 Gráficos de controle de Shewhart (gráficos de média, amplitude e desvio-padrão)

Os gráficos de controle constituem o método-padrão de avaliar o desempenho de um processo. Esses gráficos com frequência são denominados gráficos de controle de Shewhart, em homenagem àquele que introduziu o conceito pela primeira vez. O gráfico deve poder indicar se o processo é estável ou está "sob controle", ou, ainda, se houve alguma mudança e há necessidade de conduzir uma investigação para identificar e corrigir a causa. De uma forma mais geral, os gráficos proporcionam um meio de melhorar o desempenho do processo e fornecer informação relevante para manter o controle e tomar as decisões de gestão do processo.

Normas internacionais detalhadas foram redigidas para cobrir diversos tipos possíveis de gráficos de controle. Algumas podem estar relacionadas a uma sequência de observações em que não há valores-padrão especificados. No contexto de uma produção, todavia, é mais comum haver valores-padrão ou valores-alvo e os gráficos são construídos com base nesses valores. Adicionalmente, existem tipos de gráficos associados a dados que estão expressos na forma de variáveis e na forma de atributos.

As principais etapas da montagem dos gráficos de controle são as seguintes:

- são feitas observações referentes ao processo para avaliar a extensão da variação da causa aleatória (numa tentativa de garantir que nenhum variação atribuível esteja presente no momento da observação);
- a partir desses dados, é estabelecida a distribuição-alvo. Para tanto, é considerada a extensão da variação da causa aleatória, quaisquer especificações do cliente e um índice de capacidade do processo apropriado;
- com base na distribuição-alvo, o gráfico de controle é construído com os valores esperados, com uma linha central e linhas adicionais de controle. As linhas de controle tanto podem ser estabelecidas em um único valor (um "limite de ação") como podem incluir linhas adicionais ("limites de aviso").

Quadro 15.3 Exemplos de índice de capacidade do processo

Dois limites de especificação com distribuições centralizadas

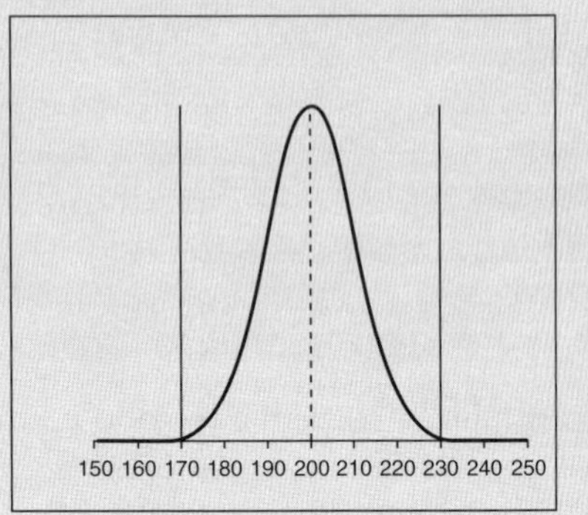

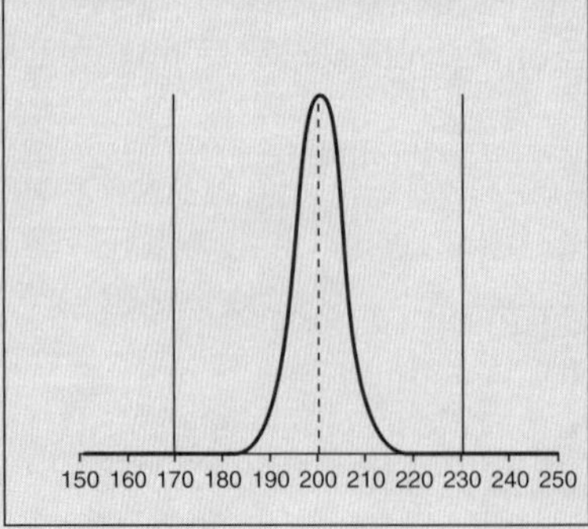

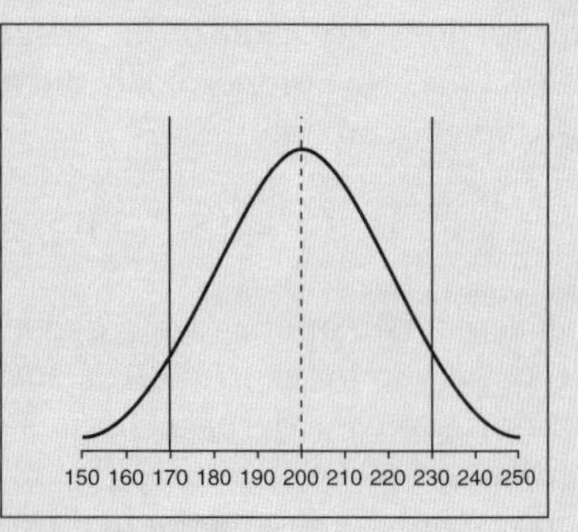

Nesse primeiro conjunto de figuras, o LSE vale 230, e o LIE 170. Em todos os casos, a média está em 200.

- Caso 1 (à *esquerda*): o desvio-padrão vale 10, de modo que o cálculo do índice de capacidade do processo consiste em $C_p = (LSE - LIE)/6\sigma = (230 - 170)/60 = 1,0$. O processo somente é eficaz com a distribuição ajustada quase exatamente entre os limites de especificação. Qualquer pequena variação adicional fará com a que a produção saia da especificação do produto.
- Caso 2 (*no meio*): o desvio-padrão foi reduzido para 5, com consequente aumento do valor de C_p para 2,0. O processo é bastante eficaz. Uma variação adicional pequena não é preocupante.
- Caso 3 (à *direita*): o desvio-padrão passou a ser igual a 20, com consequente diminuição do valor de C_p para 0,5. O processo é nitidamente ineficaz, apresentando uma proporção significativa fora da especificação do produto, mesmo que esteja em situação de controle estatístico.

Uso do C_{pk}

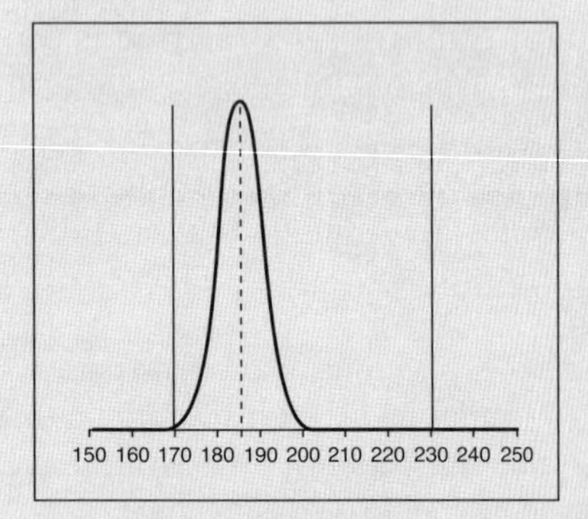

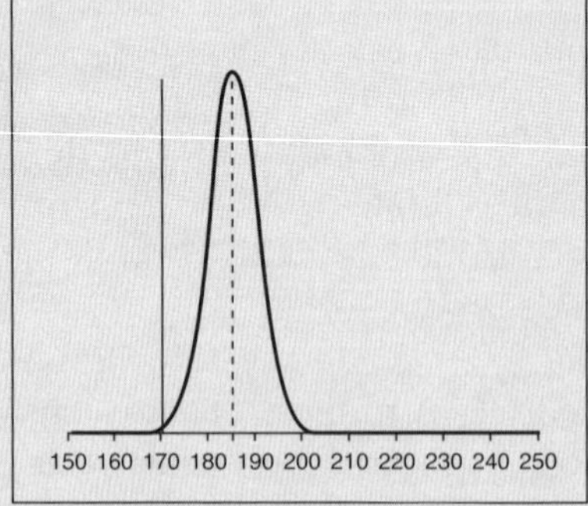

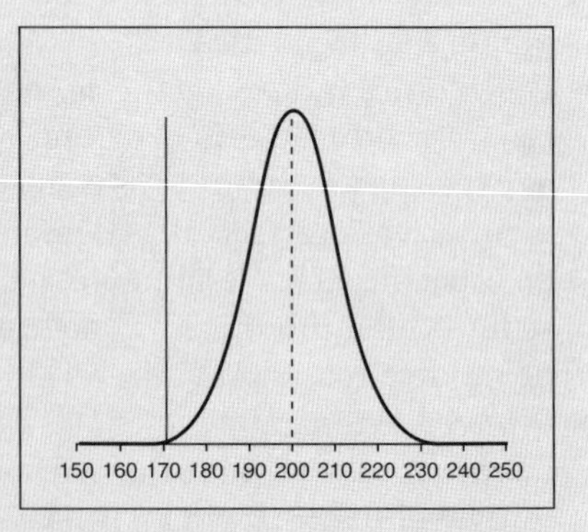

- Caso 4 (à *esquerda*): ainda existem dois limites de especificação, porém o processo agora possui uma média igual a 185 e um desvio-padrão de 5. O cálculo do índice de capacidade do processo resulta em $C_{pk} = (\mu - LIE)/3\sigma = (185 - 170)/15 = 1,0$. Embora o processo geral seja potencialmente bastante eficaz (um cálculo de C_p forneceria o mesmo valor descrito no Caso 2), em razão do posicionamento da distribuição, o processo é apenas eficaz. Qualquer variação adicional pequena da média para baixo ou aumento do desvio-padrão resultará em uma produção fora da especificação do produto.
- Caso 5 (*no meio*): aqui, a situação é idêntica àquela descrita no Caso 4. A única exceção está no fato de que, como existe apenas um limite de especificação, não é possível calcular um valor de C_p.
- Caso 6 (à *direita*): situação idêntica àquela descrita no Caso 1, mas sem LSE. O cálculo do C_{pk} forneceria um valor igual a 1,0.

- as amostras, então, são obtidas a partir da produção e os valores calculados a partir das amostras são plotados nos gráficos;
- se os valores plotados estiverem além do limite de ação, então torna-se necessário conduzir uma ação para identificar a causa. Outras regras também podem ser aplicadas, com base em quaisquer linhas de aviso utilizadas.

15.4.2.1 Dados variáveis

Existem dois tipos de problemas que podem ocorrer juntos ou separadamente: a média pode sofrer deslocamento e/ou a dispersão pode mudar. Sendo assim, dois gráficos são utilizados para identificar esses problemas. Para monitorar a média, utiliza-se uma representação gráfica das médias da amostra; para monitorar a dispersão, é utilizada uma representação gráfica dos desvios-padrão ou amplitude da amostra.

Gráfico da média

No caso de um processo estável, a maioria dos resultados individuais (99,7%) estará dentro do correspondente a 3 desvios-padrão da média-alvo. Quando uma amostra é obtida, a média da amostra é calculada. O valor dessa média irá variar em torno da média-alvo (μ) e o grau de variação dependerá do desvio-padrão da população (σ) e do tamanho da amostra (n). As médias da amostra também formarão uma distribuição normal com a mesma média da população (μ), porém com uma dispersão (na verdade, um desvio-padrão, mas comumente denominado "erro-padrão das médias" [EP]) que estará relacionada ao desvio-padrão da população:

$$EP = \sigma / \sqrt{n}$$

Quando a amostra contém quatro itens ($n = 4$), o erro-padrão resultante será igual à metade do desvio-padrão da população. Com base nessa ideia, no caso de um processo estável, a maioria das médias da amostra (99,7%) estará dentro do correspondente a 3 erros-padrão da média-alvo.

Os limites de ação são estabelecidos para representar essa situação. Somente cerca de 3 em 1.000 amostras provavelmente estão além do limite de ação. Os limites de aviso, quando utilizados, são estabelecidos em 2 erros-padrão, com aproximadamente 1 em 20 amostras situadas além desses limites.

Gráficos de amplitude ou desvio-padrão

Embora seja matematicamente mais exato usar um gráfico de desvio-padrão para monitorar a dispersão, os aspectos práticos muitas vezes conduzem à preferência pelos gráficos de amplitude. Uma amplitude de amostra, calculada como o maior resultado obtido da amostra subtraído do menor resultado, geralmente é fácil de calcular e seu valor resultante é de fácil interpretação. O cálculo de um desvio-padrão requer uma calculadora e quaisquer erros ocorridos no cálculo podem ser difíceis de se identificar. (Como exemplo, considere os números 196, 200, 204 e 199. É possível calcular e verificar rapidamente que a amplitude é igual a 8. Por outro lado, o desvio-padrão vale 3,3 e não pode ser facilmente checado nem entendido.)

Em ambos os casos, a construção do gráfico não é tão fácil quanto a do gráfico de médias. A distribuição esperada das amplitudes de amostras (ou desvios-padrão) não segue uma distribuição normal e é assimétrica em termos de amplitude da média. Por isso, é prática comum usar fatores predeterminados com o valor do desvio-padrão da população (ou uma estimativa deste) para estabelecer a posição dos limites de ação – esses fatores variam com o tamanho da amostra. A Tabela 15.12 fornece alguns exemplos de valores de fatores utilizados no cálculo da posição dos limites de ação superiores. O uso desses valores é ilustrado no Quadro 15.4. Quando são utilizados tamanhos de amostra maiores, também é possível calcular os limites de ação inferiores. Entretanto, como representam a ocorrência de uma melhoria positiva no processo, os valores da amostra abaixo de um limite de ação inferior são desnecessários em termos de prevenção de potenciais problemas de fornecimento aos clientes. Com o uso de outros fatores, também é possível calcular a posição dos limites de aviso, embora sua utilização seja menos comum e os valores não sejam fornecidos na ISO 8258.

Tabela 15.12 Fatores utilizados no cálculo das linhas de controle para os gráficos de amplitude e desvio-padrão.

Tamanho da amostra	Fator para gráfico de amplitude (D) (LCS = D × σ)	Fator para gráfico de desvio-padrão (B) (LCS = B × σ)
2	3,686	2,606
3	4,358	2,276
4	4,698	2,088
5	4,918	1,964
6	5,078	1,874

Testes para interpretação de gráficos de controle

Conforme indicado anteriormente, os limites de ação são estabelecidos para representar situações cuja probabilidade de ocorrência esperada seria bastante baixa. Se um resultado obtido de uma amostra estiver além de um limite de ação, é possível afirmar que houve deslocamento do processo em relação à distribuição-alvo. Nesse caso, é necessário conduzir uma ação para identificar a causa e eliminá-la, fazendo com que o processo retorne à posição-alvo.

Quando as linhas de aviso são utilizadas em adição aos limites de ação, podem ser aplicados testes extras que representam situações em que a probabilidade de ocorrência também é considerada bastante baixa. O teste adicional mais comum consiste em checar dois entre três pontos sucessivos, além do limite de aviso.

Um uso ainda mais detalhado do gráfico de médias é sugerido na ISO 8258. Esta incorpora o uso de linhas que são posicionadas em simetria com a linha central e às distâncias de 1, 2 e 3 erros-padrão (com os dois últimos representando os limites de aviso e de ação, respectivamente). As linhas definem seis zonas que são rotuladas como A, B, C, C, B, A. As zonas C são posicionadas em simetria com a linha central. Em seguida, são especificados oito testes:

- Teste 1: um ponto além da zona A (i. e., além de uma linha de ação).
- Teste 2: nove pontos sucessivos na zona C ou além, em um lado da linha central.
- Teste 3: seis pontos sucessivos, aumentando ou diminuindo de forma estável.
- Teste 4: 14 pontos sucessivos, alternando para cima e para baixo.
- Teste 5: dois de três pontos sucessivos na zona A ou além (i. e., além da linha de aviso).
- Teste 6: quatro de cinco pontos sucessivos na zona B ou além.
- Teste 7: 15 pontos sucessivos na zona C, acima e abaixo da linha central.
- Teste 8: oito pontos sucessivos em ambos os lados da linha central, sem nenhum na zona C.

Como indicado anteriormente, os testes 1 e 5 são regras aplicadas quando ambos os limites, de ação e de aviso, são utilizados. Entretanto, a indicação de qualquer uma das condições estipuladas nos testes constitui uma indicação da existência de uma sequência inusitada de amostras a ser investigada. Em alguns casos, como, por exemplo, no teste 7, a ocorrência tende a sugerir uma melhora no processo e esta, quando for possível de ser mantida, poderia proporcionar benefícios a longo prazo.

15.4.2.2 Dados de atributo

Os dados de atributo derivam de características que somente podem ser contadas, não são mensuráveis. Assim, uma amostra somente irá gerar um valor único que, por sua vez, é plotado em um gráfico de controle isolado. Conforme já descrito, existem dois tipos de dados de atributo e, com base em ambos, é possível utilizar dois gráficos alternativos. Cada um destes, porém, apresenta dois subtipos:

1 Gráficos que mostram unidades discordantes (defeituosas):
   a. número de unidades discordantes (para amostras de tamanho constante) ("gráfico np")
   b. fração discordante (para amostras de tamanho variável) ("gráfico p")
2 Gráficos que mostram o número de discordâncias (defeitos):
   a. números de discordâncias (para amostras de tamanho constante) ("gráfico c")
   b. discordâncias/unidade (para amostras de tamanho variável) ("gráfico u")

Gráficos baseados em unidades discordantes

Os dados de atributo das unidades defeituosas de um processo que esteja sob controle irão gerar uma distribuição binomial. A distribuição é matematicamente definida com base na fração de unidades discordantes presentes na população (p). Quando uma amostra é obtida (de tamanho n), o número de unidades discordantes irá variar com base na distribuição binomial. Essa distribuição apresenta um desvio-padrão que é calculado com a seguinte fórmula:

$$\sigma = \sqrt{[n.\ p.\ (1 - p)]}$$

Esse desvio, então, pode ser utilizado para estabelecer os limites de ação em $+3\sigma$ e, quando necessário, os limites de aviso em $+2\sigma$.

Quadro 15.4 Estabelecendo os gráficos de controle de Shewhart

Uma linha de produção é montada para fornecer um produto cujo peso é de 150 g. Os dados obtidos a partir de 20 amostras, cada uma delas contendo quatro itens, forneceram os seguintes resultados:

Número da amostra	Pesos de embalagem				Média da amostra	Amplitude da amostra	Desvio-padrão
	1	2	3	4			
1	148	143	151	156	149,5	13,0	5,45
2	155	158	139	148	150,0	19,0	8,45
3	155	14	146	141	146,5	14,0	6,03
4	140	145	150	139	143,5	11,5	5,07
5	147	147	150	148	148,0	3,0	1,41
6	148	148	156	149	150,3	8,3	3,86
7	149	147	159	154	152,3	12,3	5,38
8	161	146	158	141	151,5	20,5	9,54
9	152	154	159	149	153,5	10,5	4,20
10	147	153	148	153	150,3	6,3	3,20
11	142	145	142	148	144,3	6,0	2,87
12	149	150	148	160	151,8	12,0	5,56
13	141	146	137	157	145,3	20,3	8,66
14	143	146	153	152	148,5	10,0	10,0
15	154	152	143	144	148,3	11,3	5,56
16	153	151	145	148	149,3	8,0	3,50
17	150	152	150	145	149,3	7,0	2,99
18	159	152	150	154	153,8	9,8	3,86
19	154	146	145	155	150,0	10,0	5,23
20	143	142	153	153	147,8	11,0	6,08

Média principal = 149,2
DP principal = 5,49

Médias		
149,2	11,0	5,08

O desvio-padrão total dos dados, com base em todos os 80 itens, é 5,49. A média geral é igual a 149,2. Entretanto, como a média-alvo é especificada (150 g), o gráfico de controle de Shewhart será baseado no valor-alvo.

Gráfico de médias

Para calcular a posição das linhas de controle e ação, o erro-padrão (EP) é calculado primeiro. Com amostras de tamanho 4, o valor do EP é dado por:

$$EP = \sigma/\sqrt{n} = 5{,}49/\sqrt{4} = 5{,}49/2 = 2{,}75$$

Em seguida, as linhas de controle são calculadas para ± 3 EP e ± 2 EP, como segue:

Limite de ação superior (LAS) = μ + 3 × EP = 150 + 3 × 2,75 = 150 + 8,25 = 158,25 g
Limite de aviso superior (LAVS) = μ + 2 × EP = 150 + 2 × 2,75 = 150 + 5,5 = 155,5 g
Limite de aviso inferior (LAVI) = μ – 2 × EP = 150 – 2 × 2,75 = 150 – 5,5 = 144,5 g
Limite de ação inferior (LAI) = μ – 3 × EP = 150 – 3 × 2,75 = 150 – 8,25 = 141,75 g

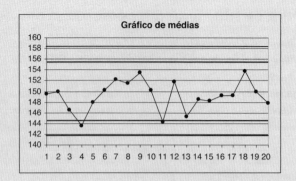

Gráfico de amplitude

Utilizando os fatores fornecidos pela Tabela 15.12, é possível determinar o limite de controle superior multiplicando o desvio-padrão da população estimado pelo fator correto (neste caso, com base num tamanho de amostra igual a 4):

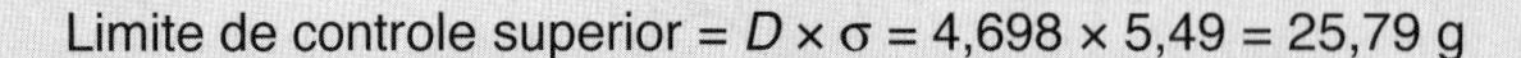

Limite de controle superior = $D \times \sigma$ = 4,698 × 5,49 = 25,79 g

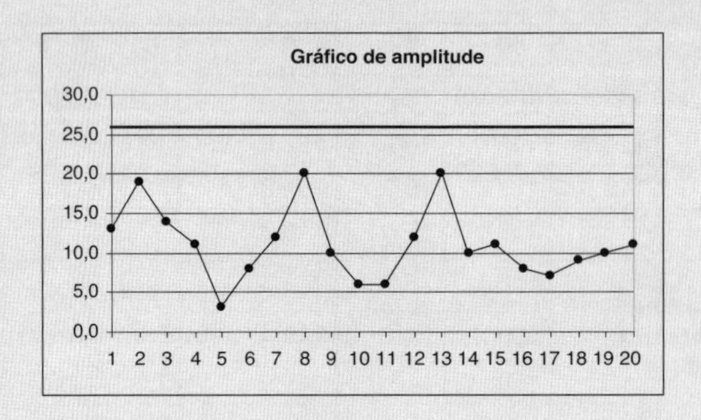

Gráfico de desvio-padrão

Utilizando os fatores fornecidos pela Tabela 15.12, é possível determinar o limite de controle superior multiplicando o desvio-padrão da população estimado pelo fator correto (neste caso, com base num tamanho de amostra igual a 4):

Limite de controle superior = $B \times \sigma$ = 2,088 × 5,49 = 11,46 g

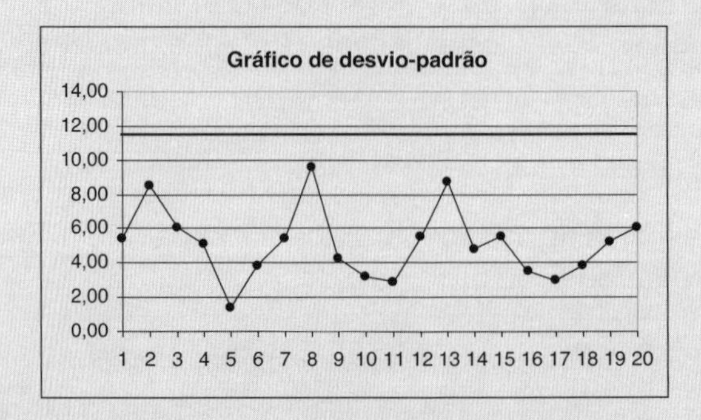

Observe as similaridades entre os dois gráficos para avaliar a dispersão do processo – o gráfico de amplitude e o gráfico de desvio-padrão. Em todos os três gráficos, apesar da dispersão, os dados estão junto às linhas de ação e isso sugere que todos os dados foram produzidos sob condições similares. Se um ou mais pontos estiverem além dos limites de ação/controle, seria apropriado recalcular a posição das linhas excluindo-se os dados desses pontos "fora de controle".

Gráficos baseados em discordâncias

Os dados de atributo dos defeitos de um processo que esteja sob controle irão gerar uma distribuição de Poisson. Nesse caso, a distribuição é definida pela proporção média de discordâncias por unidade presente na população (c). Nesse caso, o desvio-padrão da distribuição é calculado por:

$$\sigma = \sqrt{c}$$

Como anteriormente, esse desvio pode ser utilizado para estabelecer os limites de ação em $+3\sigma$ e, quando necessário, os limites de aviso em $+2\sigma$.

15.4.3 Amostragem de aceitação

Quando um lote for fabricado ou durante a realização de uma distribuição, pode ser necessário decidir sobre a conveniência desse lote ou distribuição, tendo como base a amostra obtida de um ou outro. Entre as diversas abordagens possíveis, estão incluídas:

- *Inspeção 100%*: essa abordagem envolve a amostragem de tudo. Seu custo pode ser bastante alto e talvez seja impossível realizá-la nos casos em que a amostragem requer a abertura de embalagens.
- *Amostragem baseada em teorias matemáticas de probabilidade*: nessa amostragem, nem tudo é inspecionado, mas uma amostra é obtida. O tamanho da amostra deverá ser baseado nas probabilidades e permitirá que os riscos de decisões incorretas sejam calculados com precisão. O plano selecionado será escolhido para permitir que nenhum risco adicional venha a ser tolerado.
- *Amostragem* ad hoc: essa abordagem não se baseia na teoria e, por exemplo, apenas um percentual fixo ou verificação parcial pode ser utilizado. Esse tipo de amostragem pode ser considerado adequado quando outros procedimentos de garantia de qualidade estão em uso e a amostragem é feita mais para fins de verificação do que como um procedimento de amostragem de aceitação formal.

15.4.3.1 Curva característica de operação (CCO)

Uma avaliação da conveniência de qualquer plano de amostragem particular implica a consideração de diversos aspectos. Do ponto de vista da matemática, o desempenho de um plano pode ser visualmente interpretado pela construção de uma curva característica de operação (CCO). Para um plano de amostragem particular, cada ponto da curva mostra a proporção de lotes cuja aceitação pode ser esperada (eixo y), caso lotes de um dado percentual em particular de unidades defeituosas (eixo x) sejam oferecidos para aceitação.

Em um plano de amostragem ideal, qualquer lote que apresente um nível de defeito inferior a um nível de qualidade definido seria sempre aceito e qualquer lote que apresentasse um nível de defeito maior do que esse nível de qualidade definido seria sempre rejeitado. A CCO, nesse caso, é representada por três retas (ver Fig. 15.6), incluindo uma secção vertical em um nível de qualidade definido. Isso somente é possível com uma inspeção 100%. Conforme a amostra vai se tornando progressivamente menor, a parte vertical da curva ideal se curva e origina uma inclinação rasa, apontando um risco aumentado de aceitação de lotes contendo um número maior de defeitos, bem como um risco aumentado de rejeição de lotes contendo um número menor de defeitos (que poderiam ter sido aceitos).

Com o propósito de desenvolver uma abordagem consistente para a amostragem de aceitação, costuma-se definir um "nível de qualidade aceitável" (NQA). Esse limite foi definido pela ISO como "a máxima porcentagem defeituosa aceitável". Em nota a essa definição, a ISO enfatiza que: "Embora os lotes individuais cuja qualidade seja tão ruim quanto o limite de qualidade aceitável possam ser aceitos com uma probabilidade razoavelmente alta, a designação de um nível de qualidade aceitável não sugere que este seja um nível de qualidade desejável".

Apesar de ser importante, a decisão referente ao valor do NQA está ligada a outros conceitos valiosos que também foram definidos pela ISO. Esses

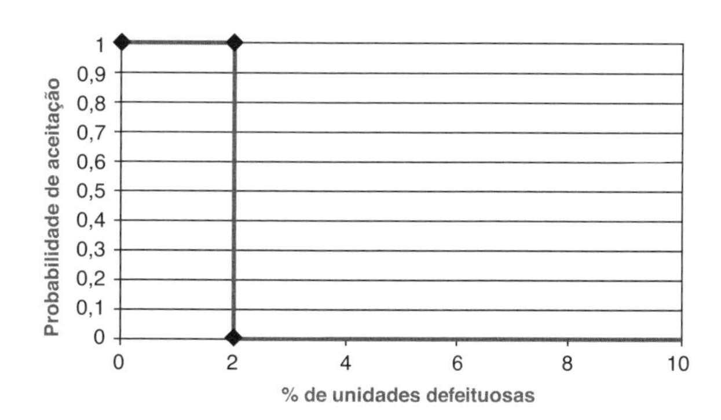

Figura 15.6 CCO ideal.

conceitos são descritos a seguir e estão ilustrados na Figura 15.7.

- Qualidade limite (QL): "nível de qualidade que, para fins de inspeção da amostragem de aceitação, consiste no limite de uma média de processo insatisfatória quando da consideração de uma série contínua de lotes".
- Ponto de risco do consumidor (PRC): "ponto da curva característica de operação correspondente a uma baixa probabilidade de aceitação".
- Risco do consumidor (RC): "probabilidade de aceitação, quando o nível de qualidade possui um valor estabelecido como insatisfatório pelo plano de amostragem de aceitação".
- Risco do produtor (RP): "probabilidade de não aceitação quando o nível de qualidade possui um valor estabelecido como aceitável pelo plano".
- Ponto de risco do produtor (PRP): "ponto da curva característica de operação correspondente a uma alta probabilidade de aceitação predeterminada".

Com o propósito de desenvolver planos de amostragem de aceitação convenientes, a ISO fundamentou seus planos em um risco do produtor igual a 0,05. Isso implica que, um produtor, ao submeter material com a qualidade especificada pelo NQA, terá uma chance de 5% de que a distribuição venha a ser rejeitada (ou uma chance de 95% de que a distribuição seja aceita).

Embora o risco do consumidor não seja utilizado para estabelecer os planos de amostragem da ISO, é possível considerar que um risco de consumidor igual a 0,1 seja adequado para fins de comparação do desempenho de diferentes planos. Durante a avaliação da CCO para um plano, pode ser constatado que o material com a qualidade especificada pelo QL produz um risco do consumidor maior que 0,1. Nesse caso, será necessário considerar uma correção do plano, possivelmente por meio do aumento do número de itens de cada amostra.

15.4.4 Planos de amostragem da ISO

15.4.4.1 Amostragem de aceitação por atributos

No desenvolvimento de sistemas de amostragem apropriados, a ISO fornece uma gama de planos de amostragem específicos que, por meio de regras de mudança, são unidos em esquemas de amostragem. Uma combinação de planos e esquemas de amostragem pode ser reunida para a criação de um sistema de amostragem geral.

O esquema de amostragem selecionado usualmente é composto por três planos de amostragem diferente que proporcionam um nível maior (inspeção rigorosa) ou menor (inspeção reduzida) de proteção em comparação a um nível-padrão (inspeção normal). Especificamente, esses planos são definidos do seguinte modo:

- *Inspeção normal*: "forma de inspeção utilizada quando não há motivos para pensar que o nível

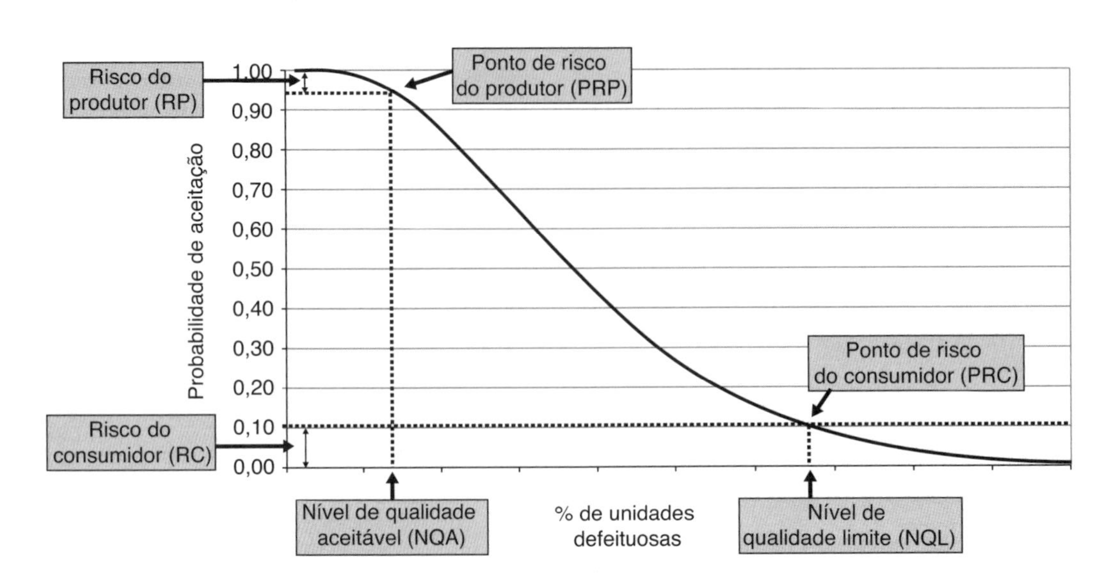

Figura 15.7 CCO – elementos essenciais.

de qualidade alcançado pelo processo difere de um nível especificado".

- *Inspeção reduzida*: "inspeção menos rigorosa do que a normal, na qual esta última é modificada quando os resultados da inspeção de um número predeterminado de lotes indicam que o nível de qualidade alcançado pelo processo foi melhor do que o nível especificado".
- *Inspeção rigorosa*: "inspeção mais rigorosa do que a normal, na qual esta última é modificada quando os resultados da inspeção de um número de lotes predeterminado indicam que o nível de qualidade alcançado pelo processo foi inferior ao nível especificado".

As regras de mudança, que decidem quando o plano de amostragem pode mudar de um tipo de inspeção para outro, são definidas com antecedência. As regras são descritas na ISO 2859 Parte I e estão resumidas na Figura 15.8. Embora a maioria dos elementos seja autoexplicativo, a decisão de mudar da inspeção normal para a inspeção reduzida envolve a referência a um "escore de mudança". Os detalhes sobre como esse escore é calculado são fornecidos pela ISO 2859 Parte 1, contudo, resumidamente, cada vez que um lote é aceito e atende a determinadas condições, o escore de mudança aumenta em 2 ou 3 pontos. Se tais condições não forem atendidas, então o escore é zerado. É necessário que no mínimo dez lotes tenham atendido às condições, antes que seja feita qualquer consideração de mudança para a inspeção reduzida. Dessa forma, somente fornecedores bastante confiáveis e cuja produção seja de um nível de qualidade consistentemente elevado tendem a mudar para a inspeção reduzida.

Quando os planos de amostragem da ISO são utilizados, segue-se a sequência de etapas descrita a seguir.

1 Seleciona-se um NQA que, de preferência, seja um dos NQAs prioritários designados utilizados na ISO 2859. Estes são:

0,01	0,015	0,025	0,040	0,065
0,10	0,15	0,25	0,40	0,65
1,0	1,5	2,5	4,0	6,5
10	15	25	40	65
100	150	250	400	650
1.000				

Os valores podem ser expressos como percentual de itens discordantes ou número de discordâncias a cada 100 itens.

2 A ISO 2859 proporciona uma oportunidade de selecionar um "nível de inspeção". Existem três níveis gerais (designados I, II e III) e alguns níveis especiais adicionais (E-1, E-2, E-3 e E-4). Essa classificação permite certo grau de discriminação entre situações diferentes. Quanto menor for o nível de inspeção, menor será o número de amostras obtidas, sendo que os níveis especiais estão abaixo dos níveis gerais. O nível II é considerado o nível básico, a menos que um nível diferente tenha sido escolhido.

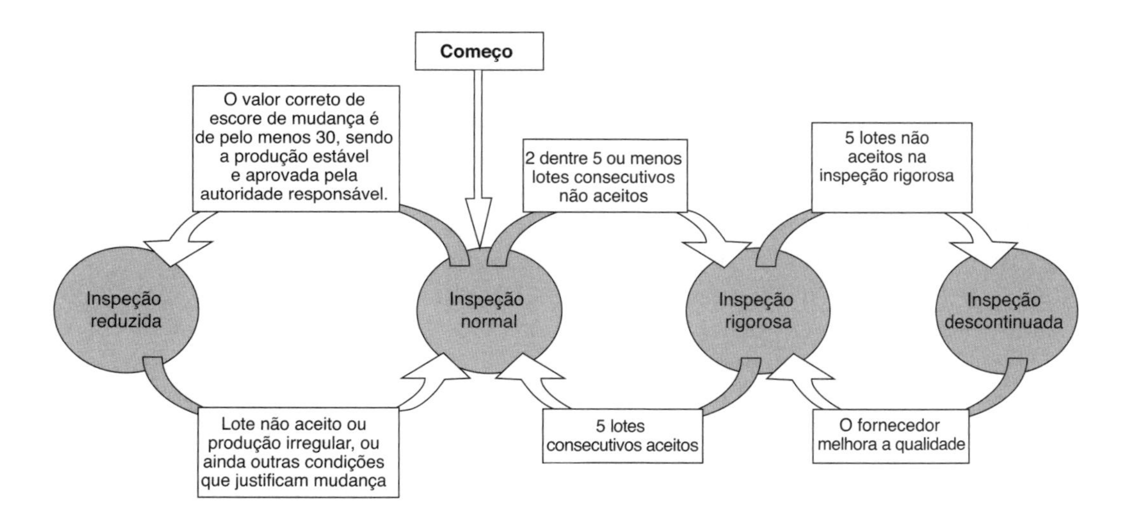

Figura 15.8 Regras de mudança aplicadas aos planos de amostragem da ISO.

3 No caso de um determinado lote ou grupo a ser inspecionado, o tamanho dele é utilizado para determinar um código de letra correspondente ao tamanho da amostra.
4 O código de letra para tamanho da amostra, com o NQA selecionado, é utilizado para determinar o tamanho da amostra e os números de aceitação e rejeição. Na ISO 2859, são fornecidas diferentes tabelas para permitir a obtenção dos valores de tamanho de amostra e dos números de aceitação e rejeição para as inspeções normal, rigorosa e reduzida.

Amostragens simples, dupla e múltipla

Outro critério opcional construído nos procedimentos da ISO consiste no uso de diferentes números de amostras para chegar a uma decisão. O arranjo mais simples consiste em obter uma única amostra a partir de um lote e tomar a decisão com base no resultado dessa amostra, em comparação com os números de rejeição e aceitação especificados.

Uma abordagem alternativa consiste em pôr em prática um plano de amostragem duplo, em que é possível tomar uma decisão rapidamente, baseando-se na obtenção de uma amostra inicial menor, caso o lote seja identificado como muito bom ou muito ruim. Entretanto, se o lote apresentar qualidade intermediária (próxima do NQA selecionado), então é obtida uma segunda amostra e a decisão é tomada com base no número total combinado de unidades defeituosas encontradas na primeira e na segunda amostra. Quando um esquema duplo é utilizado, a amostra inicial tipicamente corresponde a apenas 2/3 do tamanho da amostra individual equivalente. Embora possa ser necessário obter uma segunda amostra, de modo que a amostragem total envolva a obtenção de mais uma terceira, o resultado obtido será em média uma economia na quantidade total de amostragem necessária. Contudo, a operação desse sistema é mais complexa e a decisão terá que ser tomada com base nas diferentes circunstâncias.

As economias em termos de inspeção podem ser estendidas, caso um arranjo ainda mais complexo seja introduzido. A ISO 2859 fornece detalhes para planos de amostragem múltiplos que permitem a obtenção de até cinco amostras separadas. Nesse caso, cada amostra individual corresponderá a apenas 1/4 da amostra única e, na pior das hipóteses, o tamanho médio da amostra aumentará para o equivalente a apenas 3/4 da amostra única. Sendo assim, é possível fazer uma economia ainda maior, ainda que às custas de um esquema mais complexo.

Um exemplo do estabelecimento de um plano de amostragem de aceitação baseado nas tabelas da ISO é mostrado no Quadro 15.5.

15.4.4.2 Amostragem de aceitação por variáveis

Com a amostragem por variáveis, é possível empregar duas medidas – a média da amostra e a dispersão da amostra. Estatisticamente, isso permite a tomada de uma decisão mais acurada ou, de modo alternativo, possibilita o uso de um tamanho de amostra menor para conferir probabilidades similares àquelas obtidas quando são utilizadas as amostras maiores necessárias ao uso de uma medida de atributo.

Assim como no sistema ISO para estabelecimento de planos de amostra para atributos, o esquema da ISO de amostragem de aceitação por variáveis também contém muitas alternativas diferentes. Exemplificando, há esquemas baseados em torno dos planos que utilizam os desvios-padrão (método s) ou as amplitudes das amostras (método R). De modo alternativo, para os casos em que o desvio-padrão é conhecido e estável, recomenda-se o método s. Outra opção a ser considerada é a possível existência de um limite de especificação único ou se existem limites de especificação superiores e inferiores. Nesse último caso, será necessário decidir se a proporção fora das especificações é aplicável a ambos os limites ou se consiste num total combinado.

O conceito básico utilizado pela ISO ao estabelecer os critérios de aceitação ou rejeição de um lote é construído em torno do conceito de distribuição normal e das probabilidades de que uma amostra venha a representar um lote inteiro. Esse conceito, mais uma vez, adota as ideias anteriormente descritas sobre a proporção de uma distribuição normal situada além de um determinado valor. A avaliação de uma amostra, portanto, calcula um valor conhecido como "qualidade estatística", que apresenta similaridades estreitas com o valor z empregado nos cálculos anteriores (ver Quadro 15.2). Essa estatística de qualidade, então, é comparada a uma "constante de aceitabilidade" selecionada a partir da tabela relevante no padrão ISO. O valor da constante de aceitabilidade incorpora as mesmas concessões anteriormente descritas para os atributos – um lote dentro do NQA deve apresentar uma probabilidade de apenas 0,05 de ser rejeitado.

Quadro 15.5 Operação de um plano de amostragem de atributo

(Nota: para acompanhar este exemplo, será necessário ter acesso a uma cópia da ISO 2859 Parte 1.) A sequência a seguir mostra a operação da ISO 2859 Parte 1 na seleção de um plano de amostragem baseado em uma amostra única.

1. Escolha de um NQA

Os NQAs são selecionados com base nas características que estão consideradas. De acordo com as "Diretrizes gerais de amostragem" adotadas pela Comissão do Codex Alimentarium, as características que podem estar ligadas a defeitos decisivos (p. ex., riscos sanitários) deverão ser associadas a um NQA baixo (i. e., 0,1 a 0,65%), enquanto as características constitutivas (p. ex., conteúdo de gordura ou de água etc.) podem estar associadas a um NQA mais alto (p. ex., os valores de 2,5 ou 6,5% são empregados com frequência para derivados do leite). Nesse exemplo, é considerada uma característica constitutiva cujo NQA é de 2,5%.

2. Escolha do nível de inspeção

Considerando-se que, na ausência de outro motivo qualquer, o nível de inspeção-padrão sugerido pela ISO é II, este é o nível adotado neste exemplo.

3. Determinação do código de letra para o tamanho da amostra

O código de letras para o tamanho da amostra baseia-se no tamanho do lote considerado e no nível de inspeção selecionado. Nesse caso, presume-se que o tamanho do lote seja igual a 500. Isto gera a letra H como código de letra para tamanho de amostra.

4. Determinação do tamanho da amostra e dos números de aceitação e rejeição

Com base no que já foi exposto, o seguinte esquema de amostra é recomendado pela ISO:

Inspeção	Tamanho da amostra	Número de aceitação	Número de rejeição
Normal	50	3	4
Rigorosa	50	2	3
Reduzida	20	2	3

A seguir, são ilustradas as CCO baseadas neste esquema:

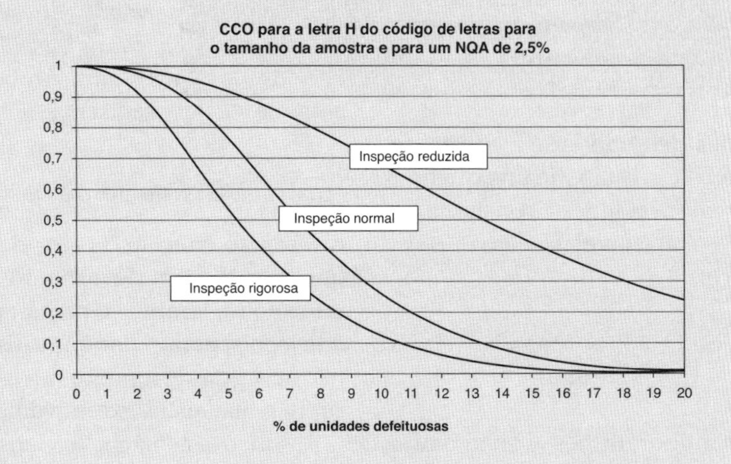

Em resumo, o procedimento especificado pela ISO para um plano de amostragem de aceitação variável consiste nas etapas descritas a seguir.

1 Antes de começar, verifique:
   - se a distribuição pode ser considerada normal e se a produção é considerada contínua,
   - se o método "s" (ou "R") será adotado inicialmente ou se o desvio-padrão é estável e conhecido (sendo que nesse caso, deve ser utilizado o método "s"),
   - que nível de inspeção foi designado para ser utilizado. Caso isso não tenha sido feito, deverá ser empregado o nível de inspeção II,
   - se o NQA foi designado e é um dos NQAs preferidos para uso com o padrão. Os NQAs preferidos no padrão ISO são:

     0,1 0,15 0,25 0,4 0,65 1 1,5 2,5 4 6,5 10

   - Caso um limite de especificação duplo tenha que ser observado, se os limites são separados ou combinados; e caso os limites sejam separados, se os NQAs são determinados para cada limite.

2 Obtenha a letra do código de tamanho da amostra utilizando a Tabela I-A da ISO 3951.

3 A partir da tabela relevante (Tabelas II ou III na ISO 3951), obtenha o tamanho da amostra (n) e a constante de aceitabilidade (k).

4 Coletando uma amostra ao acaso que tenha esse tamanho, tire a medida da característica x em cada item e, em seguida, calcule a média (x) e o desvio-padrão da amostra (a). Se a média estiver fora do limite de especificação, o lote pode ser julgado inaceitável sem calcular "a".

5 Caso sejam fornecidos limites de especificação únicos, seja o superior (S) e/ou o inferior (I), calcule a estatística de qualidade:

$$Q_S = (S - x)/a \quad \text{e/ou} \quad Q_I = (x - I)/a$$

6 Compare a estatística de qualidade à constante de aceitabilidade (k). Se a estatística de qualidade apropriada for maior ou igual à constante de aceitabilidade, o lote é aceitável. Caso contrário, o lote será inaceitável.

$$\text{i.e., Se } Q_S \text{ ou } Q_I \geq k\text{, aceitar}$$
$$\text{Se } Q_S \text{ ou } Q_I < k\text{, rejeitar}$$

As regras de mudança operam nesse sistema de modo semelhante ao padrão de atributo (ver Fig.15.8), embora existam algumas diferenças discretas. Quando se muda para uma inspeção rigorosa, é a constante de aceitabilidade que geralmente muda, em vez do tamanho da amostra. A inspeção reduzida usualmente fornece uma amostra menor e valores de k diminuídos.

O Quadro 15.6 fornece um exemplo da operação de um plano variável.

15.4.5 Controle do peso

Talvez, o uso mais comum das técnicas estatísticas na produção de alimentos seja no controle do peso (ou no caso dos líquidos, controle de volume). Essa ênfase é justificada por motivos comerciais sólidos. Do ponto de vista econômico, o fornecimento de peso em excesso põe um negócio em uma situação de desvantagem competitiva. Segundo uma perspectiva legal, a falha em colocar produto em quantidade suficiente numa embalagem significa a não complacência com a legislação de controle do peso. Um fabricante, portanto, tentará colocar o mínimo necessário em uma embalagem e, ao mesmo tempo, cumprir as obrigações legais.

Conforme discutido anteriormente, o produto gerado em um processo de fabricação tende a apresentar pesos que exibem uma distribuição normal. Quando se toma a decisão de rotular um produto com determinado peso, os controles resultantes devem considerar essa decisão. É possível que a legislação exija que todas as embalagens contenham pelo menos o peso informado na embalagem (em um sistema de peso mínimo). Entretanto, outra prática comum das exigências legais consiste em incorporar procedimentos estatísticos e reconhecer que algumas embalagens podem ser mais leves do que o peso informado, contando que, na média, o consumidor obtenha o peso informado (um sistema de peso médio).

A discussão a seguir baseia-se nos conceitos utilizados junto à UE para estabelecer um sistema de controle legal baseado em pesos (ou volumes) médios.

15.4.5.1 O sistema de peso médio europeu

Apesar do conceito básico de que o peso de qualquer embalagem deve, na média, ser igual ao peso informado, também é necessário fornecer controles adicionais, para evitar que a dispersão real dos pesos não seja grande a ponto de os consumidores adquirirem embalagens excessivamente leves ou pesadas.

Assim, o sistema inclui cláusulas que reconhecem a existência de uma dispersão e que esta, todavia,

Quadro 15.6 Operação de um plano de amostragem por variável

(Nota: para acompanhar este exemplo, será necessário ter acesso a uma cópia da ISO 3951 Parte 1.)
Consideremos os seguintes dados:

- Um NQA de 2,5%.
- O nível de inspeção selecionado é o II.
- O tamanho do lote é 500.
- Uma única amostra é utilizada.
- O método "s" é adotado.
- O limite de especificação inferior (LIE) é 12,5.

Determinação da letra de código para o tamanho da amostra

A letra do código para o tamanho da amostra baseia-se no tamanho do lote que está sendo considerado e no nível de inspeção selecionado. Diante das considerações referidas, a letra do código é I.

Determinação do tamanho da amostra

Utilizando-se o método "s", a letra de código de tamanho de amostra (I) fornece um tamanho de amostra igual a 25 (para as inspeções normal e rigorosa) ou 10 (para a inspeção reduzida).

Determinação da constante de aceitabilidade (k)

Um NQA de 2,5% fornece as seguintes constantes de aceitabilidade:

Inspeção normal: 1,53 ($n = 25$)
Inspeção rigorosa: 1,72 ($n = 25$)
Inspeção reduzida: 1,23 ($n = 10$)

Exemplo

Considere que 25 amostras são obtidas; a média da amostra (x) encontrada é igual a 13,3 e o desvio-padrão da amostra (a) calculado é de 0,49. O cálculo da qualidade estatística fornece:

$$Q_L = (x - LIE)/a = (13,3 - 12,5)/0,49 = 1,63$$

Se a amostra tivesse sido obtida sob inspeção normal, como Q_L (1,63) ≥ k (1,53), o lote seria aceito. No entanto, se a amostra fosse obtida sob inspeção rigorosa, como Q_L (1,63) < k (1,72), o lote teria sido rejeitado.

deve ser controlada dentro de certos limites. Embora a legislação não especifique critérios absolutos, as exigências legais determinam que o produto embalado seja capaz de passar em um "teste de referência" conduzido por inspetores. Os procedimentos para o teste de referência são previstos na legislação e se baseiam em critérios estatísticos detalhados.

Como o teste de referência é aplicado a um lote do produto embalado, não é uma técnica adequada para ser utilizada pelos fabricantes para avaliar e controlar o desempenho real do próprio embalamento. É de fato necessário um sistema que, quando corretamente implementado, permita ao fabricante ter confiança na aprovação em um teste de referência, caso um inspetor decida examinar um lote qualquer de produtos embalados.

Empregando os mesmos requisitos estatísticos utilizados para estabelecer os critérios do teste de referência, é possível orientar o fabricante. Essa orientação baseia-se nas "três regras para embaladores", que são descritas a seguir.

1 A quantidade atual de embalagens não deve ser menor, na média, do que a quantidade nominal.

2 As embalagens não padronizadas não devem exceder 2,5% do total.
3 Nenhuma embalagem pode ser inadequada.

Como as estatísticas do teste de referência assumem uma distribuição normal, a regra 3 é matematicamente impossível. Em consequência, a estatística emprega um valor de 0,01% como tolerância para embalagens inadequadas. Contudo, se uma embalagem nessas condições for encontrada, sua venda não é permitida pela legislação.

A interpretação das três regras requer a compreensão de certos termos adicionais (ver exemplo na Fig. 15.9):

- *Quantidade nominal (peso ou volume nominal – Q_n)*: a quantidade indicada na embalagem (i. e., a quantidade de produto que se considera estar contida na embalagem).
- *Quantidade-alvo (peso ou volume-alvo – Q_t)*: a quantidade escolhida pelo embalador para ser a quantidade média pretendida produzida na linha de embalamento.
- *Conteúdo real*: a quantidade (peso ou volume) de produto que a embalagem de fato contém. Em todas as operações de checagem de quantidade de produto expressa em unidades de volume, o valor empregado para o conteúdo real deve ser medido ou corrigido sob uma temperatura de 20ºC, seja qual for a temperatura em que o embalamento ou a checagem são realizados. Entretanto, essa regra não se aplica aos produtos supercongelados ou congelados, cujas quantidades são expressas em unidades de volume.
- *Erro negativo*: a quantidade pela qual o conteúdo real da embalagem é inferior à quantidade nominal.
- *Erro negativo tolerável* (ENT): uma quantidade, especificada na legislação e determinada com base na quantidade nominal, que define a dispersão permitida da produção.
- *Limite de tolerância 1* (T_1): a quantidade nominal subtraída de erro negativo tolerável.
- *Embalagens não padronizadas*: embalagens que apresentam um erro negativo maior do que o erro negativo tolerável (i. e., sua quantidade está abaixo de T_1).
- *Limite de tolerância 2* (T_2): a quantidade nominal subtraída de um erro negativo tolerável.
- *Embalagens inadequadas*: embalagens que apresentam um erro negativo maior que o equivalente ao dobro do erro negativo tolerável (i. e., sua quantidade está abaixo de T_2).

Estabelecendo um sistema de controle

Será necessário considerar em detalhes uma ampla gama de fatores envolvidos na linha de produção. O objetivo será identificar uma quantidade-alvo que precisa ser estabelecida para uma linha de produto. Aliada a essa quantidade, haverá um sistema de con-

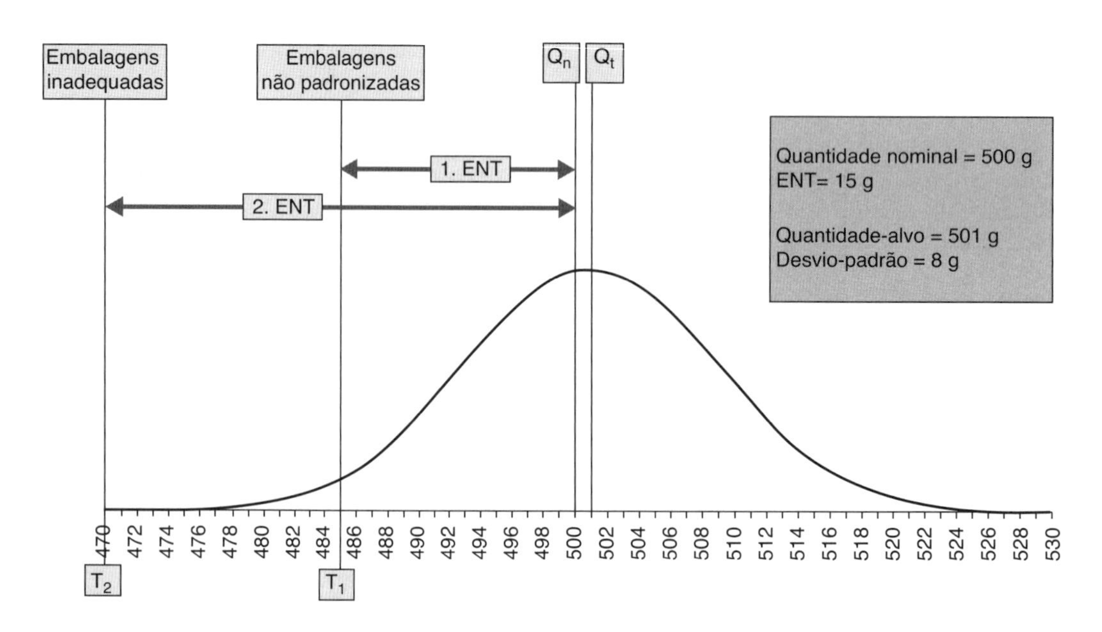

Figura 15.9 Exemplo de terminologia empregada para controle de peso médio.

trole baseado, por exemplo, nos gráficos de controle de Shewhart. A combinação da quantidade-alvo ao sistema de controle deve garantir ao produtor a certeza da obtenção de um resultado satisfatório em um eventual teste de referência.

A seguir, é descrita uma sequência de etapas a serem seguidas no controle do peso, as quais podem ser consideradas o mínimo necessário para identificar um peso-alvo apropriado (resumidas do DTI, 1979):

1 *Coletar dados sobre o processo de produção.*
As amostras/tamanho n da amostra precisarão ser coletados no decorrer de vários dias ou turnos. Exemplificando, ao longo de um período de 3 dias, contados a partir do término da linha de produção, devem ser coletados 40 conjuntos (k) de 5 embalagens (n) (totalizando um número equivalente $k.n = 200$). O peso de cada embalagem é determinado (x).

2 *Calcular as características dos dados.*
Para cada conjunto de n resultados, deve ser calculado o desvio-padrão (s) e a média ($\bar{\bar{x}}$). A partir dos resultados:
Calcular a variabilidade a curto prazo (s_o):

$$s_o = \sqrt{(s_1^2 + s_2^2 + s_3^2 + s_4^2 + ... + s)}/k$$

Calcular a média das médias ($\bar{x}$):

$$\sum(\bar{x})/k$$

Calcular o desvio-padrão de todas as observações individuais. O resultado é uma medida da variabilidade do meio-termo (s_p).

3 *Interpretar os resultados.*
Teste A: Checar a normalidade
- Calcular $\bar{x} - 2\ s_p$; se mais de 4 entre 200 saírem desse nível, a indicação é a de uma distribuição não normal.
- Calcular $\bar{x} - 3{,}72\ s_p$; nenhuma quantidade deve estar abaixo deste valor.

Se o processo não apresentar distribuição normal, será necessário realizar estudos adicionais.

Teste B: Estabilidade da média
- Dividir s_p por s_o; para $n = 5$ e $k = 40$, se o resultado for maior que 1,056, significa que a média provavelmente é instável e s_p deve ser utilizado no lugar de s_o para estabelecer a quantidade-alvo. Para outros valores de n e k, consulte a Tabela 15.13.

Teste C: Comparação de variações com o ENT
- Verifique se o valor de s_p é igual ou menor do que ENT/2. Se for, então o embalador deverá encontrar poucos problemas para estar em conformidade com as regras para embaladores 2 e 3. Além disso, Q_t pode ser estabelecido próximo de Q_n.
- Se o valor de s_p estiver entre ENT/2 e ENT/1,86, então existe uma probabilidade de que a produção venha quebrar a regra 2 (i. e., conter um número inaceitável de embalagens não padronizadas). A quantidade-alvo (Q_t) deve ser equivalente a pelo menos $2.s_p$ – ENT acima da quantidade nominal (Q_n).

Tabela 15.13 Fatores empregados na determinação da estabilidade da média.

Número de amostras (k)	Número de itens/amostra (n)									
	2	3	4	5	6	8	10	12	15	20
20	—	—	—	—	—	—	1,038	1,031	1,024	1,0181
25	—	—	—	—	—	1,044	1,035	1,028	1,022	1,0164
30	—	—	—	—	—	1,039	1,030	1,025	1,020	1,0145
35	—	—	—	—	1,048	1,035	1,028	1,023	1,0179	1,0133
40	—	—	—	1,056	1,045	1,033	1,026	1,021	1,0167	1,0124
50	—	—	1,065	1,049	1,040	1,029	1,023	1,0187	1,0147	1,0109
60	—	—	1,059	1,045	1,037	1,027	1,021	1,0174	1,0138	1,0102
70	—	1,077	1,053	1,041	1,033	1,024	1,0190	1,0156	1,0124	1,0092
80		1,071	1,050	1,038	1,031	1,023	1,0178	1,0147	1,0116	1,0086
100	1,114	1,064	1,044	1,034	1,028	1,020	1,0161	1,0133	1,0105	1,0078

- Se o valor de s_p exceder ENT / 1,86, significa que a produção também irá quebrar a regra 3 (i. e., conter um número inaceitável de embalagens inadequadas). A quantidade-alvo (Q_t) deve ser no mínimo igual a $3{,}72.s_p - 2ENT$ acima da quantidade nominal (Q_n).

4 *Decidir sobre quantidade-alvo*
A quantidade-alvo é estabelecida considerando-se alguns fatores, dentre os quais o mais importante é a quantidade nominal a ser utilizada.
Entretanto, também será necessário considerar fatores adicionais:

- *Variabilidade do processo, incluindo a média inconstante*: esse aspecto é abordado no Teste C da etapa 3.
- *Concessão de amostragem*: durante qualquer período da produção, se apenas um pequeno número de itens for checado (i. e., menos de 50), então haverá necessidade de uma concessão. A quantidade real será determinada em função da variabilidade do processo e do tipo de sistema de controle em uso (p. ex., gráficos de controle de Shewhart com limites de ação e de aviso).
- *Concessão de armazenamento*: nos casos em que um produto comprovadamente perde peso durante o armazenamento (p. ex., pães podem perder a umidade), esse aspecto precisa ser considerado.
- *Concessão de variabilidade de tara*: se o sistema de controle baseia-se na pesagem do produto embalado, é provável que se considere um peso de embalagem-padrão. Uma concessão será necessária quando houver variação do peso da embalagem.

A quantidade-alvo, então, será calculada:

$$Q_t = Q_n + \text{concessão de variabilidade do processo} + \text{concessão de amostragem} + \text{concessão de variabilidade de tara}$$

Referências bibliográficas e sugestões de leitura

Codex Alimentarius Commission (2007) *Procedural Manual*, 17th edn. WHO/FAO, Rome.

DTI (1979) *Code of Guidance for Packers and Importers*. Department of Trade and Industry, HMSO, London.

FAO (2005) *Perspectives and Guidelines on Food Legislation, with a New Model Food Law*. FAO Legislative Study 87. FAO, Rome

FAO (2006) *Strengthening National Food Control Systems: Guidelines to Assess Capacity Building Needs*. FAO, Rome.

FAO/WHO (2003) *Assuring Food Safety and Quality – Guidelines for Strengthening National Food Control Systems*. FAO Food and Nutrition Paper 76. FAO, Rome

FAO/WHO (2006) *Food Safety Risk Analysis: A Guide for National Food Safety Authorities*. FAO Food and Nutrition Paper 87. FAO, Rome.

Hubbard M.R. (2003) *Statistical Quality Control for the Food Industry*, 3rd edn. Springer, Berlin.

Institute of Food Science and Technology (2006) *Food and Drink: Good Manufacturing Practice – A Guide to its Responsible Management*, 5th edn. IFST, London.

Oakland, J.S. (2008) *Statistical Process Control*, 6th edn. Butterworth-Heinemann, Oxford.

Sites

British Retail Consortium (BRC):
http://www.brc.org.uk/

Codex Alimentarius Commission (CAC):
http://www.codexalimentarius.net/

Food and Agriculture Organisation (FAO):
http://www.fao.org/

GLOBALGAP: http://www.globalgap.org/

Institute of Food Science and Technology, UK (IFST):
http://www.ifst.org/

International Organization for Standardization (ISO):
http://www.iso.org/

World Health Organisation (WHO):
http://www.who.int/

World Trade Organisation (WTO):
http://www.wto.org/Websites

16 Toxicologia regulatória

Gerald G. Moy

Pontos-chave

- A presença de compostos químicos potencialmente tóxicos nos alimentos constitui um problema de saúde pública global, e a maioria dos governos utiliza a toxicologia regulatória para tratar dessas ameaças em potencial.
- A toxicologia regulatória caracteriza as ameaças por meio da avaliação de animais e outros estudos, e, sempre que possível, estabelece os níveis seguros ou toleráveis com base nos níveis adequados de proteção.
- A toxicologia regulatória também estima a probabilidade de ingestão dietética de compostos químicos pela população, a fim de garantir que os níveis seguros ou toleráveis sejam respeitados.
- Considerando que os compostos químicos chegam aos alimentos oriundos de numerosas fontes, as abordagens da toxicologia regulatória diferem para as várias categorias de substâncias químicas, como aditivos alimentares, resíduos de fármacos veterinários, contaminantes, agentes tóxicos naturais e adulterantes.

16.1 Introdução

A presença nos alimentos de compostos químicos em níveis potencialmente tóxicos constitui uma preocupação da saúde pública em todo o mundo. A contaminação dos alimentos pode acontecer por meio da exposição à poluição ambiental do ar, da água e do solo, como ocorre com os metais tóxicos, bifenilos policlorados (PCBs) e dioxinas. O uso intencional de vários compostos químicos, como aditivos alimentares, pesticidas, fármacos de uso veterinário e outros compostos químicos de uso agrícola, também pode ser arriscado se essas substâncias químicas não forem devidamente reguladas ou utilizadas de maneira correta. Outros perigos químicos, como as substâncias tóxicas naturais, podem surgir em vários momentos durante a produção (colheita, armazenamento, processamento, distribuição e preparo dos alimentos). Além disso, a adulteração acidental ou intencional dos alimentos com substâncias tóxicas resulta em vários acidentes graves de saúde pública, tanto em países em desenvolvimento como nos países industrializados. Exemplificando, na Espanha (1981-1982), um óleo de cozinha adulterado foi responsável pela morte de 600 pessoas e pela incapacitação (em muitos casos permanente) de outras 20.000 pessoas (OMS, 1984, 1992). Nesse caso, o agente responsável jamais foi identificado, apesar das investigações intensivas.

Ao longo dos últimos 50 anos, a introdução disseminada de compostos químicos na agricultura e no processamento de alimentos resultou em suprimentos alimentares mais abundantes e possivelmente mais seguros. Para proteger os consumidores, a maioria dos governos tem adotado um paradigma de avaliação de risco, incluindo a toxicologia regulatória, para estimar cientificamente o risco em potencial à saúde humana imposto pelos compostos químicos presentes nos alimentos. Enquanto os métodos de avaliação de risco são em grande parte harmonizados, as abordagens de supervisão têm necessariamente que variar, dependendo de o composto químico ser adicionado de maneira intencional ao suprimento alimentar ou estar presente como resultado de uma contaminação inevitável ou natural. Além disso, a escolha de uma opção de supervisão de risco pode variar entre os países, dependendo dos níveis desejados de proteção à saúde e de fatores técnicos, econômicos e socioculturais, entre outros. Em diversos casos, essas diferenças acabam resultando na ruptura do comércio internacional de alimentos.

16.2 Toxicologia regulatória

O controle regulatório dos compostos químicos potencialmente tóxicos presentes nos alimentos constitui uma responsabilidade essencial dos governos e suas respectivas agências de controle de alimentos. Estas devem ter seu trabalho apoiado por uma legislação de alimentos atualizada e que seja cumprida, inclusive com programas de monitoramento. Avanços significativos foram alcançados em termos de proteção do consumidor contra as ameaças químicas. Entretanto, com a incorporação dos princípios de análise de risco ao desenvolvimento de padrões internacionais, tem se tornado cada vez mais claro que os riscos devem ser abordados de uma forma mais metódica e harmonizada. O Codex[1] define a análise de risco como sendo constituída pela avaliação, supervisão e comunicação do risco. Cada um desses componentes foi tema de discussão de reuniões de especialistas da FAO/OMS (FAO/OMS 1995, 1997, 1998). Um dos resultados dessas reuniões foi o reconhecimento de que o risco deve ser caracterizado pelos comitês científicos com maior precisão e transparência do que se fez no passado. Além dos riscos a longo prazo, o consumo de uma refeição ou a ingestão de certas substâncias por mais de um dia pode impor riscos graves. São exemplos os pesticidas organofosforados, fármacos ativos de uso veterinário e algumas micotoxinas. Os métodos para avaliação desses riscos foram desenvolvidos ao longo dos últimos anos, contudo essa área ainda carece de mais trabalhos.

Para auxiliar o processo de avaliação de risco, foi desenvolvido um paradigma de avaliação de risco que é composto por quatro componentes: identificação e caracterização da ameaça, avaliação da exposição e caracterização do risco. A identificação da ameaça conduz a uma revisão preliminar das propriedades inerentes do composto químico capazes de produzir efeitos adversos sobre a saúde diante dos prováveis níveis de exposição. Essa avaliação preliminar fornece a base para decidir se é necessário realizar uma avaliação de risco completa. A caracterização da ameaça avalia a relação dose-resposta entre a exposição e o aparecimento dos efeitos adversos, sendo utilizada para estabelecer um nível de exposição que seja considerado aceitável ou tolerável. A avaliação da exposição examina os níveis de exposição reais ou previstos à substância. A caracterização do risco resume os achados da avaliação de risco, incluindo as incertezas encontradas. Esses componentes são descritos com mais detalhes a seguir.

16.2.1 Identificação da ameaça

A primeira etapa do processo de avaliação de risco consiste na identificação da ameaça. Sem dúvida, um composto químico que produza efeitos tóxicos pouco depois de ser ingerido em pequenas quantidades pode ser facilmente identificado como uma ameaça. Entretanto, no início do século passado, os potenciais riscos à saúde a longo prazo impostos por diversos compostos químicos que eram adicionados aos alimentos não eram devidamente identificados. A segurança do ácido benzoico e do ácido bórico, por exemplo, era intensamente debatida por médicos e cientistas nos EUA, no início da década 1900. Hoje, na maioria dos países, a maior parte das legislações de segurança dos alimentos exige que qualquer composto químico intencionalmente adicionado a um alimento tenha a segurança de seu uso comprovada por testes adequados. Em consequência, a identificação da ameaça passou a ser automática no caso dos aditivos, pesticidas e fármacos de uso veterinário, sendo que esses compostos químicos são obrigados a passar por uma avaliação de risco antes de serem liberados para comercialização.

No caso de contaminantes e outros compostos químicos não intencionalmente adicionados aos alimentos, a identificação da ameaça nem sempre

---

[1] N.R.C.: O *Codex Alimentarius*, criado em 1963, é um fórum internacional de normatização do comércio de alimentos, sejam eles processados, semiprocessados ou crus, assim como de recomendações para segurança alimentar, estabelecido pela Organização das Nações Unidas, por ato da Organização para Agricultura e Alimentação (FAO) e da Organização Mundial de Saúde (OMS).

é direta. Para muitos contaminantes, faltam dados confiáveis sobre as ameaças a serem identificadas. Muitas vezes, as informações sobre a natureza tóxica dos contaminantes resultam de casos incidentais de intoxicação causados pela exposição a altos níveis de um dado composto químico, como o metilmercúrio e os PCBs. No entanto, os efeitos tóxicos da exposição prolongada a baixos níveis de vários compostos químicos tóxicos frequentemente permanecem indetectados e ignorados. A cada ano, cerca de 1.500 compostos químicos novos são lançados no mercado, somando-se aos cerca de 70.000 compostos já existentes. O Programa das Nações Unidas para o Ambiente (PNUA) estimou que a produção de compostos químicos provavelmente aumentará em 85% nos próximos 15 anos. Além disso, existe um número quase infinito de substâncias tóxicas de ocorrência natural que podem ser encontradas nos alimentos. A presença de algumas substâncias tóxicas nos alimentos tem sido demonstrada por métodos analíticos aprimorados, cuja sensibilidade tem aumentado de forma estável com o passar dos anos.

Com base nos resultados fornecidos pela identificação da ameaça, os supervisores de risco podem concluir que os potenciais riscos à saúde justificam a determinação de um paradigma de avaliação de risco completo. A etapa seguinte é a caracterização da ameaça, que pode ser considerada o ponto central da toxicologia regulatória.

16.2.2 Caracterização da ameaça

A caracterização da ameaça pode incluir a revisão produzida pelo componente de identificação da ameaça, e talvez seja conveniente destacar aqui que os componentes da avaliação de risco são interativos e podem até mesmo se sobrepor. Assim, a caracterização da ameaça e a avaliação da exposição, por exemplo, muitas vezes são realizadas ao mesmo tempo. A avaliação toxicológica de um composto químico para fins regulatórios baseia-se em um princípio que foi identificado pela primeira vez no século XVI, por Philippus Paracelsus, um alquimista e médico suíço. Ele reconheceu que "tudo é tóxico e apenas a dose é que torna algo venenoso". O corolário dessa afirmação também é verdadeiro, ou seja, "tudo é seguro e apenas a dose torna algo inócuo". Além de conhecer as características de dose-resposta de um composto químico, a meta prática da toxicologia regulatória é descobrir a dose em que se espera observar a ausência de efeitos adversos à saúde.

Para tanto, a caracterização da ameaça conta com testes de toxicidade padronizados, que são realizados de acordo com protocolos internacionalmente aceitos, como aqueles publicados pela Organização para a Cooperação e Desenvolvimento Econômico. A caracterização da ameaça considera os níveis de dose em que não há efeitos adversos, para estabelecer um nível de ingestão considerado aceitável (compostos químicos com uso intencional) ou tolerável (contaminantes e compostos químicos de ocorrência natural). O valor de referência padrão de nível internacional, que serve para indicar o nível seguro de ingestão de um composto químico intencionalmente utilizado, é conhecido como "ingestão diária aceitável" (IDA). A IDA consiste na estimativa da quantidade de uma substância presente em um alimento e/ou na água potável, expressa com base no peso corporal, que pode ser ingerida diariamente e de forma vitalícia sem oferecer riscos significativos à saúde do consumidor.

No caso dos contaminantes e compostos químicos de ocorrência natural, o valor de ingestão de referência correspondente é a "ingestão tolerável provisória", que pode ser expressa como ingestão diária, semanal ou mensal. A ingestão tolerável é referida como "provisória" porque muitas vezes há escassez de dados sobre as consequências da exposição humana a baixos níveis da substância, e a obtenção de novos dados pode resultar na modificação dos níveis toleráveis. Para os contaminantes que podem se acumular no corpo com o passar do tempo (p. ex., chumbo, cádmio e mercúrio), a ingestão semanal tolerável provisória (ISTP) é utilizada como valor de referência para minimizar a importância das variações diárias na ingestão. No caso dos contaminantes que não se acumulam no corpo (p. ex., arsênico), utiliza-se a ingestão diária tolerável provisória (IDTP). No caso das dioxinas e PCBs do tipo dioxina, a referência adotada é a ingestão mensal tolerável provisória (IMTP), que servia para enfatizar as longas meias-vidas desses compostos químicos no corpo. Essas ingestões toleráveis representam os padrões de saúde primários aplicáveis à exposição ao total ingerido.

Em nível internacional, duas comissões do comitê da FAO/OMS avaliaram, durante quatro décadas, milhares de compostos químicos encontrados em alimentos. O Comitê de Especialistas da FAO/OMS em Aditivos Alimentares (JECFA) avalia aditivos alimentares, contaminantes e resíduos de fármacos veterinários, enquanto a Reunião FAO/OMS sobre Resíduos de Pesticidas (JMPR) avalia os resíduos de pesticidas. Os princípios em que se baseiam as avaliações de segurança realizadas pela JECFA, no caso dos aditivos alimentares e contaminantes, são descritos nos Critérios de Saúde Ambiental 70 publicado pela OMS. Os princípios da avaliação toxicológica de resíduos de pesticidas presentes nos alimentos são descritos nos Critérios de Saúde Ambiental 104. O emprego de estudos realizados com animais para avaliar a toxicidade, bem como a consideração desses estudos para fins de saúde pública, também são descritos por algumas agências de saúde nacionais. Na maioria dos casos, adota-se uma abordagem seriada, tendo como base a potencial toxicidade do composto químico e os níveis de exposição prováveis da população. Para os compostos químicos menos preocupantes, pode ser necessário realizar apenas um estudo de genotoxicidade e um estudo de toxicidade de curta duração em roedores. Para os compostos químicos de importância intermediária, talvez seja necessário realizar um estudo de genotoxicidade, dois estudos de toxicidade subcrônica em roedores e não roedores, um estudo sobre desenvolvimento/teratogenicidade e um estudo sobre metabolismo e toxicocinética. No caso dos compostos químicos mais preocupantes, os estudos de toxicidade crônica e carcinogênese envolvendo duas espécies de roedores (em geral, camundongo e rato) devem ser realizados em adição àqueles requeridos para os compostos químicos de importância intermediária. Outros estudos específicos também podem ser necessários, dependendo da natureza do composto químico e dos requisitos químicos e específicos da autoridade nacional responsável, incluindo estudos de avaliação da neurotoxicidade, imunotoxicidade e toxicidade aguda.

A capacidade de certos compostos químicos de causar desregulação endócrina em animais submetidos à exposição ambiental é bem documentada, e seus potenciais efeitos sobre a saúde humana têm recebido atenção considerável. Muitos compostos químicos não foram avaliados quanto à neurotoxicidade na fase de desenvolvimento, tendo sido reconhecido que é possível haver imunotoxicidade diante de níveis anteriormente considerados livres de efeitos adversos. As taxas crescentes de câncer de mama na população feminina, câncer testicular na população masculina e câncer cerebral em crianças sugerem a necessidade de pesquisas adicionais que permitam excluir a possível contribuição dos compostos químicos encontrados nos alimentos para o desenvolvimento dessas doenças.

16.2.3 Avaliação da exposição

A estimativa da exposição aos contaminantes depende do conhecimento dos níveis de contaminante presentes nos alimentos, aliado ao conhecimento da quantidade de cada alimento consumido, apesar do grau de incerteza associado a esses dois parâmetros. O nível de contaminação dos alimentos é influenciado por uma variedade de fatores, como as condições geográficas e climáticas, as práticas agrícolas, a atividade industrial local e as práticas de preparo e armazenagem dos alimentos. O nível de contaminação dos alimentos, na forma como são consumidos, pode ser determinado por meio dos dados de monitoramento de alimentos, quando estes são disponibilizados. Os diferentes métodos de modelagem da ingestão alimentar combinam dados sobre os níveis de contaminação presentes nos alimentos e dados referentes ao consumo de alimentos, de diversas formas, para fornecer estimativas sobre a exposição dietética diária, semanal ou mensal. Os modelos podem ser determinísticos ou probabilísticos. No modelo determinístico, usualmente calcula-se a média. No modelo probabilístico, um panorama mais completo da distribuição das ingestões é calculado com o intuito de considerar todos os setores da população para os quais são disponibilizados dados referentes ao consumo de alimentos. Em alguns métodos, as distribuições dos níveis de contaminação também são utilizadas.

Outra abordagem consiste em usar levantamentos sobre dieta total para estimar a exposição de contaminantes selecionados presentes nos alimentos. Esses levantamentos constituem uma medida direta do nível de exposição dietética aos contaminantes presentes nos alimentos, do modo como são consumidos. Se por um lado esses levantamentos são custo-efetivos, por outro não é possível utilizá-los para compostos químicos que contaminam esporadicamente o suprimento alimentar, como as aflatoxinas. Nesse sentido, um programa da OMS, o Sistema de Monitoração Ambiental Global/Monitoramento de Contaminação de Alimentos e Programa de Avaliação (GEMS/Food), coleta, compara e dissemina a informação sobre os níveis de contaminantes presentes nos alimentos, bem como as tendências temporais de contaminação, possibilitando a adoção de medidas de prevenção e controle. Dados do GEMS/Food e de levantamentos realizados em países industrializados sugerem que o suprimento alimentar dos países desenvolvidos é bastante seguro em termos de composição química, em razão da ampla infraestrutura de segurança de alimentos

(i. e., legislação, mecanismos de cumprimento da lei, programas de monitoramento e vigilância) e à cooperação da indústria alimentícia. Entretanto, há uma relativa escassez de dados oriundos de países em desenvolvimento. A adulteração ou contaminação acidental ocorre tanto em países industrializados como em países em desenvolvimento. Esse tipo de contaminação gera uma preocupação no âmbito internacional, por causa da extensiva cobertura dos meios de comunicação e em razão do rompimento do comércio global.

Para os compostos químicos adicionados de modo intencional, foram desenvolvidos métodos de previsão da probabilidade de exposição às populações, se e quando a comercialização do composto químico é permitida. No caso dos pesticidas e fármacos para animais, as avaliações de exposição estão ligadas às recomendações de níveis residuais máximos (NRMs), tendo como base as boas práticas agrícolas e veterinárias, respectivamente. Utilizando dietas-modelo e considerando as doses máximas de tratamento e cobertura, as estimativas de exposição são calculadas e comparadas à IDA estabelecida. Se a exposição exceder a IDA, considera-se um refinamento adicional da avaliação de exposição, como os fatores de processamento, por exemplo, entre os quais a limpeza, a remoção de cascas e o cozimento. No caso dos resíduos de fármacos de uso veterinário, são considerados períodos mais prolongados de retenção desde o momento da administração do fármaco até o momento da comercialização.

Para os aditivos alimentares, foram inventados vários métodos de varredura baseados nos níveis de uso máximo (NM) propostos e nos alimentos ou categorias de alimentos em que o aditivo em questão será utilizado. No caso de alguns aditivos, como os sabores, a exposição baseia-se na produção *per capita* e considera que 10% da população consome o composto químico. Se esses métodos de varredura indicarem que a IDA pode ter sido excedida, as avaliações de exposição nacional são consultadas, porque estas fornecem estimativas mais precisas de consumo e níveis de uso para alimentos específicos.

16.2.4 Caracterização do risco

A caracterização do risco reúne as informações existentes sobre o nível de exposição ao composto químico de vários grupos populacionais e compara esses dados aos valores de referência de efeitos sobre a saúde. Quando a exposição não excede o valor de referência, então considera-se que o composto químico não representa uma ameaça à saúde. No caso de contaminantes e compostos tóxicos naturais, essa comparação deve ser expressa em termos de margem de segurança entre o nível de ingestão tolerável e o nível conhecido de exposição humana por meio da dieta. Essa informação permite que seja tomada uma decisão referente à ação regulatória apropriada ao caso, como a emissão de um padrão de alimento, NRM ou NM para um composto químico em particular.

16.2.5 Gestão de riscos

Tendo como base as recomendações da JECFA e da JMPR, a Comissão do *Codex Alimentarius* da FAO/OMS e seus governos membros podem estabelecer padrões de alimentos internacionais, diretrizes e outras recomendações. Desde a sua criação, em 1963, o Codex já adotou mais de 240 padrões de consumíveis, 3.500 NMRs para diversas combinações de pesticidas e fármacos veterinários/consumíveis, 780 padrões de aditivos alimentares e 45 códigos de práticas tecnológicas ou de higiene. A Organização Mundial do Comércio faz referência aos padrões, diretrizes e recomendações do Codex na arbitragem de disputas comerciais envolvendo exigências de saúde e segurança. Entretanto, ainda que seja necessária, essa condição é insuficiente para garantir a segurança do suprimento de alimentos contra os efeitos de compostos químicos potencialmente perigosos.

Após a adoção da legislação apropriada, a produção dos alimentos em que há adição de compostos químicos deve permanecer dentro dos limites prescritos pela legislação baseada na saúde. Para tanto, a indústria primária (produtores de mercadorias agrícolas, de origem animal e de pesca) e as indústrias de processamento têm que cumprir as leis e regulamentações, bem como observar os princípios das boas práticas de agricultura/aquicultura, criação de animais e manufatura. Os compostos químicos (p. ex., conservantes) podem ajudar a prevenir a contaminação com resíduos e micro-organismos patogênicos, mas seu uso deve estar estritamente dentro da lei. É preciso promover esforços no sentido de minimizar o uso de compostos químicos potencialmente tóxicos, como a supervisão integrada de pestes.

Além da adesão da indústria às exigências legais, incentiva-se a aplicação de tecnologias capazes de prevenir ou reduzir a adição de compostos químicos aos alimentos. Um exemplo seria a secagem dos cultivos para prevenção do crescimento de mofos e consequente produção de micotoxinas durante o período de armazenamento dos alimentos. A irradiação dos alimentos pode substituir o uso de compostos químicos potencialmente perigosos para desinfecção de insetos, inibição de brotamentos, redução de micróbios e fumigação. A biotecnologia moderna também oferece a possibilidade de diminuir a necessidade de utilizar compostos químicos, em particular os inseticidas, proporcionando potenciais benefícios à saúde e ao meio ambiente.

Por fim, é necessário instituir programas de monitoramento de compostos químicos em alimentos, para verificar a complacência da indústria, avaliar o impacto das intervenções e identificar alimentos que oferecem perigo. Além do monitoramento dos contaminantes, também é necessário obter informações sobre a exposição dietética total da população e de grupos subpopulacionais vulneráveis, a fim de garantir que a saúde pública esteja protegida e poder afirmar ao público que o suprimento de alimentos é seguro.

16.3 Ameaças químicas presentes nos alimentos

Para os propósitos deste capítulo, o leitor é apresentado às definições da Comissão do *Codex Alimentarius*, que são utilizadas para descrever os diversos compostos químicos encontrados nos alimentos. Uma definição essencial do Codex é a de "contaminante", em que está inclusa a frase importante *"adicionada de modo não intencional aos alimentos"* (Codex, 2006):

> Qualquer substância adicionada de modo não intencional aos alimentos, que está presente em um dado alimento como resultado da produção (incluindo as operações de cultivo agrícola, criação de animais e medicina veterinária), manufatura, processamento, preparo, tratamento, embalagem, acondicionamento, transporte ou retenção do referido alimento, ou ainda em decorrência de contaminação ambiental. O termo não inclui fragmentos de insetos, pelos de roedores e outros materiais estranhos.

Consequentemente, essa definição exclui os aditivos alimentares e pesticidas, bem como os resíduos farmacológicos veterinários. Alguns pesticidas, como o DDT, que deixou de ser aplicado de modo intencional nas plantações e continua sendo encontrado nos alimentos, seriam considerados "contaminantes". No entanto, os compostos de ocorrência natural presentes nos alimentos derivados de plantas não são considerados contaminantes, porque são componentes inerentes das plantas utilizadas como matéria-prima. Essas substâncias são referidas pelo Codex como "agentes tóxicos naturais". As várias definições são importantes no contexto da legislação nacional de segurança de alimentos, pois com frequência determinam as exigências regulatórias. No contexto deste capítulo, porém, as definições do Codex são utilizadas como pontos de referência convenientes para facilitação da comunicação.

16.3.1 Aditivos alimentares

Os aditivos alimentares compreendem um grupo amplo e variado de compostos químicos, que possuem uma longa história de uso ou são inteiramente testados para garantir sua utilização segura, antes de serem comercializados. Esses compostos são adicionados aos alimentos para aprimorar a manutenção da qualidade, da segurança, da qualidade nutricional, das qualidades sensoriais (paladar, aparência, textura, etc.) e de algumas propriedades extras necessárias para fins de processamento e/ou estocagem. Considera-se que os aditivos alimentares avaliados pela JECFA e utilizados de acordo com as recomendações do Codex não oferecem risco significativo à saúde. Entretanto, algumas medidas tradicionais, a exemplo do tratamento com sal (cura) e da defumação, são considerados fatores de risco para o desenvolvimento de certas doenças, como a hipertensão e alguns tipos de câncer. Sempre que possível, outros métodos de preservação devem ser utilizados (OMS, 1990a). O uso ilegal de aditivos alimentares banidos ou inapropriados, como o ácido bórico e os corantes têxteis, continua sendo um problema em muitos países em desenvolvimento.

16.3.2 Resíduos farmacológicos veterinários

Os fármacos de uso veterinário constituem um elemento central para aumentar a produção de alimentos de origem animal. As vacinas e os medicamentos terapêuticos são essenciais para proteger a saúde dos animais confinados, que estão sujeitos a níveis maiores de estresse e a um risco maior de doenças transmissíveis. Os fármacos antibacterianos também são administrados aos animais em doses inferiores à dose terapêutica, para promover ganho de peso e melhorar a eficiência da ração. No entanto, o uso de antibióticos desse modo tem contribuído para o problema do aparecimento de micro-organismos com resistência a antibióticos (Shah et al., 1993; OMS, 1995). Como forma de intensificar a produção de carne, também são utilizados agentes anabólicos hormonais. Em algumas partes do mundo, esses agentes são amplamente utilizados para promoção do crescimento, sobretudo em ruminantes. A aplicação desses anabolizantes pode render um aumento líquido de carne de músculo da ordem de 5 a 10% ou mais. Na década passada, foram desenvolvidos novos hormônios para outros propósitos, entre os quais o aumento da produção de leite. Produzidos pela moderna biotecnologia, os fármacos proteicos purificados e espécie-específicos, mais notavelmente a somatotropina bovina (BST, *bovine somatotropin*), podem ser particularmente importantes nos países desenvolvidos. A JECFA avaliou a segurança de muitos resíduos farmacológicos veterinários, incluindo vários agentes anabolizantes e a BST, e concluiu que, desde que as boas práticas agrícolas e veterinárias sejam seguidas, essas substâncias não oferecem risco significativo ao consumidor (OMS, 1998a, 2000a). Em consequência, a Comissão do *Codex Alimentarius* adotou inúmeros NRMs para resíduos farmacológicos veterinários, incluindo vários anabolizantes. A BST, contudo, não teve o uso aprovado pelo Codex por causa das preocupações relacionadas à supervisão do risco, decorrente de fatores não relacionados à segurança de alimentos.

Por outro lado, a estimativa dos riscos associados aos resíduos do tratamento ilegal ou sem controle de animais utilizados como fonte de alimentos, empregando fármacos veterinários, constitui um caso à parte. O monitoramento contínuo, portanto, se faz necessário para assegurar que somente os fármacos veterinários aprovados para uso sejam administrados nas doses permitidas e que os períodos de suspensão, quando definidos, sejam observados.

16.3.3 Resíduos de pesticidas

Com relação aos pesticidas, os estudos realizados com animais de laboratório e sobre contaminação acidental de alimentos, bem como os estudos sobre exposição ocupacional e intencional aos pesticidas, forneceram evidências de que esses compostos químicos podem causar sérios problemas de saúde subsequentemente à exposição excessiva. Os efeitos relatados variam do envenenamento agudo fatal à neurotoxicidade, imunotoxicidade, teratogenicidade e carcinogenicidade. A desnutrição e a desidratação podem agravar ainda mais esses efeitos e, assim, reduzir o limiar tóxico de certos pesticidas (OMS, 1990b).

Por esses motivos, a adoção de boas práticas agrícolas é extremamente importante quando essas substâncias são utilizadas. Em diversas situações, constatou-se que os alimentos continham altos níveis de resíduos de pesticidas, como nos casos em que as plantações haviam sido colhidas muito precocemente após a aplicação dos pesticidas, ou quando quantidades excessivas desses compostos foram aplicadas.

Nos países industrializados, há poucas evidências de que os pesticidas aprovados para uso, quando aplicados de acordo com as boas práticas agrícolas, tenham causado prejuízos à saúde humana. Na maioria dos relatos de casos em que os alimentos foram implicados no envenenamento por pesticidas, a contaminação foi devida ao uso inadequado ou ilegal. Em alguns casos, os alimentos são contaminados em decorrência do contato acidental com pesticidas durante o armazenamento ou transporte. Em outras situações, as sementes tratadas com fungicidas e utilizadas no plantio foram inadvertidamente consumidas. Contudo, os potenciais efeitos agudos produzidos por alguns pesticidas, particularmente em crianças, requerem estudos adicionais.

Nos países em desenvolvimento, as infraestruturas precárias de segurança de alimentos dificultam a avaliação acurada da questão da presença de pesticidas nos alimentos, apesar dos relatos periódicos de surtos agudos pelos meios de comunicação. Informações indiretas sugerem que os consumidores podem estar sendo frequentemente expostos a altos níveis de pesticidas em suas dietas. Exemplificando, o número bastante alto de casos de envenenamento agudo entre agricultores implica o conhecimento precário das técnicas corretas de manuseio e aplicação dos pesticidas. De fato, os dados de monitoramento de alimentos importados de países em desenvolvimento pelos países industrializados indicam que tais alimentos às vezes são altamente contaminados em seus locais de origem. As informações sobre os resíduos de pesticidas organoclorados presentes no leite materno de mulheres que vivem em países em desenvolvimento constituem uma evidência adicional da significativa exposição cumulativa a esses compostos químicos (OMS, 1998b). Avaliações adicionais se fazem necessárias, tendo em vista as ameaças agudas e crônicas à saúde que estão envolvidas.

16.3.4 Contaminantes

Existem algumas substâncias químicas que podem ser encontradas no suprimento alimentício como resultado da contaminação ambiental. Os efeitos dessas substâncias sobre a saúde podem ser extremamente graves e têm sido motivo de significativa preocupação nos últimos anos. Há relatos de consequências sérias em casos de ingestão de alimentos contaminados com metais tóxicos, como chumbo, cádmio ou mercúrio.

16.3.4.1 Chumbo

O chumbo afeta os sistemas hematopoético, nervoso e renal. Foi demonstrado que esse metal reduz o desenvolvimento mental de crianças de forma dose-dependente, sem nenhum limiar evidente. Quando tubulações de chumbo ou tanques de armazenamento de água revestidos de chumbo são utilizados, pode haver uma considerável exposição a esse metal por meio da água contaminada. De modo semelhante, alimentos e bebidas processados podem ser contaminados com o chumbo existente nas tubulações ou outros equipamentos. Alimentos embalados em latas soldadas com chumbo também podem conter quantidades significativas desse metal. Ao longo dos últimos anos, muitos países, sobretudo os países industrializados, deram início a esforços para reduzir o conteúdo de chumbo presente nos sistemas de água potável, bem como nos equipamentos e recipientes de alimentos. Esses esforços levaram a uma diminuição significativa da exposição ao chumbo (OMS, 1988a, 2000b). A eliminação dos aditivos de gasolina que contêm chumbo também resultou na eliminação da contaminação com esse metal dos alimentos cultivados ao longo das estradas, bem como na redução da exposição aérea.

16.3.4.2 Mercúrio

Foi demonstrado que o metilmercúrio, a forma mais tóxica do mercúrio, produz efeitos graves sobre o sistema nervoso. Nos casos severos, esses efeitos podem ser irreversíveis. Fetos, bebês e crianças são particularmente sensíveis (OMS, 2000b). O incidente trágico da intoxicação por metilmercúrio ocorrido na baía de Minamata, no Japão, no fim da década de 1950, foi causado pela descarga industrial de compostos contendo mercúrio, que subsequentemente foram captados pelos peixes e moluscos. Os peixes usualmente constituem a principal fonte dietética de metilmercúrio, embora alguns mamíferos marinhos também possam apresentar altos níveis desse metal. Dessa forma, vários países recomendam às mulheres grávidas que restrinjam sua ingestão de certos tipos de peixes predadores e mamíferos marinhos, a fim de proteger o desenvolvimento do feto normal (Rylander and Hagmar, 1995).

Embora o mercúrio ocorra naturalmente no meio ambiente, os níveis de mercúrio nos peixes podem ser influenciados pela poluição industrial. Na metade da década de 1960, por exemplo, constatou-se que na Suécia o uso de compostos de mercúrio na indústria do papel e da polpa, bem como outros tipos de descarga industrial de compostos de mercúrio no meio ambiente, aumentavam de modo significativo os níveis de metilmercúrio em peixes de água fresca e em peixes costeiros. Após uma série de intervenções, incluindo a proibição do uso de acetato de fenilmercúrio na indústria madeireira e de alquilmercúrio na agricultura, os níveis de contaminação com mercúrio foram diminuindo gradualmente (Oskarsson et al., 1990).

16.3.4.3 Cádmio

O cádmio é um contaminante de ocorrência natural, que muitas vezes está presente em certos tipos de solo vulcânico. Também ocorre sob a forma de poluente industrial e é encontrado em altas concentrações nos fertilizantes à base de excrementos e cadáveres de aves marinhas (guano). O primeiro caso de envenenamento em massa com cádmio foi documentado no Japão, em 1950, e ficou conhecido como doença itai-itai (do japonês, doença dói-dói), por causa da dor severa nas articulações e na coluna vertebral produzida pelo metal. Entretanto, a exposição prolongada a baixos níveis de cádmio está associada à insuficiência renal. Enquanto os moluscos (especialmente as ostras) contêm os níveis mais altos de cádmio, o consumo de grãos resulta no maior nível de exposição. No momento, a ingestão dietética total de cádmio equivale a cerca de 40 a 60% da ingestão semanal tolerável provisória, estabelecida pela JECFA em 7 mg/kg de peso corporal/semana (OMS, 2006).

16.3.4.4 Bifenilos policlorados

Outros compostos químicos ambientais de interesse são os bifenilos policlorados (PCBs), que possuem diversas aplicações industriais. Informações acerca dos efeitos agudos produzidos pelos PCBs em seres humanos foram obtidas a partir de dois acidentes de grande escala ocorridos no Japão (1968) e em Taiwan (1979), após o consumo de óleo comestível contaminado. No primeiro caso, houve contaminação de óleo de arroz com PCBs, em decorrência do vazamento na tubulação da plataforma de uma fábrica (Howarth, 1983). A experiência vivenciada com esses surtos mostrou que, assim como os efeitos agudos que produzem, os PCBs também podem exercer efeitos carcinogênicos, entre outros efeitos a longo prazo. Nos Estados Unidos, os níveis de PBCs presentes no tecido adiposo de mulheres apresentou correlação com déficits de desenvolvimento e comportamento em seus bebês (Jacobson et al., 1990). Restrições drásticas na produção e no uso dos PCBs passaram a ser introduzidas em vários países, a partir da década de 1970 (OMS, 1988a). Em 1998, na Bélgica, a contaminação de ração animal com PCBs, incluindo quantidades significativas de dioxinas (ver adiante), resultou na contaminação em larga escala de aves, ovos e, até certo ponto, de carne. Entretanto, não houve relatos de efeitos agudos em seres humanos.

16.3.4.5 DDT

Entre as décadas de 1940 e 1960, o DDT era amplamente utilizado como inseticida na agricultura e para controle de doenças transmitidas por vetores. O DDT e os produtos de sua degradação ainda são encontrados como contaminantes ambientais em muitos países. Embora tenha sido banido no mundo inteiro para uso agrícola, o DDT ainda é importante como composto químico utilizado no controle da malária em vários países tropicais. Além de seus efeitos adversos sobre a vida selvagem, o DDT foi associado a diversos efeitos prejudiciais à saúde humana, entre os quais o desenvolvimento de câncer (Ahlborg et al., 1995).

16.3.4.6 Dioxinas

As dioxinas fazem parte de um grupo de compostos químicos tóxicos conhecidos como poluentes orgânicos persistentes (POPs). No meio ambiente, a estabilidade e a lipossolubilidade dos POPs permitem que esses compostos sejam bioamplificados na cadeia alimentar. A denominação "dioxina" é aplicável a uma família de dioxinas e benzofuranos estrutural e quimicamente relacionados, que consistem sobretudo em derivados de processos industriais e da incineração do lixo. As dioxinas são encontradas em baixos níveis no mundo inteiro, em praticamente todos os alimentos, mas em especial nos derivados do leite, carnes, peixes e moluscos. Acidentes envolvendo níveis consideráveis de dioxinas presentes em alimentos de origem animal ocorreram recentemente na Bélgica e nos EUA. Neste último, a fonte de dioxinas foi um tipo de argila natural utilizada como agente de ligação na formulação de uma ração animal. Os efeitos agudos da exposição a altos níveis de dioxinas incluem lesões cutâneas (p. ex., cloracne), alteração da função hepática e desvio da proporção sexual na progênie em favor do sexo feminino. A exposição prolongada está relacionada ao comprometimento do sistema imune, do sistema nervoso em desenvolvimento, das funções do sistema endócrino e reprodutivo, e ao desenvolvimento de câncer.

Em 2002, a JECFA considerou a ingestão tolerável de dioxinas a que um ser humano pode ser exposto sem perigo. Com base em dados epidemiológicos humanos e de estudos realizados com animais, a JECFA estabeleceu uma IMTP de 70 pg/kg de peso corporal, expressa como Fatores de Equivalência Tóxica da OMS (OMS, 2002a). Este é um dos valores mais baixos de ingestão já estabelecidos para uma substância. Estima-se que os níveis de exposição às dioxinas em vários países estejam na faixa de IMTP recomendada pela OMS. Em alguns países industrializados, observa-se uma tendência decrescente à exposição, porque a adoção de medidas voltadas para as fontes tem diminuído as emissões ambientais.

16.3.5 Agentes tóxicos naturais

16.3.5.1 Micotoxinas

As micotoxinas, que são os metabólitos tóxicos de certos fungos microscópicos (mofos), podem produzir uma gama de efeitos adversos sérios em seres humanos e animais, tendo se tornado uma crescente preocupação nacional e internacional a partir da década de 1970 (Moy, 1998). Estudos realizados com animais demonstraram que, além dos efeitos agudos significativos, as micotoxinas são capazes de produzir efeitos carcinogênicos, mutagênicos e teratogênicos (European Commission, 1994).

Atualmente, várias centenas de micotoxinas já foram identificadas. A aflatoxina é a mais bem conhecida e a mais importante das micotoxinas, do ponto de vista econômico. Como os fungos produtores de aflatoxina preferem ambientes de alta umidade e temperatura elevada, cultivos como o milho e o amendoim, que crescem em regiões tropicais e subtropicais, são mais suscetíveis à contaminação. Estudos epidemiológicos mostram a existência de uma forte correlação entre a alta incidência de câncer hepático em alguns países da África e do Sudeste Asiático (12-13 a cada 100.000 indivíduos, anualmente) e a exposição da população à aflatoxina. Alguns estudos sugerem que as aflatoxinas e o vírus da hepatite B atuam como cocarcinógenos, e a probabilidade de desenvolvimento de câncer hepático é maior em áreas onde tanto a contaminação com aflatoxinas como a hepatite B são prevalentes (Pitt e Hocking, 1989). As aflatoxinas são encontradas no amendoim, no milho, em nozes e algumas frutas (p. ex., figos). Além das condições de tempo adversas (úmido em excesso e seco demais), o manuseio pós-colheita exerce papel importante no crescimento de mofos (OMS, 1979; FAO, 1987). Nesse sentido, a adesão às boas práticas agrícolas/de manufatura é extremamente importante. A ração animal contaminada com aflatoxina também constitui um problema de saúde humana, pois ocorre em tecidos que são utilizados como alimento humano. Esse aspecto é particularmente importante no que se refere às vacas leiteiras, uma vez que a aflatoxina B presente na ração é metabolizada pelos animais e excretada no leite sob a forma de aflatoxina M.

Outras micotoxinas preocupantes incluem os alcaloides do ergot, ocratoxina A, patulina, fumonisina B e os tricotecenos. A JECFA estabeleceu valores significativamente baixos de ingestão tolerável provisória para ocratoxina A, patulina e fumonisina B, e também para alguns tricotecenos (OMS, 2002b). Considerando que esses compostos são encontrados em muitos alimentos e tendo em vista a sua estabilidade durante o processamento, as micotoxinas devem ser tratadas como um problema de saúde pública importante.

16.3.5.2 Biotoxinas marinhas

A intoxicação com biotoxinas marinhas constitui outra área preocupante. Em diversas partes do mundo esse tipo de envenenamento representa um dos principais problemas de saúde pública, que afeta muitos milhares de pessoas. O tipo mais comum é a ciguatera, também conhecido como "envenenamento por peixe". Nos casos severos, os sintomas podem durar várias semanas, meses ou anos, e a taxa de caso/fatalidade pode variar de 0,1 a 4,5%. A ciguatera foi associada ao consumo de uma variedade de peixes tropicais e subtropicais, principalmente o peixe de coral, que se alimenta de dinoflagelados produtores de toxina, ou dos peixes predadores que consomem o peixe de coral.

Outro grupo de biotoxinas marinhas produz intoxicação aguda após o consumo de moluscos contaminados. As toxinas causadoras de envenenamento por moluscos são produzidas por diversas espécies de dinoflagelados. Sob determinadas condições de iluminação, temperatura, salinidade e suprimento de nutrientes, esses organismos podem se multiplicar e formar expansões densas que coram a água, como se observa nas conhecidas marés vermelhas. Os moluscos que se alimentam dessas algas acumulam toxinas e, todavia, não são afetados. Os moluscos mais frequentemente implicados são castanholas (vôngoles), mexilhões e, às vezes, vieiras e ostras. Dependendo dos sintomas, diferentes tipos de intoxicações são descritos como resultado do consumo de moluscos contaminados. Entre eles, estão o envenenamento paralítico por molusco (EPM), envenenamento diarreico por molusco (EDM), envenenamento neurotóxico por molusco (ENM), envenenamento amnésico por molusco (EAM) e envenenamento por azaspiracida (EAZ). O recente aquecimento dos oceanos do planeta alterou a distribuição e o alcance dos dinoflagelados, introduzindo o problema em áreas até então não afetadas (Kao, 1993).

16.3.5.3 Agentes tóxicos vegetais

Os agentes tóxicos presentes em plantas comestíveis e em plantas venenosas que se parecem com as comestíveis são importantes causas de doença em muitas regiões do mundo (OMS, 1990a). Em alguns locais, os setores mais pobres da população se alimentam de grãos que comprovadamente apresentam potencial tóxico (p. ex., *Lathyrus sativus*), para saciarem a fome. As sementes de plantas produtoras de alcaloides de pirrolizidina têm causado a contaminação acidental do trigo e do painço, levando ao desenvolvimento de doença hepática aguda e crônica (OMS, 1988b). Na Europa, a identificação errônea de cogumelos tóxicos é sem dúvida a principal causa de doença e morte associada a essa categoria. Em vários países asiáticos, como a Índia, há relatos frequentes de adulteração das sementes de mostarda para fins econômicos, em que são utilizadas sementes parecidas, porém venenosas.

16.3.5.4 Aminas biogênicas

As aminas biogênicas, incluindo histamina, tiramina, cadaverina e putrecina, são produtos da descarboxilação de aminoácidos, que se formam no processo de fermentação durante, por exemplo, a maturação de queijos, fermentação de vinhos e decomposição de proteínas (principalmente, de algumas espécies de peixes). Os sintomas surgem em poucos minutos a até uma hora após a ingestão e incluem um gosto estranho na boca, dor de cabeça, tontura, náusea, rubor e inchaço facial, dor abdominal, pulsação rápida e fraca, e diarreia. A histamina resiste ao cozimento.

16.3.5.5 Compostos químicos produzidos durante o processamento

Enquanto a maior parte do processamento destina-se a tornar os alimentos mais seguros para consumo por um período mais longo, um determinado processo ocasionalmente produz resíduos químicos que são preocupantes para a saúde. Por exemplo, a defumação de alimentos pelos métodos tradicionais pode resultar na produção de altos níveis de benzopirenos e outros hidrocarbonetos aromáticos policíclicos, que são comprovadamente carcinógenos humanos. Diversos compostos químicos dotados de propriedades tóxicas são produzidos durante o processo de cozimento. A fritura de peixes pode gerar aminas heterocíclicas, enquanto a fritura de carnes curadas com nitrito pode gerar nitrosaminas. Até mesmo os próprios óleos de cozinha podem se decompor em produtos tóxicos de degradação. Recentemente, descobriu-se que a acrilamida é encontrada em uma variedade de alimentos ricos em carboidrato, depois que estes são cozidos a altas temperaturas (OMS, 2006).

16.3.6 Adulterantes

A adulteração de alimentos representa uma preocupação, tanto por motivos de saúde como por razões econômicas. O uso de compostos químicos não aprovados na elaboração de alimentos para falsamente torná-los de maior qualidade, mascarar um produto de qualidade inferior ou decomposto, ou apenas para aumentar o peso ou o volume de um dado produto constitui uma prática de fabricantes e comerciantes inescrupulosos desde os tempos antigos. As sociedades criaram leis para proteger os consumidores contra essas práticas e, muitas vezes, impõem penas severas para as violações. No âmbito internacional, o Codex adotou mais de 240 padrões de alimentos para ajudar a garantir a identidade, a qualidade e a segurança de artigos alimentícios comuns. Entretanto, os incidentes de adulteração continuam a ocorrer. Essas práticas são motivadas sobretudo pela ganância e muitas vezes instigadas por uma completa ignorância ou descaso para com os riscos impostos à saúde humana.

Conforme já mencionado, com relação ao incidente com óleo de cozinha ocorrido na Espanha (OMS, 1984, 1992), as consequências da adulteração para a saúde podem ser extremamente sérias, envolvendo mortes e incapacitação permanente. Outros adulterantes podem impor uma variedade de problemas de saúde, como câncer, defeitos de nascimento e insuficiência orgânica. Entre os adulterantes comuns, estão talco, formaldeído, ácido bórico, agentes corantes não aprovados para uso e até mesmo pedras. A água é comumente utilizada na adulteração de produtos líquidos, que pode ser perigosa quando contém patógenos ou compostos químicos tóxicos. A adição de melamina aos alimentos e rações tem causado o recolhimento internacional de produtos contaminados. Nesse caso, a contaminação do leite em pó com melamina resultou na ampla contaminação de produtos secundários contendo leite em pó como um de seus ingredientes.

Na maioria dos países, a adição aos alimentos de qualquer tipo de composto químico cujo uso não tenha sido aprovado é considerada adulteração. Enquanto a adulteração é considerada ilegal, a detecção e instauração de uma ação judicial contra as violações é extremamente difícil. Por outro lado, a contaminação intencional de alimentos com o objetivo de alarmar os consumidores muitas vezes é anunciada pelos próprios perpetradores. Em razão da dimensão criminosa dessa prática, as equipes de polícia e segurança acabam sendo envolvidas. As motivações podem ser políticas (terrorismo), econômicas (extorsão) ou pessoais (vingança). Além dos contaminantes usuais, que sabidamente podem ser encontrados nos alimentos, uma gama de possíveis agentes danosos pode ser utilizada. A possibilidade de haver esses incidentes precisa ser avaliada com base nos níveis de ameaça percebidos, com subsequente distribuição apropriada dos recursos disponíveis (OMS, 2008).

Diante da ameaça ou descoberta de uma adulteração, as decisões relativas à resposta dos supervisores de risco (p. ex., alertas públicos e recolhimento) dependerão, em parte, da natureza e da extensão do risco imposto pelo produto adulterado. Infelizmente, as informações a princípio disponíveis podem ser esparsas e pouco confiáveis. Além disso, os dados relevantes de toxicologia e as informações químicas corretas sobre o agente adulterante muitas vezes são insuficientes para sustentar uma avaliação de risco confiável. Nesses casos, a comunicação apropriada com todas as partes interessadas, e especialmente com a indústria de alimentos, é essencial para garantir que a preocupação do público seja condizente em termos de escala com o risco público existente.

Dadas as incertezas continuamente encontradas, os supervisores de risco devem errar em favor da cautela, mas não devem negligenciar as potenciais implicações para o suprimento de alimentos. Em consequência, a prontidão contra os incidentes de adulteração, incluindo as ameaças terroristas, é essencial para garantir uma resposta apropriada, coordenada e no momento certo. A prontidão, incluindo o desenvolvimento de capacidades para avaliação rápida e rastreamento de alimentos, é essencial para responder a situações de emergência, independentemente de suas origens. Ainda mais importante, o estabelecimento de linhas claras de autoridade e comunicação entre todas as agências governamentais relevantes, e também com pontos de contato decisivos na indústria de alimentos, é essencial. Por fim, é necessário realizar simulações e exercícios para testar os sistemas quanto à robustez e efetividade, antes da ocorrência de um incidente sério (OMS, 2008).

16.4 Conclusões

Embora o suprimento alimentício nos países desenvolvidos em geral seja considerado seguro, alguns compostos químicos ainda são capazes de causar problemas de saúde pública a longo prazo. Por exemplo, apesar de a exposição humana à acrilamida e a diversas micotoxinas estar bem documentada, seus potenciais efeitos em seres humanos precisam ser urgentemente estudados. Além disso, a neurotoxicidade na fase de desenvolvimento ainda não foi avaliada para muitos compostos químicos, e um número ainda menor de compostos químicos foi testado quanto à imunotoxicidade. As taxas de desenvolvimento de certos cânceres sugerem a necessidade de pesquisas adicionais para exclusão da possível contribuição dos compostos químicos presentes nos alimentos para a manifestação dessas doenças.

Os incidentes emergenciais periódicos que envolvem perigos químicos também apontam a necessidade de abordagens mais efetivas para garantir que esses eventos não ocorram e, caso aconteçam, que as ações apropriadas sejam prontamente instituídas, incluindo a comunicação rápida, transparente e acurada com o público e a comunidade internacional.

Nos países em desenvolvimento, a situação em relação aos compostos químicos presentes em alimentos é amplamente desconhecida. A maioria desses países não possui uma legislação detalhada para controlar o conteúdo de compostos químicos dos alimentos ou carece de capacidades de controle de alimentos que obriguem o cumprimento desse tipo de legislação. Além disso, a maioria desses países não conta com capacidades de monitoramento e possui pouca informação acerca da exposição dietética de suas populações aos compostos químicos presentes nos alimentos. Esses países devem desenvolver capacidades de avaliação e supervisão de riscos, para lidarem de maneira efetiva com as ameaças químicas encontradas nos alimentos. Para tanto, é essencial desenvolver capacidades nacionais que conduzam programas de monitoramento voltados para a saúde e baseados na população, para avaliar a exposição das populações aos compostos químicos presentes nos alimentos, inclusive conduzindo estudos de dieta total.

A pesquisa sobre os potenciais efeitos adversos produzidos pelos compostos químicos sobre a saúde envolve o refinamento do nosso conhecimento acerca da caracterização de ameaças e da avaliação da exposição, a fim de proporcionar as melhores avaliações científicas dos riscos impostos por essas ameaças.

Referências bibliográficas e sugestões de leitura

Ahlborg, U.G., Lipworth, L., Titus-Ernstoff, L., *et al.*(1995) Organochlorine compounds in relation to breast cancer, endometrial cancer, and endometriosis: an assessment of the biological and epidemiological evidence. *Critical Review of Toxicology*, 25, 463.

Codex (2006) *Codex Alimentarius Commission Procedural Manual*, 16th edn. Joint FAO/WHO Food Standards Programme, Codex Secretariat, FAO, Rome.

European Commission (1994) *Mycotoxins in Human Nutrition and Health*. Agro-Industrial Research Division Directorate General, XII Science, Research and Development, European Commission, Brussels.

Food and Agricultural Organization (1988) *Nairobi + 10, Mycotoxins 1987*. Report of the 2nd Joint FAO/WHO/UNEP International Conference on Mycotoxins, Bangkok, 28 September to 2 October 1987. FAO, Bangkok.

Food and Agricultural Organization/World Health Organization (1995) *The Application of Risk Analysis to Food Standards Issues*. Report of a joint FAO/WHO consultation. WHO, Geneva.

Food and Agricultural Organization/World Health Organization (1997) *Risk Management and Food Safety*. Report of a joint FAO/WHO expert consultation. FAO Food and Nutrition Paper 65. FAO, Rome.

Food and Agricultural Organization/World Health Organization (1998) *The Application of Risk Communication to Food Standards and Safety Matters*. Report of a joint FAO/WHO expert consultation. FAO Food and Nutrition Paper 70. FAO, Rome.

Howarth, J. (1983) *Global Review of Information on the Extent of Ill Health Associated with Chemically Contaminated Foods*. World Health Organization, Geneva (documentWHO/EFP/FOS/EC/WP/83.4).

International Atomic Energy Agency (1991) *International Chernobyl Project Assessment of Radiological Consequences and Evaluation of ProtectiveMeasures – Conclusions and Recommendations of a Report by an International Advisory Committee*. IAEA, New York, p.3.

Jacobson, J., Jacobson, S. and Humphrey, H. (1990) Effect of the exposure to PCBs and related compounds on growth and activity in children. *Neurotoxicology and Teratology*, **12**(4), 319–26.

Kao, C.Y. (1993) Paralytic shellfish poisoning. In: *Algal Toxins in Seafood and Drinking Water* (ed. I.R. Falcone). Academic Press, London.

Moy, G.G. (1998) The role of national governments and international agencies in the risk analysis of mycotoxins. In: *Mycotoxins in Agriculture and Food Safety* (eds K.K. Sinha and D. Bhatnager). Marcel Dekker, New York, pp. 483–96.

Oskarsson, A., Ohlin, B., Ohlander, E.M. and Albanus, L. (1990) Mercury levels in hair from people eating large quantities of Swedish freshwater fish. *Food Additives and Contamination*, **7**, 555.

Pitt, J.I. and Hocking, A.D. (1989) *Mycotoxigenic Fungi. Foodborne Microorganisms of Public Health Significance*. Australian Institute of Food Science and Technology, North Sydney, New SouthWales.

Rylander, L. and Hagmar, L. (1995) Mortality and cancer incidence among women with high consumption of fatty fish contaminated with persistent organochlorine compounds. *Scandinavian Journal of Work Environment and Health*, **21**, 419.

Shah, P.M., Schafer, V. and Knothe, H. (1993) Medical and veterinary use of antimicrobial agents: implications for public health: a clinician's view on antimicrobial resistance. *Veterinary Microbiology*, **35**, 269.

World Health Organization (1979) *Mycotoxins. Environmental Health Criteria 11*. WHO, Geneva.

World Health Organization (1984) *Toxic Oil Syndrome: Mass Food Poisoning in Spain*.WHORegional Office for Europe, Copenhagen.

World Health Organization (1988a) *Assessment of Chemical Contaminants in Food. Report on the Results of the UNEP/FAO/WHO Programme on Health-Related Environmental Monitoring*. UNEP/ FAO/WHO, Geneva.

World Health Organization (1988b) *Pyrrolizidine Alkaloids. Environmental Health Criteria No. 80*. WHO, Geneva.

World Health Organization (1990a) *Technical Report Series No. 797. Diet, Nutrition, and the Prevention of Chronic Disease*. Report of WHO Study Group, WHO, Geneva.

World Health Organization (1990b) *Public Health Impact of Pesticides Used in Agriculture*. WHO, Geneva.

World Health Organization (1992) *Toxic Oil Syndrome: Current Knowledge and Future Perspective*. WHO Regional Publication, European Series No. 42. WHO, Copenhagen.

World Health Organization (1995) *Report of the WHO Scientific Working Group on Monitoring and Management of Bacterial Resistance to Antimicrobial Agents*. WHO/CDS/BVI/95.7. WHO, Geneva.

World Health Organization (1998a) *Evaluation of Certain Veterinary Drug Residues in Food*. 50th Report of the Joint FAO/WHO Expert Committee on Food Additives. WHO, Geneva.

World Health Organization (1998b) *Infant Exposure to Certain Organochlorine Contaminants from Breast Milk: A Risk Assessment*. GEMS/Food International Dietary Survey. WHO, Geneva.

World Health Organization (1999) *Evaluation of Certain Food Additives and Contaminants*. 53rd Report of the Joint FAO/WHO Expert Committee on Food Additives. WHO, Geneva.

World Health Organization (2000) *Evaluation of Certain Veterinary Drug Residues in Food*. 52nd Report of the Joint FAO/WHO Expert Committee on Food Additives. WHO, Geneva.

World Health Organization (2002a) *Evaluation of Certain Food Additives and Contaminants*. 57th Report of the Joint FAO/WHO Expert Committee on Food Additives. WHO, Geneva.

World Health Organization (2002b) *Evaluation of Certain Mycotoxins in Food*. 56th Report of the Joint FAO/WHO Expert Committee on Food Additives. WHO, Geneva.

World Health Organization (2006) *Evaluation of Certain Food Contaminants*. 64th Report of the Joint FAO/WHO Expert Committee on Food Additives. WHO, Geneva.

World Health Organization (2008) *Terrorist Threats to Food*. Revised 2008. WHO, Geneva, http://www.who.int/foodsafety/publications/fs management/terrorism/en/index.html.

17 Administração de negócios no ramo de alimentos: princípios e práticas

Michael Bourlakis, David B. Grant e Paul Weightman

Pontos-chave

- Introduzir alguns aspectos significativos do papel e da importância dos negócios e da administração em setores selecionados da indústria alimentícia.
- Ilustrar o ambiente de negócios no ramo de alimentos, bem como enfocar o sistema da cadeia de alimentos e seus componentes-chave.
- Focar particularmente nas funções administrativas decisivas das empresas alimentícias, incluindo as operações administrativas e de administração de recursos humanos.
- Analisar o papel do financeiro e da contabilidade no contexto de sua contribuição para a administração dos negócios no ramo de alimentos.

17.1 Introdução

Os alimentos são essenciais à saúde, felicidade e estabilidade política (Bourlakis e Weightman, 2004). A necessidade de conseguir alimentos, água e abrigo é uma necessidade fisiológica básica, segundo a hierarquia de necessidades de Abraham Maslow (Jobber, 2004). Por isso, é sempre um desafio garantir que os processos de produção, processamento e distribuição de alimentos sejam devidamente administrados.

Este capítulo introduz alguns aspectos significativos do papel e da importância dos negócios e da administração em setores selecionados da indústria alimentícia. A primeira seção ilustra o ambiente de negócios no ramo alimentício e é seguida por uma seção dedicada ao sistema da cadeia de alimentos. As operações administrativas na área de alimentos são analisadas em outra seção, enquanto os campos acadêmicos, como a administração de recursos humanos, finanças e contabilidade, são reunidos em uma seção à parte e examinados no contexto de sua contribuição para a administração de negócios no ramo alimentício.

17.2 O ambiente de negócios no ramo alimentício

Fine et al. (1996) relataram que os estudos realizados na área de alimentos são desorganizados e se tornaram fragmentados em decorrência de vários fatores externos. Esses fatores podem ser classificados em dois constituintes. Primeiro, as alterações tecnológicas ocorridas no setor de congelamento e preservação de alimentos e até mesmo o desenvolvimento do forno micro-ondas têm ajudado a modificar a natureza do processamento de alimentos, bem como os padrões de consumo e preferências do consumidor. Segundo, os estilos de vida e culturas distintas desenvolveram-se numa divisão entre escolhas ilimitadas de numerosos alimentos – especialmente o *fast food*, que tem assistido à erosão dos padrões tradicionais de refeição nas sociedades industrializadas ocidentais – e escolhas limitadas em muitos países do terceiro mundo, cujas populações são incapazes de se alimentar. Esses dois constituintes afetam a natureza da produção, processamento, acondicionamento e consumo final dos alimentos. Em consequência, esses componentes influenciam o formato da cadeia de alimentos.

Adicionalmente, Strak e Morgan (1995) identificaram cinco dimensões ambientais que afetam a indústria alimentícia:

1 globalização;
2 estrutura e poder do mercado;
3 gostos e estilos de vida do consumidor;
4 mudança tecnológica; e
5 efeitos regulatórios.

Esses autores argumentaram que "as atividades da indústria alimentícia podem, talvez, ser mais bem compreendidas como uma 'rede' e não como uma cadeia" (Strak e Morgan, 1995, p. 337), conforme ilustra a Fig.17.1, em que as cinco dimensões listadas estão dispostas em torno dessas atividades.

Exemplificando, a mudança dos gostos do consumidor e os estilos de vida agitados levaram a uma demanda por alimentos de conveniência (i. e., preparados com antecedência), porém saudáveis, diversificados e distintos. Assim, essa dimensão está ligada às dimensões da mudança tecnológica (i. e., o micro-ondas possibilita o preparo mais rápido dos alimentos embalados) e à globalização (i. e., a procura e a aquisição de alimentos ao nível mundial).

Enquanto essas cinco dimensões foram introduzidas em outras partes, em termos de fatores modificadores da logística e indústria alimentícia, a abordagem de Strak e Morgan localiza os consumidores no centro da rede, *à la* considerações de *marketing* de Jobber (2004).

Tansey e Worsley relataram que o desenvolvimento das "tecnologias de enlatados, congelamento e resfriamento" no século XIX "transformou a conservação e distribuição" dos gêneros alimentícios drasticamente e estabeleceu uma separação adicional de tempo e distância entre produtores e consumidores (1995, p. 43). Um exemplo extremo dessa transformação é o crescimento da exportação australiana de carne enlatada para o Reino Unido, que era de "16 mil libras em 1866 e passou a 22 milhões de libras em 1871, a metade do preço da carne fresca comercializada na Inglaterra" *(ib.)*.

Essas tecnologias estimularam ainda mais as empresas da indústria de processamento de alimentos a crescerem, passando de conservadoras de alimentos

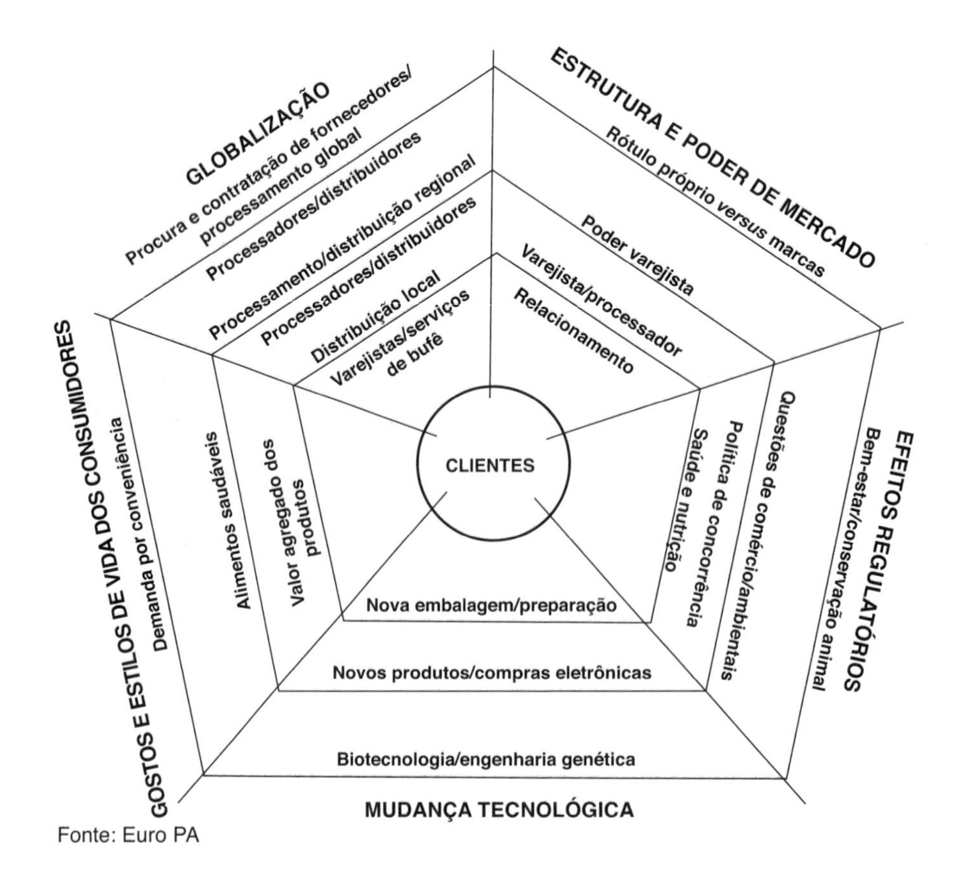

Figura 17.1 A rede da indústria alimentícia. (Fonte: Strak and Morgan, 1995, p. 337.)

a fabricantes por direito próprio. Tansey e Worsley citaram as estatísticas de 1992 da OCDE[1], segundo as quais a produção global de alimentos processados "corresponde a 1,5 trilhão de dólares e isso faz do setor um dos maiores da indústria mundial" (1995, p.111). Além disso, a indústria tornou-se bastante concentrada, com "as 100 maiores empresas baseadas na OCDE" contribuindo para "cerca de 20% da produção global" *(ib.)*.

Adicionalmente, Tansey e Worsley deduziram que os maiores fabricantes de alimentos globais passaram a exercer novas pressões sobre os fornecedores para a obtenção de produtos padronizados de qualidade superior a preços fixos. Esses autores apresentaram a rígida perspectiva descrita a seguir sobre a natureza da indústria alimentícia e as motivações dos agentes que nela atuam:

> Adota uma abordagem industrial para a agricultura e a produção de alimentos, é altamente produtiva em resposta a grande quantidade de insumos e supera a sazonalidade de todos os alimentos. Faz uso da produção oriunda de todas as partes do mundo, graças à combinação de técnicas de comercialização e conservação, permitindo que uma ampla gama de gêneros alimentícios seja sempre disponibilizada. Com o desenvolvimento desse sistema alimentício, os alimentos foram se tornando cada vez mais próximos dos bens de consumo, em vez de serem considerados uma questão de vida ou morte ou de serem vistos como objetos de significado religioso e cultural.
>
> Os bens de consumo são produzidos, comercializados e transformados, comprados e vendidos, em um mercado cujo alcance tem se estendido de um nível amplamente local para um estágio cada vez mais global. Trata-se de um mercado em que os atores buscam controlar seus custos, produção ou práticas de *marketing* da forma mais estreita possível. Esses atores desejam minimizar suas incertezas e gastos, bem como maximizar os lucros. Nesse mercado, cada um é lançado na competição com os demais, tanto dentro como fora das suas áreas de atuação. (1995, p. 47-48.)

A natureza da competição na indústria alimentícia não parece conduzir ao desenvolvimento e à manutenção do bom relacionamento considerado necessário nas cadeias de fornecimento.

Fine et al. (1996) conduziram o estudo UK Economic and Social Research Council (ESRC), sobre consumo de alimentos, e propuseram que as cadeias de alimentos são sistemas de provisão diversificados (SPD) determinados pelo consumo de um determinado tipo de alimento. Essa definição contestou os estudos sobre consumo usuais, examinando fatores horizontais por meio dos grupos de consumidores ou faixas de produtos amplas. Os pesquisadores argumentaram que "o consumo deve ser investigado junto a uma estrutura vertical, em que cada bem de consumo ou grupo de bens de consumo seja diferenciado dos demais" (1996, p.6). O último fator inclui o crescimento das compras em massa de carne, refeições prontas e refeições feitas fora de casa ou bufês.

Os ingleses gastam cerca de 23 bilhões de libras/ano comendo fora, sendo que aproximadamente 6 bilhões de libras são gastas com *fast food* (Hogg, 2001). Esses dados revelam que os gastos aumentaram 32% desde 1996. Nos EUA, mais de 110 bilhões de dólares foram gastos com *fast food* em 2000, em comparação aos 6 bilhões de dólares gastos em 1970 *(ib.)*. Esses aumentos de gastos estão relacionados ao crescimento econômico geral e ao total de despesas dos consumidores do Reino Unido, que sofreu um aumento de 104% e passou de 171 milhões de libras, em 1963, para 348 milhões de libras, em 1993 (Strak e Morgan, 1995, p.3). E, ainda, se por um lado esses valores são significativos, por outro a aquisição de alimentos contribuiu apenas para 12% da média das despesas dos consumidores do Reino Unido no ano de 1993, em comparação aos 20% no ano de 1963 *(ib.)*. Essa diminuição do percentual pode ser uma evidência da "transformação do alimento em bem de consumo", conforme argumentam Tansey e Worsley.

17.3 O sistema de cadeia de alimentos do Reino Unido

O *UK food chain* (UKFC) abrange a agricultura, a horticultura, a fabricação de alimentos e bebidas, a venda por atacado de alimentos e bebidas, o varejo de alimentos e bebidas, a pesca e a aquicultura, além das indústrias de serviços de bufê (Food Chain Group, 1999). É difícil reunir estatísticas setoriais comparáveis e detalhadas e "apenas apresentar dados em um formato consistente (...) representa uma tarefa significativa" (Strak e Morgan, 1995, p. 1). Essa dificuldade é demonstrada pela apresentação

---

[1] N.R.C.: A OCDE (Organização para Cooperação e Desenvolvimento Econômico) é uma organização internacional composta por 34 países que objetivam potencializar seu crescimento econômico. O Brasil não é membro da OCDE, no entanto, participa de Comitês da Organização.

de dados referentes à cadeia de alimentos agregada disponibilizados por diversas fontes.

O Food Chain Group, um grupo de trabalho do governo do Reino Unido, relatou que o UKFC representa a adição de um valor bruto de 56 bilhões de libras à economia do país, ou 8% do PIB (1999, p.12). Esse sistema, excluindo-se os setores de pesca e aquicultura e de serviços de bufê, também emprega 3,3 milhões de pessoas ou 12% da força de trabalho do Reino Unido *(ib.)*. Patel et al. (2001), ao escrever para o Institute of Grocery Distribution (IGD), apresentaram a cadeia de suprimento de alimentos e supermercados do Reino Unido na *Colour Plate 27*. Os autores relataram valores setoriais da ordem de 16,5 bilhões de libras para a agricultura e pesca, e de 75,9 bilhões de libras para a fabricação de alimentos e bebidas. Entretanto, este último inclui o tabaco no valor setorial.

O UKFC evoluiu significativamente desde o fim da Segunda Guerra Mundial. Quatro fatores dominaram o suprimento e a distribuição de alimentos no período pós-guerra:

- o racionamento costumeiro;
- o fornecimento e a provisão de produtos locais ou regionais;
- a falta de um sistema nacional de distribuição;
- as baixas expectativas do consumidor.

As cadeias de suprimento desse tipo eram inexistentes, e os fabricantes e atacadistas controlavam a distribuição de alimentos (Patel et al., 2001). Como os rendimentos da agricultura e a prosperidade dos consumidores aumentaram e o transporte rodoviário se desenvolveu graças à construção de rodovias e à liberação do transporte, a importância dos varejistas cresceu durante as décadas de 1970 e 1980.

O poder na cadeia de suprimento de alimentos e supermercados começou a se deslocar para múltiplos e amplos varejistas, como a Tesco, Morrison's, Sainsbury's e Asda (adquirida pela WalMart). Esse deslocamento do poder permitiu que esses diversos varejistas de grande porte alcançassem margens de lucros operacionais de 7 a 8%, que são bem maiores do que a margem de 2% alcançada em outros países da União Europeia (UE) ou de 1% alcançada na Austrália. Além disso, enquanto a "torta de lucros" total da indústria alimentícia cresceu de 1 bilhão de libras, em 1981, para 5 bilhões de libras, em 1992, o compartilhamento da "torta" pelos varejistas aumentou de 20 para 40% à custa dos fabricantes e processadores (Tansey e Worsley, 1995, p. 124).

A concentração do poder entre os múltiplos e amplos varejistas levou-os a integrar as cadeias de suprimento e a desenvolver e adquirir os centros de distribuição regionais (CDRs). Os varejistas também terceirizaram as atividades da cadeia de logística e fornecimento (Bourlakis e Bourlakis, 2001) e introduziram ferramentas tecnológicas, como a resposta do consumidor eficiente (RCE). Dawson e Shaw (1990) examinaram as mudanças ocorridas no par fornecedor-varejista e propuseram um *continuum* de relações que vão das transacionais às totalmente integradas. As relações que seguem rumo à última extremidade do *continuum* podem se desenvolver como resultado de ambiente de negócios variável, técnicas emergentes de administração de variações do fornecimento (AVF) e desenvolvimento da tecnologia de distribuição. Está claro que os varejistas são os progenitores dessa integração, particularmente na indústria de processamento de alimentos.

O IGD, entre outros (Fernie et al., 2000; Alvarado e Kotzab, 2001), promoveu os benefícios de uma integração fornecedor-varejista mais estreita, de avanços tecnológicos e de relações na UK food chain proporcionados pela maior concentração varejista. Entretanto, outros autores criticaram essa concentração baseando-se no poder coercivo e nos motivos dos varejistas (Tansey e Worsley, 1995; Food Chain Group, 1999; Grant, 2005; Vlachos e Bourlakis, 2006).

Tansey e Worsley defenderam que:

> Os pequenos agricultores e trabalhadores têm que competir com os usuários amplos e poderosos de seus produtos e serviços. Os maiores fabricantes, especialmente no Reino Unido, viram-se fornecendo produtos para varejistas cada vez mais poderosos que eram capazes de estabelecer os termos e derrubar seus produtos, caso falhassem em atender aos padrões de vendas dos varejistas. Os próprios varejistas poderiam notar que seus papéis estavam mudando, todavia, com o uso da tecnologia interativa que se tornou disponível nas lojas e residências. Isso pode levantar a questão sobre quem seria o intermediário. Aconteça o que acontecer, existe uma fascinante batalha em curso para aqueles que processam – na fábrica, em casa ou em pequenos estabelecimentos comerciais – os alimentos que vão para o estômago da população em todo o mundo. (1995, p. 141.)

Por outro lado, em 2000, a UK Competition Commission (Blythman, 2005) constatou que o mercado consumidor de atuação era competitivo e os lucros dos varejistas não eram excessivos. Mesmo assim, a comissão recomendou a criação de um novo Código de Práticas de Negociação de Supermercados com Fornecedores. O novo código foi idealizado para "ser importante no reequilíbrio das relações entre supermercados e fornecedores", para reduzir "as práticas extremadas, como a imposição varejista de cortes de preço retrospectivos aos contratos, solicitando aos fornecedores que arcassem com as despesas de reforma de loja ou pessoal do ramo de hotelaria" (Blythman, 2005, pp. 152–154). O UK Office of Fair Trading conduziu uma revisão do código no início de 2004, com o objetivo principal de avaliar o impacto produzido pelo código sobre as relações entre supermercados e fornecedores. A revisão "mostrou que existe uma crença amplamente disseminada entre os fornecedores de que o código não está funcionado de maneira efetiva e, segundo a maioria, ele não promoveu nenhuma mudança no comportamento dos supermercados" (Fearne et al., 2005, p. 572).

17.4 Características dos varejistas de alimentos no Reino Unido

As atividades estruturais realizadas pelos varejistas de alimentos no Reino Unido atualmente são caracterizadas por altos níveis de concentração e estabelecimento da própria marca, bem como pelo desenvolvimento de alianças horizontais (Strak e Morgan, 1995). Browne e Allen argumentaram que esse tipo de característica tem origem nos varejistas de alimentos do Reino Unido, estando no quarto estágio de "varejo avançado" do desenvolvimento varejista europeu. Neste estágio, "os mercados varejistas apresentam um alto grau de concentração de mercado, segmentação, capitalização, integração da cadeia de fornecimento e uso da tecnologia de informação" (1997, p. 36). As abordagens estratégicas utilizadas em um determinado estágio de varejo avançado incluem a formação de alianças verticais ou horizontais, apesar dos níveis de concentração; uso aumentado da administração de informações disponibilizada pela nova tecnologia; desenvolvimento de marcas próprias para capitalizar sobre os pontos fortes na segmentação e consciência do consumidor. Considera-se que as duas primeiras abordagens representam o futuro dos sistemas de logística e distribuição na cadeia de alimentos do Reino Unido, em que uma "cadeia de valores dirigida por rede de informações" irá substituir a "cadeia de fornecimento linear tradicional" (Mathews, 1997).

Browne e Allen (1997) também argumentaram que o controle varejista da cadeia de alimentos está ligado ao grau de concentração do mercado e às diferenças existentes entre as marcas dos próprios varejistas e as marcas dos fabricantes. Quanto mais os varejistas conseguirem deter o controle na cadeia de alimentos, mais conseguirão organizar as atividades de logística, como o fluxo de produtos para seus próprios CDRs via serviços de prestadores de logística terceirizada (LT). Com um controle maior, os varejistas também conseguem impor demandas mais rígidas a seus fornecedores, como um "fornecimento de maior confiabilidade, níveis de qualidade consistentemente altos, níveis de preço favoráveis e controle de produção flexível o bastante para garantir a variedade de produtos" (*ib.*,p. 34).

Em adição, os níveis de confiança entre varejistas e fornecedores no UKFC podem não ser tão colaborativos nem tão cordiais quanto gostariam alguns autores, em razão do poder de controle dos varejistas, que é percebido por eles. Alguns dos aspectos que afetam as relações de logística em geral foram discutidos anteriormente. A seguir, são fornecidos alguns exemplos específicos do UKFC. O *P-E International* (1991), por exemplo, fez um levantamento sobre o desenvolvimento de parcerias durante a década de 1990, envolvendo 54 fornecedores de supermercados e nove varejistas de supermercados, entre outros setores industriais. Os varejistas de supermercados mostraram-se "bastante interessados nos objetivos mútuos e na comunicação de duas vias, porém menos entusiasmados acerca do envolvimento integral com os negócios uns dos outros". Isso levou à proposição de que "os objetivos mútuos venham a ser estabelecidos pelos varejistas" (1991, p.14), "talvez porque se espera que estes sejam os principais beneficiários" (1991, p. 18). Os fornecedores de supermercados, por outro lado, mostraram-se "menos entusiasmados com a comunicação de duas vias, objetivos mútuos e grande parte dos avanços tecnológicos", mas demonstraram um interesse maior no "envolvimento integral nos negócios uns dos outros" (1991, p.15). Assim, o *P-E International* concluiu que havia uma "dúvida e suspeita amplamente disseminada (...) em relação às movimentações dos varejistas no desenvolvimento de relações de parcerias" que sustentava a "noção de parcerias unilaterais, bem como a necessidade de reciprocidade" *(ib.)*.

Robson e Rawnsley (2001) apoiaram as argumentações originais do *P-E International* ao mesmo tempo em que entrevistaram diretores de indústrias alimentícias em um estudo quantitativo conduzido após cerca de 10 anos. Os autores constataram que, embora os supermercados devessem estar liderando o modo como as relações verticais se desenvolviam no UKFC, na prática, as parcerias e relações estabelecidas não se desenvolviam totalmente, a menos que seguissem os termos dos varejistas. O estudo desses autores enfocou as considerações éticas envolvidas nas relações do UKFC, no que se refere à conformidade dos varejistas com as noções de soberania do consumidor e *aviso ao vendedor* (*caveat venditor*), estendendo esse comportamento e atitudes aos fornecedores. Robson e Rawnsley encontraram poucas evidências de parcerias baseadas no compartilhamento de recursos em um ambiente de confiança. De fato, os autores notaram que o modelo do IGD de comportamento ético "exclui as relações da cadeia de fornecimento (...) em favor da (...) segurança do produto e eficiência da fabricação" (2001, p.47.).

Por fim, Fearne (1998) examinou as parcerias na cadeia de fornecimento de carne bovina do Reino Unido. Ele percebeu que "essas parcerias foram estabelecidas com dificuldade e se desenvolveram lentamente". Entretanto, o autor argumentou que "essas parcerias constituem a única forma sustentável de relação comercial a longo prazo" (1998, p. 214). Fearne observou quatro fatores direcionadores chave por trás da evolução das parcerias nesse setor:

- variabilidade das atitudes e comportamento de compra dos consumidores de carne;
- estratégias competitivas das cadeias de supermercado;
- 1990 Food Safety Act;
- os efeitos da crise gerada pela doença da vaca louca (EEB, encefalopatia espongiforme bovina).

Esses fatores direcionadores conduzirão os atores da cadeia de fornecimento de carne bovina do Reino Unido ao desenvolvimento das parcerias referidas por Fearne. Fearne reconheceu que "o desenvolvimento de parcerias requer trabalho árduo, comprometimento e um grau satisfatório de confiança nas intenções de longo prazo dos parceiros". Mas esse autor também admitiu que "as parcerias, em determinadas circunstâncias, podem não oferecer nenhuma melhoria em termos de retorno aos produtores em relação ao mercado aberto" (1998, p. 230).

Esse ceticismo por parte dos fornecedores em relação aos varejistas foi recentemente reforçado por uma iniciativa conduzida por varejistas, que ficou conhecida como fixação do preço de fábrica (FPF). Finegan (2002) descreveu as iniciativas de FPF e jornada de retorno (*backhauling*[2]) de um relatório do IGD, que fora planejado para ser uma prestação de contas objetiva e imparcial acerca dos processos em torno dessas iniciativas. A FPF representa o ponto em que os varejistas solicitam aos fornecedores para estabelecer os custos dos produtos a preço de fábrica (i. e., excluindo as despesas de transporte até os CDRs ou outros locais de receptação). O *backhauling* consiste na "movimentação de mercadorias do fornecedor para o varejista por meio de veículos que já realizaram uma entrega anterior na área local" (2002, p.25) (i. e., os varejistas fazem a coleta para si mesmos, possivelmente utilizando serviços de prestadores de LT, em vez de aguardar a entrega pelo próprio fornecedor). Os fornecedores enxergam essas iniciativas como um desmembramento dos preços dos fornecedores nos componentes de gastos de transporte e gastos de produção. Finegan observou que os fabricantes, produtores e fornecedores de alimentos temem que os varejistas "usem essa informação (...) para inquirir as estruturas dos gastos de fabricação e, por fim, pressionar os fabricantes a reduzirem os preços das mercadorias" (2002, p. vi). Além disso, os fabricantes podem incorrer em gastos maiores de transporte em razão da subotimização das cargas para a entrega a outros clientes e aos custos operacionais aumentados para atender à escala e às prioridades do varejista (Gannaway, 2001).

17.5 Características dos processadores de alimentos no Reino Unido

O Food Chain Group (1999) observou que o setor de fabricação de alimentos e bebidas (FAB), excluindo-se as bebidas alcoólicas, é responsável por um valor agregado de aproximadamente 16,2 bilhões de libras ou 2,2% do PIB. O setor emprega 455 mil pessoas, a maioria em tempo integral. Dessa forma, o setor de FAB é um dos principais setores da cadeia de alimentos total do Reino Unido e representa cerca de 25% do valor agregado e dos empregos. O Food Chain Group registrou aproximadamente 8.000 empresas classificadas como fabricantes de alimentos e bebidas, contudo, o setor está altamente concentrado junto aos 10 maiores fabricantes, que contribuem

[2] N.T.: Na jornada de retorno, um caminhão leva uma carga A e a descarrega em determinado estabelecimento. Na volta, em vez de retornar vazio para a fábrica, aproveita a viagem para transportar uma carga B.

para 21% do *turnover* ou da receita bruta do setor, e a outras três empresas, que são responsáveis por mais de 75% do *turnover* de muitos produtos (1999, p. 44).

Apesar da concentração, o número de empresas atuantes no setor de FAB apresentou um crescimento de 43% desde 1977. Naquela época, havia cerca de 5.600 empresas classificadas como fabricantes de alimentos e bebidas, e os 10 maiores fabricantes contribuíam para 60% dos empregos e do valor agregado do setor alimentício (Tansey e Worsley, 1995). Assim, se, por um lado, há uma considerável concentração no setor de FAB, por outro, ainda existem muitas empresas relativamente pequenas. Browne e Allen relataram que "cerca de 85% das empresas de alimentos, bebidas e cigarros tinham menos de 50 funcionários, enquanto 60% tinham menos de 10 funcionários, em 1995" (1997, p. 35).

Há muitos subsetores contidos no setor de FAB, conforme mostra a Tabela 17.1.

17.5.1 Logística dos supermercados no Reino Unido

Fernie et al. avaliaram a logística de supermercados varejista e constataram que "as práticas antigas e ineficientes lideradas por fabricantes e fornecedores foram varridas por meios modernos, tecnologicamente incrementados, liderados pelos varejistas e voltados para o consumidor a fim de garantir a disponibilidade do produto" (2000, p. 83). Os autores também argumentaram que novos progressos na logística varejista e novos aprimoramentos na eficiência da cadeia de fornecimento "somente podem ser alcançados por meio da colaboração entre os parceiros da cadeia de fornecimento" (*ib.).*

Com a colaboração do IGD, Fernie et al. fizeram um levantamento dos varejistas de supermercados, fabricantes e prestadores de serviços de logística, aplicando quatro perguntas principais:

> Quais fatores provavelmente exercerão maior impacto sobre o custo, o serviço ou a estrutura junto à cadeia de fornecimento de supermercados nos próximos 3 anos?
> Quais tecnologias facilitariam a obtenção de benefícios ao longo da cadeia de fornecimento?
> Onde o estoque seria mantido na cadeia de fornecimento nos próximos 3 anos?
> Como as práticas de armazenamento e transporte mudariam durante esse período? (2000, p. 86.)

Os pesquisadores descobriram que os fatores mais importantes, com base nas médias dos escores que produzirão impacto sobre os custos, são o congestionamento de trânsito, a taxação do transporte, o comércio de 24 horas e as compras feitas em casa/entregas domiciliares. Os entrevistados reforçaram esses fatores no que se refere às tecnologias aplicáveis, com os sistemas de comunicação em veículos e sistemas de seleção automatizados no topo da lista. Os entrevistados também observaram as reduções de estoque que ocorrem aos níveis do varejo e do CDR que, consequentemente, deslocam o estoque para os estabelecimentos do fabricante. O atracamento cruzado, os serviços e canais de comunicação para usuários compartilhados e o *backhauling* e a consolidação da carga receberam cotações mais altas com relação à última pergunta.

Fernie et al. concluíram que a ocorrência de mudanças radicais é improvável num futuro próximo e o desenvolvimento de relações "continuará, à

Tabela 17.1 Gastos com alimentos do consumidor do Reino Unido por setor, em preços de 1999 a 2003.

	1999	2000	2001	2002	2003
Carnes e produtos cárneos	11.883	12.265	12.397	12.535	13.917
Peixes e produtos de peixe	2.063	2.152	2.284	2.375	2.395
Frutas e vegetais	12.189	12.400	12.533	12.734	13.342
Laticínios, ovos, óleos e gorduras	8.486	8.631	8.719	8.567	8.924
Pães, bolos, biscoitos e cereais	8.065	8.346	8.743	9.046	9.149
Alimentos mistos	3.543	3.634	3.759	3.955	4.125
Total (milhões de £)	**£46.229**	**£47.428**	**£48.435**	**£49.212**	**£51.852**
Percentual de mudança ano a ano	—	2,6	2,1	1,6	5,4

Fonte: Key Note, 2005.

medida que os membros da cadeia de fornecimento procurarem eliminar gastos do sistema" (2000, pp. 88-89). Por fim, os autores consideraram que as cadeias de fornecimento dos supermercados devem se tornar mais eficientes para assegurar as margens de lucro existentes. Isso será alcançado por meio "de uma maior colaboração entre varejistas e fornecedores, por meio do compartilhamento de informações, uso de câmbios varejistas globais e implementações do *Collaborative Planning Forecasting and Replenishment*[3]" (2000, p. 89).

17.6 *Marketing* na administração de negócios no ramo de alimentos

Stank et al. (1998) discutiram as capacidades do serviço de logística do produto pessoal e prepararam cadeias de fornecimento de alimentos. Os autores citaram a declaração de um dos ex-presidentes da American Express, afirmando que "em um negócio como o de bens consumíveis, o serviço é a única forma de criar a diferenciação do produto" (1998, p.78), a qual incluíram como significado do serviço de logística ou distribuição. Os autores entrevistaram administradores de restaurantes, indagando sobre seus papéis como clientes de serviços alimentícios e varejistas de produtos pessoais no desenvolvimento do *continuum* de capacidades logísticas apresentado na Figura 17.2. Esse *continuum* sugere que certas capacidades, como a minimização dos custos ou a gestão de qualidade total (GQT), conduzem à efetividade operacional, mas não levam à "proximidade com o cliente" nem ao estabelecimento de relações com o consumidor.

O argumento de Stank et al. de que "por mais clichê que isso possa parecer, os negócios de fato começam e terminam com os clientes" (1998, p. 79) também sugere que a pesquisa teórica existente sobre as cadeias de alimentos é inadequada ao entendimento dos serviços para clientes e, por fim, da satisfação do consumidor. Os autores perceberam que "identificar os elementos dos serviços operacionais centrais constitui o requisito mínimo para a competição, mas certamente não será suficiente para distinguir um prestador de serviço pela embalagem nem garantir a fidelidade dos clientes" *(ib.)*.

Flanagan (1992) conduziu um estudo sobre os requisitos do serviço para clientes dos compradores de processamento de alimentos do Reino Unido. O autor constatou que os fatores decisivos que influenciam os compradores a adquirir de um determinado fornecedor eram, em ordem de importância, a qualidade do produto, o preço, a confiabilidade do fornecimento, a resposta aos problemas e tempos de entrega mais rápidos. Ele também descobriu que os elementos essenciais do serviço para clientes, a partir da perspectiva do comprador e em ordem de importância, eram a continuidade do fornecimento, a comunicação sobre indisponibilidade, a entrega na data prevista, o estado das mercadorias no momento da chegada e as entregas emergenciais.

17.7 Administração operacional no ramo de alimentos

A maioria das organizações conta com uma função operacional, que transforma vários insumos em produtos e serviços para atender às solicitações dos clientes (Slack et al., 2004). Os insumos incluem materiais e informação, enquanto o processo de transformação faz uso das instalações e da equipe de funcionários da organização. A cadeia de fornecimento de alimentos pode ser caracterizada como um sistema complexo, constituído por vários estágios que vão desde a produção agrícola e o processamento industrial até o *marketing* ou varejo e consumo (Yakovleva e Flynn, 2004). Os consumidores sofisticados agora demandam, enquanto os principais varejistas de alimentos atualmente entregam produtos alimentícios de alta qualidade de várias formas e a preços competitivos, durante o ano inteiro (Apaiah et al., 2005).

A função operacional e sua administração nas organizações da cadeia de fornecimento de alimentos não diferem daquelas pertencentes aos outros setores. Entretanto, o setor de processamento de alimentos também enfrenta os aspectos da sazonalidade, perenidade, qualidade e rastreabilidade, que são exclusivos do setor e interessam aos consumidores e governos. Um planejamento eficiente e efetivo de cadeia de fornecimento de alimentos, que inclua operações eficientes junto às organizações, pode

---

[3] N.R.C.: Previsão, Reabastecimento e Planejamento Colaborativo (*Collaborative Planning, Forecasting* and *Replenishment* – CPFR) é um sistema de compartilhamento de informações de previsão de demanda, por meio do qual a empresa compradora e seus fornecedores de diversas camadas têm acesso a estas informações ao mesmo tempo. O processo colaborativo ocorre ao longo de toda a cadeia de distribuição: os fabricantes, distribuidores e comerciantes trabalham em conjunto no planejamento, na previsão da demanda e na reposição de produtos.

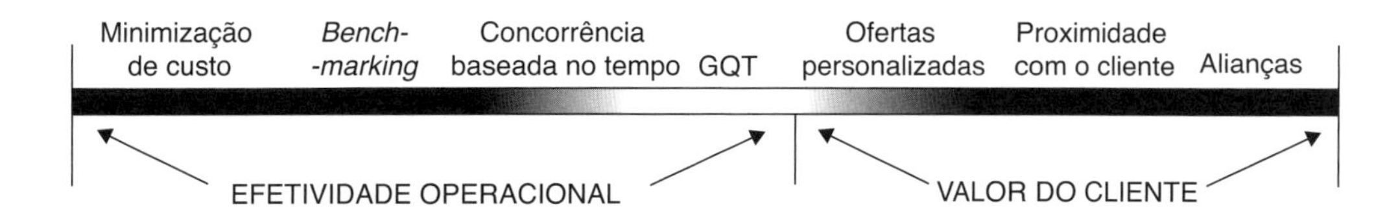

Figura 17.2 *Continuum* de capacidades logísticas. (Fonte: Stank et al., 1998, p. 79.)

abordar essas questões de maneira satisfatória (Van der Vorst, 2000). Entretanto, as cadeias de fornecimento de alimentos também estão se tornando mais globais e complexas e, assim, contêm um número significativamente maior de relações de negócios. O conhecimento oriundo de muitas disciplinas, como tecnologia de processamento de alimentos, pesquisa operacional, ciências ambientais, economia de mercado e negócios, precisa ser combinado de modo a permitir um planejamento eficiente e efetivo dessas cadeias de fornecimento (Apaiah et al., 2005).

Da perspectiva da administração operacional geral, o planejamento dos processos operacionais para produzir produtos e serviços deve considerar quatro áreas:

1 *planejamento da cadeia de fornecimento;*
2 *layout e fluxo* junto às instalações de produção;
3 a *tecnologia de processo* a ser incorporada;
4 as várias *ocupações e o planejamento de trabalho* para facilitar o processo (Slack et al., 2004).

17.7.1 Planejamento da cadeia de fornecimento

A decisão sobre o planejamento da cadeia de fornecimento inclui:

- optar por *produzir ou comprar* produtos;
- *procura e contratação de fornecedor;*
- a *localização* das instalações e operações relacionadas a outros, na cadeia de fornecimento;
- *processos* envolvidos na *produção.*

17.7.1.1 Produzir ou comprar

A decisão de confeccionar ou adquirir também é denominada decisão de terceirização (i. e., as organizações deveriam terceirizar suas produções a terceiros?). Os motivos que justificam a produção em vez da compra incluem a necessidade de pequenas quantidades (cuja aquisição junto a terceiros não seria econômica); a necessidade de qualidade, sigilo, capacidade de utilização e fluxo de produção contínuo e regular; e a prevenção da dependência de uma fonte única (Leenders et al., 2002). Ao contrário, as razões que levam à aquisição incluem a falta de conhecimento especializado junto à organização; o processo ou produto que não é central para a organização; a incerteza quanto aos gastos e à viabilidade a longo prazo; maior flexibilidade para seleção da fonte; e menos despesas administrativas e gerais *(ib.).* As organizações do ramo alimentício tendem menos a terceirizar a produção, em comparação às outras indústrias. No entanto, uma parte significativa das atividades de logística, como o armazenamento, o transporte e o processamento de informação, é terceirizada sobretudo pelos grandes varejistas de alimentos, como a Tesco (RU) ou o Carrefour (França) (Van Hoek, 1999).

17.7.1.2 Procura e contratação de fornecedor

Os aspectos envolvidos nesse processo incluem a realização de uma única ou de diversas procuras e contratações, o tamanho da base de fornecimento, as localizações dos fornecedores, a propensão ao estabelecimento de relações e as considerações transacionais, como preço, qualidade e entrega (Gadde and Håkansson, 2001). Esses últimos elementos transacionais são bastante importantes para as organizações de processamento de alimentos do Reino Unido (Pecore e Kellen, 2002; Grant, 2004). Do mesmo modo, a procura e a contratação internacionais e globais ganharam importância com o aumento da demanda dos consumidores por alimentos diferentes e exóticos. Por fim, enquanto os processadores de alimentos desejam estabelecer relações com fornecedores e varejistas, a propensão à concretização desse intento é afetada pelo desequilíbrio de poder advindo dos varejistas de alimentos (Grant, 2004; Fearne et al., 2005; Hingley, 2005).

Todos esses aspectos incluem elementos de risco de procura e contratação ou de compra. Uma abordagem clássica para lidar com esse risco consiste na matriz de portfólio desenvolvida por Kraljic, que mapeia o valor dos bens *versus* o risco. As aquisições de valor e risco baixos são denominadas alavancagem; as aquisições de valor e risco elevados são denominadas estratégicas; e as aquisições de baixo valor e alto risco são denominadas gargalos. As organizações podem usar essa matriz para classificar suas aquisições em um dos quatro quadrantes e tomar as decisões de compra apropriadas (Leenders et al., 2002, p. 245).

17.7.1.3 Localização

A localização das instalações pode ser abordada a partir das macro e microperspectivas (Grant et al., 2006b). A perspectiva macro examina a questão de onde localizar geograficamente as instalações, em uma área geral, de modo a melhorar a procura e aquisição de materiais e a oferta de mercado da empresa (melhorar o serviço e/ou reduzir custos). A perspectiva micro examina fatores que detectam precisamente localizações específicas em amplas áreas geométricas.

Uma abordagem macro inclui as teorias combinadas de alguns geógrafos economistas renomados. Muitas dessas teorias são baseadas nas considerações de distância e custo, e empregam uma estratégia baseada na minimização dos custos. Uma estratégia bem conhecida foi criada por Alfred Weber, um economista alemão. Segundo Weber, o local ideal seria aquele que minimizasse os custos totais de transporte, considerando que esses custos variassem de forma diretamente proporcional ao peso das mercadorias transportadas multiplicado pela distância do deslocamento (expressa de modo tradicional como tonelada-milha). Weber classificou as matérias-primas em duas categorias, de acordo com seus efeitos sobre os custos de transporte: características de localização e características de processamento. A localização refere-se à disponibilidade geográfica das matérias-primas.

Existiriam poucas restrições em termos de localização das instalações para itens com ampla disponibilidade. As características de processamento consideram se o peso da matéria-prima aumentou, permaneceu o mesmo ou diminuiu com o processamento. Se o peso da matéria-prima processada for menor, as instalações devem estar próximas da fonte de matéria-prima, pois os custos do transporte dos bens concluídos seria menor para pesos menores. Ao contrário, se o processamento resultou em bens concluídos mais pesados, as instalações devem estar mais próximas do consumidor final. Se o processamento não resultar em alterações de peso, uma localização próxima às fontes de matéria-prima ou uma localização próxima dos mercados para os bens concluídos seriam equivalentes *(ib.)*.

Outra abordagem, denominada abordagem do centro de gravidade, é mais simples em termos de escopo e localiza as instalações com base apenas nos custos de transporte. Essa abordagem localiza as instalações de um centro num ponto que minimize os custos de transporte dos produtos deslocados entre fornecedores e mercados. A abordagem do centro de gravidade fornece respostas gerais para o problema da localização das instalações, mas precisa ser modificada para considerar fatores como geografia, tempo e níveis de serviço ao consumidor *(ib.)*.

A partir da perspectiva micro, mais fatores relacionados à escolha de locais específicos devem ser examinados. Uma empresa deve considerar:

- qualidade e variedade dos transportadores que atendem ao local;
- qualidade e quantidade de mão de obra disponível;
- taxas de mão de obra;
- custo e qualidade do terreno da indústria;
- potencial de expansão;
- estrutura de impostos;
- códigos de construção;
- natureza do ambiente da comunidade;
- custos de construção;
- custos e disponibilidade das utilidades;
- valor do dinheiro ao nível local;
- reduções de impostos e estímulos do governo local à construção.

O processo de seleção do local é interativo e evolui de um nível geral para um nível específico. Pode ser formalizado ou informal; centralizado no nível corporativo; descentralizado no nível divisional ou funcional; ou alguma combinação de cada aspecto. É importante que a administração siga algum tipo de processo lógico que identifique muitos acordos na tomada de decisão sobre a localização *(ib.)*.

17.7.1.4 Os processos de produção

Existem vários tipos de processos de produção, mas todos possuem um aspecto em comum. Os processos devem ser planejados para mostrar aquilo que uma organização fará no próximo período, e um ponto de partida útil para começar a considerar esse efeito é pela capacidade (Waters, 2003). A capacidade de qualquer processo é estabelecida por um gargalo restritivo e deve ser planejada de tal modo que a capacidade disponível corresponda à demanda prevista. Existem abordagens-padrão de planejamento que desenvolvem e comparam soluções de maneira iterativa. A meta consiste em fazer com que a produção permaneça constante até mesmo durante os períodos de demanda variável. Existem numerosas formas de elaborar planos agregados, que vão desde as negociações até a modelagem matemática.

Um esquema-mestre "desagrega" um plano agregado e mostra o número de produtos individuais a serem produzidos, tipicamente, a cada semana. O planejamento de requerimentos de material (PRM) começa com um esquema-mestre e a fatura de materiais, utilizando ambos para desenvolver uma escala temporal para os requerimentos de material em geral. O PRM "explode" o esquema-mestre para encontrar os requerimentos gerais de materiais e, em seguida, acrescenta a informação relacionada sobre os estoques para obter os requerimentos líquidos. Por fim, o PRM adiciona informações sobre fornecedores e operações para fornecer esquemas e detalhes de políticas de pedidos e operações internas relacionadas. Essa abordagem proporciona vários benefícios, relacionando particularmente os estoques à demanda conhecida. Entretanto, também apresenta alguns pontos fracos, como a complexidade dos sistemas e a menor flexibilidade. Como resultado, torna-se de fato conveniente apenas para alguns tipos de processos. Atualmente, essa abordagem talvez seja mais bem-sucedida para a fabricação em lotes.

O PRM pode ser ampliado a partir de sua função original (de agendamento de materiais) para o agendamento de outros recursos. Há muitas formas de ampliar a abordagem de PRM básica. As extensões mais simples acrescentam mais informação sobre, digamos, fornecedores ou operações, utilizando uma regra de lotes para combinar pedidos menores em pedidos maiores e mais econômicos. As extensões mais amplamente disseminadas incluem o uso dos métodos de PRM para planejar mais recursos. O planejamento dos recursos de manufaturação ou PRM II é uma extensão importante para as organizações de fabricação, estendendo o PRM a outras funções junto à organização. O PRM II fornece um sistema integrado para sincronização de todas as funções de uma organização e conecta os esquemas de todas as atividades de volta ao esquema-mestre (Waters, 2003). Mais recentemente, o planejamento de recursos da empresa ou PRE estende o PRM a outras organizações dentro de uma cadeia de fornecimento, resultando em operações altamente eficientes e integradas. O PRM consiste num método de demanda dependente, que encontra demandas de materiais diretamente a partir do esquema-mestre. Outro processo que também é um método de demanda dependente são as operações *just-in-time* (JIT). O JIT elimina o desperdício organizando as operações para que sejam executadas exatamente no momento em que for necessário. Nesse sentido, o estoque passa a ser um desperdício de recursos que deve ser eliminado.

A organização das operações para que sejam executadas no momento exato em que são necessárias aparentemente é uma ideia óbvia, entretanto sua concretização se mostrou difícil (Waters, 2003). Enquanto algumas organizações têm alcançado um sucesso considerável com o JIT, muitas outras encontraram problemas graves e simplesmente desistiram de tentar implementar esse processo. A mensagem que devemos entender é a de que o JIT – assim como o PRM – pode funcionar bem em algumas circunstâncias, mas não deve ser considerado uma ferramenta universal para todas as organizações.

O JIT geralmente funciona melhor para tipos específicos de organizações, como os fabricantes em larga escala que utilizam processos contínuos. O JIT atua livrando-se dos materiais ao longo de uma cadeia de fornecimento, diferentemente dos métodos tradicionais, que forçam a aceitação dos materiais. A demanda do consumidor deflagra as operações, com uma mensagem sendo passada de volta através da cadeia de fornecimento pelos *kanbans*. Estes são sistemas utilizados para registrar os níveis de estoque nos contêineres utilizados para introduzir materiais *just-in-time*. Há muitas formas e meios diferentes de utilizar os *kanbans*, na maioria dos casos como rótulos eletrônicos. O JIT minimiza, em vez de eliminar o estoque. O estoque geral de qualquer item depende do número de *kanbans* e do tamanho dos contêineres utilizados.

O JIT tem suas próprias raízes no princípio da inclinação, desenvolvido pela Toyota, que gera a produção inclinada. Os princípios de produção inclinada e raciocínio inclinado se desenvolveram a partir dos esforços da Toyota no sentido de eliminar desperdícios e atividades que não acrescentam valor para, assim, obter uma vantagem competitiva. A maioria dos fabricantes de carros adotou o conceito de inclinação e outras cadeias de fornecimento (p. ex., de alimentos) também seguiram essa direção.

As cadeias de fornecimento de alimentos também se desenvolveram como processos de inclinação nas extremidades do produtor e processador (Simons e Zokaei, 2005). Contudo, os varejistas de alimentos operam com base em uma demanda independente dirigida pelas necessidades do consumidor e, por isso, são mais flexíveis em suas operações para serem responsivos àquela demanda. Esse sistema de processo é ágil em termos de habilidade de ser flexível e de responder (Christopher, 2005). As decisões referentes aos processos de produção podem envolver a escolha ou incorporação das formas inclinada e ágil de produção. Esses dois tipos de produção são baseados em diferentes princípios de esquema: forçar (inclinação) e livrar (ágil). Em uma cadeia de fornecimento forçada, os bens são produzidos para estoque antes de os pedidos serem realizados, com base em uma previsão gerada com antecedência.

Existem muitos métodos de previsão, mas nenhum deles é sempre o melhor. Esses métodos podem ser classificados como previsões de julgamento, causais e projetoras. As previsões de julgamento baseiam-se em opiniões, conhecimento e habilidades, em vez de numa análise mais formal. Os métodos de previsão de julgamento mais amplamente utilizados são as ideias pessoais, painéis de consenso, levantamentos de mercado, analogias históricas e o método Delphi. Embora todos apresentem suas vantagens, seu principal problema é a falta de confiabilidade. Esses métodos são as únicas formas de previsão quando não há dados históricos (Waters, 2003; Grant et al., 2006a).

Os dados históricos muitas vezes aparecem como uma série temporal, ou seja, uma série de observações realizadas a intervalos regulares de períodos de tempo. Essas observações usualmente seguem um padrão regular, mas contêm observações "ruído" aleatórias que dificultam a realização das previsões, por representarem erros que estão sempre presentes. As medidas mais importantes desse erro são o erro médio ou distorção e o desvio médio absoluto (DMA). A previsão causal é um método que emprega uma relação de causa e efeito para produzir as previsões. Uma abordagem geral utiliza regressão linear, que encontra a reta que melhor se ajusta a um conjunto de dados, e emprega coeficientes de correlação para determinar o grau de adequação do ajuste. As previsões projetoras estendem os padrões históricos para o futuro por meio de métodos baseados em médias móveis e suavização exponencial. É possível fazer o "ajuste fino" dessas previsões escolhendo uma constante de suavização apropriada ou utilizando um sinal de rastreamento (Waters, 2003; Grant et al., 2006a).

Em uma cadeia de fornecimento de livramento ou ágil os produtos não são fabricados antes de um sinal do consumidor, por meio da realização de um pedido real, no contrafluxo de informação (Harrison e van Hoek, 2005). Os materiais são produzidos *just-in-time*, conforme a necessidade do consumidor, e isso ajuda a eliminar estoque e reduzir os custos. A diminuição do estoque aliada a um nível de qualidade mais alto, flexibilidade de fabricação e volume, e resposta rápida às demandas do cliente constituem as metas de uma estratégia ágil ou de livramento. Entretanto, se a resposta não ocorrer no devido tempo, então os produtos podem ficar fora de estoque (FE) e a produção é afetada. Ao nível do varejo de alimentos, esse problema é traduzido em uma menor disponibilidade de prateleira (DP), que é importante para os consumidores. Estes reagem aos casos de FE e DP comprando produtos substitutos, adiando suas compras, fazendo compras em outras lojas e, por fim, deixando de comprar o produto. E todas essas reações afetam a satisfação dessas pessoas (Corsten e Gruen, 2003). Assim, a inclinação excessiva de um sistema que não é suficientemente flexível pode causar problemas para as organizações e diminuir a receita e a rentabilidade.

17.7.2 *Layout* e fluxo do processo

O *layout* e o fluxo de processo estão relacionados à localização física de recursos, como instalações, maquinário, equipamentos e funcionários em operação (i. e., o tipo de "linha de produção" utilizado) (Slack et al., 2004). Afirma-se que Henry Ford baseou o processo de sua linha de produção de automóveis inovadora em um processo utilizado em abatedouros de Chicago (Simons e Zokaei, 2005).

Os tipos básicos de *layout* de instalações são:

- *layout* de posição fixa, em que o produto é estacionário, como na montagem de aeronaves;
- *layout* de processo, em que os produtos similares são agrupados, como os alimentos congelados ou resfriados em supermercado;
- *layout* de célula, em que os produtos complementares são agrupados, como os produtos para almoço vendidos no supermercado; e
- *layout* de produto, em que os produtos são processados para a conveniência dos recursos em uso, como numa linha de montagem ou numa cafeteria *self-service* (Slack et al., 2004).

A cadeia de fornecimento de alimentos irá utilizar três tipos de *layouts*, enquanto os processadores de alimentos utilizarão primariamente um *layout* de produto.

Exemplificando, os fabricantes de pães e produtos de padaria com frequência compram linhas de produção inteiras de um único fabricante de maquinários para produtos alimentícios (Liberopoulos e Tsarouhas, 2005). Uma linha típica consiste em várias estações de trabalho dispostas em séries integradas a um sistema por um mecanismo de transferência comum e de um sistema de controle comum. O material é deslocado entre as estações automaticamente, de forma mecânica, e nada é armazenado entre as estações além do equipamento de manipulação do material, como os transportadores.

Os fabricantes de maquinário para produtos alimentícios geralmente projetam todas as estações de trabalho em uma linha de produção baseando-se na estação de trabalho gargalo (i. e., a estação com a menor taxa de produção nominal). A estação de trabalho gargalo é importante porque determina a taxa de produção nominal de toda a linha. Na fabricação de pães e produtos de padaria, a estação de trabalho gargalo é quase sempre o forno de assar *(ib.)*. Um método de superar as estações gargalo consiste em aplicar a teoria das restrições (TR) para enfocar a restrição do gargalo, utilizando um pacote de *software* de tecnologia de produção otimizada (TPO) (Slack et al., 2004).

O uso de padronização em um *layout* de produto conduz a um fluxo e produção eficientes. Na situação de inclinação do processamento de alimentos, as práticas de *takt-time* e trabalho padronizado existem em um nível operacional (Simons e Zokaei, 2005). O termo alemão *Takt* refere-se à batida de uma música. O *takt-time* é utilizado para comunicar e sincronizar a velocidade do processo de produção à demanda do cliente, a fim de prevenir o desperdício da produção excessiva e o associado lapso de tempo entre as unidades de saída de produção. Os padrões de trabalho podem ser definidos como o melhor modo de fazer a padronização de um emprego e de um trabalho ser voltada para os procedimentos operacionais realizados no nível do pavimento da fábrica, que são responsáveis pela garantia da satisfação do cliente.

Essencialmente, a produção para *takt-time* é um tipo de padronização. O *takt-time* diz respeito à padronização dos tempos de ciclo de produção, enquanto a padronização do trabalho consiste na padronização do procedimento de tarefas executadas ao nível do pavimento da fábrica. Ambas as práticas conduzem a sistemas de produção eficientes *(ib.)*. Contudo, as questões ambientais envolvidas no processamento de alimentos, como a modificação do regime de produção para acomodar os produtos sazonais e as variações de demanda, assim como os altos custos dos ajustes e transições decorrentes da limpeza dos equipamentos, podem inibir a eficiência de um sistema de produção com inclinação (Houghton e Portougal, 2001).

17.7.3 Tecnologia de processos

Existem duas áreas na cadeia de fornecimento de alimentos em que a tecnologia é importante. Uma delas é a área de produção de alimentos, enquanto a outra está ao nível do varejo e tem relação com a reposição do estoque. Em ambas as áreas, a informação e o fluxo de informação são essenciais ao uso efetivo da tecnologia. Entretanto, o emprego da tecnologia tem estado em defasagem na extremidade de processamento da cadeia de fornecimento de alimentos (Mann et al., 1999; Grant, 2004). No entanto, a tecnologia da informação tem sido utilizada ao nível do varejo de alimentos para promover uma reposição eficiente e, assim, superar os casos de produtos FE e aumentar DP (Bourlakis e Bourlakis, 2005, 2006). A iniciativa da resposta eficiente ao cliente (REC) começou no início da década de 1990, promovida por consultores da Kurt Salmon Associates, dos EUA (Kotzab, 1999). A REC é definida como uma estratégia da indústria de supermercados, em que os distribuidores e fornecedores trabalham em estreita proximidade (i. e., em parceria), para trazer melhor valor ao consumidor de supermercado, por meio da entrega "sem remendos" dos produtos a um baixo custo total (Kotzab, 1999; Whipple et al., 1999). O modelo de REC de Salmon é esquematizado na Figura 17.3.

Essa entrega "sem remendos" é dirigida ao consumidor por meio de um fluxo de informação sem papel iniciado por um ponto de vendas eletrônico (PVE) de um varejista, que também ajusta e administra os níveis de produção para os fornecedores (Kotzab, 1999). Os benefícios esperados da REC incluem estoques e custos totais de sistema menores, aumento do valor do consumidor em termos de opção e qualidade de produtos e desenvolvimento mais bem-sucedido de novos produtos dirigidos ao consumidor (Kotzab, 1999; Whipple et al., 1999). O cartão de escores de REC global é representado na Figura 17.4 e destaca os agentes capacitadores e in-

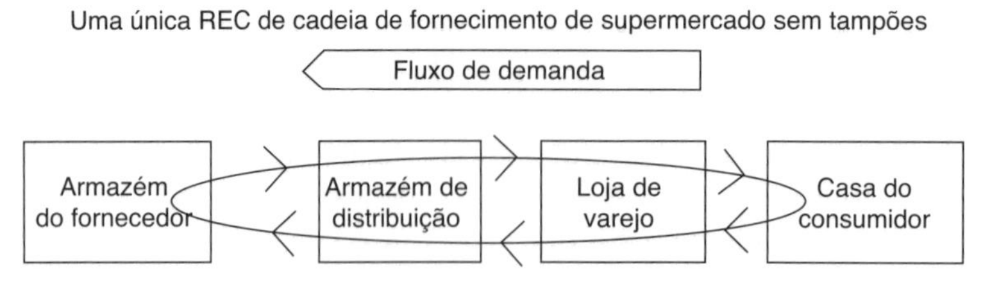

Figura 17.3 O modelo de REC. (Fonte: Kotzab, 1999, p.367.)

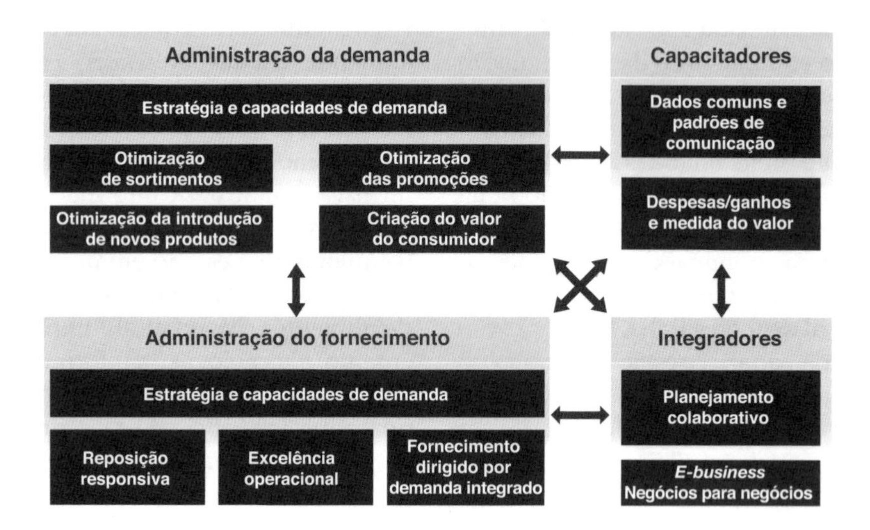

Figura 17.4 Cartão de escores de REC global. (Fonte: Kotzab, 1999.)

tegradores do processo, que afetam as estratégias de administração do fornecimento e da demanda de fornecedores e varejistas.

Os principais varejistas e fabricantes da Europa fundaram a REC-Europa, na metade da década de 1990, para considerar a REC no contexto dos negócios europeus (Kotzab, 1999; Fearne et al., 2005). Esperou-se bastante, em termos de obtenção de resultados a curto prazo, apesar de Salmon e outros teóricos da REC terem alegado que essa é uma estratégia de longo prazo (Kotzab, 2000). No Reino Unido, os cinco principais varejistas de supermercados – Tesco, Sainsbury, Morrison's, Somerfield e Asda – representam mais de 70% do mercado varejista de alimentos do país. Isso tem levado a cadeia de fornecimento de supermercados do Reino Unido a ser declarada "uma das mais eficientes do mundo". Dessa forma, o potencial impacto da REC exercido no Reino Unido "pode não ser tão significativo quanto nos EUA ou na Europa" (Patel et al., 2001, p. 140).

Por outro lado, a implementação da REC nos EUA e na Europa, ainda que teoricamente seja fácil, tem se mostrado difícil na prática e os resultados iniciais foram desapontadores (Mathews, 1997; Whipple et al., 1999; Kotzab, 2000). A implementação de um sistema de REC implica que a empresa deve decidir como coordenar verticalmente os diversos atores da cadeia de fornecimento. Por isso, os aspectos referentes ao poder adversário e o controle de canal também atuam como barreiras à implementação bem-sucedida (Whipple et al., 1999; Grant, 2005).

Um programa-piloto de REC há tempos utilizado na Somerfield observou uma redução dos níveis de estoque de até 25%, contudo os níveis de serviço apresentaram uma melhora de apenas 2,5%. Apesar das dificuldades de integração, alguns benefícios "suaves" foram observados, tais como uma melhor administração dos eventos sazonais (Younger, 1997). Outros programas-piloto de REC beneficiaram primariamente as relações diádicas entre as empresas, em oposição a toda a cadeia de fornecimento (Kotzab, 2000).

Os produtos sem estoque continuam sendo problemáticos em determinados contextos. A administração de categoria de produtos, que é uma característica de certas aplicações de REC, tem sido criticada por ser demasiadamente intensiva em termos de tempo e dados, enquanto a REC ainda é percebida como uma técnica viável apenas para grandes fabricantes e varejistas (Mitchell et al., 2001; Corsten e Gruen, 2003). Outros aspectos a serem resolvidos com relação à implementação da REC, enquanto ela estiver em processo de desdobramento, incluem:

- "Quem identifica e aloca os custos e benefícios na cadeia de fornecimento?
- Quem resolve a situação em que um agente se beneficia à custa de outro agente?
- Quais padrões de desempenho da cadeia de fornecimento são considerados apropriados?
- Quais sanções devem ser aplicadas aos agentes que não adotam esses padrões?"
  (Patel et al., 2001, p.142).

Apesar desses aspectos e de sua falta de sucesso inicial, o conceito de REC como técnica de administração prescritiva jamais desaparecerá e continuará a evoluir (Mathews, 1997). Essa evolução pretende incorporar todos os agentes das cadeias de fornecimento de alimentos e outros bens de consumo de movimentação rápida (BCMR). Uma dessas evoluções é o conceito de planejamento, previsão e reposição colaborativos (PPRC).

O PPRC foi desenvolvido pelo grupo Voluntary Interindustry Commerce Standards (VICS), nos EUA, para "minimizar os casos de produtos fora de estoque sincronizando previsão e planejamento entre varejistas e fabricantes" (Corsten e Hofstetter, 2001, p. 62). Essa melhoria representa, portanto, "um passo além da REC" ou de outros programas de reposição automática (PRA) que contam com um "estoque de rearmazenagem deflagrada pelas necessidades reais, em vez de contarem com previsões de longo alcance e camadas de estoque de segurança *just in case*" (Stank et al., 1999, p. 75). A PPRC, do modo como está configurada atualmente apenas entre fabricantes e varejistas, é inviável para todas as empresas nos dias de hoje, uma vez que estas necessitam de uma receita suficiente e de volumes de produto que sejam economicamente viáveis, além de compartilhamento de informação em tempo real numa plataforma como a internet (Stank et al., 1999; Marzian e Garriga, 2001). Para tanto, haverá necessidade de colaboração e sofisticação tecnológica ao longo de toda a cadeia de fornecimento.

17.7.4 Planejamento de empregos e trabalho

O professor Hans-Christian Pfohl, da European Logistics Association, comentou que negócios são pessoas e o sucesso ou fracasso de um negócio depende da habilidade da administração de aproveitar a participação solícita e a criatividade do próprio pessoal. Entretanto, um estudo conduzido no início da década de 1990 que envolveu mais de 200 organizações da Europa e dos EUA, constatou que os seis obstáculos principais à instituição de um programa de negócios de alta qualidade estavam relacionados a questões referentes aos funcionários ou à organização. Essas barreiras, em ordem de importância, eram:

- mudar a cultura corporativa;
- estabelecer uma perspectiva comum em toda a organização;
- estabelecer a propriedade do funcionário em relação ao processo de qualidade;
- obter o compromisso do executivo sênior;
- mudar os processos administrativos;
- treinar e educar os funcionários.
  (Grant et al., 2006b.)

Adicionalmente, na metade da década de 1990, o governo do Reino Unido deu incentivos ao *benchmarking* da indústria de alimentos e bebidas, bem como a iniciativa de autoavaliação, a fim de capacitar as organizações a avaliarem seus sistemas administrativos e programas de desempenho de negócios *versus* o *European Business Excellence Model* (Mann et al., 1999). Um relato sobre o *feedback* das primeiras cinquenta organizações participantes revelou que apenas uma minoria das organizações do ramo de alimentos e bebidas estava desenvolvendo seus sistemas administrativos em paralelo com as linhas de excelência em negócios.

A maioria das organizações estava aplicando métodos tradicionais de administração, não estava aprendendo com as experiências das organizações consideradas melhores na prática e não aplicavam uma abordagem sistemática para alcançar melhoras nos negócios. Os principais critérios determinantes de enfraquecimento eram a administração e a satisfação de pessoas (i. e., funcionários e pessoal da equipe), satisfação do cliente, impacto sobre a sociedade, além de política e estratégia. Esses achados foram sustentados por dados oriundos de uma comparação cruzada de indústrias, que mostrou o desempenho menos satisfatório da indústria alimentícia (Mann et al., 1999). O resultado foi a redução dos resultados financeiros e da competitividade geral da indústria, destacando a importância da instituição de um processo de planejamento apropriado do emprego e do trabalho.

O planejamento de emprego e trabalho trata da estruturação de um "emprego individual, do local de trabalho ou do ambiente de trabalho e suas interfaces com a tecnologia utilizada" (Slack et al., 2004, p. 284). A estruturação dos empregos é denominada administração científica ou Taylorismo, em homenagem ao livro de Taylor sobre os estudos de tempo e movimentação do trabalhador publicado no início do século XX (*ib.*). A administração científica constitui uma disciplina bem estabelecida, mas às vezes recebe críticas por não incluir considerações comportamentais.

Um modelo de planejamento de emprego comportamental típico combina técnicas de planejamento de emprego e características de emprego centrais com os estados mentais do trabalhador e os resultados de desempenho e pessoais. Outras considerações comportamentais incluem a rotação do emprego, ampliação e enriquecimento, autorização, trabalho flexível e trabalho em equipe. Nessas últimas considerações, o ambiente de trabalho e a interface tecnológica também são conhecidas como considerações de fator ergonômico ou de fator humano. É importante que os indivíduos de um local de trabalho sejam tratados com respeito e dignidade quanto ao seu emprego e ao ambiente em que o desempenham. Exemplificando, condições adequadas de temperatura, iluminação e níveis de ruído, bem como os aspectos antropométricos e neurológicos são importantes como questões de fator humano físico (Slack et al., 2004).

17.8 Administração de recursos humanos

A administração de recursos humanos diz respeito aos indivíduos no local de trabalho e às relações envolvendo a empresa, no sentido de unir e desenvolver as pessoas que atuam em uma determinada organização. Seu principal objetivo é desenvolver e aplicar políticas em áreas decisivas, tais como (Needham, 2001):

- planejamento, recrutamento e seleção da força de trabalho;
- indução, educação, treinamento;
- termos de contratação, remuneração;
- condições de trabalho, saúde e segurança;
- negociação de acordos (remunerações, condições, feriados, saída por doença);
- estabelecimento de procedimentos para prevenção e decisão de disputas.

Essas áreas podem ser amplamente divididas em três partes:

1. Utilização – recrutamento, seleção, treinamento, etc.
2. Motivação – planejamento de emprego, remuneração, participação, etc.
3. Proteção – condições funcionais, segurança, etc.

O diretor comanda um papel decisivo em cada função da empresa, e de acordo com Cole (1997), as funções do gerenciamento de recursos humanos são:

1. Estabelecer objetivos para cada área de trabalho, incluindo a tomada de decisão.
2. Planejar como alcançar os objetivos.
3. Organizar o trabalho, analisar e alocar grupos de indivíduos.
4. Motivar, comunicar e fornecer incentivos e informação.
5. Medir os resultados e checar todos em relação aos planos e à função de controle.
6. Desenvolver pessoas (ou supervisioná-las para que sejam capazes de autodesenvolvimento).
7. Delegar sem, no entanto, abdicar, e fornecer instruções/regras claras e suporte para aqueles responsáveis pelo trabalho delegado.

A administração bem-sucedida também deve ser efetiva, eficiente e garantir que os esforços dos subordinados sejam dirigidos para a organização.

A administração também evolui e se adapta às variações das circunstâncias econômicas, sociais e técnicas. A situação em que os diretores operam é dinâmica e há sempre a necessidade de adaptação e aprimoramento. Contudo, existem princípios e/ou preceitos básicos que estão bem estabelecidos. A Scientific Management School tipicamente pergunta: qual é o trabalho a ser feito? Qual é a melhor forma de organizá-lo? As respostas a essas perguntas consistem na medida da tarefa, no planejamento do sistema e, então, na repetição da ação. A força de trabalho, naquele tempo, era tratada como mero componente do sistema, mais ou menos como robôs não pensantes. À medida que as condições sociais mudaram, a administração se desenvolveu e outra escola de administração emergiu com fundações de abordagem modeladas pela educação e treinamento em sociologia e psicologia. Essas escolas são conhecidas como "behavioristas humanas" (BH). Suas perguntas são: o que as pessoas desejam de seus empregos? E o que leva a uma força de trabalho satisfeita? Para a escola BH, os aspectos centrais são:

- a teoria motivacional, que parte do princípio de que todo comportamento racional é atribuível a uma causa;
- as considerações sobre as pessoas: McGregor apontou duas considerações básicas acerca do comportamento humano e as rotulou como Teoria X e Teoria Y. Essas teorias representam duas possíveis perspectivas distintas dos administradores. Na primeira, as pessoas no trabalho são basicamente preguiçosas e requerem coerção e controle. Na segunda perspectiva, as pessoas naturalmente gostam do trabalho, são interessadas em aprender, estão comprometidas com a organização e não necessitam de coerção nem de controle rigoroso. Sob uma boa administração, as pessoas buscarão responsabilidade e serão capazes de exercer imaginação e ingenuidade em benefício mútuo (Cole, 1997).

17.9 Finanças e contabilidade para empresas do ramo de alimentos

Todos os negócios possuem um componente administrativo financeiro. A responsabilidade pode ser delegada a especialistas, cujas tarefas básicas são garantir a existência de controle adequados, a conformidade com os padrões e convenções, e a integridade junto ao sistema financeiro. Os administradores devem garantir que os ganhos sejam devidamente recebidos pela empresa e também que os ordenados, salários, despesas e impostos sejam pagos em dia e corrigidos. Os administradores devem ter consciência financeira acerca dos sistemas contábeis, terminologia e pontos fortes e fracos da medida da renda e da prosperidade dos negócios.

De acordo com Weightman (2006), o propósito e as funções da administração financeira e da contabilidade são os seguintes:

- Relatórios
  - Interno à empresa
  - Externo a interesses relevantes
- Planejamento e controle
  - Orçamento e acompanhamento financeiro (controle)
  - Avaliação do investimento de capital (alocação de recurso)
- Tomada de decisão, em que os custos e restituições são importantes
- Complacência e relatório fiscal
  - Imposto sobre valor agregado
  - Imposto de renda/corporação
- Complacência legal da empresa
  - Restituições para o registro de empresas privadas e públicas na *Company House*[4]
  - Existência de registros e sistemas de apoio
  - Auditoria – interna e externa

A disciplina de contabilidade, por outro lado, lida com os diferentes grupos/partes interessadas incluindo os acionistas, administração da empresa, credores, fornecedores, clientes e funcionários. Envolve a administração de ativos (aquilo que a empresa tem), passivos (aquilo que a empresa deve) e de capital de giro (o fluxo de caixa do negócio), devendo estar de acordo com a seguinte fórmula: capital + passivos = ativos.

No campo da contabilidade, existem dois ramos principais. O primeiro, contabilidade financeira, é de importância básica. Diz respeito aos provedores externos de finanças (investidores) e aos credores, como os bancos e as financeiras. A contabilidade financeira também cobre todos os aspectos dos relatórios financeiros publicados, em geral anualmente. O segundo ramo, a contabilidade administrativa, tem como objetivo fornecer informação para fins de controle e direção interna. Irá, por exemplo, fornecer os custos de produção, as margens das vendas de produtos ou serviços específicos, os orçamentos que retratam os níveis esperados de renda e ganhos para cada mês ou outro período contábil.

A contabilidade básica incorpora os seguintes termos de contabilidade (Weightman, 2006):

- *Entidade*: tentar restringir a quantidade de dados disponíveis apenas para os negócios. A contabilidade deve excluir os assuntos particulares individuais. Esse é o caso das pequenas empresas de

---

[4] N.T.: No Reino Unido, a Company House é uma organização governamental que, por lei, controla os nomes de todas as empresas do país, bem como os detalhes referentes aos seus diretores, acionistas e contas.

alimentos, em que os proprietários podem cobrar da empresa gastos diversos ou pessoais.

- *Periodicidade*: as contas devem ser preparadas ao final de um período definido, sendo que esse período deve ser adotado como o período regular de prestação de contas.
- *Negócio próspero*: considera que o negócio continuará a existir em um futuro próximo, a menos que haja fortes evidências sugerindo uma situação diferente.
- *Quantitativo*: somente os dados que podem ser facilmente quantificados devem ser incluídos em um sistema de contabilidade.
- *Custo histórico*: requer que as transações tenham registros de seus custos de venda ou compra originais/históricos, com as alterações subsequentes (p. ex., elevação por inflação de preços) sendo ignoradas.
- *Equiparação*: empenha-se em igualar as despesas à renda gerada por despesas como ordenados, matérias-primas e serviços adquiridos durante o período contábil.
- *Prudência/conservacionismo*: se a cautela for duvidosa, a regra diz para exagerar as perdas e suavizar os lucros. Aplica-se aos orçamentos e avaliações de estoques dos produtos para venda, trabalho em progresso e valor dos ativos fixos, que constituem aquilo que os negócios objetivam manter.
- *Consistência*: uma vez adotadas, as políticas de contabilidade específicas devem ser seguidas em todos os períodos contábeis subsequentes, a fim de comparar períodos de tempo diferentes. A consistência pode não ser mantida em razão das alterações nas regras de contabilidade e em decorrência das convenções criadas pela profissão de contabilidade e/ou pelas regulamentações do governo. Quando isso ocorre, estas devem ser reveladas nas observações dirigidas à contabilidade.
- *Objetividade*: o prejuízo pessoal deve ser evitado na interpretação das regras de contabilidade básica.
- *Entradas duplas*: para toda transação, há sempre um efeito duplo que dá origem a um livro de contabilidade com entradas duplas.

A contabilidade administrativa deve determinar e prever os fluxos, balanços e necessidades de recursos financeiros a curto prazo; deve fornecer informação financeira e prever a condição econômica da entidade contabilidade; e deve fornecer informação financeira útil ao desempenho do monitoramento sob requerimentos legais e contratuais. Os relatórios financeiros decisivos devem fornecer informação útil para o planejamento do orçamento e para a previsão do impacto da alocação de recursos sobre o cumprimento dos objetivos operacionais, bem como informação útil para a avaliação do desempenho administrativo. Esses relatórios também devem ser governados por princípios específicos, conforme demonstrado anteriormente, tais como (Weightman, 2006):

- Objetividade – os fiscais da empresa se dirigem de uma forma satisfatória e objetiva aos proprietários?
- Consistência – o quão consistentes são os relatórios financeiros ao longo do tempo? As mesmas regras se aplicam?
- Comparabilidade – os relatórios de uma organização podem ser comparados com outro, embora a contabilidade do setor público não seja comparável à contabilidade do setor privado, e uma análise intersetor possa ser inapropriada (p. ex., supermercados *versus* fabricantes).
- Oportunidade – o tempo que leva para uma organização produzir os relatórios financeiros.

17.9.1 Relatórios financeiros essenciais para informação externa

Os três relatórios financeiros decisivos são o balancete, a contabilidade de ganhos e perdas e a declaração de fluxo de caixa.

17.9.1.1 Balancete

O balancete pode ser definido como uma "declaração dos ativos e passivos dos negócios feita num determinado momento". Os ativos são direitos de propriedade e todos são adquiridos por alguém ou por alguma entidade/organização. Podem ser tangíveis (p. ex., edifícios, maquinário, estoques de produtos e matérias-primas) ou intangíveis (p. ex., direitos de patente, listas de clientes e nomes de marcas), cujo valor é bem mais difícil de determinar. Os passivos são alegações contra os ativos, como empréstimos bancários, credores para os quais o negócio deve dinheiro e fundos de acionistas. Os ativos devem se igualar aos passivos ou ambos devem estar em "equilíbrio", como se fossem medidos em uma balança. Daí a denominação "balancete". Não se trata de uma medida verdadeira do valor de mercado do negócio, mas uma declaração da origem e da localização atual do dinheiro de um negócio. O balancete é considerado com reserva, pois contém estimativas de valor e omissões. A omissão mais evidente são os ativos que não são adquiridos via transações, como, por exemplo, as habilidades da força de trabalho e da administração, o valor dos clientes leais e muito mais.

Uma das partes mais úteis do balancete é a entrada "alterações nas reservas" entre dois anos. As reservas são identificadas no balancete e surgem de várias fontes em um negócio, mas usualmente são oriundas dos lucros ou extras que não foram distribuídos aos proprietários nem aos acionistas. Estes são os lucros reinvestidos na empresa na esperança de fazê-la crescer.

A seguir, é fornecido um exemplo genérico, em colunas e no "tradicional" formato lado a lado (Weightman, 2006). Os ativos devem estar em equilíbrio com os passivos ou alegações sobre o valor dos ativos do negócio.

Balancete da CXYZ Co. em 31.12.20xy

ATIVOS	£
Ativos fixos	1.000
Ativos atuais	1.000
Investimentos	1.000
	3.000

PASSIVOS/ALEGAÇÕES ou financiamentos por

Capital acionário	1.000
Capital emprestado	1.000
Reservas	1.000
	3.000

OU ALTERNATIVAMENTE APRESENTADOS COMO *(formato tradicional)*

Passivos ou alegações na empresa		Representadas como	
	£		£
Capital acionário	1.000	Ativos fixos	1.000
Capital emprestado	1.000	Capital de exploração	1.000
Reservas	1.000	Investimentos	1.000
	3.000		3.000

Os seguintes princípios de contabilidade são empregados na preparação de um balancete:

- Medida em termos de dinheiro
- O negócio em uma entidade à parte
- Alegações = ativos
- Valor como um negócio próspero
- Planta e equipamento medidos à custa de menos depreciação

Em um balancete, os ativos e alegações devem estar em conformidade com a seguinte fórmula:

Ativos = passivos atuais + passivos a longo prazo + capital determinado

Um balancete fornece apenas um instantâneo de um único momento e é preparado com base nos mesmos princípios de contabilidade a cada ano.

As *reservas* surgem primariamente do sucesso dos negócios. Elas não costumam ser mantidas em dinheiro, embora possa haver um pequeno elemento de caixa mantido pela empresa. O surgimento das reservas é secundário aos "ganhos de ações", como, por exemplo, a partir dos ativos mantidos pela empresa que valoriza (em vez de sofrer depreciação). Seu aparecimento é terciário quando as ações são vendidas pela empresa acima de seu valor nominal (valor citado, como £1 ou $1).

17.9.1.2 Contabilidade de ganhos e perdas

Em contraste com o balancete, uma declaração feita em determinado momento consiste na contabilidade de ganhos e perdas que determina os lucros e prejuízos a que um negócio incorre ao longo de um período comercial. Essa contabilidade complementa o uso do balancete. Entretanto, é insensato contar inteiramente com a contabilidade de ganhos e perdas e com o balancete, que não podem fornecer informação sobre a origem nem o destino do dinheiro.

Um exemplo simplificado é mostrado a seguir (Weightman, 2006).

Exemplo plc: contabilidade de ganhos e perdas para o ano que terminou em 31 de dezembro de 200x

	£'000
Turnover	5.590
Custo das vendas	4.100
Lucro bruto	1.490
Outros gastos	840
Lucro anterior aos juros e taxação	650 lucro operacional
Juros pagáveis	50 líquido de juros recebidos
Lucro anterior à taxação	600
Taxação	135
Lucro líquido para o ano	465
Dividendos	230
Lucro retido para o ano	235 transferidos para as reservas no balancete

- *Turnover* é outro termo para "vendas", mas exclui o imposto sobre valor agregado (IVA) e é ajustado conforme os estoques mantidos no início e no final do ano. É possível que surjam problemas na base da valorização destes. As vendas não são necessariamente dinheiro. Muitos negócios vendem à base de crédito (p. ex., 30, 60, 90 dias, ainda que estes sejam contados como uma venda antes de o dinheiro ser recebido).
- *Custo de vendas* é o custo dos produtos ou serviços utilizados para gerar o *turnover*, incluindo ordenados, materiais e depreciação dos ativos empregados. A contabilidade inclui um registro factual das despesas, mas também faz estimativas. Estas incluem a depreciação, que consiste em uma cobrança nocional feita por uso e/ou obsolescência dos ativos utilizados por mais de um período contábil.
- *Depreciação* é um custo pelo uso dos ativos (p. ex., maquinário, edifícios). Existem várias formas de calcular a depreciação e o método mais frequentemente empregado é "método da linha reta", em que:

$$D = \frac{\text{Preço de compra} - \text{Valor de sucata}}{\text{Número de anos de uso do ativo}}$$

Alternativamente, a depreciação pode ser calculada pelo método do equilíbrio de redução, em que um percentual fixo é utilizado para depreciar os itens de capital. Exemplificando, 20% do maquinário e dos veículos são aplicados ao preço de compra ou valor de aquisição em 1 ano e, em seguida, ao consequente "valor contábil" (valor depreciado). A depreciação não é um fundo destinado a gerar reposição de ativos, embora indiretamente assim o seja.

O *lucro retido* permite que os negócios cresçam. O lucro pode ser alternativamente definido como um aumento dos ativos líquidos.

17.9.1.3 Declaração de fluxo de caixa

Os administradores cuidam da declaração de fluxo de caixa, que enfoca a movimentação verdadeira de fundos por meio dos negócios durante o período contábil. Começa com o lucro operacional a partir da contabilidade de ganhos e perdas, para a qual são feitos ajustes com o intuito de eliminar os itens que não são caixa referidos anteriormente, como a depreciação e as alterações de valor dos estoques. Quando estes e outros ajustes são feitos, o formato-padrão da declaração de fluxo de caixa mostrará onde o dinheiro tem sido gasto ou alocado. Isso inclui os provedores de finanças como juros, os acionistas como dividendos, novo capital de investimento e aquisição, bem como disposição de ativos.

17.9.1.4 Análise da informação financeira

Em termos de condução de uma análise financeira, existe uma gama de razões relevantes que lidam com a elevação do capital, o uso do capital para ganhar lucros e a administração do dinheiro de modo a permanecer solvente. Em geral, as razões fornecem os sinais vitais da saúde de uma empresa e são pouco significativas por si só, tendo que ser comparadas aos números dos anos anteriores para identificar tendências, números com empresas similares na mesma indústria e a média setor/indústria. As razões de medida do desempenho essenciais incluem as razões de rentabilidade, razões de liquidez a curto prazo, razões de solvência a longo prazo e razões de eficiência (Weightman, 2006).

Em relação às razões de rentabilidade, uma razão-chave consiste no lucro ganho por capital empregado, que mede o sucesso da administração de operações na utilização dos ativos totais disponíveis.

$$\text{Lucro ganho por capital empregado} = \frac{\text{lucro anterior à taxação} + \text{despesa de juros}}{\text{ativos atuais} + \text{investimentos não quotados} + \text{ativos fixos}}$$

Para as razões de liquidez, vale a pena destacar que um negócio pode ser rentável e insolvente ao mesmo tempo. A liquidez consiste na capacidade de uma empresa de pagar suas contas e permanecer no negócio, e que requer uma cuidadosa administração do fluxo de caixa. A razão atual, que não deve ser lida de maneira isolada em relação ao restante do balancete, enfatiza que as diferentes indústrias trabalham em capitais de exploração diferentes.

$$\text{Razão atual} = \frac{\text{ativos atuais}}{\text{passivos atuais}}$$

A razão líquida (razão do teste ácido) mostra a capacidade da organização de pagar a curto prazo e os ativos que podem ser prontamente transformados em caixa. Uma razão segura é igual a 1:1, contudo isso depende do setor. Uma de suas principais desvantagens é a possibilidade de fácil manipulação (um aspecto da contabilidade criativa).

$$\text{Razão líquida} = \frac{\text{ativos atuais} - \text{estoques}}{\text{passivos atuais}}$$

A razão do período de *turnover* devedor mede a duração média do tempo necessário para os clientes pagarem suas dívidas. Em geral, muitos negócios do ramo alimentício dependem apenas de crédito (p. ex., varejistas de alimentos), enquanto outros dependem apenas de caixa e, ainda, outros dependem de ambos. Se a empresa depende apenas de caixa, a razão não se aplica.

$$\text{Razão de } \textit{turnover} \text{ devedor} = \frac{\text{devedores}}{(\textit{turnover} \text{ de vendas})}$$

A razão do período de *turnover* de estoque examina o estoque estabelecido a preço de custo e as vendas a preço de venda, sendo influenciada pelas alterações na margem de lucro e pela velocidade com que os estoques físicos são vendidos.

$$\text{Razão do período de } \textit{turnover} \text{ do estoque} = \frac{\text{estoque médio}}{\text{elemento de custo material dos produtos vendidos}}$$

Ou

$$\frac{\text{estoque médio}}{\text{vendas } (\textit{turnover})}$$

As razões de solvência a longo prazo lidam com empréstimos. Nesse caso, os empréstimos exagerados causam amplas alterações nas restituições dos acionistas ordinários. Em princípio, os ativos fixos devem ser resgatados do capital a longo prazo e as empresas que possuem uma elevada proporção de capital de empréstimo de juro fixo *versus* equidade são altamente engrenadas. A razão de engrenagem de capital indica que a organização deve considerar algum empréstimo para melhorar sua liquidez.

$$\text{Razão de engrenagem de capital} = \frac{\text{capital de equidade}}{\text{empréstimo de investimento fixo}}$$

A razão de devedor é uma medida eficiente e avalia o tempo médio necessário para coletar um débito, uma vez que mais empresas a cada dia falham em pagar o que devem.

$$\text{Razão de devedor} = \frac{\text{devedores}}{\text{média das vendas a crédito diárias}}$$

A razão do credor mede o tempo médio necessário para pagar um débito e depende da média da indústria, do poder de mercado da empresa e da relação com seus fornecedores.

$$\text{Razão do credor} = \frac{\text{credores}}{\text{média das compras a crédito diárias}}$$

A razão de *turnover* de estoque garante que a empresa não está amarrando grandes volumes de capital de exploração em estoques. Quanto mais rapidamente o estoque for movimentado, melhor. Essa razão é bastante importante para os varejistas de alimentos, uma vez que o alto *turnover* é essencial para sua rentabilidade.

$$\textit{Turnover} \text{ de estoque} = \frac{\text{custo dos produtos vendidos X 360 dias}}{\text{estoque médio dos produtos terminados}}$$

Por fim, outra proporção relevante é a engrenagem ou alavanca, que consiste na proporção de lucros necessária para atender ao juro no capital de empréstimo. Quanto maior o nível de engrenagem, maior o grau de risco para emprestadores e acionistas ordinários.

$$\text{Engrenagem} = \frac{\text{juros}}{\text{lucro antes da taxação + juros}}$$

Os negócios altamente engrenados são aqueles em que o dinheiro emprestado excede o valor da equidade ou os fundos do proprietário. Esse tipo de negócio é satisfatório quando os lucros são altos e estão aumentando. O juro pode ser facilmente pago com os lucros. Quando estes caem ou se as taxas de juros subirem, esses negócios altamente engrenados são expostos ao perigo de os credores impedirem a utilização dos empréstimos para recuperar o dinheiro devido.

Por fim, e não menos importante, considerando que o ambiente de negócios muda continuamente, o planejamento orçamentário se torna bastante decisivo para a sobrevivência das empresas. Existem dois tipos de planejamento orçamentário: físico (mostrando a escala esperada de produção) e financeiro (estimando os custos do plano físico). Em princípio, um orçamento consiste na representação da política de um negócio que deve ser adotada. O orçamento começa com as previsões de vendas, produção e custos de capital, mão de obra e materiais. O orçamento precisa ser coordenado por uma administração superior, a fim de evitar variâncias entre as diversas unidades junto a uma empresa. Os orçamentos devem ser acordados com antecedência, pois podem se tornar o alvo a ser atingido ou o limite dos gastos. A variância sempre ocorre e constitui uma necessidade para a análise dos resultados entre o orçamento inicial e a produção real. Os resultados podem ser tanto favoráveis (positivos) como desfavoráveis (negativo). As principais causas de variância podem estar relacionadas aos diferentes preços dos materiais e componentes adquiridos; mudanças no projeto do produto com consequente alteração do custo dos insumos; decisões políticas de vários tipos; inflação; aspectos relacionados à produtividade; aspectos relacionados ao ambiente externo, como as ações dos concorrentes, greves, falhas de energia e novas tecnologias. Existem diferentes tipos de variância (Weightman, 2006). Especificamente, existem quatro variâncias materiais diretas:

1 variância de preço, que está relacionada às flutuações de preço;
2 variância de uso, decorrente da deterioração dos materiais, que ocorre por condições de armazenamento precárias, aquisição com subpadrão de qualidade ou uso indevido dos materiais;
3 variância mista, uma vez que diferentes materiais apresentam custos diferentes;
4 variância de rendimento, devida a resultados inesperados, como o processamento de uma mistura-padrão de materiais-padrão a uma temperatura errada.

As variâncias de mão de obra diretas estão relacionadas a diferentes graus desse tipo de mão de obra e à falta de disponibilidade de um determinado tipo de mão de obra em particular num determinado momento. As variâncias das despesas gerais de fabricação são devidas aos custos-padrão dos itens de despesa geral e aos custos reais, ao uso-padrão de itens de despesa geral e ao uso real, bem como à capacidade normal e ao nível atual de utilização da capacidade vivenciado num determinado período. Comumente, a variância desfavorável surge quando o custo real é mais alto do que o custo orçamentário, a renda real é inferior à renda orçamentária e o lucro real é menor do que o lucro orçamentário.

17.10 Conclusões

Este capítulo abordou o papel crítico do negócio e da administração em setores-chave da indústria alimentícia. Foram analisados os negócios decisivos e as funções administrativas, incluindo a administração operacional no ramo de alimentos, a administração de recursos humanos, as finanças e a contabilidade. Considera-se que essa análise se mostrará benéfica para, *inter alia*, acadêmicos, estudantes e profissionais da prática, bem como irá expandir seus conhecimentos acerca dessa área de estudo especializada.

Referências bibliográficas e sugestões de leitura

Alvarado, U.Y. and Kotzab, H. (2001) Supply chainmanagement: the integration of logistics in marketing. *Industrial Marketing Management*, **30**, 183–98.

Apaiah, R.K., Hendrix, E.M.T., Meerdink, G. and Linnemann, A.R. (2005) Qualitative methodology for efficient food chain design. *Trends in Food Science and Technology*, **16**(5), 204–214.

Blythman, J. (2005) *Shopped: The Shocking Power of British Supermarkets*. Harper Perennial, London.

Bourlakis, M. and Bourlakis, C. (2006) Integrating logistics and information technology strategies for sustainable competitive advantage. *Journal of* Enterprise *Information Management*, **19**(2), 389–402.

Bourlakis, C. and Bourlakis, M. (2005) Information technology safeguards, logistics asset specificity and fourth-party logistics network creation in the food retail chain. *Journal of Business and Industrial Marketing*, **20**(2), 88–98.

Bourlakis, M. and Bourlakis, C. (2001) Deliberate and emergent logistics strategies in food retailing: a case study of the Greek multiple food retail sector. *Supply Chain Management: An International Journal*, **6**(3/4), 189–200

Bourlakis, M. and Weightman, P. (2004) *Food Supply Chain Management*. Blackwell, Oxford.

Browne, M. and Allen, J. (1997) The four stages of retail. *Logistics Europe*, **5**(6), 34–40.

Christopher, M. (2005) *Logistics and Supply Chain Management: reating Value-Adding Networks*, 3rd edn. FT Prentice Hall, Harlow.

Cole, G.A. (1997) *Management Theory and Practice*. DB Publications, London.

Corsten, D. and Gruen, T. (2003) Desperately seeking shelf availability: an examination of the extent, the causes, and the efforts to address retail out-of-stocks. *International Journal of Retail and Distribution Management*, **31**(12), 605–617.

Corsten, D. and Hofstetter, J.S. (2001) An interview with VICS Chairman, Ron Griffen. *ECR Journal – International Commerce Review*, **1**(1), 60–67.

Dawson, J.A. and Shaw, S.A. (1990) The changing character of retailer–supplier relationships. In: *Retail Distribution Management* (ed. J. Fernie), pp. 19–39. Kogan Page, London.

Fearne, A. (1998) The evolution of partnerships in the meat supply chain: insights from the British beef industry. *Supply Chain Management*, **3**(4), 214–31.

Fearne, A., Duffy, R. and Hornibrook, S. (2005) Justice in UK supermarket buyer–supplier relationships: an empirical analysis. *International Journal of Retail and Distribution Management*, **33**(8), 570–82.

Fernie, J., Pfab, F. and Marchant, C. (2000) Retail grocery logistics in the UK. *International Journal of Logistics Management*, **11**(2), 83–90.

Fine, B., Heasman, M. andWright, J. (1996) *Consumption in the Age of Affluence: The World of Food*. Routledge, London.

Finegan, N. (2002) *Backhauling and Factory Gate Pricing*. Institute of Grocery Distribution,Watford.

Flanagan, P. (1992) Customer service requirements in the UK food processing industry. *Focus: The Journal of the Institute of Logistics and Distribution Management*, **11**(10), 22–4.

Food Chain Group (1999) *Working Together for the Food Chain: Views from the Food Chain Group*. Ministry of Agriculture, Fisheries and Food, London.

Gadde, L.-E. and Håkansson, H. (2001) *Supply Network Strategies*. Wiley, Chichester.

Gannaway, B. (2001) Issues of control. *The Grocer*, **224**, 32–4.

Grant, D.B. (2004) UK and US management styles in logistics: different strokes for different folks? *International Journal of Logistics: Research and Applications*, **7**(3), 181–97.

Grant, D.B. (2005) The transaction-relationship dichotomy in logistics and supply chain management. *Supply Chain Forum: An International Journal*, **6**(2), 38–48.

Grant, D.B., Karagianni, C. and Li, M. (2006a) Forecasting and stock obsolescence in whisky production. *International Journal of Logistics: Research and Applications*, **9**(3), 319–34.

Grant, D.B., Lambert, D.M., Stock, J.R. and Ellram, L.M. (2006b) *Fundamentals of Logistics Management: First European Edition*. McGraw-Hill, Maidenhead.

Harrison, A. and van Hoek, R. (2005) *Logistics Management and Strategy*, 2nd edn. FT Prentice Hall, Harlow.

Hingley, M.K. (2005) Power imbalanced relationships: cases from UK fresh food supply. *International Journal of Retail and Distribution Management*, **33**(8), 551–69.

Hogg, C.D. (2001) Fast food: some facts and figures to make you lose your appetite. *The Independent*, 5 September,Wednesday Review, 8.

Houghton, E. and Portougal, V. (2001) Optimum production planning: an analytic framework. *International Journal of Operations and Production Management*, **21**(9), 1205–1221.

Jobber, D. (2004) *Principles and Practice of Marketing*, 4th edn. McGraw-Hill, Maidenhead.

Key Note (2005) *Food Market (UK)*. www.keynote.co.uk, viewed September 2006.

Kotzab, H. (1999) Improving supply chain performance by efficient consumer response? A critical comparison of existing ECR approaches. *Journal of Business and Industrial Marketing*, **14**(5/6), 364–77.

Kotzab, H. (2000) Managing the fast moving goods supply chain – does efficient consumer response matter? *Proceedings of the Logistics Research Network 5th Annual Conference*, September, Cardiff Business School, Cardiff, pp. 336–43.

Leenders, M.R., Fearon, H.E., Flynn, A.E. and Johnson, P.F. (2002) *Purchasing and Supply Management*, 12th edn. McGraw-Hill, New York.

Liberopoulos, G. and Tsarouhas, P. (2005) Reliability analysis of an automated pizza production line. *Journal of Food Engineering*, **69**, 79–96.

Mann, R., Adebanjo, O. and Kehoe, D. (1999) An assessment of management systems and business performance in the UK food and drinks industry, *British Food Journal*, **101**(1), 5–21.

Marzian, R. and Garriga, E. (2001) *A Guide to CPFR Implementation*. ECR Europe, Brussels.

Mathews, R. (1997) A model for the future. *Progressive Grocer*, September, 37–42.

Mitchell, A., Corsten, D., Jones, D.J. and Hofstetter, J.S. (2001) A platform for dialogue. *ECR Journal – International Commerce Review*, **1**(1), 8–17.

Needham, D. (2001) *Business for Higher Awards*. Heinemann, Oxford.

Patel, T., Sheldon, D., Woolven, J. and Davey, P. (2001) *Supply Chain Management*. Institute of Grocery Distribution, Watford.

P-E International (1991) *Long-Term Partnership – Or Just Living Together?* P-E International, Leinfelden-Echterdingen.

Pecore, S. and Kellen, L. (2002) A consumer-focused QC/sensory program in the food industry. *Food Quality and Preference*, **13**(6), 369–74.

Robson, I. and Rawnsley, V. (2001) Co-operation or coercion? Supplier networks and relationships in the UK food industry. *Supply Chain Management: An International Journal*, **6**(1), 39–47.

Simons, D. and Zokaei, K. (2005) Application of lean paradigm in red meat processing. *British Food Journal*, **107**(4), 192–211.

Slack, N., Chambers, S. and Johnston, R. (2004) *Operations Management*, 4th edn. FT Prentice Hall, Harlow.

Stank, T.P., Daugherty, P.J. and Ellinger, A.E. (1998) Pulling customers closer through logistics service. *Business Horizons*, **41**, 74–81.

Stank, T.P., Daugherty, P.J. and Autry, C.W. (1999) Collaborative planning: supporting automatic replenishment programs. *Supply Chain Management*, **4**(2),75–85.

Strak, J. and Morgan, W. (1995) *The UK Food and Drink Industry*. Euro PA and Associates, Northborough.

Tansey, G. and Worsley, T. (1995) *The Food System: A Guide*. Earthscan Publications, London.

Van der Vorst, J.G.A.J. (2000) *Effective food supply chains: generating, modelling and evaluating supply chain scenarios*. PhD Thesis,Wageningen University,Wageningen.

Van Hoek, R. (1999) Postponement and the reconfiguration challenge for food supply chains. *Supply Chain Management*, **4**(1), 18–34.

Vlachos, I. and Bourlakis,M. (2006) Supply chain collaboration between retailers and manufacturers: do they trust each other? *Supply Chain Forum: An International Journal*, **7**(1), 70–81.

Waters, D. (2003) *Inventory Control and Management*, 2nd edn. Wiley, Chichester.

Weightman, P. (2006) *Lecture Notes*. Newcastle University, Newcastle.

Whipple, J.S., Frankel, R. and Anselmi, K. (1999) The effect of governance structure on performance: a case study of efficient consumer response, *Journal of Business Logistics*, **20**(2), 43–62.

Yakovleva, N. and Flynn, A. (2004) Innovation and sustainability in the food system: a case of chicken production and consumption in the UK. *Journal of Environmental Policy and Planning*, **6**(3–4), 227–50.

Younger, R. (1997) *Logistics Trends in European Consumer Goods: Challenges for Suppliers, Retailers and Logistics Companies*. Financial Times Management Report, London.

18 Mercado de alimentos

Takahide Yamaguchi

Pontos-chave

- As atividades de *marketing* são implementadas por empresas e organizações do ramo da indústria alimentícia "para criar valor para os consumidores" e "construir relações mais fortes com os consumidores".
- Os comerciantes precisam conhecer seus mercados e consumidores para formular uma estratégia de *marketing* que lhes proporcione vantagens competitivas.

18.1 Introdução

As atividades de *marketing* geralmente são conduzidas em todos os tipos de indústria. De forma mais ampla, os tipos de atividade de *marketing* em prática também são comuns a todas as indústrias. A natureza da indústria, contudo, faz com que as atividades sejam um pouco distintas. Isso implica a possibilidade de a metodologia de *marketing* ser aplicada a muitas indústrias, ainda que com algumas modificações. O *marketing* também pode ser aplicado à indústria de alimentos. Existem livros sobre *marketing* que fornecem informações sobre as metodologias e teorias gerais de *marketing*, baseadas em estudos sobre empresas do ramo de alimentos. Os livros-texto básicos contêm estudos de caso sobre a Nestlé, a Unilever, a Coca-Cola, entre outras. O McDonald's é um caso popular nos últimos anos. As empresas de alimentos contribuem para o desenvolvimento da teoria de *marketing* servindo de objetos de estudos de caso.

Entretanto, as discussões sobre uma metodologia de *marketing* comum a toda a indústria alimentícia estão se deparando com outra questão difícil. O termo "alimento" é empregado como denominação geral para os produtos comestíveis ingeridos por seres humanos no dia a dia. As empresas anteriormente mencionadas produzem diferentes tipos de alimentos. A Nestlé é famosa por seus produtos derivados do leite, chocolate, café, etc. A Unilever produz margarina, a Coca-Cola é uma empresa produtora de refrigerantes, e o McDonald's é uma rede de *fast-food*. Todas essas empresas estão incluídas na ampla classificação de "indústrias de alimentos", embora cada uma delas produza tipos de alimentos diferentes. Em adição, as empresas que produzem alimentos perecíveis, enlatados, congelados, processados, água potável, bebidas alcoólicas e outros tipos de alimentos também recebem a mesma classificação. A indústria alimentícia abrange múltiplas subindústrias. Sendo assim, existe uma necessidade de considerar muitos tipos de aplicações de *marketing*, que correspondam aos diferentes produtos comercializados pela indústria alimentícia.

Neste capítulo, as atividades de *marketing* implementadas por empresas e organizações do ramo da indústria alimentícia são descritas como "*marketing* de alimentos". Como já mencionado, a indústria de alimentos abrange uma ampla gama de produtos, e cada um deles necessita da aplicação de atividades de *marketing* diferenciadas. É impossível explicar todas as atividades somente neste capítulo. Entretanto, ao explicar o *marketing* de alimentos básico, serão descritas as atividades de *marketing* realizadas por algumas empresas. O *marketing* de alimentos é explicado do seguinte modo: primeiramente, o conceito e o processo de *marketing* serão descritos, para esclarecer a definição de *marketing*, e nas próximas seções será explicada a pesquisa de *marketing*, com o objetivo de criar uma estratégia e um plano de *marketing*.

18.2 Princípios de *marketing*

Esta seção apresenta:

- uma discussão sobre a natureza e o propósito do conceito de *marketing*;
- a determinação do processo de *marketing*;
- a aplicação de princípios sociais, legais, éticos e ambientais a situações que envolvam *marketing*.

18.2.1 O conceito de *marketing*

Nossa primeira pergunta é "O que é *marketing*?". Você deve saber que os comerciais na TV e os letreiros grandes no telhado dos prédios constituem uma parte das atividades de *marketing*. Ao ler os jornais e revistas, você encontra uma enorme quantidade de propaganda. Às vezes, no supermercado, você é solicitado a experimentar amostras de produtos novos, como um queijo com sabor novo ou uma cerveja nova com gosto diferente. O pessoal de vendas, então, explica as diferenças apresentadas pelos produtos novos em relação a suas versões anteriores. Essa atividade de venda também faz parte do *marketing*. Assim, no dia a dia, é possível encontrar alguns exemplos de atividade de *marketing*. Contudo, a propaganda e as vendas constituem somente uma parte dele.

Atualmente, considera-se que o *marketing* possui um significado mais amplo e profundo do que tinha no passado. Kotler e Armstrong (2006) definem o *marketing* da seguinte forma:

> *Marketing* é o processo pelo qual as empresas criam valor para os consumidores e constroem relações fortes com eles para, em troca, capturar valor proveniente dos consumidores.

Essa definição está dividida em duas partes. A primeira parte consiste na "criação de valor para os consumidores". O *marketing* começa pela compreensão das necessidades e desejos do consumidor. Encontrar as potenciais necessidades e desejos ainda não percebidos pelos consumidores também é indispensável. Para criar valor para os consumidores, é preciso perceber as suas necessidades e desejos. A sopa da Knorr foi aceita pelos consumidores porque atendeu a uma de suas necessidades: a sopa não foi apenas transformada em pó, ela também atendeu à demanda de um preparo rápido e simples.

A segunda parte da definição consiste em "criar relações fortes com os consumidores". Essa parte sugere que a meta do *marketing* é capturar valor vindo do consumidor. Para distribuir o valor criado para o consumidor, muitos tipos de atividades são realizadas, entre as quais a propaganda e as vendas promocionais. Além disso, quando o consumidor compra um produto, algumas medidas devem ser tomadas para garantir que ele volte a comprar o mesmo produto outras vezes. É importante estabelecer o nome da marca para que o consumidor reconheça o produto.

18.2.2 O processo de *marketing*

Conforme mencionado anteriormente, o objetivo do *marketing* é criar valor para o consumidor. Para chegar até esse valor, os comerciantes têm que passar por cinco etapas, que são coletivamente referidas como "processo de *marketing*" (Kotler e Armstrong, 2006):

1. Compreender o mercado local, as necessidades e os desejos dos consumidores.
2. Planejar uma estratégia de *marketing* voltada para o consumidor.
3. Construir um programa de *marketing* que distribua valor superior.
4. Construir relações proveitosas e encantar o consumidor.
5. Capturar valor dos consumidores para criar lucros e igualdade entre os consumidores.

A primeira etapa do processo de *marketing* exige que os comerciantes adquiram conhecimento sobre seus mercados e consumidores. A pesquisa de *marketing* é um método para conhecer o mercado. Os comerciantes precisam saber quais são as principais influências que atuam sobre as atividades de *marketing* junto aos macro e microambientes, bem como sobre o comportamento do consumidor. Além disso, eles precisam coletar, analisar e avaliar informações e dados empregando métodos diferentes.

A segunda etapa consiste em planejar uma estratégia de *marketing* voltada para o consumidor. A formulação da estratégia de *marketing* depende dos consumidores-alvo, por isso os comerciantes são forçados a decidir quem serão seus consumidores. Em outras palavras, é importante que os comerciantes façam uma segmentação do mercado e distribuam seus produtos aos consumidores-alvo.

A terceira etapa envolve a preparação de um programa de *marketing* prático. Essa preparação começa com o planejamento dos detalhes da mistura de *marketing*. Esta, por sua vez, consiste em uma combinação das ferramentas de *marketing* da empresa – produto, preço, promoção e local (*place*). Essas ferramentas de *marketing* são conhecidas como "os quatro Ps". Controlando esses "quatro Ps", as empresas têm que esboçar um programa de *marketing* que atenda às expectativas do mercado-alvo.

As quatro etapas constituem duas partes. A primeira parte corresponde à supervisão do relacionamento com o consumidor, enquanto a segunda parte consiste na supervisão das relações com os parceiros. A primeira parte diz respeito ao modo como as empresas constroem as relações com seus consumidores, enquanto a segunda parte se refere ao modo como as empresas edificam as relações com seus parceiros comerciais.

A etapa final do processo de *marketing* destina-se a capturar valor oriundo do consumidor. As empresas tentam estabelecer a lealdade do consumidor aumentando a satisfação dele. O foco das empresas é voltado não só para aumentar sua fatia do mercado, mas também para ampliar sua fatia da atenção do consumidor. Ao estabelecerem a fidelidade do consumidor, as empresas conseguem aumentar substancialmente seus lucros.

Nas próximas seções, o processo de *marketing* para o mercado de alimentos é discutido em detalhes.

18.2.3 Aplicação de princípios sociais, legais, éticos e ambientais a situações do mercado

Antes de explicar o processo de *marketing*, é importante discutir a responsabilidade social corporativa (RSC). O conceito de RSC é antigo. McGuire (1963) definiu-o da seguinte forma:

> A ideia de responsabilidade social pressupõe que a corporação tem obrigações não só econômicas e legais, mas também certas responsabilidades para com a sociedade, as quais se estendem além dessas obrigações.

As responsabilidades econômicas exigem que a corporação produza os bens e serviços desejados pela sociedade, e que os venda a preços justos (Carroll, 1996). Preços justos não implicam naturalmente preços baixos. Em vez disso, um preço justo é aquele que inclui os dividendos dos investidores e os lucros que sejam suficientes para a continuidade do negócio. Nos últimos anos, as responsabilidades legais vieram à tona em decorrência da forte competição de mercado. A complacência com as leis constitui um aspecto importante das responsabilidades de um negócio. Entretanto, as responsabilidades éticas de uma empresa para com a sociedade estão além de suas obrigações econômicas e legais. As responsabilidades éticas abrangem as atividades e práticas que são esperadas ou proibidas pelos membros da sociedade, mesmo que não estejam representadas como códigos legais (Carroll, 1996).

A aplicação de uma RSC às situações de mercado está ligada à produção de uma imagem positiva de que a empresa contribui e é valiosa para a sociedade. A imagem positiva não é um bem tangível da empresa, mas fica guardada na mente dos consumidores. Dessa forma, negligenciar a RSC pode acarretar problemas significativos. Por exemplo, ao falhar em priorizar a RSC, a Snow Brand Milk não só destruiu sua reputação favorável no mercado japonês como também incorreu em perdas enormes em seus negócios no ramo do leite. Em 2000, o leite com baixo teor de gordura produzido pela Snow Brand Milk causou uma grave intoxicação alimentar[1]. A investigação do caso revelou que o processo de produção, embora estivesse de acordo com as leis vigentes, era inaceitável para os consumidores. A Snow Brand Milk, contudo, falhou em adotar as medidas apropriadas para reconquistar a confiança dos consumidores em seus produtos. Como resultado, o valor da marca sofreu uma queda vertiginosa e a empresa perdeu a fatia do mercado.

Uma discussão sobre a RSC inclui vários tópicos, entre os quais a importante questão da proteção ambiental. A importância desse tópico ganhou significado com a poluição ambiental ocorrida na década de 1970. Na década de 1980, emergiram os conhecidos problemas ambientais globais, como o aquecimento global, a degradação da camada de ozônio, o desmatamento desenfreado e a poluição marinha. Entretanto, a proteção ambiental raramente é discutida

---

[1] N.R.C.: As autoridades sanitárias e membros da empresa encontraram um foco de bactérias (dentre elas *Staphylococcus aureus*) na válvula de um tanque usado para o armazenamento de leite na fábrica Snow Brand Milk, o que ocasionou a contaminação do leite.

no contexto de *marketing*. Em 1992, Peattie sugeriu o conceito de "*marketing* verde". O *marketing* verde propõe o desenvolvimento de um novo método de *marketing* para enfrentar tanto a busca de benefícios como a redução da carga ambiental. Para as empresas construírem sua reputação no mercado, é importante que pratiquem o *marketing* verde. Adicionalmente, os consumidores bastante sensíveis aos problemas ambientais globais constituem um mercado importante que não pode ser ignorado pelas empresas.

18.3 Pesquisa de *marketing*

Nesta seção, destaca-se como:

- entender as principais influências que atuam sobre o processo de *marketing* em macro e microambientes;
- analisar e responder às questões associadas ao comportamento de compra, tanto do mercado consumidor como do mercado organizacional;
- avaliar a necessidade de informação no *marketing* e compreender os diferentes métodos de coleta e análise de dados;
- aplicar o processo de pesquisa de *marketing* em mercados alimentícios selecionados.

Como primeira etapa do processo de *marketing*, é importante que os comerciantes compreendam o mercado onde atuam e as necessidades e anseios do consumidor. Portanto, os comerciantes pesquisam mercados e consumidores, analisam o comportamento do consumidor e estabelecem métodos de coleta e análise de diversos tipos de dados. Esse processo é explicado na próxima seção. Posteriormente, será exemplificado um processo inteiro de pesquisa de *marketing* em um mercado alimentício.

18.3.1 Macro e microambientes de uma empresa

Para um *marketing* efetivo, os comerciantes precisam conhecer todas as relações que cercam a empresa. Essas relações são denominadas "ambiente de *marketing*". O ambiente de *marketing* consiste nos atores e forças externas ao *marketing* que afetam a habilidade da supervisão de *marketing* de construir e manter relações bem-sucedidas com consumidores-alvo (Kotler e Armstrong, 2006, p. 60). É imperativo que as empresas se adaptem ao ambiente de mudanças constantes.

O ambiente de *marketing* é constituído por um macroambiente e por um microambiente. O macroambiente de uma empresa é formado por algumas forças sociais que influenciam suas atividades de *marketing*. Em geral, as seguintes forças são consideradas constituintes do macroambiente (Kotler e Armstrong, 2006):

- Ambiente demográfico: a demografia é o estudo científico da população humana. Abrange o estudo do tamanho, da estrutura e da distribuição das populações, bem como o estudo do modo como as populações mudam com o passar do tempo. Por exemplo, os *baby boomers*, os nascidos entre os anos de 1946 e 1964, tornaram-se o mercado mais poderoso. O desenvolvimento de produtos para esse mercado ganhou destaque.
- Ambiente econômico: abrange o nível e a distribuição da renda e do poder de compra do consumidor, e também os padrões de compra. No caso de uma empresa que aborda um mercado estrangeiro, o preço do alimento importado é maior do que o preço do alimento local. Por isso, é importante conhecer o tamanho do mercado para produtos de preço alto.
- Ambiente natural: a preocupação com o ambiente global tem aumentado de maneira constante. As empresas precisam desenvolver produtos que não causem danos globais nem poluição do ar e da água. Além disso, os processos de produção devem ser modificados para se adequarem a essa necessidade.
- Ambiente tecnológico: novas tecnologias criam novos mercados e oportunidades. Além disso, a tecnologia nova substitui a antiga. Os comerciantes não devem ignorar as mudanças tecnológicas. A nova tecnologia também cria novas regras. Por exemplo, é obrigatório checar a segurança de alimentos produzidos a partir de organismos geneticamente modificados (OGMs)[2] antes de disponibilizá-los no mercado.

---

[2] N.R.C.: Organismos geneticamente modificados são definidos como toda entidade biológica cujo material genético (DNA/RNA) foi alterado por meio de qualquer técnica de engenharia genética, de uma maneira que não ocorreria naturalmente. A tecnologia permite que genes individuais selecionados sejam transferidos de um organismo para outro, inclusive entre espécies não relacionadas. Esses métodos são usados para criar plantas geneticamente modificadas para o cultivo de matérias-primas e alimentos.

- Ambiente político: as leis, as agências governamentais e os grupos de *lobby* compõem o ambiente político. Esses fatores influenciam os negócios de vários modos. O número de leis e regulamentações tem crescido ano após ano.
- Ambiente cultural: as pessoas de uma sociedade compartilham certas crenças e valores básicos, ou seja, a cultura. Essas crenças e valores centrais afetam as percepções, as preferências e os comportamentos dessas pessoas. Os hábitos alimentares são especialmente influenciados pela cultura alimentar.

O microambiente, por outro lado, consiste nos atores próximos à empresa, que afetam sua habilidade de servir seus consumidores. É constituído pela empresa, fornecedores, intermediários de *marketing*, mercados consumidores, concorrentes e o público (Kotler e Armstrong, 2006):

- A empresa: um plano de *marketing* que requer a coordenação de muitas funções intraempresa – direção, finanças, pesquisa e desenvolvimento (P&D), compras, operações e contabilidade – é formulado. Essas funções inter-relacionadas constituem o ambiente interno.
- Fornecedores: as empresas precisam de muitos tipos de recursos para produzir bens e serviços. Esses recursos são fornecidos pelos fornecedores. Se houver falta e atraso na entrega desses recursos, as atividades de *marketing* são afetadas. Além disso, os preços dos recursos influenciam os preços dos produtos e serviços.
- Intermediários de *marketing*: têm papel importante no processo de tornar os produtos acessíveis ao consumidor final. São, por exemplo, os revendedores, as empresas de distribuição física, as agências prestadoras de serviços de *marketing* e os intermediários financeiros. As empresas precisam construir boas relações com seus intermediários de *marketing*.
- Mercados consumidores: os três tipos bem conhecidos de mercado consumidor são o de consumo pessoal, o de negócios e o governamental. Os mercados de consumo pessoal são subdivididos em individuais e domésticos. Atualmente, os comerciantes precisam reconhecer tanto o mercado internacional como o mercado doméstico.
- Concorrentes: as empresas produzem bens para satisfazer as necessidades de seus consumidores-alvo. Esses bens devem proporcionar maior satisfação ao consumidor do que os bens concorrentes.
- Público: as relações públicas influenciam as atividades de *marketing*. As relações de uma empresa com investidores, mídia, governo, grupos de consumidores e cidadãos, e comunidades locais exercem um papel extremamente importante. Além disso, em uma perspectiva mais ampla, os funcionários, chefes e diretorias constituem o público interno. É importante fazer os empregados se sentirem satisfeitos com a empresa em que trabalham.

18.3.2 Comportamento de compra

Nesta seção, são descritos os ambientes de *marketing* que devem ser considerados ao realizar as atividades de *marketing*. Em seguida, é discutida a influência das atividades de *marketing* sobre o comportamento de compra. Como os mercados são classificados em mercados consumidores e mercados de negócios, o comportamento de compra também é classificado em comportamento do comprador consumidor, associado ao mercado consumidor, e comportamento do comprador negociante, associado ao mercado de negócios. Esses dois tipos são explicados nesta seção.

Com o objetivo de entender o comportamento de compra do consumidor, os comerciantes têm que considerar dois aspectos: os fatores que influenciam os consumidores e o processo de decisão do comprador. Como fatores influenciadores de consumidores, são bem conhecidos os seguintes:

- cultural;
- social;
- pessoal;
- psicológico.

Os detalhes e as relações existentes entre esses fatores são mostrados na Figura 18.1. Esses quatro fatores são apresentados em uma espécie de progressão, começando pelos fatores que exercem ampla influência até os fatores de influência pessoal.

Os comerciantes precisam conhecer os três componentes do processo de decisão do comprador. É preciso entender especificamente o agente que decide a compra, os tipos de decisão do comprador e as etapas do processo de decisão do comprador. Primeiramente, o agente que decide a compra atua no processo de decisão de compra. Considere o exemplo de um homem que compra itens de alimentação diária de um supermercado, consultando uma lista de compras. Esse homem é o comprador. Seu parceiro, que criou a lista de compras, é o agente que decide as compras realizadas. É possível imaginar

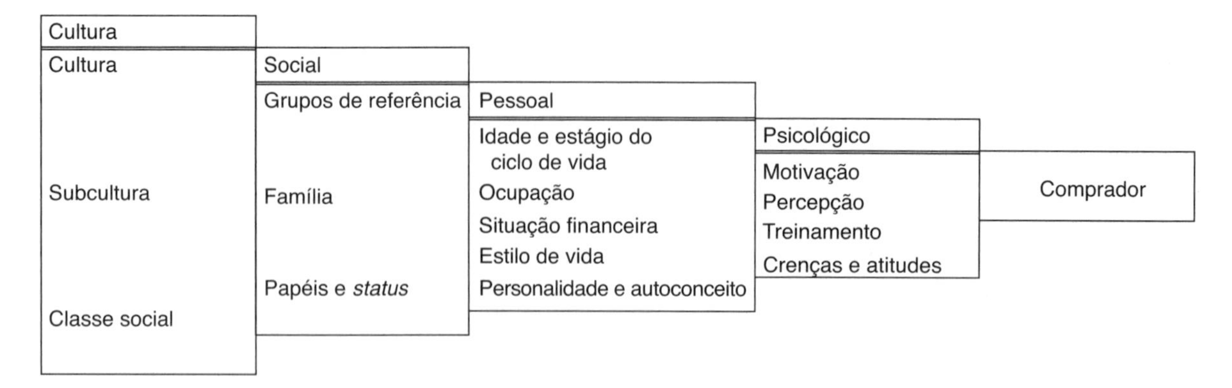

Figura 18.1 Fatores que influenciam o comportamento de compra dos consumidores. (Fonte: Kotler e Armstrong, 2006, p. 130, Fig. 5.2.)

o parceiro perguntando ao homem o que ele gostaria de comer no jantar, enquanto faz a lista. Nesse caso, o comprador exerce o papel de influenciador. Existem muitos tipos de papéis atuantes no processo de compra. Os comerciantes têm que identificar o agente que decide a compra e abordá-lo.

Em segundo lugar, o processo de tomada de decisão de um comprador depende do que o comprador quer comprar. Os tipos de decisão do comprador foram classificados ao longo de dois eixos: o nível de comprometimento com o processo de compra e as diferenças entre as marcas (Assael, 1987). Existe uma diferença entre o vinho adquirido para acompanhar uma ceia de Natal e aquele comprado para consumo diário. No último caso, o consumidor costuma comprar o vinho de sempre. O processo de compra raramente é demorado. Além disso, durante esse processo, o comprador enfatiza o hábito, em vez da marca. Entretanto, no processo de comprar vinho para o Natal, o comprador demora e seleciona um vinho de boa marca.

Em terceiro lugar, o modelo descrito a seguir representa as cinco etapas do processo de decisão do comprador (p. ex., Engel et al., 1982). O comprador:

1 reconhece a necessidade;
2 busca informação;
3 avalia alternativas;
4 decide a compra; e
5 faz uma avaliação pós-compra.

O processo de compra começa bem antes da compra em si e estende-se bem além de sua conclusão. Portanto, os comerciantes precisam enfocar todo o processo de compra, em vez de considerarem meramente a decisão de compra (Kotler e Armstrong, 2006, p. 147).

Agora será discutido o comportamento do comprador negociante. O mercado de negócios consiste em organizações que compram produtos e serviços de outras empresas para produzir seus próprios bens. Algumas características de um mercado de negócios diferem das características de um mercado consumidor (Kotler, 2000):

1 o mercado de negócios tem menos compradores do que o mercado consumidor;
2 os compradores de um mercado de negócios são maiores do aqueles do mercado consumidor;
3 existe uma relação estreita entre o fornecedor e o cliente.

Similarmente ao comportamento do comprador consumidor, o comportamento do comprador negociante é influenciado por vários fatores. Destes, os mais importantes são os fatores ambiental, organizacional, interpessoal e individual (ver Fig. 18.2). Esses fatores incluem numerosos fatores diferentes daqueles que influenciam o público em geral e daqueles relacionados às transações individuais.

Em um mercado de negócios, os comerciantes também precisam conhecer os três componentes do processo de decisão do comprador, ou seja, o agente que decide a compra, os tipos de decisão do comprador e as etapas do processo de decisão do comprador.

Primeiramente, nas aquisições para negócios, a decisão é tomada no centro de compras (Webster e Wind, 1972). O centro de compras é composto pelos membros da organização, que exercem cinco papéis no processo de decisão de aquisição: os "usuários" usam o produto ou serviço; os "influenciadores" ajudam a preparar as especificações; os "compradores" selecionam o fornecedor para realização de

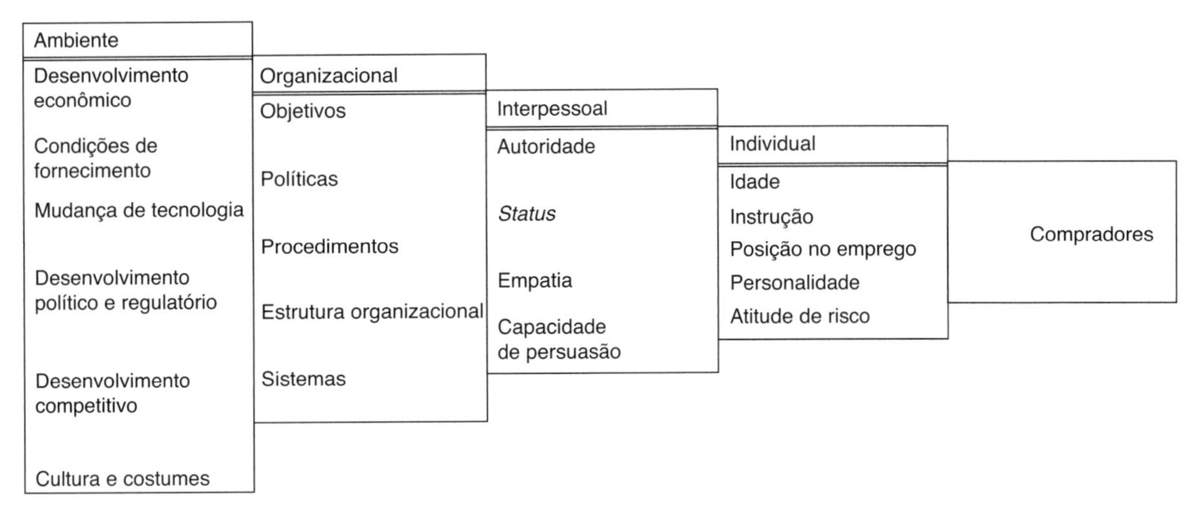

Figura 18.2 Principais influências sobre o comportamento do comprador negociante. (Fonte: Kotler e Armstrong, 2006, p. 169, Fig. 6.2.)

compras de rotina; os "decisores" dão a palavra final na seleção dos fornecedores; e os "porteiros" controlam o fluxo de informação que entra no centro de compras.

Em segundo lugar, existem três orientações associadas à decisão do comprador (Anderson e Narus, 1998). A "orientação de compra" é uma transação de mercado, e o comprador objetiva comprar bens mais baratos. A "orientação de recursos" estabelece relações mais cooperativas com os fornecedores, em que os compradores, ao construírem relações mais estreitas, buscam obter ao mesmo tempo o aprimoramento da qualidade e a redução dos custos. Adicionalmente, na "orientação de supervisão de suprimentos", o centro comprador exerce um papel mais amplo do que nas outras orientações e a empresa objetiva melhorar o valor em toda a cadeia de valores por ela formulada.

Em terceiro lugar, as oito etapas descritas a seguir são sugeridas como constituintes do processo de decisão do comprador. Os compradores negociantes:

1 identificam problemas;
2 descrevem as necessidades gerais;
3 especificam os produtos;
4 procuram fornecedores;
5 solicitam propostas;
6 selecionam os fornecedores;
7 determinam a especificação desejada;
8 revisam o desempenho.

Essa é uma descrição geral do processo.

18.3.3 Informação em *marketing*

Para aqueles que tomam as decisões de *marketing*, é essencial ter acesso a informações atualizadas e corretas. Essa aquisição de informação baseia-se em um sistema que reúne, analisa e distribui a informação. Esse sistema é denominado "sistema de informação de *marketing*" (SIM) (Kotler e Armstrong, 2006). No SIM, os usuários da informação, que geralmente são os diretores de *marketing*, reconhecem a necessidade da informação de *marketing*. Em seguida, esses usuários especificam a informação que desejam dos bancos de dados internos da empresa, atividades de inteligência de *marketing* (coleta e análise sistemática de informações sobre os concorrentes e o mercado de atuação) e pesquisa de *marketing*. O sistema fornece o tipo de informação que os diretores de *marketing* procuram para suas análises de informação e ações subsequentes. A informação apropriada é distribuída por meio do sistema e ajuda os diretores de *marketing* na tomada de decisões. O SIM não precisa ser necessariamente um sistema computadorizado. Os diretores de *marketing* devem ser capazes de utilizar o SIM em qualquer situação.

18.3.4 O processo de pesquisa de *marketing* no mercado alimentício

Como um *background* para a utilização do SIM pelos diretores de *marketing*, destaca-se que esses profissionais precisam não só de informação geral para a tomada de decisões como também de informação relevante para as situações de *marketing* específicas vivenciadas pela organização. Essa informação de *marketing* específica é obtida por meio da pesquisa de *marketing*.

O processo de pesquisa de *marketing* compreende quatro etapas (Kotler e Armstrong, 2006):

1 definição do problema e dos objetivos da pesquisa;
2 desenvolvimento do plano de pesquisa;
3 implementação do plano de pesquisa;
4 interpretação e relato dos achados.

A primeira etapa – definição do problema e dos objetivos da pesquisa – é a mais difícil do processo. Os diretores de *marketing* usualmente estão cientes da ocorrência de algum evento em seus mercados, mas nem sempre conseguem identificar a causa específica. Os diretores de *marketing* devem pensar com profundidade acerca das causas, refletindo e discutindo o assunto com os membros da organização. A definição do problema constitui o aspecto mais importante. As fábricas japonesas de saquê, por exemplo, estão enfrentando uma diminuição da demanda (ver Fig. 18.3). O volume de produção de saquê japonês está em queda desde 1996. Os diretores de *marketing* dessas empresas perseguiram diversas possíveis causas, mas não conseguiram identificar os determinantes específicos. Entretanto, eles descobriram que era importante aumentar o consumo de saquê entre os jovens. E os comerciantes, assim, definiram o problema que precisavam resolver.

Na próxima etapa, para definir o problema, os diretores de *marketing* devem estabelecer os objetivos da pesquisa. Existem três tipos de pesquisa de *marketing*, e o tipo escolhido depende dos objetivos da pesquisa (Kotler e Armstrong, 2006). A pesquisa exploratória é selecionada quando os objetivos consistem em reunir informação preliminar que ajudará a definir o problema e a sugerir hipóteses. A pesquisa descritiva é a opção escolhida quando os objetivos consistem em descrever melhor os problemas de *marketing*, situações ou mercados. Isso equivale a pesquisar um mercado em potencial para novos produtos, demografia, etc. No terceiro tipo, que é a pesquisa causal, são testadas as hipóteses sobre a relação causa-efeito. De volta ao caso do saquê japonês, o problema enfrentado pelas fábricas de saquê é a indiferença dos jovens em relação ao produto. Para solucionar esse problema, os diretores de *marketing* das empresas japonesas podem pensar em diversas ideias, como o desenvolvimento de novos sabores e embalagens, encontrar novos canais de distribuição e criar propagandas que retratem uma nova imagem. Os diretores de *marketing* estabelecem os objetivos da pesquisa depois de decidirem quais pontos desejam enfocar.

A primeira etapa do processo de pesquisa de *marketing* consiste em definir os problemas e objetivos. Portanto, a definição influencia os resultados finais da pesquisa de *marketing*. A segunda etapa consiste em desenvolver o plano de pesquisa para coleta da informação. O plano de pesquisa destaca as fontes de dados existentes e detalha as abordagens de pesquisa específicas, métodos de contato, planos de amostragem e instrumentos que os pesquisadores usarão para reunir novos dados (Kotler e Armstrong, 2006). Os objetivos da pesquisa são traduzidos na informação desejada. Por exemplo, os diretores de *marketing* das empresas japonesas de saquê necessitam de informação sobre o comportamento de consumo de bebidas, tendências, modismos, etc. relacionados à população jovem. O plano de pesquisa é apresentado sob a forma de uma

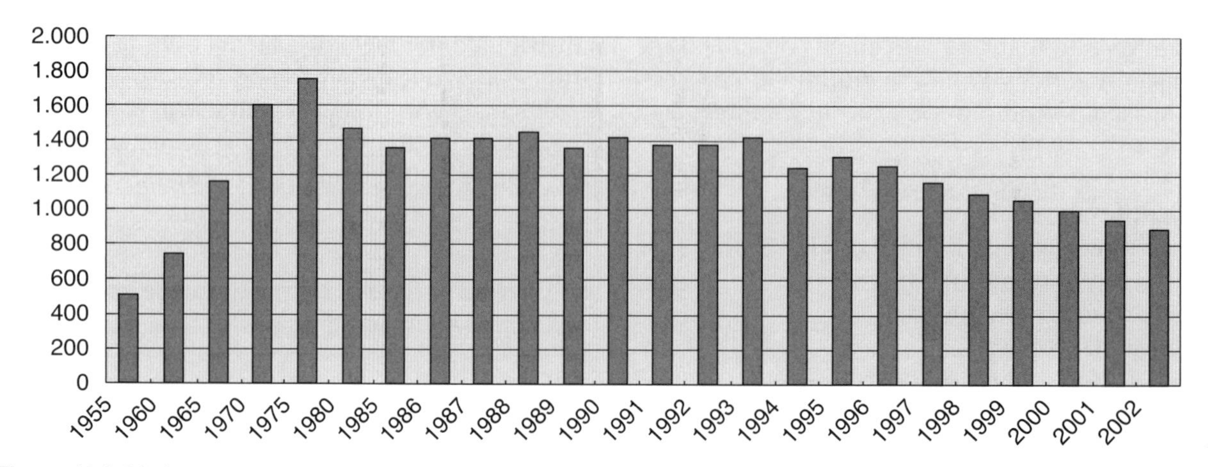

Figura 18.3 Mudança ocorrida na produção anual de saquê japonês (volume tributável). (Fonte: Japanese National Tax Agency, 2003, *Sake no Shiori* – "Guia do saquê japonês".)

proposta por escrito. A proposta deve abranger os objetivos da pesquisa de *marketing* e fornecer informação que ajude os diretores na tomada de decisões.

A informação é classificada em dados secundários e dados primários. Os dados secundários correspondem à informação coletada para outras finalidades. Esses dados são disponibilizados gratuitamente ou mediante pagamento de taxa. As estatísticas do governo também são dados secundários. Os dados secundários devem ser coletados primeiro, porque fornecem indícios para a pesquisa e podem ser obtidos em um curto período. No entanto, como os dados secundários são coletados para outra finalidade, nem sempre fornecem as informações buscadas pelos diretores. Por outro lado, os dados primários são coletados com um propósito específico. Esses dados são necessários. A coleta dos dados primários, todavia, envolve enormes gastos de tempo e dinheiro. As pesquisas observacional, de levantamento e experimental são os métodos bem conhecidos de coleta de dados primários (Kotler e Armstrong, 2006). No caso da pesquisa observacional, os dados primários são reunidos por meio da observação da população, ações e situações relevantes. Esse método é utilizado para reunir informação a partir do comportamento diário dos indivíduos testados. Considere, por exemplo, o diretor de *marketing* de uma empresa de saquê japonesa que tenta criar oportunidades para beber para os jovens. Esse diretor pode extrair informação acerca do comportamento de consumo de bebidas dos jovens japoneses, a partir desse tipo de observações. O segundo método de obtenção de dados primários – a pesquisa de levantamento – constitui a abordagem mais adequada para a reunião de informação descritiva. A empresa pode aprender sobre as atitudes, preferências, comportamento de compra, etc., por meio da aplicação de perguntas diretas às pessoas. O diretor de *marketing* da empresa de saquê japonesa poderia explorar a possibilidade de produzir garrafas de coquetéis de saquê. Esse tipo diferente de coquetel em garrafa poderia se tornar popular no mercado japonês. A geração de jovens julgaria o coquetel de saquê mais atraente do que o saquê tradicional. Dessa forma, o diretor pode conduzir um levantamento com questionário para reunir informação sobre as preferências dos compradores de coquetel em garrafa. O terceiro método de reunir dados primários – a pesquisa experimental – envolve uma comparação entre dois grupos. Cada grupo recebe um tratamento diferente, de modo a esclarecer a relação causa-efeito. O diretor de *marketing* anteriormente mencionado pode testar nos diferentes grupos o coquetel de saquê desenvolvido por sua empresa. Isso irá esclarecer as preferências de cada faixa etária.

A terceira etapa da pesquisa de *marketing* consiste na implementação do plano de pesquisa. Essa etapa envolve a coleta, o processamento e a análise da informação. A coleta de informação já foi explicada na descrição dos métodos de pesquisa, anteriormente. Na etapa de processamento e análise da informação, é essencial isolar com facilidade a informação e os achados importantes.

A quarta etapa corresponde à interpretação e o relato dos achados. O diretor de *marketing* pode interpretar erroneamente alguns achados. Experiências passadas podem impedir que os diretores aceitem uma nova perspectiva. Os diretores de *marketing* devem discutir suas interpretações com a equipe interna e com especialistas externos. Após essas discussões, os diretores devem estar preparados para enfrentar as consequências de suas decisões.

18.4 *Marketing* estratégico e plano de *marketing*

Esta seção explica a abordagem de *marketing* estratégico. As duas primeiras subseções discutem a mistura e os componentes de *marketing* envolvidos no delineamento do plano de *marketing*. A terceira subseção complementa as duas subseções anteriores. As ferramentas utilizadas para formular uma estratégia competitiva são explicadas. Na subseção final, as ações estratégicas baseadas na estratégia de *marketing* são consideradas em relação ao caso do mercado japonês de bebidas esportivas. Esta seção concentra-se em como:

- avaliar a importância da segmentação do mercado para o processo geral;
- aplicar os conceitos centrais aos aspectos associados às variáveis de mistura de *marketing* de produto, preço, promoção e distribuição;
- pesquisar e criar um plano de *marketing* básico para uma empresa do ramo alimentício;
- analisar programas de *marketing* e oportunidades na área de alimentos, bem como oferecer programas/soluções alternativas;
- compilar informação sobre os produtos e estratégias de *marketing* das empresas de alimentos, e fazer julgamentos lógicos sobre a estratégia de *marketing*;
- aplicar conceitos e princípios de *marketing* a casos reais do mercado de alimentos.

18.4.1 Segmentação do mercado, *marketing*-alvo e posicionamento de mercado

Muitos tipos de indivíduos participam do processo de compra e venda em um mercado. As preferências dos consumidores que compõem um mercado estão refletidas nos bens que esses consumidores desejam comprar. Essas preferências baseiam-se em fatores geográficos, demográficos, psicográficos e comportamentais. Os consumidores são agrupados de acordo com essa diferença de preferência. O processo de dividir um mercado em grupos distintos de compradores é denominado segmentação do mercado (Kotler e Armstrong, 2006). Todo mercado possui segmentos. Muitos tipos de critérios são adotados para segmentar um mercado. No mercado de chocolates, um homem pode comer KitKat (Nestlé) no intervalo do trabalho. Entretanto, esse homem pode comprar chocolates na Marks & Spencer quando convida seus amigos para um jantar. É difícil estabelecer um determinado tipo de chocolate em particular como a primeira opção de cada consumidor em cada situação. Um produto deve se concentrar em atender às necessidades de um determinado segmento do mercado.

Depois que uma empresa conclui a segmentação do mercado com base nos critérios que escolheu, precisa decidir qual segmento quer suprir. Assim, o comerciante se concentra nos segmentos especificados do mercado como o mercado-alvo. Para tanto, é necessário avaliar a atratividade de cada segmento de mercado e selecionar um ou mais segmentos onde atuar (Kotler e Armstrong, 2006). Na seleção do segmento, o critério considerado é a possibilidade de o segmento gerar o maior valor ao consumidor durante um longo período. Se uma empresa dispõe de recursos limitados, pode selecionar um nicho do mercado. Ao servir segmentos de mercado que são ignorados pela maioria dos concorrentes, uma empresa pode optar por ser especial fornecendo comida e bebida a pessoas com necessidades especiais. Há 30 anos, era quase impossível para as mães japonesas que trabalhavam fora preparar o jantar todos os dias. Tradicionalmente, as mulheres japonesas tinham que fazer compras todos os dias para preparar as refeições. Naquela época, essas mães eram minoria. Uma empresa começou a oferecer entregas diárias de gêneros alimentícios para o jantar. Esse nicho do mercado expandiu-se nos últimos anos e, com ele, a empresa também cresceu. Assim, o enfoque em nichos do mercado oferece possibilidades para o futuro.

Após decidir pelo segmento do mercado, a empresa deve decidir a posição que deseja ocupar nas mentes dos consumidores-alvo. O posicionamento de mercado consiste na preparação para que um produto ocupe um lugar claro, distintivo e desejável em relação aos produtos concorrentes nas mentes dos consumidores-alvo (Kotler e Armstrong, 2006). Os comerciantes criam planos para que seus produtos ocupem uma posição exclusiva nas mentes dos consumidores-alvo. No posicionamento de um produto, as vantagens competitivas deste devem estabelecer uma posição disponível. No segmento de mercado dos chocolates, para competir com o KitKat, a Marks & Spencer terá que capitalizar em cima de sua reputação e vender chocolates de alta qualidade. Se for bem-sucedida, evitará o confronto direto com a Nestlé e garantirá sua vantagem.
A estratégia de *marketing* é formulada por meio do processo anteriormente descrito. A formulação da estratégia permite aos diretores de *marketing* apresentarem seu domínio sobre os negócios aos membros da empresa.

18.4.2 As variáveis de mistura de *marketing*: produto, preço, promoção e distribuição

Uma vez que a empresa tenha escolhido seu segmento-alvo e decidido o posicionamento, precisa considerar como implementar sua estratégia de *marketing*. A mistura de *marketing* representa a estrutura que as empresas utilizam para implementar suas estratégias de *marketing*. A mistura de *marketing* consiste no conjunto de ferramentas de *marketing* controláveis e táticas que a empresa combina para produzir a resposta desejada no mercado-alvo (Kotler e Armstrong, 2006). Essa mistura consiste em quatro grupos de variáveis conhecidas, em inglês, como "os quatro Ps" (*product* [produto], *price* [preço], *place* [praça] e *promotion* [promoção]) (ver Fig. 18.4):

- Produto: bens, serviços ou combinações de bens e serviços oferecidos pela empresa ao mercado-alvo.
- Preço: a soma em dinheiro que o consumidor tem que pagar para obter o produto.
- Praça: atividades por meio das quais a empresa distribui seus produtos aos consumidores-alvo (p. ex., canal de distribuição, localização da loja e transporte).
- Promoção: atividades realizadas pela empresa que transmitem as vantagens proporcionadas pelo produto aos consumidores-alvo.

Para o sucesso da implementação da estratégia de *marketing*, os quatro Ps da mistura de *marketing* de-

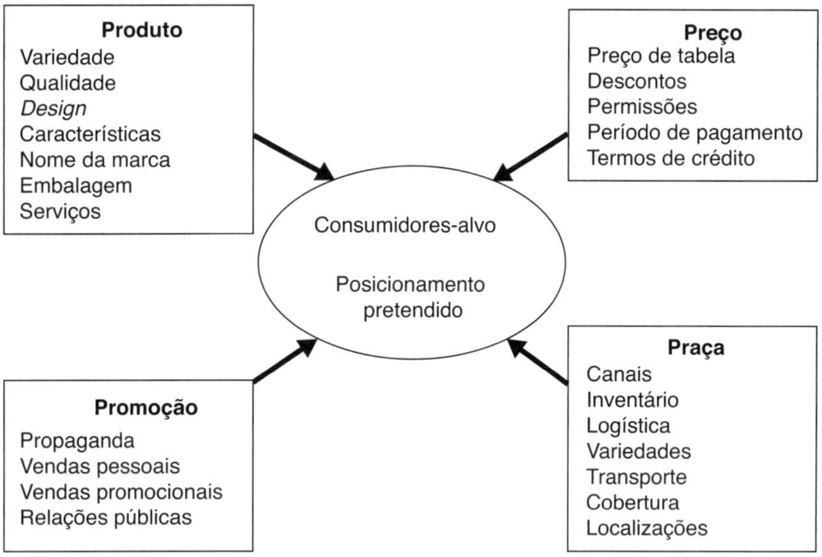

Produto
Variedade
Qualidade
Design
Características
Nome da marca
Embalagem
Serviços

Preço
Preço de tabela
Descontos
Permissões
Período de pagamento
Termos de crédito

Consumidores-alvo

Posicionamento pretendido

Promoção
Propaganda
Vendas pessoais
Vendas promocionais
Relações públicas

Praça
Canais
Inventário
Logística
Variedades
Transporte
Cobertura
Localizações

Figura 18.4 Os quatro Ps da mistura de *marketing*. (Fonte: Kotler e Armstrong, 2006, p. 48, Fig. 2.5.)

vem ser bem coordenados e projetados como plano de ação de *marketing*.

Considere o caso de uma bebida natural desenvolvida por uma empresa de alimentos. Essa empresa procurava um mercado novo para os vegetais especiais produzidos no distrito. O mercado de alimentos naturais crescia ano após ano. A empresa, então, decidiu processar o suco extraído dos vegetais e, como havia estabelecido ligações sólidas com os fazendeiros locais, conseguiu uma fonte de vegetais livre de pesticidas. A empresa decidiu que seu segmento-alvo seria as mulheres de meia-idade. As expectativas eram de que esse segmento se interessasse por saúde e beleza e, assim, aceitasse o suco de vegetais especiais. Para aumentar a atração exercida pelo produto, seu preço foi ajustado acima do preço dos outros sucos. Adicionalmente, como enfocou as mulheres de meia-idade, a empresa utilizou o canal da loja para distribuir e promover seu produto. A empresa foi bem-sucedida em seus esforços e ganhou a fatia do mercado.

Esse caso enfatiza a necessidade de coordenar os componentes do plano de *marketing* de uma forma consistente.

18.4.3 Pontos fortes, pontos fracos, oportunidades e ameaças

Formular um plano de *marketing* é um processo complicado e difícil. Um motivo para isso é a existência de concorrentes. Os diretores de *marketing* analisam os comportamentos de seus concorrentes no mercado e usam as descobertas para que reflitam sobre suas próprias estratégias e planos de *marketing*. Essa estrutura analítica é denominada "análise SWOT". Uma análise SWOT permite aos comerciantes entender tanto as oportunidades como as ameaças apresentadas pelo ambiente externo, que cerca a empresa, bem como os pontos fortes e fracos, que dependem do ambiente interno, com base nos recursos da empresa.

Uma análise do ambiente externo revela muitos tipos de fatos, mesmo quando estes fatos se limitam a perspectivas de oportunidades e ameaças. Retomando o caso da empresa do suco de vegetais, os diretores de *marketing* dessa empresa podem identificar certos fatores como oportunidades, como por exemplo a intensificação da consciência em relação à saúde e o aumento da demanda de alimentos naturais. Por outro lado, como ameaças, esses diretores podem identificar fatores como a chegada de uma grande empresa do ramo alimentício. Quanto maior for o número de fatores identificados, melhor será a compreensão acerca do ambiente externo. Para obter um conhecimento mais abrangente do ambiente externo, foi sugerido o modelo de cinco forças competitivas (ver Fig. 18.5). Esse modelo foi desenvolvido para identificar as forças determinantes da rentabilidade da indústria (Porter, 1980, 1985). Os diretores de *marketing* podem adquirir um conhecimento abrangente sobre o ambiente externo ao analisarem estas cinco forças industriais:

- concorrentes da indústria;
- fornecedores;
- compradores;
- potenciais concorrentes;
- substitutos.

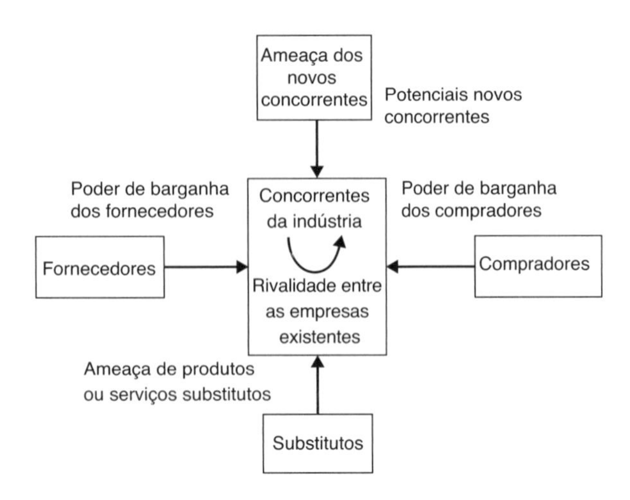

Figura 18.5 As cinco forças competitivas determinantes da rentabilidade da indústria. (Fonte: Porter, 1985, p. 5, Fig.1.1.)

Tabela 18.1 Questões que precisam ser respondidas durante a análise baseada em recursos dos pontos fortes e fracos internos de uma empresa.

	Perguntas
A questão do valor	A empresa dispõe de recursos e capacidade que lhe permitam responder às ameaças ou oportunidades ambientais?
A questão da raridade	Um recurso atualmente é controlado apenas por um pequeno número de empresas concorrentes?
A questão da imitabilidade	As empresas que não contam com um recurso estão em desvantagem para obtê-lo ou desenvolvê-lo?
A questão da organização	As outras políticas e procedimentos da empresa estão organizados de modo a sustentar a exploração de seus recursos de valor, raros e de imitação onerosa?

Fonte: Barney (2002), p. 160, Tabela 5.1.

Os pontos fortes e os fracos das empresas são identificados a partir de seus recursos administrativos. Entretanto, algumas diretrizes se fazem necessárias para analisar tais recursos. No caso do suco de vegetais, as conexões sólidas estabelecidas pela empresa com os fazendeiros locais são consideradas um ponto forte. Embora nenhum ponto fraco tenha sido apontado nesse caso, é possível inferir um custo de produção elevado a partir do alto preço do produto. Na ausência de diretrizes, torna-se difícil discutir os recursos administrativos.

A estrutura VRIO (*value* [valor], *rarity* [raridade], *imitability* [imitabilidade] e *organization* [organização]) é sugerida como guia para a análise de recursos. As respostas às quatro perguntas listadas na Tabela 18.1 determinam se um recurso em particular de uma empresa constitui um ponto forte ou uma fraqueza (Barney, 2002). Quando um recurso é valioso, raro e é caro imitá-lo, seu uso será uma fonte de força contínua. Entretanto, se um recurso não atende a essas condições, suas vantagens serão apenas temporárias.

Quando os diretores de *marketing* consideram uma competição de mercado, precisam conhecer o ambiente competitivo que os concorrentes criam. A estrutura de análise SWOT ajuda a conhecer o ambiente de uma empresa. Essa estrutura nitidamente introduz a comparação com os concorrentes dentro do processo de formulação da estratégia de *marketing*. Em outras palavras, ela atua reforçando a formulação da estratégia de *marketing*.

18.4.4 Aplicação a um caso

O caso relatado a seguir baseia-se na referência de Nonaka e Katsumi (2004). Considere o processo de formulação da estratégia de *marketing* no caso dos refrigerantes da Suntory. (A Suntory é uma empresa líder no ramo de produção e distribuição de bebidas alcoólicas e não alcoólicas no Japão.)

O mercado japonês de refrigerantes está avaliado em aproximadamente 4,5 trilhões de ienes (22,5 bilhões de libras), com base no preço de varejo. A cada ano, são introduzidos cerca de mil novos produtos no mercado. Entretanto, desse total, somente três itens continuam sendo vendidos no ano seguinte. Assim, a taxa de sobrevivência no mercado é de 0,3%. Além disso, como o volume de vendas de cada um desses produtos ultrapassa 15 milhões de caixas (1 caixa = 24 x 350 mL) por ano, é possível considerá-los como marcas importantes e itens-padrão. O "Dakara", da Suntory, foi lançado em março de 2000. O volume total de vendas do Dakara excedeu 15 milhões de caixas em 2000, chegou a 24,7 milhões de caixas em 2001 e, por fim, atingiu 34 milhões de caixas em 2002.

O Dakara é classificado como uma bebida esportiva. As bebidas esportivas foram inicialmente projetadas para auxiliar os atletas a se reidratarem e a repor os eletrólitos, açúcar e outros nutrientes. O Gatorade foi introduzido em 1966 e é uma bebida esportiva conhecida em todo o mundo. O segmento de bebidas esportivas do mercado de refrigerantes era um nicho de mercado. Entretanto, atualmente, esse segmento está se expandindo para incluir também os não atletas. Trata-se de um dos segmentos importantes do mercado de refrigerantes. Até 2000, o mercado japonês de bebidas esportivas contava com duas marcas: "Pocari Sweat", da Otsuka Pharmaceutical, e "Aquarius", da Coca-Cola do Japão. Nos últimos 20 anos, essas duas marcas têm ocupado mais de 90% do mercado japonês de bebidas esportivas. O volume de vendas anual do Pocari Sweat foi de cerca de 60 milhões de caixas, enquanto o do Aquarius foi de aproximadamente 50 milhões de caixas. É difícil para outras empresas adentrar nesse mercado.

O diretor de *marketing* da Suntory conduziu uma pesquisa de levantamento, em que fez perguntas aos consumidores amostrados sobre as ocasiões em que eles bebiam Pocari Sweat e Aquarius. Setenta e seis por cento dos entrevistados responderam "durante as atividades esportivas" ou "após a prática de esportes". Assim, a pesquisa de levantamento não forneceu resultados conclusivos. Por esse motivo, os membros do departamento de *marketing* decidiram observar as vidas cotidianas de indivíduos selecionados. Eles registraram os detalhes em um diário. Os membros chamaram esta pesquisa observacional de "pesquisa do diário". A pesquisa do diário constatou que a maioria dos indivíduos bebia bebidas esportivas quando estava de ressaca ou desejava fazer uma pausa, e não quando estava engajada em práticas esportivas. Desse modo, o diretor percebeu que a bebida esportiva nem sempre era consumida como tal. Portanto, o segmento de bebidas esportivas havia expandido.

Na etapa subsequente, os diretores analisaram os pontos fortes do Pocari Sweat. Os consumidores tinham uma imagem medicinal desse produto. O diretor acreditou que essa imagem era o elemento buscado pelos consumidores em uma bebida esportiva, naquele momento. Essa imagem foi transformada na imagem de uma enfermeira e, então, transmitida ao departamento de *marketing*. Em adição, os membros do departamento de *marketing* trabalharam em uma loja de conveniência e coletaram dados oriundos dos consumidores reais. Esses dados revelaram que a dieta da população apresentava um desequilíbrio. Assim, os constituintes do Dakara foram desenvolvidos de modo a enfatizar o papel do produto na excreção dos excessos corporais, em vez de na suplementação de uma ingesta nutricional inadequada. Isso fez com que o posicionamento do Dakara fosse diferente em relação ao posicionamento das bebidas esportivas já existentes, que eram projetadas como suplementos nutricionais.

No mercado japonês, os preços dos refrigerantes são fixos. A Suntory usou o canal de distribuição que já utilizava também para o Dakara. O departamento de *marketing* buscou um novo desafio para a promoção do Dakara. Os comerciais de refrigerantes exibidos na televisão tipicamente mostram celebridades bebendo o produto. Entretanto, o diretor de *marketing* da Suntory quis enfatizar o aspecto purificador do Dakara. Por isso, o Manikin Piss, da Bélgica, foi utilizado como personagem principal no comercial da bebida. Ao projetar o Manikin Piss de uma forma bem-humorada, a empresa conseguiu transmitir com elegância a sua mensagem aos consumidores. É fundamental que o diretor de *marketing* assegure a consistência entre o conceito do produto e a estratégia de promoção.

Referências bibliográficas e sugestões de leitura

Anderson, J.C. and Narus, J. A. (1998) *Business Market Management*. Prentice Hall, Englewood Cliffs, New Jersey.

Assael, H. (1987) *Consumer Behavior and Marketing Action*, 3rd edn. Kent Publishing, Brisbane.

Barney, J.B. (2002) *Gaining and Sustaining Competitive Advantage*, 2nd edn. Prentice Hall, Englewood Cliffs, New Jersey.

Carroll, A.B. (1996) *Ethics and Stakeholder Management*, 3rd edn. South-Western College Publishing, Florence, Kentucky.

Engel, J.F., Blackwell, R.D. and Miniard, P.W. (1982) *Consumer Behavior*, 3rd edn. Dryden Press, New York.

Japanese National Tax Agency (2003) Sake no Shiori (Guide for Japanese sake) (in Japanese). Japanese National Tax Agency, Tokyo.

Kotler, P. (2000) *Marketing Management*, 10th edn. Prentice Hall, Englewood Cliffs, New Jersey.

Kotler, P. and Armstrong, G. (2006) *Principles of Marketing*, 11th edn. Prentice Hall, London.

McGuire, J.W. (1963) *Business and Society*. McGraw-Hill, New York.

Nonaka, I. and Katsumi, A. (2004) *The Essence of Innovation* (in Japanese). Nikkei BP, Tokyo.

Peattie, K. (1992) *Green Marketing*. Pitman, London.

Porter, M.E. (1980) *Competitive Strategy*. The Free Press, Cambridge.

Porter, M.E. (1985) *Competitive Advantage*. The Free Press, Cambridge.

Webster, F.E. and Wind, Y. (1972) *Organizational Buying Behavior*. Prentice Hall, Englewood Cliffs, New Jersey.

19 Desenvolvimento de produto

Ray Winger

Pontos-chave

- Todas as empresas devem inovar constantemente para sobreviver – isto é o desenvolvimento do produto (DP) alimentício.
- O DP é um curso essencial, que envolve a integração de todos os aspectos da ciência e tecnologia de alimentos.
- O DP sistemático pode melhorar o sucesso de um produto, de 1 sucesso a cada 200-300 novos produtos para 1 sucesso a cada 5 novos produtos.
- O DP é uma disciplina de ciência e negócios que, para ser efetiva, necessita de um enfoque diligente no contexto de uma cultura corporativa adequada.
- Este capítulo destaca os principais aspectos de uma atividade de DP bem-sucedida no ambiente de uma indústria alimentícia corporativa.
- O DP proporciona às universidades a oportunidade de estabelecer uma ligação estreita com a indústria, propiciando aos estudantes um projeto industrial desafiador e estimulante, bem como expondo-os às ferramentas necessárias à inovação em um mundo comercial.
- O capítulo aborda os diversos componentes do DP e pode ser prontamente articulado a um projeto de fim de ano, merecedor de honras, com um parceiro industrial.

19.1 Introdução

O objetivo deste capítulo é facilitar a aplicação dos conhecimentos de ciência e tecnologia de alimentos ao desenvolvimento do produto alimentício.

O desenvolvimento de produto alimentício (DPA) é o último e fundamental curso da ciência e tecnologia de alimentos. O DPA requer a integração dos conhecimentos tecnológicos obtidos na graduação. Ele representa a base de todos os processos de manufaturamento industrial, pois é uma disciplina que conecta todas as partes de uma fábrica: desde o *marketing* (e o consumidor), passando pela produção (folhetos de receitas, garantia de qualidade), atividades comerciais e financeiras (rentabilidade, sustentabilidade), e aquisição.

Mesmo assim, o desenvolvimento de produtos sistemático continua sendo uma função relativamente pouco utilizada na maioria das empresas do ramo de alimentos. Até mesmo os tecnólogos tendem a deixar passar as poderosas oportunidades associadas às técnicas de DPA.

Os principais aspectos do DPA consistem em técnicas quantitativas e qualitativas sistemáticas integradas, que são utilizadas no desenvolvimento de novos produtos alimentícios ou na modificação de produtos já existentes, a partir de ideias conceituais, para obtenção de produtos de sucesso e sustentáveis no mercado de atuação. Os clientes podem ser os consumidores finais ou os intermediários dos fabricantes de alimentos, fornecedores de alimentos institucionais (restaurantes, cadeias de *fast-food*, etc.) ou até – no caso das sobras de matérias-primas – animais em geral (incluindo os animais de estimação).

Por mais que seja observado, o DPA requer conhecimentos de ciência de alimentos (química, bioquímica, biologia, microbiologia), processamento de alimentos, embalagens, ciências sensorial e do consumidor, *marketing*, garantia de qualidade, questões legais, métodos de pesquisa e delineamento experimental, aspectos comerciais e de negócios (em particular as finanças), questões ambientais, aquisição (ingredientes e matérias-primas) e gestão.

Ao concluir o curso com sucesso, o estudante será capaz de realizar as tarefas listadas a seguir em relação a:

1 uma estratégia de desenvolvimento de novo produto:
 - preparar uma especificação do produto definida;
 - entender o papel da pesquisa de mercado no projeto do produto;
 - compreender os papéis de diferentes disciplinas profissionais no desenvolvimento do produto;
 - identificar as etapas do processo de desenvolvimento.

2 o desenvolvimento do produto em escala de cozinha experimental/fábrica-piloto:
 - produzir (e avaliar) propostas para a fabricação em pequena escala de um produto, conforme uma especificação acordada;
 - planejar e executar trabalhos experimentais adequados neste nível;
 - avaliar as características do produto empregando os procedimentos analíticos corretos.

3 ampliar para a escala de produção comercial:
 - avaliar a progressão de um novo produto alimentício, desde o estágio de desenvolvimento até a produção comercial.

19.2 Background

19.2.1 O processo de desenvolvimento do produto

Os modelos de desenvolvimento de produto normativos mais amplamente utilizados como referência são os modelos de Booz, Allen e Hamilton Inc. (Booz-Allen e Hamilton, 1982) e de Cooper e Kleinschmidt (1986). Se por um lado esses modelos apresentam uma variação no número de estágios realizados, por outro há essencialmente quatro estágios básicos para cada processo de desenvolvimento de produto. Tais estágios são: desenvolvimento da estratégia do produto; projeto e desenvolvimento do produto; comercialização do produto; e lançamento e pós-lançamento do produto. Cada estágio possui atividades que produzem resultados (informação),

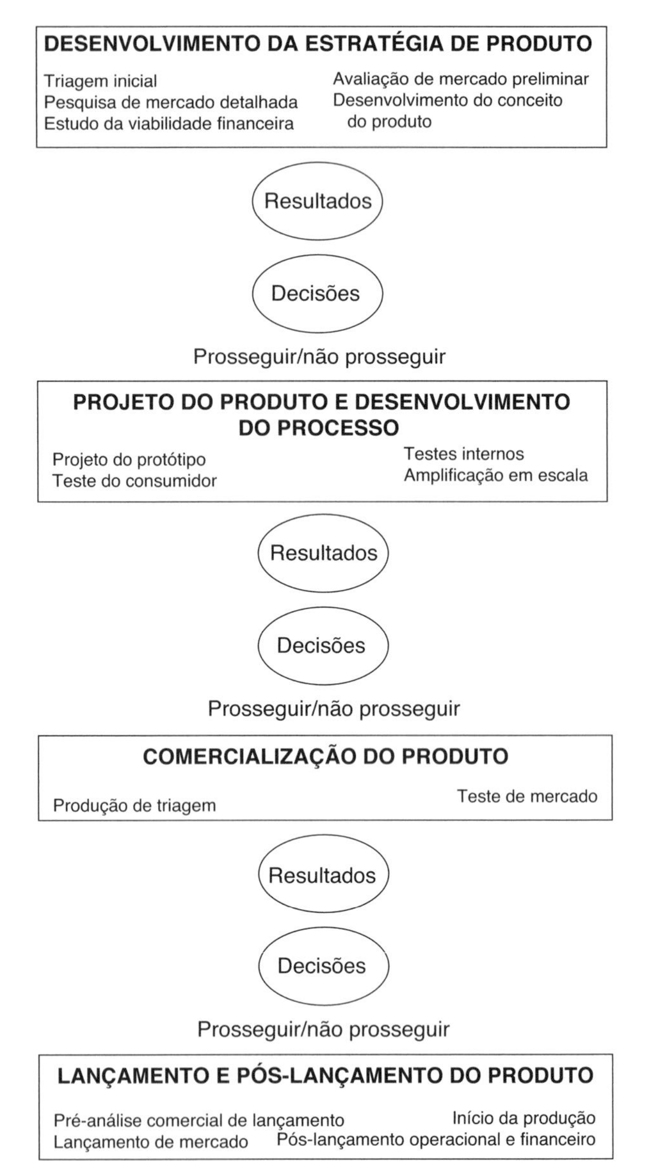

Figura 19.1 Representação esquemática do processo completo de desenvolvimento de produto. (Fonte: Siriwongwilaichat, 2001; adaptado de Earle e Earle, 2000.

com base nos quais são tomadas as decisões administrativas (Fig. 19.1).

Na prática, algumas das atividades realizadas no processo de desenvolvimento do produto podem ser segmentadas ou alguns estágios podem ser omitidos ou evitados com base no conhecimento e experiência acumulados pela empresa. Isso é determinado pelo grau de inovação e ciclo de vida do produto. Os produtos que receberam novos incrementos, como aprimoramento e extensão da linha, requerem um tempo de desenvolvimento menor. No caso dos produtos com ciclo de vida curto ou produtos de modismo passageiro, a velocidade da introdução do produto novo é um aspecto importante, uma vez que as necessidades dos consumidores mudam rapidamente. Nesse caso, buscam-se os requisitos relevantes do produto, em vez de novos resultados científicos ou tecnologia avançada. No caso dos produtos de ciclo de vida longo, a inovação do processo e o controle do custo são focos importantes.

À medida que as empresas crescem e se desenvolvem, o processo de desenvolvimento de produto também amadurece. Em gerações anteriores do processo de desenvolvimento de produto, o projeto de pesquisa e desenvolvimento (P&D) não era integrado à estratégia de negócios de uma empresa. A etapa seguinte foi o reconhecimento de que o desenvolvimento de um novo produto devia começar pela estratégia de negócios, atuando por meio da estratégia do produto, até a definição da área do novo produto. Na última geração, os produtos novos eram estrategicamente planejados ao nível da empresa. A tecnologia foi considerada uma arma que proporcionava vantagem competitiva.

O modelo de inovação moderno é visto como um modelo interativo, no qual os estágios interagem e são interdependentes. O processo de inovação consiste em uma rede complexa de vias de comunicação, tanto intra como extraorganizacionais, que conecta as diversas funções internas e a empresa à comunidade científica e tecnológica mais ampla, bem como ao mercado de atuação.

A criação de conhecimento organizacional é essencial como elemento condutor da inovação e do sucesso da organização. O processo de desenvolvimento de um produto novo lida com a transição do *conhecimento organizacional* ao *conhecimento incorporado*, tanto em produtos novos como em recursos humanos. A importância dessa fonte de conhecimentos acumulados torna-se evidente quando o "momento" do lançamento dos produtos é considerado. Os produtos altamente desejáveis e acessíveis ao consumidor irão falhar no mercado se forem introduzidos no momento errado. O armazenamento dos conhecimentos acumulados permite desenvolver um produto na hora certa, com rapidez e de modo efetivo, que se ajuste à oportunidade de mercado. Em muitas empresas, especialmente na indústria de alimentos, o sucesso da inovação cíclica muitas vezes sucede a renovação de uma equipe experiente – sugerindo que a empresa carece de um banco de dados permanente e efetivo de conhecimentos que possa ser compartilhado entre uma geração de funcionários e a geração seguinte.

19.2.2 Inovação da indústria alimentícia

O processo de desenvolvimento do produto na indústria alimentícia apresenta algumas características específicas. A inovação do produto é determinada pela interação entre as expectativas do consumidor e a demanda, e pelo papel exercido pelas oportunidades tecnológicas. Na indústria de alimentos, a inovação pode ser diferente daquela que ocorre em outras indústrias, por causa das seguintes características:

- Na indústria alimentícia, as verdadeiras inovações do tipo "nunca vistas antes" são raras. A inovação dos produtos alimentícios tende a introduzir incrementos inovadores.
- Os consumidores de produtos alimentícios tendem a mostrar "aversão ao risco". Esses consumidores desejam produtos novos, mas o produto novo deve ser familiar ou similar àqueles aos quais os consumidores estão acostumados. Os consumidores de alimentos possuem uma vasta experiência com certos sabores e hábitos alimentares, cuja modificação geralmente é difícil e demorada.
- Como os gêneros alimentícios são fáceis de imitar, o inovador dispõe de pouco tempo para obter ganhos monopolistas. Assim, o mercado de alimentos é mais propenso a ser oligopolista.
- A indústria de alimentos é frequentemente definida como um setor de baixa tecnologia, enquanto a P&D em geral é dominada por um pequeno número de empresas grandes. Na indústria alimentícia, em comparação às outras indústrias, a maioria das empresas é pequena e as atividades internas de desenvolvimento de produto geralmente se concentram no projeto do produto. São poucas as empresas multinacionais grandes que lidam com tecnologias modernas e avançadas.
- Na indústria alimentícia, ocasionalmente ocorrem avanços tecnológicos significativos que, todavia, são difundidos com rapidez por meio da indústria. Os avanços técnicos significativos na inovação de alimentos muitas vezes decorrem de formas de tecnologia incorporadas a partir da indústria de base externa, como as fornecedoras de equipamentos, ingredientes e embalagens.
- Também é importante notar que existem diferenças entre os subsetores da indústria alimentícia. Os fabricantes de alimentos intermediários em larga

escala (p. ex., moagem de farinha ou refino de açúcar) foram caracterizados como empresas de escala intensiva, onde foi criada uma elevada proporção do próprio processo tecnológico. Em contraste, os fabricantes de alimentos de conveniência processados geralmente promovem pouco desenvolvimento de processo e de produtos internamente, além de tenderem a ser caracterizados como empresas fornecedoras-dominadas.

Na indústria alimentícia, a P&D constitui um esforço orientado à aplicação e guiado pelo mercado, voltado para produtos específicos e baseado mais nas inovações tecnológicas do que nas principais modificações produzidas pela pesquisa básica. Os gastos com P&D na indústria alimentícia são bastante reduzidos, em comparação aos gastos de outras indústrias de maior nível científico e tecnológico, como a indústria química e a indústria farmacêutica. No caso das empresas multinacionais, os gastos da Nestlé com P&D em 1992 chegaram a 1,2% da arrecadação de suas vendas, enquanto os gastos da Unilever com P&D em 1993 foram da ordem de 2%. Segundo o *Food Processing's 1998 top 100 R&D*, nenhuma empresa relatou gastos com P&D acima de 1,5% da arrecadação das vendas de alimentos (Meyer, 1998). As despesas com P&D nas indústrias químicas variaram de 4 a 10% da arrecadação das vendas (Moore, 2000). Na indústria farmacêutica, as despesas com P&D chegaram entre 15 e 17% da arrecadação das vendas (Cookson, 1996; Scott, 1999; Mirasol, 2000).

Esses números de P&D, embora indiquem algum grau de comprometimento com o desenvolvimento de novos produtos, potencialmente também podem causar confusão. As empresas mencionadas investem pesadamente em novos mercados e/ou produtos em crescimento, ao mesmo tempo em que gastam relativamente pouco com investimentos em produtos bem estabelecidos cujas perspectivas de crescimento sejam precárias. O suporte técnico para estes últimos produtos enfatiza majoritariamente as estratégias de redução de custos.

As estratégias de P&D empregadas nas indústrias alimentícias podem ser resumidas da seguinte forma:

- As atividades de P&D nas indústrias de alimentos são determinadas pelas oportunidades existentes no mercado. A preferência do consumidor, o tamanho do mercado, a margem de lucro e a capacidade de responder efetivamente à concorrência são critérios importantes para a direção da função de P&D.
- As atividades de P&D são diferenciadas conforme as metas e a situação, sendo alocadas a unidades de negócios estratégicas (UNEs) e instalações centrais. O processo de aplicação de P&D e a tecnologia de produto para desenvolvimento de novos produtos ou extensões de linhas usualmente são destinados às UNEs. Isso permite responder prontamente aos mercados específicos. Em alguns casos, a P&D também é realizada ao nível corporativo. Essa prática teria como objetivo alcançar os mercados novos, promover o desenvolvimento de produtos a longo prazo e promover o desenvolvimento tecnológico, de modo a produzir um impacto significativo em toda a corporação ou que fosse capaz de sustentar diversas UNEs.
- As empresas distinguem o propósito e o impacto das tecnologias, concentrando esforços para a promoção do desenvolvimento interno ou externo. O desenvolvimento da tecnologia de base ou essencial com frequência é conduzido internamente. A tecnologia de apoio é frequentemente empregada por meio de *joint ventures*[1] ou aquisições, em vez de ser desenvolvida internamente.
- As linhas de produtos bem-sucedidas podem ser mantidas no mercado por meio de esforços de P&D concentrados na redução de custos, extensão das linhas e renovação de produtos. O ponto-chave é o aprimoramento contínuo, baseado nas preferências do consumidor e em novas tecnologias.

19.2.3 Características do produto

Um produto alimentício novo pode ser classificado de acordo com seus principais atributos. Estes são:

- forma (tamanho, formato, densidade, acondicionamento, estabilidade);
- conteúdo (nutrientes, aditivos, contaminantes);
- palatabilidade (paladar, odor, cor, textura, cultura da identificação e cultura social);

[1] N.R.C.: *Joint venture*, ou empreendimento conjunto, é um tipo de associação no qual duas empresas se juntam para tirar proveito de alguma atividade por tempo determinado, sem que percam sua identidade própria. Entre as várias que formaram uma *joint venture* no Brasil está a empresa de produtos alimentícios Brasil Foods (BRF), que em 2012 se associou à empresa chinesa Dah Chong Hong (DCH) com o objetivo de distribuir produtos processados e *in natura* ao mercado chinês e de desenvolver a marca Sadia no país asiático.

- custo (matérias-primas, conversão, despesas gerais).

Cada atributo deve ser considerado conforme descrito a seguir.

- Determinar a percepção do consumidor em relação ao atributo (p. ex., o que o consumidor percebe como incorporação do atributo ao produto).
- Determinar o valor real ou potencial do atributo (p. ex., o valor nutricional pode diferir para cada indivíduo, de acordo com a dieta e as necessidades individuais).
- Estimar o valor do mercado, com o objetivo de estimar sua atratividade. Para isso, é preciso considerar questões como: qual é a extensão do segmento? Qual é o grau de estabilidade da demanda do consumidor? Quais são as alternativas existentes para um determinado atributo? Como o atributo afeta os demais produtos vendidos?

É preciso obter uma caracterização técnica acurada do atributo, por exemplo, especificação, condições do processo, estabilidade, acondicionamento e método de medir o atributo para fins de controle de qualidade.

19.2.4 Aquisições da empresa

Nos dias atuais, as empresas do ramo de alimentos frequentemente apenas adquirem ou se fundem a empresas que apresentam potencial de produto. Essas fusões e aquisições levam à diminuição dos investimentos em P&D. Por exemplo, a aquisição da Nabisco pelo Grupo Danone; a aquisição da Bestfoods pela Unilever, em 2000; e a aquisição da Pillsbury pela General Mills.

A rápida liberalização econômica e o relaxamento das barreiras aos investimentos estrangeiros atraíram empresas internacionais. Essas empresas alcançaram posições fortes nos mercados asiáticos, por meio de fusões e aquisições.

Nos EUA e no Japão, as aquisições de tecnologia externa, em vez do desenvolvimento interno de tecnologias, são mais prováveis quando existem muitos rivais com expectativas de desenvolver um produto similar.

19.2.5 Ligações entre *marketing* e operações técnicas

Enquanto a necessidade do consumidor constitui um insumo de *marketing*, a tecnologia consiste na habilidade de atender a essa necessidade por meio da produção do produto desejado. A combinação decisiva dessas duas dimensões do conhecimento produz a diferenciação do produto no mercado competitivo e a mudança da demanda do consumidor. O conhecimento técnico parece ser importante como insumo e também como um potencial ponto forte de *marketing*. A estratégia da tecnologia, portanto, é importante para a rentabilidade e o desenvolvimento da empresa a longo prazo.

19.2.6 Fontes de conhecimento

A indústria alimentícia também necessita de pessoal técnico para lidar com a complexidade da legislação de alimentos, com os ingredientes de alimentos e com o comportamento destes durante o processamento. O pessoal técnico interno proporciona:

- uma forte motivação para a execução do trabalho pesado necessário;
- influência interna suficiente para conseguir as alocações necessárias de tempo, dinheiro e instalações; e
- a maestria necessária em conhecimentos tecnológicos.

O conhecimento interno exerce um papel fundamental, por quatro motivos:

- a necessidade da empresa de utilizar a tecnologia apropriada relacionada a artefatos específicos, com o objetivo de obter lucros a curto prazo a partir de uma inovação radical;
- a natureza cumulativa do desenvolvimento tecnológico requer que a empresa se baseie na capacidade já existente para facilitar a geração de novos conhecimentos;
- para compreender uma tecnologia pouco familiar, uma empresa precisa contar com conhecimentos internos para identificar, digerir e utilizar o conhecimento externo;
- o conhecimento interno permite que uma empresa utilize conhecimentos específicos, em vez de conhecimento geral, para a diferenciação de seu produto no mercado.

19.2.7 Estratégias corporativas

O único e mais importante aspecto de uma estratégia de inovação de produto bem-sucedida é o compromisso corporativo. A introdução de novos produtos é cara, bastante arriscada e requer uma cultura corporativa especial. Uma corporação deve estar preparada para se comprometer com um plano de negócios e permanecer com esse plano com uma determinação que às vezes, sob as condições dos métodos de revisão de negócios normais, pode parecer irracional.

Qualquer diretor-executivo tem um desejo humano natural de autopreservação. Os executivos querem saber quais das atividades por eles sustentadas irão preservar seus empregos. O desenvolvimento de novos produtos (DNP) muitas vezes requer que um executivo sustente um determinado conceito, mesmo tendo informações insuficientes para fundamentar julgamentos comerciais sólidos. O processo de DNP formal proporciona um método sistemático para manter a equipe executiva informada sobre o progresso contra marcos decisivos, controle de custos e fatores externos que influenciam a empresa. Para tanto, é nitidamente necessário contar com um tipo especial de executivo sênior. Esse processo também requer insistência, no sentido de obter relatórios regulares sobre o progresso de qualquer projeto de DNP.

Todas as empresas de DNP bem-sucedidas de qualquer setor de manufaturamento, sem exceção, apresentam um aspecto em comum. O processo de DNP dessas empresas é multidisciplinar e integra *todas* as partes da corporação no planejamento comercial e no próprio processo de DNP.

O DNP deve ser tratado no mais sênior dos níveis executivos, como um risco calculado. É preciso reconhecer desde o início que o processo de DNP é mais propenso a falhas do que ao sucesso. O típico "índice de sucesso" do desenvolvimento de produto aleatório e não estruturado é da ordem de 1 sucesso em cada 200 produtos introduzidos. Para os processos de desenvolvimento de produto mais sofisticados e bem executados atualmente disponíveis, o índice de sucesso continua sendo de apenas 1 produto bem-sucedido em 3 a 5 produtos lançados. Nesse contexto, o sucesso significa não só a sobrevivência no mercado de atuação durante todo o ciclo de vida do produto como também um retorno positivo do investimento.

Cada projeto de DNP requer uma cuidadosa revisão estratégica, identificando a relevância e a "adaptação" à corporação e sua cultura, avaliando a oportunidade e potencial do mercado, considerando a viabilidade técnica e capacidade operacional, bem como as potenciais implicações financeiras e legais do trabalho. O planejamento comercial *deve* incorporar todos os aspectos da empresa. A falha em obter uma abordagem integrada desde o início do projeto é identificada como a maior causa de falha do DNP.

A corporação *deve* saber em que negócio está envolvida. Isso define o tipo de produtos a serem considerados.

Um dos melhores exemplos dessa perspectiva no ramo de alimentos foi a mudança empreendida pela Mars Corporation, que inovou para os doces em barra congelados. As duas empresas principais do ramo de doces congelados, a Unilever e a Nestlé, ao mesmo tempo em que se observam atentamente, admitiram que a Mars havia entrado no setor de alimentos para animais de estimação e no setor de doces em barra. A Mars, por sua vez, se autodefiniu como uma empresa que comercializava doces em barra inovadores (e, nesse cenário, era irrelevante o fato de alguma coisa ser congelada ou não). A empresa desenvolveu uma tecnologia única para produzir as barras congeladas inovadoras, e demorou 2 anos para que a Unilever e a Nestlé conseguissem ter sucesso na produção de artigos concorrentes. A Unilever e a Nestlé não consideravam a Mars uma concorrente, porque haviam se enganado ao identificar sua posição no mercado no setor de sorvetes.

19.2.8 Organização para o desenvolvimento de novos produtos

Uma estratégia de desenvolvimento de produto nitidamente definida e a consciência em relação à contribuição da inovação não são os únicos requisitos para o sucesso do desenvolvimento de um produto. O desenvolvimento de um produto novo é, por natureza, um processo transdisciplinar e, portanto, não pode ser uma atividade funcional segregada. Para ser bem-sucedido, é preciso haver participação de funcionários de vários setores da empresa, que atuem como uma equipe.

A abordagem "sequencial" do desenvolvimento de produto, com uma função de cada vez assumindo a responsabilidade por um projeto e dando sua contribuição antes de passar à função seguinte, tem sido utilizada com frequência em toda a indústria alimentícia e, de fato, na maioria das indústrias. O *marketing* geralmente identifica uma nova oportunidade de produto. A P&D investiga e desenvolve a tecnologia, gerando conceitos que, então, são projetados e manipulados para a fabricação da manufatura. Em seguida, o produto é entregue para o setor de vendas e *marketing* para distribuição e venda final. Embora seja nitidamente lógica e, de forma superficial, fácil de compreender e administrar, essa abordagem sequencial apresenta várias falhas.

Nesse sistema sequencial, os papéis e a responsabilidade individuais são relativamente claros e estão segmentados em funções. O risco deve ser controlado quando os projetos são transferidos entre os estágios. Contudo, há poucos requisitos de comunicação entre as funções durante os períodos de transferência do projeto. Em consequência, omissões e erros ocorrem com frequência.

Como uma forma de enfrentar esses problemas, uma abordagem melhorada para a organização do desenvolvimento do produto, que havia sido defendida durante alguns anos, foi adotada e introduzida em diversas empresas de manufatura no final da década de 1980. Recebendo denominações variadas, como engenharia simultânea, engenharia concomitante ou trabalho paralelo, essa abordagem concentra-se no projeto como um todo, em vez de nos estágios individuais. Com a possibilidade de executar diferentes operações em paralelo, não só o tempo de desenvolvimento geral diminui como também as necessidades do projeto como um todo são mais bem satisfeitas. Primariamente, com o envolvimento de todas as funções ao longo de todo o projeto, desde o conceito até a produção, torna-se possível cuidar de todos os aspectos e implicações do projeto no decorrer de seu desenvolvimento.

Constatou-se que a abordagem concomitante funciona melhor quando utilizada em parceria com equipes de projeto interdisciplinares.

Os principais benefícios proporcionados pela adição das equipes multifuncionais são:

- a eliminação das repetições entre as funções, uma vez que todas atuam juntas no mesmo projeto e, assim, é possível encurtar os períodos de desenvolvimento;
- a superação das estruturas hierárquicas nas organizações, que permite descentralizar e adequar melhor a tomada de decisão no projeto;
- maior enfoque do projeto pelos membros da equipe, permitindo que as informações relevantes sejam filtradas de maneira mais efetiva a partir da massa de estatísticas de mercado, dados técnicos e valores de manufatura obtidos dentro e fora dos departamentos;
- propriedade do objetivo e das metas do projeto, com consequente superação dos tradicionais problemas associados à divisão do trabalho;
- trocas mais frequentes de ideias, opiniões, conhecimento, etc., levando ao aprendizado mais rápido dos membros inexperientes da equipe.

Nas empresas bem-sucedidas, os membros das equipes representam as diversas funções corporativas que, por sua vez, dependem do tamanho e da matriz organizacional da empresa. De maneira efetiva, as funções listadas a seguir precisam estar envolvidas em todos os estágios do ciclo de DNP:

- *marketing*
- vendas, distribuição e logística
- P&D
- garantia de qualidade
- engenharia
- manufatura / operações
- finanças e legislação
- consecução / aquisição
- embalagem e *design*

É preciso notar que muitas dessas funções se autoconsiderariam irrelevantes na equipe de DNP. Se essas funções não forem incluídas na equipe em todos os estágios das fases de desenvolvimento, então a efetividade do processo de DNP será menor. Todas essas funções *exercem* um papel em algum estágio, ao longo do DNP. Em certas empresas, uma pessoa pode cobrir vários desses papéis.

19.2.9 O impacto dos varejistas e supermercados

A literatura passou a enfocar a importância dos grupos intermediários no processo de desenvolvimento de produto – e por um bom motivo. Os fabricantes de alimentos normalmente não possuem ligações diretas com os consumidores finais dos alimentos. A ligação direta decisiva é o supermercado ou o *chef*-hoteleiro.

Essas alianças verticais (note que isso não é aquisição) e as associações estreitas com organizações externas (como instituições de pesquisa e universidades) é uma característica da chamada quarta geração de P&D (Miller e Morris, 1999). Essa característica consiste essencialmente na integração dos grupos de produção, *marketing* e P&D interno com as organizações externas.

19.2.10 Principais aspectos associados à falha de um produto

Diversos estudos tentaram isolar os aspectos associados à falha de um produto. Entretanto, as listas com frequência são contraditórias e confusas. Um dos relatos, que aparentemente cobre a maioria dos aspectos e os classifica em alguma ordem, foi publicado no *Food Technology* (Hollingsworth, 1994). Os principais motivos e suas classificações, com base na frequência percentual em que foram incluídos nas três causas principais de falha pelos entrevistados, são os seguintes:

- direção estratégica: 44
- o produto não cumpriu o que prometeu: 35
- posicionamento: 33
- diferencial competitivo: 32
- relação preço/valor: 30
- compromisso administrativo: 29
- embalagem: 20
- pesquisa enganosa: 19
- processo de desenvolvimento: 19
- execução criativa: 18
- suporte de *marketing*/comercial: 18
- marca: 15
- insumo do consumidor: 14
- experiência do grupo de *marketing*: 9
- mensagem da propaganda: 8
- promoções: 8
- tempo de *payback*[2]: 8

19.3 Protocolos de classe

19.3.1 Estratégia de desenvolvimento de novos produtos

19.3.1.1 Planejamento e *timing* do projeto de DNP

O DNP sistemático é uma disciplina cuidadosamente definida, temporalmente regulada e estruturada. A introdução de novos produtos será bem-sucedida somente se o projeto for cuidadosamente planejado e a cronologia for devidamente ajustada. Este constitui o primeiro elemento de qualquer processo de DNP e é uma disciplina importante para todos os estudantes.

Essencialmente, um projeto de DNP possui seis componentes:

- delineamento do conceito e geração da ideia;
- triagem preliminar do produto;
- análise econômica formal;
- desenvolvimento do produto alimentício experimental;
- teste do produto;
- comercialização.

Uma data de lançamento seria normalmente identificada (que pode ser determinada pela duração do período de ensino desse exercício), e esta data determina a duração total do projeto. Este *deve* ser concluído na data definida.

A análise da trajetória de progresso do trabalho e da trajetória crítica consiste em um exercício construtivo, para que todos os estudantes entendam melhor o processo de DNP geral, a quantidade de trabalho envolvida e o modo como estruturar os procedimentos de administração do tempo para garantir o cumprimento de todos os prazos requeridos. Muitos dos textos sobre desenvolvimento de produto exemplificam esses procedimentos, além de existirem bancos de dados sobre administração de projetos e *softwares* disponíveis para a preparação das trajetórias críticas.

Os estudantes devem ser incentivados a identificar onde as atividades podem ser conduzidas ao mesmo tempo (p. ex., a revisão da literatura pode ser realizada enquanto a triagem inicial e a análise econômica estão em andamento). Cada elemento do processo de DNP precisa ter uma estimativa de tempo realista (p. ex., a formulação do produto requer a ordenação dos ingredientes que, às vezes, pode demorar pelo menos uma semana para ser concluída).

A cronologia deve se ajustar à data final crítica. Se o intervalo for longo demais, partes do projeto terão que ser eliminadas, para que o tempo total do projeto seja reduzido. No decorrer do projeto, essas cronologias serão checadas regularmente quanto à complacência. *A falha em ultrapassar um marco decisivo é motivo suficiente para o encerramento do projeto.* Quando se torna difícil demais desenvolver um projeto em laboratório, é melhor parar de continuar a trabalhar no produto em questão (seja qual for o seu potencial) e passar a enfocar outro produto, cuja preparação seja mais simples e possa ser concluída dentro do prazo.

Como existem vários pontos de revisão "*prosseguir/não prosseguir*" ao longo do processo de DNP, é importante garantir que mais de um produto esteja sendo projetado em qualquer estágio. Como regra geral, o estágio inicial de delineamento do conceito e geração da ideia deve identificar várias centenas de produtos possíveis. No momento em que o desenvolvimento do produto experimental começa no

[2] N.R.C.: O *tempo de payback* é o período necessário para que as entradas de caixa do projeto se igualem ao valor a ser investido, isto é, o tempo de recuperação do investimento realizado.

laboratório, deve haver cerca de cinco produtos sendo considerados. No momento em que os produtos são lançados, restarão somente um ou dois produtos. Esse corte progressivo de produtos é essencial para maximizar o sucesso das atividades de DNP.

19.3.1.2 Delineamento do conceito e geração da ideia

A necessidade de um conjunto de ideias de produtos relevantes, cuidadosa e estrategicamente definido, que se ajuste ao plano comercial da empresa é fundamental ao sucesso do desenvolvimento do produto. É obrigatório que o exercício envolva uma empresa e é preciso ter uma visão nítida da estratégia comercial, da especialidade e das capacidades da empresa, e também um conjunto definido de restrições em torno do exercício de DNP. De modo ideal, os exercícios de DNP devem ser conduzidos em parceria com uma empresa de alimentos real. Alternativamente, o professor deve garantir que uma empresa virtual seja definida com um grau de detalhamento considerável.

Os detalhes relevantes de uma empresa devem incluir:

- o negócio e o setor da indústria alimentícia com que a empresa opera;
- o tamanho e o tipo da equipe disponível (p. ex., técnica, de *marketing*);
- os aspectos financeiros e correlatos, que podem restringir o DNP (p. ex., disposição para investir em capital novo);
- a habilidade de processamento e a capacidade;
- a cadeia de distribuição e varejo (ou ingredientes industriais);
- o foco no mercado doméstico ou de exportação (somado às regulamentações e leis de alimentos pertinentes).

Existem muitas formas de gerar ideias e identificar possíveis conceitos. Os fatores condutores específicos serão variáveis entre os diversos projetos de DNP. Por exemplo:

- desejo de introduzir um produto que seja totalmente novo para a empresa;
- desejo de enfrentar um produto de um concorrente;
- desejo de melhorar um produto existente (p. ex., acrescentar um ingrediente funcional ou nutricional);
- desejo de estender uma linha (p. ex., um novo sabor em uma variedade existente);
- desejo de aproveitar melhor um material de descarte;
- oportunidade de utilizar um novo ingrediente;
- desejo de diminuir os custos de um produto existente;
- desejo de usar a capacidade extra de uma determinada máquina.

Algumas ideias serão conduzidas por um novo processo, embalagem ou oportunidades de ingrediente (i. e., dirigidas pelo processo), enquanto muitas serão conduzidas por oportunidades de mercado novas ou emergentes. Em *todos* os casos, o objetivo fundamental desse estágio do processo de DNP é gerar o máximo de ideias possíveis (não importa o quão tolas pareçam ser). É importante lembrar que, a partir desse estágio, cerca de uma em cada 200 ideias de produtos serão bem-sucedidas. A maioria das ideias de produto será eliminada no decorrer do processo de DNP, por isso comece sempre com um número bastante amplo de ideias.

Uma parte essencial desse estágio é o *marketing*. Esse aspecto foi abordado em outros capítulos do livro.

Nesse estágio, há a necessidade crítica de uma definição clara do consumidor-alvo. Há casos de projetos de DNP (p. ex., utilização de um material de descarte atualmente existente) em que é difícil definir o mercado-alvo. Entretanto, para a maioria dos produtos, o mercado-alvo é conhecido e a equipe de *marketing* pode definir seus consumidores com acurácia.

Ao final desse estágio, você terá:

- uma imagem nítida da empresa para a qual trabalha;
- uma compreensão definida de quaisquer restrições da empresa (equipamentos, investimento financeiro, orçamento);
- um panorama amplo do mercado e dos consumidores-alvo;
- uma compreensão geral acerca da cadeia de fornecedores (distribuição, etc.) necessária;
- um reconhecimento geral de quaisquer restrições específicas do produto (p. ex., vida de prateleira, condições especiais de armazenamento, legislação de alimentos);
- um número bastante amplo de ideias de produtos.

19.3.1.3 Triagem preliminar do produto

A próxima etapa do processo de DNP consiste na redução sistemática do número de ideias de produto, para obtenção de um grupo administrável. Para tanto, é necessário que uma equipe multidisciplinar revise todos os produtos identificados. Isso é efetivamente uma análise econômica preliminar. Cada produto precisa receber escores (o melhor conhecimento ou o conhecimento individual existente) segundo uma variedade de critérios. Esses critérios devem ser definidos especificamente para um dado projeto de DNP e abrangem aspectos como:

- potencial de sucesso do mercado;
- relevância dos produtos já existentes da empresa e dos canais de distribuição;
- capacidade da empresa de fabricar o produto;
- complexidade técnica do produto (e consequentemente o custo relativo do desenvolvimento técnico);
- potencial custo do produto (e consequentemente a rentabilidade).

Cada produto recebe escores de cada um dos membros da equipe (é possível especificar as habilidades a serem utilizadas, conforme a conveniência: p. ex., o *marketing* atribuiria os escores aos critérios baseados no mercado) e esses escores são somados em uma pontuação total. Os produtos são, então, classificados e aqueles que atingirem as pontuações máximas serão escolhidos para participar da próxima etapa. É evidente que, para alcançar o sucesso nesse estágio, as pessoas devem ter uma compreensão razoável sobre os diversos critérios submetidos à triagem. Uma pesquisa de mercado preliminar talvez seja necessária, entretanto a tolerância em relação a esse aspecto deve permanecer ampla durante esse estágio. *Observação:* não se trata de um processo de "conjecturas". Caso a informação não tenha sido compreendida com clareza, pode ser necessário realizar uma pesquisa preliminar da literatura. Uma equipe experiente será capaz de submeter esses produtos a uma triagem com bastante rapidez, enquanto uma equipe com conhecimentos limitados necessitará de mais investigação de *background* para elaborar pareceres sólidos.

Como diretriz, o número de produtos restantes deve ser equivalente a 15 e 20% da lista original.

Nesse nível, cada produto deve incluir uma breve descrição dos aspectos exclusivos a serem desenvolvidos. Por exemplo, o produto consiste em uma bebida pronta para beber, rica em proteínas e à base de frutas, com estabilidade de prateleira, acondicionada em uma embalagem UHT de 100 mL e acompanhada de um canudo. É importante que todos os membros da equipe possuam uma visão e um conhecimento claros e consistentes acerca do produto.

19.3.1.4 Análise econômica formal

Pesquisa de mercado

O conhecimento detalhado do mercado e do consumidor é decisivo para o sucesso do processo de DNP, a partir desse momento. O mercado do usuário final deve ser claramente definido (note que pode haver diferentes mercados para os diferentes produtos em processo de revisão). As informações necessárias incluem:

- as necessidade, desejos e demandas do usuário do mercado-alvo;
- as tendências do mercado e os aspectos decisivos que se tem como objetivo (p. ex., necessidades nutricionais);
- determinação do preço;
- distribuição e estratégias promocionais necessárias à obtenção do sucesso;
- estimativas do tamanho e da porção de mercado (atuais e futuras);
- pressão competitiva (e consequentemente a influência sobre o potencial do mercado);
- vida econômica do produto.

A consideração das ações dos usuários finais deve ser avaliada em fatores, como:

- A demanda do produto será dirigida...?
  - pela necessidade
  - pela indulgência
  - pela saúde, etc.
- Até que ponto o produto irá satisfazer essas necessidades?
- Qual é a característica apresentada exclusivamente por seu produto, em termos de satisfação de necessidades?
- Com que facilidade os concorrentes conseguem imitar essa característica exclusiva?
- A concorrência está aumentando ou diminuindo?
- Qual será a importância da redução de preços nesse segmento do mercado?
- O número de clientes será grande ou pequeno?
- A distribuição geográfica dos clientes representará uma vantagem ou um obstáculo?
- Os clientes são ou não altamente leais à marca?
- O produto se ajusta às marcas atuais da empresa?

Esses critérios, então, podem ser selecionados com mais objetividade do que na triagem preliminar, uma vez que foram coletados dados significativamente mais detalhados e uma análise de cada produto foi conduzida nesse estágio. Esses critérios devem ser representados em escala (p. ex., em uma escala de 10 pontos) e marcados de acordo – produto por produto. Muitas vezes é desejável ter uma escala similar (com âncoras diferentes) para cada um dos atributos que estão sendo revisados.

Observação: nesse estágio, esses vários tópicos listados com os marcadores normalmente seriam agrupados em, talvez, quatro ou cinco critérios de pontuação. Tais critérios poderiam ser, por exemplo, o tamanho do mercado, o nível de competição, a singularidade do produto e a potencial porção de mercado.

Potencial da empresa

Aliado ao potencial do mercado, o impacto sobre a empresa também deve ser avaliado com cuidado. Para tanto, é necessário ter um sólido conhecimento técnico sobre o provável produto a ser desenvolvido.

A informação requerida inclui:

- a potencial segurança do produto (risco para a empresa);
- aspectos legais relevantes para a manufatura, exportação, leis do mercado de alimentos;
- já existem patentes desse produto ou desse tipo de produto?
- potencial de patentear a tecnologia/produto novo;
- é fácil para os concorrentes desenvolver produtos similares?
- capacidade dos canais de distribuição existentes para lidar com o produto;
- geração de subprodutos ou materiais residuais;
- grau de dificuldade técnica para formular/desenvolver o produto para a empresa;
- capacidade de manufaturar o produto com os equipamentos existentes (habilidade e capacidade);
- vantagens únicas para a empresa (p. ex., equipamento especializado, matérias-primas exclusivas);
- habilidade da equipe técnica de dar suporte ao desenvolvimento;
- potenciais conflitos na empresa;
- potenciais despesas:
  - custos do desenvolvimento;
  - inventário ou custos associados a ingredientes exclusivos;
  - provável investimento de capital;
  - custos inaugurais/promocionais, etc. de *marketing*;
  - custos inaugurais de produção;
  - depreciação e questões financeiras relacionadas (referentes ao custo do produto em potencial);
- potencial para adicionar valor.

Assim como para o potencial de *marketing*, esses critérios devem ser pontuados em uma escala apropriada (p. ex., 10 pontos) com as âncoras corretas. Esses critérios empresariais podem ser agrupados em cinco ou seis critérios. Tais critérios podem ser, por exemplo, a vida de prateleira, o custo de processamento, a necessidade de capital extra, a viabilidade técnica e os custos de execução.

Triagem do produto final

Depois que os produtos recebem escores de *marketing* e escores baseados nos atributos da empresa, os dados podem ser combinados empregando uma média ponderada. Para tanto, deve ser atribuído um "grau de ponderação" para cada critério de *marketing* e da empresa. Um exemplo seria:

- Tamanho do mercado: 10 marcas
- Nível de competição: 5 marcas
- Singularidade do produto: 10 marcas
- Potencial porção de mercado: 15 marcas
- Vida de prateleira: 5 marcas
- Custo do processamento: 15 marcas
- Necessidade de capital extra: 15 marcas
- Viabilidade técnica: 10 marcas
- Custos de execução: 15 marcas

Resumindo o processo: os critérios de pontuação são identificados (exemplos da lista anterior) e cada um deles é ponderado. Cada membro da equipe, então, atribui os escores a cada produto, de acordo com esses critérios, geralmente adotando uma escala de 10 pontos. Em seguida, o escore atribuído a cada produto para cada critério é multiplicado pelo fator de ponderação dos critérios. Por fim, os resultados obtidos para cada critério são somados, de modo a gerar um único número. No exemplo anterior, o valor máximo para cada produto é 1.000. O exemplo é mais bem detalhado na Tabela 19.1.

Os produtos, então, são classificados em ranques, e os três a cinco produtos que alcançarem as posições mais altas são selecionados para participar de outra atividade de DNP. *Observação*: *não* termine com apenas um produto! Nesse nível do processo de DNP, há 1 chance em 20 de você identificar um produto bem-sucedido.

Tabela 19.1 Exemplo de uma planilha de escores de um membro da equipe, para triagem de produto final. Os escores vão até 10.

Critério	tm		nc		sp		pmp		vp		cp		nce		vt		ge		Escore total
	Escore	**Peso**	**Escore**	**Peso**	**Escore**	**Peso**	**Escore**	**Peso**	**Escore**	**Peso**	**Escore**	**Peso**	**Escore**	**Peso**	**Escore**	**Peso**	**Escore**	**Peso**	
Produto 1	5	10	7	5	3	10	6	15	6	5	7	15	9	15	8	10	7	15	660
Produto 2	9	10	7	5	3	10	5	15	6	5	4	15	3	15	3	10	9	15	530
Produto 3	1	10	2	5	9	10	7	15	6	5	6	15	7	15	2	10	3	15	505
Etc.		10		5		10		15		5		15		15		10		15	

tm, tamanho do mercado; nc, nível de concorrência; sp, singularidade do produto; pmp, porção de mercado do produto; vp, vida de prateleira; cp, custo de processamento; nce, necessidade de capital extra; vt, viabilidade técnica; ge, gastos de execução.

Especificação do produto

A etapa final desse estágio inicial do DNP consiste em definir as especificações de produto corretas para cada um dos produtos que emergiram com sucesso dessa etapa de triagem. Essa especificação deve ser tão detalhada quanto possível, lembrando que ainda existem outras etapas de desenvolvimento por vir. Contudo, neste ponto, as especificações não devem apresentar ambiguidades. Entre as especificações a serem incluídas, estão:

- mercado-alvo e usuário final;
- atributos do produto:
  - cor
  - embalagem
  - tamanho
  - características exclusivas
  - requisitos especiais de armazenamento
  - qualidade do produto e imagem da marca
- aspectos referentes à composição do produto:
  - matérias-primas a serem utilizadas
  - necessidades de rotulagem (p. ex., uso de ingredientes geneticamente modificados, orgânicos)
  - aromas e sabores
  - questões culturais e outras (p. ex., *halal*, *kosher*[3])
  - exigências legais
  - ligações com produtos existentes (extensões de linha, etc.)
- restrições do processamento:
  - necessidades do equipamento
  - capacidade do equipamento
  - manipulação especializada (p. ex., asséptica, delineamento da linha de processo e esboço de equipamento)
- aspectos referentes à vida de prateleira:
  - estabilidade de prateleira, se refrigerado, congelado, seco, etc.
  - necessidades especiais de embalagem
  - capacidade de formular o produto com vida de prateleira (p. ex., você pode usar antioxidantes, conservantes?)
  - aspectos especiais de segurança (microbiológicos, biológicos, químicos, etc.)

19.3.2 Desenvolvimento de produtos em escala de cozinha experimental/fábrica-piloto

Esse estágio requer uma abordagem multidisciplinar (que é típica de todos os estágios do processo de DNP). A realização de levantamentos de consumidores seria desejável para melhor definir as expectativas do usuário final desses produtos. As revisões da literatura e as discussões com fornecedores de ingredientes ou equipamentos também fornecem receitas e procedimentos de processamento para mais ou menos cinco produtos que tenham sido identificados.

O primeiro estágio consiste em obter todos os ingredientes a serem usados, incluindo a garantia da aquisição de uma ampla variedade de aditivos alimentares apropriados. Um laboratório de DNP moderno contaria com todos esses ingredientes à mão, porém os estudantes usualmente necessitam entrar em contato com os fornecedores de vários materiais especializados. *Observação*: os ingredientes para a manufatura industrial de alimentos normalmente não podem ser obtidos em supermercados! As revistas técnico-industriais estão repletas de propagandas de ingredientes e identificam os fornecedores. As buscas por ingredientes (até mesmo utilizando nomes funcionais, como gomas, espessantes, aromatizantes, corantes, etc.) feitas na internet permitem identificar rapidamente os fornecedores. Os livros sobre ingredientes de alimentos (dentre os quais, um dos mais abrangentes é o de Branen et al., 2002) são escassos, porém os textos sobre química de alimentos fornecem alguns termos-chave valiosos para as pesquisas.

As fontes mais valiosas de receitas e ingredientes alimentícios são os próprios fornecedores de ingredientes. As apresentações de comércio industrial também incluem os fabricantes de ingredientes. A vasta maioria dos ingredientes e aditivos alimentares *somente* pode ser obtida por meio desses fornecedores.

É importante que as planilhas de identificação acompanhem os ingredientes obtidos. Essas planilhas incluem análises detalhadas da composição (química, pureza, microbiológica, estabilidade, etc.), métodos de armazenamento e uso desses ingredientes (você não encontrará essa informação

---

[3] N.R.C.: Segundo o Alcorão, livro sagrado da religião islâmica, o alimento é considerado *halal* (permitido para consumo) quando obtido de acordo com os preceitos e as normas ditadas por ele e pela jurisprudência islâmica. Esses alimentos não podem conter ingredientes proibidos. *Kosher* é a definição dada aos alimentos preparados de acordo com as leis judaicas de alimentação. A Torá exige que aves e bovinos sejam abatidos de acordo com essas leis, em um ritual chamado Schechita, realizado apenas por indivíduos treinados, denominados *shochet*.

em nenhum livro), dicas especiais de uso, condições ideais para uso do alimento (pH, força iônica, etc.) ou condições a serem evitadas, além de outras informações que seriam essenciais ao DNP (p. ex., *halal, kosher*, sem modificação genética, orgânico, tratado com radiação ionizante).

Identifique as condições de processamento especiais e como fazer o planejamento para consegui-las (p. ex., o processamento UHT somente pode ser realizado com um equipamento de alta pressão apropriado – você consegue ter acesso a esse equipamento em algum lugar?). Existem algumas etapas efetivas que você pode realizar no laboratório e talvez não venha a utilizar durante a operação comercial (p. ex., diminuição de tamanho com auxílio de um martelo, sendo que você poderia usar um moinho de pinos na indústria).

Planeje e prepare seus testes de vida de prateleira. Isso deve começar o quanto antes, tão logo você tenha desenvolvido seu primeiro protótipo do produto. Os testes de vida de prateleira são *demorados*, e você inevitavelmente não dispõe de tempo. Por isso, inicie a etapa da vida de prateleira já com o primeiro produto que fabricar e continue realizando essas triagens em cada lote de produtos que você fabricar. Não espere até ter obtido o produto final, pois será tarde demais para descobrir algum problema.

O processo experimental invariavelmente gira em torno da formulação de produtos que possuem diversas variáveis exclusivas a serem avaliadas. Por exemplo, um produto pode apresentar uma cor específica, conter certos aromatizantes ou ter determinado sabor e textura. A maioria dos ingredientes que você usaria para qualquer um desses atributos interage com muitos dos outros ingredientes – ou seja, o resultado é imprevisível. Sendo assim, o trabalho experimental em DNP invariavelmente envolve diversas (com frequência de 6 a 10) variáveis que, por sua vez, requerem o emprego de delineamentos experimentais sofisticados e especializados (como os de Plackett e Burman). Esses delineamentos permitem obter resultados significativos com a realização de um número limitado de experimentos, e o desfecho desses experimentos consiste na habilidade de identificar quais variáveis são as mais importantes. Após essa identificação, é possível empregar mais delineamentos experimentais de rotina equilibrados, para um número menor de variáveis.

Uma vez projetado um conjunto de produtos conveniente, torna-se necessário testar os produtos. Antes de tudo, é necessário concluir os testes químicos e microbiológicos, a fim de garantir a segurança dos produtos para consumo. Esses testes seriam convenientemente projetados para os produtos específicos em questão.

Se esses produtos forem seguros, os testes sensoriais podem ser realizados para determinar suas características organolépticas. Às vezes, os alimentos desenvolvem aromas ou sabores inesperados. Alternativamente, quando estiver imitando um produto alimentício de um concorrente, você pode querer realizar testes de similaridade (ou de diferença). Com frequência, é importante descrever as características sensoriais dos produtos, para que estas possam ser relacionadas ao seu produto conforme este é amplificado em escala (na fábrica-piloto), ou até mesmo para ajudar a explicar a aceitabilidade do consumidor. Esses testes sensoriais normalmente são realizados com painelistas treinados ou semitreinados, no laboratório. Os testes sensoriais são projetados para garantir que as especificações do produto sejam equiparadas e para que não haja surpresas.

Quando o produto é fabricado em laboratório, existe um conjunto nítido de etapas de processo a serem concluídas. Algumas dessas etapas podem ser especiais para a operação de fábrica-piloto/comercial (p. ex., a realização de um processo de pasteurização que utiliza uma aparelhagem de placa e armação seria improvável em laboratório, mas seria uma operação de rotina na fábrica). O uso de leite pasteurizado no laboratório poderia ser substituído pelo uso de leite fresco, seguido de pasteurização na fábrica. Um fluxo de processo formal – desde o recebimento da matéria-prima até o empacotamento final do produto concluído – seria definido nesse estágio. Isso seria comparado à competência e capacidade da operação de manufatura da empresa. O resultado obtido nesse estágio é representado por um diagrama de fluxo esquemático, que mostra cada etapa – operação, transferência, inspeção – da conversão da matéria-prima em produto finalizado.

A fixação dos custos é essencial. O valor das despesas com ingredientes pode ser obtido com os fornecedores, e o custo da receita pode ser prontamente definido. Entretanto, existem questões referentes ao desperdício a serem consideradas e é preciso incluir o tempo dedicado pelos funcionários (quantas horas de trabalho humano são necessárias na fábrica?), possíveis gastos com empacotamento, custos de distribuição e despesas gerais da empresa, além das contribuições para o lucro. A melhor forma de fazer essas previsões é utilizando planilhas de cálculo de computador, para poder visualizar os cenários hipotéticos e, assim, obter uma indicação do risco associado à fabricação desses produtos.

19.3.2.1 O momento da decisão "prosseguir/não prosseguir"

O segredo de um DNP bem-sucedido consiste na revisão regular de cada projeto em execução. Dada a extrema dificuldade para identificar os produtos de sucesso que irão funcionar no mercado de atuação *e* que também poderão ser manufaturados de uma forma comercialmente adequada por uma determinada empresa, é essencial garantir sempre que o trabalho contínuo em cima de um produto inefetivo seja suspendido tão logo esse produto se torne indisponível (e o mais rapidamente possível, no processo de DNP).

Nesse estágio, a equipe de diretores seniores precisa revisar cada produto quanto à continuidade ou interrupção de sua fabricação. Para tanto, os diretores terão:

- uma amostra do produto (e suas variações) para provar;
- a especificação do produto, o resumo original (detalhe para garantir que o produto seja exatamente como o original idealizado);
- os prováveis custo e preço de mercado do produto (e, portanto, o lucro / grau de valor agregado);
- amostras de produtos da concorrência (caso exista algum);
- a capacidade da unidade de produção da empresa de manufaturar o produto, bem como quaisquer condições especiais (p. ex., necessidade de um novo capital de investimento);
- uma previsão atualizada das expectativas de porção de mercado (i. e., análise de preço *versus* volume de vendas);
- identificação de quaisquer aspectos especiais preocupantes (p. ex., marcos decisivos, como uma data de lançamento desejável que será perdida).

O resultado dessa revisão é uma lista definida de produtos que passarão por trabalho de desenvolvimento adicional. Essa lista pode ser uma seleção de variantes específicas do produto (aromas, etc.). Essa seleção pode ter resultado na rejeição de produtos para desenvolvimento adicional. Sem exceção, apenas os produtos que ainda proporcionam benefícios reais para a empresa são identificados para passarem por trabalho adicional. A partir desse ponto, o trabalho de desenvolvimento torna-se muito caro.

19.3.2.2 Amplificação em escala na fábrica-piloto de alimentos

A progressão da escala laboratorial para a escala de fábrica-piloto é dificultada por numerosos problemas. A amplificação em escala raramente ocorre de forma direta, e o equipamento em uso em geral é bastante diferente de qualquer instrumento utilizado no laboratório. O fluxo integral do processo precisa ser devidamente projetado e ajustado na fábrica-piloto. Se houver necessidade de realizar contratações externas para execução de atividades especializadas, torna-se necessário projetar os métodos necessários à preparação de matérias-primas e ingredientes para realização da manufatura em outro local.

Os produtos têm que ser preparados e checados em relação aos produtos de laboratório originais. Garanta que os testes de segurança (microbiológico, químico, etc.) sejam concluídos antes da realização dos testes sensoriais. Se os produtos diferirem dos produtos de laboratório, a equipe de DNP deve aprovar qualquer mudança antes desse estágio ser concluído. É decisivo que as equipes de *marketing*, administrativa e operacional estejam estreitamente envolvidas com a avaliação do produto no decorrer de todo o estágio. Os testes de vida de prateleira devem ser iniciados de modo rotineiro, no momento da conclusão de cada lote de produto.

A fixação acurada do custo do produto pode então ser concluída. Os processos comerciais exatos podem ser definidos, e os parâmetros específicos em torno de cada etapa do processo podem ser elucidados. Os pontos de controle decisivos para a segurança e as principais características do produto precisam ser identificados. As planilhas de controle de qualidade precisam ser preparadas. As especificações do produto devem ser corretamente delineadas e as variâncias-alvo precisam ser previstas.

Nesse estágio, o teste do consumidor pode ser concluído com os produtos. Este é um exercício valioso que emprega o produto da fábrica-piloto. Por outro lado, esse teste não deve ser confundido com o teste de mercado, que é realizado após a amplificação em escala comercial. O teste do consumidor deve enfocar a aceitabilidade do produto, as comparações com os competidores (caso existam) e a identificação das características que precisam ser ajustadas ou otimizadas. De modo ideal, devem ser preparados diversos exemplos do produto, que apresentem variações de sabor, cor, textura ou outro atributo principal. Contando com um bom nível de conhecimentos fornecidos pelos testes químico, físico e sensorial interno, a reação dos consumidores a esses produtos irá proporcionar uma compreensão clara e valiosa acerca das qualidades desejáveis e ideais que esses produtos devem apresentar. O teste do consumidor deve fazer parte de um processo de desenvolvimento iterativo para otimização das qualidades do produto, com o objetivo de maximizar a aceitabilidade do consumidor (dentro dos limites de tempo e dinheiro).

19.3.2.3 O momento da decisão "prosseguir/não prosseguir"

Com o conhecimento recém-adquirido, torna-se necessário realizar uma revisão adicional. O estágio de desenvolvimento final (amplificação em escala industrial) é caro e deve ser concluído somente para os produtos que se mostram definitivamente promissores. Os novos dados a serem revisados são:

- aceitabilidade do consumidor;
- fixação do custo do produto atualizada;
- potencial de atendimento às especificações da empresa (vida de prateleira, porção de mercado, lucros);
- conhecimento da capacidade (é possível fazer?) operacional (manufatura);
- predição de volumes (esses volumes podem ser alcançados via manufatura – i. e., capacidade?);
- habilidade de cumprir os prazos de lançamento.

Os produtos bem-sucedidos (espera-se que nesssa etapa restem apenas 1-3 produtos) serão agendados para a amplificação em escala comercial.

19.3.2.4 Comercialização

Os estágios finais da parte técnica do DNP consistem na amplificação em escala (certifique-se de que esse processo esteja em funcionamento na fábrica) e na realização do teste de mercado.

Nesse estágio, é planejada a realização de uma triagem comercial. Esse processo normalmente levaria à manufatura de várias centenas de quilos de produto utilizando o equipamento de processamento atual, que por fim seria o equipamento utilizado para fabricar o produto. É difícil planejar as triagens de fábrica – a maior parte do equipamento comercial tem a disponibilidade comprometida com agendamentos de uso contínuo feitos com mais de um mês de antecedência. A disponibilidade do equipamento, as necessidades de fluxo do processo, a solicitação de matéria-prima e as decisões referentes à embalagem (há a possibilidade de usar embalagens temporárias, uma vez que as embalagens finais ainda não terão sido projetadas) exigem atenção.

As questões relacionadas à amplificação em escala seriam identificadas (a amplificação em escala invariavelmente oferece um alto grau de imprevisibilidade), parâmetros especiais e práticas de controle de qualidade seriam checados (quanto à viabilidade, praticabilidade) e o fluxo do processo seria confirmado ou ajustado.

O produto resultante dessa triagem de manufatura comercial seria utilizado no teste de *marketing*. Mais uma vez, a garantia da segurança é obtida (testes químico, microbiológico), assim como a conformidade com as especificações do produto (teste sensorial). Os pré-testes de mercado envolvem não só o teste sensorial do consumidor (aceitabilidade), como também a obtenção de informações sobre a disposição do cliente de experimentar um produto novo, mais os comportamentos de aquisição repetida. Os produtos (usualmente) não contêm informações sobre a marca, mas existem exigências legais que determinam a identificação no rótulo dos ingredientes utilizados, que garantem descrições claras do produto e assim por diante. É possível mostrar os materiais de propaganda, diversas opções de mensagens que poderiam ser utilizadas – e numerosos aspectos de *marketing*/promocionais que proporcionam à equipe de *marketing* perspectivas inestimáveis acerca do comportamento do consumidor. A avaliação poderia incluir grupos de enfoque, amplos levantamentos de consumidores ou regimes de testes internos (acompanhados de questionários). O levantamento para a indústria tipicamente envolveria 300-600 consumidores e demoraria 6-14 semanas para ser devidamente concluído e analisado. Esse levantamento pode custar 100.000 a 500.000 dólares – portanto, trata-se de um exercício bastante caro.

O uso apropriado dessas técnicas de pré-teste de consumidor de mercado precisa ser considerado atentamente. Tais técnicas não são amplamente empregadas, porque são onerosas. Sua acurácia é questionável e os dados requerem uma avaliação matemática complexa. No caso dos produtos sazonais, o fator tempo é nitidamente relevante: não é realístico conduzir os testes em um ano e vender o produto no ano seguinte! As técnicas são úteis apenas quando os produtos são vendidos em massa aos usuários finais do mercado.

O teste de *marketing* permite que a equipe de *marketing* ajuste o volume de suas previsões, avalie táticas promocionais e correlatas, e consiga prever melhor os padrões e hábitos de compra do consumidor. Todavia, esse teste é demorado e pode chamar a atenção dos concorrentes para os seus planos.

Muitas empresas utilizam "extensões" (*roll-outs*) do produto para lançar produtos novos. Essas empresas tendem a pular os testes de mercado e a estender sistemática e progressivamente os produtos. Por exemplo, essas empresas poderiam vender primeiro para os usuários influenciadores. Elas poderiam vender seu produto primeiro em uma localidade geográfica específica e "observar o desempenho do produto por lá". Poderiam usar segmentos específicos do mercado ou vender o produto por meio de um canal de mercado especial (p. ex., estações de serviço).

O estágio final dessa atividade consiste em outra revisão. Essa revisão é bastante detalhada e abrangente. Nessa etapa, todos os dados estão completamente disponíveis: fixação de custo, preço, rentabilidade, viabilidade da manufatura, requisitos promocionais, distribuição e planejamento para lançamento, aceitabilidade do consumidor e riscos associados ao lançamento de cada produto desenvolvido. Essa revisão precisa ser bastante sistemática e, nesse momento, os produtos devem ser minuciosamente examinados.

As especificações finais do produto podem ser definidas, devendo ser escritas com clareza e dispostas em uma sequência lógica. As especificações precisam ser realistas e relevantes, comprovadas na prática (nesse momento, você já realizou todas as práticas de que necessita!), aprovadas por todas as pessoas relevantes e ter a redação autorizada. Também é necessário que as especificações sejam acessíveis aos usuários (isso muitas vezes significa que existem várias versões – para operações, *marketing*, P&D e CQ), tenham delegações e autoridades claras: em outras palavras, quem está autorizado a fazer modificações. As matérias-primas devem ser especificadas (assim, a aquisição subentende quaisquer restrições técnicas específicas [p. ex., sem modificação genética e CQ, como especificações de qualidade]).

O cabeçalho de especificações poderia incluir:

- ingredientes e suas especificações individuais;
- formulação (notas de materiais, receita);
- processo de manufatura (incluindo o quadro de fluxo do processo);
- teste de produto, processo e matéria-prima;
- especificações de embalagem (materiais e rótulos);
- fixação de custos do produto;
- volumes / pesos do produto;
- vida de prateleira e condições especiais de armazenamento;
- autoridades (que podem alterar as especificações).

19.3.2.5 Lançamento do produto

O lançamento do produto delimita o término do processo de desenvolvimento do produto novo e o início do ciclo de vida do produto. Nessa fase, estão incluídas as atividades de mercadização, propaganda, registro de vendas, diários de comprador, estudos sobre a concorrência e fixação de custos de *marketing*.

Subsequentemente ao lançamento do produto, o DNP muda para atividades diferentes que estão estreitamente ligadas ao ciclo de vida do produto. Há a necessidade de considerar as eficiências de produção, melhorar (reduzir) as variações da qualidade do produto, diminuir o custo da produção (processos alternativos, substituição de ingredientes, otimização da embalagem), bem como de checar e ajustar a vida de prateleira. As atividades de gestão de qualidade total precisam ser revisadas e ajustadas, enquanto as práticas de aquisição de matéria-prima devem ser avaliadas (você consegue obter redução de gastos economizando com a aquisição em escala?). Mais frequentemente, existe uma necessidade regular de fornecer "extensões de linha" – produtos similares que, por exemplo, apresentam sabores diferentes. Eventualmente, a maioria dos produtos atinge um estágio de *marketing* maduro e, a partir daí, as vendas declinam até que o produto se torne inviável para produção.

Há também uma necessidade real de monitoramento e avaliação pós-lançamento. O que vem a ser a produção verdadeira e a eficiência de *marketing*? O resultado de mercado obtido correspondeu ao esperado? O produto de fato se ajusta à empresa? Existem questões relacionadas à segurança de alimentos, nutrição e outros atributos principais que foram identificadas para esse produto? Existem questões ambientais, sociais, legais ou físicas a serem abordadas? A análise econômica agora pode revisar os gastos verdadeiros e avaliar o tempo de *payback*, fluxo de caixa, retorno do investimento (RI) e aspectos relacionados.

Referências bibliográficas e sugestões de leitura

Anonymous (1982) *New Product Management in the 1980s*. Booz-Allen and Hamilton, Inc., New York.

Branen, A.L., Davidson, P.M., Salminen, S. and Thorngate, J.H. (2002) *Food Additives*, 2nd edn. Marcel Dekker, New York.

Cookson, C. (1996) International R&D. *Chemical Week*, S15.

Cooper, R.G. and Kleinschmidt, E.J. (1986) An investigation into the new product process: steps, deficiencies and impact. *Journal of Product Innovation Management*, **3**(2), 71–85.

Earle, M.D. and Earle, R.L. (2000) *Building the Future on New Products*. Leatherhead Publishing, Leatherhead.

Hollingsworth, P. (1995) Food research cooperation is the key. *Food Technology*, **49**(2), 65, 67–74.

Meyer, A. (1998) The 1998 top 100 R&D survey. *Food Processing*, August, 32–40.

Miller, W.L. and Morris, L. (1999) *4th Generation R&D: Managing Knowledge, Technology, and Innovation*. John Wiley and Sons, New York.

Mirasol, F. (2000) Pfizer bagsWarner-Lambert to form #2 global pharma giant. *Chemical Market Reporter*, **257**(7), 1, 20.

Moore, S.K. (2000) R&D management: finding the right formula. *Chemical Week*, **162**(16), 29–33.

Scott, A. (1999)Aventis, tech giant. *ChemicalWeek*, **161**(1), 46.

Siriwongwilaichat, P. (2001) *Technical information capture for food product innovation in Thailand*. PhD Thesis Massey University, Albany.

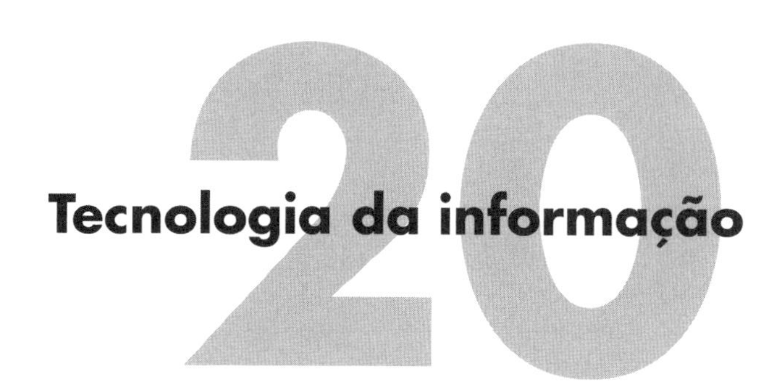

20 Tecnologia da informação

Sue H. A. Hill e Jeremy D. Selman

Pontos-chave

- Como a tecnologia da informação pode ser melhor explorada.
- Quais são os *hardwares* e *softwares* de computador disponíveis.
- Como administrar e armazenar a informação.
- Mecanismos de comunicação eletrônica.
- Qual é a melhor forma de procurar e interrogar a internet e a *world wide web*.

Neste capítulo, será considerado o modo como a tecnologia da informação (TI) pode ser explorada para proporcionar vantagens aos estudantes de ciência e tecnologia de alimentos.

20.1 Pacotes de *software* de computador

Os cientistas e tecnólogos precisam ser capazes de trabalhar da forma mais eficiente e efetiva possível. Assim, para obter vantagem máxima das oportunidades proporcionadas pela TI, esses profissionais devem saber o que fazer para estarem a par dos diferentes pacotes de *software* disponibilizados e comumente utilizados pela comunidade nas áreas de ciência e de alimentos. Eles precisam ser capazes de estabelecer e avaliar de maneira comparativa as características dos diferentes pacotes para um determinado conjunto de necessidades dos usuários, e de selecionar os sistemas computacionais mais convenientes com base na própria avaliação. Existem outros fatores possivelmente importantes que podem influenciar essa seleção, como a viabilidade do fornecedor, a qualidade do suporte, a compatibilidade de *softwares*, a maturidade do produto em termos de versão mais recente e a qualidade de qualquer documentação acompanhante.

20.1.1 *Hardware e software*

Os computadores pessoais (PCs) e os *laptops* são fabricados por diversas empresas internacionais, como Dell, Macintosh, Toshiba, Viglen, Compaq e Hewlett-Packard (ver http://www.pcworld.com). Cada um desses fabricantes adota um sistema operacional (ver Seções 20.2.1 e 20.2.2), e os três sistemas operacionais principais disponíveis são Microsoft Windows, Macintosh e Linux. Essencialmente, esses sistemas operacionais são projetados para rodar *softwares* específicos, por isso existe uma tendência à falta de compatibilidade cruzada para *softwares*, embora possa haver compatibilidade para os arquivos. Deste modo, exemplificando, o sistema operacional atual para os PCs em geral é o Microsoft Windows Vista; para os computadores da Macintosh, esse sistema é o Apple Mac OS X; e para os computadores da Linux, o sistema operacional é o Linspire, da Lindows Inc. Existem muitos "sabores" para o Linux, dentre os quais os mais comuns são o "Red Hat" e o "Suse". O Linspire afirma ser capaz de rodar *softwares* do Windows.

Dependendo da especificação escolhida, um típico PC de alto desempenho fabricado em 2008 é composto por uma unidade de processamento central (CPU) ou processador, cuja velocidade aproximada é de 3 GHz (gigahertz). A CPU interpreta as instruções do programa de computador e processa dados. A memória do computador constitui uma forma solidificada de armazenamento, conhecida como *random access memory* (RAM, memória de acesso aleatório). Essa forma de armazenamento rápida e temporária tipicamente compreende cerca de 2 GB (*gigabytes*) de memória. O disco rígido também é um dispositivo de armazenamento de dados digitalmente codificados, porém é mais lento do que a RAM e sua natureza é mais permanente. Um disco rígido típico possui 160 GB de memória. Será necessário contar com uma tela conveniente, e existem diversos tamanhos de tela disponíveis para escolha, além das opções de tela com tubo de raios catódicos (CRT, *cathode ray tube*) curvo e das telas planas (mais caras) de cristal líquido (LCD, *liquid crystal display*) ou plasma. Quando este capítulo foi escrito, os PCs Eee ou Netbooks (mini-PCs) estavam ganhando popularidade.

Antes de usar um computador, o usuário precisa considerar alguns aspectos de segurança importantes. Os computadores podem ser danificados ou infectados por vírus, enquanto os *laptops* podem ser roubados. Por isso, é necessário garantir a realização de *backups* dos dados. A realização de *backups* regulares (diários, semanais) é essencial para os negócios. Embora os computadores mais modernos venham de fábrica com um *firewall* instalado para prevenir o acesso externo ilegal aos arquivos do computador via internet (ver Seção 20.3.2), é essencial que o usuário se inscreva em um *software* de antivírus confiável e o atualize regularmente. Somente depois de tomar essas providências, o usuário deve tentar acessar a internet.

Para acessar a *world wide web* (internet) (ver Seções 20.3.2 e 20.3.3), o computador necessita de um *modem* com largura de faixa de frequência (quantidade de dados que podem fluir em um determinado espaço de tempo) de 56 Kbps (quilobites por segundo), para se conectar a uma linha de cabos telefônicos. Para a obtenção de conexões mais velozes, existe a conexão de banda larga, via cabo ou satélite, cuja largura da faixa de frequência é tipicamente da ordem de 512 Kbps a 10 Mbps (megabites por segundo) ou mais. A conexão de banda larga é a preferida para muitos negócios. Para possibilitar uma conexão desse tipo, é necessária uma *Assymetric Digital Subscriber Line* (ADSL, linha de assinante digital assimétrica). Para realizar buscas na internet, é preciso ter um *browser* (navegador) e, mais uma vez, existem diferentes pacotes de *software* de navegador para os diferentes sistemas operacionais de computador, como o Internet Explorer ou o Firefox para o sistema Windows, e o Netscape para os sistemas Windows, Macintosh e Linux. O Safari é a opção mais comum para o sistema Macintosh.

Ocasionalmente, será necessário imprimir documentos e planilhas de trabalho, e esta tarefa exigirá uma impressora conveniente. Para uso doméstico, as impressoras a jato de tinta são mais econômicas e adequadas. Entretanto, para o uso frequente e profissional, são mais adequadas as impressoras a *laser*, ainda que sejam as mais caras. O preço das impressoras diminuiu significativamente nos últimos anos. Existem sistemas de armazenamento de dados removíveis que podem ser recomendados para facilitar o transporte e o compartilhamento de dados, como CD-ROMs (*Compact Disc Read Only Memory*) e cartões de memória para portas USB (*Universal Serial Bus*). Os computadores modernos tendem a ser fabricados, de forma padrão, sem as unidades de disquete. (Um disquete é um dispositivo de armazenamento de dados composto por um disco de meio de armazenamento magnético fino e flexível – daí a denominação "disco flexível" – contido em um cartucho plástico de formato quadrado ou retangular.)

O preço de um computador típico na época em que este capítulo foi escrito estava na faixa de 500-800 libras esterlinas. Nos Estados Unidos, em razão dos preços significativamente mais baixos, é provável que o custo de um computador esteja em uma faixa de preços similar ou inferior, em dólar. Entretanto, *hardwares* e *softwares* de computador estão sendo desenvolvidos e aprimorados o tempo todo. Por esse motivo, se alguém quer continuar sendo capaz de se comunicar com seus amigos e contatos comerciais por meio de sistemas de *software* e *hardware* compatíveis, provavelmente terá que atualizar seu computador a cada 3-4 anos.

O pacote de *software* mais comumente utilizado em todo o mundo é o Microsoft Office, e há uma quantidade considerável de informações sobre esse pacote disponibilizada em diversos idiomas (Brown and Resources Online, 2001; Bott et al., 2007; Pierce, 2007). Para o cientista de alimentos, o pacote oferece uma ferramenta eficiente e inestimável para lidar com muitos aspectos do trabalho. Entretanto, é importante estar atento para o fato de que este não é o único pacote de *software* disponível para rodar no sistema operacional do Windows. O Wordperfect Office (Corel Corporation), o Ability Office (Ability Plus Software), o Star Office (Sun) e o *software* gratuito OpenOffice são apenas algumas das numerosas alternativas que podem ser convenientes para atender às necessidades. A maioria desses pacotes de *software* de escritório oferece pelo menos quatro possibilidades de uso gerais: processamento de texto, planilhas de cálculo, bancos de dados e apresentações. Essas possibilidades são discutidas a seguir.

20.1.2 Processamento de texto

A eficiência da criação de um documento em um ambiente de processamento de textos reside na possibilidade de editar o documento ao longo de sua produção e, então, imprimi-lo ou enviá-lo por *e-mail* quando necessário. Arquivos de texto, imagens, gráficos e diagramas podem ser inseridos com relativa facilidade.

20.1.3 Planilhas de cálculo

As planilhas de cálculo oferecem ferramentas que trabalham com números de forma simples e eficiente. Essas planilhas são constituídas por células organizadas em colunas e linhas que, por sua vez, formam os blocos de construção. Uma célula pode conter palavras, números ou uma fórmula. Quase todos os trabalhos desse tipo envolvem a entrada ou a manipulação de informação nas células. Quando essas células são formatadas com bordas, cores ou fontes especiais, é possível criar tabelas que ajudam o público a compreender os dados apresentados. As planilhas de cálculo (ou planilhas de trabalho) assemelham-se às folhas individuais de papel de um caderno, mas comportam uma quantidade de informação muito maior do que aquela cabível em uma folha de papel real. As planilhas de trabalho, portanto, são os principais organizadores de dados. Os cadernos de registro contêm um conjunto de informações correlatas localizadas em uma ou mais planilhas de trabalho. Desta forma, é possível apresentar os dados sob a forma de diagramas e gráficos de barras.

20.1.4 Banco de dados

Essencialmente, um banco de dados consiste em uma coleção organizada de informações. Um banco de dados permite que a informação seja enfocada por vários ângulos, sendo possível gerar uma variedade de relatórios para demonstrar as relações existentes entre pedaços de informações discrepantes contidos no banco de dados. Um banco de dados contém conjuntos de elementos (tabelas). Cada tabela contém um determinado número de linhas de informação, e cada linha pode ter um número estabelecido de colunas definidas ao nível da tabela. A consulta dessa informação é feita por SQL (*Structured Query Language*). Os bancos de dados contam com muitas ferramentas "fora da caixa", que mascaram o SQL e facilitam a consulta aos dados pelos usuários. Os exemplos incluem os formulários de relatório existentes no Access, o *software* de banco de dados da Microsoft, e a ferramenta conhecida como Crystal Reports, que pode ser utilizada para diversos tipos de bancos de dados (ver http://www.businessobjects.com/products/reporting/crystalreports). Um relatório também pode ser planejado para mostrar as relações existentes entre os registros contidos em diferentes tabelas.

20.1.5 Apresentações

Um programa de gráficos de apresentações é um *software* que permite a criação de uma apresentação em *slides*. Essa apresentação de *slides* pode ser constituída por uma série de *slides* contendo quadros, gráficos, listas com marcadores, textos chamativos, vídeo multimídia e efeitos sonoros. Os modelos de projeto incluem cores e gráficos para uso, enquanto os modelos de conteúdo contêm atributos tanto de projeto como de conteúdo. Haverá situações em que um programa destes se mostrará inestimável, desde a apresentação dos resultados de um projeto até a apresentação da estrutura e do trabalho de um departamento.

20.1.6 Tabelas, gráficos e diagramas

O uso de tabelas e gráficos (ou quadros) para apresentar informações frequentemente se faz necessário. Um gráfico muitas vezes torna os dados numéricos mais visuais e fáceis de compreender. Números e rótulos apropriados podem ser inseridos em uma planilha de dados ou de cálculos. Em seguida, esses dados podem ser apresentados, por exemplo, em um gráfico de colunas, linhas, pizza, superfície ou bolhas. Os aplicativos gráficos são úteis para a produção de diagramas ou na edição de imagens.

20.1.7 Criação de documentos compostos

Um exemplo de documento composto é um documento do Word que inclua tabelas, imagens e também gráficos.

20.1.8 Habilidades transferíveis na computação

Se um indivíduo deseja poder demonstrar alguma medida desta habilidade transferível, deve ser capaz de estudar e ser aprovado no exame para obtenção da *International Computer Driving Licence* (ICDL) ou da *European Computer Driving Licence* (ECDL) (http://www.ecdl.co.uk e http://www.ecdl.com). O plano de ensino para os exames abrange os seguintes módulos:

1 Conceitos básicos de TI

Nesse módulo, o indivíduo passa a conhecer alguns dos principais conceitos de TI em um nível geral. Esse módulo é necessário à compreensão da composição de um PC em termos de *hardware* e *software*, bem como ao entendimento de alguns conceitos de TI, como os de armazenamento de dados e memória. É necessário saber como as redes de informação são empregadas na computação e estar atento para os usos, no dia a dia, dos aplicativos de *softwares* baseados em computador. É preciso avaliar aspectos de saúde e segurança, bem como alguns fatores ambientais envolvidos na utilização de computadores. Existem alguns aspectos de segurança e legislação importantes, associados ao uso de computadores, que precisam ser observados.

2 Uso de computadores e administração de arquivos

Essa tarefa requer a demonstração de conhecimentos e competência na utilização das funções comuns de um PC e de seu sistema operacional. O indivíduo precisa ser capaz de ajustar os principais parâmetros, usar as características auxiliares embutidas e lidar com um aplicativo irresponsivo. É essencial ser capaz de operar efetivamente no ambiente da área de trabalho, bem como trabalhar com os ícones e janelas da área de trabalho. Essa habilidade é requerida para a administração e organização de arquivos e diretórios/pastas, e também para saber como duplicar, mover e deletar arquivos e diretórios/pastas, bem como comprimir/extrair arquivos. Você deve saber o que é um vírus de computador, bem como ser capaz de usar os *softwares* de varredura contra vírus. Essa etapa envolve a capacidade de demonstrar a habilidade em usar ferramentas de edição simples e as facilidades de administração de impressoras encontradas no sistema operacional.

3 Processador Word

Requer que você seja capaz de usar um aplicativo de processador de texto no computador. Para tanto, é necessário ser capaz de realizar as tarefas diárias associadas à criação, formatação e finalização de pequenos documentos de processador de texto prontos para serem distribuídos. Você deve ser capaz de duplicar e mover o texto dentro de um documento e entre documentos. Também é necessário demonstrar sua competência na utilização de algumas características associadas às aplicações do processador de texto, como a criação de tabelas-padrão, uso de fotos e imagens em um documento e utilização de ferramentas de incorporação a mensagens de correio.

4 Planilhas de cálculo

No caso de muitos aplicativos de manipulação de dados, é importante ter a capacidade de compreender o conceito de planilhas de cálculo e demonstrar a habilidade de usar um aplicativo de planilha de cálculos no computador. Em seguida, você precisa ser capaz de realizar tarefas associadas ao desenvolvimento, formatação, modificação e uso de uma planilha de cálculos de escopo limitado pronta para distribuição. Você também deve ser capaz de criar e aplicar fórmulas-padrão matemáticas e lógicas empregando fórmulas e funções-padrão, bem como demonstrar competência na criação e formatação de gráficos/quadros.

5 Banco de dados

Você deve compreender alguns dos principais conceitos de bancos de dados e demonstrar a habilidade de usar um banco de dados no computador. Essa habilidade inclui a capacidade de criar e modificar tabelas, perguntas, formulários e relatórios, bem como de preparar informações de saída prontas para distribuição. É preciso que você seja capaz de relatar tabelas, além de recuperar e manipular informações a partir de um banco de dados, utilizando perguntas e ferramentas de seleção disponibilizadas no pacote.

6 Apresentação

Você deve demonstrar competência na utilização de ferramentas de apresentação no computador, além de ser capaz de realizar tarefas como criar, formatar, modificar e preparar apresentações utilizando diferentes *layouts* de *slide* para exibição e distribuição de material impresso. Você deve ser capaz de duplicar e mover textos, figuras, imagens e quadros na apresentação e entre apresentações. Você deve demonstrar sua habilidade na realização de operações comuns com imagens, quadros e objetos arrastados, bem como usar os vários efeitos de apresentação de *slides*.

7 Informação e comunicação

Na primeira seção, *Informação*, é necessário que você entenda alguns dos conceitos e termos associados ao uso da internet, bem como avalie algumas considerações referentes à segurança. Você também será capaz de realizar tarefas comuns, envolvendo buscas realizadas na *web* com auxílio de um aplicativo de *browsing* e as ferramentas de busca disponíveis. É preciso saber marcar *websites* como favoritos e imprimir páginas da *web*, além de pesquisar os resultados da busca. Você deve conseguir navegar na *web* e completar formulários baseados na *web*. Na segunda seção, *Comunicação*, você deve entender alguns dos conceitos de correio eletrônico (*e-mail*) e observar algumas das considerações sobre segurança associadas ao uso de *e-mails*. Você também deve demonstrar sua habilidade na utilização de *softwares* de *e-mail* e no envio/recebimento de mensagens, além de saber anexar arquivos às mensagens enviadas. Você também deve ser capaz de organizar e administrar diretórios/pastas de mensagens em um *software* de *e-mail*.

No site http://www.ecdl.com são listados os contatos para obtenção de certificação em 135 países, em regiões da África, Pacífico-Ásia, Europa, Oriente Médio e Américas. Existem outros programas de certificação, incluindo os programas destinados a pessoas com incapacitação, como ECDL Advanced, ECDL CAD (para *design* assistido por computador) e ECDL Certifed Training Professional. Além destes, outros cursos estão sendo planejados.

20.1.9 Pacotes estatísticos

A aplicação da estatística representa uma parte importante do estudo e compreensão acerca dos bens alimentícios e operações de manufatura de alimentos. Os alimentos são materiais biológicos e, assim, existe uma variabilidade natural entre amostras e matérias-primas em relação aos produtos finais. Os principais aspectos são o delineamento experimental e a análise subsequente dos resultados. No caso das operações de manufatura, são importantes a amostragem, o controle do processo estatístico, a análise sensorial e os testes de consumidor (Hubbard, 2003; De Veux and Velleman, 2004).

No que se refere às aplicações gerais de estatística, existem várias opções. No ensino superior, o pacote *Minitab* e suas versões mais econômicas e resumidas (http://www.minitab.com), possuem uma reputação de longa data na execução de uma variedade de testes estatísticos, bem como na criação de quadros de planejamento e controle. Ainda mais poderoso do que *Minitab* é o *Genstat* (RU) que, do mesmo modo, é empregado na pesquisa agrícola e de alimentos há muitos anos.

O *Design Expert* (http://www.statease.com) oferece uma ampla funcionalidade. O uso de projetos fatoriais tradicionais e projetos de Taguchi (p. ex., usar o Qualitek-4 [http://www.rkroy.com], da Nutek Inc.) proporciona a boa prática de eliminar as relações sabidamente fracas, ou produtos defeituosos, assim que possível.

O *software SAS/STAT* (originalmente, *Statistical Analysis System – SAS*) (http://www.sas.com) é bastante poderoso e apresenta uma ampla porção de mercado nos EUA, sendo famoso especialmente no setor farmacêutico. Entretanto, quando utilizado em toda a sua potência, torna-se necessário digitar utilizando a sintaxe correta e isso pode ser um tanto desconcertante para alguém que não é estatístico.

O *SPSS* (http://www.spss.com) tem sido utilizado há bastante tempo, sobretudo nas comunidades de ciências sociais e assistência médica. Esse programa é especialmente útil para trabalhos de levantamento e para tabulações. A análise de dados realizada com versões até a 11.5 baseia-se na consideração de que os dados fornecidos pela amostra são simples e aleatórios. A análise será limitada se os dados da amostra não forem simples nem aleatórios e, por exemplo, forem estratificados. Entretanto, no caso da versão 12, que é a mais recente, existe um módulo para amostras complexas. O *SPSS* também possui uma interface de janelas acessível aos usuários. A família de *softwares* Matlab e Simulink (http://www.mathworks.com) também oferece oportunidades de manipulação poderosa de dados.

O *software STATA* é útil para a análise de trabalhos como os levantamentos governamentais. Esse *software* originário dos EUA (http://www.stata.com) é popular nos círculos de economia, e a versão 8 possui uma interface de janelas. Originalmente desenvolvido em parceria com o Norwegian Food Research Institute, o *Unscrambler* (ver também Seção 20.1.10) é um pacote particularmente bom e relevante ao processamento de materiais biológicos, que foi recentemente empregado na solução de problemas relacionados a alimentos e é comercializado pela CAMO (http://www.camo.com).

Para muitas aplicações estatísticas mais simples, existem os *plug-ins* do *Microsoft Excel*. Exemplificando, o Analyse-it (http://www.analyse-it.com), StatTools (http://www.palisade-europe.com) e o *website* http://www.statistics.com fornecem revisões de mais de 100 pacotes, entre os quais o Statserv (http://www.statserv.com) e o XLStat (http://www.xlstat.com). Outra lista útil de *softwares* estatísticos é disponibilizada no *website* http://www.freestatistics.info.

20.1.10 Ferramentas de *software* com aplicações em ciência e tecnologia de alimentos

A disponibilização dos computadores agora permite a utilização de um número crescente de ferramentas e modelos preditivos, além de oferecer oportunidades de treinamento para aplicação na área de alimentos. Alguns exemplos dessas ferramentas são fornecidos nesta seção.

- *Análise sensorial e amostragem:* essas duas áreas tradicionalmente requerem o uso da estatística. Para as análises sensoriais e testes de consumidores, os dois pacotes principais são *FIZZ* (http://www.biosystemes.com) e a suíte de *softwares* da Compusense Inc., Canadá (http://www.compusense.com). O *Unscrambler* (ver também Seção 20.1.9), da CAMO (http://www.camo.com), com suas funções analíticas multivariadas, também tem sido aplicado com sucesso nessa área. Algumas das revisões e alguns guias da Campden and Chorleywood Food Research Association (CCFRA) para aplicação da estatística à amostragem na manufatura de alimentos incluem uma ferramenta estatística, ou planilhas de cálculo, para uso no *Microsoft Excel* (CCFRA, 2001, 2002, 2004).
- *Crescimento microbiano e vida de prateleira:* existe uma disponibilização crescente de modelos preditivos, por exemplo, para previsão da vida de prateleira de alimentos (ver http://www.foodrisk.org). Alguns exemplos desses modelos são:
  - *ComBase*: a segurança microbiológica e a probabilidade de deterioração de uma variedade de formulações alimentícias podem ser previstas com auxílio desse banco de dados hospedado na internet e gratuito. Uma coleção de modelos preditivos que emprega dados do *ComBase*, como o *Microfit* e o *Growth Predictor*, é disponibilizada na internet (http://www.combase.cc).
  - *Previsão*: a CCFRA desenvolveu uma coleção de modelos de deterioração bacteriana que contribuem para flutuações de temperatura, ambientes de processamento dinâmico, atmosferas modificadas e novos tipos de produtos (http://www.campden.co.uk/scripts/fcp.pl?words=forecast&d=/research/features_06_3.htm).
  - *Food Spoilage Predictor (Preditor de deterioração de alimentos)*: desenvolvido por pesquisadores da Austrália, esse programa pode ser utilizado para prever a taxa de deterioração microbiana em uma ampla variedade de alimentos resfriados e ricos em proteína, como carnes, peixes, aves e laticínios. O sistema usa um pequeno registrador de dados, que está integrado ao *software* que contém os modelos. Esse sistema consegue prever a vida de prateleira restante em qualquer momento, na cadeia refrigerada (http://www.arserrc.gov/cemmi/FSPsoftware.pdf).
  - *Seafood Spoilage Predictor (Preditor de deterioração de frutos do mar)*: desenvolvido pelo Danish Institute for Fisheries Research, esse *software* disponibilizado gratuitamente na internet pode ser utilizado para prever a vida de prateleira de alimentos de origem marinha que são armazenados sob condições de temperatura flutuantes ou constantes (http://www.dfu.min.dk/micro/sssp/).
  - *FARE Microbial™*: (http://www.foodrisk.org/exclusives/FARE_Microbial/) desenvolvido pela Exponent Inc. em parceria com o US Food and Drug Administration. É constituído por um módulo de contaminação e crescimento, além de outro módulo de exposição, que permitem a realização de uma avaliação probabilística do risco microbiano. O Sym'Previus (http://www.symprevius.net) é uma ferramenta de predição microbiológica e banco de dados em língua francesa.
- *Atividade de água e vida de prateleira livre de bolor (Water Analyser Series):* essa série de programas pode ser empregada na previsão da atividade de água (A_a) de componentes de produtos expostos a uma gama de condições variadas, inclusive na determinação da eficácia dos filmes utilizados nas embalagens (http://www.users.bigpond.com/webbtech/wateran.html).
- *ERH-CALC:* os usuários podem inserir formulações de receitas básicas, e o *software* calcula a umidade relativa de equilíbrio (URE) teórica. A partir desses dados, o modelo prevê a vida de prateleira livre de bolor (TPLB) do produto armazenado sob condições ambientais (http://www.campden.co.uk/publ/pubfiles/erhcalc.htm).
- *Análise de Perigos e Pontos Críticos de Controle (APPCC):* o *software* para documentação APPCC (http://www.campden.co.uk) é amplamente utilizado na Europa e nos EUA.
- *Cadeia de refrigeração (Coolvan):* desenvolvido pelo Food Refrigeration and Process Engineering Research Centre, o Coolvan é capaz de prever a temperatura do alimento durante uma jornada em uma

van refrigerada, em que ocorra uma queda única/múltiplas quedas. Saber as temperaturas de um alimento pode ser útil para prever a vida de prateleira, bem como para permitir que o produtor garanta a permanência dos alimentos resfriados sob as condições de temperatura corretas até a chegada ao varejista (http://www.frperc.bris.ac.uk/pub/pub13.htm).

- *Processamento do calor:* o CTemp serve para calcular os processos que envolvem calor (http://www.campden.co.uk). A planilha de cálculo é utilizada na determinação da letalidade do processo e foi desenvolvida pelo American Meat Institute (http://www.amif.org).
- *Embalagem:* Mahajan et al. (2007) discutem o desenvolvimento do *software* PACKinMAP, que é acessível aos usuários e utilizado para projetar a embalagem sob condições de atmosfera modificada de produtos frescos e recém-apanhados. O *download* do programa é disponibilizado no *website* do Swiss Federal Office of Public Health (http://www.bag.admin.ch), podendo ser utilizado para estimar a quantidade de substância que migra de um material plástico para dentro de um produto alimentício ao longo de um determinado período.
- *Nutrição:* Leake (2007) discute os bancos de dados e *softwares* atualmente disponíveis que fornecem informações sobre o valor nutricional de alimentos e bebidas, ingredientes e E-números, por exemplo (ver http://www.nutricalc.co.uk). É considerada a utilidade dessa informação para produtores de alimentos, para o preparo dos rótulos que contêm dados nutricionais. Sem dúvida, existe uma variedade de pacotes nutricionais para aplicações de controle dietético (p. ex., http://www.nutribase.com).
- *Análise de enzimas:* o Enzlab (http://www.ascanis.com/Enzlab/enzlab.htm) assegura o uso do método e dos cálculos corretos nos testes alimentícios enzimáticos.
- *Pães e bolos:* o *Bread Advisor* e o *Cake Expert System Software* foram desenvolvidos pela Campden BRI (antiga Campden and Chorleywood Food Research Association – CCFRA) em parceria com a indústria de alimentos (http://www.campden.co.uk).

20.1.11 Aprendizado à distância

O desenvolvimento de *softwares* voltados para o setor de ensino e treinamento na internet tem sido cada vez mais frequente no caso dos programas de aprendizado à distância, inclusive na área de ciência de alimentos. Isso tem ocorrido, por exemplo, na área de legislação de alimentos na Michigan State University (http://www.iflr.msu.edu), na área de ciência de alimentos na Kansas State University (http://www.foodsci.k-state.edu/DesktopDefault.aspx?tabid=709) e cursos de indústria de alimentos da University of Guelph (http://www.open.uoguelph.ca/offerings/). O centro de informação em nutrição e alimentos do USDA/FDA lista alguns *links* de aprendizado à distância, cursos oferecidos *online* e currículos relevantes nas áreas de nutrição e dietética (http://riley.nal.usda.gov/nal_display/index.php?info_center=4&tax_level=2&tax_subject=270&topic_id=1326&&placement_default=0). Um levantamento dos cursos oferecidos à distância, tanto nos EUA como em outros países, foi recentemente conduzido pela International Union of Food Science and Technology (IUFoST) e está disponível para acesso em http://www.iufost.org/education-training/distance_education/ e http://www.iufost.org/education_training/.

Mais recentemente, foram criadas abordagens para apresentação na internet de experimentos virtuais na área de processamento de alimentos (http://rpaulsingh.com/virtuallabs/virtualexpts.htm). Um *website* educacional gratuito (http://www.foodinfoquest.com) foi criado pelo International Food Information Service (IFIS Publishing). Esse *website* é destinado principalmente a estudantes e ajuda a desenvolver as habilidades necessárias para encontrar e usar informações sobre ciência de alimentos de maneira efetiva. Nesse *site* existem explicações sobre os tipos de fontes de informação disponíveis, sugestões sobre onde encontrá-las, demonstrações de técnicas de pesquisa básica e discussões de métodos para redação de pesquisas.

20.2 Informações administrativas

20.2.1 Introdução

À medida que você acumula (cria, recupera ou recebe) dados em seu PC (ver Cap. 21 e Seção 20.3 deste capítulo), torna-se cada vez mais necessário administrar ou organizar essa informação de alguma forma, para que seja possível consultá-la de forma rápida e fácil, conforme a necessidade. Isso se torna importante sobretudo com o aumento inevitável do volume de dados retidos com o passar do tempo, e é válido tanto para indivíduos como para organizações, embora as escalas de tarefas apresentem diferenças evidentes e requeiram níveis de sofisticação correspondentemente variáveis.

Neste capítulo, são destacados apenas os dados eletrônicos e, ao fazê-lo, é importante lembrar que os formatos de registros eletrônicos e as plataformas em que esses registros são armazenados não só variam como também se tornam ilegíveis em um espaço de tempo bastante curto. Isso ocorre porque os sistemas computacionais com frequência apresentam expectativas de vida curtas e a informação pode ser prontamente corrompida. A extensão do problema torna-se mais evidente quando se considera outros fatores influenciadores do armazenamento e administração (arquivamento) de dados eletrônicos. Por exemplo:

- os dados eletrônicos podem estar sujeitos a alterações indetectáveis, caso as devidas precauções não sejam adotadas;
- os registros eletrônicos podem apresentar falha de captura, porque a maioria dos processos de manutenção de registros baseia-se em registros impressos;
- o contexto de um registro eletrônico e sua relação com outros registros podem ser perdidos;
- a captura de toda a informação contextual relevante pode ser cara; e
- os sistemas de administração de registros eletrônicos não são rotineiramente projetados para incorporar o arquivamento como parte de suas funções.

No nível do PC, esses problemas são abordados pelo sistema operacional, que é instalado em seu PC particular (ver adiante). As organizações que desejam arquivar (preservar) grandes quantidades de dados por períodos prolongados não contam com essa solução simples para seus problemas. Primeiramente, será abordada a situação em relação aos PCs e, então, serão considerados brevemente os problemas e soluções empregados pelas organizações em suas tentativas de arquivar e acessar eletronicamente grandes volumes de informação científica diversificada no decorrer de períodos prolongados.

20.2.2 Administração e armazenamento (arquivamento) de informação em computadores pessoais

O desenvolvimento dos sistemas operacionais tem dispensado a necessidade de programadores de computador para compor as rotinas das funções comumente utilizadas, além de fornecer um método uniforme para que todos os *softwares* de aplicação acessem os mesmos recursos. A maioria dos sistemas operacionais está relacionada ao tipo de máquina em que é instalada. Os PCs empregam um sistema operacional que destaca as seguintes tarefas:

- inicialização do sistema;
- fornecimento de rotinas para manipulação de pedidos de entradas e saídas;
- alocação de memória; e
- fornecimento de um sistema para manipulação de arquivos (que constitui a base do modelo de armazenamento em PCs).

Alguns exemplos de sistemas operacionais para PCs incluem UNIX, Microsoft Windows, Mac OS X e Linux. São oferecidos cursos *online* para compreender os PCs e os sistemas operacionais (p. ex., http://www.helpwithpcs.com). Além disso, os diversos fabricantes dos sistemas operacionais disponíveis oferecem suas próprias "telas de ajuda" associadas aos seus produtos, com o objetivo de explicar o modo de uso e capacitar os usuários a obterem o máximo de vantagem possível das funcionalidades do produto adquirido. Desta forma, é mais apropriado consultar as "telas de ajuda" do seu sistema, do que tentar descrever aqui a funcionalidade de todos os sistemas disponíveis. Em vez disso, serão destacadas as generalidades comuns a todos os sistemas atualmente disponíveis. Os sistemas operacionais são responsáveis pelo fornecimento de serviços essenciais a um sistema computacional, de modo a incluir o carregamento inicial de programas e a transferência de programas entre o armazenamento secundário e a memória principal, supervisão de dispositivos de entrada e saída, administração de arquivos e serviços de proteção. É o serviço de administração de arquivos que frequentemente interessa no contexto da administração e armazenamento da informação. Os sistemas operacionais fornecem um serviço de administração de arquivos que permite ao usuário localizar e manipular os vários programas e arquivos de dados que são armazenados no disco rígido de um PC.

Um arquivo é essencialmente um depósito eletrônico (um ponto de armazenamento digital) de informações. Ele pode conter qualquer dado, desde imagens de figuras a documentos de processador de textos. Os arquivos podem ser renomeados, copiados e deletados. É possível manipular os arquivos de diversos modos, por exemplo, ocultá-los ou impedir que sejam alterados (modo somente leitura). Uma coleção de arquivos é chamada diretório. Os diretórios (ou pastas) são utilizados para dividir os arquivos em grupos lógicos (possivelmente, de acordo com o assunto), com os quais seja fácil trabalhar. Os arquivos podem ser movidos com facilidade de um diretório a outro.

Os diretórios podem ter subdiretórios que, por sua vez, também possuem subdivisões, as quais são igualmente subdivididas, e assim sucessivamente. Em princípio, não há limite para o número de subdiretórios que você pode criar. Entretanto, é importante lembrar que os diretórios e subdiretórios ocupam espaço no disco rígido do seu PC, de modo que a limitação aqui é a capacidade de memória do disco rígido. Na prática, não é boa ideia criar diretórios e subdiretórios demais, porque essas subdivisões podem complicar a situação e dispersar as áreas de assunto de modo demasiadamente estreito, dificultando a recuperação de todos os tópicos relacionados em sua totalidade (você pode perder informações importantes que foram armazenadas em um subdiretório remoto e estreitamente povoado). É essencial manter um número mínimo de subdivisões que proporcione um controle organizacional eficiente de seus arquivos, contudo você deve fazer basicamente aquilo que lhe for mais conveniente. A coleção de diretórios e subdiretórios em uma unidade de disco rígido (um dispositivo localizado dentro do PC, onde a maior parte da informação é armazenada) às vezes é referida como árvore de diretórios. A raiz ou base de diretórios constitui o ponto de partida de todos os subdiretórios que são criados.

É importante nomear seus arquivos, diretórios e subdiretórios de um modo que o ajude a identificar facilmente o conteúdo de cada um. Observe o exemplo a seguir:

Ciência de alimentos *(diretório)*
  Ciência de laticínios *(subdiretório)*
    Laticínios *(subdiretório)*
      Manteiga *(arquivo)*
      Soro de leite coalhado *(arquivo)*
        Queijo *(subdiretório)*
          Variedades de queijo *(subdiretório)*
            Brie *(arquivo)*
            Cheddar *(arquivo)*
            Edam *(arquivo)*
            Mozarela *(arquivo)*
            Etc. *(arquivos)*
      Creme *(arquivo)*
        Bebidas lácteas *(subdiretório)*
          Bebidas lácticas *(arquivo)*
          Milk-shakes (arquivo)
          Bebidas à base de soro do leite *(arquivo)*
        Iogurte *(arquivo)*
        Lactose *(arquivo)*

Adotando esse tipo de modelo é possível organizar a informação armazenada em seu PC de uma forma lógica e facilmente identificável, passível de recuperação, criando assim o seu próprio arquivo eletrônico.

20.2.3 Problemas e soluções associados ao arquivamento eletrônico em larga escala e fornecimento de acesso permanente à informação científica

Durante a graduação, é improvável que a maioria dos estudantes de ciência e tecnologia de alimentos se depare com os problemas que as organizações enfrentam ao tentarem criar arquivos eletrônicos e fornecer acesso permanente a um volume de informações científicas frequentemente bastante amplo. Mesmo assim, é apropriado abordar essa questão aqui, ainda que brevemente, para dar ao leitor uma noção da dimensão desse problema e proporcionar ao estudante um pouco de conhecimento sobre a variedade e profundidade das informações armazenadas. Nessa escala grandiosa, passa a ser considerado mais apropriado substituir o termo "eletrônico" pela palavra "digital". Similarmente, há ainda uma tendência a substituir "arquivamento" por "conservação" (ver *Conservação digital e acesso permanente à informação científica: o estado da prática*, por Gail Hodge e Evelyn Frangakis (2004), http://www.icsti.org/digitalarchiving/getstudy.php).

Nesse nível, os sistemas operacionais que lidam com a administração e o armazenamento de informações no PC não conseguem resolver os problemas encontrados (ver Seção 20.2.1). Os conhecidos sistemas adquiridos diretamente nas lojas até agora não satisfazem adequadamente todos os possíveis requisitos de uma organização em relação ao "arquivamento". Por esse motivo, sistemas personalizados (para determinados propósitos) usualmente são desenvolvidos para garantir que todas as necessidades sejam atendidas. No desenvolvimento de uma solução personalizada, é importante que o sistema proveja a manutenção dos registros necessários e a acessibilidade do conteúdo gravado ao longo de intervalos de tempo prolongados. Sendo assim, o sistema deve ter uma arquitetura modular, com módulos diferentes definindo requisitos de sistema distintos, enquanto as interfaces entre os módulos devem ser bem definidas.

A comunicação (transmissão de mensagens) entre os vários módulos é essencial e requer o uso de um formato que não tenda a se tornar obsoleto. O desenvolvimento de um sistema composto por certo número de módulos separados é benéfico, pois permite que o trabalho seja feito em um módulo individual (ou que seja substituído) sem produzir nenhum efeito sobre os demais módulos do sistema. O sistema deve estar protegido contra danos (danos de *hardware*, danos físicos, ataques de vírus e *hackers* ao computador), ou seja, precisa contar com um *backup* que permita sua reconstrução total. O sistema também deve estar protegido contra acessos não autorizados.

Até agora, foi exposto apenas um breve conhecimento introdutório sobre os requisitos do processo de desenvolvimento de sistemas personalizados, que é suficiente para os propósitos deste livro. Entretanto, uma das primeiras organizações públicas a estabelecer um sistema de conservação digital operacional foi o estado australiano de Victoria. Se você estiver interessado em se aprofundar nesse assunto, poderá encontrar uma explicação detalhada sobre como foi criada a Victorian Electronic Records Strategy no *website* http://www.prov.vic.gov.au.

20.2.4 Questões de direitos autorais

Ao armazenar informação, é importante ter em mente os obstáculos impostos pela legislação de direitos autorais. Os direitos autorais constituem um aspecto bastante complexo, que se transformou em uma questão ainda mais complicada com o advento da era da informação eletrônica e a necessidade crescente de aplicar padrões internacionais. Essencialmente, os direitos autorais (a propriedade de uma parte de um trabalho original, ainda que por um período de tempo limitado e definido) são concedidos ao criador de uma "propriedade intelectual" e independentemente de esse "criador" ser, por exemplo, um autor original de um artigo científico publicado em um periódico ou editor desse periódico (os autores muitas vezes atribuem os direitos autorais de seus artigos ao editor do periódico no qual o artigo é publicado). A legislação é adequada tanto para proteger o trabalho dos autores como para garantir o direito do público de ter acesso ao conhecimento. Na criação de uma coletânea de artigos da literatura de ciência de alimentos, por exemplo, é importante lembrar que o UK Copyright, Designs and Patents Act 1998 proíbe a obtenção de múltiplas fotocópias de artigos sem pagamento ou a obtenção de cópias de mais de um artigo a partir de um único volume de um periódico.

No ambiente eletrônico, o posicionamento é composto pelo conceito de *download* (a transferência e o armazenamento de referências a partir de banco de dados para um computador). Na prática, o *download* com frequência é abrangido pelos acordos de licenciamento impostos pelos criadores de bancos de dados (ver Cap. 21) e consentidos pelas bibliotecas no momento da assinatura de um determinado banco de dados em particular. A maioria dos produtores de bancos de dados permite o *download* para sistemas de arquivos pessoais (para utilização por um indivíduo), mas proíbe a transferência subsequente do material obtido por *download* para terceiros (p. ex., para estudantes de outras universidades ou estabelecimentos de ensino superior ou para outras empresas corporativas). Portanto, na prática, não deveria haver problemas de direitos autorais quando você cria apenas uma cópia de um arquivo da literatura para uso pessoal. Na realidade, essa situação tem sido confrontada, e em certos aspectos acaba se tornando mais tranquila, pelo aparecimento das iniciativas de acesso aberto (*open access*). As iniciativas de acesso baseiam-se na premissa de que todas as publicações escolares devem ser disponibilizadas na internet e acessadas de maneira gratuita. O acesso aberto (ver Seção 21.2.2) permite que qualquer usuário leia, faça o *download*, copie, distribua, imprima, pesquise ou acesse por meio de *links* o texto na íntegra de qualquer artigo científico. Embora atualmente esteja em expansão cinética, é importante lembrar que o acesso aberto ainda não foi adotado de maneira universal e uma grande quantidade de material é disponibilizada via internet mediante pagamento por sua utilização.

A questão dos direitos autorais ainda é complexa e essa complexidade continua crescendo – a situação é comparável a um campo minado. Caso você tenha qualquer dúvida em relação àquilo que pode baixar em seu PC a partir da internet, seria bastante conveniente consultar um bibliotecário ou centro/especialista em informação (se a universidade ou estabelecimento de ensino superior em que você estuda tiver um). São fornecidas referências para obtenção de informações adicionais sobre direitos autorais, mas seria prudente procurar aconselhamento direto para questões específicas (Wall, 1998; Armstrong, 1999; Wall et al., 2000).

20.3 Comunicação eletrônica

20.3.1 Introdução

A comunicação eletrônica (o envio e o recebimento eletrônicos de informação por meio de sistemas de computadores conectados ou internet) ainda é um fenômeno relativamente novo, porém tremendamente popular. Essa forma de comunicação rapidamente se tornou quase indispensável nas vidas pessoal e profissional de enorme número de pessoas (ver também Cap. 21). É importante lembrar que a comunicação eletrônica difere dos mecanismos de comunicação mais tradicionais quanto a vários aspectos essenciais. Tais aspectos estão relacionados:

- à velocidade (a informação pode ser eletronicamente entregue em questão de segundos);
- à permanência (a informação eletrônica às vezes é transiente e pode sofrer interferência de terceiros);
- ao custo (a comunicação eletrônica possibilita a ampla distribuição da informação, à custa apenas de esforços e custos de envio equivalentes ao de uma única mensagem pelos meios mais tradicionais);
- à segurança e privacidade (a informação eletronicamente recebida pode ser interceptada por terceiros – i. e., outros que não aquele que envia ou recebe a informação);
- à autenticidade do remente (o remetente da informação é checado).

Neste capítulo, serão considerados a comunicação eletrônica em relação à internet, *World Wide Web* (WWW), redes *online* e locais (intranet), uso de buscadores e uso do *e-mail*.

20.3.2 A internet

Internet é o nome dado a uma gigantesca rede mundial de sistemas computacionais, que liga os computadores uns aos outros empregando protocolos de rede TCP/IP (*Transmission Control Protocol/Internet Protocol*). O *software* de TCP/IP foi originalmente projetado para o sistema operacional UNIX, mas hoje é disponibilizado para todos os principais sistemas operacionais e continua em desenvolvimento. A Internet Society é uma valiosa fonte de informações sobre todas as questões pertinentes à internet, e o acesso é feito pelo endereço http://www.isoc.org.

O termo "internet" também pode ser utilizado para descrever as redes de computadores conectados que não fazem parte da Internet propriamente dita (daí a grafia com inicial minúscula) – associar-se à internet propriamente dita demanda o uso de protocolos TCP/IP. O termo "intranet" é empregado para descrever uma rede de computadores privada adquirida por uma empresa ou organização. As intranets utilizam os mesmos tipos de *software* utilizados pela internet pública, mas que são disponibilizados somente para uso interno na empresa ou organização.

Para acessar a internet, você precisará de um computador, de um *modem* ou outro dispositivo de telecomunicação, e de um *software* para conectá-lo ao Provedor de Assistência da Internet (ISP, *Internet Service Provider*). Existem muitos ISPs para escolher. Cada empresa é uma companhia que vende conexões para internet via *modem*. Provavelmente, é melhor buscar as melhores ofertas, quando a compra é para si próprio, procurando antes os conselhos de um bibliotecário da universidade em que você estuda ou de um centro de informações.

Cada computador que faz parte da rede de internet carrega um *software* que possibilita o fornecimento e/ou acesso de informações, bem como sua visualização pela *world wide web* (ver Seção 20.3.3). Esses computadores são conhecidos por diversos nomes, como servidores, servidores da *web* e computadores-hospedeiros. Cada computador integrado à internet possui um único endereço ou número de IP (*Internet Protocol*), que consiste em quatro partes separadas por pontos (p. ex., 123.123.123.1). A maioria desses computadores também possui um ou mais nomes de domínio, que se referem à parte inicial de um *Uniform Resource Locator* (URL). Este, por sua vez, representa o endereço exclusivo de um documento da *web*. Os domínios são uma forma legível para seres humanos mapearem os endereços de IP em locais da internet. Basicamente, os nomes de domínios indicam quem produziu a página da internet que você vê na tela do computador.

Os URLs possuem um desenho original, conforme mostra o exemplo fictício descrito a seguir, para a biblioteca de uma universidade:

http://www.lib.xxx.edu/Guide/FoodScience/Catalogue.html

Onde:

http://: refere-se ao tipo de arquivo (*hypertext transfer protocol*, ou http, é o protocolo utilizado para transmitir páginas da *web*);
www.lib.xxx.edu/: refere-se ao nome do domínio ('edu' indica um *site* educacional);
Guide/FoodScience/: usualmente se refere ao caminho ou diretório em que o arquivo é armazenado no computador (ver *Observação*);
Catalogue.html: geralmente se refere ao nome do arquivo e sua extensão (ver *Observação*).

(*Observação:* o URL permite ao usuário encontrar um arquivo com rapidez. Como indicado anteriormente, as partes que compõem o URL *usualmente* se referem ao arquivo real, sendo esta a situação observada na maioria dos casos. Entretanto, há ocasiões em que o URL pode não se referir ao arquivo real em si. Isso ocorre porque esse arquivo pode ter sido criado em um formato dinâmico diferente [p. ex., página de servidor ativo] ou porque a estrutura dos arquivos pode ter sido projetada de maneira diferente [p. ex., para atender às necessidades do assunto do diretório].)

A internet em si não contém nenhuma informação. Em vez disso, fornece acesso à informação contida em um dos numerosos computadores que integram a sua rede. Os computadores conectados à internet oferecem acesso a um ou mais dos seguintes serviços:

- a *World Wide Web* (WWW ou a *web*);
- correio eletrônico (*e-mail*);
- Telnet ou *log in* remoto;
- FTP (*File Transfer Protocol, Protocolo de Transferência de Arquivo*); e
- Gopher.

Serão considerados dois desses serviços (a WWW e o *e-mail*) com mais detalhes. Com relação aos outros três, é suficiente para nossos propósitos ter uma definição resumida, porém efetiva, de suas funcionalidades:

- Telnet: permite que seu computador faça *log on* em um segundo computador e use este como se você estivesse no local desse segundo computador.
- FTP: permite que seu computador recupere arquivos complexos na íntegra a partir de um computador remoto e que você veja e/ou salve estes arquivos em seu computador.
- Gopher: fornece um método baseado apenas em texto para acessar documentos da internet, porém foi quase totalmente substituído com o advento da WWW. Entretanto, ainda é possível encontrar alguns documentos de Gopher.

20.3.3 A World Wide Web (www ou web)

A WWW é essencialmente o depósito de informações para os serviços disponibilizados na internet. Consiste em *websites* e páginas da *web* que, por exemplo, permitem que você:

- recupere documentos;
- veja imagens, animações e vídeos;
- ouça arquivos de música;
- envie e receba mensagens orais; e
- use programas que rodam em quase todos os tipos de *software* disponíveis.

Uma página de *web* é encontrada por navegação em um URL (ver Seção 20.3.2). Um *website* consiste em uma coleção de páginas relacionadas, às quais você pode se conectar a partir do *site*. Exemplificando, o *website* do International Food Information Service (IFIS) é denominado Food Science Central e pode ser acessado pelo endereço http://www.foodsciencecentral.com. Todas as páginas associadas ao Food Science Central são diversificadas a partir de lá. A variedade de serviços disponíveis para você é controlada pelos tipos de *hardware* e *software* aos quais você tem acesso.

A WWW foi originalmente desenvolvida por Tim Berners-Lee, em 1989. Um ano depois, Tim criou o primeiro servidor da WWW, o primeiro navegador da *web*, o primeiro sistema de endereços de URL e o HTML (*hypertext mark-up language*). Os navegadores são programas de *software* que permitem que você veja documentos (páginas) da WWW. Esses programas convertem arquivos codificados em HTML nos arquivos de texto e imagem que você vê (um processo às vezes referido como execução de páginas). Existem numerosos navegadores disponíveis, como Microsoft Internet Explorer, Netscape, Firefox, Opera e Safari.

O HTML fornece a base da funcionalidade da WWW. Ele é uma linguagem padronizada de codificação de computador, que é usada para definir o conteúdo das páginas da *web* e fornecer instruções de formatação para exibição dessas páginas na tela do seu computador. Essa linguagem atua em paralelo com o navegador, que é programado para interpretar o HTML para fins de exibição. Além de fornecer o conteúdo das páginas da *web*, o HTML possui uma característica denominada hipertexto incorporado. O hipertexto permite que páginas da *web* se liguem a outras páginas da *web* que não necessariamente estejam alojadas no mesmo computador. Essa conexão é limitada pela habilidade do computador de estabelecer ligações para exibição de conteúdos não alojados nele – é preciso um *software* que permita ao computador fazer isso e que com frequência está incorporado aos navegadores ou pode ser adicionado como *plug-in*.

Em 1994, Berners-Lee fundou o consórcio *World Wide Web* (W3C), que é a principal organização de padrões internacionais destinados a WWW (ver http://www.w3.org). O W3C atua com outra linguagem de registro – XML (*extensible mark-up language*). A XML é um formato de texto flexível e simples, derivado de outra linguagem de registros – a SGML (*standard generalised mark-up language*). A XML foi originalmente projetada para atender aos desafios impostos pela publicação eletrônica em larga escala, mas atualmente está sendo empregada para troca de dados em uma variedade ampla e crescente de aplicações, tanto na WWW como em outras áreas.

A busca de informações na WWW não pode ser realizada diretamente, por causa do tamanho e por não ser indexada empregando um vocabulário-padrão. Portanto, em vez disso, você deve usar uma ou mais das ferramentas de busca intermediárias atualmente disponíveis. A seguir, serão considerados os tipos de ferramenta de busca disponíveis.

20.3.4 Buscadores

Os buscadores são enormes bancos de dados de páginas da *web*, que foram reunidas automaticamente por uma máquina, e permitem que você faça buscas em subgrupos da WWW. Existem dois tipos de buscadores – os buscadores individuais, que compilam os próprios bancos de dados pesquisáveis, e os metabuscadores, que não compilam os próprios bancos de dados e fazem pesquisas simultâneas em bancos de dados de alguns buscadores individuais.

Alguns exemplos de buscadores individuais são o AlltheWeb, o AltaVista e o Google. Os buscadores individuais compilam seus bancos de dados utilizando programas robóticos computadorizados conhecidos como *spiders*, que passeiam pela WWW identificando e indexando as páginas que visitam. Os achados, então, podem ser incluídos nos bancos de dados utilizados por vários dos buscadores atualmente disponibilizados. Ao usar um buscador, você não está realizando uma pesquisa na WWW, seja na WWW inteira ou na forma como a WWW existe no momento da busca – você está conduzindo uma pesquisa em um subconjunto da WWW que foi capturado com o auxílio de um sistema de índices fixos, em algum momento no passado. É difícil dizer em que momento do passado os bancos de dados pesquisados foram criados. Os *spiders* voltam regularmente às páginas da *web* que indexaram, para manter os bancos de dados atualizados. Infelizmente, contudo, esse processo de atualização pode ser bastante demorado, dependendo da regularidade com que os *spiders* revisitam a WWW e, então, da rapidez com que quaisquer alterações podem ser realizadas nos bancos de dados. Embora os buscadores não sejam completamente atualizados em termos de *status* da WWW, alguns formaram parcerias com novos bancos de dados que representam a excelência em termos de atualização. Alguns exemplos são o AlltheWeb (Fast) News, o AltaVista Breaking News e o Google Breaking News. Buscadores desse tipo trazem uma "aba de notícias" que pode ser utilizada para acessar as informações mais recentes.

Os buscadores trabalham utilizando programas de *software* selecionados para pesquisar seus índices e combinar palavras-chave e frases (ver Seção 21.2.4). Os resultados são apresentados em uma ordem definida conhecida como classificação de relevância (com as referências mais relevantes aparecendo no topo da lista de resultados e as menos relevantes, embaixo). Os programas de *software* empregados por diversos buscadores com frequência são similares, entretanto dois buscadores não são exatamente iguais em termos de tamanho, velocidade de recuperação ou conteúdo. Os buscadores também oferecem opções de pesquisa e esquemas de classificação diferentes. Desta forma, dois buscadores não fornecem exatamente os mesmos resultados – as diferenças podem ser sutis e, todavia, significativas. Por outro lado, os buscadores sem dúvida são a melhor forma atualmente disponível de realizar pesquisas na WWW, ainda que seja importante ter em mente que essas ferramentas muitas vezes produzem números enormes de referências para solicitações de pesquisa simples, muitas das quais podem ser irrelevantes às suas necessidades e acarretar a conhecida sobrecarga de informação.

Os metabuscadores (como Ixquick, Metor, Profusion e Vivisimo) não passeiam pela WWW compilando seus próprios bancos de dados pesquisáveis – em vez disso, os metabuscadores fazem pesquisas simultâneas em bancos de dados de alguns buscadores individuais (ver anteriormente). Desse modo, os metabuscadores proporcionam um mecanismo rápido e fácil de descobrir quais buscadores são capazes de trabalhar melhor para satisfazer os requisitos da sua pesquisa particular. Essas ferramentas são bastante velozes e apresentam os resultados de dois modos: sob a forma de uma lista única, desduplicada e fundida ou como listas múltiplas, da forma exata como foram obtidas a partir de cada buscador individual utilizado (nesse caso, pode haver referências duplicadas). Os metabuscadores são ferramentas convenientes para realizar pesquisas simples e nos momentos em que você tem pressa – fornecem uma rápida visão geral de sua área de interesse e também são úteis quando as pesquisas feitas com buscadores individuais não estão apanhando referências úteis.

20.3.5 Diretórios de assunto, portais e vortais

Ao contrário dos buscadores, os diretórios de assunto são criados manualmente e mantidos por pessoas, em vez de programas robóticos computadorizados. Os *sites* são revisados e selecionados para inclusão nos diretórios segundo uma política definida ou um conjunto de critérios. Os diretórios tendem a ser menores do que os bancos de dados do buscador e usualmente somente as páginas de um *website* são indexadas. Em alguns casos, um buscador para pesquisa de determinado diretório é incorporado. Os diretórios de assunto apresentam diversas formas, por exemplo, diretórios gerais, diretórios acadêmicos, diretórios comerciais, portais e vortais. Os portais (p. ex., Excite, MSN e Netscape) são criados ou adquiridos por questões comerciais e reconfigurados como portas de acesso (ver Seção 20.3.6) à WWW. Os portais estão ligados a áreas de assuntos populares e oferecem serviços adicionais, como *e-mail* e acesso a notícias atualizadas. Os vortais (portais verticais) diferem dos portais por serem específicos para determinados assuntos. Os vortais são criados de forma rotineira por peritos/especialistas/profissionais. Alguns exemplos de vortais são Educator's Reference Desk (informação na área da educação), SearchEdu (*sites* de universidades e estabelecimentos de ensino superior) e WebMD (informação em saúde).

É preciso notar que a linha divisória entre os buscadores e os diretórios de assunto está se tornando confusa. Enquanto a maioria dos diretórios de assunto oferece buscadores para investigar seus conteúdos, os buscadores agora estão adquirindo diretórios de assunto já existentes ou criando seus próprios diretórios de assunto. Como um todo, no entanto, em razão do modo como são estruturados, os diretórios de assunto com frequência são capazes de fornecer conteúdo de melhor qualidade e menos referências irrelevantes em termos de resultados de pesquisa, em comparação aos buscadores. Por outro lado, como a maioria dos diretórios de assunto não compila seus próprios bancos de dados e conta com a indicação de páginas da *web*, em vez de armazená-las, e também por causa da natureza transiente das informações encontradas na WWW, há o perigo de que eventuais alterações não sejam percebidas e os usuários possam ser direcionados a páginas que não existem mais. Na prática, os diretórios de assunto provavelmente são mais valiosos pela informação da navegação e por conduzirem buscas gerais e simples. São úteis como fontes de informação sobre áreas de assuntos populares, organizações, *sites* comerciais/corporativos e produtos. Alguns exemplos de diretórios de assunto são CompletePlanet, LookSmart, Lycos e Yahoo!.

20.3.6 Portas de acesso (*gateways*)

Existem dois tipos de portas de acesso – *gateways* de biblioteca e portais (no caso dos portais, ver Seção 20.3.5, anteriormente). As portas de acesso a bibliotecas são coleções de bancos de dados e *sites* de informação, que são agrupados de acordo com o assunto do conteúdo. São criadas, regularmente revisadas e recomendadas por especialistas. As coleções das portas de acesso, portanto, representam *sites* de informação de alta qualidade na WWW e, consequentemente, são importantes como indicadores de fontes de informação de alta qualidade. Alguns exemplos incluem Academic Information, Digital Librarian, Internet Public Library, Librarians' Index to the Internet e WWW Virtual Library.

20.3.7 A *deep web*

Existe uma área ampla, estimada em cerca de 70% do total da WWW, que não pode ser acessada nem indexada pelos *spiders* dos buscadores. Essa área é conhecida como *deep web* ou *web* invisível. Essa área da WWW contém a informação protegida por senhas ou *firewalls* e informações transientes criadas somente sob demanda. Embora os buscadores continuem sendo aprimorados e estejam cada vez melhores na tarefa de fazer pesquisas na *deep web*, você realmente precisa direcionar seu navegador diretamente para *sites* da *deep web* para poder acessá-los. Como essencialmente é quase isso que fazem algumas portas de acesso de biblioteca e bancos de dados de um assunto específico (vortais), estas são ferramentas particularmente úteis para realizar pesquisas na *deep web*.

20.3.8 Abordagens de pesquisa

Embora não existam formas certas ou erradas de pesquisar informações, existem abordagens de pesquisa que podem melhorar a eficiência dessa tarefa. Na Seção 21.2.4, foi descrito como fazer perguntas para bancos de dados bibliográficos empregando a lógica booleana e os operadores booleanos (E, OU e NÃO). Quando se utiliza a lógica booleana, a eficiência da pesquisa às vezes pode ser melhorada pelo conhecido "encaixamento" (*nesting*), que envolve o uso de parênteses (e em alguns casos vírgulas invertidas) para combinar vários pedidos de pesquisa em uma única solicitação. Por exemplo, o ajuste do pedido de pesquisa para (*Salmonella* OU *Listeria*) E (chocolate OU queijo), resultaria na recuperação de fontes de referência sobre *Salmonella* e chocolate; *Salmonella* e queijo; *Listeria* e chocolate; e *Listeria* e queijo, como entidades separadas.

Além dos operadores booleanos, os operadores de proximidade ou de posição podem ser utilizados para criar requerimentos. Nem todos os buscadores reconhecem os operadores de proximidade, mas poucos são capazes de aceitar alguns desses operadores quando uma funcionalidade de pesquisa avançada é empregada. Alguns exemplos de operadores de proximidade são:

- NEAR (PERTO, este é provavelmente o operador mais reconhecido), permite que você busque termos ou palavras-chave localizadas a uma determinada distância específica umas das outras e em qualquer ordem – quanto mais próximos estiverem os termos, mais próximo do topo da lista de fontes recuperadas estará a referência;
- ADJ (adjacente a – raramente é reconhecido pelos buscadores), permite que você busque frases como, por exemplo, baixa ADJ caloria, que resultará na recuperação de referências "baixa caloria" e "caloria baixa";
- SAME (MESMO), para recuperar termos localizados no mesmo campo – ver adiante;
- FBY (SDE, seguido de).

Atualmente, os buscadores não reconhecem os operadores de proximidade SAME ou FBY.

Os registros eletrônicos possuem uma estrutura de campo. Uma típica página da *web* é composta por alguns campos principais, como o título, domínio, hospedeiro (*site*), URL e *link*, que estão localizados em campos separados. Alguns exemplos de outros campos pesquisáveis incluem objeto, texto, linguagem, sons e imagens. Nem todos os *websites* apresentam os mesmos campos disponíveis para fins de pesquisa – você precisa estar atento em relação a quais campos estão disponíveis no local da WWW escolhido e essa informação usualmente pode ser encontrada em alguma parte da página da *web* ou por meio de um ícone de *link*. Alguns buscadores permitirão que você interrogue campos individuais em combinação com o(s) termo(s) ou palavra(s)-chave escolhidos. A pesquisa de campos constitui um mecanismo preciso e poderoso de realizar pesquisas na WWW, porém seu uso é limitado por sua disponibilidade em termos de campos que podem ser pesquisados e da habilidade do seu buscador de recuperar esses campos.

20.3.9 E-mail – correio eletrônico

O *e-mail* é um sistema de envio e recebimento de mensagens que utiliza o computador. Esse sistema rapidamente se transformou em uma das formas mais populares de comunicação para fins pessoais, profissionais e comerciais. Para enviar e receber mensagens de *e-mail*, você precisa ter um endereço de *e-mail* exclusivo. Para tanto, é necessário que você abra uma conta em um provedor de *e-mail*. O seu endereço de *e-mail* irá ter a seguinte configuração:

estudante@provedordee-mail.com

Onde, "estudante" é um nome escolhido por você.

Quando você tiver ajustado sua conta, poderá enviar e receber mensagens eletrônicas por meio do seu computador. Não há custos para o envio ou recebimento das mensagens de *e-mail*, além da conta telefônica (em geral, o preço de uma chamada local). Alguns provedores de *e-mail* oferecem um servidor *Post Office Protocol* (POP) incluído no pacote de *e-mail*. Um servidor POP permite que você receba mensagens pelo programa de *e-mail*, como o Outlook ou o Netscape Messenger, que possibilita a sua conexão com o provedor de *e-mail* para recuperar suas mensagens e, em seguida, lê-las *off-line*. Assim, seu tempo *online* é reduzido e, em consequência, a conta telefônica também diminui.

Similarmente, alguns provedores de *e-mail* oferecem um servidor *Simple Mail Transfer Protocol* (SMTP) incluso no pacote de *e-mail*. Um servidor SMTP permite que você envie *e-mails* escritos *off-line* em seu programa de *e-mail*. Em seguida, você tem que estar *online* apenas rapidamente, o tempo necessário para enviar os *e-mails*, e isso também resulta na diminuição da conta telefônica. Essas economias são fatores importantes a serem considerados quando se escolhe um provedor de *e-mail*. Você precisa permanecer conectado à internet para receber um *e-mail*, mas não precisa continuar conectado para ler o *e-mail*.

Os ISPs (ver Seção 20.3.2) normalmente oferecem um pacote que inclui um endereço de *e-mail* com servidores POP e SMTP. Isso facilita bastante a vida do usuário, mas pode ser problemático se você quiser mudar de ISP, pois essa mudança implica também a mudança do seu endereço de *e-mail*. Por isso, pode ser uma boa ideia criar uma conta em um provedor de *e-mail* permanente e gratuito, como o Yahoo® ou o Hotmail®, para ter um *back-up*.

No Capítulo 21, nós abordaremos o modo como a TI pode ser empregada para impulsionar e aprimorar a comunicação e as habilidades transferíveis.

Referências bibliográficas e sugestões de leitura

Armstrong, C.J. (ed.) (1999) *Staying Legal – A Guide to Issues and Practice for Users and Publishers of Electronic Resources.* Library Association Publishing, London.

Armstrong, C.J. and Bebbington, L.W. (2003) *Staying Legal – A Guide to Issues and Practice Affecting the Library,Information and Publishing Sectors*, 2nd edn. FacetPublishing, London.

Bott, E., Siechert, C. and Stinson, C. (2007) *Windows Vista Inside Out.* Microsoft Press, Redmond,Washington.

Brown, C. and Resources Online (2001) *Microsoft Office^{XP}Plain and Simple.* Microsoft Press, Redmond, Washington.

CCFRA (2001) *Designing and Improving Acceptance Sampling Plans* – A Tool. Review No. 27. Campden and Chorleywood Food Research Association, Chipping Campden.

CCFRA (2002) *Statistical Quality Assurance: How to Use Your Microbiological Data More Than Once.* Review No. 36. Campden and Chorleywood Food Research Association, Chipping Campden.

CCFRA (2004) *Microbiological Measurement Uncertainty: A Practical Guide.* Guideline No. 47. Campden and Chorleywood Food Research Association, Chipping Campden.

De Veaux, R.D. and Velleman, P.F. (2004) *Intro Stats.* Pearson Education, Upper Saddle River, New Jersey.

Hubbard, M.R. (2003) *Statistical Quality Control for the Food Industry*, 3rd edn. Springer, New York.

Leake, L.L. (2007) Software automates nutrition labelling and more. *Food Technology*, 61(1), 54–7.

Mahajan, P.V., Oliveira, F.A.R., Montanez, J.C. and Frias, J. (2007) Development of user-friendly software for design of modified atmosphere packaging for fresh and fresh-cut produce. *Innovative Food Science and Emerging Technologies*,8(1), 84—92.

Pierce, J. (ed.) (2007) *2007 Microsoft Office System Inside Out.* Microsoft Press, Redmond,Washington.

Wall, R.A., Norman, S., Pedley, P. and Harris, F. (2000) *Copyright Made Easier*, 3rd edn. Europa Publications, London.

21 Comunicação e habilidades transferíveis

Jeremy D. Selman e Sue H. A. Hill

Pontos-chave

- As habilidades de estudo (recursos e técnicas de aprendizado efetivas, bem como administração do tempo).
- Recuperação de informações (recursos bibliográficos, bancos de dados, a *World Wide Web* e inteligências competitivas).
- A comunicação e as habilidades expositivas.
- A equipe e as habilidades solucionadoras de problemas.

Existe uma consciência crescente, no ensino superior mundial, sobre a necessidade de os estudantes terem um bom nível de habilidade para ler e escrever as informações, bem como para se comunicar de forma clara. Isso é essencial para ajudar a acessar, manipular e usar com eficiência os numerosos recursos atualmente disponíveis para todos. Os padrões de habilidade de alfabetização foram esboçados em uma tentativa de melhorar as habilidades relevantes (Society of College, National and University Libraries, 1999; American Library Association, 2000; Bundy, 2004). O artigo da Society of College, National and University Libraries (SCONUL) resume em sete as habilidades essenciais:

1 a habilidade de reconhecer a necessidade de informação;
2 a habilidade de distinguir meios pelos quais o "hiato" informacional pode ser abordado;
3 a habilidade de construir estratégias para localizar informação;
4 a habilidade de localizar e acessar a informação;
5 a habilidade de comparar e avaliar a informação obtida de diversas fontes;
6 a habilidade de organizar, aplicar e comunicar a informação aos outros, pelo uso de meios apropriados à situação;
7 a habilidade de sintetizar e construir sobre a informação existente, contribuindo para a criação de conhecimento novo.

Essas sete habilidades principais constroem o conhecimento que os estudantes devem ter sobre as competências de alfabetização básicas, assim como as habilidades de tecnologia da informação (TI). A comunicação efetiva baseia-se na habilidade de acessar e organizar o conhecimento, e trabalhar de forma eficiente e profissional com os colegas.

21.1 Habilidades de estudo

21.1.1 Uso de técnicas de aprendizado efetivas

O estudante precisa apresentar suas próprias dúvidas para investigar, descobrir, explorar, esclarecer e compreender novas ideias e conceitos. Isso envolve estudo independente e a decisão de como gastar o próprio tempo, o que inclui garantir que o aprendizado faça parte do seu ritmo diário, assim como dormir, comer e praticar exercícios. O aprendizado precisa ocorrer em circunstâncias que o façam sentir-se positivo(a) e confortável (Marshall e Rowland,

1998). O estudante deve decidir quando é mais fácil se concentrar. Há pessoas que trabalham intensivamente por períodos curtos e seguidos de relaxamento, enquanto outras conseguem se concentrar por períodos mais prolongados.

É possível aprender quase tudo, desde que haja objetivos para tanto. Qualquer um é capaz de aprender mais rápido estruturando a informação, portanto, dedicar algum tempo para organizar as informações pode aumentar a efetividade. Isso também ajuda a permanecer no estado mental correto e a ter um motivo pessoal que leve a querer aprender alguma matéria. Criar previsões sobre o aprendizado da matéria, imaginando ser capaz de responder satisfatoriamente às perguntas de uma prova ou de responder de forma correta a uma pergunta técnica durante uma entrevista. Ter expectativas positivas de que a matéria será interessante, útil e fácil de entender. Para extrair o máximo dos diferentes tipos de informação, é melhor entender os aspectos estruturais de cada um deles. Assim, um livro é constituído pelo conteúdo, capítulos, referências, índice, e assim por diante. Valerá a pena fazer anotações de acordo com o estilo preferido, para ajudar a absorver e entender o que está sendo lido. Esse processo pode envolver a anotação de palavras-chave, mapeamento de ideias relacionadas, destacar ou grifar palavras, fazer anotações escritas ou simbólicas, ou talvez colar notas adesivas (*post-it*). Às vezes, pode ser útil parafrasear (usar as próprias palavras) uma ideia ou, por exemplo, resumir (criar uma versão mais sucinta) um argumento. Por fim, o objetivo é tentar usar o que foi lido como estrutura para sustentar as próprias ideias e argumentos (Northedge et al., 1997).

Em certos casos, a quantidade de material a ser consultado (p. ex., em uma lista para leitura) pode parecer intimidadora. Nessa situação, o ideal é decompor o material em elementos menores. Um aspecto decisivo é o tamanho volumoso naturalmente escolhido quando se explora material novo. Se algo parecer difícil, então é preciso ir para um nível mais alto e, ao contrário, se encontrar algo que parece muito fácil, precisará seguir para um nível inferior, mais detalhado. É importante descobrir um tamanho que pareça ser administrável e que permita evoluir. Pode ser uma boa ideia organizar elementos em uma estrutura e conectá-los àquilo que já se conhece. Isso pode diminuir a sensação de estar perdido(a), e reduzir a quantidade de conteúdo explícito que precisa ser lembrado.

O aprendizado e a memorização dos principais aspectos devem seguir o ritmo do aluno e ser feitos do seu jeito. Muitas vezes, isso ajuda a se basear nas habilidades e no conhecimento existentes, começando pelos princípios e conceitos que já são familiares. É importante ser sistemático na abordagem de memorização. Algumas pessoas usam imagens, ligações com sons, emoções, mnemônica ou mapas de memória que lhes ajudam a lembrar fatos e argumentos. O mapa de memória constitui uma imagem reunida de aspectos, fatos e argumentos, com emprego de cores, letras maiúsculas e tamanhos diferentes de escrita para formar a representação (Turner, 2002). Por fim, deve-se lembrar que também é possível compartilhar a leitura e pontos de vista com os colegas.

Com relação às palestras, é útil considerar previamente qual será o assunto abordado. Então, conforme se escuta o palestrante, vale questionar, avaliar o que está sendo dito e fazer algumas anotações. Minimizar as distrações para manter a concentração. Deixar espaços vazios nas anotações para completar posteriormente, quando encontrar alguma dúvida. Listar perguntas e obter as respostas com o palestrante ou colegas, ao final da exposição. Posteriormente, refletir e avaliar a palestra para saber se os pontos essenciais do assunto abordado foram realmente entendidos e aprendidos.

Turner (2002) discute as técnicas de aprendizado e resume a abordagem com a mnemônica "*ascertain*" (em inglês, "verificar"):

- A – Ativamente buscar informação
- S – Selecionar informações de fontes diferentes
- C – Classificar a informação de várias formas
- E – Estimar e julgar a informação
- R – Refletir sobre seu aprendizado e sobre seu processo de estudo
- T – *Target* (alvo): estabelecer metas e alcançá-las
- A – *Again* (repetição): reler, delinear novamente e apurar seu conhecimento e seus argumentos
- I – Integrar a informação
- N – Negociar: questionar o sentido de um texto e ponderá-lo em relação a outras fontes de informação, abordagens e argumentos

21.1.2 Uso efetivo dos recursos de aprendizado

Os recursos de aprendizado são disponibilizados de vários modos, como livros-texto, livros de referência, periódicos, periódicos eletrônicos, *World Wide Web*, bancos de dados e mídia (p. ex., jornais, rádio e televisão). As bibliotecas, sem dúvida, são o centro de muitos recursos de aprendizado e, por isso, é decisivo saber como elas podem ser utilizadas de forma vantajosa. A maneira de lidar com os diversos tipos de informação é igualmente importante, ou seja, ser capaz de avaliar a utilidade, saber como navegar, usar técnicas de manipulação e apresentação de assuntos. O trabalho laboratorial, incluindo a linguagem e o trabalho laboratorial científico, pode requerer uma variedade de recursos de aprendizado que abrangem instruções escritas para compreensão, planejamento, saber o modo de utilização de equipamentos específicos, usar suas habilidades práticas e, então, saber como analisar e relatar os resultados da experiência de aprendizado (Northedge et al., 1997).

A leitura é comum a todos esses recursos. Ler é fundamental para ter acesso às ideias, expandir conhecimento, melhorar o próprio estilo de escrita, ser capaz de apoiar ideias e argumentos que se deseja expor e conseguir demonstrar evidências de leitura aos examinadores. Independentemente da abordagem da leitura, é importante ler em um ritmo que permita ocupar o pensamento e absorver as ideias. Às vezes, alguém pode ler um texto procurando as palavras-chave, folheando, varrendo ou extraindo amostras do texto. Entretanto, é sempre importante estar claro por que é preciso se concentrar em um determinado texto e o que se espera extrair dele. É essencial desenvolver a habilidade de discriminar a apresentação do conhecimento da apresentação das ideias, das observações e dos resultados e argumentos. Do mesmo modo, é importante estar alerta para não ser excessivamente confiante na aparente autoridade e confiabilidade dos textos acadêmicos (Fairbairn e Fairbairn, 2001).

Assim, ao investigar um tópico, deve-se fazer uma preparação, selecionando materiais e avaliando-os quanto à importância. Deve-se decidir se os materiais serão comprados, copiados ou emprestados. Conforme se trabalha com esses materiais, é importante questionar e avaliar fatos e ideias, assim como seria feito com um livro, palestra, filme ou página da internet. Deve-se selecionar os pontos-chave, ordená-los e registrá-los sistematicamente. Organizar e integrar as ideias com a informação factual. Quando estiver terminando a pesquisa, é interessante fazer uma pausa para refletir e rever as conclusões em relação ao resumo inicial.

21.1.3 Administração do tempo

Não importa o que se deseja fazer, existe sempre algo que precisa ser feito primeiro.

As metas podem ser alcançadas quando o tempo é mais bem administrado, seja o desenvolvimento de um novo produto ou tirar notas mais altas nas provas. O tempo não é variável e todos o possuem na mesma quantidade. Entretanto, o tempo pode ser perdido por causa de telefone, reuniões, planejamento inadequado, atenção excessiva a detalhes, entre tantos outros motivos. Assim, existe a necessidade de evitar e diminuir o desperdício de tempo. Inicialmente, é necessário estabelecer metas para determinar um contexto para a administração do tempo. As metas podem ser imediatas, a curto prazo, a médio prazo, e assim por diante. Dessa forma, é útil subdividi-las em tarefas ou etapas administráveis, pois isso ajuda a lidar com essas tarefas uma a uma. No caso do estudo para obtenção de um diploma, cada submeta poderia ser a conclusão bem-sucedida de um ano do programa. Essa abordagem pode parecer um desafio, mas, na verdade, enfatiza a existência de uma via conectada que liga as realizações de hoje ao alcance de um objetivo em um prazo mais longo (Northedge et al., 1997).

Há certas ocasiões em que simplesmente não existe motivação para trabalhar. Quando isso acontecer, a recomendação é trabalhar por períodos mais curtos e tentar "chegar lá". Pode ser útil perceber que não estar motivado(a) para trabalhar não significa necessariamente estar desmotivado, mas que esta motivação é para fazer outra coisa. Entretanto, vale lembrar do que Edward Young disse: "a procrastinação (demora; adiamento; deixar para depois) é o ladrão do tempo". A vida não deve ser só rotina e hábito, contudo, desenvolver bons hábitos de administração do tempo ajuda a torná-lo mais efetivo.

É melhor trabalhar com prioridades e, portanto, deve ser criada uma lista de tarefas ordenada para visualizar o quanto há para ser feito. Cada tarefa deve ser marcada como importante ou urgente (ou ambas) e há uma boa razão para fazer primeiro as tarefas menos prazerosas. A diferença entre um indivíduo organizado e outro desorganizado é que o primeiro sabe o que ainda há para ser feito. Ao criar uma lista de tarefas, é importante indicar o nível de prioridade de cada tarefa. Uma forma de fazer isso é considerar as tarefas com prazo (urgentes) e aquelas que são diretamente relevantes para seus objetivos (importantes) para, em seguida, classificar uma a uma:

	Urgente	Não urgente
Importante	1	2
Menos importante	3	4

Assim, é importante ser eficiente em relação ao tempo, o que significa estar no controle de suas atividades, como administrar papeladas, delegar com efetividade e tornar as reuniões o mais eficientes possível. Ser efetivo está relacionado ao esforço e à eficiência com que se dedica a alcançar objetivos, quaisquer que sejam eles. Duas áreas problemáticas e decisivas, que devem ser administradas, são a papelada e os *e-mails*. Esses assuntos devem ser administrados ativamente, em vez de apenas adiados. Portanto, papéis/*e-mails* devem ser deletados, acionados, retidos para ações futuras, preenchidos ou delegados/redirecionados, evitando-se marcar algo como pendente.

Para aprimorar a administração do tempo, é útil saber em que o tempo está sendo gasto. Uma abordagem consiste em rastrear o tempo, que é como estabelecer uma agenda ao contrário. Ao final de cada hora, escreve-se resumidamente como o tempo foi gasto. Se o modo como o tempo foi gasto não corresponde a uma atividade já planejada, insere-se um comentário sobre o que foi feito naquele momento. É evidente que existem várias formas de estabelecer essa consciência em relação ao tempo e rastreá-lo. Os resultados permitirão introduzir algumas modificações nos padrões de trabalho, de modo que o tempo seja gasto de forma mais eficiente, com as atividades relacionadas aos objetivos.

Para auxiliar no planejamento do tempo, podem ser usadas ferramentas como um planejador mensal, uma lista de objetivos semanais, um planejador semanal e um registro do tempo. O planejador mensal pode ser utilizado como memória auxiliar baseada no tempo, rastreamento de prazos e compromissos importantes, e assim por diante. Contudo, pode ser mais proveitoso registrar também os prazos internos e previsões de períodos de trabalho intenso antes dos prazos finais. Esse procedimento ajudará a mostrar se há espaço para a inclusão de novas tarefas e se este é o caminho certo para cumprir as metas. A lista de objetivos semanais consiste em uma lista de afazeres com características adicionais para quebrar as tarefas em unidades menores e registrar as estimativas de tempo relacionadas à tarefa. É importante inserir uma atividade para atribuir-lhe uma estimativa de tempo (Cottrell, 1999).

Uma forma de criar mais tempo para si mesmo(a) é fazer a seguinte pergunta: por que não delegar essa tarefa? Entretanto, a delegação deve ser feita com sensibilidade, e é preciso ter em mente que esta ação, em geral, envolve certo grau de tomada de decisão pela pessoa a quem se delegará uma tarefa, ainda que ela não seja responsável pelo resultado final. O benefício da delegação está em se permitir ganhar tempo, além de proporcionar, positivamente, motivação, reconhecimento e maior envolvimento à pessoa delegada.

É importante planejar as tarefas com flexibilidade, inclusive criando compromissos fixos consigo mesmo(a), e estabelecer margens realistas (p. ex., meia hora) entre os trabalhos ou compromissos. Pode-se introduzir trabalhos de ocupação do tempo – trabalhos com duração de menos de 10 minutos, que podem ser encaixados entre as tarefas maiores. Para os dias muito atarefados, um plano de ação diária pode ser bastante útil. A maioria das pessoas passa uma grande parte do tempo trabalhando com ou por meio de outras pessoas; por esta razão, é essencial lidar sensivelmente com o conflito da necessidade de administrar seu próprio tempo de forma eficiente *versus* a obrigação de considerar as necessidades, prioridades e pressões de tempo das outras pessoas.

As reuniões podem tomar grandes quantidades de tempo de forma inefetiva para todos os participantes. Quando possível, as reuniões devem ser orientadas por decisão em vez de discussão, bem como planejadas com antecedência. A agenda deve ser uma lista de tarefas a ser cumpridas, em vez de apenas discutidas, e as questões importantes devem ser ouvidas primeiro. Essa agenda não deve incluir "outros negócios" que possam abrir a reunião para tópicos não planejados. É necessário que a presidência seja efetiva, para que o tempo da reunião seja gasto de maneira eficiente e também efetiva. Do mesmo modo, a administração de um projeto muito amplo irá ditar a necessidade de dividi-lo em uma série de elementos componentes, e a elaboração de uma lista de tarefas, que permita controlar e analisar vias decisivas, pode ser útil.

21.2 Recuperação da informação

21.2.1 Introdução

Na verdade, não existem formas corretas nem erradas de pesquisar informações. O essencial é selecionar com cuidado as fontes de informação, a fim de otimizar a qualidade e a quantidade (e, em consequência, os custos) de informação que se recupera. Torna-se cada vez mais importante, portanto, saber como a informação é transmitida, antes de começar a tentar recuperá-la. A informação relevante à ciência e tecnologia de alimentos é gerada por uma ampla variedade de organizações, como editoras, empresas industriais e comerciais, academias e instituições governamentais. Essa informação chega até as pessoas que dela precisam (os usuários) por intermédio de vários mecanismos.

Provavelmente, a forma mais óbvia de disseminar e receber informação é por meio verbal. Entretanto, hoje não há dúvidas de que a internet está se transformando rapidamente na fonte de informações mais popular e amplamente utilizada em todo o mundo. Mesmo assim, apesar da crescente popularidade da internet, as bibliotecas continuam sendo uma fonte vital e inestimável de informação, podendo fornecer acesso a diversas fontes de informação, incluindo periódicos, arquivos eletrônicos, teses, resumos de conferências, relatórios, patentes, literatura comercial, padrões, livros, revisões, bancos de dados factuais e bibliográficos e até a própria internet.

21.2.2 Utilizando recursos da biblioteca

Para utilizar da melhor forma possível os serviços e facilidades oferecidos por uma determinada biblioteca, seja real ou virtual, especialmente ao visitá-la pela primeira vez, uma boa ideia é consultar o catálogo da biblioteca, onde estão listadas as fontes de informação do estoque da biblioteca (periódicos, livros, etc.). Essa listagem é feita em uma ordem definida, por exemplo, em ordem alfabética de autores individuais ou de editores de livros, ou em ordem alfabética de títulos de periódicos. Nem todos os catálogos de bibliotecas são organizados da mesma forma, porém, a maioria atualmente é disponibilizada no formato eletrônico, como um banco de dados *online*, com aparência e capacidade de pesquisa governadas pelo *software* de administração utilizado pela biblioteca para criar tais catálogos. A equipe da biblioteca está sempre disposta a ajudar e aconselhar, e a documentação de usuário deve estar sempre disponível. A equipe também irá explicar o *layout* da biblioteca, o sistema de empréstimos interbibliotecas, quaisquer redes disponíveis, guias de assuntos especiais e como solicitar revogações.

Cada livro existente na biblioteca recebe um número ou código de classificação, que representa a área do assunto abrangido. Existem alguns sistemas de classificação diferentes, porém, o mais amplamente utilizado é o sistema Dewey Decimal Classification. Estima-se que esse sistema, criado por Melvil Dewey em 1873 e publicado pela primeira vez em 1876, seja utilizado por mais de 200 mil bibliotecas em 135 países. O sistema possui dez divisões de assuntos principais e outras subdivisões adicionais (ver http://www.oclc.org/dewey/, em inglês). As principais divisões de assunto recebem um número de classificação de três dígitos (p. ex., o número de classificação para tecnologia de alimentos é 664). Esse número de três dígitos pode ser seguido de uma casa decimal e mais números podem ser atribuídos, dependendo da área de assunto específica – quanto mais números, mais específica é a área de assunto. Nas bibliotecas, os livros são organizados em prateleiras, por número ou código de classificação, com o intuito de facilitar sua recuperação. Os catálogos de biblioteca devem detalhar essa informação e, de modo ideal, também devem registrar detalhes sobre a editora, datas de publicação, número de edição/volume (quando apropriado) e, no caso dos livros e periódicos, os números de ISBN (International Standard Book Number) e ISSN (International Standard Serial Number), respectivamente.

Assim como livros e periódicos, as bibliotecas podem conter materiais gráficos, como:

- ilustrações e modelos;
- fontes audiovisuais (p. ex., DVDs, fitas de vídeo e *slides*);
- microfilmes e/ou microfichas de, por exemplo, volumes antigos de periódicos;
- coleções de material efêmero (p. ex., boletins);
- repositórios e coleções de referência, incluindo dicionários, enciclopédias, anuários, manuais, diretórios, bibliografias, índices, resumos e materiais eletrônicos.

Como as bibliotecas são utilizadas por muitas pessoas, os livros podem não estar disponíveis para empréstimo no momento da busca. Por isso, é importante saber como funciona o sistema de empréstimos da biblioteca, a fim de garantir que um dado livro, ao ser devolvido, possa ser imediatamente disponibilizado para quem o procura. Além disso, pode ser necessário encontrar referências de outros livros que não estão na biblioteca. Os trabalhos de referência, como as enciclopédias, podem ser úteis como ponto de partida, pois fornecem bons resumos e referências úteis de outros livros e artigos. Os periódicos (também conhecidos como jornais, seriados ou revistas) publicam as pesquisas recentes sobre um tópico determinado. Se um periódico em particular estiver indisponível em certa universidade, então é possível que sua utilização seja disponibilizada por meio do serviço de empréstimos interbibliotecas.

Alguns periódicos são disponibilizados gratuitamente via internet (ver a seção 20.2.4 do Cap. 20 e a seção 21.2.4 adiante). Para ter acesso imediato a essas publicações, pode-se visitar os *websites* do

Directory of Open Access Journals (DOAJ) (http://www.doaj.org) ou do Highwire Press (http://highwire.stanford.edu) (ver também a seção 21.2.4). Outras fontes de informação podem incluir teses, atas de conferências e patentes. A legislação, os padrões e as estatísticas podem ser relevantes para determinados projetos em particular. Nesses casos, devem ser pesquisadas fontes de informação especializadas.

21.2.3 Bancos de dados factuais

Os bancos de dados factuais habitualmente contêm fatos básicos e imagens de potencial valor para os usuários. Esses bancos de dados, por exemplo, podem conter informações sobre os pontos de fusão, evaporação ou congelamento de diversas substâncias; tabelas de conversão; ou, de especial interesse para os tecnólogos e cientistas de alimentos, dados sobre a composição de alimentos. Bons exemplos deste último tipo de banco de dados factuais podem ser encontrados na internet, nos endereços http://www.nal.usda.gov/fnic/foodcomp/search/ (produzido pelo United States Department of Agriculture – Agricultural Research Service) e http://www.fao.org/infoods/directory_en.stm (produzido pela Organização das Nações Unidas para Agricultura e Alimentação).

21.2.4 Bancos de dados bibliográficos

Os bancos de dados bibliográficos exercem papel importante na recuperação de informação, por meio do agrupamento de informações oriundas de diversas fontes. Os provedores (produtores) de bancos de dados bibliográficos essencialmente realizam a primeira fase da busca para seus usuários e fornecem bibliografias (registros) de material-fonte relevantes. Isso poupa tempo e dinheiro dos usuários, além de poder garantir que materiais-fonte importantes não sejam omitidos (algo que poderia ocorrer facilmente se o usuário realizasse sua própria busca). Os bancos de dados bibliográficos podem abranger áreas de assunto bastante amplas (p. ex., a Web of Knowledge produzida pela Thomson Reuters, que cobre todas as áreas de ciências e tecnologia – ver em http://www.isiwebofknowledge.com/) ou podem ser bastante especializados. Aqueles especializados em informações sobre ciência e tecnologia de alimentos serão descritos depois que forem consideradas as propriedades dos bancos de dados bibliográficos em geral.

Os registros existentes nesses bancos de dados podem ser apenas referências ou citações, mas é comum que também contenham resumos (*abstracts*) do material-fonte. As fontes podem incluir artigos de periódicos, livros, teses, patentes, padrões, legislação, relatórios, atas de conferências, palestras e revisões. Os registros existentes nos bancos de dados bibliográficos são indexados para possibilitar a realização das buscas e subsequente recuperação de registros relevantes que, então, podem ser consultados por direito próprio ou utilizados para rastrear o material-fonte a partir do qual um dado registro qualquer foi preparado. O texto integral do material-fonte pode ser retido pela sua biblioteca. Também pode ser necessário usar um serviço de entrega de documentos. Existe um amplo número de serviços de entrega de documentos, oferecidos via internet e por meio do correio tradicional. Acessar um texto na íntegra pode ser caro, por isso é sensato realizar uma pesquisa independente e/ou procurar os conselhos de um bibliotecário sobre o melhor serviço disponível para atender a necessidades particulares. Como já descrito, alguns documentos são disponibilizados de forma gratuita via internet (ver também as seções 20.2.4 e 21.2.2).

Um avanço sofisticado e relativamente recente, projetado para facilitar e administrar a troca de informações no ambiente eletrônico, teve lugar com o advento do sistema Digital Object Identifier (DOI). Entre outros aspectos, o sistema DOI disponibiliza um mecanismo que liga os consumidores aos fornecedores de conteúdo (informação). Os DOIs são nomes persistentes (imutáveis) atribuídos à propriedade intelectual, como artigos de periódicos eletrônicos, *e-books*, imagens – na realidade, qualquer tipo de conteúdo. Os DOIs consistem em caracteres e/ou dígitos e podem ser utilizados para direcioná-lo(a) aos locais relevantes da internet. O sistema DOI ainda não foi universalmente adotado, mas as perspectivas são estimulantes. O impacto desse sistema está aumentando de modo rápido. Para acessar mais informações sobre o sistema DOI, consultar o *website* http://www.doi.org.

Os diferentes produtores variam quanto ao modo de indexação de seus bancos de dados, ainda que os princípios subjacentes sejam os mesmos. O índice de assuntos em geral é criado por meio da extração de palavras-chave (termos) a partir de um resumo (alguns produtores criam o índice a partir do material-fonte), seguida da listagem destes termos separadamente, seja em um campo novo (no caso dos formatos eletrônicos de bancos de dados) ou como uma lista em ordem alfabética na parte de trás das versões impressas. As palavras-chave não são selecionadas ao acaso – os termos são escolhidos de modo a refletir com precisão os tópicos importantes descritos no resumo e, em geral, são pegos a partir de uma lista de palavras definida que, por sua vez, é derivada de um tesauro. O tesauro é uma coleção de termos escolhidos para descrever uma área de assunto em particular e reflete a relação existente entre estes termos. Por exemplo, o termo iogurte está relacionado com os termos menos específicos (mais amplos) leite fermentado, laticínios fermentados, laticínios, alimentos de origem animal, alimentos, alimentos fermentados, alimentos processados e leite. O termo iogurte também está relacionado aos termos mais específicos (mais estreitos) iogurte de leite de búfala, iogurte de beber, iogurte com sabor, iogurte congelado, iogurte de frutas e bebidas de iogurte (International Food Information Service, 2007). A utilização das relações existentes entre as palavras-chave descritas em um tesauro possibilita refinar sua busca em um banco de dados bibliográfico no formato eletrônico, para criar uma pesquisa geral (ampla) por registros sobre um assunto em particular ou para realizar uma pesquisa mais refinada ou específica (mais estreita). Uma busca pode ser ainda mais refinada combinando as palavras-chave para descrever com precisão a área de assunto de seu interesse. Para tanto, são aplicados os princípios da lógica booleana (ver também a seção 20.3.8).

A lógica booleana essencialmente quebra uma área de assunto em conceitos. Por exemplo, em uma pesquisa combinada sobre *Salmonella* e chocolate, ambos os termos deveriam ser introduzidos na caixa de pesquisa unidos pela palavra "e". O *software* de recuperação de informação incorporado aos bancos de dados bibliográficos para realização das buscas irá encontrar todos os registros sobre *Salmonella* e todos os registros sobre chocolate e, em seguida, combinar as duas buscas, de modo que apenas os registros contendo ambos os termos sejam identificados – por isso a lógica "e" estreita uma pesquisa. Existem três operadores de lógica booleana que são utilizados para unir termos de pesquisa: "e", "ou" e "não". Neste exemplo, o uso de "ou" na estratégia de pesquisa teria ampliado a busca e identificado todos os registros que contêm os termos "*Salmonella*" e todos os registros que contêm o termo "chocolate". Se a lógica "não" fosse empregada, o *software* de recuperação identificaria todos os registros contendo o "*Salmonella*" excluiria todos os registros que também contivessem o termo "chocolate". As estratégias de pesquisa podem ser ainda mais aprimoradas com a especificação dos campos em particular que um registro irá conter nas condições de pesquisa estabelecidas. Alternativamente, todo o registro pode ser pesquisado (texto livre). Quando as estratégias são desenvolvidas desse modo, o número de quedas falsas (registros irrelevantes) recuperado é minimizado e somente os registros de fato interessantes são identificados.

Alguns bancos de dados bibliográficos são gratuitamente disponibilizados, enquanto outros cobram uma taxa de acesso sob a forma de uma assinatura ou de "pagamento conforme o uso". A frequência de atualização desses bancos de dados é variável. Os bancos de dados bibliográficos são disponibilizados em diversos formatos, incluindo periódicos impressos, CD-ROM e *online* (via intranets e internet). O acesso pela internet pode ser obtido diretamente a partir do produtor do banco de dados ou via hospedeiro ou fornecedor, como o Ovid (http://www.ovid.com), o Dialog (que agora integra o ProQuest – http://www.dialog.com) e a Thomson (http://www. thomsonreuters.com/business_units/scientific/ ou http://www.thomsonreuters.com/). Existem muitos fornecedores e numerosos bancos de dados bibliográficos – tantos que se torna impossível descrevê-los neste capítulo. Para conhecer alguns desses bancos, o leitor pode consultar as referências Lee (2000), Hutchinson e Greider (2002), e Lambert e Lambert (2003), e/ou consultar um bibliotecário. Uma revisão sobre as atuais tecnologias e tendências de publicação foi editada pelo International Food Information Service (2005).

Neste capítulo, a ênfase será dada a dois dos principais produtores de bancos de dados bibliográficos, ambos especializados em informação sobre ciência e tecnologia de alimentos. O primeiro deles é a *Leatherhead Food International* (http://www.leatherheadfood.com/lfi/), que produziu uma coleção de bancos de dados, unindo informações técnicas, de mercado e legais. Esses bancos de dados são o Foodline News, Foodline Product, Foodline Market, Foodline Science e o Foodline Legal (http://services.leatherheadfood.com/foodline/index.aspx).

O segundo produtor de bancos de dados especializado em ciência e tecnologia de alimentos é o International Food Information Service (http://www.foodsciencecentral.com). Seus *websites* oferecem uma variedade de notícias, relatórios, artigos e *links* para outros *websites* de interesse. Esse produtor também fornece um ponto de acesso ao maior banco de dados bibliográficos do mundo sobre ciência de alimentos, tecnologia de alimentos e nutrição relacionada aos alimentos – o *FSTA (Food Science and Technology Abstracts®)*. A oferta do *FSTA* no *website* Food Science Central é denominada *FSTA Direct*™ e é feita diretamente a partir dos produtores – o International

Food Information Service (IFIS). O *FSTA Direct*™ também pode ser acessado de modo independente pelo *website* do Food Science Central (http://www.fstadirect.com). O *FSTA Direct*™ é oferecido com acesso a um tesauro acompanhante e um dicionário *online* de ciência e tecnologia de alimentos – ambos produzidos pelo IFIS. O tesauro e o dicionário também são disponibilizados no formato impresso (International Food Information Service 2007 e 2009, respectivamente). O *FSTA*™ também é disponibilizado por diversos fornecedores, sob as formas de CD-ROM e de periódico impresso. O banco de dados utiliza como fonte toda a literatura mundial (artigos de periódicos, atas de conferências, livros, relatórios, teses, patentes, legislação, revisões e padrões) de relevância em ciência e tecnologia de alimentos, tendo sido produzido a partir de 1969. A Figura 21.1 ilustra uma amostra de registro do *FSTA Direct*™.

Alguns bancos de dados bibliográficos são oferecidos a universidades e estabelecimentos de ensino superior, via provedores de serviços conhecidos como centros de dados. No Reino Unido, por exemplo, o primeiro centro de dados a ser estabelecido e, provavelmente, o mais conhecido é o *BIDS* (Bath Information and Data Services), baseado na Universidade de Bath. O serviço é gratuito no ponto de uso, porém, as bibliotecas da universidade pagam pelas assinaturas de bancos de dados, para proporcionarem acesso aberto a funcionários e estudantes. Existem alguns serviços diferentes que são disponibilizados em todo

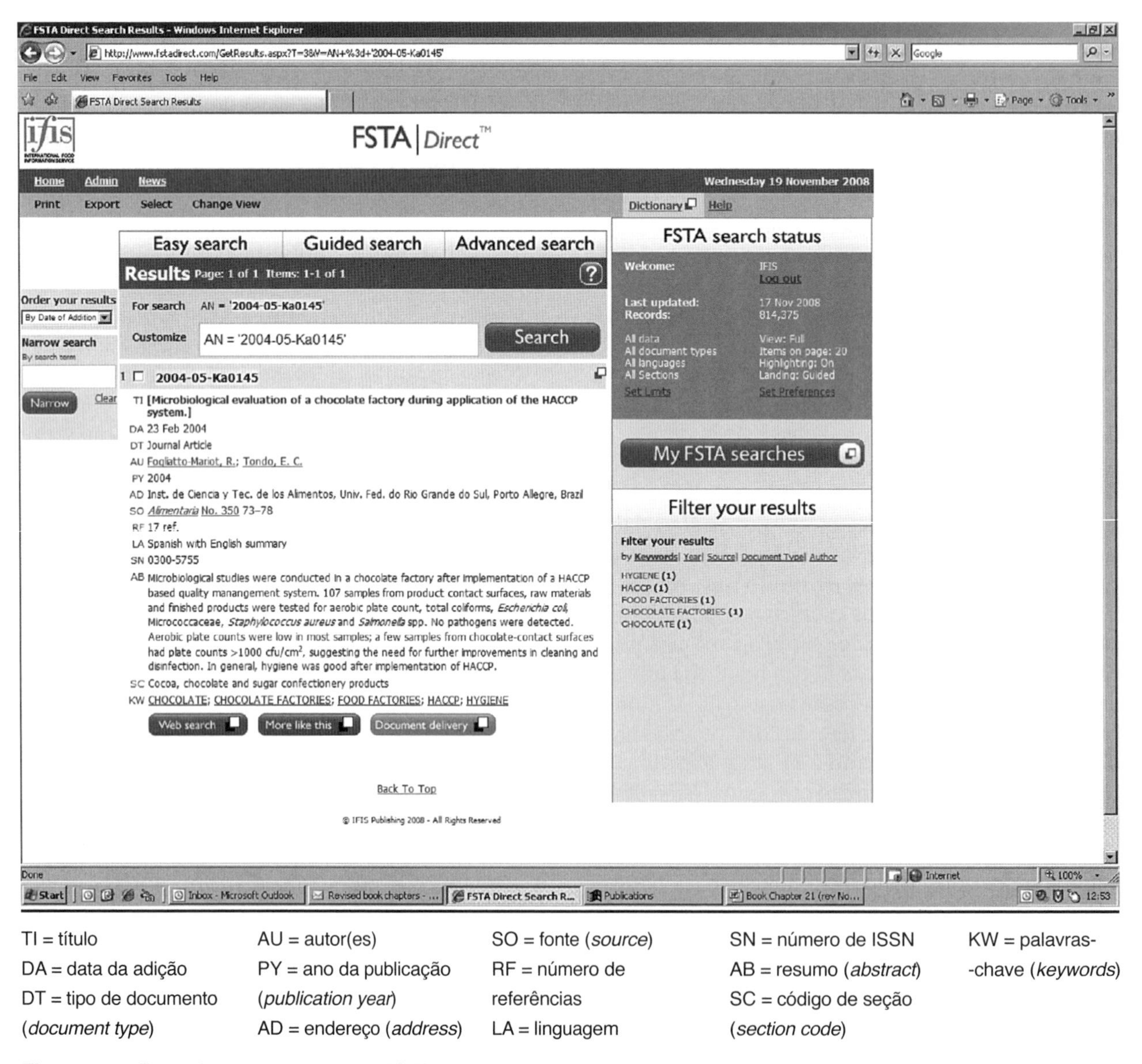
FSTA Direct Search Results - Windows Internet Explorer
FSTA | Direct™
Home Admin News
Wednesday 19 November 2008
Print Export Select Change View
Dictionary Help
Easy search Guided search Advanced search
FSTA search status
Results Page: 1 of 1 Items: 1-1 of 1
Order your results
Narrow search
For search AN = '2004-05-Ka0145'
Customize AN = '2004-05-Ka0145'
Search
1 2004-05-Ka0145
TI [Microbiological evaluation of a chocolate factory during application of the HACCP system.]
DA 23 Feb 2004
DT Journal Article
AU Fogliatto-Mariot, R.; Tondo, E. C.
PY 2004
AD Inst. de Ciencia y Tec. de los Alimentos, Univ. Fed. do Rio Grande do Sul, Porto Alegre, Brazil
SO Alimentaria No. 350 73-78
RF 17 ref.
LA Spanish with English summary
SN 0300-5755
AB Microbiological studies were conducted in a chocolate factory after implementation of a HACCP based quality manangement system. 107 samples from product contact surfaces, raw materials and finished products were tested for aerobic plate count, total coliforms, Escherichia coli, Micrococcaceae, Staphylococcus aureus and Salmonella spp. No pathogens were detected. Aerobic plate counts were low in most samples; a few samples from chocolate-contact surfaces had plate counts >1000 cfu/cm², suggesting the need for further improvements in cleaning and disinfection. In general, hygiene was good after implementation of HACCP.
SC Cocoa, chocolate and sugar confectionery products
KW CHOCOLATE; CHOCOLATE FACTORIES; FOOD FACTORIES; HACCP; HYGIENE
Web search More like this Document delivery
My FSTA searches
Filter your results
HYGIENE (1)
HACCP (1)
FOOD FACTORIES (1)
CHOCOLATE FACTORIES (1)
CHOCOLATE (1)
Back To Top

TI = título
DA = data da adição
DT = tipo de documento (*document type*)
AU = autor(es)
PY = ano da publicação (*publication year*)
AD = endereço (*address*)
SO = fonte (*source*)
RF = número de referências
LA = linguagem
SN = número de ISSN
AB = resumo (*abstract*)
SC = código de seção (*section code*)
KW = palavras-chave (*keywords*)

Figura 21.1 Exemplo de um registro do FSTA Direct™.

o mundo e, por isso, é uma boa ideia que o aluno cheque com o bibliotecário a disponibilidade de um centro de dados na universidade ou estabelecimento de ensino superior onde estuda.

21.2.5 Uso da World Wide Web como fonte de informação

Como mencionado anteriormente (seção 20.3.3), a internet está se transformando rapidamente na fonte de informação mais popular e utilizada de forma ampla em todo o mundo. Um ponto de partida evidente, quando se pesquisa na internet, consiste em procurar *websites* relevantes. Contudo, é provável que haja numerosos *websites* aparentemente interessantes – a *World Wide Web* é um lugar intimidador para pesquisadores novatos ou descuidados. É preciso ter em mente que, enquanto alguns desses *websites* podem ser excelentes (conforme evidenciam os endereços citados como referências neste capítulo), há outros que podem ser de baixa qualidade. Além disso, a sobrecarga de informação pode se transformar rapidamente em um enorme problema. Há ainda, um problema igualmente amplo, relacionado à informação essencial que pode ser perdida enquanto se navega pela *web*. A mensagem essencial aqui é para que a *World Wide Web* seja utilizada com cautela e para que o usuário não confie inteiramente nela. Este assunto também é discutido no Capítulo 20.

21.2.6 Inteligência competitiva

Uma área da informação diferente, porém relacionada à ciência e ao aprendizado, é a inteligência competitiva. O comércio, inclusive a indústria de alimentos, utilizam a inteligência competitiva, que pode ser definida como um processo sistemático de obtenção e análise de informações publicamente disponíveis sobre um competidor, para facilitar o aprendizado organizacional, o aprimoramento e o direcionamento concorrente nas indústrias, mercados e com os consumidores (Hasanali et al., 2004). A Society of Competitive Intelligence Professionals (http://www.scip.org) a descreve como o ato de estar sempre consciente das intenções dos concorrentes e dos crescimentos imprevistos do mercado de atuação, por meio da varredura de registros públicos; monitoramento da internet e dos meios de comunicação de massa; e falando aos consumidores, fornecedores, parceiros, funcionários, especialistas de indústria e outras partes informadas.

21.3 Comunicação e habilidades expositivas

Se a linguagem não estiver correta, então o que se diz não é o que se deseja dizer. Se o que você diz não é o que quer dizer, então aquilo que deveria ser feito permanece por fazer. (Confúcio)

21.3.1 Redigindo ensaios, relatórios e resumos

Redigir um ensaio ou uma dissertação sobre um assunto técnico é um exercício útil para adquirir a capacidade de expor ideias e argumentos ao leitor, a fim de transmitir muito bem as mensagens sobre a compreensão dos aspectos envolvidos. A prática em fazer isso, sem dúvida, confere experiência na arte de escrever para comunicar ideias, fatos, prós, contras e conclusões. Uma vez escolhido ou recebido o título do ensaio e o objetivo do texto a ser escrito sobre o assunto, é necessário esboçar um plano sobre as seções básicas a serem redigidas e, em seguida, alguma estrutura junto a cada uma das várias seções do texto. É possível adotar uma abordagem bastante similar àquela utilizada para redigir um relatório. O ensaio deve ser um trabalho do próprio autor, e é essencial evitar plágios. Isso significa que o trabalho e as ideias de outras pessoas devem ser claramente reconhecidos. Jamais se deve baixar ensaios da internet para tentar usá-los como se fossem trabalhos de autoria própria.

Durante a preparação e o planejamento da estrutura do relatório, é essencial ter em mente quem lerá o trabalho, quem precisará dele, o que os leitores esperarão encontrar nele e quais são os termos de referência destes leitores. Em resposta, é preciso indagar sempre: como é possível atender às necessidades desses leitores da melhor maneira? Em prol do leitor, a informação deve ser apresentada de forma simples, clara, lógica e sistemática. Como guia, o *layout* do relatório deve incluir as seguintes seções e ter uma estrutura similar à que se segue:

- Página de título
- Resumo
- Agradecimentos
- Lista de conteúdo
- Introdução
- Revisão da literatura
- Materiais e métodos
- Resultados
- Discussão

- Conclusões e recomendações
- Bibliografia e referências
- Glossário
- Apêndices

A introdução como o nome indica, deve introduzir a área geral do assunto e sua importância, mostrando como o tópico abordado no título está situado nesse contexto. Os termos de referência devem ser indicados e o objetivo geral do relatório deve ser claramente explicado. A revisão da literatura deve esclarecer o motivo que justifica a necessidade do trabalho relatado. Quaisquer estudos importantes e relacionados devem ser comparados e contrastados de maneira *crítica*. Isso significa que não basta meramente relatar outros autores que já estudaram tópicos semelhantes. É preciso relatar com um detalhamento crítico, por exemplo, onde estão as diferenças entre os métodos analíticos empregados, quais foram as diferenças entre as matérias-primas usadas, quais foram as concordâncias entre determinados achados, que diferenças em termos de parâmetros estudados foram observadas e assim por diante. A discussão do trabalho de outros autores e as conclusões tiradas sobre as questões sem resposta ou os hiatos remanescentes em termos de conhecimento e compreensão devem, então, levar à definição clara do objetivo do trabalho e das razões que justificam sua execução.

A seção de materiais e métodos deve listar e especificar todos os materiais utilizados. Use a nomenclatura química corretamente. É essencial relatar o que foi feito (em vez do que alguém gostaria de ter feito) de forma exata e acurada. Na redação de artigos científicos, deve haver um grau de detalhamento suficiente para permitir que qualquer leitor, em qualquer parte do mundo, leia e repita exatamente o que foi feito (aliado ao material de referência). Essa seção deve sempre ser redigida em terceira pessoa e no passado. Um elemento decisivo para a abordagem do estudo de alimentos é o uso da estatística. A aplicação da estatística ao estudo dos alimentos é importante porque estes são materiais biológicos inerentemente variáveis, porém, o uso da estatística também pode poupar tempo e dinheiro (ver também a seção 20.1.9). Assim, nessa seção, descreve-se o delineamento experimental utilizado, por exemplo, para reduzir o número de experimentos necessários. Os resultados devem ser analisados utilizando a estatística para certificar-se de que as diferenças encontradas são reais, em vez de apenas decorrentes da variabilidade biológica ou de erros de amostragem e experimentação. É essencial extrair a certeza do significado dos resultados obtidos e empregar controles adequados para garantir a validade dos dados e as conclusões subsequentes.

A seção de resultados pode incluir uma variedade de diagramas, tabelas, gráficos e fotografias, sendo importante garantir que cada uma destas representações tenha um título correto, identificações corretas e claras dos componentes ou eixos de gráficos, bem como unidades corretas. É importante sempre verificar se a numeração de tabelas e gráficos foi feita com precisão e se estas numerações correspondem àquelas referidas no texto da seção de discussão. Não mostrar uma tabela e um gráfico com os mesmos dados. Em geral, é melhor mostrar apenas um ou outro. A confecção de tabelas e gráficos requer um esforço considerável; o autor sabe o significado de todas essas representações, por isso, às vezes é fácil esquecer que o leitor pode não entender a mensagem pretendida. Então, é necessário lembrar de discutir todos os resultados – eles não podem falar por si mesmos. Durante essa discussão, é importante se quantitativo; estabelecer a relevância de cada resultado, por exemplo, para a pesquisa correlata ou para algum aspecto do processo de manufatura do alimento; discutir a efetividade da abordagem escolhida para estudar o problema. Até que ponto o objetivo foi alcançado? Em todos os momentos, deve-se simplificar, justificar e quantificar os resultados na seção de discussão.

Um relato é um tipo de história. Por isso, a pontuação, a gramática e a ortografia são fundamentais. A linguagem utilizada é importante para garantir que a história seja clara, no entanto, o estilo deve ser bem mais conciso do que aquele empregado em um romance, por exemplo. É fundamental construir sentenças simples, usar uma palavra em vez de duas sempre que possível e escrever sempre no passado. Não fazer referências a si mesmo(a), escrevendo sempre em terceira pessoa. Ainda, evitar usar as chamadas sentenças incompreensíveis ou sentenças ambíguas. Exemplos de sentenças incompreensíveis: "*...tendo concluído as observações, o microscópio...*". Neste caso, a questão é que microscópios não fazem observações. Ou "*... utilizando um medidor, a corrente...*". Aqui, a questão é que não é a corrente que utiliza o medidor. Por fim, "*...após permanecer em água fervente por uma hora, examine o frasco...*". Segundo este exemplo, a preocupação poderia ser com o bem-estar dos pés do pesquisador! Uma sentença ambígua pode, por exemplo, incluir a frase "*...o amido rendeu mais glicose do que maltose...*". Deve-se esclarecer quem é maior. Para tanto, pode-se escrever "*...do que rendeu a maltose...*" ou "*...o amido forneceu um rendimento maior de glicose do que o rendimento de maltose...*" (Booth, 1977).

A seção de conclusões é a parte mais importante. Nela, é indispensável estabelecer as deduções finais e resumir os achados, bem como esboçar inferências a partir dos resultados. Todos os aspectos devem ser relacionados juntos. Por fim, são feitas sugestões para trabalhos adicionais e quaisquer recomendações relevantes que sejam apropriadas.

As referências e bibliografias são abordadas na próxima seção e constituem uma parte formal do relatório. Entretanto, o apêndice costuma ser reservado para inclusão de informações adicionais e de suporte, de modo que o relatório em si esteja completo mesmo na ausência dos apêndices.

O resumo deve ser escrito por último, pois deve refletir tudo o que foi escrito no relatório. É essencial para o leitor se o resumo é apresentado em forma de um resumo executivo ou de um resumo científico detalhado. Isso se deve ao fato de o resumo ser lido primeiro e, consequentemente, determinar se o leitor decidirá ler ou não o corpo principal do relatório. Por isso, é fundamental resumir aquilo que foi feito em termos de objetivos, resultados e conclusões; ser quantitativo(a) e registrar os dados decisivos a partir dos resultados e gamas de parâmetros essenciais estudados; expor a conclusão principal e sua relevância. O tempo para realizar a leitura muitas vezes é limitado, então é desejável prender a atenção do leitor e causar o impacto certo. Por isso, é importante ser preciso(a), conciso(a), relevante e completo(a).

Relatos maiores podem demorar um tempo considerável para serem esboçados e abrangem um número de seções significativamente distintas. Sendo assim, é importante reservar o esboço geral durante alguns dias e reler o texto mais tarde "com outros olhos". Em seguida, introduzir modificações e aprimoramentos extras, deixar o texto de lado novamente e repetir o processo de edição para concluir o relatório.

21.3.2 Referências e bibliografias

A regra geral é que uma citação ou referência somente deve ser utilizada quando necessário, para reconhecer as ideias de outros autores ou fazer críticas, com o objetivo de construir o seu próprio argumento. As referências, às vezes, são incluídas no fim da página em que ocorrem. Entretanto, na redação científica, é normal apresentar as referências no final do artigo ou do livro.

Existem dois formatos principais de citação de referências: o sistema Harvard e o sistema numérico. Em ambos os casos, o objetivo consiste em ligar as ideias no texto a suas respectivas fontes. Quando o sistema Harvard é utilizado, o sobrenome de um único autor, ou de dois autores, e o ano da publicação devem ser citados no texto. Quando há mais de dois autores, a citação é escrita com o sobrenome do primeiro autor seguido de et al. A seguir, são listados alguns exemplos de como escrever referências completas:

- Referências de livros: autor(es) (sobrenome seguido pelas iniciais); ano da publicação (entre parênteses); título do livro (em itálico ou sublinhado), edição do livro (caso não seja a primeira); editora; local da publicação; número do volume (quando aplicável); número(s) de página e seção (quando aplicável).
- Referências de periódicos: autor(es) (sobrenome seguido pelas iniciais); ano da publicação (entre parênteses); título do artigo; nome do periódico (em itálico ou sublinhado); número do volume (em negrito ou sublinhado); número do fascículo (quando aplicável); número(s) de página.

Na seção de referências, estas devem ser listadas estritamente em ordem alfabética e cronológica. Quando mais de uma referência tiver sido publicada pelo(s) mesmo(s) autor(es) no mesmo ano, então deve ser acrescida uma letra (a, b, etc.) após a data. Essa abordagem é popular no universo da pesquisa, pois facilita bastante a identificação de pesquisadores bem conhecidos.

No sistema numérico, quando há necessidade de inserir a primeira referência no texto, esta é representada pelo número 1 entre parênteses (1). Quando surgir a próxima referência, será representada por (2), e assim é feito sucessivamente para todas as referências. Na seção de referências propriamente dita, as referências são listadas em ordem numérica.

A *World Wide Web* apresenta tanto oportunidades como problemas. O acesso é relativamente rápido e fácil, porém, a informação pode ter natureza transiente e faltar indicação de referências em uma parte significativa das informações publicadas nesse meio. Quando a citação de fonte oriunda da *web* é necessária, a citação no texto deve ser feita por autor e ano (embora possa haver problemas diante da inexistência de um autor evidente). Na bibliografia, então, também deve ser citado o nome do artigo, seguido pela URL (http://endereço na internet/caminho remoto) escrita em uma linha, seguida por [acessado em] dentro de colchetes, conforme indicado. É recomendável reter uma cópia impressa da tela do *site* no dia em que foi acessado, porque os *sites* podem ser alterados sem aviso.

21.3.3 Apresentações orais e o uso de recursos visuais

A experiência inicial de expor ideias oralmente, em geral, vem do envolvimento em grupos de discussão informal ou de aprendizado, associado a partes de um curso que está sendo estudado. A participação nesses grupos pode ajudar a construir a confiança, tanto no processo de aprendizado como no discurso.

Diferentemente de um relatório, uma apresentação oral permite que o orador se autoapresente e transmita um pouco do seu caráter ao público. A princípio, uma apresentação oral deve ser audível ao público. Se um microfone não for disponibilizado, é essencial falar mais alto e claramente. Caso haja um microfone, pode-se falar de modo normal e deixar o amplificador aumentar a sua voz. Como o apresentador se posiciona em pé diante do público, as pessoas presentes na plateia são obrigadas a passar algum tempo olhando para ele. Por isso, é importante considerar a aparência em termos de vestuário e elegância. O propósito de uma apresentação oral é transmitir uma ou mais mensagens, e é importante não se tornar uma distração em relação a este objetivo. Portanto, é melhor permanecer quieto(a), em vez de se movimentar bastante. Gesticular com suavidade, em vez de fazer movimentos rápidos e, independentemente da vontade, mostrar-se sorridente e otimista. De vez em quando, é importante capturar o olhar de alguns membros do público e prender brevemente a atenção deles. De uma forma geral, deve-se tentar garantir uma conexão com o público.

É recomendável estruturar o discurso e fazer algumas anotações sobre aquilo que é necessário para um relatório. Qual é o resumo da história e por quanto tempo se falou? Existe um pouco de verdade em um adágio antigo que diz "se você não conseguir transmitir sua mensagem principal dentro de dez minutos, é provável que não o faça em uma hora". É útil precaver o público sobre o que se pretende falar. Para tanto, logo no início da apresentação, indica-se a estrutura que se pretende seguir. Em seguida, após apresentar cada ponto, é feito um apanhado geral do que foi dito antes de prosseguir. Por fim, vale esboçar todos os pontos principais reunidos em uma síntese conclusiva. A repetição dos pontos principais pode ser útil para o público. Quando não há clareza, às vezes, aquilo que se acredita ter sido dito pode ser recebido como algo diferente.

É importante ter a estrutura e as mensagens principais em mente, enquanto fala. Em geral, o uso de recursos visuais pode ajudar a ilustrar e reforçar o que está sendo dito. Também é importante não ser pego explicitamente lendo um roteiro, com a cabeça baixa e falando baixo. Às vezes, é necessário apresentar uma tabela detalhada ou um gráfico complexo como recurso visual. Não é bom continuar falando enquanto o *slide* está exposto para depois simplesmente seguir para o próximo. Nesses casos, é importante parar e explicar com clareza em que consiste o gráfico e o que os resultados mostram. Trata-se do mesmo princípio adotado na redação de um relatório, uma vez que gráficos e tabelas não podem falar por si só. É fundamental conceder algum tempo para essa etapa; a menos que se esteja bastante familiarizado(a) com a apresentação, será necessário algum ensaio.

Os próprios recursos visuais são bastante importantes, porque sua utilização perde o sentido se não puderem ser lidos pelo público. Isso significa que o uso comum de um texto datilografado jamais terá utilidade. Normalmente, sete a oito linhas determinam o tamanho mínimo da fonte (em geral, fonte arial de tamanhos 32 ou 28 para texto e 44 para títulos) que pode ser lida de modo confortável pelo público, sobretudo quando os *slides* são projetados em um auditório amplo. Usar combinações de cores apropriadas para o fundo dos *slides*, a fim de garantir que o texto fique bem contrastado e nítido. No caso das transparências empregadas na projeção elevada, o colorido não é disponibilizado ou é caro demais. Entretanto, quando se utiliza um computador, pacotes como o Microsoft® PowerPoint® fornecem uma gama de opções para ajudar a criar uma apresentação interessante e estimulante, com o uso de animações e adição de gráficos e imagens.

21.3.4 Apresentações em grupo e uso de pôsteres

Para a apresentação de trabalhos feitos em grupo, pode ser decidido que um ou mais membros do grupo apresentarão partes diferentes do trabalho. Nesse caso, é preciso combinar o formato que cada um utilizará na apresentação, de modo que as várias contribuições pareçam estar obviamente relacionadas.

Em algumas conferências, ou para promover destaques do trabalho realizado por uma organização, pode haver a oportunidade de fazer apresentações por meio de projeções na parede ou de apresentar pôsteres em quadros apropriados, que resumem um projeto ou uma área de trabalho. O conteúdo de um pôster deve seguir amplamente a estrutura de qualquer relatório escrito (ver a seção 21.3.1). Embora esse processo possa apresentar uma significativa variabilidade, os pôsteres podem apresentar dimensões típicas de 65 X 90 cm a 90 X 120 cm, ou serem baseados no tamanho do papel A1. Os pôsteres podem ser laminados ou impressos em plástico, para maior durabilidade. Para ver um pôster, as pessoas param em sua frente a uma distância aproximada de 1-2 m. Por isso, é necessário que elas consigam ler o texto confortavelmente, a essa distância. Em consequência, as letras do título do pôster devem medir 2-3 cm de altura. Nas outras partes do texto, a fonte deve medir cerca de 1 cm de altura e isso significa que poderão ser utilizadas 300-500 palavras. Além disso, em geral existem 2-3 fotografias ou gráficos, que habitualmente devem medir 15-20 cm^2 e ser identificadas com bastante clareza, utilizando uma fonte de tamanho apropriado. Uma vez preparados o texto básico e os gráficos/tabelas, o material costuma ser encaminhado a um *designer* gráfico, que será responsável pelo projeto e edição do pôster.

21.4 A equipe e a habilidade de resolver problemas

21.4.1 Trabalho em equipe efetivo

Em algum estágio, em todas as andanças ao longo da vida, é possível que se trabalhe como parte não só de um grupo como também de uma equipe (Procter e Mueller, 2000). Um grupo de trabalho é uma equipe quando todos os seus integrantes compartilham ao menos uma meta, que pode ser alcançada somente com o esforço conjunto de todos. Compartilhar um ou mais objetivos diferencia um grupo de uma equipe. As equipes, muitas vezes, são reunidas para atender a necessidades específicas em um determinado momento e, assim, podem apresentar uma espécie de ciclo de vida. Em outras palavras, as equipes podem passar por uma fase de formação, uma fase de desenvolvimento, uma fase de amadurecimento do desempenho e, então, por uma fase final. Uma equipe poderia ser tanto um grupo de estudantes reunidos para realizar um trabalho de laboratório ou um projeto, como um time de críquete, por exemplo.

Quando se compara um time de críquete a uma equipe de trabalho, é possível observar alguns aspectos que podem surgir e também por que as equipes precisam de atenção especial (Hardingham, 1998):

Time de críquete	Equipe de trabalho
Papel nitidamente definido para cada um dos integrantes do time	Muitas pessoas não têm certeza sobre onde elas próprias ou os outros se ajustam
Objetivo mensurável concreto	Com frequência, os objetivos da equipe jamais foram declarados – pessoas diferentes têm ideias diferentes sobre o que elas são
Competição visível contra a qual o time se une	A competitividade é a mesma dentro e fora da equipe
Conta com um técnico	Segue a sua própria estratégia

Uma equipe efetiva é aquela que alcança seus objetivos. Como as equipes são constituídas por pessoas, torna-se essencial haver uma comunicação clara entre todos os seus membros, para que todos saibam o papel da equipe e o papel individual de cada um dentro dela (Widdicombe, 2000). Ao tentar compreender uma equipe, as pessoas precisam conhecer os prós e os contras, a necessidade de descrições de trabalho claramente definidas dentro dela e os aspectos relacionados a lealdade, tamanho e expectativa de vida da equipe. O espírito de equipe é um elemento importante ao sucesso de uma equipe, e os indivíduos precisam gostar do papel que exercem e se sentir confiantes em relação ao rumo tomado pela equipe. Uma lista de checagem mental, para avaliar rapidamente o funcionamento da equipe, é resumida pelo acrônimo PERFORM (Hardingham, 1998):

- P *Productivity* (produtividade) – a equipe está conseguindo produzir o suficiente?
- E *Empathy* (empatia) – os integrantes da equipe sentem-se confortáveis uns com os outros?
- R *Roles and goals* (papéis e objetivos) – todos sabem o que devem fazer?
- F *Flexibility* (flexibilidade) – os integrantes da equipe estão abertos a influências e contribuições externas?
- O *Openness* (abertura) – todos dizem o que pensam?
- R *Recognition* (reconhecimento) – os membros da equipe se elogiam mutuamente e fazem propaganda das realizações alcançadas?
- M *Morale* (moral) – as pessoas desejam fazer parte dessa equipe?

Quando essas perguntas simples são respondidas, logo fica evidente se há quaisquer indicações de problemas.

Trabalhar em equipes pode liberar a criatividade e a energia, especialmente quando a comunicação é de fato interativa e as pessoas constroem com as sugestões umas das outras. Os integrantes da equipe podem sentir mais prazer em trabalhar, pois todos gostam – e precisam – "pertencer". O trabalho em equipe pode ocasionar a diminuição dos gastos e a melhora da produtividade. Às vezes, o trabalho em equipe é o único meio de realizar um trabalho. Nem um concerto nem um jogo podem ser realizados sem o trabalho em equipe, assim como muitas tarefas organizacionais essenciais e cotidianas.

Há momentos em que as coisas dão errado para as equipes. Um dos principais exemplos de trabalho em equipe são as reuniões. As pessoas podem se atrasar; as reuniões podem se estender além do tempo previsto; as reuniões podem ser entediantes; as pessoas podem não contribuir significativamente para a discussão; o primeiro item da agenda é interminável e acaba não sobrando tempo para tratar dos outros itens; as pessoas sentem-se frustradas ou exaustas; quem deveria estar presente não compareceu; uma ou duas pessoas dominam a reunião inteira; as reuniões são utilizadas como fórum para estabelecer escores particulares; as decisões não são tomadas ou são arbitrariamente impostas pelo líder da equipe após uma discussão inconclusiva. Como as reuniões são a ocasião em que toda a equipe se reúne, os sintomas desse tipo podem ser bastante destrutivos e representam uma oportunidade perdida. Como o bom trabalho em equipe depende das relações humanas, estas também podem ser terrivelmente danificadas (Widdicombe, 2000). O planejamento e a disciplina, portanto, são necessários e isso inclui circular a agenda e os papéis relacionados com bastante antecedência, bem como garantir que as reuniões comecem e terminem no tempo previsto.

A importância do profissionalismo, em vez do individualismo, é discutida por Widdicombe (2000), em paralelo ao papel do presidente com relação aos diversos modos como ele(a) terá que ouvir/intervir e conduzir o debate até que se chegue a uma conclusão. As equipes, às vezes, podem sofrer porque, mesmo que as reuniões sejam conduzidas de forma adequada e agradável, nada acontece entre elas e ninguém faz nada. A melhor abordagem para melhorar essa situação é garantir que cada ação decidida pela equipe esteja atrelada a um nome. É importante verificar se o indivíduo de nome correspondente entendeu e concordou com a ação. Em seguida, rever o progresso de todas as ações na próxima reunião e explorar com atenção o motivo pelo qual as ações podem não ter sido concluídas, checando o que os outros membros da equipe podem fazer para dar suporte. Lembrar de fazer propaganda e comemorar as realizações alcançadas.

O "pensamento em grupo" pode ser adverso ao bem-estar da equipe e da organização, porque mina a efetividade da tomada de decisão destas. Os sintomas são: pouco ou nenhum debate sobre as questões; pouco ou nenhum desafio frente a uma decisão; pouca ou nenhuma crítica; defensividade em relação às críticas; uma convicção absoluta de que a equipe está certa; e o interesse decrescente pelos fatos e opiniões externos à equipe. A melhor solução é encontrar uma força externa que exerça impacto e tenha credibilidade para desafiar o grupo. Algumas equipes usam consultores externos, outras mantêm seus líderes a certa distância de uma parte significativa das atividades da equipe, para evitar que os líderes também sejam absorvidos pelo "pensamento em grupo".

Os atores da equipe em geral são considerados pessoas que gostam de compartilhar oportunidades e crédito, gostam de estar abertas, são diretas e se comunicam prontamente, além de serem agradáveis. O modo como as pessoas abordam os problemas, pesam e usam a informação e tomam decisões são os componentes do "estilo de pensamento". Esses estilos são:

- Pensador voltado para a ação ou pensador voltado para a reflexão
- Pensador baseado em fatos ou pensador baseado em ideias
- Pensador focado na lógica ou pensador focado em valores
- Pensador ordenado ou pensador espontâneo

Os líderes de equipe exercem um papel decisivo no trabalho em equipe e, se por um lado a personalidade é difícil de mudar, por outro, o comportamento não é. Como os líderes de equipe podem ter certas responsabilidades, a equipe pode procurar a pessoa que possui as melhores habilidades para cumpri-las. Alguns exemplos dessas responsabilidades podem ser: organizar a equipe para alcançar as metas; garantir a qualidade da produção da equipe; desenvolver a equipe; ou atuar na interface entre a equipe e a organização. O estilo de liderança ideal é aquele que melhor funciona com a equipe e esta, por sua vez, pode estar no começo, ser competente, ser insegura ou estar em uma situação de alto risco. Tipicamente, pode haver estilos de liderança diretiva, delegativa, suportiva e inspirativa.

21.4.2 Estratégias e técnicas para resolução de problemas

Muitos problemas podem ser resolvidos somente com um trabalho em grupo efetivo. Contudo, é importante reconhecer que também existem muitos que são muito mais bem manejados por um indivíduo. A solução de problemas em grupo é a melhor forma de conduzir as questões que envolvem problemas relacionados a mais de uma pessoa ou situações sem uma resposta única e direta, em que são necessários pontos de vista diferentes. Por fim, em certos casos, torna-se importante o comprometimento das partes envolvidas na busca por uma solução.

O processo de resolução de um problema pode requerer algumas etapas (Robson, 2002). O *brainstorming* (tempestade cerebral) é um método de ritmo rápido para fazer um grupo de pessoas gerar muitas ideias dentro de um curto espaço de tempo. O sucesso desse método envolve a observação a várias regras:

1. Não deve haver críticas sobre as ideias que surgirem durante a reunião.
2. É preciso deixar que o pensamento de cada um dos participantes vagueie livremente, para possibilitar o surgimento das ideias, por mais impraticáveis que estas possam parecer.
3. O *brainstorming* tem bastante a ver com quantidade, em vez de qualidade, e a meta é gerar o máximo de ideias possível dentro de um curto espaço de tempo.
4. Todas as ideias devem ser escritas, mesmo que a diferença entre duas ideias esteja apenas no modo de expressá-las. Com isso, o grupo inteiro pode ver essas ideias, que costumam ser conectadas em *flip charts* e fixadas nas paredes da sala.
5. É necessário esperar certo tempo (talvez algumas horas ou até uma semana) para incubar as ideias, especialmente para garantir que nada seja rejeitado de improviso.
6. Então, as ideias podem ser avaliadas na próxima reunião, começando pelo agrupamento das ideias em temas.

O problema deve ser definido com clareza. Um desafio decisivo reside no fato de os membros de um grupo de solução de problema, muitas vezes, terem percepções bastante diferentes sobre aquilo que desejam eliminar no grupo, em termos de soluções. Às vezes, o problema está na expressão em palavras, e isso pode limitar o processo de encontrar uma solução (p. ex., "nós precisamos de um equipamento novo" em vez de "o equipamento existente é ineficiente"). Outro desafio é que a declaração do problema pode ser tão ampla e geral que o grupo tem que se esforçar para conseguir notar o problema. Para evitar dar resposta certa à questão errada, é essencial continuar enfocando a questão central. É preciso estar claro que o grupo pode influenciar a questão dentro de um período razoável e que é possível coletar dados sobre isso para garantir que os problemas tenham sido resolvidos em termos de fatos, em vez de opiniões.

Ao tentar analisar qualquer problema, quanto mais alternativas o grupo considerar, melhor será a solução eventualmente encontrada. Existem várias abordagens que podem ser adotadas, mas é essencial que o problema seja analisado de todos os ângulos e sob uma perspectiva ampla. Uma dessas abordagens é o diagrama de causa e efeito (ou diagrama "espinha de peixe"). Em resumo, esse diagrama consiste em redigir o efeito preciso (em vez do efeito geral) em um pedaço de papel colocado na mão direita. Em seguida, são desenhadas as "costelas" principais de um peixe e nelas são escritos os títulos das principais áreas problemáticas. Essas geralmente estão relacionadas a pessoas, ambiente, métodos, fábrica, equipamentos e materiais. O *brainstorming* é utilizado para gerar a lista real de causas que estão relacionadas ao efeito anteriormente escrito. É preciso disponibilizar tempo para refletir sobre as sugestões dadas e até mesmo para permitir que outras pessoas forneçam mais ideias. Por fim, o diagrama inteiro deve ser analisado. O princípio de Pareto (regra 80:20) aponta a situação típica em que apenas algumas causas serão responsáveis pela maior parte do efeito.

As pessoas têm inúmeras opiniões sobre diversas questões, e essas opiniões fazem tanto sentido para elas que muitas vezes é difícil entender como outra pessoa poderia discordar. Por isso, é necessário coletar dados para obter informações factuais. Em geral, os dados podem ser coletados utilizando uma planilha de marcações simples. Essas planilhas devem ser iguais para todos os envolvidos, ter um título claro e ser datadas ao serem utilizadas. É preciso garantir que os dados coletados sejam realmente aqueles necessários para ajudar a resolver o problema. Também se deve pensar sobre os outros fatores, internos ou externos à empresa, que estão influenciando os dados coletados e assegurar que seja coletada uma quantidade de dados suficiente para mostrar o panorama integralmente, em vez de apenas uma parte dele. Algumas ferramentas, como os histogramas e diagramas de Pareto, podem ser aplicáveis para ajudar a interpretar os dados coletados. Em muitos casos, será suficiente usar um simples gráfico de linha ou gráfico pizza, entre outras formas simples de visualização de figuras.

Além de usar as técnicas para analisar problemas e oportunidades, é necessário adotar abordagens criativas e analíticas para encontrar possíveis soluções. Por exemplo:

- as soluções proporcionadas pela técnica da espinha de peixe envolvem escrever a declaração do problema, estabelecendo uma correspondência com as principais "costelas", desenhando o diagrama, aplicando as possíveis soluções do *brainstorming*, refletindo sobre as ideias e, então, avaliando o diagrama quanto às melhores soluções possíveis;
- a técnica de análise de campo de força consiste em definir a pior e a melhor situação possível, identificar e classificar as forças restritivas, identificar e classificar as forças condutoras, acessar a possibilidade de influenciar as forças, destacar as áreas prioritárias e, por fim, elaborar um plano de ação para solucionar o problema;
- a abordagem Delphi envolve rever os dados e a análise do problema, gerar ideias solucionadoras individualmente, combinar as ideias em uma lista, classificar de forma individual e registrar as ideias solucionadoras e, por fim, discutir as classificações e chegar a um acordo sobre as soluções por consenso.

Métodos diferentes serão apropriados para circunstâncias diferentes (Robson, 2002).

A solução preferida deve ser submetida a uma rigorosa análise de custo-benefício, pois é improvável que as soluções sejam bem recebidas se os custos excederem os benefícios. Uma solução, às vezes, produz benefícios que continuarão ano após ano, mas inicialmente somente gera despesas. Então, o grupo precisa ser capaz de calcular o período de *payback* da solução escolhida. Algumas soluções não podem ser quantificadas dessa forma (p. ex., aprimoramentos das condições de trabalho). Nesse caso, pode ser importante verificar se há outras relações de custo-benefício que podem ser estabelecidas ao mesmo tempo. O ponto-chave reside no fato de que a relação custo-benefício não precisa ser expressa em termos de dinheiro, sendo possível expressá-la em tempo poupado, melhora do relacionamento entre as pessoas ou melhora da comunicação entre os departamentos.

Por fim, as soluções terão que ser apresentadas à diretoria e a outros encarregados de tomar decisões. Por isso, uma apresentação bastante clara e lógica deve ser preparada e exposta. O monitoramento e a avaliação da implementação do plano de ação normalmente devem ser responsabilidade do próprio grupo.

Referências bibliográficas e sugestões de leitura

American Library Association (2000) *Information Literacy Competency Standards for Higher Education*. The Association of College and Research Libraries, Chicago, Illinois.

Booth, V. (1977) *Writing a Scientific Paper*, 4th edn. The Biochemical Society, London.

Bundy, A. (2004) *Australian and New Zealand Information Literacy Framework: Principles, Standards and Practice*, 2nd edn. Australian and New Zealand Institute for Information Literacy, Adelaide.

Cottrell, S. (1999) *The Study Skills Handbook*. Palgrave, Basingstoke.

Fairbairn, G.J. and Fairbairn, S.A. (2001) *Reading at University*. Open University Press, Buckingham.

Hardingham, A. (1998) *Working in Teams*. Institute of Personnel Development, Management Shapers Series, London.

Hasanali, F., Leavitt, P., Lemons, D. and Prescott, J.E. (2004) *Competitive Intelligence: A Guide for Your Journey to Best-Practice Processes*. American Productivity and Quality Center, Houston, Texas.

Hutchinson, B.S. and Greider, A.P. (2002) *Using the Agricultural, Environmental and Food Literature*. Marcel Dekker, New York.

International Food Information Service (2005) *Food Science Information Discovery and Dissemination – Current Publishing Trends and Technologies Enabling Access to Essential Knowledge*. IFIS Publishing, Shinfield.

International Food Information Service (2007) *FSTA Thesaurus: Eighth Edition*. IFIS Publishing, Shinfield.

International Food Information Service (2009) *Dictionary of Food Science and Technology*, 2nd edn. Wiley-Blackwell, Oxford.

Lambert, J. and Lambert, P.A. (2003) *Finding Information in Science, Technology and Medicine*. Europa Publications, London.

Lee, R. (2000) How to Find Information: *Genetically Modified Foods*. British Library, London.

Lumsdaine, E. and Lumsdaine, M. (1995) *Creative Problem Solving – Thinking Skills for a Changing World*. McGraw-Hill, New York.

Marshall, L. and Rowland, F. (1998) *A Guide to Learning Independently*, 3rd edn. Open University Press, Buckingham.

Northedge, A., Thomas, J., Lane, A. and Peasgood, A. (1997) *The Sciences Good Study Guide*. The Open University, Milton Keynes.

Procter, S. and Mueller, F. (eds) (2000) *Teamworking*. From the series Management, Work and Organisations. MacMillan Press, Basingstoke.

Robson, M. (2002) *Problem Solving in Groups*, 3rd edn. Gower Publishing, Aldershot.

Society of College, National and University Libraries (1999) Briefing Paper: *Information Skills in Higher Education*. SCONUL Advisory Committee on Information Literacy, SCONUL (http: / / www.sconul.ac.uk / groups / information literacy / papers / Seven pillars2. pdf).

Turner, J. (2002) *How to Study – A Short Introduction. Sage Publications*, London.

Widdicombe, C. (2000) *Meetings that Work – A Practical Guide to Teamworking in Groups*. Lutterworth Press, Cambridge.

Índice remissivo

A

absorvedores de O_2, 304
ácido
  acético, 17-18, 112
  araquídico (ácido eicosanoico), 21
  araquidônico (*all-cis*-5, 8, 11, 14-ácido eicosatetraenoico), 21
  aspártico (Asp), 13, 68-69, 319-320
  benzoico, 23-24
  butírico (ácido butanoico), 21
  cáprico (ácido decanoico), 21
  caprílico (ácido octanoico), 21
  caproico (ácido hexanoico), 21
  cítrico, 112
  D-araboascórbico, 112
  erúcico (ácido *cis*-13-docosenoico), 21
  esteárico (ácido octadecanoico), 21, 74-76
  fítico, 330-332, 334-335
  fumárico, 112
  glucônico, 112
  glutâmico (Glu), 13, 68-69, 319-320
  isocítrico, 112
  itacônico, 112
  kójico, 112
  láurico (ácido dodecanoico), 21
  linoleico (ácido *cis, cis*-9,12-octadecadienoico), 21, 74-76, 328-330
  linolênico (*all-cis*-9, 12, 15-octadecatrienoico), 21, 74-76, 328-330
  málico, 112
  mirístico (ácido tetradecanoico), 21
  oleico (ácido *cis*-9-octadecanoico), 21, 74-76
  palmítico (ácido hexadecanoico), 21
  palmitoleico (ácido *cis*-9-hexadecenoico), 21
  pantotênico, 332-333
  pirúvico, 112
  propiônico, 112
  sórbico, 23-25
  succínico, 112
  tartárico, 112
ácido láctico
  produção, 111
  produtos de fermentação, 94-100, 170-171
acidófilo, 96-98
ácidos graxos, 20-22, 326-330
  essenciais, 74-76, 83-84
  estruturas químicas, 74-76, 328-330
  monoinsaturados, 21, 328
  ômega, 74-76, 328-330
  poli-insaturados, 21-22, 328 *ver também* lipídios
  propriedades, 74-76
ácidos nucleicos, 69-70, 78-81
  produtos realçadores de sabor, 109-111
Acordo sobre a Aplicação de Medidas Sanitárias e Fitossanitárias (SPS), 376-379
Acordo sobre as Barreiras Técnicas ao Comércio (TBT), 376-380
acordos AGTC, 376-380
acordos internacionais sobre normas alimentares, 375-384
acrilamida, 11-12, 428-429
açúcares, 6-8, 58-59
  aquecimento, 11-12
  derivados, 59-61
  fontes dietéticas, 326-328
  redutores, 7
ACV (avaliação do ciclo de vida), 307-308
aditivos alimentares, 423-425
  considerações gerais, 23-25, 245-246
adstringência, 31
adulteração de alimentos, 390-392, 419-431
  avaliações de risco, 422-424, 429-431

controle regulatório e recomendações, 420-421, 423-424
detecção e identificação, 52-54, 420-423
aflatoxinas, 53-54, 140-142, 427-428
agentes
absorvedores de umidade, 304-305
antimicrobianos, 304-305
de limpeza, 260-261
de volume, derivados da celulose, 64-65
agentes bacterianos, 26-27, 123-140, 148-150
casos de doenças transmitidas por alimentos, 144-148
destruição, 242-244
detecção, 150-154
incidência de casos, 147-149
ver também micro-organismos
água no processamento dos alimentos, 281-288
água nos alimentos, 24-27
crescimento de micro-organismos, 26-27
métodos de análise, 35-40, 494-495
processos de sorção, 27
programas de informática, 494-495
ver também operações de secagem
alanina (Ala), 14, 68-69, 319-320
alcaloides, 31
álcool
cervejas, 90-96, 167-170
processos básicos de fermentação, 88-89
vinhos, 89-92, 169-171
vinhos de cereal/arroz, 92-94
aldeídos, 58-59
alimentos
adulterados *ver* adulteração de alimentos
contaminados *ver* adulteração de alimentos; micro-organismos
funcionais, 83-84, 334-335
geneticamente modificados *ver* engenharia genética
alimentos sólidos
mistura, 237-239
operações de manuseio, 270-275
redução de tamanho de partícula, 238-240
amargor, 30-31
amendoim, aflatoxinas, 427-428
amido(s), 62-65, 323-328
ceroso, 9-10
de feijão-mungo, 94-98
digestão e hidrólise, 59-63
estruturas e química, 8-10, 62-64
fermentado, 94-98
fontes dietéticas, 323-326
modificado, 63-65, 105-108
propriedades gerais, 62-64
amilase, 62-63, 89-90, 105-106
amilopectina, 8-10
amilose, 8-10, 62-65, 325-326
aminas
biogênicas, 428-429
heterocíclicas, 11-12, 428-429
aminoácido(s), 67-72, 318-320
avaliação da qualidade, 323-324
dieta, 20-21, 69-70, 318-320
essencial, 20-21, 69-70, 83-84, 319-320
estruturas químicas, 11-15, 67-70
limitante, 69-70, 318-319
modificações, 69-70, 108-111
produtos da biotecnologia moderna, 108-111
ampère (A), 199-201
amplificação de PCR *ver* reação(ções), em cadeia da polimerase (PCR)
análise
de alimentos, 33-55
de componentes principais (ACP), 360-362
de conjunto, 361-362
de risco, 371-373
de teor de cinzas, 39-41
lipídios, 34-37
medição de pH, 40-44
programas de informática, 493-495
proteínas, 33-35
técnicas e metodologias, 45-55
teor de cinzas e minerais, 39-41
teor de umidade, 35-40
termogravimétrica (TGA), 55
volumétrica *ver* métodos de titulação
análise estatística, 355-367
descritiva, 356-358
descritiva quantitativa, 362-364
inferencial, 357-359
multivariada, regressões e correlações, 358-367
anéis
de furanose, 6-7, 58-59
de piranose, 6-7, 59
anemia, 334-335
anômeros, 6
anticorpos, 154-156
monoclonais, 154-156
sistemas de detecção, 154-159
antioxidante, 23-24, 77-78
sintético, 23-24
antocianinas, 24
aquecimento de alimentos
por micro-ondas, 226-228
princípios gerais, 207-209, 222-228, 245-246

aquecimento de alimentos por infravermelho (IR), 226-228
legislação na União Europeia, 382-385
normas ISO, 381-395, 397
arginina (Arg), 13, 68-69, 319-320
armazenamento
design dos recipientes, 269-271
frutas e vegetais, 275-282
no frio, 251-252
permeabilidade e vida de prateleira, 294-301
ver também processamento de alimentos
aroma, 30, 78-79
arroz-vermelho chinês (*Anka*), 105
asparagina (Asn), 15, 69-70, 319-320
Aspergillus sp., 90-91, 94, 170-171
assar, 207-208
atividade da água (*aw*), 26-27
ATP (adenosina trifosfato), 66-68, 77-79
autenticação de alimentos, 80-81
engenharia genética, 79-81
autoxidação, 23, 77-78
avaliação de produtos alimentícios *ver* estudos de avaliação sensorial
avaliações de produto
estudos de avaliação sensorial, 337-353
teste de novos produtos, 483-488
azedo, 31

B

Bacillus cereus, 126-130
balancete, 450-452
balanço de massa, 218-219
bancos de dados, 491-492
bar (unidade de pressão), 202-203
barreiras comerciais, 376-380
benzopirenos, 429
bifenilos policlorados (PCBs), 426-427
bifidobactérias, 94-96
biossensores, 82-83
biotecnologia
engenharia genética, 79-81, 111-115
histórico, 87-90
novas tecnologias, 108-115, 433-434
técnica de cultura de tecidos, 113-115
tecnologia da fermentação, 88-107
tecnologia enzimática, 105-109
biotina, 332-333
biotoxinas marinhas, 428-429
birrefringência, 62-64
Boas Práticas de Fabricação (BPF), 389-392
bomba calorimétrica, 54-55
botulismo, 123-126, 145-147
branqueamento, 243-245
BRC (*British Retail Consortium*), 389

C

cacau, fermentação, 173-175
cadeias de fornecimento de alimentos, 434-437
disposição e fluxo do processo, 440-443
localização das instalações, 440-443
mudanças de eficiência, 438-440
mudanças tecnológicas, 444-447
planejamento, 441
processos de produção e sistemas de gerenciamento, 442-447
procura e contratação de fornecedor, 441-442
uso do *benchmarking*, 447-448
cádmio, 425-427
café, processamento, 232-237, 252-253
cálcio, 333-334
cálculo 192-198
de integração, 195-197
calorimetria, 53-55
diferencial de varredura, 54-55
Campylobacter sp., 136-139, 147-148
Candela (cd), 199-201
carboidrato, 5-12, 323-328
classes e nomenclatura, 6, 58-59, 325-326
fontes dietéticas, 323-328
funções, 58-59
metabolismo, 65-68
propriedades principais, 59
química e estruturas, 5-12, 59-61
valores de IG e CG, 325-326
carboximetilcelulose (CMC), 65
carcinógenos, 428-429
carga glicêmica (CG), 325-326
carne(s)
cozidas, superaquecimento, 11-12, 428-429
de cordeiro, *scrapie*, 143-144
carotenoides, 23-24, 333-335
carragenina, 65-66
celulase, 106
celulose, 8, 10, 64-65, 326-328
derivados, 64-65
filme plástico, 294-295
centrifugação, 226-230, 240-241
cereais
bebidas não alcoólicas, 98

perda de micronutrientes, 330-332
produtos da fermentação, 92-98
sementes de plantas, 428-429
teor de proteína, 318-319
valores de IG, 325-326
cerveja, 90-94, 167-170
de arroz, 94
cetonas, 58-59
chongkukjang, 103-104
chucrute, 98, 172-174
chumbo, 425-427
ciclo TCA (ácido tricarboxílico), 66-68
cisteína (Cys), 15, 68-69, 319-320
citometria, 152-154
de fluxo (FCM), 152-154
classificação dos fluidos, 220-222
cloretos orgânicos, 261-263
cloro, 261-263
clorofilas, 23-24
Clostridium botulinum, 123-126, 242-244
Clostridium perfringens, 130-132, 147-148
coalho, 66-67, 106
codificação genética, 69-70, 78-80
coeficiente de eficiência proteica (PER), 20-21, 321-322
coeficientes de partição (K_D), 28
coeficientes de solubilidade, 297-299
cogumelos venenosos, 428-429
colágeno, 17-18
cólera, 129-130
colesterol, 78-79
coloides, 28-29
coloração de Gram, 119-120
colorimetria, 44-45
Comissão do Codex Alimentarius (CCA), 375-379, 423-424
complexos de proteínas com carboximetilcelulose, 64-65
compressão, 241-242
comunicação e habilidades expositivas, 513-517
condução, 207-208
congelamento criogênico, 251-252
conservantes, 23-25
considerações comerciais e de negócios, 433-455
ambientes característicos, 433-436
cadeias de fornecimento de alimentos, 434-437, 438-448
desenvolvimento de produto, 471-488
estratégias de P&D, 472-475
fontes de fornecimento, 440-442
fusões e aquisições, 474-475
gastos do consumidor, 434-436, 438-439
gerenciamento de operações, 439-442
gerenciamento de recursos humanos, 447-450
modelos de processo de gerenciamento, 442-447
práticas contábeis e financeiras, 448-455
práticas de *marketing*, 439-440, 457-469
considerações de varejo *ver* varejistas de alimentos; cadeias de fornecimento de alimentos
constante de ligação, 81-82
contaminação da água, produtos embalados, 298-301
contaminantes
de metais pesados, 425-427
do arroz, 127-129
contaminantes bacterianos
do chocolate, 133-134
do frango, 133-134, 137-138, 147-148
dos ovos, 146-147
controle de processo estatístico, 396-418
controles de processo, 263-270
e padrão de qualidade, 397-399
sistemas estatísticos e limites operacionais, 396-418
convecção, 207-208
corantes, 23-24, 105-107
azo, 23-24
cozimento por extrusão, 241-242
cromatografia
de exclusão molecular (SEC), 50, 73
de interação hidrofóbica (HIC), 50
eletroforética, 51, 73
em camada delgada (CCD), 48-50
em papel (CP), 48-50
gasosa (GC), 50-53
gasosa e espectrometria de massas (GC-MS), 52-54
líquida de alta eficiência (HPLC), 49
líquida e rápida de proteínas (FPLC), 50
métodos gerais, 48-54
por troca iônica (CTI), 50-52, 72-73
purificação de proteína, 72-73
Cryptosporidium parvum, 140-142
cultura de tecido vegetal *ver* tecnologia, de cultura de tecidos
curcumina, 334-335

D

DCJ (doença de Creutzfeldt-Jakob), 143-144
DDT, 423-424, 427-428
DEFT (técnica de epifluorescência direta), 155-159
defumação de alimentos, 248-249

propriedades carcinogênicas, 428-429
demanda química de oxigênio (DQO), 283-286
demonstração
de fluxo de caixa, 452-453
de resultados, 451-453
densidade, 201-202, 216-217
bruta, 201-202
densidade de energia dos alimentos, 315-318
carboidratos, 323-328
gorduras, 326-328
desenvolvimento de produto, 471-488
estratégias de P&D, 472-476
etapas e protocolos, 477-488
gerenciamento de inovação, 472-477
gestão de riscos, 476-478
modelos e processos, 471-474
papel das equipes multifuncionais, 476-478
taxa de sucesso, 475-476
detectores de ionização de chama (FID), 52
detergentes, 261
deterioração do alimento *ver* adulteração de alimentos
causas, 23-24, 26-27, 76-79, 117-119, 121-122, 243-245
programas de informática, 493-495
soluções de engenharia genética, 80-81
ver também micro-organismos
dextrinas, 8, 326-328
diabetes, causas e associações, 11-12
die swell (inchamento de extrudado), 209
diferenciação, 192-194
logarítmica, 193-194
parcial, 193-196
regra de Simpson, 196-198
reversa, 195-197
uso das equações de Fourier, 197-198
di-hidroxiacetona, 58-59
dinâmica de fluidos, 208-211, 216-224
dióxido de enxofre, 23-24
dioxinas, 427-428
direitos autorais, 497-498
disenteria amebiana, 142-143
dissacarídeos, 7-8, 59-62
dissolução, 28
DNA (ácido desoxirribonucleico), 69-70, 78-81, 111-113
recombinante, 79-81
doce, 30
dodecilsulfato de sódio (SDS), 18-21
doenças
de príon, 143-144
transmitidas pela água, 148-151
doenças transmitidas por alimentos
casos, 144-148
incidência, 147-149
ver também micro-organismos; toxicologia
dujang, 102-103
dureza da água, 43-44

E

E. coli, 133-135
enteroagregativa (ECEA), 136-137
entero-hemorrágica (ECEH), 134-137
enteroinvasiva (ECEI), 134-135
enteropatogênica (ECEP), 134-135
surtos da doença, 144-146, 149-150
EAM (embalagem com atmosfera modificada), 302-303
EEB (doença da vaca louca), 143-145
elaboração
de relatórios, 513-515
de trabalhos acadêmicos, 513-516
elasticidade, 208-209
eletroforese capilar (CE), 50-52
e-mail, 503-504
embalagens
ativas, 303-305
contaminação e interações do material, 300-303
de alimentos, 289-308
de metal, 300-302
de polímero orgânico e plástico, 292-299
descarte de resíduos e impacto ambiental, 305-308
manutenção da integridade do fechamento, 304-306
materiais básicos, 290-295
necessidades principais, 289-290
permeabilidade e transferência de umidade, 294-301
sensibilidade à temperatura, 297-299
sistemas principais, 302-305
softwares, 495
uso de filmes comestíveis, 84
emulsificadores, 211-212
fabricação, 82-83
emulsões, 29-30, 72-73, 211-212, 240-241
estabilizantes, 211-212
enantiômeros, 6, 58-59
encefalopatias espongiformes, 143-144
energia térmica, 206-208
endopeptidases, 69-70

enediióis, 11
energia, 205-206
  cinética, 219
  de pressão, 219
  métodos de medição, 53-55
  potencial, 219
  produção, 65-68, 77-79
  térmica, 206-208
  unidades e termos, 182, 205-207, 219
engenharia genética, 79-81, 111-115
  aplicações, 88-89, 112-115
enlatados, 120-121, 244-246
  contaminação por metal, 300-302
ensaios e teste de produtos, 484-488
Entamoeba histolytica, 142-143
enterocolite, 136-138
enzimas, aplicações principais, 106
enzimologia, 80-94
  reações e cinética básica, 81-82, 107-109
  propriedades principais, 80-82
  solventes e catalisadores, 81-83
  uso de biossensores, 82-83
  uso de produtos de engenharia genética, 113-115
  uso na análise de alimentos, 44-45, 82-83
  uso no processamento de alimentos, 105-109
epímeros, 58-59
equações
  de Fanning, 220
  de Fourier, 197-198, 222-224
  de Harris-Benedict, 313-314
  de Maxwell, 210-211
  de Michaelis-Menten, 81-82, 108-109
  de Nernst, 42-44
  quadráticas, 189-190
  simultâneas, 189-191
equações matemáticas, 187-192
  diferenciação e integração, 192-198
  transformações logarítmicas, 191-193
equilíbrio hidrofílico-lipofílico (HLB), 30
equipamento
  limpeza e sanitização, 260-263
  materiais e *design*, 254-261
  ver também estações de trabalho
Escherichia coli produtora de verotoxina (VTEC), 134-137, 147-148
Escherichia sp., 133-137, 144-148
escorbuto, 17-18
escurecimento oxidativo, 61-62, 74
espectrometria
  de infravermelho (IR), 46-47
  de massa de razão isotópica (IRMS), 52-53
espectroscopia
  de absorção atômica (AAS), 53
  de infravermelho próximo, 46-48
  por micro-ondas, 47-49
  UV / vis, 45-46
espumantes, 29-30, 72-73, 211-212
esquemas de classificação de Kauffman-White, 131-133
essência de baunilha, 113-115
estações de trabalho
  disposição e fluxo do processo, 444-445
  gargalo, 445
estereoisômeros, 6
esteroides, 78-79
estratégias
  de busca, 502-504
  de pesquisa e desenvolvimento (P&D), 472-475
estrutura química da glicose, 58-59
estruturas polipeptídicas, 70-72
estudos de avaliação sensorial, 337-353
  fundamentos, 337-341
  instalações e configurações, 340-346
  mapeamento e análise estatística, 355-367
  métodos, 345-353
etileno, 304-305
  sensibilidade, 277-281
exopeptidases, 69-70

F

fabricantes e processadores de alimentos, 438-440
FCR (filme de celulose regenerada), 294-295
fechamento hermético, 304-306
fenilalanina (Phe), 14, 20-21, 68-69, 319-320
fenolase, 74
fermentação, 88-107, 167-176
  ácida, 94-98, 167-168
  álcool, 88-94, 167-171
  alimentos proteicos, 100-107, 170-173
  culturas iniciadoras, 93-94
  derivados de carne, 98-100, 167-168
  derivados de peixe, 101-103, 172-173
  leite e iogurte, 94-98, 171-173
  pão, 98-101, 170-171
  processos básicos, 109-110
  produtos à base de soja, 102-107, 174-176
  queijos, 100-102, 167-168, 170-172
  semente de cacau, 177
ferramentas de busca, 500-503
  diretórios de assunto, 500-503
ferro, 333-335

fibras dietéticas
  fontes, 64-65
  química, 9-10
filtros
  de gotejamento, 287-288
  de profundidade, 286-287
fitoquímicos, 334-335
fitosteróis, 78-79
fluidos
  Newtonianos, 220-222
  supercríticos (SCF), 234-237
flummery, 95
fluorescência, 45-47
fluxo, 208-211, 216-224, 237-238
  de arraste, 242
focalização hidrodinâmica, 152-154
fogo de Santo Antônio, 141
folato, 330-333
folhas e alças beta, 17-18
força centrífuga, 202-204, 222
forças
  de cisalhamento, 208-211, 220-222
  de London, 29
fosfolipídios, 74-77
  estruturas da membrana, 76-77
fosfoproteínas, 20
fosforilação, 66-68
fricção, 220
frutanos, 326-328
frutas
  impacto da temperatura, 275-277
  processo de respiração, 275-277
  recomendações e considerações de armazenamento, 275-282
  teor de açúcar, 328
frutos do mar, envenenamento por, 129-130, 139-140, 428-429
frutose, 58-59
fumonisina B, 428
fungos, 121-122
  micotoxinas, 139-142, 423-424, 427-429
fusões e aquisições, 474-475

G

galato de propila, 24
gangrena gasosa, 130-131
garantia da qualidade, 369-418
  conceitos fundamentais, 370-384
  controle do processo estatístico, 396-418
  documentação das normas, 390-394
  ISO e sistemas de normas particulares, 381-392
  monitoramento e auditoria das normas, 393-397
  sistemas APPCC, 164-167, 386-387, 390-392
gastroenterite, 132-133
  ver também doenças transmitidas por alimentos
gerenciamento de resíduos
  embalagens, 306-308
  tratamentos durante o processamento, 285-288
gestão
  de operações *just-in-time* (JIT), 443-445
  de recursos humanos, 447-450
  de tempo, 506-509
Giardia intestinalis, 142-143
giro de estoque, 452-454
glicanos *ver* polissacarídeos
gliceraldeído, 58-59
glicina (Gly), 15, 68-69
glicoamilase, 62-63, 106
glicoforina, 30
glicogênio, 10, 326-328
glicólise, 65-67, 94-96
glicoproteínas, 20-21
glicose isomerase, 106
glicosídeos, 7, 59-61
Global Food Safety Initiative (GFSI), 387-390
glucanase, 106
glucanos, 8
glutamato monossódico (MSG), 31, 108-111
glutamina (Gln), 15, 68-69, 319-320
GMP (guanina monofosfato), 109-111
goma, 10, 65-66
  guar, 65-66
  jataí, 65-66
  xantana, 9-10
gorduras, 20-21, 326-328
  fontes nos alimentos, 317-318
  hidrogenadas, 22
  insaturadas, 20-22, 328
  saturadas, 20-22, 328
  trans, 22, 74-76, 328-330
gotículas, 212
gráficos, 191-193
  de Gurney-Lurie, 226
  de radar, 364-367
gravidade específica, 201-202
gravidez
  necessidades energéticas, 315-316
  necessidades proteicas, 320-321

H

habilidades
de estudo, 505-509
de resolução de problemas, 518-521
habilidades de comunicação, 513-521
apresentações orais, 515-517
relatórios escritos, 513-516
trabalho em equipe e em grupo, 516-519
HACCP *ver* sistema de Análise de Perigos e Pontos Críticos de Controle (APPCC)
hemiacetais, 59
hemiceluloses, 10, 64-66, 326-328
hemoglobina, 18-19, 334-335
hepatite A, 139-140
hexoses, 6
hidrolisado proteico, 100-101
hidroxiprolina, 15
hidroxitolueno butilado (BHT), 23-24
higiene
design de equipamento, 254-261
design de fábrica, 166-168
equipamentos sanitizantes e de limpeza, 260-263
ver também segurança alimentar
hiperfiltração, 231-234
histamina, 428-429
histidina (His), 13, 20-21, 68-69, 319-320
histogramas, 362-366
HMF (5-hidroximetil-2-furaldeído), 11
hormônios
lipídios, 78-79
resíduos nos alimentos, 424-425
HTML, 499-500

I

imagem por ressonância magnética nuclear (NMR), 53-54
IMP (inosina monofosfato), 109-111
índice(s)
de lucro, 452-453
de solvência, 453-454
glicêmico (IG), 323-326
NDPcal% (energia proteica líquida na dieta), 322-325
indóis, 335
infecções
bacterianas do porco, 130-132
parasitárias, 140-144
instalações de fábrica
considerações de *design*, 166-168
considerações de localização, 440-443
disposição e fluxo, 444-445
interações de van der Waals, 18, 29
internet, 498-504, 511-513
estratégias de busca, 502-504
ferramentas de busca, 500-503
programas de treinamento, 494-496
provedores de serviço, 503-504
intoxicação alimentar *ver* doenças transmitidas por alimentos; micro-organismos
inulina, 326-328
invertase, 106
iodo, 333-335
iogurte, 96-98, 171-173
contaminantes bacterianos, 145-147
irradiação dos alimentos, 83, 251-252
isoflavonas, 334-335
isoleucina (Ile), 14, 20-21, 68-69, 319-320
isomaltose, 326-328

J

junket, 95

K

kefir, 96-98, 172-173
Kelvin (K), 199-201
kimchi, 173-174
kuru, 143-144

L

lactase, 8, 59-61, 106
Lactobacillus sp., 94-100
lactose, 59, 59-61, 326-328
estrutura química, 8, 59-61
geneticamente modificada, 113-115
hidrólises, 59-61
intolerância, 8, 59-61
lager, 92
lâmpadas
de cátodo oco (LCO), 52-53
de descarga sem eletrodos (EDL), 52-53
legislação, 370-384
gerenciamento de resíduos, 307-308
princípios gerais e abordagens, 370-372
ver também acordos internacionais sobre normas alimentares

legislação na União Europeia, 382-385
lei
  de Bond, 239-240
  de Darcy, 286-287
  de Fick, 245-246
  de Hooke, 208-211
  de Kick, 239-240
  de Lambert-Beer, 45-46
  de Rittinger, 239-240
Leis do movimento de Newton, 202-204
  e dinâmica de escoamento, 202-204
leite
  cru, 133-134, 137-138
  deterioração e contaminantes, 129-130, 133-134, 137-139
  fermentado, 96-98
  hidrólise enzimática, 106-108
  operações de processamento, 252-253
  pasteurização, 138-139
  produtos de fermentação, 94-98, 171-173
leite materno, 320-322
  coeficiente de eficiência proteica, 20-21
leucina (Leu), 14, 20-21, 68-69, 319-320
leveduras, 120-122
  cepas assassinas, 169-170
  cerveja, 90-94, 168-170
  pão, 100-101
  selvagens, 169-170
  vinho, 90-92, 169-170
ligações
  de dissulfeto, 18-19, 69-70
  de hidrogênio, 17-18
  peptídicas, 11-16
lignanas, 334-335
liofilização, 249-250
lipases, 82-83, 106
lipídios, 20-24, 74-79, 326-330
  características e estruturas, 20-22, 74-77
  degradação e oxidação, 23-24, 75-78
  densidade energética, 326-328
  dupla camada de membranas, 76-77
  hormônios, 78-79
  metabolismo, 77-79
  metodologias de análise de alimentos, 34-35
  processamento industrial, 22-23
  terpenoides, 79
  vida de prateleira, 76-77
lipoproteínas, 20-21, 78-79
lipossomos, 76-77
lipoxigenases (LOX), 77-78
lisina (Lys), 13, 20-21, 68-70, 109-11, 318-320
Listeria monocytogenes, 138-140, 167-168
listeriose, 138-140, 145-148
LOX *ver* lipoxigenases (LOX)

M

macarrão de arroz, 96-98
magnésio, 333-334
maltodextrinas, 107-108
maltose, 8, 59-62, 326-328
manose, 58-59
MANOVA, 359-361
mapeamento, 362-367
marketing de produto *ver* pesquisa de mercado; práticas de *marketing*
massa, 204-206
  azeda, 100-101, 170-171
mecânica
  da transferência de calor, 206-209, 222-225
  de partículas, 201-206
  ondulatória, 203-205
medição de pH, 40-44
medições científicas, conceitos e termos, 181-198
membranas celulares, 70-72, 76-77
mercúrio, 425-427
metais contaminantes
  enlatados, 300-302
  resíduos, 425-427
metilcelulose, 64-65
metionina (Met), 14, 20-21, 68-70, 318-320
método
  de análise de dados, 359-367
  de Dumas, 34-35, 54-55
  de Gerber, 35
  de Kjeldahl, 33-35
  Soxhlet, 35
metodologia de superfície de resposta (MSR), 362-364
métodos de titulação, 41-44
  ácido-base, 41-43
  de complexação, 43
  de precipitação, 43-44
  redox, 42
metóxido de sódio, 22-23
micotoxinas, 139-142, 423-424, 427-429
microbiologia de impedância, 150-154
microfiltração, 230-232
microminerais, 24-25
micro-organismos, 26-27, 117-176
  análise de perigo, 165-166
  aparência e efeitos, 117-120
  bioquímica e metabolismo, 122-124

casos de surtos, 144-148
classes, 117-119
cultura e crescimento, 119-123
em doenças causadas por alimentos, 123-145
em surtos de doenças transmitidas pela água, 148-151
inspeções de segurança, 374-376
métodos de detecção, 150-159
programas de informática, 493-495
propriedades características, 117-119
resistência ao calor, 120-121
tratamentos térmico, 242-246
ver também segurança alimentar
minerais, 24-25, 333-335
mingaus fermentados, 96-98
missô, 102-104, 174-175
mistura de convecção, 237-239
modelo viscoelástico de Maxwell, 209-210
modelos
de PPRC (planejamento, previsão e reposição colaborativos), 446-447
de REC (resposta eficiente ao cliente), 445-447
modificações enzimáticas, 105-108
módulo de Young, 208-209
mole (mol), 199-201
momento, 202-203
Monascus purpureus, 105-107
monossacarídeos, 6, 58-61
MSG (glutamato monossódico), 31, 108-111
mudanças da globalização, 433-434
mutarrotações, 6, 59
MXD6, 294-295
Mycobacterium tuberculosis, 138-139

N

nanotecnologias, 211-213
natto, 103-104, 175-176
necessidades de energia, 311-318
cálculos de gasto, 311-316
de lactação, 320-321
unidades de medidas, 315-316
nefrotoxinas, 140-142
nematoides, 142-144
niacina, 330-333
nisina, 24-25
nitritos, 24-25
nitrosaminas, 428-429
normas alimentares particulares, 387-392
normas ISO, 381-395
compatibilidade com sistemas de gerenciamento de qualidade, 385
controles do processo estatístico, 397
documentação e auditoria, 390-395
normas principais, 386-387
NPU (utilização líquida da proteína), 321-323
número
de Biot, 222-224, 225-226
de Fourier, 226
de Reynolds, 217-219, 220

O

ocratoxina A, 141, 428-429
odor dos alimentos, 30, 78-79
Office of Fair Trading (Reino Unido), 436-437
O-fosfosserina, 15
óleos, 20-21, 326-328
adulterações, 428-430
de cozinha, adulterações e contaminantes, 428-430
de peixe, 21-22, 328-330
hidrogenação, 22
vegetais, 21-22
ver também lipídios
oligossacarídeos, 7-8
operações de mistura, 235-239
líquidas, 235-238
sólidas, 237-239
operações de secagem, 245-251
liofilização, 249-251
secadores de leito fluidizado, 248-249
secadores por aspersão, 248-250
secagem a ar, 245-250
operadores
booleanos, 502-503
de proximidade, 502-504
Organização das Nações Unidas para Agricultura e Alimentação (FAO), 375-376
Organização Mundial da Saúde (OMS), 375-379, 423-424
origens geográficas do alimento
técnicas de determinação, 52-81
ver também rastreabilidade dos alimentos
osmose reversa, 231-234

P

PABA (ácido paraminobenzoico), 84
pacotes
de educação a distância, 494-496

de programa de computador, 489-496
padrões de gastos do consumidor, 438-439
pães, 98-101
de centeio, 98
deterioração, 129-130, 140-142
produtos da fermentação, 94-96, 98, 170-170
PAGE (eletroforese em gel de poliacrilamida), 73
paladar, 30-31
pasta de arroz, alcoólica, 94
pasteurização, 244-245
patulina, 428-429
PCBs (bifenilos policlorados), 425-428
PDCAAS (escore de aminoácido corrigido pela digestibilidade proteica), 323-324
pectinas, 9-10, 65-66
pectinases, 106
pehtze, 104-107
peixe
envenenamento, 428-429
produtos fermentados, 101-103, 172-173
pentosanas, 326-328
pentoses, 6, 11-12
peptídeos, 11-16
perigos em produtos alimentares *ver* adulteração de alimentos; segurança alimentar
permeabilidade, 295-298, 301-302
pesquisa de mercado, 457-466
peste bubônica, 130
pesticidas, 420-421, 423-427
métodos de detecção, 52-54, 82-83
organofosforados, 420-421
piruvato, 66-68
placa de Wilhelmy, 211-212
placas de Petri, 150
planejamento orçamentário, 453-455
planilhas, 491-492
planos de amostragem microbiológica, 158-164
poliamidas, 294-295
poliésteres, 293-295
poliestireno (PS), 293-294
polietilenos, 292-293
ver também embalagens, de polímero orgânico e plástico
polifenóis, 334-335
polifenoloxidases (PPO) *ver* fenolase
polimorfismo, 22
polissacarídeos, 8-12, 62-67, 241-242
portais, 502-503
portas de acesso (*gateways*), 502-503
práticas
comerciais *ver* considerações comerciais e de negócios
contábeis e financeiras, 448-455
de auditoria, 393-397
de trabalho, 444-445
práticas de *marketing*, 439-440, 457-469
planejamento e iniciativas estratégicas, 465-469
pressão osmótica, 231-232
previsão de demanda, 443-444
novos produtos, 480-481
procedência *ver* origens geográficas do alimento; rastreabilidade dos alimentos
processamento de alimentos, 215-253
avaliações sensoriais, 337-353
branqueamento, 243-245
considerações sobre qualidade da água, 281-288
design de equipamento, 254-261
design de fábrica e higiene, 165-168
embalagem de filme, 84
irradiação, 82-84, 251-252
operações de congelamento, 249-252
operações de emulsificação, 239-241
operações de envasamento, 120-121, 244-246
operações de extração por solvente, 232-237
operações de extrusão, 240-243
operações de homogeneização, 239-241
operações de mistura, 235-239
operações de separação por filtração, 226-234
operações e condições básicas, 252-253
pasteurização, 244-245
processos de produção, 442-445
regulação e segurança da qualidade, 369-418
sistemas de controle de fábrica, 263-270
sistemas de gerenciamento de produção, 443-445
sistemas de segurança microbiológica, 158-166
subprodutos de degradação tóxica, 428-429
tendências e práticas atuais, 433-436
tratamentos a altas temperaturas, 242-246
ver também biotecnologia; considerações comerciais e de negócios; desenvolvimento de produto
processo
de caramelização, 11, 61-62
de congelamento, 249-252
de desnaturação, proteínas, 18-21
de emulsificação, 239-241
de hidrogenação, 21-22
de homogeneização, 239-241
de inovação, 472-488
de interesterificação, 22-23
de isomerização, gorduras e óleos, 22
de mudança de escala, 484-488
de retrogradação, 9-10
de sorção, 27, 295-299

de transesterificação, 23
processos de gelatinização, 9-10
amido, 63-64
produção
de ácido orgânico, 109-112
de glutamato, 108-111
produtos cárneos
ácido-fermentados, 98-100, 167-168
amaciantes, 106
contaminantes bacterianos, 130-132-136
produtos de soja, 102-107, 174-176
produtos estimulantes de apetite, 100-101
ver também MSG (glutamato monossódico)
produtos novos *ver* processos, de inovação; desenvolvimento de produto
projeções
de Fischer, 6
de Haworth, 6-7
prolina (Pro), 14, 17, 68-69, 319-320
propriedades interfaciais, 210-213
prostaglandinas, 21-22, 78-79
proteases, 69-70, 106, 107-108
proteína(s), 67-74
biossíntese, 69-73
classes, 70-72
de nozes, métodos de detecção, 53-54
digestibilidade, 317-319
engenharia genética, 79-81
estruturas e química básica, 11-21, 67-70
fermentação, 100-107
fibrosas, 70-72
fontes alimentares dietéticas, 69-70, 318-320
funcional, 83-84
globulares, 70-72
membrana, 70-72
metodologias de análise dos alimentos, 33-35, 54-55, 73-74
métodos de desnaturação, 70-73
modificação enzimática, 107-109
purificação, 72-73
solúvel, 70-72
utilização e necessidade corpórea, 317-318, 319-325
protozoários, 142-144
PUFAs (ácidos graxos poli-insaturados de cadeia longa), 21-22, 328-330
pululanase, 106
pungência, 31
putrecina, 428-429
PVC (policloreto de vinila), 293-294
ver também embalagens, de polímero orgânico e plástico

Q

queijo(s), 100-102, 167-168, 170-172
azul, 171-172
contaminantes bacterianos, 139-140, 146-148
duros, 170-172
macios, 171-172
semimacios, 171-172
Stilton, 171-172
questões
de segurança *ver* segurança alimentar
relacionadas ao transporte, 438-440
química dos geleificantes, 10
quimotripsina, 88-89
quinina, 30
quinolinas, 23-24
quociente respiratório (QR), 311-312

R

radiação, 207-208
eletromagnética, 204-205, 226-228
radicais livres, 23-24, 77-78
rafinose, 327
rancidez *ver* deterioração do alimento
rastreabilidade dos alimentos, 394-397
reação(ões)
de Amadori, 11-12, 61-62
de escurecimento, 11, 61-63 *ver também* escurecimento oxidativo
de Maillard, 11-12, 61-63
de oxidação *ver* autoxidação; escurecimento oxidativo
em cadeia da polimerase (PCR), 79-80, 115
reciclagem de resíduos, 306-307
recolhimento de produtos, 395-397
redução de tamanho de partícula, 238-239
líquidas, 239-241
sólidas, 238-240
refrigeração, 249-252
armazenamento de frutas e vegetais, 281-282
regra
de Cramer, 189-191
de Simpson, 197
relatório Richmond (1990), 148-149
renina geneticamente modificada, 112-115
reologia, 208-211
resíduos
de antibióticos, 424-425
de drogas veterinárias, 424-425
respostas olfativas, 30

retinoides, 332-333
RNA (ácido ribonucleico), 69-70, 78-81, 111-113
rolhas, 305
roll-outs, 487-488

S

sabor, 30
  culturas de tecido vegetal, 113-115
  derivados de ácido nucleico, 109-111
  produção de MSG, 108-111
  terpenoides, 78-79
  ver também reações de escurecimento
sabores umami, 31
sacarose, 7-8, 59-61, 245-246, 326-328
Saccharomyces sp., 168-171
saladas
  contaminantes microbianos, 133-134, 135-136, 139-140
  recomendações de armazenamento, 275-282
salame, 98-100
salgado, 31
salmão, doenças transmitidas por alimentos, 145-146
Salmonella sp., 131-134, 147-148, 149-150
saneantes, 261-263
saponinas, 334-335
saquê, 170-171
scrapie, 143-144
secador(es)
  de leito fluidizado, 248-249
  de tambor, 249-250
  por aspersão, 248-250
  tipo túnel, 248-249
secagem ao sol, 248-249
sedimentação, 285-287
segurança alimentar, 370-372
  análise de risco, 371-373
  normas (ISO e sistemas particulares), 381-395
  recolhimento de produto, 394-397
  regulação, legislação e sistemas de controle, 372-397
  sistemas de inspeção, 374-376
  ver também adulteração de alimentos; pesticidas
segurança de dados, 497-499
selênio, 333-334
separação de células ativadas por fluorescência (FACS), 152-154
separação imunomagnética (IMS), 155-158
serina (Ser), 15, 68-69, 319-320
Shigella sp., 133-135
shoyu, 102-104
SHU *ver* síndrome, hemolítico-urêmica (SHU)
SIM (sistema de informação de marketing), 463-466
síndrome
  da pele escaldada, 125-126
  de Guillain-Barré, 137-138
  do choque tóxico, 126
  "do restaurante chinês", 128
  hemolítico-urêmica (SHU), 136-137
sistema de Análise de Perigos e Pontos Críticos de Controle (APPCC), 163-167, 386-387, 390-392, 494-495
sistema de cadeia de alimentos do Reino Unido (*UK food chain – UKFC*), 435-437
sistemas
  BacTrac, 151-152
  de amostragem do alimento, 158-164
  de bombeamento, 222-224
  de citação e referência, 514-516
  de documentação e requisitos, 391-395
  de elevação, 273
  de esteira, 270-275
  de inspeção de alimentos, 374-376
  dispersos, 28-30
  operacionais de computador, 495-498
  RABIT, 151-152
sistemas de filtração
  dispositivos de separação, 229-234
  tratamentos de resíduo, 286-288
softwares de apresentação de dados, 489-492
  pacotes estatísticos, 492-494
  softwares com aplicações em ciência de alimentos, 493-495
soluções, 27-28
  de salmoura, 245-246
  físico-químicas, 27-28
solutos, conservação de alimentos, 245-246
solventes, 27-28
  catálise, 81-83
  processos de extração, 232-237
somatotropina bovina (BST), 424-425
soro do leite, filmes comestíveis para embalagem, 83-84
Spiral Plate Maker, 150-151
Staphylococcus aureus, 125-127
Sterigmatocystin, 140-142
Streptococcus sp., produtos de fermentação ácida, 94-100
Suntory, 468-469
supermercados, 436-439, 445-447
surfactantes, 29-30

T

Taenia, 142-143
takt time, 445
tampas, 305-306
  de rosca, 305-306
taxa
  de fluxo volumétrico, 201-202
  de reação, catálise enzimática, 81-82
técnicas
  de análise de campo de força, 519-521
  de aprendizagem, 505-509
  de ELISA (ensaio imunoenzimático), 53-54, 154-156
técnicas espectroscópicas, 45-54
  cromatografia, 48-54
  espectrometria de massas de razão isotópica (IRMS), 52-53
  espectroscopia de absorção atômica (AAS), 52-53
  espectroscopia de infravermelho (IR), 46-47
  espectroscopia de infravermelho próximo, 46-48
  espectroscopia de ressonância por micro-ondas, 47-49
  fluorescência, 45-47
  imagem por ressonância magnética nuclear (NMR), 53-54
  UV/vis, 45-46
tecnologia
  de cultura de tecidos, 113-115
  de obstáculos, 251-252
  de processamento *ver* processamento de alimentos
tecnologia da informação, 489-504
  e-mail, 503-504
  estratégias de busca, 502-504
  ferramentas de busca, 500-504
  gerenciamento de informações, 495-504
  pacotes de programas de computador, 489-496
  pacotes estatísticos, 492-494
  softwares com aplicação em ciência dos alimentos, 493-495
tempe, 104-105, 174-175
tensão superficial, 210-213
teor
  de nitrogênio dos alimentos, 54-55
  de umidade *ver* água nos alimentos
teoria
  de AH-B, 30
  DLVO, 29
termos e conceitos matemáticos, 181-198
  ver também análise estatística
terpenoides, 78-79
terrorismo, adulteração de alimentos, 429-430
textura dos alimentos, 26-27
tiamina, 330-333
tifoide, 145-146
tirosina (Y), 15, 68-69, 319-320
titulação de Karl Fischer, 37-39
titulações
  ácido-base, 41-42
  de complexação, 43
  de precipitação, 43-44
  redox, 42-44
tofu, 104-105
toxicologia, 419-431
  análise e identificação de perigo, 420-423
  contaminantes específicos e adulterações, 425-430
  níveis de exposição e avaliação de risco, 422-424
  recomendações internacionais, 423-424
toxinas de fungos, 139-142, 423-424, 427-429
Toxoplasma, 143-144
trabalho em equipe, 516-519
transmissores, 370-372
tratamentos de calor (processamento de alimentos), 242-246
treinamento e educação
  educação a distância, 494-496
  estratégias e técnicas de estudo, 505-509
  fontes e recuperação de informações, 508-513
  habilidades essenciais de estudo, 505
trematódeo hepático, 142-143
treonina (Thr), 15, 20-21, 68-69, 318-320
triarilmetanos, 23-24
Trichinella, 142-144
triglicerídios, 21-22, 74-77
  interesterificação, 22-23
  metabolismo, 77-79
triptofano (Trp), 14, 20-21, 68-69, 318-320
tripolifosfato de sódio, 246
trocadores de calor, 224-228
tuberculose, 138-139

U

ultrafiltração, 232-232
umectantes, 59, 261-263
unidades
  de base do SI, 181-183
  de medição, 182-186

de medida de eletricidade, 182-183
derivadas (sistema SI), 182, 186-188
do SI, 181-186, 199-201
regras de uso, 185-188
uso dos fatores de conversão, 184-186

V

valina (Val), 14, 20-21, 68-69, 319-320
varejistas de alimentos, 436-439
eficiência da cadeia de fornecimento, 438-440, 444-447
vegetais
impacto da temperatura, 275-277
produtos fermentados, 96-98, 172-174
recomendações e considerações de armazenamento, 275-282
velocidade, 201-204
vermes, 142-144
Vibrio sp., 129-130
vida de prateleira, 298-301
programas para previsão, 494-495
vidro
contaminantes, 390-392
recipientes, 291-293
vinagres, 98-100
vinho(s), 89-92, 169-171
de arroz, 92-94
espumantes, 169-171
viroses, 139-140
viscoelasticidade, 208-209
viscosidade, 208-211, 216-218
vitamina(s), 330-334
A, 332-335
B, 330-333
C, 330, 332-333
classificação, 24-25
D, 332-334
E, 332-334
estabilidade, 330-332
funções bioquímicas, 24-25
K, 332-334
perda durante o processamento, 330-332
vortais, 502
VTEC *ver Escherichia coli* produtora de verotoxina (VTEC)

W

Wishaw (Escócia), doenças transmitidas por alimentos, 144-145

X

xantenos, 24
xarope de milho, 59
técnicas de detecção, 52-53
xilanos, 10
XML, 500-502

Y

yakult, 95
Yersinia enterocolitica, 129-131
Yersinia pestis, 130-131

Z

zinco, 333-334
zonas de junção, 10